新编儿科疾病临床诊疗学

程昕然　李杨方◎主编

吉林科学技术出版社

图书在版编目（CIP）数据

新编儿科疾病临床诊疗学 / 程昕然，李杨方主编. -- 长春：吉林科学技术出版社，2019.5
ISBN 978-7-5578-5465-2

Ⅰ.①新… Ⅱ.①程… ②李… Ⅲ.①小儿疾病—诊疗 Ⅳ.①R72

中国版本图书馆CIP数据核字(2019)第106115号

新编儿科疾病临床诊疗学

XINBIAN ERKE JIBING LINCHUANG ZHENLIAOXUE

主　　编	程昕然　李杨方
出版人	李　梁
责任编辑	郑　旭　解春谊
封面设计	长春市阴阳鱼文化传媒有限责任公司
制　　版	长春市阴阳鱼文化传媒有限责任公司
幅面尺寸	185mm×260mm
字　　数	660千字
印　　张	34
印　　数	1—300册
版　　次	2019年5月第1版
印　　次	2020年1月第1版第2次印刷

出　　版	吉林科学技术出版社
发　　行	吉林科学技术出版社
地　　址	长春市净月区福祉大路5788号出版大厦A座
邮　　编	130021
发行部电话/传真	0431-81629530
储运部电话	0431-8605911
编辑部电话	0431-8162951
网　　址	www.jlstp.net
印　　刷	北京虎彩文化传播有限公司

书　　号	ISBN 978-7-5578-5465-2
定　　价	140.00元

如有印装质量问题　可寄出版社调换
因本书作者较多，联系未果。如作者看到此声明，请尽快来电或来函与编辑部联系，以便商洽相应稿酬支付事宜。
版权所有　翻印必究　举报电话：0431-81629509

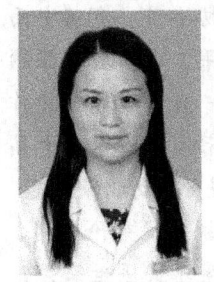

程昕然，女，硕士研究生，主任医师，重庆医科大学兼职硕士生导师，现任成都市妇女儿童医院儿童内分泌遗传代谢科主任。四川省医师协会青春期医学专业委员会主任委员、四川省医学会儿科分会内分泌遗传代谢学组组长、中华医学会儿科分会内分泌遗传代谢学组委员、中国医师协会儿科分会内分泌遗传代谢专业委员会委员、中国医师协会青春期医学专业委员会及内分泌学组委员、四川省医学会内分泌暨糖尿病专业委员会委员、成都医学会儿科专委会委员、成都预防医学会妇幼专委会委员、中国儿童糖尿病协作组成员。社会任职：成都市医疗事故鉴定专家库成员，四川省妇幼保健机构等级达标评审专家库成员，成都市医疗质量控制中心专家组成员。04，05年分别于华中科技大学同济医学院，香港大学玛丽医院进修。主攻方向：儿科遗传代谢病和儿童内分泌疾病。先后在国内核心期刊发表专业论文二十多篇，主编著作一部，目前承担科研课题数十项。

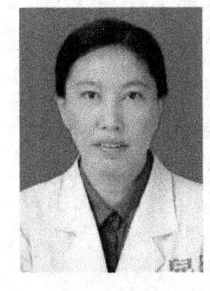

李杨方，女，1983年毕业于昆明医学院，主任医师，教授，硕士生导师。现任昆明市儿童医院新生儿科主任，中国医师协会新生儿医师分会常委、云南省医学会围产医学分会委员、云南省医师协会新生儿科医师分会主任委员、昆明医学会围产医学专科分会名誉主任委员、获昆明市有突出贡献优秀专业技术人员；是昆明市中青年学术技术带头人、昆明市市级医学重点专科项目负责人。先后在国家及省级学术刊物发表学术论文46篇，从事儿科，特别是新生儿科临床、教学及科研工作30多年，积累了丰富的临床经验。

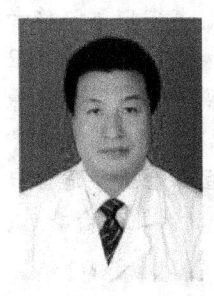

杨光路，医学博士，儿科科室主任，长期从事而科临床、教学、科研工作，分别于2012年、2014年获得内蒙古自治区医学会科学技术二等奖，内蒙古自治区科学技术进步二等奖，主持参与科研项目5项，发表文章25篇，其中SCI文章2篇，核心期刊文章5篇，结题项目1项，为《临床医学》《儿科学》第4版编委，为《临床执业能力培训教材-儿科篇》副主编。

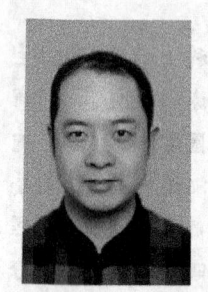

彭程，男，1975年生，本科，民革党员，四川省广安市人民医院副主任医师，援外专家，广安市第三届、第四届政协委员。有《中西医结合治疗小儿中毒性肠麻痹临床研究》等科技成果，参与省级课题数项。有《IL-4/IL-13阻断效应的重组IL-4R乳酸杆菌治疗哮喘的作用效果分析》《高压氧辅助治疗儿童乙脑89例临床分析》等数十篇论文发表于《中国医疗管理科学》《海南医学院学报》等刊物及杂志，多篇论文被广安市医学会（广安市卫生局）等单位评为优秀论文奖、一等奖。有专著《实用儿科疾病诊治方法和要点》等近十部。彭程出生于武医世家，家学中医渊源，擅长武术，常将武术养生方法、中医辨证施治有机的融入西医的临床治疗实践中，不仅擅长常见病、多发病的诊治，而且对一些疑难杂症常有独到的见解并疗效显著。事迹被《中国青年报》《广安日报》《成都商报》《新报》等报刊及四川、河南、山东、广安电视台，以及《人民网》《民革中央网站》《四川卫生援外党建》《广安市人民政府》《广安在线》等报道。

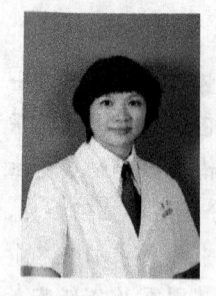

黎小秀，女，华北理工大学临床医学系毕业，三级主任医师，现任东莞市妇幼保健院消化科主任，中国妇幼保健协会营养学组委员，中国妇幼协会小儿消化微创学组委员，广东省感染学组副组长，广东省医师协会委员。主持市级科研课题2项，参与1项省级科研课题。发表6篇论文。主编3部专著。2013年年获东莞市科技进步二等奖，2016年获得东莞市最美儿科医生称号，2017年获东莞市名医称号。

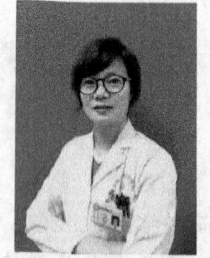

李月凤，主任医师，暨南大学硕士生导师，美国佛罗里达大学访问学者，从事儿科临床工作20年。在儿科、新生儿危重症、极低儿和超低儿的救治方面有着丰富的临床经验。能够处理儿科、新生儿各种疑难、危重症。研究方向：儿科危重症管理、早产儿营养与脑发育及新生儿脑损伤的诊治。在核心期刊发表论文30余篇，其中以第一作者和通信作者发表论文10余篇，SCI发表6篇。先后承担了省级课题2项，市级课题2项，区级课题4项。2011年度深圳市宝安区科学技术奖一项《沙眼衣原体感染的实验诊断及应用》。现为广东省新生儿学会第二届青年委员、广东省新生儿学会神经学组成员、深圳市预防医学会微生态专业委员会委员、深圳市医学会医学遗传专业委员会委员、深圳市医学会围产医学专业委员会委员、深圳市医学会新生儿学会委员、深圳市医学会儿科分会胃肠营养肝病学组委员等。

编委会

主 编

程昕然　李杨方　杨光路
彭　程　黎小秀　李月凤

副主编

柴斌英　张本金　庄艳云
王洪宇　贾丽芳　乐分阳

编　委（按姓氏笔画排序）

王洪宇　绵阳市人民医院
乐分阳　广东省惠东县第二人民医院
庄艳云　深圳市人民医院
李月凤　深圳市罗湖区妇幼保健院
李杨方　昆明市儿童医院
杨光路　内蒙古医科大学附属医院
张本金　达州市中心医院
陈　忠　四川大学华西第二医院
贾丽芳　天津市天津医院
柴斌英　江阴市人民医院
彭　程　广安市人民医院
程昕然　成都市妇女儿童中心医院

前 言

儿科学专业是以自胎儿至青春期儿童为研究对象，以保障儿童健康，提高生命质量为宗旨的学科。与西方医学比较而言，我国的中医儿科起源要早得多，自扁鹊"为小儿医"以来已有2400余年，自宋代钱乙建立中医儿科学体系以来也有近900年。但随着信息技术和分子生物学技术日新月异的进步，临床医学不仅在对疾病的认知、发病机制、诊断方法有了巨大变化。人们把他们分成了儿童保健、新生儿学、呼吸、心血管、血液、肾脏、神经、内分泌与代谢、免疫感染与消化、急救以及小儿外科等专业。

为了进一步促进广大儿科及相关专业医师对儿科急症与重症的正确认识，提高其临床技能，从而满足广大学者及相关专业医务工作者的临床需要，在参阅国内外相关研究进展的基础上，结合我们的临床经验编写此书。

本书分为三部分，共计17章。第一部分新生儿疾病：详细介绍了新生儿窒息及复苏、新生儿呼吸系统疾病、新生儿神经系统疾病、新生儿感染性疾病、新生儿黄疸、新生儿消化道系统疾病、新生儿心血管系统疾病、高危新生儿管理及新生儿操作技术。第二部分儿科疾病内容主要包括：消化系统疾病、内分泌系统疾病、呼吸系统疾病、造血系统疾病、神经系统疾病以及影响生长发育的相关疾病。第三部分儿童保健及护理主要包含护理技术和儿童保健与发育行为临床基本技术规范。

本书编写过程中，得到了多位同道的支持和关怀，他们在繁忙的医疗、教学和科研工作之余参与撰写，在此表示衷心感谢。

在实际诊疗及用药时，应在医生指导下进行。书中存在的不妥之处和纰漏，敬请读者和同道批评指正。

《新编儿科疾病临床诊疗学》编委会
2019.3

目 录

第一篇 新生儿疾病 ... 1

第一章 新生儿窒息及复苏 ... 1
  第一节 新生儿窒息 ... 1
  第二节 胎儿窘迫 ... 6

第二章 新生儿呼吸系统疾病 ... 10
  第一节 新生儿胎粪吸入综合征 ... 10
  第二节 新生儿呼吸窘迫综合征 ... 13
  第三节 新生儿感染性肺炎 ... 17
  第四节 新生儿肺出血 ... 26
  第五节 新生儿气漏 ... 30
  第六节 新生儿胸腔积液 ... 33
  第七节 新生儿呼吸衰竭 ... 36
  第八节 新生儿呼吸暂停 ... 39
  第九节 支气管肺发育不良 ... 44
  第十节 新生儿湿肺的诊断和处理 ... 47

第三章 神经系统疾病 ... 50
  第一节 颅内出血 ... 50
  第二节 新生儿缺氧缺血性脑病 ... 53
  第三节 新生儿惊厥 ... 57
  第四节 新生儿脑卒中 ... 61
  第五节 新生儿脑梗死 ... 63
  第六节 新生儿期的癫痫和癫痫综合征 ... 67

第四章 新生儿感染性疾病 ... 72
  第一节 新生儿败血症 ... 72
  第二节 新生儿破伤风 ... 75
  第三节 新生儿化脓性脑膜炎 ... 78

第五章 新生儿黄疸 ... 82
  第一节 新生儿黄疸 ... 82
  第二节 新生儿溶血病 ... 87
  第三节 新生儿胆红素脑病 ... 89
  第四节 新生儿肝炎综合征 ... 90

第六章 新生儿消化道系统疾病 ... 92
第一节 咽下综合征 ... 92
第二节 胃食管反流 ... 92
第三节 新生儿腹泻病 ... 97
第四节 新生儿坏死性小肠结肠炎 ... 101
第五节 新生儿胆汁淤积综合征 ... 108

第七章 新生儿心血管系统疾病 ... 111
第一节 新生儿心律失常 ... 111
第二节 新生儿先天性心脏病 ... 115
第三节 新生儿高血压 ... 125
第四节 新生儿心力衰竭 ... 129
第五节 新生儿持续肺动脉高压 ... 134
第六节 新生儿休克 ... 138

第八章 高危新生儿的管理 ... 143
第一节 早产儿管理常规 ... 143
第二节 新生儿的随访 ... 151
第三节 早产儿早期管理对生存质量的影响 ... 155
第四节 超低出生体质量儿的管理 ... 159
第五节 早产儿宫外生长发育迟缓诊断和防治 ... 164
第六节 新生儿转运 ... 169

第九章 新生操作技术 ... 177
第一节 新生儿复苏 ... 177
第二节 新生儿机械通气常规 ... 192
第三节 加温湿化高流量鼻导管吸氧技术的临床应用 ... 199
第四节 光照疗法 ... 201

第二篇 儿科疾病 ... 206

第十章 消化系统疾病 ... 206
第一节 消化系统解剖生理特点 ... 206
第二节 口炎 ... 208
第三节 胃食管反流 ... 210
第四节 胃炎 ... 214
第五节 消化性溃疡 ... 218
第六节 炎症性肠病 ... 222
第七节 消化道出血 ... 227
第八节 腹泻 ... 233

第九节　细菌性痢疾 241
　　第十节　周期性呕吐 249
　　第十一节　贲门失弛缓症 254
　　第十二节　功能性消化不良 258
　　第十三节　幽门螺旋杆菌感染与胃肠外疾病 266
　　第十四节　病毒性肝炎的诊断与治疗进展 269

第十一章　内分泌疾病 281
　　第一节　先天性甲状腺功能减低症 281
　　第二节　甲状腺功能亢进症 285
　　第三节　儿童糖尿病 290
　　第四节　先天性肾上腺皮质增生症 294
　　第五节　肾上腺皮质功能减退症 301
　　第六节　糖尿病酮症酸中毒 307
　　第七节　儿童尿崩症 309
　　第八节　儿童低血糖 313

第十二章　呼吸系统疾病 317
　　第一节　急性上呼吸道感染 317
　　第二节　急性毛细支气管炎 319
　　第三节　肺炎 323
　　第四节　支气管哮喘 344
　　第五节　支气管扩张症 349

第十三章　造血系统疾病 352
　　第一节　造血器官的发育和血常规特点 352
　　第二节　溶血性贫血 356
　　第三节　再生障碍性贫血 364
　　第四节　免疫性血小板减少症 370
　　第五节　白血病 375
　　第六节　传染性单核细胞增多症 388
　　第七节　淋巴瘤 392

第十四章　神经系统疾病 405
　　第一节　小儿癫痫 405
　　第二节　惊厥 414
　　第三节　吉兰-巴雷综合征 419
　　第四节　脑性瘫痪 425
　　第五节　重症肌无力 431

    第六节 急性横贯性脊髓炎..434
  第十五章 影响生长发育的相关疾病..437
    第一节 性早熟..437
    第二节 维生素 D 缺乏性佝偻病..443
    第三节 营养性缺铁性贫血..451
    第四节 蛋白质-能量营养不良..456
    第五节 营养性维生素 D 缺乏性抽搐症..458
    第六节 儿童矮身材..460
    第七节 儿童肥胖症..465
    第八节 牙齿发育异常..469

第三篇 儿童保健及护理..480
  第十六章 护理技术..480
    第一节 护理程序与评判性思维..480
    第二节 给药..487
    第三节 静脉注射..495
    第四节 病情观察..505
  第十七章 儿童保健与发育行为临床基本技术规范..510
    第一节 儿童体格发育监测技术规范..510
    第二节 儿童体格发育的评价..517
    第三节 新生儿听力筛查..521
    第四节 儿童视力筛查..525
    第五节 小儿营养..530
    第六节 婴儿喂养..532
    第七节 幼儿营养与膳食安排..536

参考文献..538

第一篇 新生儿疾病

第一章 新生儿窒息及复苏

第一节 新生儿窒息

新生儿窒息是指由于产前、产时和产后各种病因使新生儿出生后无自主呼吸或因呼吸抑制而导致低氧血症和混合性酸中毒。新生儿窒息多为胎儿窒息（宫内窘迫）的延续。本病是围生期新生儿死亡和导致伤残的重要原因之一，国内发病率为5%~10%。窒息的本质是缺氧，凡是造成胎儿或新生儿血氧浓度降低的因素均可引起窒息，包括孕妇、胎盘、脐带异常、分娩及胎儿等因素。

一、诊断

（一）症状与体征

根据窒息的轻重，相对地分为轻度（青紫）窒息与重度（苍白）窒息两种。窒息的程度以出生后1分钟Apgar评分法（表1-1-1）为准。

Apgar评分8~10分为正常；4~7分为轻度窒息，临床常见皮肤青紫、呼吸变浅或不规则、心率减慢等；0~3分为重度窒息，临床可见皮肤苍白、四肢冷、呼吸微弱或无呼吸、心率减慢、肌张力松弛等。Apgar评分于出生后1分钟和5分钟各评定1次。当5分钟Apgar评分<7分时，应每隔5分钟评分一次，直到20分钟。

表1-1-1 新生儿Apgar评分标准

体征	评分标准		
	0分	1分	2分
皮肤颜色	青紫或苍白	躯干红，四肢紫	全身红
心率（次/分钟）	无	<100	>100
弹足底或插鼻管反应	无反应	有些动作如皱眉	哭，喷嚏
肌张力	松弛	四肢略屈曲	四肢活动
呼吸	无	慢，不规则	正常，哭声响

（二）检查

1.实验室检查

血气分析可显示呼吸性酸中毒或代谢性酸中毒。当胎儿头皮血pH≤7.25时，提示胎儿有严重缺氧症状，需准备各种抢救措施。出生后应多次测pH值、$PaCO_2$和PaO_2，作为应用碱性溶液和供氧的依据。根据病情需要还可选择性测血糖、血钠、钾、钙。

2.X线检查

胸部X线可表现为边缘不清、大小不等的片状阴影，有时可见部分或全部肺不张，灶性肺气肿，类似肺炎改变及胸腔可见积液等。

3.心电图检查

P-R 间期延长，QRS 波增宽，T 波升高，ST 段下降。

4.其他

头颅 B 超、CT、MRI 检查可发现并发新生儿缺氧缺血性脑病或颅内出血等征象。

（三）诊断要点

1.诊断依据

（1）出生后 1 分钟和（或）5 分钟 Apgar 评分≤7 分。

（2）脐动脉血 pH<7.0。

2.分度诊断

（1）轻度窒息：出生后 1 分钟 Apgar 评分为 4~7 分。

（2）重度窒息：出生后 1 分钟 Apgar 评分为 0~3 分。

（四）鉴别诊断

1.颅内出血

患儿可有出生窒息史，也常有产伤史，或有维生素 K 缺乏等其他出血性疾病史，颅内出血量大者神经系统症状出现早进展快，其表现呈兴奋与抑制状态交替，并进行性加重，头颅 B 超或 CT 可见出血病灶。

2.新生儿呼吸窘迫综合征

早产儿多见，出生后不久出现进行性呼吸困难、青紫、呼气性呻吟等为其特点。病死率高，死亡多发生在出生后 48 小时内，胸部 X 线为毛玻璃样改变或支气管充气征伴"白肺"等特异性表现。

二、治疗

尽快完成对患儿及时、有效的复苏抢救，尽可能缩短机体缺氧的时间，监测体温、呼吸、心率、尿量等多项指标，了解各脏器受损程度并及时处理。

（一）一般治疗

加强护理，复苏前后均需注意保暖，防止并发症的发生。轻度窒息患儿复苏后数小时可以试喂糖水，若无呕吐、腹泻，可喂奶。

（二）复苏治疗

对存在窒息的患儿出生后及时进行复苏，多采用国际公认的 ABCDE 复苏方案：A 吸净黏液，畅通气道；B 建立呼吸，保证吸氧；C 维持循环，保证心搏量；D 药物治疗，纠正酸中毒；E 保暖，监护、评价。在 ABCDE 复苏原则下，新生儿复苏可分为 4 个步骤：A.基本步骤，包括快速评估、初步复苏及评估；B.人工呼吸，包括气囊面罩正压通气或气管插管正压人工呼吸；C.胸外按压；D.给予药物或扩容输液。

1.初步复苏

以下操作要求动作迅速，应在出生后 15~20 秒内完成。

（1）清理呼吸道：在胎儿肩娩出前，助产者用手挤捏新生儿的面、颏部排出（或用吸球吸出）新生儿口、咽，鼻中的分泌物。娩出后，用吸球或吸管（8F 或 10F）先口咽、后鼻腔清理分泌物。应限制吸管的深度和吸引时间（<10 秒），吸引器的负压不超过 13.3kPa（100mmHg）。过度用力吸引可能导致喉痉挛和迷走神经性的心动过缓，并可

使自主呼吸出现延迟。

（2）保暖：新生儿出生后立即用温热干毛巾擦干全身的羊水和血迹，减少蒸发散热，用预热的保暖衣被包裹其外。有条件者可用远红外辐射保暖装置代替，不得已时也可用白炽灯等临时保暖，但应防止烫伤。因高温会引发呼吸抑制，所以也要避免高温。

（3）摆好体位：肩部用布卷垫高2~3cm，置新生儿头轻度仰伸位（鼻吸气位）。

（4）触觉刺激：完成以上步骤的处理后若婴儿仍无呼吸，可采用手拍打或手指弹患儿足底或摩擦后背两次以诱发自主呼吸，如这些努力均无效，表明新生儿处于继发性呼吸暂停，需给予正压人工呼吸。

2.建立呼吸，维持循环

（1）初步复苏后立即对婴儿进行评估，对出现正常呼吸、心率>100次/分，且皮肤颜色逐渐红润或仅有手足青紫者，只需继续观察。

（2）对呼吸暂停、抽泣样呼吸或心率为60~100次/分及给予纯氧后仍存在中枢性青紫者，应立即应用气囊面罩正压通气，通气频率为40~60次/分，吸呼比为1:2，第一口呼吸时压力为2.94~3.92kPa（30~40cmH$_2$O）以保证肺叶的扩张，之后减为1.96~2.94kPa（20~25cmH$_2$O）。可通过患儿胸廓起伏、呼吸音、心率及肤色来判断气囊面罩正压给通气的效果。如达不到有效通气，需检查面罩和面部之间的密闭性，是否有气道阻塞（可调整头位，清除分泌物，使新生儿的口张开）或气囊漏气。面罩型号应正好封住口鼻，但不能盖住眼睛或超过下颌。

大多窒息患儿经此通气后可恢复自主呼吸，心率>100次/分，肤色转红，此时可停止气囊面罩正压通气，改常规吸氧或观察；如心率未到100次/分，但有逐渐加快趋势时应继续气囊面罩正压通气；如心率始终无增快，并排除药物抑制后，应立即行气管插管正压通气，使心率迅速上升，若此后心率仍持续<60次/分，应同时加做胸外按压。

持续气囊面罩正压通气（>2分钟），可产生胃充盈，应常规经口插入8F胃管，用注射器抽气并在空气中敞开胃管端口来缓解。

（3）对无规律性呼吸或心率<60次/分者，应直接进行气管插管正压通气加胸外按压。

①气管内插管适应证：有羊水胎粪黏液吸入，需吸净者；重度窒息需较长时间进行加压给氧人工呼吸者；应用气囊面罩正压人工呼吸无效，胸廓无扩张或仍发绀者；胸外按压时；需气管内给药者；拟诊先天性膈疝或超低出生体重儿。②气管插管的方法：左手持喉镜，使用带直镜片（早产儿用0号，足月儿用1号）的喉镜进行经口气管插管。将喉镜柄夹在拇指与前3个手指间，镜片朝前。小指靠在新生儿颏部提供稳定性。喉镜镜片应沿着舌面右边滑入，将舌头推至口腔左边，推进镜片直至其顶端达会厌软骨谷。暴露声门，采用一抬一压手法，轻轻抬起镜片，上抬时需将整个镜片平行朝镜柄方向移动使会厌软骨抬起即可暴露声门和声带。如未完全暴露，操作者用自己的小指或由助手的示指向下稍用力压环状软骨使气管下移有助于看到声门。在暴露声门时不可上撬镜片顶端来抬起镜片。插入有金属管芯的气管导管，将管端置于声门与气管隆凸之间，接近气管中点。通常不同型号气管导管插入后，2.5mm直径插管唇端距离（上唇至气管导管管端的距离）为6cm，3.0mm直径插管唇端距离为7cm，3.5mm直径插管唇端距离为8cm，4.0mm直径插管唇端距离为9cm。整个操作要求在20秒内完成并常规做1次气管吸引。

插入导管时，如声带关闭，可采用 hemlish 手法，助手用右手示、中两指在胸外按压的部位向脊柱方向快速按压 1 次促使呼气产生，声门就会张开。③胎粪吸引管的使用：用胎粪吸引管吸引胎粪时，将胎粪吸引管直接连接气管导管，以清除气管内残留的胎粪。吸引时复苏者用右手示指将气管导管固定在新生儿的上腭，左手食指按压胎粪吸引管的手控口使其产生负压，边退气管导管边吸引，3~5 秒将气管导管撤出。必要时可重复插管再吸引。④确定气管插管位置正确的方法：胸廓起伏对称；听诊双侧呼吸音一致，尤其是腋下，且胃部无呼吸音；无胃部扩张；呼气时导管内有雾气；心率、肤色和新生儿反应好转。⑤心脏胸外按压手法：采用拇指法或双指法，双拇指重叠或并排于患儿胸骨体中下 1/3 交接处，其他手指围绕胸廓托于背后，用拇指以 100~120 次/分的频率按压胸骨下 1/3（每按压 3 次，间断正压通气 1 次，即 90 次/分的按压和 30 次/分的呼吸，达到每分钟约 120 个动作，深度为前后胸直径 1/3。

3.药物治疗

在新生儿复苏时，很少需要用药。新生儿心动过缓通常是因为肺部充盈不充分或严重缺氧，而纠正心动过缓的最重要步骤是充分的正压通气。在完成气管插管加压给氧、胸外按压等处理 30 秒后再次进行评估，对还存在无反应的部分窒息患儿，应及时给予药物治疗。另外，对于临产前有胎心、出生后无心跳者，应在进行气管插管胸外按压的同时给予药物。

（1）1：10000 肾上腺素：对心脏搏动停止或在 40~60 秒的正压通气和胸外按压后，心率持续<60 次/分钟者，应立即应用，首选气管导管内注入剂量为 0.3~1ml/kg（0.03~0.1mg/kg），如效果不好，可改用外周静脉注入剂量为 0.1~0.3ml/kg（0.01~0.03mg/kg），有条件的医院还可经脐静脉导管给药，剂量同外周静脉。必要时每 3~5 分钟可重复 1 次，当心率>100 次/分钟时停用。药物浓度不宜过高，1：1000 肾上腺素会增加早产儿颅内出血的危险。

（2）碳酸氢钠：在一般心肺复苏（CPR）的过程中不鼓励使用碳酸氢钠，但在对其他治疗无反应或有严重代谢性酸中毒时可使用。剂量 2mmol/kg，常用 5%碳酸氢钠溶液（相当于 0.6mmol/ml）3.3ml/kg，用等量 5%~10%葡萄糖溶液稀释后经脐静脉或外周静脉缓慢注射（>5 分钟），碳酸氢钠的高渗透性和产生 CO_2 的特性可对心肌和大脑功能造成损害，故应在建立充分人工呼吸和血液灌流后应用，如何再次使用碳酸氢钠治疗持续代谢性酸中毒或高血钾症，应根据动脉血气或血清电解质等结果而定。该药有腐蚀性，不能经气管导管给药。

（3）扩容剂：对有低血容量的新生儿、已怀疑失血或有新生儿休克（苍白、低灌注、脉弱）且对其他复苏措施无反应者需考虑扩充血容量，一般可选择等渗晶体溶液，推荐生理盐水。大量失血时，则需要输入与患儿交叉配血阴性的同型血或 O 型血红细胞悬液，首次剂量为 10ml/kg，经外周静脉或脐静脉缓慢推入（>10 分钟）；在进一步的临床评估和反应观察后可重复注入 1 次。窒息新生儿，尤其是早产儿，不恰当的扩容会导致血容量超负荷或发生并发症，如颅内出血等。

（4）多巴胺或多巴酚丁胺：经上述复苏处理后，患儿仍呈持续休克状态时，可考虑应用多巴胺，其作用与剂量有相关性，小剂量 1~4μg（kg·min）可扩张周围小血管，增加肾血流量；中剂量 5~10μg/（kg·min）可增加心搏出量；大剂量 10~20μg/（kg·min）

可使血管收缩，有升压作用。使用时多从小剂量用起，根据病情变化逐渐增加剂量。多巴酚丁胺是由多巴胺衍生而来的，其主要是增加心肌收缩力，加大心搏出量，但对外周血管的扩张和收缩却无作用，也不增快心率，初采用小剂量 5μg/（kg·min），最大不超过 20μg/（kg·min）。加药剂量（mg）=体重（kg）×6，加入 10%葡萄糖液 100ml 中静脉滴注。给药速度：1ml/（kg·h）=1μg/（kg·min），应用输液泵调节滴速。

（5）纳洛酮：纳洛酮为麻醉药拮抗剂。在注射纳洛酮前，必须要建立和维持充分的人工呼吸，需要在正压人工呼吸使心率和肤色恢复正常后，但仍出现严重呼吸抑制，及母亲分娩前 4 小时有注射麻醉药物史两个指征同时存在时应用。剂量为 0.1mg/kg，经静脉、气管导管或肌肉、皮下给药，可重复给药。由于麻醉药药效时间通常比纳洛酮长，常需重复注射，以防呼吸暂停复发。母亲为疑似吸毒或持续使用美沙酮镇静剂的新生儿不可用纳洛酮，否则会导致新生儿严重惊厥。

4.脐静脉插管

脐静脉是静脉注射的最佳途径，用于注射肾上腺素或纳洛酮以及扩容剂和碳酸氢钠；可插入 3.5F 或 5F 的不透射线的脐静脉导管，导管尖端仅达皮下进入静脉，轻轻抽吸就有回血流出；插入过深，则高渗透性和影响血管的药物可能直接损伤肝脏；务必避免将空气推入脐静脉。

（三）复苏后治疗

窒息缺氧可能会给患儿带来不可逆的神经系统损害，为减少并发症的出现，复苏后的监护仍至关重要，应加强对患儿体温、呼吸、面色、心音、末梢循环、哭声、眼神、意识状态、吸吮力、肌张力、神经反射、颅内压以及大小便等多项指标的监测。

1.注意保暖，使患儿处于 36.5℃左右的中性温度，减少氧耗。

2.若患儿自主呼吸稳定，肤色持续红润半小时后可试停氧气。

3.若患儿反复出现呼吸暂停，可用枸橼酸咖啡因静脉滴注，首次负荷量（20mg/kg）静脉滴注；24 小时后给维持量 5mg/kg.日。

4.凡曾气管插管疑有感染可能者，或窒息患儿呼吸已近乎正常但 2、3 天后病情恶化，又再次出现呼吸困难，考虑可能为继发肺炎前兆时，都应选用有效的抗生素治疗。

5.颅压高、脑水肿明显者，可给予 20%甘露醇 0.25~0.5g/kg 静脉滴注，每 6~8 小时 1 次，之后逐渐减量。

6.重度窒息患儿，适当推迟开奶时间，以防呕吐物误吸再次导致窒息；如无呕吐时，可抬高上半身，以利于胸廓的扩张，减少心脏负担；胃潴留严重，胃管喂养不能耐受者，可改为静脉补液 50~60ml/（kg·d），肾功能受损时适量减少液体摄入量。

7.保持电解质和酸碱平衡，常规补充维生素 K_1，排尿正常者第 2 天可加 Na^+ 2~3mmol/（kg·d），3 天后根据血钾测定结果，补 K^+ 1~2mmol/（kg·d），注意预防低血糖，低血钙及坏死性小肠结肠炎的发生。

三、病情观察

1.在窒息的复苏过程中执行 A→B→C→D，每一步骤的前后，应对呼吸、心率、皮肤颜色进行评估，遵循评估决定→操作→再评估→再决定→再操作，如此循环往复，直至完成复苏。

2.对于严重的窒息儿复苏后仍需监测体温、脉搏、呼吸、血压、尿量、肤色、血糖、血气和电解质等；注意有无缺氧缺血性脑病、颅内出血、肺出血、呼吸窘迫综合征、持续性胎儿循环、低钙血症、肾衰竭、心力衰竭、休克、弥散性血管内凝血（DIC）等；根据临床表现和窒息缺氧后的并发症及时处理。

四、病历记录

在病史与体格检查中，应有详细的主要临床表现及产科情况的描述；在病史中记录孕母、胎盘、胎儿的异常情况；在病程记录中记载抢救的具体时间、方法与效果；在出院小结要记录确诊依据、抢救治疗内容与疗效观察，并于出院后定期门诊随访，观察患儿有无神经系统后遗症。

五、注意事项

（一）医患沟通

对严重窒息者，应事先向家长交代疾病的严重后果，可能出现的并发症、后遗症及应用氧疗的不良反应等。对严重窒息者，复苏后 5~10 分钟 Apgar 评分仍≤7 分者，应注意交代神经系统并发症可能，如缺氧缺血性脑病或颅内出血等。对并发缺氧缺血性脑病者，出院后应定期门诊随访，观察患儿有无神经系统后遗症，并需进行早期干预。

（二）经验指导

1.新生儿窒息除依靠 Apgar 评分，还应于分娩后立即行快速评估，并结合实际临床表现做出确切诊断，尽早复苏，以免耽误抢救机会。

2.应通过各种监护观察窒息儿脏器功能受损情况，如出生后短时间内出现神经系统表现、多器官系统功能损害、脐动脉血气分析显示严重酸中毒（pH<7.0）、生后 5 分钟 Apgar 评分 0~3 分等情况，均提示有可能造成脑损伤，遗留神经系统后遗症。窒息重、持续时间长、惊厥频繁、昏迷深者后遗症发生率高，强调早发现、早治疗。

3.新生儿窒息缺氧可损伤内耳，造成感应性耳聋。早产低出生体重儿视网膜血管发育不完善，缺氧及生后吸氧是早产儿视网膜病最危险的因素，合理的氧疗及护理是预防的关键。故应做好听力筛查和视力随访工作。

（贾丽芳）

第二节　胎儿窘迫

胎儿窘迫又称胎儿宫内窘迫，是指孕妇、胎儿或胎盘的各种高危因素引起胎儿在子宫内缺氧和酸中毒，表现胎心率及一系列代谢和反应的改变，并危及其生命和健康的综合表现。新生儿出生窒息常与胎儿窘迫有关，胎儿窘迫和出生窒息都是新生儿死亡和致残的重要原因。

一、病因

凡影响胎儿和母体间气体交换引起胎儿低氧血症的因素都可引起胎儿窘迫，常见原因如下：

（一）孕妇缺氧性疾病

如妊娠合并心脏病、肺部疾病、贫血、感染性疾病等引起低氧血症，减少对胎儿的氧供给，导致胎儿窘迫。

（二）胎盘异常

胎盘位置异常如前置胎盘，胎盘形态异常如帆状胎盘、轮状胎盘等，胎盘病理改变如胎盘血管硬化、变性、坏死等，皆可引起母胎之间气体交换不充分，导致胎儿窘迫。

（三）胎儿脐带异常

脐带发育异常或病变如脐带过长、过短，脐带缠绕，脐带打结及扭曲，脐带血肿及阻塞，脐带脱垂等皆可使脐动、静脉血流不畅及阻断，造成胎儿胎盘循环障碍，引起胎儿窘迫。

（四）胎儿疾病

如胎儿先天性心脏畸形使胎儿心脏向绒毛内毛细血管搏出量减少、胎儿血液系统疾病如先天性血红蛋白病、母儿血型不合等降低胎儿血红蛋白的携氧能力，降低组织供氧，导致胎儿窘迫。

（五）产程异常

产程中的许多因素，如产程延长尤其是第二产程延长、宫缩异常、母亲感染、饥饿、脱水等可造成胎儿急性缺氧。各种原因引起的孕妇休克，孕妇血管病变，因子宫收缩过强、过频等引起绒毛间隙压力过高等，皆可造成母体胎盘循环障碍，影响母子间的气体交换，使胎儿缺氧，引起胎儿窘迫。

二、病理生理

胎儿窘迫时血液中 CO_2 积聚，表现为血 HCO_3^- 浓度升高和 pH 下降，发生呼吸性酸中毒。随缺氧的加剧，无氧代谢加强，血中乳酸增加，致胎儿代谢性酸中毒。因此，胎儿窘迫的病理生理过程是缺氧、呼吸性酸中毒和代谢性酸中毒同时存在，共同作用引起胎儿脑、心脏、肺脏、肾脏、肾上腺等重要脏器的损伤。

胎儿轻度缺氧时，CO_2 蓄积及呼吸性酸中毒使交感神经兴奋，肾上腺素分泌增多，代偿性血压升高及心率加快。重度缺氧时，迷走神经兴奋，心功能失代偿，心率由快转慢。缺氧使肠蠕动亢进，肛门括约肌松弛，胎粪排出，污染羊水。妊娠期慢性缺氧可使胎儿生长受限，分娩期急性缺氧可致出生窒息、缺氧和多脏器损伤，可引起死亡及神经系统后遗症。

与新生儿窒息相似，胎儿窘迫也经历原发性呼吸暂停、继发性呼吸暂停等阶段，只是在子宫内不易观察到，出生窒息常为胎儿窘迫的延续。

三、诊断

随着现代科技的发展，胎儿宫内监护的方法越来越多，合理的运用各种胎儿监护手段可对胎儿窘迫这一危害胎儿及新生儿生命健康的综合征做到及早发现及正确诊断，因而对改善胎儿窘迫的预后有重要意义。

胎儿窘迫按发生的时间可分为孕期胎儿窘迫和分娩期胎儿窘迫。本节主要讨论分娩期胎儿窘迫。

分娩期胎儿监护是诊断分娩期胎儿窘迫的必要手段，是采用生物物理和生物化学的手段对胎儿宫内安危状态进行评价的方法。

（一）胎儿心率监护

1.胎儿心率曲线

胎儿心率曲线是指除周期性变异外胎儿心率所维持的水平，110~160次/分为正常。心动过速的标准为>160次/分，常见的原因是孕妇和胎儿感染、缺氧，孕妇用药或患甲状腺功能亢进等。心动过缓的标准为胎儿心率降至90~110次/分，严重者可降至90次/分以下。常见原因为缺氧、孕妇用药和胎儿心脏传导阻滞等。

2.胎儿心率变异

正常成熟胎儿心率可以有轻微快速波动，是交感和副交感神经系统功能性交互作用所致。波动幅度大于6次/分为正常的变异，表示患儿无缺氧。变异消失表示有严重缺氧、完全性心脏传导阻滞或孕妇使用麻醉药、硫酸镁等。

3.胎儿心率加速和减速

胎心加速通常与胎动有关，表示胎儿状态良好。胎心减速又分为早期减速、晚期减速和变异减速3种类型。

（1）早期减速：是与宫缩同步地对称性减速，是由于胎头受压引起迷走神经反射所致，可引起暂时胎儿缺氧，为良性过程。

（2）晚期减速：是在宫缩高峰或稍后出现的对称性减速，与胎盘血流灌注不足或胎盘功能不全有关，有两种形式：一种形式为晚期减速伴有正常的胎心变异，多由于突发的损害（如孕妇低血压）影响胎儿正常氧合，提示存在胎盘功能不足。另一种形式为晚期减速伴有胎心变异的减弱或消失，表示由于胎盘功能不全造成了胎儿缺氧。

（3）变异减速：胎心减速幅度大，恢复快，严重时胎儿心率可降至60次/分以下，多与胎儿脐带受压有关。

（二）羊水性状监测

尽管有争议，但目前大部分学者认为羊水胎粪污染与胎儿缺氧引起迷走神经兴奋、肠蠕动亢进和肛门括约肌松弛有关，如前羊水少，羊水Ⅲ度污染，表示缺氧严重，时间至少已过6小时；羊水Ⅱ度污染常表示急性缺氧；Ⅰ度污染多表示慢性缺氧的代偿期。

（三）胎儿头皮血气分析

血样由胎儿先露部获得（通常是头皮，有时可为臀部），此操作仅能在破膜后进行，禁忌证为胎儿有血液系统疾病或孕妇患单纯疱疹、HIV等感染性疾病。根据血气PH、BE、PO_2值等判断胎儿有无缺氧、酸中毒。有人提出pH<7.20为异常，pH<7.15为危险，pH7.25~7.30为正常。

（四）胎儿脉搏血氧饱和度测定

在胎儿心率监护不能明确诊断时，胎儿脉搏血氧饱和度测定是一种有力的辅助措施。正常胎儿脉搏血氧饱和度为30%~70%，胎儿脉搏血氧饱和度>30%与胎儿血pH>7.20有良好的相关性。

四、治疗

胎儿窘迫的治疗主要是对症治疗和病因治疗，并选择适当的时机与方式终止妊娠。常用的方法如下。

（一）产妇体位改变

是简便易行的改善胎儿循环的方法，产妇体位改变可纠正仰卧位性低血综合征，脐带受压时变换体位能解除对脐带的压迫使胎心恢复正常，侧卧还可减少子宫收缩的频度，降低子宫内压，有利于改善子宫胎盘的血液循环，增加对胎儿的供氧。

（二）产妇供氧

当产妇气体交换功能正常时，产妇供氧可改变胎儿缺氧状态，有研究报道给产妇100%的纯氧，可使阴道分娩的胎儿脐静脉血中含氧量增加近30%，剖宫产者增加77%。吸氧后可经反射作用，引起子宫胎盘血管扩张，改善胎儿缺氧。常用鼻导管法或面罩吸氧法。鼻导管法供氧往往不易达到提高氧分压的效果，最好为面罩吸氧，10L/min 高流量的纯氧能使胎儿动脉氧分压从 2.7kPa 升高到 3.3kPa。

（三）缓解过强的子宫收缩

子宫收缩过强过频使宫腔内压力过高，胎盘血循环受阻，影响产妇与胎儿间的气体交换。抑制过强的子宫收缩可使胎盘血流量增加，改变胎儿的缺氧状态。常用的宫缩抑制剂为硫酸镁及β-肾上腺素能受体兴奋剂等。

（四）氨茶碱

在吸氧的同时给氨茶碱可改善胎盘的血流，减少胎儿缺氧的程度。氨茶碱还可以抑制子宫收缩，减少宫缩过强导致的血流减少。

（五）纠正酸中毒

临产后产妇体力消耗大，加上进食少，尤其是产程进展不顺利者，易出现代谢性酸中毒，另外，胎儿缺氧也可因无氧代谢造成酸中毒。治疗可给产妇静脉滴注 5%碳酸氢钠。

（六）产科处理

胎儿窘迫者如果无法去除病因，应在短时间内结束分娩，若短时间内经阴道分娩困难，可考虑剖宫产，让胎儿脱离宫内缺氧环境，出生后再给予治疗。无论是剖宫产还是阴道助产，术前均应做好新生儿窒息抢救的准备工作。

围生期窒息包括胎儿窘迫和出生窒息，新生儿出生窒息常与胎儿窘迫有关，胎儿窘迫的防治对降低出生窒息的发生及降低新生儿死亡率和致残率有重要意义。

（李杨方）

第二章 新生儿呼吸系统疾病

第一节 新生儿胎粪吸入综合征

胎粪吸入综合征（MAS）是指胎儿在宫内或产时吸入混有胎粪的羊水，导致呼吸道和肺泡机械性阻塞和化学性炎症，出生后出现以呼吸窘迫为主，同时伴有其他脏器受损的一组综合征，多见于足月儿或过期产儿，国内外报道的 MAS 发生率为 1%~3%。

一、诊断
（一）症状与体征
1. 羊水混有胎粪

是诊断 MAS 的先决条件，包括：①分娩时可见羊水混有胎粪；②患儿皮肤、脐窝和指、趾甲床留有胎粪痕迹；③口、鼻腔吸引物中含有胎粪；④气管内吸引物中可见胎粪。

2. 呼吸系统表现

吸入的胎粪可通过以下机制干扰呼吸：①气道梗阻；②化学性刺激与炎症；③感染；④表面活性物质失活等。症状的轻重与吸入羊水的物理性状（混悬液或块状胎粪等）及量有关吸入少量和混合均匀羊水者，可无症状或症状较轻；吸入大量混存黏稠胎粪羊水者，可致死胎或出生后不久死亡。一般常于生后数小时出现呼吸急促（>60 次/分钟），发绀、鼻翼扇动和吸气性三凹征等呼吸窘迫表现，少数患儿也可出现呼气性呻吟胸廓前后径增加，早期两肺有鼾音或粗湿啰音，以后出现中、细湿啰音。如呼吸窘迫突然加重和一侧呼吸音明显减弱，应怀疑发生气胸。

3. 新生儿持续性肺动脉高压（PPHN）表现

严重 MAS 常伴 PPHN。主要表现为严重发绀，其特点为：吸氧浓度>60%，发绀仍不缓解；哭闹、哺乳或躁动时发绀加重；发绀程度与肺部体征不平行（发绀重，肺部体征轻）。胸骨左缘第 2 肋间可闻及收缩期杂音，严重者可出现休克和心力衰竭。

（二）检查
1. 实验室检查

血气分析 pH 值、PaO_2 降低、$PaCO_2$ 增高。若颞动脉或右桡动脉血 PaO_2 高于股动脉血 PaO_2 1.9kPa（15mmHg）以上，表明动脉导管处有右至左分流，检查血常规、血糖、血钙、血生化，观察有无白细胞升高、低血糖、低血钙等，同时可进行气管内吸出物、血细菌培养等。

2. 特殊检查

（1）胸部 X 线检查：MAS 患儿气管内有胎粪者，其中 50%胸部 X 线片有异常；气管内无胎粪者，仅 20%胸片异常。线表现两肺 X 线透亮度增强伴有阶段性肺不张，或并发气胸、纵隔气肿者病情严重，预后差；而肺内仅有弥漫性浸润影但无肺不张者为吸入稀薄胎粪，很少需要呼吸机治疗。

(2) 超声波检查：彩色多普勒超声检查可确定 PPHN 的存在。
（三）诊断要点
1.多为足月儿和过期产儿，常有宫内窘迫史或出生时窒息史，Apgar 评分常<6 分。气管内有胎粪吸出。
2.羊水被胎粪污染，轻者呈现黄色或绿色，重者呈深绿色或墨绿色。
3.新生儿娩出后脐带、皮肤、指（趾）甲和口腔被胎粪污染，呈黄色。
4.出生不久即可出现呼吸困难、青紫、呻吟，并发肺气肿者胸廓隆起呈桶状，呼吸音减低或有啰音。
5.血气分析示 pH 值下降，PaO_2 降低，$PaCO_2$ 增高。
（四）鉴别诊断
1.新生儿呼吸窘迫综合征
以早产儿多见，无明显的羊水或胎粪污染史及吸入史。胸部 X 线呈肺野透亮度减低，且无肺气肿表现。但 MAS 可合并 RDS，会同时具有两种病的表现。
2.新生儿湿肺
无羊水污染史及吸入史。症状轻，胸部 X 线片显示肺泡、叶间或胸腔积液。
3.感染性肺炎
可有体温波动，气道分泌物培养阳性，胸部 X 线呈小灶性或斑片状阴影。

二、治疗

治疗原则：维持充分的氧合和通气；维持恰当的血压和灌注；纠正任何代谢异常，包括导致氧消耗增加的低血糖和酸中毒；经验性抗生素治疗；预防和减少并发症。

（一）一般治疗
注意保暖，保持中性环境温度，减少氧耗重症不能经口喂养者，可鼻饲或静脉滴注营养液、血浆、10%葡萄糖溶液等适当控制液量，以免加重心、脑、肺的负担。烦躁不安者可用镇静剂，在保持气道通畅和提供足量氧气的前提下，遇酸中毒时可给予适量的碳酸氢钠，轻度酸中毒可通过改善微循环得以纠正。出现低体温、皮肤苍白和血压下降等休克表现时，及时应用生理盐水、5%白蛋白、血浆甚至全血进行扩容治疗，可同时静脉滴注多巴胺和（或）多巴酚丁胺。

（二）继发肺感染的治疗
MAS 患儿后期常并发肺部的继发感染，应选用广谱抗生素，必要时可做气管内吸引物和血的细菌培养＋药物敏感试验，根据结果选取有效的抗生素。

（三）PPHN 的治疗
重症患儿由于严重缺氧和混合性酸中毒，常会出现肺动脉持续高压，近 20 年治疗重点由"氧合-过度通气-碱化血液"过度为"适宜通气策略-肺泡表面活性物质-吸入一氧化氮"模式。

1.一般治疗
充分的通气和氧合；避免和预防代谢异常（避免低体温、低血糖、低钙、红细胞增多等）；最大限度地降低肺血管阻力（纠正酸中毒和低氧、镇痛，急性期保持 pH 值>7.25，最好在 7.30~7.40）；提高心排血量-纠正低血压

2.扩张肺血管

（1）一氧化氮吸入治疗：在常规治疗的基础上，为改善氧合可给予患儿吸入 NO，剂量开始为 $20×10^6$（20ppm）浓度，4 小时后可降为 $(5~6)×10^6$ 维持；对早产儿吸入 NO 的浓度可设为 $5×10^6$ 或更低 $(1~2)×10^6$ 一般持续 24 小时，也可用数日或更长时间应用时注意持续监测吸入 NO 和 NO_2 的浓度，血高铁血红蛋白浓度不应超过 7%早产儿应注意观察有无出血倾向.

（2）磷酸二酯酶抑制剂：西地那非 0.5~1mg/kg，每 6 小时一次，口服；米力农负荷量 50~75ug/kg 静脉泵注 30-60 分钟，维持量 0.5~0.75ug/kg/min，同时有正性肌力作用，适用于 PPHN 伴心功能不全。

（3）前列腺素 E_1：常用维持量为 0.01~0.04μg/（kg•min）

（4）其他，如硫酸镁，妥拉苏林等由于副作用较大，很少使用。

（四）肺表面活性物质（PS）的应用

此法治疗 MAS 的临床确切疗效尚有待证实。

（五）其他治疗

1.清理呼吸道，吸出胎粪

吸出胎粪的最佳时机是胎头刚娩出，新生儿尚未出现第一次呼吸时胎头娩出后即开始吸引，首先是口、鼻咽部，而后是气管。对病情较重，出生时存在窒息的 MAS 患儿最好通过气管内插管进行吸引，且反复多次进行，尽可能将气管内的胎粪吸净。但不推荐对出生后有活力的有胎粪污染的婴儿进行气管插管胎粪吸引。

2.氧疗和辅助呼吸

清理气道后立即给予氧疗,病情轻者可采用鼻导管,面罩或头罩吸氧等方式,使 PaO_2 维持在 8~10.7kPa（60~80mmHg）。重症患儿当出现血气分析 pH<7.2，PaO_2<6.6kPa（50mmHg），$PaCO_2$>9.93kPa（70mmHg）时需用辅助呼吸，但送气压力和呼气末压力不宜过高，以免引起肺气漏，具体呼吸机各参数可根据病情相应设定如以肺不张为主要表现时，可适当调高吸气峰压、延长吸气时间；对肺气肿者，吸气峰压宜稍低，使用可维持正常血气的最小峰压即可，并适当延长呼气时间。

3.气胸的治疗

若患儿在原有呼吸困难的基础上突然出现病情恶化，应重复 X 线胸片检查；若并发气胸或纵隔积气，轻者可等待其自然吸收，严重者影响呼吸时，应立即穿刺抽气或行胸腔闭式引流排出气体。

三、病情观察

1.主要观察呼吸困难、青紫、两肺呼吸音等，同时观察是否发生并发症，如气胸、纵隔气肿，肺动脉高压等。

2.根据病情变化及时检测血气分析，观察肺通气、换气功能及有无酸中毒，并复查 X 线胸片以了解疾病变化。

四、病历记录

在病史中注意记录分娩时孕母疾病、脐带异常、分娩异常等引起宫内窘迫、产时窒息的病史，体检中记录与疾病有关的阳性体征，记录能排除引起呼吸困难、青紫的其他疾病表现的描述；在病程中记录治疗方法与疗效观察；在出院小结中记录确诊依据、治疗内容及疗效，记录须向家属交代的门诊随访的内容及出院医嘱。

五、注意事项

（一）医患沟通

对重型患者，应事先交代有发生气漏、PPHN、继发感染等并发症的可能。长期应用高浓度吸氧或对氧有依赖的患儿，有发生支气管肺发育不良等可能，肺功能恢复正常需要1个月至半年，对此须向家长说明，告知出院后门诊随访。

（二）经验指导

1. 早期 X 线胸片可无特征性表现出现，当临床表现、血气分析和胸片所见不相符合时，应及时复查胸片，可避免漏诊。

2. 影响发病轻重及预后的关键是复苏过程中的清理呼吸道工作。在气道未吸清之前，切勿做正压通气，以免将胎粪污染物压向肺内。遇胎粪黏稠时可用生理盐水冲洗气道，以稀释分泌物而利于再次吸出。

3. 肺内胎粪的清除依赖于巨噬细胞吞噬，糖皮质激素可抑制巨噬细胞功能，应慎用或不用。

（柴斌英）

第二节　新生儿呼吸窘迫综合征

新生儿呼吸窘迫综合征（NRDS）是指由于缺乏肺表面活性物质，使得呼气末肺泡萎陷进而导致进行性肺不张，致使婴儿出生后不久即出现进行性呼吸困难、呼气性呻吟、吸气性三凹征和呼吸衰竭等症状的疾病。主要见于早产儿，胎龄愈小发病率越高。此外，母亲为糖尿病患者、剖宫产儿、双胎的第二婴和男婴 NRDS 的发生率也较高。因本病的主要病理特征为肺泡壁至终末细支气管壁上附有嗜伊红透明膜，故又称为肺透明膜病（HMD）。

一、诊断

（一）症状与体征

出生时多无症状，一般多在6小时内出现症状。发病后常表现为烦躁不安、呼吸增快、浅表，呼气时发出呻吟，吸气时出现三凹，呼吸困难与青紫呈进行性加剧。严重者呼吸不规则、缓慢且有暂停。患儿面色青灰或灰胸廓开始时较隆起，以后因肺不张而渐下陷，两肺呼吸音大多减低，深吸气时于肺底部可听到少许细湿啰音。因心肌缺氧可出现心功能不全及周围循环不良的表现，体温常不升，四肢肌张力低下。随着透明膜形成的增多病情愈加严重，除呼吸衰竭外，可发生昏迷。患儿多在3天内死亡。能存活3天以上者，当新生儿自身能产生一定量肺泡表面活性物质，随着肺成熟度增加，多有恢复的可能。少数轻型病例，起病可迟至24~48小时，呼吸困难及青紫较轻，可无呻吟，一般3~4天后逐渐好转。

（二）检查

1.X 线检查

按病情程度可将胸片改变分为 4 级：I 级，两肺野普遍透亮度减低，见均匀散在的细小颗粒和网状阴影；II 级，除 I 级变化加重外，可见支气管充气征，延伸至肺野中外带；III 级，肺野透亮度更加减低，心缘、膈缘模糊；IV 级，整个肺野呈白肺，支气管充气征更加明显。

2.血气分析

pH 值下降，$PaCO_2$ 升高，PaO_2 下降，碱剩余（BE）呈负值。

3.胃液泡沫稳定试验

胃液 1ml 加 95%乙醇 1L，振荡 15 秒，静置 15 分钟后沿管壁有一圈泡沫为阳性，可排除 HMD。

4.分娩前羊水或婴儿气管分泌物

卵磷脂/鞘磷脂（L/S）<2∶1，磷脂酰甘油阴性或饱和磷脂棕榈卵磷脂<5mg/L，表示肺未成熟。

（三）诊断要点

1.好发于早产儿、选择性剖宫产儿、窒息新生儿及糖尿病母亲生的新生儿。

2.出生时正常，出生后 2~6 小时出现进行性呼吸困难，呼吸频率>60 次/分钟，呼气性呻吟、鼻翼扇动、三凹征、发绀，吸氧常不能缓解。

3.胸部 X 线显示两肺透亮度普遍下降，呈毛玻璃样改变，伴有支气管充气征。

4.血气分析 PaO_2 下降，$PaCO_2$ 下降；泡沫试验阴性；羊水或气道吸取物卵磷脂/鞘磷脂<2∶1；羊水磷脂酰甘油检查<3%。

5.排除引起新生儿呼吸困难的其他原因或疾病。

（四）鉴别诊断

1.湿肺

出生后短时间内出现呼吸急促，频率达 60~80 次/分钟。重者除呼吸增快达 100~120 次/分钟外，尚可有发绀、呻吟，肺呼吸音减低，甚至有湿啰音，但一般于 24 小时内症状缓解消失。X 线胸片显示肺纹理增粗，重者肺野内有斑点状云雾影，叶间及胸腔少量积液，于 2~3 天内消失。本病多见于足月剖宫娩出者，症状轻，预后良好。

2.羊水和胎粪吸入

有宫内窘迫史，胎粪污染羊水、皮肤和甲床，复苏时可发现气道内有胎粪；胸廓膨隆，肺部可闻及湿啰音；X 线胸片显示肺过度膨胀；肺野内有斑块状阴影，肺不张及肺气肿，而无支气管充气征。本病多见于过期产儿。

3.B 组溶血性链球菌肺炎

宫内感染引起新生儿肺炎，其临床表现及 X 线表现均与 HMD 相似。但母亲妊娠晚期往往有感染或有羊膜早破、羊水臭味，血培养可呈阳性。

4.膈疝

表现为阵发性呼吸急促及发绀，但腹部凹陷空虚，患侧胸部可闻及肠鸣音，呼吸音减弱甚至消失；胸部 X 线检查可看到患侧胸部有充气的肠曲或胃泡影及肺不张，纵隔向对侧移位。

二、治疗

采取综合措施，维持肺通换气功能，直接给予肺表面活性物质和（或）机械通气治疗，或通过对症处理等待机体自身合成肺表面活性物质，防治并发症。

（一）一般治疗

注意保暖，做好口腔护理及清除咽部黏液，保持呼吸道通畅。加强体温、呼吸、心率、血压和血气分析等的监测。保证足够营养和液体的摄入，第1天葡萄糖液体量控制在60~80ml/（kg·d），以后可逐渐增至120~150ml/（kg·d），需注意电解质的补充。病情好转后改为经口喂养，热能不足时辅以部分静脉营养。

（二）药物治疗

1.纠正酸中毒

酸中毒时可给予适量的碳酸氢钠，具体剂量公式：5%碳酸氢钠（ml）=|BE|×体重×0.5，先给1/2量，稀释为1.4%后静脉滴注，之后根据血气结果等具体调整用量。

2.维持血压和各脏器的灌注

中剂量多巴胺5~10μg/（kg·min）维持静脉滴注；为减轻心脏负荷，扩张肺血管，可用酚妥拉明，每次0.25~0.5mg/kg，每4~6小时静脉滴注1次。

3.关闭动脉导管

恢复期如患儿突然出现青紫、呼吸困难，胸骨旁2~3肋间闻及收缩期或连续性杂音，应考虑合并动脉导管未闭。此时应严格限制液体入量，并给予利尿剂。吲哚美辛可致暂时性肾功能不全、一过性少尿，少数患儿可出现胃肠道出血，应予注意用药无效时可考虑手术结扎。

4.肺表面活性物质（PS）替代疗法

治疗和预防NRDS的新方法，随着卫生状况改善和人民经济水平的提高，其应用越来越普及，大部分医院已常规应用PS预防和治疗新生儿NRDS。使用方法：NKDS一经确诊，PS应尽早使用（生后24小时内），愈早效果愈好。使用指征：胎龄<26周，FiO_2>0.30；<26周，FiO_2>0.40，猪肺表面活性物质需从气管插管中注入，首次剂量200mg/kg，效果不佳可考虑24小时后重复100mg/kg。现国内外开始尝试微创技术（minimally invasive surfactant therapy，MIST；或less invasive surfactant administration，LISA），以减少或避免气管插管及人工通气所致损伤。极早早产儿或需气管插管复苏的患儿可考虑产房或生后2小时内预防性使用PS。

5.抗生素的应用

因NRDS多与B组溶血性链球菌感染性肺炎相像，不易鉴别，遇有症状患儿多主张给予青霉素（20~30）万U/kg，分3~4次静脉滴注，另外，行气管插管机械辅助呼吸的患儿，易继发感染，可选用三代头孢如头孢他啶、头孢噻肟等予以预防。

（三）其他治疗

1.吸氧

控制吸入氧浓度，使目标血氧饱和度应维持在90%~94%。

2.无创呼吸支持

（1）鼻塞持续气道正压呼吸（CPAP）

有NRDS高危因素患儿应尽早使用CPAP，调节压力至少6cmH$_2$O，但一般不超过10cmH$_2$O，压力过高会影响CO$_2$排出，导致肺泡破裂，心搏出量降低。

（2）其他如无创间歇正压通气（NIPPV）或高流量鼻导管通气（HFNC）可作为备选方案。

3.机械通气

气管插管应用呼吸机辅助呼吸指征：

（1）吸氧浓度≥0.6，PaO$_2$仍<6.67kPa（50mmHg）（发绀型先心除外）。

（2）PaCO$_2$>8kPa（60mmHg）伴PH<7.25。

（3）频发呼吸暂停。多采用间歇正压通气（IPPV）加呼气末正压呼吸（PEEP），吸气峰压不超过2.9kPa（30cmH$_2$O），呼吸频率为30~40次/分钟，呼吸比（1/E）＝1：（1~2），PEEP压力为0.39~0.58kPa（4~6cmH$_2$O），吸氧浓度开始时高，以后渐减至40%。对严重患儿常规机械通气无效时，可改用高频通气或体外膜肺。

三、病情观察

严密观察面色、呼吸等生命体征变化，监测血气、血氧饱和度。早期应用PS之后，轻症患儿缺氧改善，呼吸平稳，两肺出现呼吸音。重症患儿早期应用PS后仍需要机械通气，但能使缺氧改善、血气分析和血氧饱和度监测在正常范围。本病易合并感染，机械通气时可发生呼吸机相关性肺炎，注意防治。

四、病历记录

在病史中记录母亲是否有糖尿病、感染史，在病史、个人史及体格检查中记录能排除其他引起呼吸困难的描述；在病程记录中记载各种治疗措施、药物剂量与疗效；在出院小结中记录确诊依据、治疗内容及疗效，记录出院后应定期随访的时间、内容及出院医嘱。

五、注意事项

（一）医患沟通

1.一般NRDS在出生后48~72小时病情最严重，若72小时后无并发症发生，病情可逐渐好转须向家长交代清楚，以取得家长配合，并增强家长战胜疾病的信心。

2.因行机械通气的患儿有可能产生支气管肺发育不良、早产儿视网膜病，须向家长说明，必要时应要求家长签名以示同意对病情较长，呼吸机使用1~2周以上的患儿，出院后应定期随访。

（二）经验指导

1.监测生命体征，若尿量少、血压低、四肢冷则要考虑休克的发生；病程中注意预防和治疗肺部感染。

2.发生脑室周围—脑室内出血时，出现意识障碍、呼吸暂停、惊厥等，需及时做头颅B超或CT检查加以诊断，立即给予镇静、止痉、止血等对症治疗。

3.机械通气时，注意控制目标潮气量4~6ml/kg，并尽量缩短使用时间，1~2周不能撤机可考虑糖皮质激素治疗。

（柴斌英）

第三节 新生儿感染性肺炎

感染性肺炎为新生儿常见病，是引起新生儿死亡的重要原因，可发生在宫内、分娩过程中或出生后，由细菌、病毒或原虫等引起。发生在宫内、分娩过程中占活产新生儿的 0.5%，占新生儿尸解的 5%~35%。全世界每年约有 200 万儿童死于新生儿肺炎。

一、宫内感染性肺炎

宫内感染性肺炎（先天性肺炎）是一个严重疾病，系通过羊水或血行传播发病，其病理变化广泛，临床表现与出生后肺炎不同，常与产科因素密切相关。

（一）病因

宫内感染的途径如下：

1.吸入污染的羊水

母孕期受细菌、病毒、原虫等感染，羊膜早破 24 小时以上或绒毛膜羊膜炎污染羊水，感染发生率高达 50%~80%以上。孕母阴道内的细菌（如大肠埃希菌、克雷白杆菌、李斯特菌、GBS、金黄色葡萄球菌）和真菌、病毒、支原体、衣原体等上行感染羊膜，胎儿吸入污染的羊水而产生肺炎。诱因为早产、滞产、阴道指诊过多等。

2.血行传播至肺

孕母在妊娠后期受到病毒、原虫、支原体以及梅毒螺旋体等感染，本人可无症状，但病原体可通过胎盘屏障，经血行传播给胎儿，使胎儿发生脑、肝、脾及肺等全身性多脏器感染。

（二）病理

由羊水及血行传播，引起广泛性肺泡炎，渗液中含多核细胞、单核细胞和少量红细胞。镜检下可见到羊水沉渣，如角化上皮细胞及胎儿皮脂及病原体等。

（三）临床表现

婴儿出生时常有窒息史，复苏后呼吸快，常伴呻吟、憋气，呼吸暂停，体温不稳，黄疸等，无咳嗽。体征：反应差，约半数可有啰音，呼吸音粗糙或减低。严重病例出现发绀、呼吸衰竭。有时抽搐、昏迷，但不一定有颅内病变，少数病例可有小头畸形，颅内钙化灶。合并心力衰竭者心脏扩大，心音低钝，心率快，肝脏增大。常并发 DIC、休克、PPHN、肺出血等。

（四）X 线表现

出生后第一天肺部 X 线检查可 X 改变，随访中出现病灶：

1.以间质性肺炎为主。

2.双肺满布小片状或线状模糊影，从肺门向周围呈扇形扩展。

3.支气管壁增厚。

4.有时呈颗粒影伴支气管充气影及肺气肿，肋间肺膨出。

（五）实验室检查

周围血象白细胞大多正常或减低或增高，多形核粒细胞不高，血 IgM 和 IgA 升高（早产儿可不增高）。血培养阳性率不高，出生后一小时内检查胃液涂片可发现白细胞和与孕母阴道相同的病原体。生后 8 小时内气管内分泌物涂片及培养可提示肺炎致病菌。

采用血、尿、气管分泌物培养及涂片，对流免疫电泳、ELISA 等检查相关病原菌的特异性 IgG、IgM，聚合酶链反应（PCR）及 16SrRNA 基因 PCR 加反相杂交检测细菌的 DNA，可快速诊断相关的病原细菌。血气分析判断有无呼吸衰竭；血液生化检查了解有无肝肾功能损伤、心肌酶谱异常及电解质紊乱。

（六）防治

对羊膜早破、绒毛膜羊膜炎孕妇在分娩前可用抗生素预防胎儿感染，婴儿娩出后孕妇仍继续 2~3 天；新生儿在 NICU 监护，一旦出现呼吸增快等症状，可先选用氨苄西林和（或）头孢噻肟、甲硝唑、阿莫西林-克拉维酸等治疗。然后根据病原学结果调整抗生素。衣原体、支原体等感染用红霉素、阿奇霉素等治疗；病毒感染者根据病原体采用α-干扰素、阿昔洛韦、更昔洛韦等治疗。常规进行心电监护、血监测、24 小时尿量及血糖监测，保持内环境稳定。置于中性温度，加强营养，不能经口喂养者予肠外营养，保持液体和电解质平衡，纠正酸碱平衡紊乱。呼吸困难者给予机械通气，合并 PPHN 者予 NO 吸入治疗。有低血压及心功能不全者予多巴胺或（及）多巴酚丁胺等血管活性药物治疗。

二、分娩过程中感染性肺炎

胎儿在分娩过程中吸入孕母阴道内被病原体污染的分泌物而发生肺炎，或因断脐不洁发生血行感染。

（一）病因

致病的微生物与宫内吸入污染羊水所致肺炎相仿，细菌感染以革兰阴性杆菌较多见，此外有 GBS、沙眼衣原体、解脲脲原体及 CMV、HSV 等病毒。

（二）临床表现

分娩时的感染须经过一定潜伏期才发病。如II型疱疹病毒感染在分娩后 5~10 天出现症状，开始为皮肤疱疹，后出现脑、肝、脾、肺等脏器受累症状与体征。肺炎的症状有呼吸暂停、肺部啰音等，严重者出现呼吸衰竭。衣原体肺炎常在生后 3~12 周发病。细菌感染发病多在生后 3~5 天内，可伴有败血症。

（三）治疗

同宫内感染性肺炎的治疗。

三、出生后感染性肺炎

（一）病因

1.传播途径

出生后感染性肺炎发生率最高，其传播途径如下：

（1）接触传播：接触婴儿者患呼吸道感染时易传给新生儿，致新生儿发生肺炎。

（2）血行传播：脐炎、皮肤感染和败血症时，病原体经血行传播至肺而致肺炎。肺炎的病原体也可进入血液，引起败血症，但较前者少见。

（3）医源性传播：医用器械（如暖箱、吸引器、雾化吸入器、供氧用面罩、气管插管、呼吸机管道及湿化器等）消毒不严格，医护人员无菌观念不强、洗手不勤，输入含有 CMV、HIV 等病毒的血制品等，均可致病。医源性感染的高危因素：①出生体重<1500g；②长期住院；③病房过于拥挤、消毒制度不严；④护士过少；⑤医护人员无菌观念差；⑥

滥用抗生素；⑦使用呼吸机交叉感染；⑧多种侵入性操作，气管插管72小时以上或多次插管。

2.病原体

（1）细菌：以金黄色葡萄球菌、大肠埃希菌为多见。许多机会致病菌如克雷白杆菌、铜绿假单胞菌、枸橼酸杆菌、表皮葡萄球菌、不动杆菌在新生儿也可致病。我国近年来在肺炎和败血症新生儿中表皮葡萄球菌的阳性率不断增加。另外，厌氧菌、深部真菌感染呈上升趋势，亦应引起重视。

（2）病毒：以呼吸道合胞病毒、腺病毒感染多见，见于晚期新生儿。易发生流行，同时继发细菌感染。出生后亦可发生CMV感染，病情比宫内感染轻。

（3）其他：如卡氏肺孢子虫、解脲脲原体、衣原体都可致肺炎。

（二）病理生理

肺炎时，由于气体交换面积减少和病原体的作用，可发生不同程度的缺氧和感染中毒症状，如低体温，反应差，昏迷，抽搐以及呼吸、循环衰竭。可由毒素、炎症细胞因子、缺氧及代谢紊乱、免疫功能失调引起。缺氧的发生机制为：

1.外呼吸功能障碍

可由于下列因素引起：①小气道因炎症、水肿而增厚，管腔变小甚至堵塞。由于新生儿出生后肺尚未发育成熟，毛细支气管径小，气道阻力增高，再加出生时窒息，肺膨胀不全，更易堵塞。同时，由于呼气阻力高于吸气阻力，气流排出受阻，可引起肺气肿。如小支气管完全堵塞，则可引起肺不张；②病原尚侵入肺泡后损伤肺泡，促发炎症介质与抗炎因子的产生，两者平衡失调常产生抗蛋白溶解酶，结果加重组织破坏，使促纤维因子增加，使肺纤维化；③早产儿原发性PS生成少，炎症使PS生成减少、灭活增加，可致微型肺不张，使肺泡通气下降。上述因素引起通气性呼吸功能不全；④肺透明膜形成、肺泡壁炎症、细胞浸润及水肿，致肺泡膜增厚，引起换气性呼吸功能不全。

由于以上变化，可使肺泡通气量下降，通气/血流比例失调及弥散功能障碍，结果导致低氧血症，二氧化碳潴留。

2.内呼吸功能障碍

当细胞缺氧时，组织对氧的摄取和利用不全，加上新生儿胎儿血红蛋白高，2,3-DPG低，易造成组织缺氧，以及酸碱平衡失调，胞质内酶系统受到损害，不能维持正常功能，可引起多脏器炎性反应及功能障碍，导致多器官功能衰竭。

（三）病理

似支气管肺炎和间质性肺炎为主，可影响一叶或数叶。有时小病灶融合成大片病变，肺不张和肺气肿较易发生。镜检各病灶存在不同阶段的炎症反应，由于病原不同，病变也不同。

（四）X线表现

细菌性和病毒性肺炎在X线胸片上不易区别，常见表现为：

1.两肺广泛点状浸润影；

2.片状、大小不一、不对称的浸润影，常伴肺气肿、肺不张，偶见大叶实变伴脓胸、脓气胸、肺脓肿、肺大疱；

3.两肺弥漫性模糊影，阴影密度深浅不一，以细菌性感染较多见；

4.两肺门旁及内带肺野间质索条影,可伴散在的肺部浸润及明显肺气肿以及纵隔疝,以病毒性肺炎较多见。

（五）预防

1.育龄妇女在婚前应注射风疹疫苗及 GBS 荚膜多糖疫苗等。

2.分娩过程中避免过多阴道指诊。羊水早破应严密监测,尽早结束分娩。有绒毛膜羊膜炎或胎盘炎症者应取脐血、羊膜、胎盘做相关检查,以便早诊早治。胎儿娩出后应在无菌操作下吸净胎粪及污染羊水。

3.母婴同室、婴儿室、新生儿病房及 NICU,应严格执行隔离制度,护理新生儿前必须严格洗手,能引起流行的病儿应予隔离,病房不应过度拥挤,患有呼吸进感染者严禁探视,有感染性疾病的医护人员应暂调离新生儿病房,给予相应治疗。

（六）治疗

1.加强护理及重症监护

保暖,保持适中环境温度。

2.供氧及加强呼吸管理

保持呼吸道通畅,必要时给予雾化吸入。供氧,使血 PaO_2 维持在 6.65~10.7kPa（50~80mmHg）,不高于 13.33kPa（100mmHg）,以防氧中毒。氧需先加温（至 31~33℃）、湿化后供给。一般用头罩供氧,氧流量需≥5L/min 以防止 CO_2 潴留。当肺炎伴I型呼吸衰竭用持续呼气末正压给氧（CPAP）,病情严重或II呼吸衰竭作气管插管和机械通气,注意呼吸机并发症,适时停机。

3.胸部物理治疗

包括体位引流,胸部叩击/震动。

（1）体位引流:根据重力作用的原理,通过改变体位的方法,促使肺部分泌物从小支气管向大的支气管方向引流。肺部不同部位病变采用不同的姿势（表2-3-1）。体位引流适用于呼吸道分泌物多及肺不张的患儿,每 2 小时更换体位一次,俯卧位有利于肺扩张及分泌物引流,改善氧合。

表 2-3-1 胸部理疗的部位

病变部位	体位引流	叩击/震动区域
上叶尖段	垂直位（扶坐位）	适于大于 1 个月的婴儿
上叶前段	仰卧位,床头抬高 30°	锁骨与乳头之间
右肺尖段	左侧卧位,右侧抬高 30°	右锁骨与肩胛骨之间
左肺尖后段	右侧卧位,左侧抬高 30°	左锁骨与肩胛骨之间
右上叶后段	俯卧位,右侧抬高 45°床头抬高 30°	右侧肩胛骨上方
左上叶后段	俯卧位,左侧抬高 45°,床头抬高 30°	左侧肩胛骨上方
右肺中叶	侧仰卧位,右侧抬高 45°床头放低 45°	右侧乳头上方
左上叶舌段	侧仰卧位,左侧抬高 45°床头抬高 15°	左乳头上方
下叶上段	俯卧位	左侧或左侧肩胛骨下缘
下叶前基底段	仰卧,床头放低 30°	最低的肋骨上方
下叶基底段	侧卧,床头放低 30°	腋窝下方
下叶后基底段	俯卧,床头放低 30°	肩胛骨下缘

（2）叩击/震动：胸部叩击是应用无创性的叩击器或以医护人员的手指手掌紧贴患儿胸壁（手指方向与肋间平行）。在婴儿呼气时，通过上肢和肩部肌肉有节奏的紧缩，引起手掌的震动，促使分泌物排出，创伤比叩击小，效果相似。叩击位在喂养或吸痰前30~45分钟时改变体位后进行，操作时可适当提高 FiO_2 10%~15%，持续时间不超过10分钟。叩击器边缘均要接触胸窄，以免漏气。叩击速度为100~120次/分，每次提起叩击器2.5~5cm，每次叩击1~2分钟，每部位反复6~7次。当叩击/震动治疗出现呼吸困难、发绀、呼吸暂停、心动过缓时应停止叩击，予吸痰、吸氧，待症状消失后再予叩击。但下列情况下不宜进行：①机械通气的前48~72小时内及ELBW儿；②应用呼吸机高氧、高通气时，此操作会影响通气效果；③胃管喂养后30分钟内。

4.抗病原体治疗

细菌性肺炎以早用抗生素为宜，静脉给药疗效较佳。原则上选用敏感药物，但肺炎的致病菌一时不易确定，因此多先采用青霉素类和头孢菌素，根据病情选用其他药物，如红霉素、氯唑西林钠、头孢霉素等。病毒性肺炎可采用利巴韦林雾化吸入，或 α_1 干扰素，轻症20万U/d，重症100万U/d，肌内注射，疗程5~7天。

5.供给足够的营养及液体

喂奶以少量多次为宜。供应热量不足，可予静脉营养。输液勿过多过快，以防心力衰竭、肺水肿。

6.对症治疗

脓气胸时立即抽气排脓或行胸腔闭式引流，其他合并症及并发症治疗参阅本书相关章节。

四、呼吸机相关性肺炎

随着机械通气在新生儿临床的广泛应用，呼吸机相关性肺炎（VAP）已是NICU主要获得性感染。国外文献报道新生儿VAP的发生率为28.3%~50%，每用机械通气1天，VAP的发生率增加1%~3%。

（一）病因

NICU收治的患者病情严重，免疫功能低下，侵入性操作多；气管插管损害患者气道的防御功能，口咽部寄植菌被吸入并繁殖；胃内容物反流；病室环境过度拥挤，消毒隔离不严，尤其是医务人员未按操作规程洗手；呼吸机及治疗器械污染，机械通气时间延长等都是造成VAP的原因。

病原菌：文献报道VAP的病原菌以革兰阴性杆菌为主，如大肠埃希菌、肺炎克雷伯菌、不动杆菌、铜绿假单胞菌等，对多种抗生素均耐药；革兰阳性球菌以葡萄球菌、肠球菌为主，对青霉素、头孢菌素也常耐药。因此临床医师必须熟悉并了解当地当前有关的细菌感染的流行病学和药敏资料，并根据自己医院的情况，建立本医院或本病房的抗生素应用指南。近年来，白色念珠菌在VAP中也有上升趋势，对氟康唑尚敏感。

（二）诊断

根据Medun提出的诊断标准：

1.患者机械通气48小时后发生肺部炎症；

2.体温>37.5℃，呼吸道吸出脓性分泌物，肺部可闻及湿啰音，外周血象白细胞增多

（>10×10⁹/L）；

3.胸部X线片检查示肺部有浸润阴影；

4.支气管分泌物培养出病原菌；

5.对考虑肺部已存在感染者，应在上机前和上机后48小时分别行痰培养，如病原菌不同可考虑VAP的诊断。

（三）治疗

除加强全身支持治疗，选用敏感抗生素外，积极防治其他合并症及脏器功能衰竭，尽节结束机械通气。

减少VAP死亡率的措施有：①最大限度减少机械通气所造成的肺损伤，包括降低吸气峰压、平均气道压和吸入氧浓度，给予低潮气量5~8ml/kg，并尽早撤机；②给予规范化抗感染治疗，每3天复查气道分泌物细菌培养；③合理的营养支持，除静脉营养外，尽早开始肠内微量喂养；④规范化无菌操作，轻柔地拍背吸痰；⑤监测重要感染指标，包括血常规、CRP、PCT、胸片、体温、脉搏、呼吸、血压、血氧饱和度等。

（四）预防

预防VAP的发生是关键。预防措施有：①严格执行消毒隔离制度，阻断交叉感染及感染暴发流行；②加强呼吸道管理，缩短气管插管时间；③定时监测院内及社区感染及真菌感染情况，防止滥用抗生素；④改善患儿全身情况，及时供应肠内外营养；⑤呼吸机管道应定期用环氧乙烷消毒；⑥建立与健全一整套完善的院内感染监测体系，是预防NICU中VAP发生的关键。

五、不同病原体所致的新生儿感染性肺炎

（一）金黄色葡萄球菌肺炎

在新生儿室中常有发生，并可引起流行。金黄色葡萄球菌致病性强，能产生多种毒素和酶并具有多种中毒表现，病理示有散在的浸润病灶和脓肿，易发生脓胸或脓气胸，有时空气沿血管至纵隔引起纵隔气肿。临床中毒症状重、体温不稳、面色苍灰，气促，呼吸困难，不规则，呼吸暂停，拒乳，反应差，肺部半数可有啰音，有时呼吸音减低或管样呼吸音，黄疸，肝脏>2cm，硬肿等。有时尚有呻吟、肌张力低下、脱水及心动过速等，常并发休克、化脓性脑膜炎、脓胸、肺脓肿、肺大疱、骨髓炎等。X线表现与支气管肺炎相似。肺脓肿时两侧肺野有大小不等之播散病灶和云絮影。血象白细胞对增多，减少或正常。血、脓液、气管吸取液、脑脊液、气管分泌物、肺穿刺液培养阳性有助于确诊。近年来用对流免疫电泳、质粒分析、限制性核酸内切酶及核酸分子杂交等对流行病学提供可靠方法。

治疗选用头孢呋辛、头孢硫脒和耐酶青霉素如苯唑西林、氯唑西林。万古霉素作为二线抗生素，主要针对耐甲氧西林葡萄球菌感染。新一代糖肽类抗生素替考拉宁疗效与万古霉素相同，而毒副作用小，新生儿第一天剂量16mg/kg，第二天8mg/kg，每日一次静脉滴注，且时间不少于30分钟，由于其脑脊液浓度低，故不用于化脓性脑膜炎的治疗。

（二）B组溶血性链球菌肺炎

多发生于发达国家，国内少有报道。GBS根据菌壁S抗原特异性又分为8个血清型，以Ⅲ型毒力最强，为发达国家GBS感染的主要血清型，发展中国家则以Ib，Ic及Ⅱ型感

染为主。出生前感染者临床表现为出生时常有窒息，早产儿、低出生体重儿多见呼吸困难、青紫、吸气性三凹征等，两肺呼吸音减低，有时可有啰音，由于缺氧、高碳酸血症和酸中毒，脑和心肌受累，反应差，四肢松弛，体温不升。X线表现与肺透明膜病不易区别，后期呈大片毛玻璃影。在分娩过程中或生后感染者与细菌性肺炎相似。血、脑脊液、气管分泌物培养及对流免疫电泳、乳胶凝集试验可助快速诊断。治疗选用青霉素G20万U/（kg·d）静脉注射，氨苄西林150~200mg（kg·d），疗程10天；合并脑膜炎者青霉素G50万U（kg·d），氨苄西林300~400mg（kg·d），疗程14天；亦可用头孢菌素。

（三）大肠埃希菌肺炎

大肠埃希菌感染在国内仅次于葡萄球菌，它具有多糖荚膜K_1抗原，可由母亲垂直传播给婴儿，也可由医护人员水平传播。临床表现中毒症状重，神志萎靡，不吃、不哭、低体温、呼吸窘迫、黄疸与贫血。脓胸之脓液黏稠，有臭味，可有肺大疱及肺脓肿。治疗：近年来对氨苄西林耐药，虽对阿米卡星、环丙沙星敏感，但前者有耳、肾毒性，后者动物实验可影响软骨发育故不宜应用，可选用第三代头孢菌素或碳青霉烯类抗生素治疗。

（四）机会致病菌肺炎

1.表皮葡萄球菌肺炎

近年来国内报道的病例增多，表皮葡萄球菌占院内感染的10%，NICU中占31%，近年来有增多趋势。表皮葡萄球菌有类δ毒素，可引起溶血，能产生黏液、介质或增加黏附力，能减弱抗生素渗透，干预宿主的防御作用，从而增加毒力。病情比金黄色葡萄球菌肺炎轻，常有发热或低体温、咳嗽等，病程迁延。但常是医院内感染的一个重要病原菌，且常耐药。治疗用头孢硫脒或万古霉素，耐药者可与利福平合用。

2.克雷伯菌肺炎

肺炎克雷白杆菌为肺炎杆菌科细菌，革兰染色阴性，根据荚膜抗原成分的不同，肺炎克雷白杆菌可分78型，引起呼吸道感染以1~6型为多。近年来发病率增加，占院内感染69%。新生儿特别是早产儿使用污染的呼吸器、雾化器等可导致感染发病，急性者似支气管肺炎，慢性者病程长，肺组织坏死，形成脓肿和空洞，易发生脓胸、心包炎、BPD及肺纤维化。X线表现呈大叶实变、小叶浸润和脓肿及空洞形成，治疗根据药敏选用头孢曲松，耐药株对亚胺培南、环丙沙星等敏感，但后者具有毒副作用，不做首选。

3.铜绿假单胞菌肺炎

铜绿假单胞菌为假单胞菌属中对人类致病的主要病原菌，它具有许多种细胞外毒力，如黏附素、黏液外多糖、外毒素、溶血素等，是院内感染的一种严重肺炎，近年来有上升趋势，病死率高。由于长期应用抗生素、激素、免疫抑制剂，应用雾化器、暖箱等消毒不严，早产儿免疫功能低下易于感染。尤其是气管插管病儿，其分泌物为绿色，皮肤溃疡坏死为本病特征。病理改变示肺泡壁坏死形成微脓肿及局部出血，小动脉壁坏死与动脉血栓形成。临床表现和一般细菌性肺炎相似。有败血症时常有口腔溃疡，眼睑溃疡，皮肤有坏死灶。病原诊断依靠典咽部拭子、气肾分泌物培养。铜绿假单胞菌由于细胞壁的构造改变，使多种抗生素耐药。治疗用羧苄西林、头孢他啶或碳青霉烯类抗生素。

（五）呼吸道合胞病毒性肺炎

由呼吸道合胞病毒（RSV）引起肺间质和毛细支气管炎，易发生在住房拥挤、早产儿LBW儿。院内继发RSV感染高达30%~50%。病理变化主要为肺泡间隔增宽及单核细胞浸润为主的间质渗出，肺泡腔水肿可见透明膜形成，亦可见肺实质坏死区水肿导致肺泡阻塞实变和萎缩。病情常较严重，常有呼吸暂停，且可发生BPD。患儿常有喘憋、咳嗽，无热，肺部听诊有哮鸣音，有时有湿啰音。X线表现为散在小斑片影和两肺过度膨胀和条索影、肺气肿。气管分泌物及鼻咽部洗液可分离到合胞病毒，酶联免疫吸附试验，血清查特异性IgM抗体，可以作为敏感，特异，快速诊断。RSV可引起新生儿室流行，必须隔离患者。治疗可选用利巴韦林雾化吸入或用干扰素100万U/d，肌注5~7天。

（六）**巨细胞病毒性肺炎**

CMV常侵犯多脏器，孕母CMV感染后经胎盘或污染羊水感染胎儿，出生后亦可由母乳、输血感染，约1/3发生肺炎。病理改变镜下可见双侧或单侧肺泡细胞变大，部分肺泡细胞有核内包涵体，间隔壁上有局限性或弥散性单核细胞或浆细胞浸润，呈间质性肺炎。患儿除肺炎症状外，常有黄疸、皮疹、肝脾大、发育落后、小头畸形及神经行为异常等。尿沉渣涂片、鼻咽分泌物或肺吸取液作病毒分离，可找到核内或胞质内含有包涵体的巨大细胞。荧光抗体间接染色法、酶联免疫吸附试验和放射免疫法可测得CMV特异性IgM抗体，检测血CMV特异PP65抗原，DNA杂交检测及聚合酶链定量法可快速、敏感检测CMVDNA等作病原诊断。治疗可用更昔洛韦。

（七）**腺病毒性肺炎**

本病约占新生儿病毒性肺炎的10%~35%，近年来新生儿腺病毒性肺炎并不少见，这可能与新生儿白细胞产生干扰素少有关。新生儿腺病毒性肺炎多在出生后获得，亦可发生于宫内或产程中经胎盘或产道上行感染所致。我国流行以血清3型（3I、3II、3III）、7型（7b、7d）及11型多见。其中7b型常发生重型肺炎，且中毒症状重，病程长，病死率高。而7d、3I型引起的肺炎较轻，临床表现为低热、轻咳、咽结膜炎、口唇发绀。新生儿重症常有喘憋，中毒症状中，体温不稳，常合并多脏器功能衰竭，病死率高。病理特征为小支气管、毛细支气管及肺泡内见严重的坏死性炎症，在坏死病灶内可找到大量核内包涵体为特征。鼻咽部洗液及气管分泌物可分离到腺病毒，酶联免疫吸附试验和血清查特异性IgM抗体有助于早期诊断，治疗除对症和支持疗法外，可用利巴韦林或α干扰素雾化吸入。

（八）**卡氏肺孢子虫肺炎**

卡氏肺孢子虫肺炎（PCP）是由卡氏肺孢子虫所引起的肺炎。由于近年来获得性免疫缺陷病（艾滋病，AIDS）增多，PCP的发病率随之上升，在未感染HIV但免疫力低的人群中亦显著上升，可高达80%。主要见于：①早产儿和新生儿；②先天性免疫缺损或继发性免疫力低下患儿；③恶性肿瘤患儿；④器官移植接受免疫抑制治疗的患儿；⑤艾滋病患儿。传播方式为人与人之间的传播。病理示肺肿大、质硬；镜检：肺气肿明显，肺间质纤维增生，细胞浸润以浆细胞为主，故又称为浆细胞肺炎。临床上多在生后3~5周发病，起病慢，气促或呼吸困难，发绀，咳嗽，体温正常或低热。偶有湿啰音，可并发气胸。X线表现示广泛肺间质浸润，呈间质性肺炎，有时肺野有弥漫性颗粒状浸润影，结节，空洞。病因诊断可从气管吸取物或肺活检组织切片染色发现原虫，用乌洛托品硝酸银染色可见6~8μm的黑褐色圆形或椭圆形囊体可确诊。或用交叉免疫电泳法测特异性抗体。治疗可用复方磺胺甲噁唑（SMZCo）100mg/（kg•d），疗程2周，减半量再用2周，后用1/4量连用2个月，有效率75%。

（九）解脲脲原体肺炎

解脲脲原体（UU）是泌尿生殖道中常见的支原体之一。在性成熟无症状的妇女宫颈或阴道定植率为40%~80%。国内报道非孕期妇女下生殖道的定植率为52.3%，孕期妇女可达72.6%，孕母胎盘分离到解脲脲原体26%~71%。由孕母垂直传播发生的足月儿约为45%~66%，早产儿为58%。Cassell等报告在生后12~24小时内气管内分泌物分离到解脲脲原体为14%。孕妇可发生绒毛膜羊膜炎，导致流产、早产、死产、羊膜早破、LBW儿和肺、脑部感染；早产儿病死率高于足月儿的40倍，发病占出生婴儿的8%~10%。UU阳性孕妇新生儿出生时口腔分泌物UU阳性率为14.3%，肺炎发生率为48%。先天性肺炎常由UU绒毛膜羊膜炎所致。UU在体内产生特异抗体形成免疫复合物激发免疫效应。患儿生后常有严重窒息，复苏后呼吸窘迫，呼吸暂停，发绀，反应差，体温低下，肺部呼吸音减低，偶有啰音，常合并PPHN，早产儿可发生BPD。X线表现似间质性肺炎。检测特异IgM抗体；PCR法检测解脲脲原体DNA；分泌物、羊水、胎盘、羊膜培养阳性或免疫荧光、电镜检测到解脲脲原体可确诊。治疗首选红霉素，剂量<1.2kg：0~4周，20mg/（kg•d）分成2次，每12小时一次；>1.2kg：0~7天：20mg/（kg•d）分成2次，每12小时一次，>7天：30mg/（kg•d），分成3次，每8小时一次，共14天。红霉素耐药者可用阿奇霉素10mg/（kg•d），静脉注射，3~5天。预防：对UU定植于下生殖道孕妇进行口服大环内酯类抗生素，对清除下生殖道有一定的作用。

（十）衣原体肺炎

据调查孕妇宫颈沙眼衣原体（CT）定植率为2%~47%。宫颈衣原体感染阴道产儿25%~60%可被感染，17%~46%发生结膜炎，14%~23%发生肺炎。孕妇感染后未治疗者常早期破水，在低出生体重儿中有较高的发生率。病婴生后5~14天少数可发生衣原体结膜炎，多数在生后3~12周发病，起病缓慢，先有上呼吸道感染症状，气促，呼吸窘迫，喘憋，断续的咳嗽，无热或低热；肺部有哮鸣音及湿啰音，病程可达数周至1个月以上。X线表现两肺呈过度膨胀与弥漫性间质浸润；有时有肺膨胀不全及网状影。嗜伊红细胞增多，血清及IgG增高。诊断可取鼻咽部或气管吸取物标本作mccoy细胞培养；直接荧光抗体法检测CT特异性抗体；酶联免疫试验检测CT抗原等。血清特异性IgM常>1∶64；IgG特异性抗体对诊断价值不大。治疗首选红霉素，剂量同上。红霉素耐药者可用阿奇霉素10mg/（kg•d），共3天。预防：对有衣原体宫颈炎孕妇口服红霉素0.25g每日四次，连服14天。

（十一）真菌性肺炎

近年来由于新生儿NICU的发展，广谱抗生素的广泛应用，中心静脉置管、机械通气等有创治疗技术的应用，加之新生儿处于免疫发育未成熟阶段，侵袭性真菌感染已成为VLBW儿院内感染的主要原因。真菌的来源大部分来自医务人员及各种诊疗用具，部分由于内源性感染，由血行或消化道侵入肺。引起侵袭性真菌肺炎的病原菌较多，其中主要致病菌有念珠菌属、曲霉菌属、隐球菌属等。白色念珠菌则是新生儿肺炎最主要的致病菌。念珠菌入侵组织后即转为菌丝型，并大量繁殖，且有芽生孢子形成。菌丝型念珠菌对抗吞噬作用的能力较一般念珠菌强，毒力大，可引起以多核白细胞浸润为主的急性炎症反应，在急性播散性病变中产生凝固性坏死和多发性小脓肿，慢性感染可出现纤维组织增生，肉芽肿形成而发生 BPD。新生儿真菌性肺炎临床表现呈非特异性，可表现为发热或低体温，反应差，呼吸增快或呼吸暂停增多，腹胀或胃肠不耐受，X 线胸片出现病变或肺炎加重，且更换抗生素治疗无效。怀疑真菌感染时应做痰、血、脑脊液、中心静脉或周围静脉插管尖端培养。确诊应根据临床表现，镜检、培养或组织病理检查阳性。必要时可作肺、脑、肝、肾等部位 CT 扫描以确定肺部感染或肺外脏器的感染。抗原检测如乳胶颗粒凝集试验和 EUSA 检测可用于早期诊断。巢式聚合酶链反应（巢式 PCR）具有良好的灵敏度和特异性可作早期诊断，但应注意污染，以防假阳性。

在治疗新生儿真菌性肺炎时应强调综合治疗，包括全身支持治疗，如 IVIG、血浆的应用。在治疗原发病的同时，注意防治合并症和多脏器功能衰竭，此外应治疗合并的细菌及病毒感染。关于抗真菌治疗可选用：①氟康唑是一种新型的三唑类抗真菌药，适用于全身性念珠菌病，隐球菌病。剂量 3~6mg/（kg·d）口服或静脉注射。脑脊液中浓度为血浓度的 60%，可治疗脑膜炎，需监测肝功能。是治疗新生儿、早产儿、VLBW 儿真菌感染的首选的安全有效药物；②两性霉素 B 脂质体，能安全有效的治疗新生儿及 VLBW 儿侵袭性真菌感染。国内使用的是两性霉素 B（安浮特克），适用于包括念珠菌、曲霉菌、毛霉菌、隐球菌和球孢子菌。不良反应有高热，畏寒恶心，呕吐，可有谷丙转氨酶（ALT）升高和低钾血症，但均为一过性。治疗剂量：第 1 天 5mg/(kg·d)，第 2 天 1.0mg/(kg·d)，第 3 天 2.0mg/(kg·d)，第 4 天 2.0~4.0mg/(kg·d)，5 天以下 2.0~4.0mg/(kg·d)，每天滴注 6~8 小时，需监测肾功能。该药价格昂贵。

（十二）厌氧菌肺炎

近年来有增高趋势，为社区或隐性感染的常见病原菌。革兰阴性厌氧菌以脆弱类和产黑素类杆菌为常见，革兰阳性厌氧球菌以消化球菌属和消化链球菌属为主，革兰阴性厌氧球菌主要为产碱韦荣球菌；革兰阳性厌氧杆菌中包括产芽孢的艰难梭菌、产气荚膜杆菌、不产气的放线菌属、真杆菌属。这些细菌入侵后可引起肺间质炎症，轻中度单核细胞反应并发化脓性坏死，呈脓肿，脓胸，痰液有恶臭。送培养时避免接触空气。重症选用甲硝唑，治疗剂量每次 7.5mg/kg；<1200g 者每 48 小时一次；<2000g 者 0~7 天每 24 小时一次，>7 天每 12 小时一次；>2000g 者每 12 小时一次或用碳青霉烯类抗生素，治疗 2~4 周。

（柴斌英）

第四节　新生儿肺出血

新生儿肺出血通常表现为危重患儿肺水肿基础上，气管插管内出现粉红色或血性分泌物，严重者也可表现为口鼻腔大量涌血，大量致命性出血可以导致失血性休克，是一种严重的综合征，早产儿较足月儿更多见。

一、病因及发病机制

1.新生儿血液高黏滞综合征

新生儿血液高黏滞综合征患者红细胞计数增多，静脉血血细胞比容常>65%，引起血液黏滞性增高以致妨碍正常血流，出现各种临床表现。

2.感染

严重感染导致感染性休克时可直接引起肺出血，有人认为肺出血是休克肺的一种表现。感染时免疫复合物对肺血管的损伤亦是造成肺出血的原因之一。

3.肺充血

当左心衰竭或因先天性心脏病使肺毛细血管压力升高时，可引起出血性肺水肿，亦是造成肺出血的原因之一。

4.凝血功能障碍

新生儿期有生理性维生素 K 依赖因子缺乏，毛细血管脆性亦较高。因此，凝血时间、出血时间均延长，尤以早产儿更为显著。

5.重度窒息，肺透明膜病及羊水吸入

患有以上疾病时常有缺氧、高碳酸血症及酸中毒，均可直接导致肺毛细血管损伤。酸中毒使血液淤滞、血行缓慢，并使红细胞僵硬不易变形，易发生微血管栓塞。同时缺氧及酸中毒可造成心力衰竭，引起出血性肺水肿。肺透明膜病时肺泡表面活性物质缺乏，使肺泡表面张力增加，继而增加了毛细血管与肺泡腔的压力差，促进肺水肿的形成。

6.低体温及新生儿硬肿症

寒冷刺激使血管收缩易发生缺氧及毛细血管压力增加，重度硬肿症发生 DIC 时亦可直接造成肺出血。

7.与早产及低出生体重的关系

临床观察到肺出血病儿中早产儿及低体重儿占多数，还发现出生体重越小，肺出血的发病率越高，可能与早产儿及低体重儿肺脏发育不成熟；凝血因子缺乏；抗自由基的酶系统能力低下，易致血管内皮细胞损伤；早产儿动脉导管开放发生率高，经导管的分流量增大，易引起肺出血；肺毛细血管脆性高易于破裂等多种因素有关。

8.其他因素

肺发育不良、输血输液过量、重症 Rh 溶血病等均可为肺出血的原因，还有人认为高浓度氧气吸入可直接损伤肺组织造成出血。

二、诊断

（一）症状

反应弱，呼吸促，呻吟，发绀，早产儿可以表现为频繁呼吸暂停。气道内出现粉色或红色分泌物，从鼻腔、口腔流血或血性液体，或于吸痰、插管时可吸出血性分泌物，甚至口鼻喷血。

（二）体征

1.一般状态

皮肤苍白、发花、部分患儿有出血点，反应低下、呈休克状态。

2.肺部体征

呼吸音减低，可闻及密集细湿啰音。应注意的是患儿早期不一定有口鼻出血症状，如病情突然加重,同时肺部出现细湿啰音,应高度怀疑肺出血,及早治疗。

（三）实验室检查

1.胸部 X 线检查

无特异性,可表现为斑片状阴影,大小不一,密度均匀,可广泛分布于两肺,也可只局限于某一肺叶,大量出血时,可见"白肺",同时可能有肺部原发病的表现。X 线表现变化较快,阴影可 2~3 天吸收,与肺炎病变不同。

2.血液检查

严重者可出现血色素下降,有些患儿出现凝血功能障碍。

（四）鉴别诊断

1.气道损伤

如口、鼻腔出血,多为损伤所致。一般情况较肺出血轻,肺内无明显啰音。

2.消化道出血

表现为呕血、便血,严重者亦可有反应弱、面色白、休克表现；胃管中可见血性物质。胸片有助于鉴别。

三、治疗

1.积极治疗原发病

针对引起肺出血的高危因素如感染、缺氧、寒冷、心衰、PDA、出凝血机制障碍等,采取相应措施,同时对易感患儿高度警惕,争取早发现,早治疗。

2.综合治疗

保温、供氧、纠正酸中毒,适当控制入量,液量 80~100ml/（kg·d）,出血引起贫血者可输新鲜血,血压下降可给血管活性药多巴胺、多巴酚丁胺 5~10μg/（kg·min）输入,心功能不良给强心剂等。

3.止血药

气管滴入巴曲酶 0.2U 加注射用水 1ml,或 1∶10000 肾上腺素 0.1~0.3ml/kg,可重复 2~3 次。同时可巴曲酶 0.5U 加注射用水 2ml 静脉给药。

4.阻止肺出血

若患儿由于全身出凝血异常性疾病导致肺出血,可应用新鲜冷冻血浆输注,或补充相应的凝血因子。

5.正压通气

对怀疑肺出血的病人,可早期应用 NCPAP,压力 6~8cmH2O,配合其他治疗,可控制病情。但对已经有口鼻腔出血或病变广泛的病人必须立即气管插管进行机械通气。

方式：IPPV＋PEEP。初调值：$FiO_2$60%~80%,PIP25~30cmH2O,PEEP5~7cmH2O,频率 40 次/分,吸/呼比 1∶1。

用机 30~40 分钟后,若 PaO_2 仍低于正常,可适当增加给氧浓度和通气压力。但应注意发生气压伤的可能性亦增加。

在机械通气过程中,若初期气管内吸出较多血性分泌物时,可先减少吸痰,气管内滴入止血药后,用复苏气囊加压给氧 30 秒,否则越抽吸可能出血越多。以后每次吸痰时,如有新鲜出血,还可气管插管内滴入肾上腺素,没有新鲜出血后应加强拍背吸痰,避免血痂阻塞气道。

肺出血患儿机械通气时，容易发生过度通气，当 $PaCO_2$<30mmHg，可使脑血流减少，应避免，可减少呼吸频率或在气管导管和呼吸机之间加延长管（10~20cm），以增加通气无效腔或减慢通气的呼吸频率，减少 CO_2 排出。

当 PaO_2 稳定在 50mmHg 以上时，可逐渐降低呼吸器条件，待气管内血性分泌物消失，肺部啰音消失、胸部 X 线好转后可考虑撤离呼吸器。拔除气管插管后继续使用鼻塞 CPAP 巩固治疗。

国外有报道指出高频通气可以增加生存率。

四、并发症及处理

（一）休克

由缺氧、感染、失血等因素引起，需监测血压，纠正缺氧，补充血容量，输血，还可应用血管活性药物等治疗。

（二）脑缺氧、脑水肿

患儿烦躁不安或惊厥，应用镇静剂、脱水剂。

五、预防

针对病因进行预防，及时纠正缺氧、酸中毒、低体温等，对早产儿应严密监测。

1.做好应急准备

随时备好呼吸机和抢救药品，以赢得抢救时机。早发现、早插管、早上机。

2.检查气管插管

检查气管插管的位置是否正确，固定是否牢固，避免发生脱管或插管位置过深，保持气道湿化。

3.提供足够的平均气道压力，尤其是呼气末正压

患儿口鼻腔内分泌物及时清除，并加强口腔护理，减少口腔炎的发生；机械通气后不主张执行常规翻身、拍背、吸痰等护理操作，保持安静。应尽量延长吸痰间隔，以免频繁吸引和操作，不利于止血和吸收。使用呼吸机机械通气过程中，要密切观察患儿胸廓起伏程度、呼吸频率及患儿自主呼吸是否与呼吸机同步，发现问题及时报告医师给予处理。

4.保暖

尽早将患儿置于预热的暖箱内，暖箱温度根据患儿体温、体重、日龄进行调节，保持中性温度，并保持良好的湿度。各种护理、治疗集中进行，减少热量散失。

5.控制液体输入

使用注射泵控制液速，24 小时匀速输入。应用静脉留置针提供 24 小时静脉通路，可减少患儿痛苦，并方便静脉给药及急救。

（柴斌英）

第五节 新生儿气漏

新生儿气漏是指由于肺泡内空气外漏而造成的病症，包括肺间质气肿、气胸、气腹、心包囊积气、纵隔腔积气、皮下气肿与全身性空气栓塞症。

一、病因及发病机制

由于肺泡地过度膨胀和肺泡壁破裂导致空气外漏形成，通常与过高的压力或不均匀的换气有关，但亦可为自发性，即无明显外因。

1.高危因素

（1）呼吸道疾病：气道梗阻；肺代偿性过度充气，如肺发育不全、肺不张等；肺部疾患，如肺透明膜病、吸入综合征、肺部感染、慢性肺疾病等。

（2）出生时急救复苏，医源性肺脏破裂。

（3）应用呼吸机：吸气压力过高；呼气末期压力过高；呼吸不协调，出现人机对抗；气管插管位置不当等。

（4）其他：对侧膈疝；先天肾发育畸形；神经肌肉性疾病等。

二、诊断

（一）症状

轻者可无症状。重者可出现气促、喘憋、发绀、呼吸停止。

（二）体征

1.肺间质气肿

指气体在气道外和间质的集聚，可以表现为全肺病变、单侧或单肺叶病变，全肺性病变与早期支气管肺发育不良难以鉴别。多与呼吸机使用有关，愈早产的婴儿因肺脏含较多的结缔组织以及肺泡发育不完善，故发生肺间质气肿的危险性愈高。

肺间质气肿较轻的，常无明显症状。病变较广泛的，患儿表现呼吸窘迫，呼吸音减低。血气可出现高碳酸血症和低氧血症。胸部X线可确诊，表现为过度膨胀的肺组织中，多处出现小气囊而形成网状影。

2.纵隔积气

指气体在纵隔中的集聚，常因肺泡破裂后，由于形成类似"活瓣"结构，使空气不断经由纵隔腔胸膜的破孔进入纵隔腔而形成。少数病例则由食管破裂引起。也可以由肺间质积气发展形成。

少量纵隔腔积气在临床上无症状。积气量多则引起呼吸困难、发绀、听诊心音遥远。胸部X线可看见集于纵隔腔的空气而确诊。另一特殊表现为空气围绕于胸腺四周，将胸腺抬起，而形成"船帆样"阴影。大量纵隔积气也可致膈下气体集聚形成气腹，或气体进入皮下形成皮下气肿。

3.气胸

指气体进入胸膜腔形成。自发性气胸发病率在足月正常新生儿约为1%，其中仅10%出现临床表现。患有肺透明膜病、肺炎或胎粪吸入综合征的婴儿，气胸的危险性大大增加。呼吸器正压通气的使用使之发生率增加，约为20%~40%。气胸15%~20%表现为双侧，2/3 表现为单侧气胸。

气胸对心肺功能影响的大小，视胸腔气体量的大小、气胸形成的快慢及原发肺部病变的严重程度而不同。少量气胸通常胸膜腔被占据不足15%，中量气胸15%~60%，大量气胸超过60%。较重且发生较快的气胸可出现呼吸窘迫，严重者甚至会出现发绀、心跳缓慢或呼吸暂停。临床可见患侧胸廓饱满、听诊呼吸音减弱、叩诊呈鼓音，左侧气胸听诊心脏时，可见心音遥远、心音右移等。

4.心包腔积气

指气体在心包腔集聚形成，较少见，甚少自发性，通常与纵隔气肿伴行，一般为呼吸器使用或急救不当引起。小量积气可无症状，严重者可压迫心脏，引起心排血量减少、心率减慢甚至心搏骤停等心脏压塞表现。

5.全身性空气栓塞

为罕见、死亡率极高的病症。由过高的呼吸器压力引起，故常伴有其他气漏的现象。临床表现为病情急速恶化而出现苍白、发绀、低血压与心跳缓慢，患儿可于数小时或数分钟内死亡。

6.皮下气肿

触诊时可于皮下摸到有如碎冰、握雪的感觉，需注意其他合并出现的气漏症状。

（三）**实验室检查**

血液气体值的变化中、高碳酸血症为早期变化，而后动脉血氧分压会逐渐下降。有感染时，外周血白细胞、中性粒细胞显著增高，可有核左移，出现中毒性颗粒。

（四）**其他辅助检查**

常规作胸部X线片、心电图、B超等检查。

1.X线检查

确诊主要依靠X线检查。气胸时可见外带胸内积气处过度透光，无肺纹理，与其内侧被压缩肺间，形成一条清晰的边缘。高压气胸时，可见纵隔向健侧移位，同侧横膈低平。纵隔气肿时可见心缘外周有透明度较高的气体影，侧位位于心缘与胸骨之间。胸腺可被上纵隔气体抬高，正位片可呈风帆样阴影。心包积气时心影缩。心包腔可见积气，其外侧有见心包壁层影。气腹时可见膈下积气，需根据临床与消化道穿孔鉴别。间质性肺气肿可见窄条透光带由肺门顺气管、血管走向分布。

2.透照法

危重病儿不能搬动，可用冷光源透照以确定气漏部位，便于穿刺减压。

3.超声检查

超声检查可辅助诊断不典型的纵隔气肿，并可用于鉴别内侧气胸与纵隔气肿。

4.内镜检查

颈纵隔气肿可用五官科内镜检查协助诊断与治疗。

三、治疗

1.保持安静、密切观察

临床无症状或症状较轻病例，只需密切观察，病儿保持安静，防止因哭闹使气漏加重。如肺气漏不再继续，游离气体多可自行吸收。气腹一般都能自行吸收，宜少量多次喂奶，以防胃胀影响通气。

2.吸氧

有呼吸困难时应予氧吸入，吸入纯氧可加速胸腔游离气体吸收，但有发生氧中毒的危险。

3.排气减压

对有大量积气已发生呼吸、循环衰竭的严重病例，应立即采取排气减压措施，如严重高压气胸，可于患侧前胸第二肋间行胸腔穿刺或置入导管减压排气；时间允许也可作闭式引流术。纵隔气胸、心包积气气体过多，可分别采用胸骨后穿刺及心包穿刺，用空针抽出气体。重症间质性肺气肿，采用选择性支气管插管常有效。

4.原发病治疗

另外，对肺部原发病应进行有针对性治疗。采用机械通气的病例，应降低正压，延长呼气时间，常可使症状改善。

5.保守治疗

适用于少量气体的肺气漏，又无持续气漏，且无明显临床症状和体征者。

患儿裸露置暖箱或红外治疗台下，保持安静，避免哭闹，给氧，严密监护心率，呼吸，定时测血压或用经皮测氧仪 tcPO$_2$（或 SO$_2$）持续监护，必要时用 X 线摄片随访。

6.治疗原发病和并存症。

7.抗生素控制感染。

8.排气减压

穿刺排气，紧急时用 24 号针在锁骨中线患侧第 2 肋间穿刺排气效果较好，张力性气胸或支气管胸膜瘘患儿应作闭式引流。纵隔积气常为多房性积气，可穿刺排气，若积气量大应立即行气管切开分离前筋膜以利排气。心包积气，气腹可穿刺排气，若气体持续进入心包腔，腹腔，则应切开引流。

9.氧疗

用 80%~100%氧吸入，可创造间质与血管间氮的梯复苏有利于间质氮气排出，从而促进气肿吸收，但应注意氧中毒，并应用镇静药和肌松剂（Pancuron）避免自主呼吸与呼吸机对抗。机械通气应选用压力型通气方式，频率 35~40 次/min，低压力，PIP<2.66kPa，PEEP<0.67kPa，参数调节过程中作系列胸片，可见过度充气的肺逐渐转为相对萎缩，血气指标维持在边缘水平 2~3 天，适当延长吸气，吸气末停留时间，应尽量降低平均气道压及吸气峰压。严重 PIE 治疗困难，可试用高频通气治疗。

单侧 PIE 可用选择性阻塞方法治疗，将气管导管插入健侧，在隆突下 1~2cm 作高频通气，受累侧气管因而阻塞，可减轻气肿和纵隔移位。

10.手术治疗：内科治疗失败者，可考虑手术治疗。

四、预防

1.应注意避免早产及过期产。

2.防止宫内及产时窒息。

3.生后呼吸道的吸入物如胎粪应及时吸出。

4.机械通气时应严密监护，吸气峰压不能太高，对疑似病例应观察动态变化，及时处理。

5.应用肌肉松弛剂（Pancuronium）和应用肺表面活性物质可减少气漏的发生。

（柴斌英）

第六节　新生儿胸腔积液

新生儿胸腔积液包括脓胸、乳糜胸。

一、脓胸和脓气胸

脓胸是胸膜急性感染，合并胸腔积脓，若并有气体蓄积则为脓气胸。

（一）病因及发病机制

因肺炎、肺脓肿或败血症的病原菌（以葡萄球菌、肺炎球菌及大肠埃希菌多见，医源性脓胸厌氧菌多见）经血行或淋巴管侵及胸膜所致；亦可由邻近脏器或组织的感染蔓延，如纵隔炎、膈下脓肿、肝脓肿等；或因产时胸部创伤、外科手术并发气胸、穿刺等操作污染所致。若肺脓肿或金葡菌感染的肺囊腔破裂可以形成脓气胸；若脓胸破入肺组织或与支气管通连，则发生支气管、肺-胸膜瘘；若脓胸向胸壁破溃，称自溃性脓胸，形成包裹称包裹性脓胸。

（二）诊断

1.症状

患儿可在原发病症状基础上，病情加重，出现反应弱、呼吸急促、明显呼吸困难、发绀等，同时伴有感染中毒症状。

2.体征

呼吸促，心率快，病变侧叩诊浊音，脓气胸时胸上部叩诊鼓音，听诊呼吸音减低，发生张力性脓气胸时可突然呼吸困难加重、发绀甚至休克等。

3.实验室检查

（1）胸部 X 线检查：患侧呈大片均匀阴影，大量积脓时纵隔向对侧移位；脓气胸时见气液平面；包裹性脓胸，可见边缘清楚的阴影。

（2）超声检查：B 超定位穿刺可明确诊断。

（3）外周血白细胞增多，以中性粒细胞增多为主，C 反应蛋白（CRP）增高，还可有血小板降低等感染征象。

（4）胸腔穿刺：抽得脓液确诊脓胸，脓液培养可确定病原菌和敏感抗生素。

4.鉴别诊断

（1）肺脓肿：病变局限在肺野范围内，可多发病灶，胸片、胸部 CT 可帮助诊断。

（2）心包积液：心前区无明显心尖冲动，心音遥远，胸片和超声检查可帮助诊断。

（3）肺大疱：主要表现缺氧、呼吸困难，感染征象不明显。胸片、肺部 CT 可帮助诊断。

（4）先天性肺囊肿：病变较广泛者在新生儿期即可出现呼吸困难、发绀等，有些还可继发感染而临床表现类似肺炎，体征亦可表现患侧呼吸音减低、闻及啰音、叩诊浊音或遇较大张力性囊肿时叩诊鼓音。与肺炎合并脓胸或脓气胸不易区别，诊断不清时应做胸部CT，可清楚显示囊肿部位、大小、数量、病变范围等。

（三）治疗

1.排除脓液

同时做脓液培养和药物敏感试验。

（1）胸腔穿刺：每次穿刺前透视或B超定位（选积液阴暗区中心），若液体多，可在患侧腋前线或腋中线第4肋间穿刺，针尖紧贴下一肋的上缘刺入胸腔，应尽量将脓液抽尽。抽脓后可复查胸透或B超，观察脓液增长情况，可反复穿刺抽脓，脓液稠厚或减少不多，中毒症状重者，应改变排脓方式。

（2）胸腔闭式引流：胸透或B超定位后经穿刺证实脓液很易被抽出时，再做引流。重症脓气胸应及早穿刺引流。当感染控制，胸片或B超显示积脓消失、肺叶扩张后约5~7天，可拔管。

2.手术治疗

较大的支气管胸膜瘘，引流3周以上，或包裹性脓肿、胸膜明显增厚纤维化等情况下，急性感染已控制，全身一般情况较好时，可行胸膜脏层纤维板剥除、支气管瘘结扎或部分肺叶切除术。

3.积极控制感染

选用对病原菌敏感的抗生素全身和局部用药，疗程3~4周。

4.支持疗法

可给肠内、外营养支持。呼吸道症状明显时，应给予呼吸支持和加强呼吸道管理。

二、乳糜胸

新生儿乳糜胸是由于淋巴液漏入胸腔引起。

新生儿乳糜胸预后常较好，半数以上能自愈。大多数患儿用内科保守疗法治愈，仅少数病例需手术治疗。

（一）病因及发病机制

1.病因

任何原因（包括疾病和损伤）引起胸导管或胸腔内大淋巴管破裂时，都可造成乳糜胸，如产伤、臀位产、胸部损伤、心胸手术损伤胸导管及先天性淋巴管异常等。但多数乳糜胸常无明确病因。

（1）先天性乳糜胸：系淋巴系统先天性发育异常，多于出生后（有些在宫内）发现有单侧或双侧乳糜胸。

（2）创伤性乳糜胸：主要由于产伤如臀位牵引或复苏操作等造成颈腰脊柱过度伸展，中心静脉压过高，导致胸导管过度扩张、破裂或撕裂。

（3）手术后乳糜胸：在胸导管附近的手术操作可能损伤胸导管主干及分支，如在新生儿期进行胸部或心脏手术后、中心静脉置管或PICC置管术（经外周静脉中心置管）后，乳糜胸的发病率有所增加，常在术后3~14天发生。

（4）自发性乳糜胸：指原因不明者，本型占新生儿乳糜胸的大多数。

（5）栓塞性乳糜胸：中心静脉营养、静脉血栓、手术结扎上腔静脉导致淋巴回流障碍，多发生在极低出生体重儿。

2.病理生理

胸导管是血管外蛋白质返回循环和运输的途径。乳糜液内含有蛋白、脂类物质、纤维蛋白原、凝血酶原等；还含大量T-淋巴细胞，因此长期大量漏出乳糜液可损伤免疫功能。大量乳糜液使肺受压，纵隔移位，产生一系列呼吸、循环和代谢功能紊乱。

（二）诊断

1.症状

出生早期有窒息复苏与呼吸窘迫史，或有心胸外科手术史。自发性乳糜胸常见于足月儿，患儿表现生后1周内逐渐出现呼吸困难、发绀等，易继发感染。

2.体征

可见呼吸困难体征，患侧胸部叩诊浊音，听诊呼吸音减低，心脏和纵隔向健侧推移，双侧积液者无移位，但呼吸困难更明显。

3.实验室检查

（1）胸部X线表现：患侧胸腔密度增高，肋膈角消失，心与纵隔向对侧移位。

（2）超声检查：用于宫内诊断或生后穿刺定位。

（3）胸腔积液检查：胸腔穿刺见乳糜液可确诊本病。若哺乳前已发病，胸腔积液呈淡黄色澄清液与血清相似，已经开始哺乳后，则乳糜液呈淡黄色牛乳状，常规检查以淋巴细胞为主，培养无菌生长。乳糜胸继发感染后则胸腔积液检查呈炎性改变。

4.鉴别诊断

新生儿脓胸，有感染征象，胸腔积液检查可明确诊断。

（三）治疗

1.反复胸腔穿刺

是诊断及治疗的有效手段。闭式引流适用于经多次穿刺放液但乳糜液仍增长迅速者。

2.营养支持

多数主张禁食2周并应用静脉营养。也可试喂中链甘油三酯（MCT）或脱脂奶，但如胸腔积液增多时应禁食。

3.药物治疗

生长抑素：开始剂量3.5μg/(kg·h)，可逐渐增加至最大剂量12ng/(kg·h)；奥曲肽（人工合成生长抑素）：0.3ng(kg·h)。副作用：胆石症，肝功损害（包括胆汁淤积），肾损害，暂时性葡萄糖不耐受等。因此，仅适用于其他内科治疗无效者。

4.手术治疗

保守治疗2~4周无效后可考虑外科手术修补瘘管。

5.感染

合并感染时，应积极控制感染。

（柴斌英）

第七节 新生儿呼吸衰竭

新生儿呼吸衰竭是呼吸中枢或（及）呼吸系器官原发或继发病变引起通气或换气功能障碍，使呼吸系统吸入 O_2 及排除 CO_2 的功能不能满足临床需要的外呼吸功能障碍。

一、病因及发病机制

（一）病因

1. 上呼吸道梗阻

鼻后孔闭锁、小颌畸形、声带麻痹、喉蹼、鼻咽肿物、喉气管软化症、咽喉或会厌炎症水肿、分泌物阻塞上气道等。

2. 肺部疾病

肺透明膜病、肺炎、吸入综合征、湿肺症、肺不张、肺出血、肺水肿、肺发育不良等。

3. 肺外疾病使肺受压

气胸、胸腔积液（血、脓、乳糜液等）、膈疝、胸腔或纵隔肿瘤、肿块、腹部严重膨胀等。

4. 心血管疾病

先天性心脏病、心肌炎、急性心力衰竭、休克等。

5. 神经系统与肌肉疾病

围生期窒息、脑病、颅内出血、中枢神经系统感染、早产儿原发性呼吸暂停、新生儿破伤风、先天畸形、药物中毒、代谢紊乱等。

（二）病理生理

1. 换气（弥散）功能障碍。
2. 通气功能障碍。
3. 通气血流比例失调（肺内分流）。
4. 肺外分流。

二、诊断

（一）症状

1. 呼吸困难

安静时呼吸频率持续>60次/分或呼吸<30次/分，出现呼吸节律改变甚至呼吸暂停，三凹征明显，伴有呻吟。

2. 发绀

除外周围性及其他原因引起的发绀。

3. 神志改变

精神萎靡，反应差。

4. 循环改变

肢端凉，皮肤发花等。

（二）体征

除引起呼吸衰竭的原发病表现外，还包括：

1.呼吸系统

呼吸困难、鼻翼扇动、三凹征、呻吟样呼吸；呼吸频率和节律改变，出现点头样呼吸、叹息样呼吸、呼吸暂停等。

2.循环系统

严重缺氧和酸中毒可导致皮肤毛细血管再充盈时间延长、心率增快或减慢、血压下降；$PaCO_2$增高可扩张末梢小血管，引起皮肤潮红、结膜充血和红肿。

3.神经系统

呼吸衰竭引起脑水肿。临床上表现精神萎靡、意识障碍、肌张力低下甚至惊厥发作。

4.其他

包括肾功能损害、胃肠功能衰竭、消化道出血、代谢紊乱、DIC等。

（三）实验室检查动脉血气分析

1.I型呼吸衰竭

海平面，吸入室内空气时，$PaO_2 \leq 50mmHg$。

2.II型呼吸衰竭

$PaO_2 \leq 50mmHg$ 和（或）$PaCO_2 \geq 50mmHg$。

注：症状1、2项为必备条件，3、4项为参考条件。无条件作血气时若具备临床指标1、2项，可临床诊断呼吸衰竭，积极按呼吸衰竭处理。

3.诊断

需要通过临床症状体征和血气分析综合判断。PaO_2降低和急性期$PaCO_2$增高伴pH值降低是呼吸衰竭诊断的重要指标，可反映通气和氧合状态。$PaCO_2$显著增高是需要机械通气的指征。

（四）鉴别诊断

主要是病因学鉴别。

三、治疗

（一）病因治疗

积极治疗原发病是最根本的。为排除呼吸道先天畸形，有时还需要请外科或五官科协助诊断治疗。

（二）综合治疗

1.保持患儿安静，减少刺激。

注意保暖，注意体位，以保证上气道通畅和便于分泌物引流。

2.生命体征监护

体温、心率、呼吸、血压、血气、记出入量等。

3.支持疗法

维持水电平衡及营养摄入。

（1）液量：生后3天给60~80ml/（kg•d），以后逐渐增至100~120ml/（kg•d），如需要限液者如心力衰竭、脑水肿、肺水肿等，给60~80ml/（kg•d），于24小时内均匀输入，注意应随不显性失水的增或减而随时调整液量。

（2）热卡：生后1周热量应逐渐达到60~80cal/（kg•d），以利于疾病恢复，口服不能满足者应进行静脉营养。

4.并发症处理

见下"并发症及处理"。

（三）呼吸管理

1.保持呼吸道通畅

（1）拍背吸痰和体位引流：可清除鼻腔及气道分泌物，防止气道阻塞和肺不张。每2~4小时翻身、拍背、吸痰一次。在整个操作过程中应注意动作轻柔，并注意供氧和观察患儿的耐受程度。

（2）湿化吸入和雾化吸入：可供给气道水分，防止呼吸道黏膜受损和分泌物干燥阻塞，保持气道通畅。加温湿化可通过加温湿化器用于普通吸氧、鼻塞CPAP以及机械通气治疗时。超声雾化为间歇应用，每次15~20分钟，每天2~4次。

（3）气管插管：在复苏过程中或需要机械通气的危重患儿，需气管插管来建立通畅的气道，并应用机械通气维持其呼吸功能。气管内吸痰应先以复苏气囊加压给氧提高血氧分压，再滴注生理盐水0.5~1ml后再抽吸，注意气管内吸痰时必须严格无菌操作。

2.氧疗法

指征：通常吸入空气时，PaO_2持续<50~60mmHg。供氧方法有5种。

（1）鼻导管法：为低流量给氧，流量0.3~0.6L/min；缺点：实际的FiO_2无法精确估计，鼻翼部疼痛，分泌物阻塞，流量过高引起鼻咽部刺激。

（2）口罩或面罩法：氧流量1~1.5L/min，患儿口鼻均可吸入氧气，且比较舒适，但应注意固定好，对准患儿口鼻，另外注意不要压迫损伤面部皮肤。

（3）头罩法：能维持氧浓度相对稳定，又不妨碍观察病情。输入气体要加温湿化。流量需5~8L/min。注意流量<5L/min，可致头罩内CO_2积聚；流量过大可致头罩内温度下降，在供氧过程中应监测头罩内实际吸入氧浓度，尤其是早产儿，应避免因氧浓度过高而导致氧中毒。

（4）鼻塞持续气道正压（NCPAP）法：主要用于肺顺应性降低的肺部疾病，早产儿呼吸暂停及呼吸机撤机后地过渡阶段。

相对禁忌证：①进行性呼吸衰竭氧合不能维持；②中枢性呼吸衰竭；③先天性畸形如膈疝、后鼻孔闭锁；④未经闭式引流的张力性气胸。

并发症：①鼻塞或导管压迫局部皮肤刺激和损伤；②胃肠胀气；③二氧化碳潴留；④压力过高（>8cmH$_2$O）可引起心排血量降低并有气压伤的可能。

（5）机械通气（见有关章节）。

需要注意的是：在氧疗和机械通气过程中应严密监测吸入氧浓度和患儿的血氧分压，尤其是早产儿，避免由于氧中毒导致的早产儿视网膜病和慢性肺疾病等。一般供氧浓度以能保持患儿的经皮氧饱和度维持在88%~92%即可。

四、并发症及处理

（一）由于缺氧引起

1.新生儿休克

维持血压、改善心功能。可用生理盐水或胶体液扩容，10ml/kg，在30~60分钟内输入，扩容后仍有持续低血压可静脉输注多巴胺2.5~10μg/（kg•min），有心功能不全者，可加多巴酚丁胺2.5~10μg/（kg•min）；心功能不全，心率增快可加用洋地黄；有心动过缓和（或）心脏停搏时用肾上腺素，稀释成 1：10000（0.1mg/ml）。每次用 0.1ml/kg，静注。

2.酸中毒

呼吸性酸中毒可通过改善通气纠正。代谢性酸中毒，在改善通气条件下，可用 5%NaHCO$_3$ 每次 3~5ml/kg，用葡萄糖稀释成等张液，在 30~60 分钟内输入，可先给予计量的 1/2，输注量过大、速度过快可致高钠血症、高渗透压、心力衰竭、脑室内出血。

3.脑缺氧、脑水肿

患儿烦躁不安，应慎用镇静剂；若出现惊厥，在应用止惊药时，需做好呼吸支持；注意限液量 60~80ml（kg·d），可给甘露醇每次 0.25~0.5g/kg，30~60 分钟输入，根据病情可 2~3 次/天。

4.肾功损害

出现尿少，应控制液量，呋塞米每次 1~2mg/kg，并可用小剂量多巴胺改善微循环、扩张肾血管，剂量 2.5~5ng/（kg·min），静注。

（二）由于氧中毒引起

1.早产儿视网膜病（ROP）

规范早产儿用氧，尽可能降低吸入氧浓度，缩短用氧时间，减少动脉血氧分压的波动，积极防治呼吸暂停，治疗代谢性酸中毒，预防贫血，减少输血，预防感染，避免 PaCO$_2$ 过低。

2.慢性肺疾病（CLD）

与长时间吸入高浓度氧对肺的直接损害有关。一般吸入纯氧>24 小时或 FiO2≥50% 数天即可引起。此外，正压通气的气压伤、早产儿肺不成熟、感染、液量过多、动脉导管开放及胃食管反流等亦可能有关。患儿表现呼吸困难、发绀、需长时间吸氧（>28 天）、不能撤离 CPAP 或呼吸机、动脉血气显示二氧化碳潴留等。胸部 X 线片（或 CT）有广泛间质改变及小囊泡或肺气肿表现。本病以预防为主。加强胸部物理治疗和支持疗法，可能需要较长时间用氧和呼吸支持，还可试用抗氧化剂、激素、利尿剂等治疗（详见有关章节）。

五、预防

1.做好孕期保健，防止早产、难产、产伤等。
2.积极防治小儿肺炎和各种感染性疾病。
3.积极防止发生各种意外。
4.防止药物中毒或其他中毒。
5.做好各种预防接种。

（柴斌英）

第八节　新生儿呼吸暂停

呼吸暂停（apnea）指在一段时间内无呼吸运动。呼吸暂停时，若呼吸停止 20s 以上，或短于 20s 而伴发绀，或突发明显的苍白及肌张力减退，或心率过缓（心率少于 100 次

/min），均被认为是病理性呼吸暂停。如果呼吸暂停5~10s以后又出现呼吸，叫周期性呼吸。周期性呼吸是良性的，因呼吸停止时间短，未影响气体交换，在周期性呼吸时心率不慢或稍慢。呼吸暂停是一种严重现象，是引起新生儿猝死的原因之一，如不及时处理，长时期缺氧可造成脑损害及其他后遗症。因此早期识别、及时处理极为重要。有的新生儿监护病室采用心率监护来检测呼吸暂停，呼吸暂停时心率<100次/min。由于经皮氧分压监护在临床的应用，发现有时呼吸暂停使氧分压降至危险程度却无心率改变，故有人提出应用经皮氧分压监护来检测呼吸暂停。但目前临床上最普遍使用的还是用有呼吸暂停报警的心肺监护仪监护呼吸暂停。

一、病因及发病机制

（一）原发性呼吸暂停

生后3~5天多见，主要见于早产儿，胎龄愈小，发病率愈高，不伴其他疾病。由于呼吸中枢发育不完善，任何细微外界干扰均可影响呼吸调节。早产儿在体温过高或过低时，喂奶后和咽喉部受到刺激时（导管吸引、插胃管），均易发生呼吸暂停。胃内容物刺激喉部黏膜化学感受器，以及酸性溶液进入食管中段胃食管反流，可反射性地发生呼吸暂停。因此在给早产儿喂奶时必须密切观察，即使未呕吐，少量奶汁反流即可引起呼吸暂停。早产儿若颈部向前弯或气管受压时也易发生呼吸暂停，在护理早产儿时切忌枕头太高，用面罩吸氧时，面罩下缘应放在颏部，如放在颏下可使气管受压发生呼吸暂停。

（二）继发性呼吸暂停

新生儿期有不少病理因素可引起呼吸暂停，常表示病情加重。引起呼吸暂停的病理因素如下：

1. 组织供氧不足

包括任何引起低氧血症的肺部疾患、严重贫血、休克、某些先天性心脏病等。低氧血症常见于许多新生儿心肺疾病如肺透明膜病、胎粪吸入综合征、持续性肺动脉高压、动脉导管开放和青紫型心脏病。低氧血症对呼吸的抑制作用通常在生后3~4周内最明显，此时如设法将动脉血氧分压维持在6.65~9.31kPa（50~70mmHg），便可减少呼吸暂停发作。

2. 感染性疾病

如败血症、化脓性脑膜炎、新生儿坏死性小肠结肠炎等。

3. 中枢神经系统功能紊乱

如窒息、脑水肿、颅内出血、红细胞增多症及抽搐等。

4. 代谢紊乱

如低血糖、低血钙、低血钠、高血钠及酸中毒等。

5. 环境温度影响

环境温度过高或过低；婴儿发热或低体温等。

6. 母亲用麻醉止疼药

母亲用过量麻醉止疼药等。

7. 中枢神经系统损伤

如高胆红素血症并发核黄疸等。

8.低碳酸血症

$PaCO_2 < 4.65kPa$（35mmHg）有抑制脑干化学感受器的作用。临床上低碳酸血症见于机械呼吸的病人或代谢性酸中毒合并代偿性呼吸性碱中毒。在某些情况下如肺动脉高压或颅内压增高，呼吸性碱中毒作为一种治疗手段可用来降低血管张力因而可缓解脑水肿。除了这类情况外，碱中毒常为不必要地过度通气的后果，势必影响呼吸中枢的敏感性，因而引起呼吸暂停。此时就需降低机械呼吸的每分通气量，使 $PaCO_2$ 逐步提高。

有呼吸暂停时首先应考虑是否有上述疾病的可能，并作进一步检查明确病因。此类疾病常同时伴有低氧血症和高碳酸血症，用药物治疗呼吸暂停常无效，需用机械辅助通气。

（三）惊厥性呼吸暂停

通常见于中枢神经系统疾病如颅内出血、缺氧缺血性脑病的早期，此时呼吸暂停是惊厥的一种表现形式。惊厥性呼吸暂停常同时伴有其他轻微发作型惊厥的表现，或伴有肢体强直性惊厥。在早产儿脑室内出血时呼吸暂停往往是唯一症状，直至临终前出现呼吸循环衰竭。惊厥性呼吸暂停发作时作脑电图监护，可见有节律性δ波，与新生儿惊厥时所见相同。若面部、四肢或躯干均无抽搐，又无脑电图监护，则很难区分惊厥性与非惊厥性呼吸暂停，有一点可供鉴别，即在惊厥性呼吸暂停时，即使持续时间较长，也不一定引起心搏徐缓。

二、诊断

（一）症状

呼吸停止≥20秒，伴或不伴心率减慢（<100次/分）；或呼吸停止<20秒，伴有心率缓慢或发绀。

（二）体征

根据不同病因，体格检查可见相应体征，特别注意体温、发绀、心脏、肺部和神经系统的异常表现。

（三）实验室检查

1.血液学检查

（1）全血常规：血白细胞、血小板、血细胞比容、C-反应蛋白等可以识别贫血、感染等。

（2）血培养：可协助诊断败血症。

（3）血生化、血气分析：可除外电解质紊乱和代谢紊乱。

2.脑脊液检查

协助诊断中枢神经系统感染。

3.影像学检查

（1）X线检查：胸部X线能发现肺部疾病，如肺炎、肺透明膜病等，并对先天性心脏病诊断有一定帮助；腹部摄片可排除坏死性小肠结肠炎。

（2）头颅CT：有助于诊断新生儿颅内出血和中枢神经系疾患。

（3）超声检查：头颅超声检查可排除脑室内出血；心脏超声检查有助于先心病诊断。

4.脑电图

通过监护脑电图，能区别不同类型的呼吸暂停，尤其是微小发作型惊厥所致呼吸暂停，有助于对呼吸暂停病因的诊断。

多导睡眠描记：通过监护脑电图和肌肉运动，不但能区别不同类型的呼吸暂停，而且能指出呼吸暂停与睡眠时相的关系，有助于对呼吸暂停病因的诊断。

5.监护

对易发生呼吸暂停的高危儿应收入NICU，单靠临床观察往往不够，应用监护仪进行监护，及时诊断和处理呼吸暂停。

（四）鉴别诊断

周期性呼吸：部分新生儿可以出现5~10秒的呼吸停顿后，再次出现呼吸。但心率、氧饱和度无变化，无发绀及肌张力下降，对新生儿无影响，称为周期性呼吸。

根据上述定义诊断呼吸暂停并不困难，关键是鉴别原发性和继发性。因此，对呼吸暂停的患儿应进行详细、全面体格检查，特别注意体温、发绀、心脏、肺部和神经系统的异常表现。早产儿生后24小时内很少发生原发性呼吸暂停，如发生呼吸暂停，往往可能存在其他疾病，如重症感染、颅内出血等；生后3天至1周内出现呼吸暂停的早产儿排除其他疾病后方可考虑为原发性呼吸暂停；出生1周后发生呼吸暂停的早产儿也应寻找病因，排除继发性呼吸暂停。所有足月儿发生呼吸暂停均为症状性（继发性）的，必须查找引起呼吸暂停的原发病。

三、治疗

（一）治疗原发疾病

对症状性（继发性）呼吸暂停者，必须对原发疾病给予积极治疗，如纠正贫血、低血糖，控制感染，止惊等。

（二）呼吸暂停的治疗

主要针对早产儿原发性呼吸暂停。

1.氧疗

大部分呼吸暂停患儿需供氧，避免持续缺氧对患儿的进一步损害。一般可选用头罩或鼻导管给氧，在给氧期间需监测氧合情况，应保持PaO_2 60~80mmHg，脉搏氧饱和度在90%左右，以防高氧血症导致早产儿视网膜病。

2.增加传入冲动

发作时给予患儿托背、弹足底或其他触觉刺激常能缓解呼吸暂停发作，必要时可用面罩-复苏气囊给予加压通气。

3.药物治疗

（1）氨茶碱：直接刺激呼吸中枢或增加呼吸中枢对CO_2的敏感性，减少呼吸暂停的发作。使用方法：负荷量5mg/kg，用适量10%葡萄糖（3~5ml）稀释后，静脉输入，15~20分钟内完成。维持量2.5mg/kg，每12小时一次，静点。

茶碱的副作用有心动过速、低血压、烦躁、惊厥、高血糖和胃肠道出血等。副作用的发生与药物血浓度有一定关系，必要时监测氨茶碱血药浓度。

当呼吸暂停缓解后，可考虑停用茶碱。若停药后呼吸暂停复发者应重新给予茶碱治疗，必要时可维持用药至胎龄52周或出生后4周。

（2）枸橼酸咖啡因：作用机制类似茶碱，但其半衰期长，毒性较低，优于茶碱类。

负荷剂量为 20mg/kg 静注。负荷量静注时间超过 30 分钟。维持治疗剂量为 10mg/kg，每 24 小时一次。应用至呼吸暂停消失 1 周或纠正胎龄 34 周。药物有效血浓度在 5~20mg/L。当血浓度>50mg/L 时，可出现恶心、呕吐、心动过速、心律失常、利尿和烦躁，甚至惊厥。

4.鼻塞持续气道正压通气（NCPAP）

一般供氧不能缓解呼吸暂停者可用 NCPAP，NCPAP 可稳定上气道，防止气道梗阻，还可反射性刺激呼吸中枢，改善自主呼吸功能，可设置压力 3~5cmH₂O，气体流速 8~10L/min，吸入氧浓度则根据病人的需要设置，同样应注意早产儿氧中毒问题，早产儿经皮氧饱和度维持在 89%~93%即可。

5.机械通气

部分患儿应用上述各种方法治疗后，仍频发呼吸暂停并伴有低氧血症或明显心动过缓时，可用机械通气。

四、预后

预后与原发病有关。早产儿原发性呼吸暂停预后良好，而由于新生儿神经系统疾病，如颅内感染、出血等引起的严重、反复发作的难治性呼吸暂停则预后不好。

五、预防

1.孕妇保健

孕妇要做好产前保健，临产前避免重体力劳动，避免早产。应到医院生产，生产后密切观察小儿情况。如有呼吸暂停出现，应及时抢救，使用呼吸兴奋剂，吸入高浓度的氧，治疗原发病。快速纠正呼吸暂停，避免脑组织长时间缺氧，减少对小儿智力的影响。

2.加强护理

新生儿尤其早产儿，呼吸中枢发育不完善，任何细微外界干扰均可影响呼吸调节。应预防体温过高或过低，喂奶时必须密切观察，护理新生儿避免颈部向前弯或气管受压，切忌枕头太高。

3.给予触觉刺激

呼吸暂停发作时需要专人守护，给予患儿托背、弹足底或给予其他的触觉刺激，常能缓解呼吸暂停的发作。

4.积极纠正低氧血症

用面罩吸氧时，面罩下缘应放在颏部，如放在颏下可使气管受压发生呼吸暂停；将动脉血氧分压维持在 6.65~9.31kPa（50~70mmHg），便可减少呼吸暂停发作；避免机械呼吸地过度通气，因碱中毒常为不必要地过度通气的后果，将影响呼吸中枢的敏感性，因而引起呼吸暂停。此时应降低机械呼吸的每分通气量，使 $PaCO_2$ 逐步提高。临床上低碳酸血症见于机械呼吸的病人或代谢性酸中毒合并代偿性呼吸性碱中毒等。

5.积极防治各种新生儿疾病

新生儿患败血症、颅内出血、动脉导管开放或坏死性小肠结肠炎等疾病时，均可抑制呼吸中枢，发生呼吸暂停，用药物治疗呼吸暂停常无效，需用机械辅助通气。

（柴斌英）

第九节 支气管肺发育不良

支气管肺发育不良（BPD）又称新生儿慢性肺病（CLD），是由于肺发育不成熟等多种因素共同作用造成肺泡和肺内血管发育受阻的一种慢性肺部疾病，是早产儿尤其是极低出生体重儿和超低出生体重儿呼吸系统常见疾病。BPD本质是在遗传易感性的基础上，氧中毒、气压伤或容量伤、感染或炎症等各因素导致的肺损伤以及损伤后肺组织的异常修复。由于近年来产前糖皮质激素、生后外源性PS的应用以及保护性通气策略的实施，以组织破坏和纤维化为主要特征的经典BPD已很少见，大部分新型BPD是以肺泡和肺微血管发育不良为主要病理改变。

一、病因

1.个体和基因易感性。

2.肺发育不成熟其发生率与孕周和出生体重成反比，是不成熟的肺对各种致病因素所致急性肺损伤的反应。

3.氧中毒。

4.气压伤或容量伤。

5.感染和炎性反应。

6.其他PDA、输液过多、胃食管反流等。

二、诊断

（一）临床表现

1.主要见于早产儿，尤其是胎龄<28周、出生体重<1000g者。少数也可见于患有胎粪吸入综合征、重症肺炎、持续肺动脉高压、败血症等严重疾病在生后需长期高浓度氧、高气道压机械通气的足月儿。

2.早产儿早期可无肺部疾病或仅有轻度肺病，无须用氧或仅需低浓度氧；生后数天或数周出现进行性呼吸困难、喘憋、发绀、三凹征、肺部啰音及氧依赖等症状和体征。

3.轻症患儿在数月后可逐渐恢复。重症者生后第一年死亡率较高，死亡的主要原因为反复下呼吸道感染、肺动脉高压、心力衰竭、猝死等；存活者病程可长达数年之久，高反应性气道疾病、反复下呼吸道感染、喂养困难、生长发育迟缓等为常见并发症。

（二）辅助检查

1.动脉血气

低氧血症、高碳酸血症，代偿性代谢性酸中毒。

2.电解质

因慢性二氧化碳潴留、利尿剂的使用可引起低钠血症、低钙血症和低钾血症。

3.胸部X线

经典BPD的X线主要表现为肺过度充气、肺不张、囊泡形成及间质气肿，严重者并发肺动脉高压时可见肺动脉干影；根据BPD的病理过程，Northway将胸部X线分为4期：I期-两肺呈毛玻璃状；II期-双肺透光度进一步降低伴间质病变；III期-双肺可见斑片状或条索状阴影，及小囊泡改变；IV期-双肺结构紊乱，存在囊泡样、条片状、肺气肿及肺不张等多种病变。近年来，由于早产儿管理的进步以及实施肺保护性通气策略，重型影像学改变已不常见。轻型病变X线常无明显改变或仅有磨玻璃状改变、肺过度充气、肺纹理轮廓模糊、偶见小泡状影等。

4.肺部CT

双肺野呈磨玻璃状改变，小囊状影或网格状影，纹理增粗、紊乱，条状密度增高影和胸膜增厚等。病变多发生在两下肺，常呈对称性。

（三）鉴别诊断

新生儿肺炎：尤其是病毒或衣原体、支原体等宫内或产时感染，其肺部X线表现与BPD相似；病史中母亲可有妊娠期感染史、早破水或宫内窘迫史等。应作有关新生儿重症常有喘憋，中毒症状中，体温不稳，常合并多脏器功能衰竭，病死率高。病理特征为小支气管、毛细支气管及肺泡内见严重的坏死性炎症，在坏死病灶内可找到大新生儿重症常有喘憋，中毒症状中，体温不稳，常合并多脏器功能衰竭，病死率高。病理特征为小支气管、毛细支气管及肺泡内见严重的坏死性炎症，在坏死病灶内可找到大量核内包涵体为特征。鼻咽部洗液及气管分泌物可分离到腺病毒，酶联免疫吸附试验和涵体为特征。鼻咽部洗液及气管分泌物可分离到腺病毒，酶联免疫吸附试验和TORCH等。

三、诊断标准和分度

1.出生后28天仍需用氧。

2.如胎龄<32周，根据矫正胎龄36周或出院时需氧的浓度分为

（1）轻度：未用氧。

（2）中度：$FiO_2<30\%$。

（3）重度：$FiO_2≥30\%$和（或）需CPAP或机械通气。

3.如胎龄≥32周，根据生后56天或出院时需氧的浓度分为

（1）轻度：未用氧。

（2）中度：$FiO_2<30\%$。

（3）重度：$FiO_2>30\%$和（或）需CPAP或机械通气。

四、治疗

本病无特殊治疗方法，主要采取综合治疗措施。

（一）氧疗及辅助通气治疗

1.氧疗时氧浓度应控制在最低限度，以减少气压伤、容量伤或氧中毒损害。目前，最佳氧饱和度范围仍有争议。多数研究主张维持组织可耐受的最低PaO_2为50~55mmHg，SaO_2维持在85%~93%；如有肺动脉高压和肺心病或矫正胎龄36周后，SaO_2应维持在95%~96%；氧疗过程中应监测血气，并作适当调整。

2.经鼻持续气道正压通气（NCPAP）是目前最广泛使用的保护性通气策略，在早期治疗中，尽可能避免气管插管和机械通气而应用NCPAP，对RDS患儿推荐应用"INSURE"技术，即"气管插管-表面活性物质-拔管应用CPAP"，通常采用压力6cmH₂O，流量3~5L/min，并应安装空气、氧气混合仪，以便调整氧浓度。需机械通气时，则尽可能采用低气道压（14~20cmH₂O）、低潮气量（3~6ml/kg）、允许性高碳酸血症的"肺保护策略"。在常频通气无效时可考虑采用高频振荡通气。

（二）营养及限液治疗

1.营养支持

推荐高营养供给，热卡 130~150kcal（kg·d）；早产儿因肠道功能不成熟，静脉营养应越早越好。另据病情，可早期肠道内营养。

2.限液治疗

BPD 患儿对液体耐受性差，即使摄入正常需要量的液体亦可导致液体负荷增加及肺水肿，故应严格控制液量及钠的摄入，一般 80~100ml/（kg·d）；并每天监测血清电解质及体重变化。出现下列情况可使用利尿剂：①生后 1 周出现呼吸机依赖、有早期 PPD 表现；②病程中因输入液量过多致病情突然恶化；③肺水肿或心功能受损；④为了增加热量而加大输液量时。首选呋塞米，每次 0.5~1mg/kg，静脉注射，1~2 次/天；也可氢氯噻嗪和螺内酯各 2mg/（kg·d）联合应用。用药过程中需注意电解质紊乱、高钙尿症等药物副作用，不应长期使用。

（三）肾上腺糖皮质激素

对于肾上腺糖皮质激素的使用应十分谨慎，使用时一定要与患儿父母进行充分沟通。机械通气>1~2 周可考虑使用短疗程低剂量地塞米松：0.15mg/kg qd×3 天，0.1mg/kg qd×3 天，0.05mg/kg qd×2 天，0.02mg/kg qd×2 天，共 0.89mg/kg。不建议常规使用吸入激素降低 BPD，需进一步的资料。

（四）支气管扩张剂

可用β-肾上腺素受体激动剂（如沙丁胺醇）、抗胆碱能药物（如异丙托溴铵）等雾化吸入，有助于降低气道阻力、改善通气。但作用尚不明确。

（五）补充维生素 A

剂量 5000IU，肌肉注射，每周 3 次，连续 4 周；口服途径给药无效，需肌注用维生素 A 制剂。

（六）动脉导管未闭的治疗

及时关闭有症状的 PDA，避免血流动力学显著变化。

（七）纠正贫血

可输血和应用重组人促红细胞生成素，维持血细胞比容在 30%~40%。

（八）其他

如外源性 PS、大环内酯类药物、肌醇、人重组抗氧化酶及吸入一氧化氮等治疗方法，可能对防治 BPD 有效，尚需进一步研究。

五、并发症及处理

（一）肺炎、败血症等感染

任何情况下病情恶化需考虑并发感染。怀疑感染时，及时行血、痰或深静脉留置导管的培养，机械通气患儿可行支气管肺泡灌洗液培养，以确定病原体，选择有效的抗生素。同时加强消毒隔离制度，避免医院感染的发生。

（二）气管、支气管软化症

严重二氧化碳潴留者提示预后不良，需考虑继发性气管、支气管软化症，必要时行纤维支气管镜进一步协诊。

(三) 其他

生后第一年常有骨质稀疏或佝偻病，甚至出现自发性骨折，治疗中应注意补充维生素 D 及钙剂。

六、预防

针对病因预防，做好孕期保健，避免宫内感染、早产；早产不可避免时，孕妇产前应短期使用单疗程糖皮质激素。采用 NCPAP，尽量避免长时间吸入高浓度氧和高正压通气。限制液体、控制感染、关闭有症状的 PDA、补充维生素 A 等，对于预防 BPD 的发生有一定作用。

（柴斌英）

第十节　新生儿湿肺的诊断和处理

新生儿湿肺（TTN）又称新生儿暂时性呼吸困难或Ⅱ型呼吸窘迫综合征（RDS），发病率为 0.3%~12.0%（其中经阴道分娩为 0.3%~3.0%，择期剖宫产为 0.9%~12.0%）。

一、TTN 发病的危险因素

(一) 早产

以往认为 TTN 主要发生在足月剖宫产儿，而近年研究显示，胎龄 33~34 周早产儿 TTN 发病率高达 11.6%，35~36 周为 5%，足月儿为 0.7%，提示早产儿 TTN 发生率明显高于足月儿。早产儿发生 TTN 的主要原因：

1.胎龄小于 35 周出生的早产儿，肺泡上皮 Cl^- 离子通道仍处于开放状态，仍有大量肺液分泌，而 Na^+ 离子通道仍未开放，肺液重吸收还未建立，因此容易发生 TTN。

2.早产儿肺发育未成熟，肺表面活性物质缺乏，易造成肺泡壁的损伤，肾上腺素受体敏感性差及血浆蛋白水平低，血浆胶体渗透压相对较低，使肺液脉管系统吸收障碍，引起肺液吸收障碍；早产儿胸廓较小，呼吸肌薄弱，肺顺应性差，气体交换面积减少更易延迟肺液吸收；早产儿血中儿茶酚胺分泌不足，使肺泡上皮细胞 Na^+ 离子通道重吸收 Na^+ 减少，使肺液吸收减少。

(二) 剖宫产

许多学者提出剖宫产儿 TTN 发病率普遍较阴道产高，认为剖宫产儿缺乏产道挤压，肺液的潴留增多，增加 TTN 发生率。而择期剖宫产因缺乏产程发动，胎儿体内应急激素如儿茶酚胺类等分泌不足，肺泡上皮细胞 Na^+ 离子通道活性较弱，对 Na^+ 重吸收减少，减少肺液吸收，增加发生 TTN 风险；剖宫产儿血浆蛋白水平比阴道分娩低，血浆胶体渗透压相对较低，使肺液脉管系统吸收障碍，引起肺液清除障碍，亦增加发生 TTN 风险。

(三) 男性

由于男性患儿体内睾丸激素等可抑制肺表面活性物质生成及肺成熟，降低肺顺应性，使呼吸系统疾病的发生率增高。但尚没有资料显示 TTN 病情轻重与性别有关。

(四) 围生期因素

围生期窒息增加了 TTN 的发病率，窒息可导致羊水吸入，增加肺内液体，由于缺氧酸中毒，血管渗透性增强，血浆外渗，使间质液增加，而妊娠期高血压疾病产妇体内水钠潴留，使胎儿肺液增加，促进了 TTN 的发生。

（五）高黏血症

有学者提出脐带结扎延迟、胎盘输血、过期产儿及糖尿病母亲儿均可能存在高黏血症，致肺间质及肺泡内液积蓄过多，影响淋巴管的转运，阻碍肺液的吸收。

（六）麻醉镇静剂使用

在产程中使用大剂量麻醉镇静剂可影响肺泡扩张和肺血管的扩张，使肺毛细血管内的静水压持续处于高水平，从而影响肺液的吸收和清除，增加发生 TTN 风险。

二、TTN 的临床表现

（一）轻症

TTN 主要表现为出生后立即或在数小时内出现呼吸急促、呻吟、发绀、三凹征、鼻翼煽动、氧饱和度降低等，胸部 X 线检查可见肺泡及间质积液、肺纹理增多增粗、肺淤血、肺气肿及胸腔积液等，一般轻症的 TTN 可自行缓解，多为自限性。

（二）重症

表现为难以纠正的严重低氧血症，如果 12 小时内未缓解，常并发 RDS、持续肺动脉高压等，胸片显示双肺呈白肺，肺动脉压力高，病情危重，需要机械通气等治疗，病死率高。近年研究报道，重症发病率增高与择期剖宫产增多相关。

三、TTN 的诊断

（一）主要依据病史、临床表现及肺影像学检查

TTN 一般于出生后立即或数小时内出现呼吸困难，轻症者症状持续数小时逐渐减轻，重症病例呼吸困难严重，症状可持续数天。

（二）X 线胸片

可见双肺透亮度下降、斑片状渗出影、网状、增粗、肺泡及间质积液、肺淤血、肺气肿及叶间、胸腔积液等。

（三）双肺点

是湿肺的特异性超声征象，敏感性和特异性可达 100%，胸膜线异常、A 线异常、胸腔积液也是 TTN 的超声特点。

四、TTN 与 RDS 的鉴别诊断

早产儿 RDS 和 TTN 都是早产儿生后早期呼吸困难的主要病因，两者临床鉴别诊断存在困难。最近有研究发现，RDS 和 TTN 在发病危险因素、临床表现、治疗、预后上存在相似性，表现为胎龄、出生体重均偏小，两组在男婴、多胎、母亲高龄产妇、产前足量地塞米松应用、母亲合并症的构成比差异均无统计学意义；血气分析，均存在酸中毒和呼吸衰竭；均可应用 PS 治疗；均存在多种并发症。

早产儿 RDS 和 TTN 围生期危险因素存在差异。欧洲 2010 年 EuroNeoNet 数据显示，RDS 在胎龄 30 周以下的早产儿中的发病率超过 70%，且随胎龄减小而增加。美国儿童健康和人类健康研究中心数据显示超低出生体重儿中 RDS 的发生率是 93%。国内研究中，RDS 胎龄集中在 30 周以下，以超低出生体重儿和极低出生体重儿居多。同国外基本一致。国内报道认为早产儿 TTN 好发胎龄是 34~36 周最新的研究发现，TTN 的好发

出生胎龄主要集中在 30~34 周，原因可能为 TTN 组产前同样应用了足量地塞米松，促进胎肺成熟，避免了 RDS 的发生。

有研究发现 RDS 早产儿 FiO$_2$ 的标准差大于 TTN 组，表示 RDS 在各个时间段 FiO2 波动显著，进一步说明生后 36 小时内，RDS 组病情稳定程度差于 TTN 组。早产儿 RDS 生后 2 小时内酸中毒程度重，而 TTN 低氧血症程度重。分析早产儿 TTN 低氧血症程度重可能原因是其生后 1~5 小时内肺泡表面上皮阿米洛利敏感的钠通道（ENaC）-α、β、γ 表达下调，阻碍肺液排出，降低肺通气和肺换气功能，加重呼吸困难，发生出现呼吸衰竭。RDS 早产儿的并发症发生率（肺出血、动脉导管未闭、脑室内出血、支气管肺发育不良）高于 TTN。

轻症 TTN 与 RDS 鉴别比较容易，而重症 TTN 双肺渗出很严重，与 RDS 鉴别有时比较困难。RDS 在起病早期呼吸困难呈进行性加重比较明显，很快发生发绀和呼吸衰竭。

RDS 胸片表现为普遍性的双肺透亮度下降，可见颗粒状阴影，呈毛玻璃样改变，病变比较均匀，随着病程的进展颗粒影融合成白肺，可见支气管充气征。而 TTN 胸片征象多样化，且变化较快，开始为小斑片状影，病变呈局灶性，不像 RDS 那样均匀，随着病情进展，广泛融合成片状致密影。

肺部超声检查有助于 TTN 与 RDS 的鉴别，当 X 线检查双肺呈白肺病例，一般认为是 RDS，X 线无法区别是 RDS 与 TTN，但超声检查可以发现肺泡积液或实变，如果是肺泡积液，可以诊断为湿肺；RDS 超声表现为肺野内大面积实变影伴支气管充气征、胸膜线与 A-线消失及肺泡-间质综合征。

五、TTN 的防治

目前，对于 TTN 组患儿应用 PS 治疗，尚存在一些争议。

（一）适当控制液量

由于 TTN 是由于新生儿出生后肺液积蓄过多，肺顺应性下降，妨碍气体交换而引起呼吸困难，故有学者提出限制液量摄入可改善湿肺临床症状。

（二）延迟选择剖宫产时间

目前普遍推荐将择期剖宫产时间延迟至胎龄 39 周以后，以减少剖宫产相关疾病发生率。

（三）产前使用糖皮质激素

研究表明对胎龄 35~38 周择期剖宫产产妇，产前使用糖皮质激素，能显著减低新生儿 RDS 的发生率及严重程度。但是，由于糖皮质激素有一定的不良反应，其安全性仍存在争议。

（四）呼吸支持

TTN 患儿出生后 3 天内应严密观察呼吸变化，轻症病例可先给鼻导管或头罩吸氧，如仍有呼吸困难者，应及时给予无创呼吸支持，如无创通气下呼吸困难仍未缓解，应立即机械通气。

（柴斌英）

第三章 神经系统疾病

第一节 颅内出血

颅内出血是新生儿期常见的严重疾患，其发生与围生期缺氧及产伤有密切关系早产儿和低体重儿尤为多见，主要表现为中枢神经系统的兴奋或抑制。重者可在新生儿期死亡，是新生儿早期死亡的重要原因之一，部分存活者遗留有神经系统后遗症。由缺氧所致者，多见于早产儿和低体重儿，出血多发生在脑室周围。由产伤所致者，多见于足月儿及异常分娩的新生儿，最常见的产伤多由于分娩过程中胎头受挤压、牵拉、过度变形或变形过快而引起颅内血管破裂。

一、诊断

（一）症状与体征

主要与出血部位和出血量有关，轻者可无症状，大量出血者可危及生命。常见的症状与体征有：①神志改变：激惹、嗜睡或昏迷；②呼吸改变：增快或减慢，不规则或暂停；③颅内压力增高：前囟隆起，血压增高，抽搐，角弓反张，脑性尖叫；④眼征：凝视、斜视、眼球上转困难、眼球震颤等；⑤瞳孔对光反应消失；⑥肌张力：增高、减弱或消失；⑦其他：不明原因的苍白、贫血和黄疸。

（二）检查

1.实验室检查

出血量多时可出现血色素、红细胞、血细胞比容降低等贫血表现，出血、凝血时间延长。

2.特殊检查

（1）腰椎穿刺：做脑脊液检查对诊断蛛网膜下腔出血、脑室出血及排除颅内感染有临床意义。由于临床上病情较重，新生儿不易耐受此检查，且取脑脊液后颅内压降低有加重出血的可能，故应慎重。

（2）硬膜下穿刺：疑有硬膜下出血者，可经前囟侧角穿刺，若出血多时可抽出血性液体。

（3）颅脑超声、CT及磁共振检查：可提示出血部位、程度及范围，可作为确诊依据，有助于及时治疗和判断预后。根据颅脑超声或CT检查可将脑室周围—脑室内出血分为4级：Ⅰ级为脑室管膜下出血；Ⅱ级为脑室内出血，无脑室扩张；Ⅲ级为脑室内出血伴脑室扩张；Ⅳ级为脑室内出血伴脑实质出血。头颅CT、MRI还可发现硬脑膜下出血、脑室周围-脑室内出血、蛛网膜下腔出血、脑实质出血等颅内出血的病理类型。目前多推荐做头颅磁共振检查。

（三）诊断要点

1.常有宫内、产时或产后窒息、缺氧、产伤或早产、低出生体重等病史。

2.一般临床表现为生后烦躁不安，脑性尖叫，颅内压增高，神经系统表现异常，四肢肌张力低下等症状，但不昏迷，可存活或进一步恶化死亡。危重患儿常表现意识障碍、呼吸暂停、瞳孔对光反射消失、凝视、肌张力严重低下或惊厥、体温波动、呼吸骤停可致突然死亡。

3.早产儿、低出生体重儿因缺氧所致的颅内出血多为脑室周围-脑室内出血、脑实质出血和小脑出血；足月儿产伤所致的出血多为硬脑膜下出血、蛛网膜下腔出血。

4.腰穿行脑脊液检查时，出血性或黄色脑脊液提示脑室内及蛛网膜下腔出血，新鲜脑脊液发现皱缩红细胞有诊断意义。硬膜下出血时，可作硬膜下穿刺。脑脊液为血性，可帮助诊断治疗，但并非所有颅内出血均有脑脊液改变，故脑脊液正常不能完全排除本病。

5.头颅 B 超、CT 或 MRI 可显示出血部位及范围，在出血的前 3 天头颅 B 超、CT 检查敏感，但 3 天后检查出血的最佳方法应为 MKI。颅骨透照试验有助于硬膜下血肿、脑穿通畸形或脑积水的诊断。

6.连续观察头围变化有助于监测脑室体积的变化。出血量多时常伴有贫血表现。

（四）鉴别诊断

1.化脓性脑膜炎

除了有惊厥等神经系统症状外，感染引起的中毒症状较明并常有原发感染灶，脑脊液检查有助于诊断。

2.新生儿 HIE

有宫内缺氧和产时窒息史，也常有神经系统症状和体征；但头颅 B 超和 CT 显示低密度影病灶有助于诊断 HIE。

二、治疗

采取综合措施，脱水降颅压，控制惊厥、止血，对症处理，恢复脑功能，尽可能预防和减少后遗症。

（一）一般治疗

保持安静，加强护理，注意保暖，避免搬动，抬高患儿头肩部（15°~30°）。保持呼吸道通畅，缺氧时及时给氧。一般情况好转后再开始喂奶，停乳期间，保证热量及液量供给并控制液量在 60~80ml/（kg·d），有呕吐者酌情加量，并补给一些含钠液，保持血压稳定。重症患儿开奶应延迟至生后 24~48 小时。

（二）药物治疗

1.止血

维生素 K_1 每日 5mg，静脉注射或肌内注射，连用 3~5 天；酚磺乙胺 125mg/次静脉滴注，或巴曲酶 0.2~0.5 单位肌内注射或静脉滴注，24 小时后可再重复用药 1 次，伴严重贫血者可输同型悬浮红细胞 10ml/kg。

2.控制惊厥

惊厥者给予镇静止痉药，首选苯巴比妥，负荷量为 20mg/kg，静脉滴注或肌内注射，12 小时后用维持量：5mg/kg/日，分两次静脉注射或肌内注射，连用 3~5 天。或应用地西泮 0.1~0.3mg/kg，缓慢静脉推注。

3.降低颅内压

颅内压增高者，可给予呋塞米 1mg/kg，静脉注射，间隔 6~8 小时后可重复给药 1 次。

严重时可加用地塞米松每次 0.5mg/kg，12 小时 1 次，连用 3 天；脑水肿严重，经以上治疗效果不佳时，可用 20%甘露醇 0.125~0.25g/kg，30 分钟内静脉滴注，每 6~8 小时 1 次。

4.营养脑细胞，恢复脑功能

胞磷胆碱每日 125mg,静脉滴注，连用 10~15 日；或脑活素每次 2~5ml，静脉滴注，连用 10 天；也可用 1,6-二磷酸果糖 250mg/（kg·d），连用 5~7 日。

（三）其他治疗

1.硬膜下穿刺

颅压高的硬膜下血肿患儿可行硬膜下穿刺，每次放液量<15ml，每日 1 次，可降低颅内压，去除积血，防止日后粘连。若硬膜下血肿治疗 10~14 日仍不见好转，应考虑手术治疗。

2.腰椎穿刺

脑室周围—脑室内出血者发生进行性出血后脑室扩张且病程>4 周时，可通过反复腰穿放出脑脊液，缩小脑室，防止脑积水的出现同时可以应用减少脑脊液生成的药物，如碳酸酐酶抑制剂乙酰唑胺 15mg/（kg·d）或呋塞米 1~2mg/（kg·d），梗阻性脑积水经药物治疗无效时，可考虑作脑室-腹腔分流术。

3.手术治疗

对硬膜下穿刺放液 10 日后出血量无明显减少者可采用硬膜下隙汗放引流或分流术。对腰穿放液后脑室仍有扩大者（每周头围增长>2cm）可采用侧脑室引流术

三、病情观察

急性期主要观察生命体征变化，尤其注意有无呼吸不规则，呼吸暂停，心率减慢，反复抽搐，嗜睡，昏迷，肌张力松弛或增强，前囟是否紧张、隆起等情况。病情晚期要注意是否出现出血后脑积水、脑瘫等后遗症。定期测量头围、前囟，定期检查头颅 B 超和 CT 及神经行为评分颅内出血量大者可能发生贫血，应注意防治。

四、病历记录

在病史与体格检查中记录引起颅内出血的诱发因素，如宫内窘迫、难产、助产等情况；在病程记录中记载各种治疗措施与疗效；在出院小结中记录确诊依据、治疗内容与疗效观察，记录出院后门诊随访的时间与内容，包括长期做健康检查、智力测定、复查头颅 B 超或 CT 等。

五、注意事项

（一）医患沟通

对于严重颅内出血者，应向家长交代可能发生的预后及并发症，如癫痫、脑性瘫痪、智能障碍、听力与视力障碍等。出院后定期随访，注意并发症，如脑积水的发生。头部 CT 和 B 超显示病变严重时预后较恶劣，但也有例外，故不可因此而暗示家长放弃治疗，需正确掌握预后判断标准，并做长期随访。如家长放弃治疗，应要求其在病历上签名，以免医疗纠纷。

（二）经验指导

1.早期发现脑性尖叫对诊断新生儿颅内出血有一定意义。患儿哭叫时不形成抑扬顿挫的曲调，不与同室患儿同步，其哭声音调稍高且急起急止，这就是脑性尖叫。听到后

应考虑有颅内出血的可能。

2.新生儿惊厥不典型，可表现为眼睑反复抽动，眨眼动作，吸吮，呼吸暂停，四肢呈游泳或踏车样动作等，必须仔细检查。

3.头颅B超容易发现脑室周围—脑室内出血，且可随时做床边检查，操作简单，有利于动态观察病情变化。但对蛛网膜下腔出血、硬脑膜下出血、颅后窝出血等不易发现，需行CT检查。关于头颅MRI，在出血的前3天敏感性不如头颅B超或CT，但3天后则是颅内出血检查的最佳方法。

4.避免快速静脉滴注高渗溶液，避免血压较大波动，避免呼吸机参数调节幅度过大。呼吸机吸气峰压过高、呼气末压过高，出现人机对抗等可引起血压较大波动，诱发或加重颅内出血。

（李杨方）

第二节　新生儿缺氧缺血性脑病

新生儿缺氧缺血性脑病（HIE）是指各种围生期窒息引起的脑缺氧、脑血流减少或暂停而导致胎儿或新生儿脑损伤，足月儿多见。严重的HIE患儿可导致远期神经系统后遗症。

一、诊断

（一）症状

1.一般表现

（1）宫内窘迫史或出生后窒息史。

（2）出生后24小时内出现神经系统症状。

2.临床表现

出生后12小时内出现以下异常神经系统症状，并根据临床表现，将本病分为轻、中、重三度。

（1）轻度：兴奋，拥抱反射稍活跃。

（2）中度：嗜睡、迟钝，肌张力减低，拥抱反射、吸吮反射减弱，常伴惊厥，可有轻度中枢性呼吸衰竭，瞳孔缩小，前囟紧张或稍膨隆。

（3）重度：昏迷，松软，拥抱反射、吸吮反射消失，惊厥常见或持续，常有中枢性呼吸衰竭，瞳孔不对称扩大，对光反应消失，前囟膨隆、紧张。

（4）意识障碍：过度兴奋，如肢体颤抖、睁眼时间长、凝视、惊厥等，或嗜睡、昏睡甚至昏迷。

（二）体征

1.注意有无异常的神经系统症状、体征，如过度兴奋、激惹或嗜睡、昏迷、惊厥等。注意肢体有无肌张力减弱。观察有无原始反射异常，如拥抱反射活跃、减弱或消失，呼吸暂停，瞳孔缩小或扩大，对光反应迟钝等脑干受损表现。

2.根据特征判定病情。轻度者只见过度兴奋症状，出生后24小时内最明显，3天内逐渐消失，无脑干损伤表现；中度者可见嗜睡、反应差、肌张力减低、拥抱反射减弱，有时有呼吸不规则等神经系统抑制症状，上述症状大多在1周后消失；重度者可见昏迷、抽搐、肌张力松软、呼吸不规则、瞳孔改变、拥抱反射消失等，上述症状可在出生后6小时内出现，多数患儿在1周内死亡。

（三）实验室检查

血清或脑脊液磷酸肌酸激酶脑型同工酶（CK-BB）值升高，神经元烯醇酶（NSE）活性升高，血β-内啡肽（β-EP）增高，S-100蛋白（S-100）升高。

1.颅脑超声

脑实质内均匀广泛的回声增强，伴脑室、脑沟及半球裂隙变窄或消失和脑动脉搏动减弱，提示存在脑水肿。

2.颅脑MRI检查

可协助诊断。

3.脑电图及振幅整合脑电图（aEEG）

节律紊乱、低波幅背景波上的棘慢波爆发或持续性弥漫性慢活动，出现"爆发抑制""低电压"，甚至"电静息"为重度HIE，后遗症严重。

4.听觉和视觉诱发电位

亦能在一定程度上反映缺氧缺血后脑损伤。

（四）诊断要点

1.有明确的围生期缺氧的病史，如宫内窘迫，新生儿窒息，Apgar评分1分钟≤3分，5分钟≤6分；严重者Apgar评分≤3分并持续5分钟以上。

2.出生时脐动脉血pH<7.0。

3.出生后72小时内中枢神经系统异常，如意识障碍、肌张力降低、原始反射异常、频繁抽搐、呼吸不规则及瞳孔变化等。严重者出现多脏器功能障碍。

4.头颅B超或CT证实缺氧缺血性脑病。

5.排除其他引起神经系统症状和体征的疾病。

（五）鉴别诊断

1.颅内出血

可有宫内窘迫史和产伤史。神经系统可出现交替性或波动性兴奋与抑制症状，头颅B超和CT显示有出血灶。

2.宫内感染

新生儿巨细胞病毒、弓形虫等感染可出现惊厥、病理性黄疸、肝脾肿大、特异性抗原、抗体等阳性，头颅CT及B超常显示脑钙化灶或脑水肿。

3.中枢神经系统感染

常有感染病史或感染灶，并有发热、抽搐、全身中毒症状及脑膜刺激征、血C-反应蛋白升高、脑脊液异常。

4.其他疾病

先天性脑发育异常、低钙血症、产伤、产前使用麻醉剂、镇静剂等，有相应病史与实验室检查特点。

二、治疗

维持良好通气，稳定内环境，改善脑血流及促进神经细胞代谢，积极对症处理，早期进行干预和康复训练，力争恢复受损神经细胞的功能，减少或减轻后遗症的发生。

（一）常规治疗

包括：三项支持及三项对症

1.三项支持

（1）维持良好的通气和换气功能：应用不同方式的氧疗及呼吸支持，尽量在24小时内使血气和血pH尽量保持在正常范围；重度HIE伴有混合性酸中毒者，在确保呼吸道通畅的情况下可用5%碳酸氢钠纠正酸中毒，保持正常pH值。

（2）维持各器官血流灌注及良好的循环，保持心率和血压在正常范围：当心率<120次/分钟、心音低钝，或皮肤苍白、肢端发凉（上肢达肘关节，下肢达膝关节），前臂内侧皮肤毛细血管充盈时间延长≥3秒时，应考虑缺氧缺血性心肌损害存在，可给予小至中剂量多巴胺2.5~5.0μg/（kg·min）静脉滴注，根据病情还可加用多巴酚丁胺和果糖。

（3）维持血糖水平在正常高值：以保证神经细胞代谢水平，降低脑损伤程度，HIE患儿的血糖应控制在正常值的高限（5.0mmol/L），可通过调整葡萄糖输入调节血糖，速度以6~8mg/（kg·min）为宜。若患儿一般症状无明显颅压增高、呕吐、腹胀和频繁惊厥等表现，应尽早经口或鼻饲糖水或奶，以防白天血糖过高，夜间血糖过低。

2.三项对症

（1）控制惊厥：HIE惊厥常在12小时内发生，首选苯巴比妥，负荷量为15~20mg/kg，缓慢静脉推注或肌内注射，12小时后改为5mg/（kg·d）维持量，分两次应用。若惊厥未能控制，也可在首次给药间隔15~20分钟后追加用药，每次5mg/kg，直至最大负荷量达30mg/kg；反复出现惊厥时可加用短效镇静剂，如10%水合氯醛0.5ml/kg保留灌肠；必要时也可缓慢静推地西泮，每次0.1~0.3mg/kg。对呈现兴奋、易激惹的重度窒息患儿，也可早期即应用苯巴比妥，每次10~20mg/kg。

（2）降低颅内压：出生后3天内，新生儿脑水肿较明显，静脉输液量应限制在60~80ml/（kg·d），速度控制在3ml/（kg·h）左右，并保证所有液体在24小时内匀速滴入；颅压增高多于出生后4小时出现，在24小时左右表现最明显，若患儿出生后第1天即表现前囟张力增加，可应用小剂量20%甘露醇0.25~0.5g/kg，每4~6小时可重复给药1次，必要时还可加用呋塞米0.5~1mg/kg静脉注射，力争使颅压在2~3天内明显降低。甘露醇应在症状改善后逐渐延长用药间隔时间，逐渐停药。对有肾功能损害者，甘露醇应慎用。对颅压增高同时合并$PaCO_2$增高>9.33kPa（70mmHg）者，可应用机械通气减轻脑水肿。

（3）消除脑干症状：重度HIE患儿可出现深度昏迷、呼吸节律不齐或呼吸暂停等呼吸中枢受抑制表现；皮肤苍白、肢端发凉、心音低钝，皮肤毛细血管充盈时间延长；瞳孔缩小或扩大，对光反射消失；眼球固定或有震颤；惊厥频繁发作且用药物难以控制，可考虑应用纳洛酮，剂量为0.05~0.1mg/kg静脉注射，随后改为0.03~0.05mg/（kg·h）静脉滴注，连用2~3天或直至症状明显好转。

（二）治疗进展

在内环境稳定的基础上选用促进神经细胞代谢的药物；合并颅内出血者，可静脉注射或肌内注射维生素 K_1 每日 5mg，连用 2~3 天；为有效清除氧自由基，可静脉滴注维生素 C 每日 0.5g 或口服维生素 E 每日 10~50mg。

亚低温疗法：亚低温治疗 HIE 是目前比较肯定的有效的方法，在出生后 6~12 内实施该疗法能有效保护神经细胞，减轻脑损伤；

神经肝细胞移植：研究已经证实，神经肝细胞广泛存在于胚胎及成人神经系统内，并且在体内或体外能够分裂、繁殖、成熟、分化形成神经元、星形胶质细胞和少突胶质细胞，对损伤的脑组织表现出较大的修复作用。

三、病情观察

1.注意观察神经系统症状的变化，其中意识和肌张力的变化最为重要。意识逐渐转清醒，肌张力正常，提示病情好转；反之，患儿持续昏迷，肌张力松软和强直，提示病情严重。如前囟隆起、瞳孔对光反射迟钝，且伴有低血压、心率减慢、心音低钝、少尿等情况，提示多脏器功能损伤，应及时防治。病程中定期复查头颅 B 超或 CT，可动态观察脑损伤的程度及演变情况

2.定期进行新生儿神经行为评分（NBNA）。全面了解脑损伤的严重程度及恢复情况。如出生后 14 天分值仍≤35 分，提示预后不良。

四、病历记录

在病史中注意记录孕母疾病、分娩异常、胎儿异常的情况；在病史与体格检查中详细记录意识、肌张力、原始反射、前囟、呼吸等症状和体征；在病程记录中记载治疗措施和疗效；在出院小结中记录确认依据、治疗内容与疗效观察，并记录出院后门诊随访、康复治疗的内容及出院医嘱。

五、注意事项

（一）医患沟通

对于重度 HIE，尽管进行了治疗，仍可能发生脑瘫、精神发育障碍、运动功能发育延迟、听力或视力障碍等神经系统后遗症，对此应向家长交代，使之了解 HIE 病情的演变或转归。但是，临床上不可能仅凭某一指标判定患儿的预后。如头部 CT 或 B 超显示病变严重时预后较恶劣，但也有例外，故不可因此而暗示家长放弃治疗，需正确掌握预后判断标准并做长期随访。如家长放弃治疗，家长应在病历上写明"要求放弃治疗，后果自负"，并签名，避免医疗纠纷。

（二）经验指导

1.宫内严重胎儿窘迫及生后窒息持续时间长对新生儿缺氧缺血性脑损伤的严重程度有更重要的参考价值，不能仅看 Apgar 评分值。

2.有窒息史，一般情况好，无神经系统主要症状，而 CT 出现低密度改变，诊断 HIE 要慎重，需动态观察。轻、中度 HIE 影像异常改变多在 1 周内恢复正常，部分中度和重度 HIE 病例，10~14 天仍不恢复，3~4 周后出现空洞、萎缩性改变，提示预后不佳。坚持门诊随访，采取干预措施，防治后遗症。

（李杨方）

第三节 新生儿惊厥

新生儿惊厥是新生儿期常见的症状。可由多种原因引起，表现亦多种多样，有些预后良好，而有些则表明病情凶险，还可能影响新生儿脑的发育，产生神经系统后遗症。

一、病因及发病机制

（一）围生期合并症

窒息缺氧或产伤，引起缺氧缺血性脑病（HIE）或颅内出血（ICH）。HIE 主要见于足月儿，惊厥常发生在生后第一天，可表现为微小型惊厥、多灶性甚至强直型惊厥。ICH 包括蛛网膜下腔出血、硬膜下出血和脑实质出血，多与产伤有关，已较少见。值得注意的是，早产儿窒息缺氧后常发生脑室内出血，出血量多者常在 1~2 天内病情恶化死亡。

（二）感染

先天宫内感染、围生期感染或生后感染，可引起脑炎、败血症、脑膜炎或脑膜脑炎。病原多为细菌或病毒。新生儿化脑症状常不典型，易漏诊，临床诊断败血症和惊厥的患儿均应做脑脊液检查。先天宫内病毒感染的患儿常有全身多脏器功能损害表现，如小头畸形、黄疸、肝脾大、皮肤出血点、瘀点、瘀斑、血小板减少、白内障、视网膜脉络膜炎、耳聋等。

（三）代谢紊乱

这些疾病惊厥常表现为局灶性或多灶性阵挛型惊厥。原因有：低血糖、低血钙、低血镁、低血钠或高血钠、胆红素脑病、维生素 B_6 依赖症、遗传代谢缺陷（先天性酶缺陷）等。

（四）药物相关性惊厥

包括药物中毒和撤药综合征。

（五）其他

先天脑发育不全、染色体病、基因缺陷病等，如良性家族性惊厥、色素失禁症、神经纤维瘤等。

二、诊断

（一）病史

母孕期病史及用药史、家族遗传史、围生期窒息史、生后喂养情况、黄疸情况、有无感染等。

（二）临床表现

出现不同的惊厥表现（惊厥类型）

1.微小型

最常见，26%~50%的新生儿惊厥表现为微小惊厥，可由多种病因引起，可与其他发作类型同时存在，可损伤脑组织。表现为呼吸暂停、眼强直性偏斜、反复眨眼、吸吮、咀嚼、单一肢体的固定姿势、上下肢游泳及踏车样运动等。

2.局灶性阵挛型

身体某个部位局限性阵挛，常起自一个肢体或一侧面部，然后扩大到身体同侧的其他部位，通常意识清醒或轻度障碍，无定位意义，多见于代谢异常，有时为蛛网膜下腔出血或脑挫伤引起。大多预后较好。

3.多灶性阵挛型

由一个肢体移向另一个肢体或身体一侧移向另一侧的游走性、阵挛性抽动。常伴意识障碍，可影响呼吸引起发绀，常见于 HIE、ICH、中枢神经系统感染等，亦反映神经系统损害较重。

4.强直型

四肢强直性伸展，有时上肢屈曲、下肢伸展伴头后仰，常伴呼吸暂停和双眼上翻、意识不清。是疾病严重的征象，表示有脑器质性病变而不是代谢紊乱引起的。常见于胆红素脑病、严重中枢神经系统病变，如晚期化脓性脑膜炎、重度颅内出血或早产儿较大量脑室内出血等，预后不好。

5.全身性肌阵挛型

表现为肢体反复屈曲性痉挛，有时躯干也有同样痉挛。此型在新生儿少见，表示有弥漫性脑损害，预后不良。脑电图（EEG）显示暴发抑制类型和逐渐演变成高峰节律紊乱。

（三）体征

1.接生时需认真检查脐带胎盘有无畸形、感染、老化等表现。

2.体格检查：除观察了解惊厥发作的临床表现、神经系统体征外，还要注意有无其他部位的畸形（如：小头畸形，皮肤的改变如皮疹、黄疸、色素沉着或脱失，有无感染灶、有无眼部发育异常、有无特殊气味等）。

（四）实验室检查

1.全血细胞计数、血小板计数、出凝血时间、凝血酶原时间等，对于评价感染或出血有意义。

2.生化检查

血糖、血生化、肝肾功能、血气分析、血乳酸、血氨、尿筛查及血串联质谱测定等，协助诊断各种代谢紊乱导致的惊厥。

3.血培养、血 TORCH-IgM 或 PCR 测定

脑脊液检查，包括涂片、常规、生化和细菌培养；脑脊液 TORCH-IgM 或 PCR 测定；在诊断感染及除外中枢神经系统感染非常必要。

4.影像学检查

头颅 CT、头颅 B 超及磁共振检查，对于判断惊厥的解剖学上的病因，如出血、梗死、先天畸形和先天性感染是重要的方法。

5.脑电图

对病因诊断意义不大，但对于了解病情及预后有一定参考价值。目前采用床边视频脑电图进行动态监护，可同时录下异常放电和惊厥动作，减少漏诊。振幅整合脑电图（aEEG）可动态监测脑功能，间接判断预后。

6.眼底检查（注意有无先天白内障、视网膜脉络膜炎等）。

7.对于原因不明且临床惊厥持续难止者，可于临床发作时试用维生素 B_6 100mg 静脉注射协助诊断。

（五）鉴别诊断

1.惊跳（抖动、震颤）

大幅度、高频率、有节律的活动，特别是一打开包的时候，肢体束缚被解除，皮肤受到寒冷刺激而出现，有时见踝部、膝部和下颌抖动，有时见于 HIE、低血钙、低血糖患儿，正常新生儿亦可见。与惊厥鉴别：发生时无眼球凝视、斜视等；在弯曲抖动的肢体时，发作立即停止；可因声音、皮肤刺激或牵拉某一关节而诱发，而惊厥是自发的；不伴有 EEG 的异常。

2.早产儿原发呼吸暂停

应与惊厥引起的呼吸暂停、阵发性发绀鉴别。原发呼吸暂停为：呼吸暂停>20 秒，伴心率下降、发绀，无眼球活动改变，刺激后缓解，用呼吸兴奋药有效。

3.周期性呼吸

呼吸暂停<10 秒，无心率下降、发绀等，暂停后，出现一次深长呼吸，有周期性变化。

4.活动睡眠期

新生儿 50%的睡眠时间为活动睡眠，可表现呼吸不规整，眼球转动，有肌肉活动，如张口、笑、咂嘴、睁眼等，而在清醒时消失，注意与微小惊厥鉴别。

三、治疗

（一）一般治疗

保暖，保持呼吸道通畅，监护生命体征，维持水电及酸碱平衡。

（二）病因治疗

尽量去除或缓解引起惊厥的原发病因。

1.HIE、ICH

维持内环境稳定，限制液量，降低颅内压，控制惊厥发作。

2.低血糖

新生儿血糖低于 2.6mmol/L，应予治疗。10%葡萄糖 2~4ml/kg，缓慢静脉输入，并以 4~8mg/（kg·min）的输糖速度维持输液，同时密切检测血糖，维持血糖在正常水平（2.6~6.5mmol/L）。加奶后，可逐渐减少输糖量。顽固性低血糖需要积极查找病因，必要时可加用激素治疗。

3.低血钙

10%葡萄糖酸钙 2ml/kg+10%葡萄糖等量稀释，静推 1ml/min，6~8 小时 1 次。病情缓解后减 1/2 量，血钙正常 3 天后改口服。葡萄糖酸钙输注速度不应超过 0.5ml/min（50mg/min），应在心电监护下给药，同时尽量避免药物外渗（应签署知情同意书）。

4.低血镁

低血钙者可同时有低血镁，给 25%~50%硫酸镁 0.2~0.4ml/kg，静脉缓慢输入或深部肌肉注射。静脉给药时需注意检测呼吸及血压。

（三）抗惊厥药物治疗

1.苯巴比妥钠

首选药，负荷量 15~20mg/kg，静注或肌注，可分 2 次给。如果为惊厥持续状态，可予苯巴比妥 5~10mg/kg，每隔 15~30 分钟一次，直至发作停止或累计量达到 40mg/kg。惊厥停止后 12~24 小时给维持量 5mg/（kg·d），分 2 次给药，间隔 12 小时。如果惊厥发作频繁或持续，应静脉注射苯巴比妥，当病情稳定后，可改为口服。注意监测苯巴比妥血清浓度，有效血浓度为 20~40ng/ml，有个体差异。累积负荷量大于 20mg/kg 时，尤其是静脉注射或联合其他抗惊厥药时，可能会导致呼吸抑制或血压下降，应密切观察患儿情况。

2.苯妥英钠

作用快、效果好。负荷量 10~20mg/kg，缓慢静注，负荷量可分两次静注，间隔 20~30min。12 小时后可给维持量 3~4mg/（kg·d），分 2 次静注或口服。有效血浓度 15~20μg/ml，应监测血浓度，且不宜长期使用。

3.氯硝西泮

安全有效，每次 0.05mg/kg，缓慢静注（2~5 分钟），20 分钟后可重复一次。半衰期较长，平均 9 小时，每天可用 2~3 次。

4.地西泮

因其可抑制新生儿的呼吸，现已少用。剂量 0.3~0.5mg/（kg·次），缓慢静注，可 15~20 分钟后重复。

5.水合氯醛

剂量每次 50mg/kg，口服或加等量生理盐水后灌肠。注意有消化道出血时，应避免使用。

（四）脱水剂

现已很少使用。如有占位效应的颅高压，必要时可给 20%甘露醇，每次 0.25~0.5g/kg，每 8 小时或 6 小时一次。

四、预后

1.胎龄越小，惊厥的发生率和死亡率越高。

2.与病因有关，早产儿脑室内出血，低血糖，核黄疸，发育畸形，重度 HIE，化脓性脑膜炎（晚期）等预后差。

3.与惊厥类型有关，强直惊厥、肌阵挛性惊厥等预后不良，微小型约有 1/2 预后不良。

4.EEG 表现显示波形平坦或低电压，预后差；暴发抑制波形的预后也差；脑电图异常持续时间超过 1 周不恢复，预后不好。

5.其他与预后不良的相关因素

（1）早期出现惊厥，惊厥持续超过 30 分钟；或≥3 天惊厥难以控制，用抗惊厥药效果不好或需用多种抗惊厥药。

（2）惊厥间歇期有明显意识障碍及神经学异常。

（3）影像学检查显示颅内明显器质性病变。

（李杨方）

第四节 新生儿脑卒中

新生儿脑卒中又称新生儿脑梗死,是指生后28天内新生儿的脑血管一个或多个分支因各种原因发生梗死,导致脑组织相应供血区域的缺血性损伤。新生儿脑卒中分为出血性和缺血性两类,临床以缺血性卒中多见。由于新生儿脑卒中在出生时多无特异临床症状,往往于生后数月才出现运动或认知功能障碍,因此,早期诊断比较困难,治疗往往滞后。虽然97%新生儿脑卒中患儿可以存活,但57%遗留有运动或认知功能障碍,严重影响了患儿的生存质量。

一、发病率及危险因素

新生儿脑卒中的发病率为、1/4000,并呈增加趋势。新生儿脑卒中的病因繁多,包括新生儿产前、产时及产后等诸多因素,如产伤、窒息、心脏及血管异常、缺血缺氧、血液凝固性异常、遗传代谢性疾病、感染性疾病等。

二、诊断

(一)临床表现

惊厥是新生儿脑卒中早期最常见的症状,生后12小时已经开始出现惊厥,多为病灶对侧躯体局部抽搐,有时也会存在不同程度的意识障碍、肌张力和原始反射异常等非特异性症状和体征。惊厥常发生于大脑前、中、后动脉主干血管供血区大面积严重梗死的病例;而当梗死区病变并不十分严重或仅为脑血管分支供血区发生梗死时,不一定表现出惊厥。

(二)辅助检查

神经影像学检查是新生儿脑卒中的重要辅助诊断手段,包括传统的头颅超声、头颅CT、头颅磁共振成像(MRI)等。

1.头颅B超检查

可进行早期床旁检查,具有无创、方便、经济的特点,常作为首选的筛查方法。病变早期在超声中表现为梗死部位强回声反射,病变晚期梗死部位脑组织逐渐坏死液化,呈现低回声或无回声。

2.头颅CT

能证实新生儿动脉缺血性梗死的数目、体积、血管分布区域以及病灶区域是否存在出血。早期典型CT表现为局灶性低密度影,脑结构界限模糊,可对发病后24小时内的病变进行早期初步诊断,晚期则可出现典型的楔形病灶。但由于CT放射污染大,目前不作为新生儿脑卒中影像学诊断的首选方法。

3.MRI检查

目前新生儿脑卒中影像学诊断的"金标准",可以了解具体脑损伤部位、范围及其周围脑水肿情况。

其他检查包括血常规、心电图、EEG、血沉、凝血因子V、VIII、XII、纤维蛋白溶酶原等。

（三）鉴别诊断

由于新生儿脑卒中临床症状和体征缺乏特异性，在临床上与缺氧缺血性脑病、中枢神经系统感染、先天性遗传代谢病等不易鉴别，单纯依赖临床表现作出诊断极易造成漏诊及误诊。因此，对于具有高危发病因素的新生儿，生后早期应常规进行头颅超声筛查，并且借助其他影像学检查手段，方可对新生儿脑卒中作出早期诊断。

（四）评估

新生儿脑卒中常发生在类似健康的足月新生儿，早期症状轻微或无症状，临床诊断比较困难。因此，对高危新生儿应早期进行脑卒中的评估，有利于早期诊断。评估内容见（表3-4-1）。

表3-4-1　新生儿脑卒中评估内容

病史	母亲疾病史（药物滥用） 妊娠期疾病（自然流产，先兆子痫，胎儿生长受限，多胎妊娠，胎盘疾病） 产伤，围生期窒息 家族史（早期心血管病等）
影像学	常规MRI和DWI、MRA；如不能完成MRI，应作CT 如不能完成CT，应作超声脑电图（EEG）
实验室检查	血常规 PT/PTT、抗凝血酶m、凝血因子、凝血酶原20210A突变蛋白C、蛋白S 纤维蛋白溶酶原（PAI突变）同型半胱氨酸（MTHFR突变） 抗磷脂抗体脂蛋白A
尿检查	有机酸和氨基酸
其他	胎盘病理学 与母亲凝血功能障碍相关的检查

（五）诊断流程

脑卒中的诊断流程：①了解患儿是否有头颈外伤史、感染史、不明原因发热等；②了解母亲药物使用情况，家族中有无发育迟滞、凝血功能紊乱；③仔细询问与早期心血管疾病、血栓形成疾病相关的家族史；④体格检查应特别注意生命体征、意识状态等改变；⑤影像学检查包括MRI和MRA或CT。

三、治疗

目前，对新生儿脑卒中以支持和对症治疗为主。

1.急性期治疗

（1）急性期以支持和对症治疗为主：惊厥是新生儿脑卒中早期常见的症状，频繁惊厥可加重脑损伤，早期积极有效地控制惊厥是减轻脑损伤的重要治疗措施。因此，应早期给予抗惊厥药物（如苯巴比妥）控制惊厥。降低颅内压可通过限制液体入量、应用呋塞米或甘露醇脱水等措施减轻脑水肿。

（2）颅内血肿引流：脑实质内血肿导致严重颅内高压时，应及时实施手术进行引流。另外，如患儿脑室内出血导致进行性脑水肿加重，对其实施脑室引流，有利于新生儿脑卒中的康复。

（3）抗凝治疗：对于新生儿动脉缺血性和脑静脉窦血栓性脑卒中，目前尚无很好的治疗措施。抗凝治疗的应用尚缺乏安全性和有效性评价,目前不主张常规使用。

(4) 补充治疗：血小板明显减少所致颅内出血时,应及时补充血小板；凝血因子缺乏,应及时采用补充疗法；虽然维生素 K 缺乏是一个世界范围的问题,但维生素 K 在新生儿脑卒中治疗中并不作为常规使用。

2.慢性期治疗

慢性期主要提倡尽早进行康复治疗。促进肢体功能的恢复,改善感觉障碍,预防和纠正不良的习惯性运动。

四、预防

由于新生儿脑卒中复发少见,不提倡长期预防性使用低分子肝素等药物,但是对于具有血栓形成高危因素（如复杂性先天性心脏病）的新生儿,再次发生动静脉栓塞的风险高,应对其采取预防性治疗措施。同时,应积极预防和纠正脑卒中患儿的脱水和贫血,以避免静脉窦血栓形成和脑卒中复发。

（李杨方）

第五节 新生儿脑梗死

脑梗死是指各种原因所致的脑主要动脉或分支动脉供血障碍,引起局灶或多灶神经组织因缺血而发生的坏死,一度被叫作"脑梗死"。脑梗死是神经系统的急症,在各年龄阶段均可发病,新生儿期也可发生,也有新生儿"卒中"之称,属小儿脑血管病范畴,但新生儿脑梗死的发病特点与其他年龄组有所不同。

新生儿脑梗死并不罕见,甚至胎儿期也时有发生。有报告,脑梗死在足月儿的发生率为 1/4000,是足月儿惊厥的第二位原因,且对小儿的危害极大,常遗留严重残疾。Barmad 早在 1979 年总结了 592 例婴儿尸解资料,发现在病理上存在动脉梗死者占 5.4%,其中小于 28 周者无发病,其余各胎龄组中,不足 32 周者为 5%,不足 37 周者为 10%,不足 40 周者为 15%。

既往由于诊断手段有限,对新生儿脑梗死认识不足,常延误诊治。现代医学影像技术的发展,为我们提供了新生儿脑梗死早期诊治的条件,对减少、减轻小儿残疾起了极大的作用。

一、病理

（一）梗死灶的范围与分布

1.大血管供血区梗死

脑梗死可发生在大脑前动脉、中动脉、后动脉供血区。在新生儿期发病主要与脑血管发育异常有关,有关新生儿脑梗死的病例报告,多属此类型。据研究,90%病例为单侧脑梗死,大脑中动脉最易受累,其中 75%发生于左侧大脑中动脉,有人推测这与新生儿动脉导管开放双侧脑半球血流动力学存在差异有关。也有颈内动脉异常,造成全脑供血障碍后更大面积梗死的报告。

2.分支血管供血区梗死

脑分支动脉供血障碍所致的脑梗死在新生儿期较常见,两个相邻的主干血管交界处小血管供血区梗死,常与疾病状态下血管痉挛、血栓形成、血液黏滞度增高以及循环衰竭等疾病状态有关,如缺氧缺血后的"分水岭损伤"。分支动脉供血区梗死发生的机会远多于主干动脉供血区梗死,原因是围生期和新生儿期多种疾病状态可引起脑末梢血管血流动力学变化。

(二)病理变化

病理研究结果显示,梗死缺血早期,病变区域处于水肿状态,范围较大时可累及白质与灰质。缺血发生后数小时可见神经元的变化;18~23小时,在光镜下即可见神经轴突变化;36~48小时显现出单核细胞、巨噬细胞游走,小胶质细胞延伸等细胞反应。脑梗死与其他缺氧缺血性脑损伤不同点在于脑梗死是动脉供血障碍所造成的脑组织损伤,损伤范围限制在相应血管及其分支所支配的区域,一般病灶形状为放射性分布,尖端指向脑的中央部位,越到后期越显示出典型的"楔形"。在梗死后数周至数月,病变区域出现钙化、瘢痕,或组织溶解液化后形成囊腔。囊腔可在脑实质中独立存在,也可与脑室相通。胎儿期或新生儿早期发生的脑梗死,发展成这种大小不等的囊腔后,有人称之为"孔洞脑""多灶性脑软化""积水性无脑"等。

二、病因

脑梗死的病因有很多,新生儿与胎儿期发生的脑梗死有别于其他年龄组,与这一阶段脑的发育特点、围生期各种疾病,以及母亲孕期的合并症有直接的关系。常见的病因可归纳为:

(一)脑血管异常

包括脑血管发育畸形、血管异常增殖,特别是在疾病状态下血管痉挛,如围生期窒息缺氧后脑血管调节障碍,可引起脑分支血管供血异常,发生梗死。

(二)循环衰竭

这是新生儿脑供血不足十分常见的原因,如新生儿心搏骤停,各种原因所致的严重心力衰竭,早产儿在压力被动性血流状态,特别是在疾病状态时脑供血不足等。母亲低血压,脐带、胎盘突然发生意外,胎心停搏,孕期高凝状态等甚至造成胎儿脑梗死发生。

(三)血栓形成及血液黏滞度增高

当发生败血症、脑膜炎伴动静脉血管炎、高黏滞状态等疾病病理状态时,可形成栓子,阻塞血管导致脑梗死。如新生儿红细胞增多症是新生儿期常见的引起血液黏滞度增高的疾病,可造成脑组织局部缺血。另外在新生儿血小板增多症,先天性心脏病(右向左分流),双胎栓塞综合征,产伤,以及蛋白C、蛋白S、抗凝血酶Ⅲ缺乏等均可成为脑梗死的原因。

(四)脑室周出血性梗死

脑室周出血性脑梗死指脑室周围-脑室内出血影响了局部的髓静脉血液回流而发生的静脉出血性梗死,常发生在侧脑室前角附近及脑室旁其他部位,形成局灶梗死。

尽管有上述如此多的高危因素与新生儿脑梗死有关,但据报告仍有52%的病例病因不清。北京大学第一医院曾总结了7年中确诊的17例新生儿脑梗死病例,10例经影像学检查证实存在脑血管畸形，7例存在围生期高危因素，包括出生前后严重缺氧史、异常分娩史、红细胞增多症、严重RDS、频发呼吸暂停、严重肺部感染以及转运途中数次呼吸完全停止等。

三、临床表现

新生儿脑梗死的发病时间和临床表现与病因及梗死类型有直接的关系。

（一）发病时间

不同病因的脑梗死发病时间有很大不同。脑血管发育异常所致的新生儿脑梗死可在新生儿期任何时间发病，北京大学第一医院所总结的由该病因致病的病例，多数发病时间较早，在生后3~4天内发病，最早在生后十几小时发病，也有个别20余天发病的病例，甚至有胎儿期发生脑梗死的病例。与新生儿疾病或母亲孕期合并症有关的脑梗死，发病时间会与疾病相伴行，如在胎儿期或分娩前后发生的脑梗死，常与母亲妊娠期的高凝状态有关，又如与新生儿HIE、红细胞增多症、呼吸心搏骤停等病因有关的脑梗死，均随原发病出现而出现。

（二）神经系统症状与体征

惊厥是大脑前、中、后动脉大血管供血区供血障碍所致的大面积严重梗死时最显著的神经系统症状之一。惊厥特点为突然发生，频繁发作，难以制止。由于新生儿神经系统发育尚不完善，惊厥很容易泛化发作，多数病例缺乏明显的定位体征，有些患儿也会存在一些不同程度的意识障碍、肌张力、原始反射异常等非特异性症状、体征，这也可能与惊厥后继发的脑损伤有关。脑分支血管供血区发生的梗死，临床常无特异性的症状、体征，尤其在早产儿，神经系统症状隐匿。胎儿期的脑梗死更无从发现。

四、诊断

（一）临床诊断

对突然发生的顽固性新生儿惊厥病例，在考虑HIE、中枢神经系统感染、低血糖脑病、先天性遗传代谢病等疾病的同时，应将脑梗死作为重要的鉴别诊断疾病，通过相应检查确诊。

对存在上述围生期相关高危因素的新生儿，特别是存在一些神经系统症状体征的新生儿，应意识到有脑梗死发生的可能性，应有针对性地作影像学检查或筛查检出，以免漏诊。

（二）影像学诊断

由于脑梗死新生儿存在的神经系统症状、体征多为非特异性表现，单纯临床诊断十分困难，影像学检查是确诊的重要方法。

1. 梗死病灶的诊断

传统的影像检查方法被常规地应用于新生儿脑梗死的诊断。DWI对组织早期水肿性改变显示极为敏感、清晰，其基本原理是根据组织内的水分子布朗运动改变而成像，梗死灶出现高信号，表面弥散系数下降，这是目前国际上所推荐地对组织水肿性病变最敏感的诊断方法，可对早期脑梗死作出有力的诊断。常规的MRI在梗死极早期对组织水肿的诊断不及超声与CT。颅脑超声对新生儿脑梗死诊断的优势在于便捷、可床边检查，对早期发现病变、结合其他影像学确诊脑梗死具有积极的作用。北京大学第一医院近年总结的 17 例脑梗死病例中有 12 例首先由超声检查确诊，又经其他影像检查证实。需注意的是新生儿颅脑超声是经前囟所作的扇形扫描，在近场的边缘部位总会存在一定的盲区，特别在前囟较小的患儿，脑顶叶周边常会有不同程度的遮盖，这一部位脑组织图像的完整性不及 CT、MRI 所示，此处病变在诊断上会受影响。

脑血管畸形所致的脑梗死范围相对较大，以左侧的大脑中动脉供血区梗死最为典型，血管病变部位多在大脑中动脉的水平段，因此梗死病灶几乎覆盖该血管所有分支所达部位，不同影像方法显示的异常征象往往起自于中线，波及左侧脑半球大部分区域。由于缺氧缺血脑血管功能障碍导致的"分水岭"损伤，影像学检查可在大脑前动脉-中动脉，中动脉后动脉交界区发现异常影像征象，病变早期形态不典型，后期则表现为典型的"楔形"。红细胞增多症血液黏滞或感染血管内膜炎所致的局灶缺血性损害，无固定的位置、范围、大小、形态不一，影像检查时需认真辨认。

2.脑梗死病因的辅助诊断

在临床除对脑梗死病灶作出前述诊断外，尚需对造成梗死的病变血管状况作出诊断。VIRA 是一种磁共振血流成像技术，对新生儿脑梗死病例，特别是在颅内大血管供血区梗死时，此方法可判断脑血管走行，对新生儿脑血管发育异常所致的脑梗死提出病因诊断依据。对分支血管供血区的梗死，MRA 则难以清晰。

显示小血管的异常，只能根据常规影像检查梗死灶的形态、部位等特征，结合病史作出病因判断。另外彩色多普勒血流超声也有助于诊断，不但可了解相关血流动力学参数，还能通过血流分布得知一些病变信息。在梗死灶附近，由于缺血再灌注现象，患侧血流显像常较健侧多。

五、治疗

近年来在成人对脑梗死的治疗已有许多成熟的经验与方法，并有针对性的溶栓措施，然而由于新生儿个体的特殊性，很多药物的应用受到限制。因此，应通过以下措施减少、减轻新生儿脑梗死的发生，逆转病情的发展。

（一）脑梗死急性期的治疗原则

1.对新生儿脑梗死及时、正确诊断的意义

在于赢得早期治疗的宝贵时间，最大限度地改善预后。一经确诊，治疗必须分秒必争，刻不容缓。一旦错过时机，以后的努力经常是徒劳的。

2.去除病因

积极抗感染；对各种原因心动过缓、血压降低的患儿，可酌情选用多巴胺、山莨菪碱等药物改善全身及脑的循环；对红细胞增多症应及时进行部分换血、补充足够的液体，以纠正血液黏滞状态。

3.对症措施

进行有效的抗惊厥治疗，避免惊厥性脑损伤的发生；应适时、恰当地脱水，最大限度地减轻组织水肿，似在红细胞增多症的患儿宜掌握补、脱并行的原则，单纯脱水会进一步增加血液的黏滞度，使病情恶化。也有应用亚低温治疗，保护脑细胞的报告。

4.改善脑血流

为尽快恢复血流，改善梗死灶局部血液供应，可适当地应用扩血管药物，这是遏制病悄发展的重要环节，也是脑梗死重要的针对性治疗之一，可适当地应用扩血管药物。

但此种治疗尚有争议,主要问题是忌讳脑内出现继发性"窃血"现象,有待于进一步探讨。

5.营养脑细胞

由于脑梗死整个病变过程危及脑实质,给予营养胁细胞治疗是适宜的。

(二) 后期治疗

脑梗死新生儿常留有不同程度的神经系统后遗症,后期需根据患儿的实际情况,采用物理康复、抗癫痫等综合治疗措施。对较大面积脑梗死病例,要特别注意特殊脑区的功能,如视听功能,应有意向性地指导患儿到专科医师处就诊。

六、预后

新生儿脑梗死的预后与病因、梗死灶的大小、诊治时机等因素有直接的关系。

(一) 运动功能障碍

运动障碍是突出的问题。大范围脑梗死的患儿,如在疾病急性期未能及时缓解病情,以后常会出现偏瘫。部分梗死患儿双侧肢体运动不对称或运动评价所得分值低于正常。

(二) 其他脑功能障碍

有报告,累及大脑中动脉及其分支的广泛性脑梗死,视损伤常见,可表现为实体视觉、立体视觉障碍,在半侧瘫痪的小儿中可伴视野异常。

(李杨方)

第六节 新生儿期的癫痫和癫痫综合征

一、概述

惊厥发作是指一次性有始有终的脑细胞群异常过度放电,导致突然而暂时的脑功能障碍。其病因多种多样,临床发作形式也不同,最常见的表现是意识改变,不同程度的肌肉抽搐,以及感觉、行为、情感、自主神经及认知功能等方面的改变。

癫痫是由多种原因引起的脑功能障碍综合征,表现为反复多次的惊厥发作。

癫痫综合征是指以一组症状和体征经常集合在一起出现为特点的癫痫性疾病,不一定具有共同的病因和预后。

按照1985年(1989年修订)国际抗癫痫协会制定的癫痫与癫痫综合征分类法见(表3-6-1),某些癫痫与癫痫综合征在新生儿时期发病,并有其特点。本节将对此做简要介绍。

表 3-6-1 癫痫的分类

1981年分类(简化)癫痫发作	1985年分类(简化)癫痫与癫痫综合征
1.部分性(局灶性)发作	1.表现为部分性(局灶性)发作的癫痫与癫痫综合征
单纯性部分性发作	
(运动、感觉、自主神经性)	原发性(特发性)
复杂部分性发作	具有中央-中颞部棘波的小儿良性癫痫
部分性发作泛化为继发性全身发作	具有枕区放电的小儿癫痫
2.全身性发作	继发性(症状性)或隐源性
失神发作;不典型失神发作	小儿慢性进行性部分性持续性癫痫

肌阵挛发作	额、颞、顶或枕叶癫痫
强直-阵挛性发作（大发作）	2.表现为全身发作的痫痫及癫痫综合征
失张力发作	原发性（特发性）
强直性发作	良性家族性新生儿惊厥
阵挛性发作	良性新生儿惊厥
	良性婴儿肌阵挛性癫痫
	小儿失神癫痫
	少年失神癫痫
	少年肌阵挛癫痫
	觉醒时强直-阵挛大发作癫痫
	继发性（症状性）或隐源性
	小婴儿癫痫性脑病伴暴发抑制脑电图（大田原综合征）
	婴儿痉挛（West 综合征）
	Lennox-Gastaut 综合征
	肌阵挛起立不能性癫痫
	3.尚不易确定是部分性或全身性发作的癫痫及癫痫综合征
	婴儿期严重肌阵挛性癫痫
	发生于慢波睡眠时有持续性棘慢波的癫痫
	获得性失语性癫痫（Landau-Kleffner 综合征）
	4.各种诱发因素促发的癫痫及特殊综合征
	热性惊厥
	反射性癫痫
	其他

二、几种新生儿期的癫痫和癫痫综合征

（一）良性新生儿家族性惊厥

本病很少见，为常染色体显性遗传，基因定位在 20 号染色体（20q13.2）及 8 号染色体（8q）上，已证实其基因编码电压依赖性钾通道 KCNQ2、KCNQ3。男女发病率大致相同。多见于足月儿，出生经过顺利。惊厥发作最早可发生在生后 24 小时，生后 2~3 天为高峰。惊厥形式以阵挛为主，可累及某一肢体或面部，可泛化为全身阵挛。有时表现为呼吸暂停，部分患儿表现为肌阵挛，无论是阵挛发作或肌阵挛发作时间均很短，持续不超过 1~3 分钟，发病后数日内可频繁发作。发作开始时 EEG 背景活动广泛受抑制，呈低平波，继之以棘波、尖波、多棘波，一次完整的发作持续约 1~3 分钟，发作间期 EEG 正常。

生化检查及神经影像学检查均正常。多在生后 4 个月左右缓解。10%~16%小儿以后转变为其他类型癫痫。

（二）良性新生儿惊厥

约占新生儿惊厥的 2%~7%。本病遗传性不明显，阳性癫痫家族史仅占 0.2%。生后 1~7 天内发病，90%病例在 4~6 天内发病，97%的病例在 3~7 天内发病，其中以生后第 5

天发病最多，俗称"五日风"。男孩略多于女孩，男：女大约为1.2：1。本病病因不太清楚，无代谢异常。惊厥多表现为阵挛发作，发作频繁，有时可呈癫痫持续状态。无强直性发作，有时发作表现为呼吸暂停。惊厥开始出现时神经系统检查正常，持续状态以后可呈昏睡状态及肌张力低下，持续数日以后恢复正常。

EEG在发作间期常可见尖样θ波。本病预后良好，惊厥多在数周内停止，以后不再复发，对精神运动发育尤不良影响。

本病和良性新生儿家族性惊厥容易相混，两者不同之处如（表3-6-2）所示。

表3-6-2 良性新生儿家族性惊厥与良性新生儿惊厥鉴别要点

临床特点	良性新生儿家族性惊厥	良性新生儿惊厥
遗传性	常染色体显性遗传，染色体基因定位已明确	阳性癫痫家族史仅占0.2%
惊厥出现时间	较早，生后2~3天多见	较晚，生后4~5天多见
惊厥消失的时间	较晚（生后4个月左右）	较早
继发其他癫痫	10%~16%	0.5%
微小脑损伤	无	有时可见到

（三）早期肌阵挛脑病

本病是一种少见的癫痫综合征，1978年Aicardi和Gountieres首次报道。男女发病率相同，生后3个月以内起病，但绝大多数在新生儿期起病。家族中常有类似病例，提示可能存在先天代谢异常，例如非酮症性高甘氨酸血症等。

主要有4种类型的发作形式：①不固定的或部分性肌阵挛；②大范围的肌阵挛；③单纯部分性发作；④强直阵挛发作。肌阵挛发作频繁，有时呈持续状态。

EEG表现为"暴发-抑制"，暴发波由无规律的高波幅慢波混有棘波组成，持续1~4秒，随之为一波幅低平的抑制波，持续3~4秒。两个暴发波之间间隔5~10秒。此图形在睡眠时明显，特别是在深睡时。

暴发抑制图形在3~5个月后往往被不典型的岛度失律代替，以后又可再度出现，而且持续较长时间。

神经影像学开始时可以正常，以后出现皮层萎缩和脑室周围萎缩。

本病预后不良，抗癫痫药及促肾上腺皮质激素（ACTH）效果均不明显，多数早期死亡，很少存活至2岁。

（四）早期婴儿癫痫性脑病伴暴发抑制

1974年大田原首先描述本病，所以本病又称为大田原综合征。发病早，均在生后2~3个月以内发病，大多在1个月以内发病，主要为强直痉挛发作，单个或成族出现，也可见部分性发作，部位不固定，有时还可见到面肌抽动或半侧抽动，但很少见肌阵挛发作。

EFX；表现为暴发抑制，清醒及入睡后均可见到。暴发呈高波幅的慢波及棘波，波幅150~350μV，持续1~3秒，随后为脑电抑制，几乎呈平坦直线，持续3~4秒。从暴发开始到另一次暴发开始大约5~10秒。

CT及MRI常有异常表现，多为不对称病灶。脑干听觉、视觉诱发电位常表现异常。

本病病因多种多样，常为脑畸形，如穿通性脑畸形；还有先天性大脑结构发育异常如神经元移行病、齿状核发育不良等；也有少数病因不明。

本病与早期肌阵挛脑病有时不易区别，两病鉴别要点如（表3-6-3）所示。

表3-6-3 大田原综合征与早期肌阵挛脑病鉴别要点

临床特点	大田原综合征	早期肌阵挛脑病
发作类型	强直发作很少见肌阵挛发作	肌阵挛，部分性发作
脑电图	入睡及清醒均可见暴发抑制，疾病开始时出现，6个月以内消失	入睡后见到暴发抑制，持续时间较长
病因	常可见脑结构发育异常，无家族史	常有家族史或代谢病

本病治疗非常困难，少数病例用ACTH有效，多数病例有重度智力低下及体格发育障碍，很多患儿早期死亡。

三、诊断与治疗

（一）诊断

详细询问病史（母孕期、分娩史、母亲疾病、详细家族史等），细致进行体格检查（包括一般及神经系统检查）。

对疑似惊厥的新生儿应在NICU监测下，注意气道通畅，监测生命体征。在病因方面倘除外感染及代谢异常，应检查血糖、血气、脑脊液及血生化指标（钙、镁、肌酐、血氨、尿素氮、酮体、全血象、肝功能等）。有遗传病家族史者应留血、尿做特殊代谢病筛查，为除外脑结构发育异常应作颅部超声、CT、MRI。

在常规EEG基础上进行系列性EEG检查，应用匣式或录像长程EEG监测，同时密切观察新生儿细微行为异常。EEG结果分析须在小儿神经科医生及EEG室医生指导下进行见（图3-6-1，图3-6-2）。

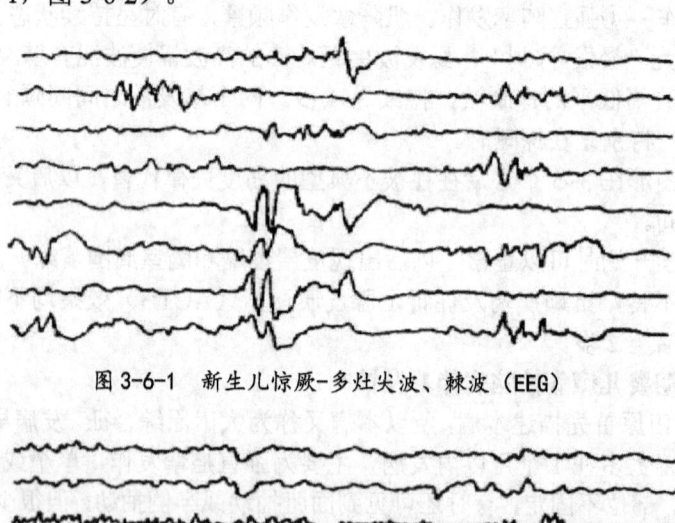

图3-6-1 新生儿惊厥-多灶尖波、棘波（EEG）

图3-6-2 新生儿惊厥-单一节律α放电（EEG）

（二）治疗原则

1.病因治疗。

2.对惊厥发作的处理原则：处理原则包括：①及时控制惊厥发作及时诊断处理导致惊厥的原发病；③按照惊厥性脑损伤发生机制，选择性给予对症保护性措施。

新生儿期惊厥的处理原则见（表3-6-4，表3-6-5）。在急性处理后，必须继续随访临床情况及EEG，以决定下一步治疗方案。

表3-6-4 新生儿惊厥的急性处理

有低血糖	25%葡萄糖溶液：2ml/kg 静注（速度 1ml/min）
止惊	苯巴比妥：20mg/kg 静注（速度 10~15min，一次负荷） 必要时：苯妥英钠 20mg/kg 静注[一次负荷，速度 1mg/（kg•min）] 地西泮 0.1~0.3mg/kg 静注（一次，速度不少于 3min）
其他	葡萄糖酸钙（5%）4ml/kg 静注 硫酸镁（25%）0.2ml/kg 肌注 吡哆醇 50~100mg 静注

表3-6-5 抗惊厥治疗疗程依据

新生儿期	神经系统检查已正常者可停药；仍不正常时应查病因及EEG（多数继续用苯巴比妥口服，生后1个月复查）
出院后1个月	神经系统检查正常可停药，仍不正常作EEG，EEG若无惊厥放电则停药

（李杨方）

第四章 新生儿感染性疾病

第一节 新生儿败血症

新生儿败血症是指病原体侵入新生儿血液循环,并在其中生长、繁殖、产生毒素而造成的全身性反应。新生儿败血症起病隐匿,常缺乏典型的临床表现,但进展迅速,是新生儿时期一种最严重、最易引起死亡的感染性疾病。新生儿常见的病原体为细菌,也可为病毒、真菌或原虫等。

一、病因及发病机制

(一)易感因素

1.母亲的病史

母亲妊娠及产时的感染史(如泌尿系统感染、绒毛膜羊膜炎等),母亲产道特殊细菌的定植,如B族链球菌(GBS)等。

2.产科因素

胎膜早破、产程延长、羊水混浊或发臭,分娩环境不清洁或接生时消毒不严,产前、产时侵入性检查等。

3.胎儿或新生儿因素

多胎,宫内窘迫,早产儿、小于胎龄儿,长期动静脉置管,气管插管,外科手术,对新生儿的不良行为如挑"马牙"、挤乳房等,新生儿皮肤感染如脓疱疮、尿布性皮炎及脐部、肺部感染等也是常见病因。

(二)病原菌

病原菌因不同日龄、不同的区和年代而异。我国以葡萄球菌和大肠埃希菌为主。

二、诊断

(一)临床表现

新生儿败血症的早期临床表现常不典型,早产儿尤其如此。表现为进奶量减少或拒乳、溢乳、嗜睡或烦躁不安、哭声低、发热或体温不升,也可表现为体温正常、反应低下、面色苍白或灰暗、精神萎靡、体重不增等非特异性症状。

一般状况:由于细菌毒素作用表现为精神食欲欠佳、哭声减弱、体温不稳定、体重不增等常出现较早,且进展较快、较重,不需很长时间即可进入不吃、不哭、不动、面色不好、精神萎靡、嗜睡。

1.全身表现

(1)体温改变:可有发热或低体温。

(2)少吃、少哭、少动、面色欠佳、四肢凉、体重不增或增长缓慢。

(3)黄疸:有时是唯一表现,严重时可发展为胆红素脑病。

(4)休克表现:四肢冰凉伴发花,股动脉搏动减弱,毛细血管充盈时间延长,血压下降,严重时可有弥散性血管内凝血(DIC)。

2.各系统表现

(1) 皮肤、黏膜：硬肿症，皮下坏疽，脓疱疮，脐周或其他部位蜂窝织炎，甲床感染，皮肤烧灼伤，瘀斑、瘀点，口腔黏膜有挑割伤。

(2) 消化系统：厌食、腹胀、呕吐、腹泻，严重时可出现中毒性肠麻痹或坏死性小肠结肠炎（NEC），后期可出现肝脾大。

(3) 呼吸系统：气促，发绀，呼吸不规则或呼吸暂停。

(4) 中枢神经系统：易合并化脓性脑膜炎，表现为嗜睡、激惹、惊厥、前囟张力及肌张力增高等。

(5) 心血管系统：感染性心内膜炎，感染性休克。

(6) 血液系统：可合并血小板减少、出血倾向。

(7) 泌尿系统感染。

(8) 其他：骨关节化脓性炎症、骨髓炎及深部脓肿等。

(二) 实验室检查

1.细菌学检查

(1) 细菌培养：尽量在应用抗生素前严格消毒下采血做血培养，疑为肠源性感染者应同时作厌氧菌培养，有较长时间用青霉素类和头孢类抗生素者应作 L 型细菌培养。怀疑产前感染者，生后 1 小时内取胃液及外耳道分泌物培养，或涂片革兰染色找多核细胞和胞内细菌，必要时可取清洁尿培养、脑脊液、感染的脐部、浆膜腔液以及所有拔除的导管头均应送培养。

(2) 病原菌抗原及 DNA 检测：用已知抗体测体液中未知的抗原，对 GBS 和大肠埃希菌 K_1 抗原可采用对流免疫电泳、乳胶凝集试验和酶联免疫吸附试验等方法，对已使用抗生素者更有诊断价值；采用 16SrRNA 基因的聚合酶链反应（PCR）分型、DNA 探针等分子生物学技术，以协助早期诊断。

2.非特异性检查

(1) 白细胞(WBC)计数：WBC 减少（$<5×10^9$/L），或 WBC 增多（≤3 天者 WBC>25×10^9/L；>3 天者 WBC>20×10^9/L）。

(2) 白细胞分类：杆状核细胞/中性粒细胞（L/T）>0.16。

(3) C-反应蛋白（CRP）：≥8μg/ml（末梢血）。有条件者可作血清前降钙素（PCT）或白细胞介素 6（IL-6）测定。

(4) 血小板≤100×10^9/L。

(5) 微量血沉≥15mm/h。

(三) 诊断标准

依据 2003 年中华医学会儿科学分会新生儿学组制定的新生儿败血症诊疗方案。

1.确定诊断

具有临床表现并符合下列任一条：

(1) 血培养或无菌体腔内培养出致病菌。

(2) 如果血培养标本培养出条件致病菌，则必须与另次（份）血或无菌体腔内或导管头培养出同种细菌。

2.临床诊断

具有临床表现且具备以下任一条：

（1）非特异性检查≥2条。

（2）血标本病原菌抗原或DNA检测阳性。

三、治疗

（一）抗生素治疗

1.一般原则

（1）临床诊断败血症，在使用抗生素前收集各种标本，不需等待细菌学检查结果，即应及时使用抗生素。

（2）根据病原菌可能来源初步判断病原菌种，病原菌未明确前可选择既针对革兰阳性（G^+）菌又针对革兰阴性（G^-）菌的抗生素，可先用两种抗生素，但应掌握不同的区、不同时期有不同优势致病菌及耐药谱，经验性地选用抗生素。

（3）一旦有药敏结果，应作相应调整，尽量选用一种针对性强的抗生素；如临床疗效好，虽药敏结果不敏感，亦可暂不换药。

（4）一般采用静脉注射，疗程10~14天。合并GBS及G^-菌所致化脓性脑膜炎者，疗程14~21天。

2.主要针对G^+菌的抗生素

（1）青霉素与青霉素类：①链球菌属：首选青霉素G；②葡萄球菌属（金黄色葡萄球菌和凝固酶阴性葡萄球菌）：耐酶青霉素如苯唑西林、氯唑西林。

（2）第一、二代头孢菌素：①第一代：头孢唑林对G^+和G^-部分作用，不易进入脑脊液；头孢拉定对G^+和G^-球菌作用好，但对GT杆菌作用较弱；②第二代：头孢呋辛对G^+菌比第一代稍弱，对G^-菌及β-内酰胺酶稳定，对G^-菌更有效。

（3）万古霉素：二线抗G^+菌抗生素，主要针对耐甲氧西林葡萄球菌（MRS）。

3.主要针对G^-菌的抗生素

（1）三代头孢：对G^-菌最小MIC，极易进入血脑屏障。不宜单用，因为对金黄色葡萄球菌、李斯特杆菌弱，对肠球菌完全耐药。

（2）氨基糖苷类：针对G^-菌，对葡萄球菌较好，但进入脑脊液差。因其易造成耳毒性、肾毒性，如有药敏试验的依据且有条件监测其血药浓度的单位可以慎用，并注意临床监护，但在我国基本不用。

（3）哌拉西林：对G^-菌及GBS敏感，易进入脑脊液。

（4）氨苄西林：虽广谱，但对大肠埃希菌耐药率高。

（5）氨曲南：为单环β-内酰胺类抗生素，对G^-菌作用强，β-内酰胺酶稳定，不良反应少。

4.其他

（1）针对厌氧菌：甲硝唑。

（2）其他广谱抗生素：①亚胺培南＋西司他丁：二、三线，新型β-内酰胺类抗生素，对G^+和G^-需氧和厌氧菌有强大杀菌作用，对产超广谱β-内酰胺酶的细菌有较强的抗菌活性，不易通过血脑屏障，可引起惊厥；②帕尼培南＋倍他米隆：另一新型碳青霉烯类抗环丙沙星；三代喹诺酮；③头孢吡肟：四代头孢，对 G$^+$和 G$^-$均敏感，对β-内酰胺酶稳定，不易发生耐药。

（二）清除感染灶
1.脐炎局部用 3%过氧化氢、2%碘酒及 75%酒精消毒，每天 2~3 次。

2.口腔黏膜亦可用 3%过氧化氢，每天 2 次。

（三）保持机体内、外环境的稳定
1.注意保暖、热卡供给及水电解质平衡。

2.纠正低氧、酸中毒。

（四）增强免疫功能及其他疗法
早产儿及严重感染者可用静注免疫球蛋白（IVIG）200~600mg/kg，每天 1 次，3~5 天。

四、预防

产前筛查，鉴定出有高危因素的妇女（发热和有绒毛膜炎），并在其分娩时进行干预。对有高危因素妇女娩出的婴儿给予适当的治疗。

（王洪宇）

第二节　新生儿破伤风

新生儿破伤风系由于破伤风杆菌侵入脐部，产生痉挛毒素而引起以牙关紧闭和全身肌肉强直性痉挛为有特征性的急性感染性疾病破伤风杆菌为革兰阳性厌氧菌，用污染有破伤风杆菌的剪刀、线绳、纱布断脐，结扎脐带或包扎脐残端时破伤风杆菌可进入脐部，包扎造成的缺氧环境又有利于破伤风杆菌的繁殖随着我国城乡新法接生技术的应用和推广，本病发病率已明显降低。

一、诊断

（一）症状与体征

潜伏期 3~14 天，平均 4~7 天此期愈短，病情愈重，病死率也愈高早期症状为哭闹、口张不大、吃奶困难，如用压舌板压舌时，用力愈大，张口愈困难，有助于早期诊断。随后发展为牙关紧闭、面肌紧张、口角上牵、呈"苦笑"面容，伴有阵发性双拳紧握，上肢过度屈曲，下肢伸直，呈角弓反张状。呼吸肌和喉肌痉挛可引起青紫，窒息痉挛发作时患儿神志清楚为本病的特点，任何轻微刺激即可诱发痉挛发作经合理治疗 1~4 周后痉挛逐渐减轻，发作间隔时间延长，能吮乳，完全恢复需 2~3 个月。病程中常并发肺炎和败血症。

（二）检查

1.血常规

白细胞总数和中性粒细胞稍增高。

2.细菌培养

取脐部分泌物做厌氧菌培养可培养出破伤风杆菌，由于培养阳性率不高，故诊断本病应以病史及临床表现为依据。

3.脑脊液检查

脑脊液外观清亮,细胞数正常,有轻度蛋白增高。

4.血生化检查

血丙氨酸氨基转移酶(ALT)、天冬氨酸氨基转移酶(AST)、肌酸激酶(CK)可升高。

（三）诊断要点

1.有消毒不严接生或旧法接生史,脐部有感染表现。

2.出生后4~8天发病,早期为哭闹、张口呼吸、吃奶困难,随后表现牙关紧闭,呈"苦笑"面容,四肢及躯干呈角弓反张状若有刺激患儿即可引起痉挛发作的表现,可确诊。

3.如早期尚无典型表现,用压舌板检查患儿咽部,若越用力下压,压舌板反被咬得越紧,也可帮助确诊。

（四）鉴别诊断

1.新生儿缺氧缺血性脑病

患儿常有围生期严重窒息史,多在出生后12小时左右发生惊厥,开始为微小抽搐,以后可出现强直性或痉挛性惊厥,发作时无牙关紧闭。

2.新生儿颅内出血

惊厥出现较早,一般在生后2~3天出现,缺氧或难产的足月儿多见,常可致蛛网膜下腔出血或硬脑膜下腔出血;早产儿缺氧后可表现为脑室周围—脑室内出血,通常在出生后12~24小时即出现神经系统症状,无牙关紧闭。头颅CT可确诊。

3.新生儿化脓性脑膜炎

可有发热、全身性痉挛和抽搐,但常有皮肤、黏膜破损感染史或败血症史,很少出现牙关紧闭,血白细胞计数明显增高,脑脊液检查呈化脓性改变有助于诊断。

4.新生儿低钙血症

可表现为惊跳、震颤、惊厥。抽搐发作时常伴呼吸改变,心率增快和发绀,但无牙关紧闭。血钙<1.8mmol/L或游离钙<0.9mmol/L可确诊。早期低血钙多在生后2天内出现,见于低体重儿、窒息、糖尿病母亲的新生儿。晚期低血钙为生后3天~3周发生的低血钙,多为足月儿,母亲妊娠期可有小腿腓肠肌痉挛史。

5.胆红素脑病

惊厥,角弓反张发生在严重黄疸的同时,检查血总胆红素≥342μmol/L,早产儿在伴有高危因素时,血总胆红素>171μmol/L也可发生胆红素脑病。

二、治疗

避光和保持环境的安静,减少刺激,消除一切可能诱发痉挛发作的因素,控制痉挛,积极应用破伤风抗毒素和给予抗感染治疗,保证足量营养供应,维持水电解质平衡,防治并发症。

（一）一般治疗

细致的护理和足量的营养供给是治疗本病的重要措施,保持室内安静、避光,禁止一切不必要的刺激,各种必需的操作如测体温、换尿布、翻身等尽量集中同一时间进行,操作要轻快及时清除口腔分泌物,保持呼吸道通畅及口腔、皮肤清洁。痉挛期应暂禁食,以免误吸，可通过静脉供给营养，痉挛减轻后改用胃管喂养。药物尽量采用静脉给予。

(二) 药物治疗

1. 控制痉挛

是治疗本病的关键，多种药物可供选择。

(1) 地西泮：因其松弛肌肉及抗惊厥作用强而迅速，故作为首选。首次 0.1~0.3mg/kg，缓慢静脉推注，5 分钟即可达到有效浓度，但其半衰期短，为 30 分钟左右，故不宜做维持治疗痉挛好转后可鼻饲给药，每次 0.5~1mg/kg，必要时可加大剂量，使患儿处于深睡状态大剂量维持 4~7 天后逐渐减量，直至张口吃奶，痉挛解除方可停药肌内注射途径不宜应用，因其溶剂易扩散，地西泮沉淀于肌内注射部位不易吸收。

(2) 苯巴比妥：该药因其止痉效果好，维持时间长，不良反应小，是治疗新生儿其他惊厥的首选药。负荷量 15~20mg/kg，静脉注射；之后改维持量 5mg/(kg·d)，分 2 次静脉滴注。

(3) 水合氯醛：止惊作用快，较安全，不易引起蓄积中毒。常用 10% 溶液 0.1-0.15ml/kg 灌肠或由胃管注入。

(4) 副醛：止惊作用快，安全。多为临时用药，每次 0.1~0.2ml/kg（稀释成 5% 溶液）静脉注射或 0.2~0.3ml/kg 肌内注射或灌肠，因其主要由肺排出刺激呼吸道黏膜，故有呼吸道感染时不宜使用。

(5) 硫喷妥钠：用以上药物处理后仍抽搐不止时，可采用硫喷妥钠，每次 10~20mg/kg（配制成 2.5% 溶液）缓慢静脉推注或肌内注射，边推注边观察，止惊后立即停止用药。临床上常用地西泮与苯巴比妥，或地西泮与氯丙嗪、氯丙嗪与苯巴比妥交替使用。用药间隔为 6 小时，重症患儿应用间隔时间可缩短，早期以静脉用药为主，并应根据疗效反应，随时调整用药剂量及间隔时间，避免蓄积中毒。

2. 抗毒素治疗

破伤风抗毒素（TAT）只能中和未与神经组织结合的游离毒素，应尽早使用。TAT（1~2）万 U 肌内注射或静脉滴注，3000U 脐周局部封闭注时但由于 TAT 为马血清制品，部分患儿可产生血清样过敏反应，应用前需做皮肤过敏试验；也可用人体破伤风免疫球蛋白（TIG），新生儿肌内注射 500U 即可，一般无血清病等过敏反应，但价格昂贵。

3. 控制感染

(1) 青霉素：能杀灭破伤风杆菌，剂量每日（10~20）>万 U/kg，分 2 次，连用 7~10 天。

(2) 甲硝唑：是抗厌氧菌的首选药，剂量为每日 15~30mg/kg，分 2~3 次静脉滴入，疗程 7 天有报道其疗效略优于青霉素。如有并发感染，加用其他抗生素。

4. 脐部处理

用氧化消毒剂，如 3% 过氧化氢或 1∶5000 高锰酸钾溶液清洗脐部，后涂以 1%~2% 碘酊以消灭残余破伤风杆菌，再用 75% 乙醇脱碘，每日 1 次，直至渗出物完全消失，创面愈合为止。

(三) 其他治疗

由于喉肌和呼吸肌痉挛引发呼吸困难缺氧时及时吸氧，必要时行气管插管使用呼吸机辅助呼吸。注意水和电解质平衡。有脑水肿时应用呋塞米或甘露醇。出现肌张力低下时立即停用或减少镇静药的用量。

三、病情观察

观察患儿有无痉挛、牙关紧闭、呼吸困难、青紫、发热，早期患儿易激惹、烦躁，多无发热，后期多有发热病程第2周病情最严重，达高峰，常由于喉肌及呼吸肌的痉挛引起呼吸困难，青紫及窒息，需立即吸氧，必要时气管插管，使用呼吸机辅助呼吸，因喉肌、呼吸肌痉挛，常有肺炎、败血症等并发症发生，应注意防治。

四、病历记录

1.在病史、个人史及体格检查中不仅要描述痉挛发作的情况、是否无菌接生及体检中的阳性发现，还要记录鉴别其他引起痉挛、抽搐疾病的阳性，阴性症状及体征。

2.在病程记录中记录入院后主要检查结果的分析；痉挛发作的情况，止痉药及破伤风抗毒素治疗的剂量、用药途径、方法、疗程及疗效；脐部处理的状况；吸氧方式、吸入氧浓度及吸氧时间，如果使用呼吸机辅助呼吸应记录呼吸机使用的参数，使用时间。病情有变化时应随时记录观察内容及处理措施。

五、注意事项

（一）医患沟通

1.痉挛发作时，呼吸、吞咽困难，甚至可发生窒息、死亡，破伤风的平均病死率为20%~30%，重症患者为70%。患儿大多死于窒息、吸入性肺炎、肺不张、气管内分泌物阻塞、继发感染、心力衰竭等，对此均应向家长交代清楚。

2.痉挛停止后，嘱家长喂奶仍不宜太多，防呕吐误吸入气道而致窒息保持脐部干燥、清洁。

（二）经验指导

1.对破伤风早期，仅有吃奶困难、哭闹，无典型临床表现的新生儿，疑为本病时可行"压舌板试验"，即用压舌板检查患儿咽部若用力下压，压舌板被患儿咬得很紧，无法看到咽部，则为"压舌板试验"阳性或称为"锁口"，也可确诊。

2.本病患儿须住院治疗并进行心率、呼吸监护，破伤风抗毒素的使用时间越早，效果越好，预后也越好，患儿在病初1周病情逐渐加重，至第10天左右达高峰，经及时处理能度过痉挛期者，于2~4周发作逐渐减轻、减少，完全恢复需2~3个月症状消失，脐部无异常表现者为治愈。

3.频繁痉挛并发肺炎时应及时治疗，如气道分泌物较多，需经常吸除呼吸道分泌物，防止分泌物堵塞气导致窒息，静脉滴注氨溴索（沐舒坦）每次15mg，每日2次，并用糜蛋白酶＋地塞米松＋抗生素雾化吸入，可使病死率下降。

（王洪宇）

第三节　新生儿化脓性脑膜炎

新生儿化脓性脑膜炎，又称新生儿细菌性脑膜炎，是一种常见的新生儿神经系统感染性疾病。发病多与败血症相关，少数由临近组织器官感染蔓延所致。即使在发达国家仍有较高的发病率（0.6%），因其早期临床症状体征不典型，可引起严重的神经系统后遗症，且有着很高的病死率。

一、新生儿化脓性脑膜炎病原学和药敏

（一）病原学

新生儿化脓性脑膜炎的病原学存在地区性差异，由于新生儿免疫功能低下，易感染条件致病菌欧美发达国家多以B族链球菌（GBS）、大肠埃希菌及李斯特菌等常见，发展中国家报道差异较大，但以B族链球菌较为多见。在亚洲，我国台湾地区及韩国均报道B族链球菌及大肠埃希菌为最常见新生儿化脓性脑膜炎致病菌。国内多以凝固酶阴性葡萄球菌（CNS）及大肠埃希菌最为常见。

国内2015年报道，新生儿化脓性脑膜炎病原菌前后5年比较，革兰阳性菌和阴性菌构成无明显变化，革兰阳性菌占比均大于50%。大肠埃希菌前后5年均占首位，除链球菌在近5年新生儿化脓性脑膜炎中发病有升高趋势，其余常见致病菌构成变化不大。在早发型病例中，最常见病原菌为链球菌，其次为大肠埃希菌，链球菌在发病日龄≤3天的早发型中更多见，主要考虑与母亲阴道定植后垂直传播等有关。在晚发型病例中，大肠埃希菌仍占首位，其次为CNS，CNS在晚发型病例中较常见，考虑与患儿接触外界环境中大量存在的葡萄球菌属较多有关。

大肠埃希菌可寄居在正常人的肠道以及生殖道，分娩过程（特别是自然分娩者）为新生儿暴露于该菌的高风险期；后期因新生儿肠道黏膜通透性大以及肠道免疫因子分泌不足等原因，导致新生儿成为大肠埃希菌感染的高危人群。此外，因大肠埃希菌抗体属于IgM，不能通过胎盘，新生儿对此菌缺乏先天的免疫能力。因而该菌成为新生儿化脓性脑膜炎的主要病原菌。

以往认为发展中国家GBS的感染率较低，但近年来GBS脑膜炎的发病率也在逐年提高，GBS已成为我国不少经济发达地区足月儿细菌性脑膜炎的首要致病菌。

在病原菌不明情况下，当出现发热时间长，脑脊液白细胞数及蛋白水平明显增高，糖水平明显降低等典型化脓性脑膜炎改变时，尤其脑脊液白细胞数>500×10^9/L，应警惕大肠埃希菌脑膜炎。若治疗过程中脑脊液长时间难以恢复正常，同时有脑膜炎并发症时更需考虑大肠埃希菌感染，抗生素选择上建议尽早使用对大肠埃希菌敏感的抗生素，并严密观察并发症的发生情况。

（二）药敏

目前，在革兰阳性菌中，均未发现对利奈唑胺耐药，CNS和金黄色葡萄球菌对万古霉素及利福平也未发现耐药。链球菌对青霉素未发现耐药。有研究报道，B族链球菌对万古霉素敏感率为95%，说明链球菌对万古霉素有耐药的可能，目前，临床上青霉素仍是治疗链球菌尤其是B族链球菌感染的首选药物。肠球菌对万古霉素未发现耐药，对喹诺酮类耐药率不高，其中，未发现对青霉素耐药的粪肠球菌，但屎肠球菌对青霉素耐药率达3/5。新型噁唑烷酮类抗菌药物利奈唑胺对常见革兰阳性菌未见耐药，且具有组织穿透性强、脑脊液浓度高等特点，为临床治疗耐药及难治革兰阳性菌所致的新生儿化脓性脑膜炎提供了新的选择。

在革兰阴性菌中，大肠埃希菌对氨苄西林耐药率高，对常用二、三代头孢菌素类抗

菌药物耐药率也达 40%以上，对阿米卡星、头孢哌酮舒巴坦、亚胺培南未发现耐药，对哌拉西林他唑巴坦、阿莫西林棒酸的耐药率低。

二、新生儿化脓性脑膜炎诊断

（一）分型

早发型：生后 3 天内发病；晚发型：生后第 4~28 天发病。

（二）诊断标准

参照第 4 版《实用新生儿学》

1. 体温异常（或高或低），精神差，拒奶，惊厥以及凝视等。
2. 颅内压增高表现前囟隆起，骨缝裂开，脑膜刺激征阳性。
3. CSF 白细胞>20×10^6/L，糖降低，蛋白升高。
4. CSF 细菌培养阳性或涂片上可见细菌。

符合 1~3 可临床诊断，具备 4 可确诊。

对于发热、CRP 水平明显或持续升高以及有反应低下、进奶少/吐奶等表现的新生儿以及考虑脓毒症的新生儿应行腰穿检查以便早期诊断及治疗。

（三）脑脊液检查

脑脊液（CSF）培养是确诊化脓性脑膜炎和明确病原的唯一方法。但 CSF 的培养阳性率极低，临床 CSF 生化及常规检查的异常，如 CSF 白细胞计数>20×10^6/L、葡萄糖降低、蛋白升高也是诊断的依据。

一般中枢神经系统感染性病变的脑脊液细胞改变大致可分为 3 个时期：即以粒细胞反应为主的急性炎症期，以淋巴样细胞反应为主的亚急性增生期及以单核样细胞反应为主的修复期。细菌性脑膜炎第 1 期反应最为明显，在发病初期，由于细菌毒素作用，细胞总数显著增多。急性期中性粒细胞占绝对优势（90%~95%），淋巴细胞仅为 5%~10%。经治疗后病情有改善时，细胞总数迅速下降，中性粒细胞急剧下降，免疫活性细胞和单核-吞噬细胞相对或绝对增高。在修复期，细胞总数明显下降，不再有中性粒细胞，此期可持续数周，淋巴细胞逐渐减少，单核-吞噬细胞逐渐增多。典型新生儿化脓性脑膜炎脑脊液白细胞分类 1 周内以多核细胞为主，之后单核细胞比例逐渐增加并占优势。对于脑脊液明显异常，尤其是脑脊液白细胞数>500×10^6/L 的新生儿，需考虑大肠埃希菌感染可能，其预后相对较差，应尽早使用对大肠埃希菌敏感的抗生素，严密监测并发症。

由于 CSF 培养需时长，且早期阶段或经抗生素治疗后 CSF 的培养常为阴性，生化及常规可能正常，甚至 CSF 送检的及时性等均可影响 CSF 生化常规的结果。因此，CSF 的检查可能达不到早期诊断的目的。此外，新生儿的腰穿极易出现损伤，早产儿合并脑室内出血时 CSF 的改变常常和颅内感染相一致而影响诊断。

反转录-聚合酶链反应（RT-PCR）技术的应用有望达到早期诊断并鉴别病原菌的目的，16SrRNA 基因是细菌染色体上编码 rRNA 相对应的 DNA 序列，目前，绝大多数病原菌的 16SrRNA 基因测序已完成，因此被选为细菌病原体 PCR 扩增部分或全部序列的目标，利用 PCR 技术检测 CSF 中 16SrRNA，其敏感性、特异性与 CSF 生化/常规相比分别为 90.6%比 78.1%、91.7%比 80.6%。

（四）磁共振成像

磁共振成像（MRI）因其具有良好的组织分辨率，能提供多方位、多层面全景图像，对微观结构的高敏感度及无辐射等优势已经被越来越多地应用到新生儿神经系统检查中，其对化脓性脑膜炎的合并症检查具有重要的临床意义。

MRI 主要用于寻找脑膜炎患儿的临床并发症。扩散加权成像（DWI）序列对感染本身及感染并发症所引起的颅内病变较敏感。因此，临床诊断化脓性脑膜炎的患儿，应常规行 MRI 平扫及 DWI 扫描。

三、新生儿化脓性脑膜炎的治疗

病原菌不明确时常常可用头孢噻肟钠联合大剂量青霉素。美罗培南则是产超广谱 β-内酰胺酶（ESBLs）细菌感染或重症患儿的首选药物，而对明确革兰阳性球菌的感染部分地区常直接选用万古霉素或利奈唑胺。大肠埃希菌感染首选头孢噻肟钠、头孢曲松，但头孢曲松能竞争性抑制清蛋白与胆红素的结合，可能会加重新生儿黄疸，故在新生儿应用头孢噻肟钠可能更优于头孢曲松钠。铜绿假单胞菌者仍首选头孢他啶。

推荐疗程：革兰阴性杆菌至少 3 周，革兰阳性球菌至少 2 周。治疗后应于 2~3 天复查 CSF 了解治疗效果，然而由于新生儿血脑屏障通透性较高的缘故，是否待 CSF 中蛋白及糖指标完全正常后停药并无特别要求，有报道 32.6%的患儿停药时 CSF 中蛋白数仍高于正常值，但并无复发病例。

糖皮质激素在新生儿的使用争议仍很大，国外一组随机地对照研究表明，地塞米松能够降低新生儿细菌性脑膜炎的病死率，减轻 CSF 中炎性因子 TNF-α、IL-1β水平，治疗 24 小时后 CSF 中白细胞及蛋白的水平明显较对照组低。但是，由于糖皮质激素，尤其是地塞米松能通过诱导促进小脑神经元细胞增殖的外颗粒层细胞凋亡，从而使早产儿小脑的发育受影响。目前，地塞米松不推荐在新生儿脑膜炎中应用，而其他糖皮质激素如倍他米松、泼尼松龙等方面的研究仍较少。

四、新生儿化脓性脑膜炎的预后

预后主要取决于诊断的时期、感染的微生物的类型以及治疗的时机等。反复抽搐>72 小时、昏迷、意识差、癫痫发作、震颤、末梢循环差、严重呼吸窘迫、发热和癫痫持续时间长、外周血白细胞低、脑脊液白细胞高、葡萄糖水平低、蛋白水平高等被认为是预测化脓性脑膜炎神经系统后遗症高风险的重要因素。

新生儿化脓性脑膜炎的神经系统损害是广泛的，严重后遗症包括各种中-重度的脑性瘫痪、癫痫，而更多见的是各种微小神经功能障碍，如视觉损害、听力的损伤以及认知障碍、行为障碍等，且认知功能的障碍在远期后遗症中可能更为多见。住院期间除监测头围、前囟以及颅缝的变化外，应常规行头颅 B 超及影像学检查，以便及时发现并发症评估后遗症发生的风险。听觉诱发电位的检查也应作为新生儿化脓性脑膜炎的常规检查。

CSF 培养反复阳性患儿的病死率较高。CSF 持续阳性者脑室管膜炎的并发症发生率高达 30%~90%。国内外报道，并发症当中硬膜下积液在新生儿的发生率低于婴儿，但并发脑积水、颅内出血、脑软化、脑梗死更为常见，尤其是早产儿。

（王洪宇）

第五章 新生儿黄疸

第一节 新生儿黄疸

新生儿黄疸指一组由于各种原因导致胆红素在体内积聚的新生儿期常见的症状之一，当血中胆红素>85.0μmol/L时，引起肉眼可见的皮肤黏膜黄染及其他器官黄染，某些因素如饥饿、缺氧、脱水、酸中毒、胎粪排出延迟、头颅血肿等可加重黄疸。

一、诊断

（一）症状

足月儿生理性黄疸多于生后2~3天出现，黄疸程度较轻，先见于面颈部，偶有重者，可涉及躯干、四肢和巩膜。有时呕吐的胃内容物和脑脊液亦呈黄色，粪便也多呈黄色

（二）体征

注意皮肤黄疸的颜色及程度，黄疸色泽是否鲜艳并有光泽，是否呈灰黄色和黄绿色，是否是皮肤苍白、出血点或脓疱疹，注意患儿有无慢性病容貌、精神差、烦躁、生长发育落后等，观察有无尿色黄，大便是否黄色，注意有无体温升高、呼吸困难、肺部闻及啰音，脐周有无红肿，肝脾是否肿大。重度黄疸特别注意有无神经萎缩、嗜睡或激惹，双眼凝视、肌张力减低或增高，或前囟是否紧张、有无惊厥、各种原始反射有无减弱或消失等

（三）检查

1.实验室检查

（1）新生儿溶血病时，红细胞、血红蛋白可以降低，网织红细胞和有核红细胞可增高；有感染时，白细胞及中性粒细胞常增高，C-反应蛋内（CRP）明显增高，血培养可阳性；高未结合胆红素血症者血清胆红素足月儿≥220.6μmol/L（12.9mg/dl），早产儿多以未结合胆红素增高为主；新生儿肝炎时血清转氨酶升高，血清胆红素增加，结合胆红素和未结合胆红素均增高，甲胎蛋白持续升高；宫内感染时HBsAg及TORCH感染的特异性IgM抗体可阳性；先天性胆管闭锁者血清胆红素增加，结合胆红素升高，尿胆红素阳性。

（2）血型鉴定：若母为Rh阴性，子为Rh阳性，要考虑Rh血型不合；若母子均为Rh阳性，还应进一步排除ABO等母子血型不合；若母为O型，子为A或B型，应考虑ABO血型不合；若子为O型，可排除ABO溶血病。

（3）血型特异性免疫抗体检查：为确诊本病的依据，可取患儿红细胞做直接抗人体免疫球蛋白试验（阳性时，说明红细胞已被致敏）、红细胞抗体释放试验及血清中游离抗体测定试验。前两项试验阳性即可确诊，后一项试验阳性，表明小儿体内有免疫性抗体存在，但并不一定说明红细胞被致敏，故不能仅据此而确诊。

2.特殊检查

可做肝胆B超、CT和核同位素扫描，以发现有无胆管阻塞。

（四）诊断要点

1. 生理性黄疸诊断依据

（1）新生儿一般情况良好。

（2）足月儿在出生2~3天出现黄疸，4~5天达高峰，在2周内消退；早产儿多在出生后3~5天出现黄疸，5~7天达高峰，在4周内消退。

（3）血清总胆红素浓度在足月儿脐血<42.7μmol/L（2.5mg/dl），24小时内<102.6μmol/L（6mg/dl），48小时内<153.9μmol/L（9mg/dl），72小时内<220.6μmol/L（12.9mg/dl）。早产儿24小时内<136.8μmol/L（8mg/dl），48小时内<205.2μmol/L（12mg/dl），72小时内<256.5μmol/L（15mg/dl）。

（4）血清结合胆红素<25.6μmol/L（1.5mg/dl）。

（5）血清胆红素浓度每日上升<85.5μmol/L（5mg/dl）。

2. 病理性黄疸诊断依据

（1）出生后24小时内出现黄疸，血清总胆红素浓度>102.6μmol/L（6mg/dl）。

（2）血清胆红素浓度在足月儿≥220.6μmol/L（12.9mg/dl）早产儿≥256.5μmol/L（15mg/dl），每日升高>85.5μmol/L（5mg/dl）。

（3）血清结合胆红素>25.6μmol/L（1.5mg/dl）。

（4）黄疸持续时间较长，足月儿>2周，早产儿>4周。

（5）黄疸退而复现。

3. 胆红素脑病诊断依据

（1）有高未结合胆红素血症，足月儿血清胆红素常>342.2μmol/L（20mg/dl），常在出生后3~5天出现；早产儿血清胆红素常>256.5μmol/L（15mg/dl），常在生后6-10天出现。

（2）早期症状较轻，有厌食、睡眠差、呼吸暂停、低热、萎靡及拥抱反射消失等。继续发展后可有高声尖叫、呼吸困难、心动过缓、惊厥或角弓反张等。重症者常可死亡，存活者后期常出现持久性锥体外系神经异常，如眼球运动障碍、听觉障碍、手足徐动及智力落后等。

4. 胆红素脑病分期诊断

（1）警告期：嗜睡，反应低下，吸吮无力，拥抱反射减弱，肌张力减退，偶有脑性尖叫、呕吐。持续12~24小时。

（2）痉挛期：轻者仅有目光凝视，重者抽搐，肌张力增高，角弓反张，抽搐时可伴发热。持续12~48小时。

（3）恢复期：吸吮力和对外界反应逐渐恢复，肌张力恢复，痉挛减少或消失。持续2周。

（4）后遗症期：即核黄疸四联症，表现为手足徐动、眼球运动障碍、听觉障碍，牙釉质发育不良。此外，还有脑性瘫痪、智能低下、癫痫、流涎等。

（五）鉴别诊断

1. 新生儿溶血病

黄疸常发生于出生后24小时内，且进展快，并伴有贫血、肝脾肿大，重者可伴有水肿和心力衰竭，国内以ABO溶血病多见，母血型为O型，父与子女血型常为B或A型。

Rh 溶血病发生率虽少，但病情严重，多见于第二胎，测定血清特异性抗体，即可确诊。

2.葡萄糖-6-磷酸脱氢酶（G-6-PD）缺乏症

常有窒息、缺氧、感染或服药史等诱因，直接测定红细胞 G-6-PD 活性可确诊。

3.感染性疾病

如败血症、肺炎等，根据相应的病史，临床表现与实验室资料进行鉴别。

4.药物性黄疸

某些药物如维生素 K_3、磺胺药等具有强氧化作用，可诱发新生儿溶血。孕母分娩前静脉滴注大剂量缩宫素或未加电解质的葡萄糖液，使胎儿处于低渗状态，易导致其红细胞通透性及脆性增加致溶血，有相应的用药史可资鉴别。

5.母乳性黄疸

足月儿多见。黄疸在出生后 2~14 天内发生，但不随生理性黄疸的消退而消退，黄疸程度以轻度至中度为主，血胆红素浓度大多在 205.2μmol/L（12mg/dl）~342.0μmol/L（20mg/dl），以未结合胆红素升高为主。患儿一般情况良好，不伴肝脾肿大，无贫血，肝功能正常。本病诊断尚缺乏特异性实验室检测手段，需将其他能引起新生儿黄疸的疾病逐一排除后，试停母乳 3 天，黄疸能迅速减轻，胆红素降低原水平的 50%以上，可临床诊断本病。

6.先天性甲状腺功能减低症

常表现黄疸程度重，消退延迟，同时可伴腹胀、便秘、反应低下、声音嘶哑、舌大、脐疝等症状。血甲状腺素（T_3、T_4）降低，促甲状腺素（TSH）增高。

7.新生儿肝炎

最为常见，多由病毒引起宫内感染所致，如乙肝病毒、巨细胞病毒、EB 病毒、单纯疱疹病毒、风疹病毒、肠道病毒等，肝功能检查转氨酶升高，检测特异性抗原、抗体可确诊。

8.胆管阻塞

见于先天性胆管闭锁、先天性胆总管囊肿，胆汁黏稠综合征及肝胆肿瘤等，均可导致肝内和肝外胆管阻塞，结合胆红素排泄障碍等临床表现为黄疸进行性加重，尿色黄，大便呈白陶土色，肝脾进行性肿大，最后形成肝硬化伴腹水。腹部 B 超，CT 或核同位素扫描等可明确诊断。

9.先天性遗传代谢性疾病

如半乳糖血症、糖原累积症、$α_1$-抗胰蛋白酶缺乏症、酪氨酸血症、脂质累积病、先天性非溶血性黄疸等检测特异性酶或肝组织检查可确诊。

二、治疗

一般生理性黄疸无须治疗。病理性黄疸需积极去除病因，维持内环境的稳定，采用综合措施，降低血清中胆红素的水平，防止胆红素脑病的发生。

（一）一般治疗

保暖，早开奶，适当补充维生素；纠正缺氧、酸中毒，维持内环境稳定；避免应用可与胆红素竞争葡萄糖醛酸转移酶或白蛋白结合位点的药物，如磺胺类、水杨酸盐、维生素 K_3 和 K_4，吲哚美辛等。

（二）药物治疗

1.肝酶诱导剂

可诱导肝细胞微粒体使葡萄糖醛酸转移酶的合成增多，增加未结合胆红素与葡萄糖醛酸结合的能力，增加肝细胞γ蛋白的含量，加速胆红素的代谢。常用苯巴比妥，首次负荷量为 10~15mg/kg 肌内注射，8~12 小时后改用维持量 5~10mg/kg，分 2~3 次口服，连用 3~5 天；也可加用尼可刹米 100mg/（kg·d），分 2~3 次口服，连用 3-5 天。

2.白蛋白

黄疸严重时，可给予白蛋白，每次 1g/kg 加葡萄糖 10~20ml 中静脉滴注，从而增加与未结合胆红素的联结，防止其透过血-脑屏障对脑细胞造成损害，预防核黄疸的发生。也可静脉滴注血浆 10ml/kg。白蛋白或血浆一般每日用 1 次，可根据胆红素高低，用 1~2 次。

3.纠正代谢性酸中毒

可给予 5%碳酸氢钠注射液 2~3ml/kg 稀释后静脉滴注，可提高血 pH 值，利于未结合胆红素与蛋白质的结合。

4.金属卟啉

锡原卟啉、锌原卟啉、锡中卟啉、锌中卟啉等可抑制胆红素的产生，无毒性。

5.大剂量丙种球蛋白

可抑制吞噬细胞对致敏红细胞的破坏，多用于重症新生儿溶血病早期，用法为 1g/kg，6~8 小时内持续静脉滴注，一般应用 1 次即可。

6.抗生素

黄疸由感染引起者，如新生儿败血症、化脓性脑膜炎等，可根据临床经验或细菌培养结果应用敏感的抗生素，但磺胺类、新霉素、氯霉素等可加重黄疸的药物不宜应用。

7.保肝药

黄疸由新生儿肝炎引发时，可加用保肝药，如葡醛内酯，用法每次 25~50mg/kg 口服，每日 2 次，或联苯双酯每次 0.5mg/kg 口服，每日 2~3 次。也可静脉滴注用药，如甘草酸二胺（片利欣）1.5ml/（kg·d），或甘草酸（强力宁）1~1.5ml/（kg·d），疗程均为 10~14 天。

（三）其他治疗

1.光疗

一种可降低血清未结合胆红素简单易行的方法。以蓝光最好（主峰波长 425~475mn），也可用白光（波长 550~600nm）或绿光（波长 510~530nm）。主要设备有光疗箱、光疗灯和光疗毯等。照射时以双面光疗为宜；上、下灯管距床面距离分别为 40cm 和 20cm。适用于任何原因引发的新生儿高未结合胆红素血症患儿。光疗分连续照射和间歇照射，前者为连续照射 24 小时，后者为照射 10~12 小时后，间歇 12~14 小时再照。临床具体如何应用，视病情而定。光疗注意事项：①蓝光灯管随使用时间延长，其功效逐渐降低，连续使用 2000~2500 小时后需更换新灯管；如治疗 Rh 溶血病等重度黄疸患儿时，应使用新灯管；②光疗箱要预热，温度达 30℃左右时再放入患儿；③光照时，婴儿双眼要用不透光的纸片或布遮盖，以免视网膜损伤；会阴、肛门等外生殖器亦应遮盖予以保护；④光疗时不显性失水会增加，液体入量应增加 15~20ml/（kg·d）；⑤光疗期间应密切监测血清胆红素浓度，可每 12~24 小时测定 1 次，遇溶血病及血清胆红素水平已接近换血指征时，可每 4~6 小时测定 1 次，光疗结束后还应再继续监测 2 天，必要时再次光疗。光疗不良反应：可出现发热、腹泻和皮疹等，大多不严重，可继续光疗；因蓝光分解，光疗超过 24 小时后可出现体内核黄素缺乏，应进行短期补充，剂量为光疗时维生素 B_2，每次 5mg，每日 3 次口服；光疗后改为维生素 B_2，每次 5mg，每日 1 次口服，连用 3 天；当有肝功能障碍的患儿，血清结合胆红素>68.4µmol/L（4mg/dl）时，光疗可使皮肤呈现青铜色即出现青铜症，此时应停止光疗，停照后症状多可自行消退。此外，光疗时还应注意水分和钙剂的补充，出现抽搐、呼吸暂停等严重低钙表现时，应暂停光疗，积极纠正。

2.换血疗法

换血是治疗新生儿高胆红素血症最迅速地方法，对重症高未结合胆红素血症患儿，尤其是对重症母婴血型不合溶血病的患儿，均有快速而有效的治疗效果。

（1）换血指征：换血疗法虽很有效，但其也存在一些不良反应，应用时要掌握一定指征：①产前已明确诊断为新生儿溶血病，出生时脐血胆红素>68.4µmol/L（4mg/dl），血红蛋白<120g/L，伴有水肿、肝脾肿大和心力衰竭者；②血清胆红素已达 342.0µmol/L（20mg/dl）~427.5µmol/L（25mg/dl），或胆红素每小时上升>8.6µmol/L；③不论胆红素水平高低，已有胆红素脑病的早期表现者，如萎靡，吸吮无力、反射减弱等；④早产儿、低出生体重儿并发缺氧、酸中毒、感染等情况时，换血指征宜适与放宽。

（2）换血方法：①血源：母 O 型、子 A 型或 B 型的 ABO 溶血病时，最好选用 AB 型血浆和 O 型红细胞的混合血液；Rh 溶血病时，应选用 Rh 血型系统与母亲同型、ABO 系统与患儿同型的血液；②换血途径：选用脐静脉和其他大静脉进行换血；③换血量：一般为患儿血量的 2 倍，即 150~180ml/kg。

三、病情观察

1.每日观察黄疸消退情况，应用经皮黄疸指数测定仪监测经皮黄疸指数，可粗略地估计血清胆红素水平，每 2~3 天检测血清胆红素。

2.光疗时注意体温、皮疹、尿量等变化，一旦发生光疗不良反应可暂停光疗。换血中和换血后，均需密切观察患儿生命体征及黄疸程度，并注意观察出现心律失常、心力衰竭、电解质紊乱，血栓形成、出血感染、坏死性小肠结肠炎及肠穿孔等并发症的临床表现，注意及时防治。重症患儿易伴有贫血、感染，注意及时预防。

四、病历记录

在病史与体格检查中，记录引起新生儿黄疸的各种疾病的描述；在家族史中记录有无黄疸家族史；在病程记录中记载蓝光照射的时间、有无不良反应、治疗后黄疸与血清胆红素减少情况；在出院小结中记录确诊依据、治疗内容与疗效观察，对胆红素脑病患儿，记录可能出现的后遗症，出院后应门诊随访。

五、注意事项

（一）医患沟通

向家长宣传预防新生儿黄疸的知识，出生后及时喂养。部分高未结合胆红素血症有发生胆红素脑病的危害，预后不佳，尽管进行了治疗也可有脑性瘫痪等后遗症，应事先交代。对于宫内感染患儿，治疗好转后，出院后仍需长期随访观察，须事先向家长交代。

（二）经验指导

1.临床上有部分正常足月新生儿虽血清胆红素超过生理性黄疸上限值，持续时间也超过2周，但找不到任何病理因素，可能仍属于生理性黄疸。

2.新生儿出生后如未能在数小时内及时喂奶或糖水，由于饥饿及胎粪排出延迟，可造成黄疸加重；需询问有无产前应用缩宫素、了解新生儿出生后第1次喂哺时间，有助于分析黄疸的原因。

3.对于胆道闭锁，一经确诊，应尽早转外科手术，手术时年龄<60天者疗效较好。

4.轻度患儿可在门诊治疗，中、重度患儿均需住院治疗。治愈标准为黄疸消退，血清胆红素正常，原发病治愈。

（贾丽芳）

第二节　新生儿溶血病

新生儿溶血病是指由于母婴血型不合引起的胎儿或新生儿同族免疫性溶血性疾病，临床以胎儿水肿和（或）黄疸、贫血为主要表现，严重者可致死或遗留严重后遗症，是新生儿病理性黄疸中相当重要的病因。至今人类已发现的红细胞血型系统有26个，虽然有多个血型系统均可发生新生儿溶血，但其中ABO血型不合是引起新生儿溶血病的最常见病因，其次为Rh血型不合。

一、Rh血型不合溶血病

（一）病因及发病机制

因胎儿红细胞的Rh血型与母亲不合，若胎儿红细胞所具有的抗原恰为母体所缺少，当胎儿红细胞通过胎盘进入母体循环，因抗原性不同使母体产生相应的血型抗体，此抗体（IgG）又通过胎盘进入胎儿循环作用于胎儿红细胞并导致溶血。

（二）诊断

1.症状及体征

本病的临床症状是由溶血所致，症状的轻重程度和母亲抗体的量、抗体与胎儿红细胞的结合程度及胎儿的代偿能力等因素有关，常见的症状如下：

（1）胎儿水肿：多见于病情重者。水肿的发生与低血浆蛋白有关。这类患儿胎盘的重量与新生儿出生体重之比可达1∶（3~4）（正常为1∶7）。

（2）黄疸：具有出现早、上升快的特点，其黄疸的程度与溶血程度及肝脏形成结合胆红素的能力有关。特别应注意有少数患儿在病程恢复期可出现"胆汁瘀积综合征"。

（3）贫血：程度不一，与溶血的程度有关，特别应注意晚期贫血。患儿在生后2~6周发生明显贫血，血红蛋白<80g/L，称为晚期贫血。

（4）肝脾大：程度不一，与骨髓外造血有关。

（5）低血糖：见于重度Rh溶血病患儿，因大量溶血致还原型谷胱甘肽增高，进而刺激胰岛素释放。

（6）出血倾向：见于重症者，与血小板减少、毛细血管缺氧性损害有关。

2.实验室检查

（1）生前检查：①母血清抗体测定或定胎儿血型：Rh阴性的孕妇应查其丈夫的血型，若不合，应测抗体。第一次测定一般在妊娠第16周进行；②羊水检查：胎儿溶血程度愈重，羊水含胆红素就愈高，故此检查结果对进一步处理方法的决定有参考价值；③B超检查：主要观察有无胎儿水肿、腹水，胸腔积液，肝脾是否肿大，胎盘有无水肿，羊水量等。

（2）生后检查：生后诊断的主要依据是血清特异性免疫抗体的检测。①改良直接抗人球蛋白试验（Coombs试验）：充分洗涤后的受检红细胞盐水悬液与"最适稀释度"的抗人球蛋白血清混合，检测新生儿红细胞膜上结合的血型抗体，如有红细胞聚集则为阳性，表明红细胞已致敏；②抗体释放试验：首先通过加热使新生儿红细胞膜结合的母体血型抗体释放至释放液中，再将释放液与同型成人红细胞混合，发生凝结为阳性，该试验检测新生儿红细胞是否已致敏；③游离抗体试验：检测新生儿血清、母体血清中有无血型抗体存在及其类型；④血常规检查：包括血型、血色素、网织红细胞。

3.鉴别诊断

需与其他血型不合溶血病鉴别。

（三）治疗

除极少数重症患儿在宫内已开始接受治疗以减轻病情、防止死胎，绝大多数Rh溶血病患儿的治疗在生后进行。

1.产前治疗目的是纠正贫血、减轻病情。

（1）母亲血浆置换术。

（2）胎儿宫内输血。

（3）母或胎儿注射IVIG。

（4）提前分娩。

2.新生儿治疗

（1）胎儿期重度受累者，出生时有胎儿水肿、腹水、贫血、心功能不全者，应尽快做交换输血。

（2）出生后一旦明确诊断，可给静脉滴注丙种球蛋白，按0.5~1g/kg，阻断新生儿单核-吞噬细胞系统Fc受体，抑制溶血过程，减少胆红素产生和减少交换输血。

（3）出生时一般情况尚正常，但生后很快出现黄疸，应采取措施降低血清胆红素，以防止胆红素脑病的发生。可采用光疗、交换输血并辅以药物治疗，如输注白蛋白治疗。

（4）纠正贫血：早期重度贫血者往往胆红素很高，需交换输血；晚期贫血若患儿症状严重时，可适当少量输血，输入的血最好没有引起发病的血型抗原。

（四）预防

目前，对于新生儿溶血病的预防仅限于RhD抗原。通过给Rh阴性孕妇注射RhDIgG来预防Rh（抗D）溶血病已取得满意效果。近来主张对所有未致敏的Rh阴性孕妇在妊娠28周时注射一剂RhDIgG（300μg），如果新生儿为Rh阳性，出生时再注射一剂。

二、ABO血型不合溶血病

ABO血型不合溶血病在新生儿母婴血型不合溶血病中最常见，主要发生在O型产妇、胎儿为 A 型或 B 型。本病第一胎也可发病，约占 40%~50%。

（一）诊断

1.症状及体征

与 Rh 溶血病相比较，症状较轻，以黄疸为主要症状。如不及时处理也可发生胆红素脑病。贫血、肝脾大程度均较轻，发生胎儿水肿者更为少见。

2.实验室检查

根据病史、临床检查怀疑本病时应做血清学检查以确诊。先确定母婴 ABO 血型不合，然后做改良直接 Coombs 试验、抗体释放试验及游离抗体试验。其中改良直接 Coombs 试验和（或）抗体释放试验阳性均表明小儿的红细胞已致敏，可以确诊，若仅游离抗体阳性只能表明小儿体内有抗体，并不一定致敏，此时应参考母游离抗体效价，若母抗体效价≥1：64 则有意义。

3.鉴别诊断

需与其他血型不合溶血病鉴别。

（二）治疗

治疗原则同 Rh 溶血病，重点是降低血清胆红素，防止胆红素脑病。

（贾丽芳）

第三节　新生儿胆红素脑病

胆红素脑病是指胆红素毒性所致的基底节和不同脑干核损伤的中枢神经系统表现。

一、病因及发病机制

1.胆红素进入脑内：未结合胆红素进入脑并造成脑损伤的机制尚不清楚。目前认为有多种机制：

（1）胆红素的产生超过血液与组织间的正常缓冲能力。

（2）胆红素联结白蛋白或其他蛋白的能力发生改变。

（3）血脑屏障的破坏增加了中枢神经系统对胆红素的通透性。

（4）其他因素。

2.胆红素在细胞水平的毒性。

二、诊断

（一）症状及体征

胆红素脑病患儿黄疸多较严重，全身皮肤黏膜呈重度黄染，此病多见于生后 4~10 天，发生胆红素脑病的血清胆红素阈值依生后日龄而异，足月儿多在 342.2~427.5μmol/L（20~25mg/dl）以上。当存在早产、窒息、呼吸困难或缺氧，严重感染、低白蛋白血症、低血糖、低体温、酸中毒或体重低于 1.5kg 等高危因素时，血清胆红素低于临界值亦可发生胆红素脑病。

胆红素脑病的典型症状：以往将胆红素脑病分为 4 期：警告期、痉挛期、恢复期和后遗症期，现多将前三期称为急性胆红素脑病，第四期称为慢性胆红素脑病（核黄疸），见（表 5-3-1）。

表 5-3-1 胆红素脑病临床症状分期表

		VanPraagh 分期	北京市儿童医院分期	时限
新生儿期	1.警告期	肌张力减退	黄疸突然明显加深	约 12~24h
		嗜睡	嗜睡	
		吸吮反射弱	吸吮反射弱、发热	
	2.痉挛期	发热（80%）	痉挛或松弛、发热	约 12~24h
		痉挛	呼吸衰竭	
	3.恢复期	上述症状消失	症状消失	约 2 周
1个月后	4.后遗症期	持久性锥体外系神经异常	持久性锥体外系神经异常	

胆红素毒性损伤的后遗症也可发生在新生儿期从未出现过急性胆红素脑病的婴儿。另外，早期流行病学研究提示有些新生儿可有亚临床型胆红素脑病的后遗症，如仅表现轻度运动功能障碍和（或）认知功能异常。

（二）实验室检查

1.血清胆红素浓度的测定

一旦发现胆红素浓度超过 256.5μmol/L（15mg/dl）就该密切注意神经系统症状的出现。

2.磁共振（MRI）

急慢性胆红素脑病的诊断可通过磁共振影像确定。

三、预防及治疗

防止新生儿高胆红素血症的发生是预防胆红素脑病的要点。药物疗法、光照疗法和换血疗法均能降低血清胆红素。

（1）产前预防。

（2）产后预防：①治疗各种合并症；②药物疗法：酶诱导剂如苯巴比妥；③光照疗法、换血疗法。

（3）已发生核黄疸者，根据各期表现给予对症治疗。后遗症期可指导早期干预、促进智能和运动发育。

（贾丽芳）

第四节 新生儿肝炎综合征

新生儿肝炎综合征是指新生儿期以阻塞性黄疸、肝脾大、肝功能异常为特征的一种综合征。由于病因较多，对每一病例的确切原因难以确定，故常称为新生儿肝炎综合征。

一、病因

（一）感染因素

1.嗜肝病毒

以乙型肝炎病毒最常见，其次为丙型肝炎病毒。

2.非嗜肝病毒

最常见为巨细胞病毒，其次为EB病毒、风疹病毒、单纯疱疹病毒、肠道病毒。

3.其他感染因素

细菌、弓形虫、梅毒螺旋体。

（二）胆汁排泄障碍

可由肝脏内外胆管发育不全、胆汁黏稠、肝脏或胆道肿物等引起。

（三）家族中遗传代谢性缺陷病

1.糖代谢障碍

如半乳糖血症、遗传性果糖不耐症、糖原累积病Ⅳ型等。

2.氨基酸代谢障碍

如酪氨酸血症等。

3.脂类代谢障碍

如尼曼-皮克病、戈谢病、二羟酸尿症等。

4.其他代谢障碍

如胆酸代谢异常、遗传性血色病和α_1-抗胰蛋白酶缺乏症等。

二、临床表现

主要表现为黄疸。生理性黄疸持续不退或退而复现，可伴低热、呕吐、腹胀、厌食、体重不增等，出生后可有正常颜色大变，以后渐转为淡黄色、灰白色或白陶土色，尿色深黄，肝脏增大，少数重症者病程较长可致肝硬化、肝功能衰竭。

三、实验室检查

1.肝功能检查。

2.胆汁淤积相关检查 胆红素、血清胆汁酸、γ-谷氨酰转肽酶、甲胎蛋白等。

3.病原学检测。

4.代谢病筛查 血、尿串联质谱（MS/MS）或尿气相色谱/质谱（GC/MS）分析检测。

5.影像学检查。

6.其他 血常规、凝血功能、甲状腺功能等。

四、诊断

根据病史和流行病学史、症状体征及实验室检查即可诊断本病。

五、鉴别诊断

应与先天性胆道闭锁鉴别。

六、预防及治疗

1.预防 疫苗接种，高危儿免疫阻断。

2.治疗：①病因治疗；②营养供给；③对症治疗：保肝治疗，肾上腺皮质激素，中草药，利胆药。

（贾丽芳）

第六章　新生儿消化道系统疾病

第一节　咽下综合征

咽下综合征：在新生儿期常见，主要特点为出生后即出现呕吐，进食后呕吐加重，呕吐内容物为羊水，也可带血，持续1~2天后多自愈。

一、病因

正常情况下，胎儿在宫内可吞入少量羊水，对胎儿的胃黏膜并无刺激。但在分娩过程中，胎儿如吞入羊水量过多，或吞入被胎粪污染或已被感染的羊水，或含较多母血的羊水，均可刺激新生儿的胃黏膜，而引起呕吐。多见于有难产史、窒息史或过期产史的新生儿。

二、临床表现

常于生后尚未开奶即开始呕吐，吐出物呈泡沫黏液样，有时带绿色，为被胎粪污染的羊水，有时含咖啡色血样物。开始喂奶后呕吐常加重，进奶后即吐出。但一般情况正常，无呛咳，也无发绀等症状。胎粪排出正常，有时可排黑便，大便潜血阳性。体检腹不胀，看不到胃型或肠型，也无其他异常体征。通常在1~2天内，将咽下的羊水及产道内容物以及血液吐净后，呕吐即停止。

三、诊断

生后未进食已开始呕吐，呕吐内容为绿色黏液，或带血液，有难产、窒息或过期产史，为本病诊断要点。腹不胀，胎粪排出正常，可除外先天性食管、胃流出道梗阻、肠管闭锁。吐血量多时需与新生儿自身消化道出血相鉴别，如新生儿应激性溃疡、新生儿出血症也可有呕血症状。可做 APT 试验，取患儿呕吐物或大便中血性标本，加水搅匀，使之溶血，沉淀后，取上清液5份加1%氢氧化钠1份。1~2分钟后观察，若呈棕黄色，表示血液来自母体，因成人血红蛋白遇碱则变性。若呈红色，表示血液来自新生儿本身，因新生儿血以胎儿血红蛋白为主，具有抗碱性，不变色。经上述试验，如证明为母血，可确诊为本病。

四、治疗

一般多不需治疗，吞入液体吐净后，1~2天内自愈。呕吐重者可用1%碳酸氢钠溶液或1/2张温盐水洗胃，洗1~2次后，呕吐即可停止。

（王洪宇）

第二节　胃食管反流

胃食管反流（GER）是指胃内容物，包括从十二指肠流入胃的胆盐和胰酶等反流入食管的一种常见临床症状，分为生理性和病理性两种。前者是由于哭闹、咽下、吸吮、胃胀气等引起食管下括约肌（LES）反射性松弛，而使食物进入食管内或胃内过多气体通过食管排出体外，往往发生在喂奶时或喂奶后。后者是由于 LES 的功能障碍和（或）与其功能有关的组织结构异常，以至 LES 压力低下而出现的反流，可引起一系列临床症状，长期反流导致反流性食管炎，支气管、肺部并发症，营养不良等称为胃食管反流病（GERD）。GER 易发生于新生儿期，尤其是早产儿更多见，轻度反流发病率可离达 80%~85%。

1934 年 Hamperl 和 1935 年 WInkelsteIn 分别描述反流性食管炎的病理和临床表现，1947 年，Neuhaser 和 Be-renberg 报道了 GER，由于胃食管连接部松弛，而引起进食后呕吐，当时称为松弛症。1959 年 Carre 强调此类患儿常伴有解剖学异常，称为胸胃或食管裂孔疝。以后许多学者又发现大多数松弛症患儿经体位治疗即可治愈，并无裂孔疝存在。也有学者称为先天性短食管，实际上大多数短食管患者为严重反流后食管缩窄、纤维化及挛缩的结果。1974 年 Randolph 强调 LES 的作用，因此，近年来认为将此组患儿命名为 GER，以反映食管功能性病变最为适宜。

一、发病机制

胃食管反流与多种因素有关，主要有以下几个方面。

（一）LES 抗反流屏障功能低下

1.食管下括约肌压力（LESP）低下

LES 位于食管下段横膈食管裂孔处，该处环行肌略厚，其肌束分别与食管及胃的相应肌层延续，呈斜行螺旋状走向，收缩期使食管变窄及胃食管角变锐，起者括约肌样作用，在食管穿越膈肌处形成长约 1~4cm 的高压区，在静息状态下，保持一定压力，并使下段食管关闭。当有吞咽动作时 LES 反射性松弛，压力下降。通过正常的食管蠕动推动食物进入胃内，然后压力又恢复到正常水平，并出现一个反应性的压力增高以防止食物反流；当胃内压和腹内压升高时，LES 会发生反应性主动收缩使其压力超过增高的胃内压，起到抗反流作用。LES 正常压力调节主要由壁内平滑肌、神经支配、神经递质及肽类激素以及某些药物、食物调节。因某种因素使上述正常功能发生紊乱时即可引起胃内容物反流入食管。如 LES 肌肉数量减少或肌细胞有缺陷，使 LESP 降低，且不随胃内压改变而变化，可致 GER。胃泌素、胃动素、胆囊收缩素、P 物质、胰多肽、血管紧张素、脑啡肽等可使 LESP 增高。而血管活性肠肽、促胰液素、β肾上腺素能激动剂、α肾上腺素能拮抗剂、抗胆碱能制剂、多巴胺受体兴奋剂、钙通道拮抗剂、茶碱、一氧化氮、抑胃肽、前列腺素等及巧克力、烟碱、咖啡、高脂食物、酒精等可使 LESP 降低，引起 GER。

2.LES 周围组织作用减弱

LES 近端位于胸腔，中部位于横膈食管裂孔，远端位于腹腔内。缺少腹腔段食管，腹压增高时不能传导腹压至 LES，使其收缩达到抗反流作用，如食管裂孔疝常出现 GER。腹腔内的正压作用于 LES，可部分抵消胃内容物反流入食管的压力，而在食管裂孔疝时，其 LES 在胸腔内，周围是负压，易出现反流。但 CurcI 报道 41 例 GER，有食管裂孔疝者仅 5 例。又如食管闭锁患儿，术后 50%~60%可发生 GER。新生儿胃食管角（由食管和胃贲门形成的夹角，又称 HIs 角）较大（正常为 30°~50°）；横膈肌脚钳夹作用减弱；

膈食管韧带和食管下段黏膜瓣解剖结构发生器质性或功能性病变等均可破坏 LES 正常的抗反流功能。

3.LES 短暂性松弛（TLESR）

是指与吞咽过程无关的短时间 LES 松弛。有人认为是造成生理性和病理性反流的重要因素。而胃扩张是造成 TLESR 的最关键原因。

（二）食管廓清能力降低

正常食管蠕动分为原发性和继发性两类，前者由咽下动作引起，始于咽食管连接处，蠕动波可产生一定压力，推动食团向下移动，上段食管蠕动快于下段。后者始于食管上括约肌（UES）以下部分，可排除食管内原发性蠕动波未排尽的食物。正常情况下，食管的蠕动、唾液的冲洗及对酸的中和作用、食物的重力和食管黏膜下分泌的碳酸氢盐等构成了食管廓清能力，对反流物进行清除，以缩短反流物和食管黏膜的接触时间。当食管蠕动振幅减弱、消失或出现病理性蠕动时，食管通过蠕动清除反流物的能力下降，延长了反流的有害物质在食管内的停留时间，增加了对黏膜的损伤，很少发生继发性蠕动，食管廓清能力降低，胃内容物可由逆蠕动波继续向上反流溢出，促进 GER 的发生。

（三）食管黏膜的屏障功能破坏

屏障作用由黏液层、细胞内的缓冲液、细胞代谢及血液供应构成。反流物中的某些成分（主要是胃酸、胃蛋白酶；其次为十二指肠反流入胃的胆盐和胰酶）使食管黏膜屏障功能受损，黏膜抵抗力减弱，引起食管黏膜炎症。

（四）胃、十二指肠功能失常

1.胃排空功能低下，使胃内容物和压力增加，当胃内压增高超过 LES 压力时可诱发 LES 开放；胃容量增加又导致胃扩张，致使贲门食管段缩短，使抗反流屏障功能降低。

2.胃内高分泌状态，例如 ZollInger-EllIsorI 综合征，胃内分泌最增加，酸度也增高，引起食管黏膜损伤重，疗效差。

3.十二指肠病变时，幽门括约肌关闭不全导致 GER。

由于酸性胃液反流，食管长期处于酸性环境中，食管黏膜是鳞状上皮组织，对胃酸和胃消化酶缺乏抵抗力，可发生食管炎、食管溃疡、食管狭窄；反流物吸入气管甚至肺内，可引起反复发作的支气管炎、肺炎、肺不张；也可引起窒息，甚至猝死综合征。2 周以内的新生儿 LES 压力较低，<0.3kPa（2.5mmHg），高压区长度也短，0.8~1.0cm，至少到生后 6 周才达成人水平 0.75kPa（5.6mmHg），长度 3~4cm，早产儿需 2~3 个月胃食管功能才能较成熟，建立起有效的抗反流屏障。此外 LES 到咽部的距离相对短，卧位时间也较长，哭闹时腹压往往升高，使 GER 更多见于新生儿期。

二、临床表现

生理性反流只出现于喂乳后短时间内，如频发或持续时间长，且伴有一系列症状，应考虑为病理性反流。

1.呕吐是最常见的症状，可见于 90%以上的患儿。生后第一周即可出现，表现为溢乳、轻度呕吐或喷射性呕吐，呕吐较顽固。

2.80%的患儿出现体重不增，以致营养不良，体重常在第 10 百分位以下。

3.频繁的胃酸反流可致食管炎，患儿表现不安，易激惹或拒食，如发生糜烂或溃疡，可出现呕血及便血，导致缺铁性贫血，发生率约为 28%。

4.呕吐物被吸入，可致肺部合并症，发生率16%~75%不等，表现为窒息、呼吸暂停、发绀，可突然死亡。或引起呛咳、夜间痉咳，导致反复发作性气管炎、吸入性肺炎、肺不张等。有的患儿呕吐并不严重，夜咳等肺部症状为仅有表现。GER治愈后，肺部症状随之消失。

5.常与其他先天性疾病伴发：如先天性食管闭锁、食管裂孔疝、食管蹼、气管食管瘘、先天性膈疝、先天性肥厚性幽门狭窄、先天性小胃、肠旋转不良、唇腭裂、心脏畸形等。在手术治疗这些疾病时，也应注意术后易出现GER。神经系统有缺陷的患儿，如精神运动发育迟缓、脑瘫、智力低下、脊柱畸形等，可因体位、肌张力偏高、躯体痉挛、神经调节紊乱等因素，易发生GER。一些少见病，如先天性中枢性低通气综合征（Ondine综合征），囊性纤维性变等，临床表现GER较为突出。其原因与长期仰卧位、吞咽功能不协调或缺失、食管运动功能受损、胃窦和幽门十二指肠动力异常、吞气症引起腹压增高、惊厥及一些药物作用有关。

三、诊断

GER临床表现复杂且缺乏特异性，仅凭临床症状难以区分生理性或病理性GER。目前，依靠任何一项辅助检查均很难确诊，必须采用综合诊断技术。凡临床发现不明原因反复呕吐、咽下困难、反复发作的呼吸道感染、生长发育迟缓、营养不良、贫血、反复出现窒息、呼吸暂停等症状时应考虑到GER存在的可能性，必须针对不同情况，选择必要的辅助检查，以明确诊断。

四、辅助检查

（一）食管钡剂造影

方法简便易行，可以观察食管形态、食管动力改变和胃食管区解剖形态以及判断有无合并症存在。并对食管裂孔疝、食管蹼、食管狭窄、肠旋转不良等疾病作出明确诊断。虽然受哭闹等因素影响，且需放射性曝光显示，诊断阳性率在75%左右，目前临床上仍广泛采用。新生儿可用泛影葡胺5~10ml稀释后喂入，检查时头低位，腹部加压可提高检出阳性率。应观察5分钟，有3次以上反流才能肯定诊断。反流到食管下端即有诊断意义，如达食管中段或上段则意义更大。Mecagey将GER造影检查分为5级：Ⅰ级反流至食管下端；Ⅱ级反流至气管隆嵴平面以上，颈部食管以下；Ⅲ级反流至颈部食管；Ⅳ级贲门完全松弛，反流至颈部食管；Ⅴ级反流合并气管或肺吸入。检出阳性率为25%~80%不等。假阴性占14%，假阳性占31%，故可作为初筛。

（二）食管24小时pH监测

24小时连续监测食管下端pH，可反映GER的发生频率、时间、反流物在食管内停留的状况和反流与临床症状、体位、进食之间的关系，有助于区分生理性和病理性反流，其敏感性和特异性为各种检查方法之首。是目前最可靠的诊断方法。检查时将pH电极经鼻准确置于LES上缘以上5cm处。LES位置确定的方法有：①测压法；②pH梯度法；③透视法；④身高计算法，即LES中点距门齿距离为0.226×身高（cm）+6.7cm，而LES中点距鼻孔距离为0.252×身高（cm）+5cm。正常情况下，胃分泌酸故pH1.5~2.0，食管腔内pH6.0~7.0。发生GER时，远端食管内pH明显下降。新生儿采用Boix-Ochoa评分，主要有以下观察指标：①酸反流指数：pH<4时间百分比（时间/总监测时间）；

②24 小时内反流超过 5 分钟的次数及总次数；③最长反流时间；④反流与进食、体位、睡眠、活动及症状的关系；⑤症状指数：pH<4 症状次数/总症状次数。并给 Boix-Ochoa 综合评分，目前较公认的标准是 Boix-Ochoa 评分>11.99 为病理性反流。

（三）胃食管同位素闪烁扫描

用胶体硫酸锝（^{99m}TC）与牛乳混合喂入后做扫描检查，计算机采集图像和数据，可测出食管反流情况，并可观察食管廓清能力和胃排空功能，确定有无肺吸入。一次或一次以上食管下端有异常放射性核素浓聚，即为 GER 显像阳性，检出阳性率为 59%~90%。30 分钟内反流 1~2 次为 1 级，3~4 次为 2 级，5 次以上为 3 级。若 90 分钟时胃内还检出示踪物 50%~70%或以上，说明有胃排空延迟，是幽门成形术的一个重要指征。食管下端有放射性核素浓聚，同时如肺内也有类似发现，证实呼吸道症状与 GER 有关。

（四）B 超检查

1984 年 Naik 首先报道，为无损伤性检查，较实用，可见食管下端充盈，胃与食管间有液体来回流动。可检测食管腹腔段的长度、黏膜纹理状况、食管黏膜的抗反流作用，同时可探查有无食管裂孔疝，敏感性达 95%，特异性 58%。观察指标：下括约肌的开放、胃内容物向食管远端移动、消除反流物情况、食管下括约肌的关闭、腹内食管的长度、反流持续时间及胃食管夹角。20 分钟内未见发作或一次<2 分钟为阴性。

（五）其他

还有食管阻抗检测、食管内镜检查、食管压力测定、无线 pH 胶囊遥测等检查方法，食管阻抗检测已用于新生儿，食管内镜检查、食管压力测定不适用于新生儿，无线 pH 胶囊遥测尚未用于新生儿。

五、鉴别诊断

对于反复呕吐的患儿，要排除其他疾病：如先天性肥厚性幽门狭窄、幽门前瓣膜、小肠梗阻等外科疾病以及幽门痉挛、贲门失弛缓、感染、牛奶过敏、遗传代谢性疾病、颅内压增高等内科情况。

六、治疗

（一）体位治疗

轻症患儿进食后 1 小时保持直立位。重症患儿需 24 小时持续体位治疗，可采用以下装置，将患儿放于 30°倾斜的木板上，取俯卧位或左侧卧位，以背带固定。若取仰卧位，取 50°。俯卧位可防止反流物的吸入，促进胃的排空。但要注意观察患儿的呼吸情况。

（二）饮食疗法

每餐少食、增加喂奶次数、喂以稠厚乳汁可改善症状，可用 3%米粉奶。重症采用鼻十二指肠管鼻饲或胃肠道外营养。

（三）药物治疗

用于病理性反流患儿。

1.胃肠道动力药作用

能提高 LES 的张力，增加食管和胃的蠕动，提高食管的廓清能力和促进胃的排空，从而减少反流和反流物在食管内滞留。

（1）多潘立酮（吗丁啉）：为外周多巴胺受体阻滞剂，直接作用于胃壁，增加 LES

张力，防止反流；增加胃蠕动，促进胃排空；不通过血脑屏障，对脑内多巴胺受体无抑制作用，无锥体外系副作用。每次 0.3mg/kg，日服 2~3 次。奶前 30 分钟服，连续 7~10 天。

（2）红霉素及其衍生物：为非肽类胃动素受体兴奋剂，能增加 LES 张力，胃底胃窦强烈收缩，增加小肠收缩，促进胃的排空及肠蠕动，一般用小剂量 5mg/（kg•d），分 3 次服。

2.抗酸药抑制酸分泌和中和酸

（1）抑制酸分泌：抑制壁细胞分泌盐酸，可用组织胺 H_2 受体阻滞剂。如西咪替丁每次 3~5mg/kg，日服 2~4 次。雷尼替丁（甲硝咪胍）每次 3~4mg/kg，日服 2 次。法莫替丁，每次 1~2mg/kg，日服 2 次。质子泵抑制剂通过阻断胃酸分泌的最后途径 H^+/K^+ ATP 酶通道而最大程度地抑制甚至完全阻断胃酸的分泌。常用药有：奥美拉唑，0.6~0.8mg/（kg•d），艾索美拉唑，推荐剂量 0.5~1.0mg/（kg•d），每天一次服用。

（2）中和胃酸：铝碳酸镁，很少用于新生儿。

3.黏膜保护剂

蒙脱石散，每次 1/3 袋，日服 3 次。硫糖铝，10~15mg/（kg•d），分 3~4 次服用。

4.禁用药物

溴丙胺太林、阿托品、地西泮都可降低 LES 压力，应禁用。

（四）外科疗法

保守治疗 6 周无效，有严重并发症（消化道出血、营养不良、生长迟缓）、严重食管炎或缩窄形成，有反复呼吸道并发症等为手术指征，约有 5%~10%患儿进行手术治疗。现多采用 Nissen 胃底折叠术，加强 LES 功能。95%患儿症状消失，体重增加，肺部症状改善，病死率为 0.6%。有食管狭窄者先扩张再行胃底折叠术，手术合并症为 5%（复发、胃管连接部狭窄、胀气综合征等）。随着腹腔镜的广泛应用，腹腔镜胃底折叠术逐渐替代了腹腔开放性胃底折叠术。手术的方法由原来的食管下端 360°全包裹改为 180°半包裹，对胃排空延迟者，同时在腹腔镜下行幽门成形术。术前准确的评估和手术技巧是抗反流手术成功的关键。

（王洪宇）

第三节　新生儿腹泻病

新生儿腹泻病是新生儿时期常见疾病之一，易导致水、电解质紊乱，对新生儿健康威胁甚大。其中感染性腹泻可引起产院新生儿室或医院新生儿病室内暴发流行。

一、病因及发病机制

（一）感染性

1.细菌性

大肠埃希菌是引起新生儿腹泻最常见的细菌，致病性大肠埃希菌（EPEC）及肠毒素性大肠埃希菌（ETEC）是新生儿腹泻的常见病原体，侵袭性大肠埃希菌（EIEC）引起的腹泻多为散发性。

2.病毒性

以轮状病毒为多见。

3.真菌性

多发生在长期应用抗生素后，以白色念珠菌为多见。

4.寄生虫

滴虫、梨形鞭毛虫都可引起新生儿腹泻。

（二）非感染性

1.喂养不当或肠道外感染。

2.吸收不良。

（三）抗生素相关性腹泻

是指由于应用抗生素导致肠道菌群失调，而继发的腹泻。多发生于应用抗菌药物后5~10天，早在用药第1天迟至停药后6周发病，症状多为水样、糊状便，轻重不等，轻微自限性腹泻至播散性结肠炎，严重者可合并电解质紊乱和酸碱平衡失调，甚至发生假膜性肠炎。

二、诊断

（一）临床表现

1.消化道症状

轻症表现为一般消化道症状，一天腹泻次数多在10次以下，偶有呕吐、食欲缺乏，全身情况尚好，可有轻度脱水及酸中毒。重者可急性起病，也可有轻型病例发展而成，腹泻一天10次以上，呕吐频繁，短时间内即可出现明显脱水、酸中毒及电解质紊乱。

2.全身情况

重症患儿可出现全身症状。如高热或体温不升、精神萎靡、腹胀、尿少、四肢发凉、皮肤发花等。部分病例可并发坏死性小肠结肠炎。也有的病例可先以全身症状起病，然后出现消化道症状，类似败血症表现。

3.脱水、酸中毒

新生儿失水程度的估计与婴儿一样，分为轻度、中度和重度。新生儿酸中毒症状不典型，常表现为面色灰暗、唇周发绀、鼻翼扇动和（或）唇色樱红、呼吸深快等。

（二）实验室检查

1.细菌性腹泻早期大便培养阳性率较高，疑有败血症或其他部位感染者应及时作相应的检查、培养及药物敏感试验。病毒性腹泻可在病程5天内做几遍病毒分离，或双份血清病毒抗体测定，直接检测大便标本中轮状病毒抗原的酶免疫试验是最敏感的方法。真菌性腹泻大便镜检可见真菌孢子及菌丝，大便真菌培养可获阳性结果。

2.血气及血生化测定：新生儿电解质紊乱或酸碱失衡缺乏典型的临床表现，故应及时测定血气、血电解质或心电图。

3.肠道吸收功能的试验。

4.过敏原测试。

三、治疗

治疗原则：预防脱水，纠正脱水，继续饮食，维持肠黏膜屏障功能。

（一）饮食及营养维持

一般腹泻只需继续喂母奶，或用新生儿配方奶，稀释成1∶1或2∶1（奶∶水），奶量从少量开始逐步增加。对于慢性迁延性腹泻多有乳糖不耐受，可用替代食品：

1.无乳糖婴儿配方奶粉

以麦芽糖糊精或葡聚糖类替代乳糖的无乳糖婴儿配方奶，其他成分不变。

2.豆奶

以黄豆为基础的经特殊制造的配方奶，黄豆不含乳糖、蛋白质以黄豆蛋白为主，但不宜长期服用。

（二）液体疗法

1.预防脱水

口服补液盐（ORS）。每包内含氯化钠（食盐）3.50g＋碳酸氢钠（苏打）2.5g＋氯化钾1.5g＋葡萄糖粉20g，加水1000ml稀释，为2/3张液，张力过高，新生儿应慎用。如需用应稀释到1/2张为妥，凡频繁呕吐或出现脱水症状者均应静脉补液。

2.第一天补液

（1）液体总量（表6-3-1）：应包括累积损失量、生理需要量和异常继续丢失量（新生儿细胞外液多，体表面积大，累积损失量和维持量均相对较多。胎龄、日龄越小，需要量相对越多）。

表6-3-1 第一天补液总液量

脱水程度	累积损失	继续丢失	生理需要	24小时补液总量（ml/kg）	24小时补钠量（mmol/L）
轻度	50	10	80~100	120~150	5~10
中度	80~100	20	80~100	150~200	10~15
重度	100~120	40	80~100	200~250	15~20

注：体重<2500g者补液总量增加50ml/kg，光疗或远红外辐射热暖床者。补液总量可增加15~20ml/kg。

（2）液体配制及输液速度：新生儿腹泻常用液体及张力见（表6-3-2）。

表6-3-2 所需液体的张力

脱水程度	总张力	累积损失	继续丢失	生理需要
等渗	1/2~2/3	1/2	1/2~1/3	1/5
低渗	2/3~等张	2/3	2/3~1/2	1/5
高渗	1/3~1/5	1/3	1/3	1/5

A.2∶3∶1液（0.9%氯化钠∶5%或10%葡萄糖∶1.4%碳酸氢钠）为1/2张液。

B.2∶1液（0.9%氯化钠∶1.4%碳酸氢钠）为等张液。

C.1∶1液（0.9%氯化钠∶5%或10%葡萄糖）为1/2张液。

D.10%葡萄糖维持液（0.9%氯化钠20ml、5%或10%葡萄糖80ml、15%氯化钾1ml），为1/3张液。

速度：以均匀速度于前8小时内输入总液量的1/2（约每小时8~10ml/kg），后16

小时输入剩余液量（约每小时 5~6ml/kg）。

重度脱水或有明显周围循环障碍者，先以 2：1 等渗（0.9%NaCl：1.4%NaHCO$_3$）20ml/kg 于 1 小时内静脉快速滴入扩容，并从总液量中扣除，有条件者可输血浆 10ml/kg。

新生儿在输注葡萄糖时要注意速度，以每分钟 8~12mg/kg 为宜（所以糖的浓度以 5%~7.5%为宜）。

（3）钾的补充：见尿补钾。按 0.15%~0.2%KC1 加入输注液内（每 100ml 液体中加 10%KC11.5~2ml）时间不应短于 6 小时，停止输液后给予口服补钾，10%KC11~2mV（kg·d），分 6 次口服（每天 3~4mmol/kg），连续 4~5 天，有明显低钾血症者按低血钾处理。

（4）纠正酸中毒：轻度酸中毒不需另加碱性药物，中重度酸中毒可酌情先以 1.4%碳酸氢钠（代替 2：1 等渗液）20ml/kg 扩容。

5%碳酸氢钠（ml）=-BE×体重（kg）×0.5 或=（22-所测 HCO$_3^-$ mmol/L）×体重（kg）×0.5 先给 1/2 量以 2.5 倍注射用水稀释成等渗液，快速静脉滴注（其输入量应从总液量中扣除）。5%碳酸氢钠以后根据临床及血气酌情补充余量。

（5）异常继续丢失量：过多者可酌情增加补液量和速度，反之可适当减少。

（6）补钙：重度脱水酸中毒纠正后可给予 10%葡萄糖酸钙 2ml/kg 加等量的葡萄糖液静脉快速滴注，每天一次，连续 2 天。

3.第 2 天以后的补液

如脱水已经基本纠正，只需要再补充异常继续损失量（宜用 1/2 张含钠液）及生理维持量（宜用 1/5 张含钠液），可混合配成 1/3~1/4 张含钠液（所含的 1/3~1/4 张含钠液中 0.9%氯化钠占 2/3，1.4%碳酸氢钠占 1/3），一般按 120~150ml/kg（包括口服入量）补给，氯化钾浓度仍为 0.15%~0.2%。补液期间每天记出入量及体重，有条件者可监测血 pH、HCO$_3^-$、血细胞比容及电解质。

（三）控制感染

1.对细菌感染性腹泻

针对不同病原，选用高效窄谱抗生素，达到杀灭病原菌而又避免破坏其他肠道菌群，以起到间接保护肠黏膜屏障的目的。有条件可根据便培养细菌药敏试验，选用敏感抗生素，否则可选用氨苄西林、阿莫西林、多黏菌素 E、小檗碱或庆大霉素，但后者对小儿有一定的肾和耳毒性等副作用，虽口服吸收量较少，但其用药剂量不应过大、疗程不宜过长。严重者可选用三代头孢菌素（头孢他啶、头孢哌酮、头孢噻肟、头孢呋辛）或新型喹诺酮类药物。

2.病毒性肠炎

不必使用抗生素。

3.真菌性肠炎

应停用抗生素，给予制霉菌素，每次 12.5 万~25 万 U，每天 2~3 次口服；或克霉唑 20~30mg/（kg·d）分 3 次口服；或咪康唑 10~20mg/（kg·d）分 3 次口服或静脉滴注。

4.抗生素相关性腹泻

应停用抗生素，如病情不允许也应换用抗生素，选用对梭状芽孢杆菌敏感的药物，如甲硝唑、万古霉素。

（四）肠黏膜保护剂的应用

作用为吸附病原体和毒素，维持肠细胞的吸收和分泌功能，使腹泻水分减少，还可与肠道黏液糖蛋白相互作用，增强其屏障作用。蒙脱石散 0.5g/次，第一天 3 次，以后每天 2 次。

（五）微生态疗法

目的在于恢复肠道正常菌群，重建肠道天然生物屏障保护作用，常见有双歧杆菌乳杆菌三联活菌（金双歧）、地衣芽孢杆菌活菌（整肠生）等。

四、预防

1. 一旦发现腹泻病例，必须立即隔离，以免造成感染的蔓延。
2. 健全消毒隔离制度，认真做到接触每个患儿前认真洗手。
3. 提倡母乳喂养。

（王洪宇）

第四节 新生儿坏死性小肠结肠炎

新生儿坏死性小肠结肠炎（NEC）是新生儿最常见的消化道急症之一。随着现代医疗水平的逐步提高，早产儿的存活率上升，特别是极低出生体重儿存活率明显提高，NEC 发生率呈增高趋势。目前，新生儿 NEC 防治存在的主要问题是：病因多元化，预防难度较大，患病率较高；早期临床表现不典型，早期诊断比较困难；病情进展快，内科治疗手段有限，外科手术指征较难把握，病死率较高；存活者后遗症较多。

一、NEC 病因和高危因素

（一）遗传易感性

NEC 发生可能有一定的遗传易感性。最近的研究显示甲酰磷酸合成酶-1 基因的单核苷酸多态性与 NEC 发生有关，甲酰磷酸合成酶-1 是一氧化氮（NO）前体 L-精氨酸产生过程中的限速酶，NO 过度产生或缺乏都会导致小肠黏膜损伤，参与 NEC 发病过程。研究发现，所有 NEC 患儿均存在 NFKB1 基因变异。岩藻糖转移酶-2 基因多态性可能影响早产儿对 NEC 的易感性。

（二）早产和低出生体重

目前，国内外均认同早产为 NEC 的最主要致病因素之一，国内报道足月儿 NEC 的发生率为 0.26%，而早产儿 NEC 的发生率为 1.65%，远远高于足月儿。早产是 NEC 发生的独立危险因素。低出生体重也是 NEC 发生的重要危险因素，但低出生体重儿非 NEC 发生的独立危险因素，低出生体重儿常存在很多 NEC 相关危险因素，如早产、感染等，使其对 NEC 易感性增加。

1. 肠上皮屏障发育不成熟

肠上皮细胞由单层细胞组成，其主要功能是吸收营养并防止细菌和抗原进入肠腔和全身。肠道通过具有选择性渗透作用的上皮细胞膜和紧密连接，阻止细菌移位和大分子的扩散。早产儿肠上皮屏障发育不成熟，通透性高，加上肠道不成熟的免疫或细胞防御机制有利于细菌易位，从而激活炎症级联反应，引起 NEC。

2.肠腔发育不成熟

胃酸和黏液层是肠道防御病原和毒素入侵的第一道屏障，新生儿特别是早产儿分泌胃酸少，肠激酶活性低，对各种病原体和毒素的消化水解不充分，从而可导致胃肠道的损伤。

3.肠蠕动

早产儿胃肠蠕动发育不完善，一项研究表明移行性复合运动在 33~34 周左右才出现，肠蠕动缓慢使得食物在肠道蓄积，导致细菌过度生长和肠胀气，引起 NEC。

4.肠道分泌表皮生长因子（EGF）能力低下

EGF 在肠道起着调节肠黏膜刷状缘消化酶活性；促进小肠黏膜上皮细胞增殖和分化；增加肠黏膜血流量；增加肠黏膜杯状细胞黏液的产生；增加胃排空和小肠运输等作用。研究证实：胃肠道合成分泌 EGF 的能力与胃肠道的成熟度有关，胎龄越大，胃肠道发育越成熟，EGF 分泌越多，机体表达 EGF 的能力也越强，对胃肠黏膜的保护作用也就越大，而早产儿 EGF 合成分泌能力远不及足月儿。

5.益生菌

缺乏益生菌能减少肠导致病菌的入侵，并清除致病菌，改善肠道黏膜屏障功能。研究已证实益生菌可调节肠道菌群及防治 NEC。产后母乳喂养的足月儿肠道以双歧杆菌、乳酸双歧杆菌为主，与配方奶喂养的新生儿相比，后者不仅菌种较杂，而且双歧杆菌含量只有母乳喂养儿 50%的水平。早产儿生后由于各种疾病进入病房接受治疗，大多接受配方奶喂养，在病房环境特有的菌种构成下及抗生素的使用，使得住院早产儿双歧杆菌的水平比未住院早产儿更低。

（三）缺氧缺血损伤

肠壁缺氧缺血也是 NEC 的主要致病因素之一。最初的观点认为新生儿缺氧窒息时体内的血液重新分布，胃肠道的供血急剧减少，肠黏膜处于缺氧缺血的低灌注状态，而肠黏膜代谢活动非常活跃，一旦发生缺氧缺血，引起的酸中毒使肠壁细胞代谢发生障碍，导致肠黏膜组织损伤。另一方面，窒息后肠系膜动脉血流速度明显减慢，耗氧量减低，肠壁通透性增加。另外，缺氧窒息还可引发次黄嘌呤酶连锁反应，使得大量的氧自由基在细胞内堆积，而以自由基介导的"再灌注损伤"也可导致黏膜的损害。若缺氧缺血持续时间较长或发生再灌注损伤，均可引起 NEC。但是，随后的流行病学研究和病例对照研究尽管发现围生期窒息可影响肠系膜上动脉血流并导致喂养不耐受，但没有发现与 NEC 发生有关。有研究发现，生后 3 天内尿液中肠脂肪酸结合蛋白明显升高（>800pg/ml）的早产儿容易发生 NEC（P<0.01），肠脂肪酸结合蛋白是早期反映肠黏膜缺血损伤的敏感指标，这表明围生期缺血损伤可增加早产儿对 NEC 的易感性。因此，可导致肠管缺氧缺血的疾病均与 NEC 的发生密切相关，如宫内窘迫、妊娠期高血压疾病、新生儿窒息、颅内出血、频繁呼吸暂停、严重心肺疾病、休克、脐动脉插管、寒冷损伤、红细胞增多、贫血等。但 NEC 时胃肠血管的收缩和肠道黏膜的损伤并非都是缺氧缺血的结果。

（四）感染及炎症反应

肠道病原体感染可引起 NEC。从 NEC 患儿的粪便、血液及腹腔液中常可分离出各种微生物，以细菌最为多见，包括肠杆菌、沙门菌、克雷白杆菌、梭状芽孢杆菌、葡萄球菌等。不同部位感染（肠道局部或全身），不同病原感染（细菌或病毒等），都与NEC的发生密切相关。

当新生儿发生败血症或肠道感染时，体内的细菌及其分泌的毒素可直接损伤肠道黏膜，同时，细菌地过度繁殖引起肠管胀气也可损伤肠黏膜。败血症时，循环中多种炎症因子水平升高，包括血小板活化因子、肿瘤坏死因子、多种趋化因子、补体、血管紧张素等，可对肠道黏膜造成损伤，其中以血小板活化因子最为重要。研究发现，NEC患儿存在高浓度的白细胞介素-6、血管生成素-2、II型白细胞介素-I受体、尿激酶型纤维蛋白酶原激活剂受体等，提出可能正是由于这种强烈的免疫应答反应导致了NEC的高发病率和病死率。但感染是导致NEC的始动因素还是并存因素，目前仍未知。

（五）喂养

配方乳喂养可增加NEC发生风险，而母乳具有保护作用。90%的NEC发生在开始肠道喂养后的新生儿，不适当的肠内喂养会增加NEC患病率。绝大多数NEC患儿为肠道喂养的早产儿，多发生在开始肠道喂养后的第2周。不合理的喂养包括摄入渗透压过高（400mmol/L）的配方奶、增量太快（>20ml/kg）、接受渗透压较高的药物（如吲哚美辛、维生素E、茶碱等），大量的高渗液体进入肠腔，使得肠黏膜血流量减少。

既往认为由于新生儿，尤其是早产儿胃肠道各种消化酶活性低下，过量快速喂养可导致乳糖和蛋白质吸收不良，食物无法及时消化，而滞留在胃肠道内，引起细菌发酵产生大量气体，使得肠腔压力增高，最终导致肠道缺血缺氧，引发NEC。但最近的研究发现，在极低出生体重儿中，较快的加奶速度[30~35ml/（kg·d）]是安全的，与15~20ml/（kg·d）的速度相比，NEC发生风险并未增加。

禁食可使肠道黏膜萎缩、肠道屏障功能受损、胃肠菌群失调、致病菌过度繁殖等，目前普遍认同新生儿应早期微量喂养，逐渐增加奶量，能有效促进胃肠功能的成熟，但不能预防全部肠内营养所致的NEC。

（六）抗生素的使用

1.孕母使用抗生素胎膜早破

是发生早产的最主要因素，前胎膜早破与感染密切相关，可能引起母婴感染，故孕妇在胎膜早破后常会使用抗生素以延长孕龄和降低胎儿宫内感染的发生率。最近的研究认为，前胎膜早破的产妇使用抗生素，一方面虽然可以延长孕龄、减少宫内感染可能，但另一方面，也可能增高新生儿围生期的病死率和引起一些远期并发症。目前，不建议前胎膜早破孕妇使用阿莫西林克拉维酸钾、氨苄西林。

2.生后抗生素的应用及使用时间

国外早期研究证实，对于正常出生体重儿连续使用3天抗生素后，肠道克雷白杆菌属、肠杆菌属、柠檬酸细菌属显著增加。而未感染败血症的NEC患儿常见的致病菌包括克雷白杆菌、大肠埃希菌、铜绿假单胞菌等。有研究证实早产儿抗生素的使用与NEC的发生有显著关联。因此，国外建议对于没有高危感染因素的早产儿，产后不应常规使用抗生素。但国内文献报道抗生素的使用及疗程与NEC的发生无关。

（七）药物

已有许多关于药物使用与NEC发生有关的报道。

输注大剂量静脉内球蛋白（IVIG）可能会增加NEC发生风险。IVIG制剂具有高黏滞性，可产生血栓效应，同时，IVIG 输注可改变 NO 合酶表达并导致炎症因子如 IL-6、IL-8 和 TNF-α 水平的快速升高，可能与 NEC 发生有关。

H_2 受体拮抗剂的使用与 NEC 发生率增高有关。H_2 受体拮抗剂可提高胃内 pH 值，降低蛋白水解酶活性，使早产儿消化道负荷加重，同时不利于病原微生物灭活和抗原结构水解，增加早产儿对 NEC 的易感性。

吲哚美辛可作为产前宫缩抑制剂或用来治疗新生儿动脉导管开放，由于它能减少胎儿或新生儿肠系膜血流，因此可能增加 NEC 患病率。

（八）其他因素

1.输血　输血可能与 NEC 发生有关。

2.胎儿生长受限　产前超声多普勒检查发现脐动脉舒张末期血流缺失或反流，可能是 NEC 发生的危险因素。

3.动脉导管开放有关动脉导管开放与 NEC 关系的研究结果并不一致。

总之，NEC 是多因素所致的一类疾病。在一定遗传易感性基础上，早产儿消化道功能和免疫功能的不成熟以及由各种因素造成的小肠黏膜损伤包括感染、不适当喂养、相关药物使用、输血或肠黏膜急慢性缺血缺氧如胎儿生长受限、动脉导管开放、双胎输血综合征、红细胞增多症等，共同触发炎症级联反应而引起 NEC 发生。

二、NEC 临床表现

（一）发病特点

发病日龄与出生体重和胎龄相关，胎龄越小起病越晚。足月儿发病日龄为生后 3~4 天，胎龄小于 28 周的早产儿为生后 3~4 周。

（二）临床表现

主要临床表现为腹胀、呕吐、腹泻或便血三联症：①腹胀一般最早出现且持续存在，一般先出现胃潴留，最后全腹膨胀，肠鸣音减弱；②呕吐先为奶液，逐渐可出现胆汁样或咖啡样物；③腹泻或便血出现较晚，血便可为黑便或鲜血。其他可有呼吸暂停、心动过缓、嗜睡和休克等感染中毒症状。目前，临床多采用修正 Bell-NEC 分级标准，见（表 6-4-1）。

表 6-4-1　新生儿 NEC 修正 Bell 分级标准

分期	全身症状	胃肠道症状	影像学检查	治疗
IA	体温不稳定、呼吸暂停、心动过缓和嗜睡	胃潴留、轻度腹胀、大便潜血阳性	正常或肠管扩张、轻度肠梗阻	绝对禁食，胃肠减压，抗生素治疗 3 天，等候病原体培养结果
IB	同 IA	直肠内鲜血	同 IA	同 IA
IIA	同 IA	同 IA 和同 IB，肠鸣音消失，和（或）腹部触痛	肠管扩张、梗阻、肠壁积气征	同 IA，如 24~48 小时培养无异常，应用抗生素 7~10 天
IIB	同 IIA，轻度代谢性酸中毒，轻度血小板减少	同 IIA，腹部触痛明显，腹壁蜂窝织炎或右下包块	同 IIA，门静脉积气和（或）腹水	同 IIA，补充血容量，治疗酸中毒，应用抗生素 14 天
IIIA	同 IIB，低血压、严重呼吸暂停、	同 IIB，弥漫性腹膜炎、腹胀、触痛和	同 IIB，腹水	同 IIB，机械通气、血管活性药物，腹腔穿

	DIC，无尿，中性粒细胞减少	腹壁红肿		刺，保守治疗24~48小时无效，手术
IIIB	同IIIA，病情恶化	同IIIA，腹胀加重	同IIB，腹腔积气	同IIIB，手术

注：IA、IB 为疑似 NEC；IIA 为确诊 NEC-轻度；IIB 为确诊 NEC-中度；IIIA 为 NEC 进展-重度，肠壁完整；IIIB 为 NEC 进展-重度，肠壁穿孔。

三、NEC 诊断

目前，NEC 的诊断主要依靠临床表现和腹部 X 线平片检查，但是 NEC 的早期临床表现和腹部 X 线平片表现都是非特异性的，并且病程进展很快，往往来不及早期诊断。能够明确诊断者，病情已非常严重。

（一）临床表现

足月儿 NEC 的主要临床表现是腹胀、呕吐、血便，症状比较明显，一般可以早期诊断。但是早产儿 NEC 则完全不同，早期临床表现主要是非特异性的喂养不耐受、胃潴留、反应差、精神萎靡、呼吸暂停等，而腹胀、呕吐、血便不明显。一旦腹胀比较明显，病情已非常严重，常发生肠穿孔。早产儿 NEC 肠穿孔发生率高达 30%，呕吐和血便发生率较低。因此，早产儿发生喂养不耐受、胃潴留、反应差、精神萎靡、呼吸暂停等表现时，应密切观察病情变化，立即摄腹部平片。

（二）影像学检查

腹部 X 线平片是诊断 NEC 的主要手段，一旦怀疑 NEC，应立即摄腹部平片。但 NEC 的早期 X 线征象多为非特异性的肠道动力改变，很难确定诊断，应每隔 6~8 小时随访腹部平片。由于腹部平片诊断存在一定的主观性，不同医师对腹部平片的认识和判断存在差异，Coursey 等建立 Duke 腹部 X 线评分量表，对腹部 X 线平片根据量表进行评分，将腹部 X 线表现定为 0~10 分。评分越高病情越严重，评分>17 分，提示已发生肠坏死，需要手术治疗。通过腹部 X 线评分量表，将腹部 X 线表现进一步细化和量化，有助于判断 NEC 的严重程度。见（表 6-4-2）。

表 6-4-2 Duke 腹部 X 线评分量表

0分：肠腔充气正常
1分：肠腔轻度扩张
2分：肠腔中度扩张或正常充气伴有粪便样球状透明影
3分：局部肠襻中度扩张
4分：局部肠间隙增厚或肠襻分离
5分：多发肠间隙增厚
6分：肠壁积气可能伴有其他异常表现
7分：肠襻固定或持续扩张
8分：肠壁积气（高度怀疑或者肯定）
9分：门静脉积气
10分：气腹

近年，国外开展腹部超声检查，观察肠壁厚度、血流灌注状况、是否存在腹水、门静脉积气。超声比 X 线平片更有优势，有条件开展床旁超声检查的，可以将腹部超声检查作为 X 线平片检查的补充。

（三）炎症标志物

由于早期临床表现和 X 线平片为非特异性，早期诊断 NEC 非常困难。近年国内外开展 NEC 炎症标志物的研究，试图通过检测外周血或粪便中的炎症标志物，达到早期发现和诊断 NEC。近年研究较多的有肠道脂肪酸结合蛋白、肝脂肪酸结合蛋白和葡萄糖苷酶等。但是，目前还不成熟，特异性较差，尚未用于临床，需要做更多的临床研究。C 反应蛋白对早期诊断敏感性较差，但 CRP 显著升高者，则提示 NEC 病情已非常严重。

四、NEC 治疗

（一）NEC 的内科治疗原则

一旦怀疑发生 NEC，应立即开始内科治疗，虽然内科治疗手段有限，新进展不多，但内科治疗是基础，以下几点是内科治疗的基本原则。

1. 密切监护

应 24 小时密切监护生命体征和观察腹部情况，监测血常规、生化、血气分析、CRP 等，动态随访腹部 X 线平片，随时评估病情变化，为进一步治疗提供依据。血小板下降和 CRP 升高是病情恶化的主要指标。

2. 改善循环状况

根据血压、四肢循环、尿量等情况，给予扩容和血管活性药物。早产儿扩容量既要足够，但又要注意避免过量导致心功能不全和肺水肿。

3. 加强抗感染治疗

感染既是 NEC 的主要病因，同时，几乎所有 NEC 都继发感染，NEC 患儿感染的病原多为耐药菌，毒力强，合理选用抗生素至关重要。

4. 积极支持治疗

NEC 患儿全身状况比较差，需要积极支持治疗。

5. 禁食

时间一旦怀疑 NEC，应立即停止肠内喂养，禁食时间一般 1 周左右，但要根据具体情况而定。现在主张禁食时间不宜太长，可以早些恢复肠内喂养，但恢复肠内喂养初期的奶量要严格控制，加奶速度宜慢。应避免禁食时间太长，而恢复喂养速度太快。

一些肠道坏死比较严重的 NEC 患儿，经内科保守治疗病情恢复后，常发生肠狭窄，出现肠梗阻表现。可以通过钡餐或钡剂灌肠造影检查，评估狭窄的部位和严重程度，严重病例需外科手术治疗。

（二）NEC 的外科治疗指征和时机

NEC 手术指征和时机一直存在争论。肠穿孔是手术的绝对指征，但肠穿孔患儿因合并严重腹膜炎、休克，手术耐受力比较差，术中术后病死率比较高，尤其是超低出生体重儿肠穿孔，病死率更高。由于肠穿孔作为手术指征往往为时已晚，提出许多相对指征，例如：肠襻固定、腹壁红肿、腹部触到肿块、门静脉积气、内科治疗无效等，但这些相对指征临床较难确定，不同医院、不同医师对这些相对指征的把握度也有不同，把握最佳手术时机确实非常困难。

目前，虽然还没有非常明确的量化指标决定手术时机，但 Duke 腹部 X 线评分量表可以作为参考。内科和外科必须密切合作，仔细观察病情变化，随时评估，尽可能把握最佳手术指征和时机。对暂不具备手术条件者，可以先进行腹腔引流，缓解病情。一旦决定手术治疗，围术期处理非常重要，仔细做好术前准备，提高手术耐受力，采取积极措施使患儿内环境保持稳定。

五、NEC 的预防

在 NEC 防治策略中，首先要强调积极预防，针对 NEC 的主要病因和危险因素，采取多方面预防措施，尽可能降低 NEC 的患病率。由于 NEC 的病因和危险因素是多方面的，更重要的是多种危险因素同时发生，重叠作用。例如，感染早产儿加奶速度过快，输血后立即加奶，容易发生 NEC。因此，预防 NEC 必须是综合性的，从多方面严格把握这些问题。

（一）寻找遗传易感性靶点

NEC 发生可能有一定的遗传易感性。NEC 的遗传易感性非常复杂，需要进一步研究，寻找比较明确的易感靶点，为 NEC 的防治提供新思路。

（二）预防早产

早产和低出生体重是 NEC 发生的主要危险因素。NEC 的发生与早产儿消化系统解剖结构和功能发育不成熟密切相关，预防早产可以降低 NEC 患病率。

（三）避免和纠正肠道菌群失衡

肠道菌群失衡可能与 NEC 发生有关。早产儿存在肠道菌群多样性缺乏，NEC 患儿更为明显。引起新生儿肠道菌群紊乱的因素很多，其中早期使用抗生素可能起重要作用。因此，应权衡利弊，仔细观察和评估早产儿的病情变化，尽可能限制抗生素的使用，尤其是减少生后早期预防性使用抗生素，这对预防 NEC 有重要意义。

目前，国际上推荐给出生体重<1500g 或胎龄64周的早产儿生后第1周开始口服乳杆菌和（或）双歧杆菌，常用剂量（1~2）×10^9/d，疗程3~6周。但是，也有担心早产儿使用益生菌制剂的安全性，是否会增加感染？同时对益生菌菌株的选择、剂量、疗程等还没有统一标准，因此，在许多国家还没有普遍推广应用。

（四）积极防治感染

不同部位感染（肠道局部或全身）和不同病原感染（细菌或病毒等）都与 NEC 的发生密切相关，积极预防和治疗新生儿感染，对预防 NEC 非常重要。新生儿病房必须建立和完善规章制度，强化预防意识，降低院内感染发生率。同时密切观察病情变化，早期发现感染，一旦发现感染，给予积极治疗。

（五）正确肠内喂养

在喂养方法方面，推荐早产儿生后尽可能早期微量喂养，促进胃肠道成熟，每次0.5~2ml，每天总量<10~20ml，可以持续5~7天。不适当的肠内喂养会增加 NEC 患病率，如肠内喂养量过多，加奶速度过快，近90%的 NEC 发生在开始肠道喂养后。

适当增加肠内喂养的量和速度，可促进早产儿生长发育，但喂养量和速度超过早产儿的承受能力，则增加发生 NEC 的风险。在临床实践中，必须权衡利弊，要时时刻刻评估早产儿的实际情况，随时调整喂养量和速度，不能机械性地照搬公式，应该提倡个体化，掌握肠内喂养量和速度的调整节奏。

母乳喂养对预防 NEC 的效果比较明确，我们应大力提倡母乳喂养，因地制宜，在新生儿科建立母乳库，提高母乳喂养比例。

（六）避免或正确使用容易发生 NEC 的药物

早产儿用药应严格掌握剂量，并且尽量避免使用容易发生 NEC 的药物。减少产前使用吲哚美辛、新生儿使用 IVIG 和 H_2 受体拮抗剂。

（七）防治围生期窒息

一般认为窒息缺氧是 NEC 的危险因素。

（八）严格掌握早产儿输血指征

输血可能与 NEC 发生有关。必须严格掌握早产儿输血指征，输血后 48 小时内须密切观察病情变化，加奶要非常谨慎，甚至暂缓加奶。

总之，新生儿 NEC 已成为早产儿主要死亡原因，必须重视对 NEC 的防治，加强对 NEC 防治的研究。首要任务是加强预防措施，同时尽可能做到早期诊断，积极治疗，以降低 NEC 的发生率和病死率。

（王洪宇）

第五节　新生儿胆汁淤积综合征

新生儿胆汁淤积综合征是由于肝细胞不能正常合成胆汁酸，或由于胆管系统功能异常不能有效地将胆汁排泄导致胆红素、胆酸及胆固醇在血液及肝外组织蓄积的临床过程。

一、病因及发病机制

常见原因包括梗阻性、遗传代谢性、感染性及中毒性疾病，其中胆道闭锁、特发性婴儿肝炎最常见。

（一）肝细胞性

新生儿肝炎（各型肝炎病毒、巨细胞病毒、EB 病毒等）、新生儿败血症等感染性疾病、药物及中毒等。

（二）肝后性梗阻

包括胆道闭锁、胆总管囊肿、胆囊结石、胆汁浓缩、囊性纤维化病、新生儿胆总管硬化等。

（三）遗传代谢病

α-抗胰蛋白酶缺乏、酪氨酸血症、半乳糖血症、尼曼-皮克病、新生儿垂体功能低下、囊性纤维化病等。

二、诊断

一旦诊断胆汁淤积即应尽快明确病因，但快速、有效地诊断新生儿胆汁淤积的病因往往较难。

（一）临床表现

黄疸是最常见的临床表现，发生率达 92%，还包括大便颜色变浅、尿色加深、肝大或质地改变等，皮肤瘙痒在新生儿期较少见。

(二) 胆红素测定

2004年北美儿科胃肠、肝病、营养学会对新生儿胆汁淤积的定义如下：如果总胆红素<5mg/dl，直接胆红素>1.0mg/dl为异常；如果总胆红素>5mg/dl，直接胆红素>总胆红素的20%为异常。我国采用结合胆红素>26μmol/L（1.5mg/dl）作为新生儿胆汁淤积性黄疸的诊断标准，仅总胆汁酸升高不能作为胆汁淤积的诊断标准。

(三) 病理检查

美国儿科学会推荐对诊断不明的胆汁淤积患儿、诊断胆道闭锁考虑外科手术的患儿应行经皮穿刺肝脏活检。

(四) 影像学检查

1. 放射性核素扫描

注射核素24小时后肠道内无核素显影为异常，可反映胆道梗阻或肝细胞功能障碍。

2. 肝胆系统磁共振显像（MRCP）

近年应用逐渐增多，可准确地除外胆道闭锁。

3. 十二指肠吸引

若十二指肠引流液中不含胆汁，应注意胆道梗阻或肝细胞功能障碍。

4. 内镜逆行性胆总管胰腺显影（ERCP）。

5. 腹部超声。

(五) 其他

血清谷氨酰胺转肽酶（GGT）、血清胆汁酸、谷丙转氨酶、谷草转氨酶等。

(六) 针对原发病病因的检查

除前述有关胆汁淤积症诊断及肝活检病因诊断外，还应根据可能的原发病进行针对性检查，如针对遗传代谢性疾病的特异酶学、基因检查，各类可能的感染性疾病的系统检查，如针对败血症进行的血培养、急性期反应蛋白的监测，针对病毒感染的血清病毒抗体检查等。有时病因会有所交叉及重叠，如胆道闭锁合并CMV感染，因此，对胆汁淤积症患儿应全面进行病因学评估。

三、治疗

(一) 病因治疗

采用内科和外科方法对确定的导致胆汁淤积的原发病进行治疗。

1. 胆道闭锁或其他导致胆道梗阻的畸形一旦确诊，应积极、尽早治疗。手术效果与胆道闭锁类型、手术时间有关。肝门肠吻合术（KasaI手术）可缓解胆汁在肝脏的淤积，减轻对肝脏的损害，手术越早预后越好。根据早期治疗与否及治疗效果，成长期肝移植也是治疗选择之一。

2. 感染尽快明确病原，有针对性地选用适宜的抗感染药物。治疗中除注意原发感染的治疗外，还应注意药物不良反应、继发感染的预防与治疗。

3. 胃肠外营养相关性胆汁淤积需综合治疗。加强高危人群的管理，如早产儿系统管理、围术期管理，在安全、合理的前提下，尽可能减少胃肠外营养比例，缩短胃肠外营养时间，选用新生儿适宜的胃肠外营养成分。

（二）对症治疗

1.保肝、利胆

熊去氧胆酸是外源性胆汁酸，可促进胆汁流动，剂量 10~30mg/（kg·d）。有肝功受损可应用促肝细胞生长素、谷胱甘肽、肝水解肽、门冬氨酸鸟氨酸、复方甘草酸苷等保肝药。

2.其他

对较重病例，注意肝功能异常导致的各种合成、代谢功能不足，注意补充脂溶性维生素；检测凝血功能，对凝血功能异常者进行矫正，以及合理的营养支持。

（三）预防

加强产前保健，及时发现母亲存在的可能导致婴儿发生宫内感染的情况并积极治疗；出生后密切观察，早期发现及治疗存在的各种感染性疾病；对黄疸患儿注意家族史的询问，对突变位点明确的疾病考虑产前咨询及必要的产前诊断，早期治疗时全面分析病情并评估治疗的利弊，注意药物不良反应并严密观察；积极开展肠道内营养，肠道外营养时注意营养素来源的选择、合适的配比，必要的营养素如牛磺酸、胆碱的添加等。

（王洪宇）

第七章 新生儿心血管系统疾病

第一节 新生儿心律失常

新生儿心律失常可发生于宫内或生后，各种心律失常都可发生。新生儿心律失常起病隐匿，症状不典型，常被忽略，部分心律失常患儿就诊时已出现休克、心力衰竭、呼吸衰竭甚至惊厥，损害脏器功能。

一、病因及发病机制

新生儿心脏传导系统发育未成熟是导致心律失常的病理生理学基础，部分是胎儿心律失常的延续。

（一）常见病因

各种器质性心脏病如先天性心脏病等，感染，窒息缺氧，水电解质紊乱，心导管检查及心外科手术，药物及原因不明等。

（二）类型

1.窦性心律失常

窦性心动过速、窦性心动过缓、窦性停搏、病态窦房结综合征。

2.异位搏动及异位心律

期前收缩、室上性心动过速、心房颤动、心房扑动、室性心动过速、心室扑动及颤动。

3.传导异常

窦房传导阻止、房室传导阻滞、束支传导阻滞、预激综合征。

（三）发病机制

1.激动起源失常。

2.激动传导失常

（1）传导阻滞。

（2）折返：折返是室上性快速心律失常发生的常见机制。

3.激动起源失常伴传导失常：此类的有并行心律、反复心律、异位心律合并传出阻滞等。

（四）新生儿心律失常的发病特点

1.功能性及暂时性心律失常多见。

2.传导系统紊乱发生率高。

3.常可自行消失，预后较年长儿及成年人好。

4.预后取决于引起心律失常的原发病。

二、诊断

（一）临床表现

本病的临床表现缺乏特异性，常见呕吐、发绀、气促、吐沫、拒乳、呼吸困难、面色苍白、烦躁、惊厥等，部分患儿可无特殊表现，仅在查体中发现。严重者可出现并发症，如心力衰竭、休克、晕厥及脑栓塞、猝死等。

（二）实验室检查

1.心电图及24小时动态心电图检查

（1）窦性心动过速：符合窦性心律特点，足月儿>190次/分，早产儿>195次/分。

（2）窦性心动过缓：符合窦性心律特点，足月儿<90次/分，早产儿略低于足月儿。

（3）窦性心律不齐：符合窦性心律特点，同一导联P-P间期不等，P-R间期差>0.12秒。

（4）窦性停搏：窦性心律中出现一个较长时间的间歇，期间无心电图波形，如患儿房室交界区功能正常，可出现逸搏及逸搏心律。

（5）窦房传导阻滞：一度为传导延迟；二度为部分不能下传，类似房室传导阻滞，分为I型和II型；三度为完全不能下传，心搏停止。

（6）窦房结功能不良：反复出现窦性心动过缓、P波形态异常、窦性停搏、窦房传导阻滞、慢快综合征（即在过缓心律的基础上间断出现室上性的快速异位心律如室上性心动过速，心房扑动、颤动等）等。确诊靠阿托品试验和食管心房调搏测窦房结功能。

（7）房性期前收缩：F波提前形态与窦性P波不同，P'-R间期>0.10秒，期前出现的P'波后可继以正常的QRS波或不继以QRS波（未下传）或继以轻度畸形的QRS波（室内差异传导），不完全性代偿间歇。

（8）交界性期前收缩：QRS提前出现形态与正常相同，QRS前后无P'波或有逆传P波（P^R间期<0.10秒，R-P'间期<0.20秒），完全性代偿间歇。

（9）室性期前收缩：提前出现的QRS波其前无P波，QRS波宽大畸形时限>0.10秒，T波与主波方向相反，完全性代偿间歇

（10）阵发性室上性心动过速：3个或3个以上连续而快速的室上性（房性或交界性）期前收缩，R-R间期规则，房性者可有P波，结性者无P'波或有逆传的P'，但因心率过速，P'波常不易辨认，故统称为阵发性室上性心动过速。

QRS形态多数正常，但可因室内差异传导而变形，发作时心跳过速可造成心肌供血不足致ST段降低、T波低平或倒置。

（11）阵发性室性心动过速：3个以上连续的室性期前收缩QRS波宽大畸形T波与主波方向相反可见与QRS波无关的窦性P波心室率150~200次/分。

（12）房室传导阻滞：①一度房室传导阻滞：表现P-R间期延长，正常新生儿P-R间期最高值为0.12秒，超过此值可考虑为一度房室传导阻滞；②二度房室传导阻滞：分为I型及II型，I型为P-R间期逐渐延长，最后窦性激动完全受阻，QRS脱落，以后又再下传周而复始；II型为P-R间期恒定，QRS成比例脱落；③三度房室传导阻滞：P与QRS互不相关，心室率慢而规则，40~60次/分，QRS波形状取决于次级节律点的位置，位置越低，QRS越宽大畸形，预后越差。

2.超声心动图检查

排除先天性心脏病、心肌炎以及监测心脏功能。

三、治疗

（一）治疗原则

首先要了解心律失常的性质及发生心律失常的原因，同一性质的心律失常可由不同

病因引起，对血流动力学的影响因患儿具体情况而不同，而且病情发展的趋势个体差异大，绝不能单纯根据心律失常的心电图诊断进行治疗处理，应注意以下几点：

1.明确心律失常的性质

不同性质的心律失常，治疗不同。偶发性期前收缩无须治疗，而阵发性室性心动过速、完全性房室传导阻滞等，可引起血流动力学改变，可发生心力衰竭或发展为心室颤动，则需紧急处理。

2.查明病因和诱因并及时纠正

在明确心律失常性质的同时，应通过病史体检及其他有关实验室资料的分析，了解发生心律失常的病因及诱因。有些心律失常在临床上找不到明确的病因，心脏检查正常，此类心律失常预后较好，不一定用抗心律失常药物。

3.了解心律失常对血流动力学的影响

同一类型的心律失常造成血流动力学的影响因患儿基本情况而异，应监测血压，做心脏超声监测心功能。

4.了解抗心律失常药

如药理作用、用法、剂量、药效出现时间、维持时间、适应证以及副作用，才能合理使用恰到好处。

5.注意及时对症治疗

如给氧、纠正酸碱平衡、控制心力衰竭、抗感染等。

6.严重心律失常

如完全性房室传导阻滞、室性心动过速、心室颤动等，病情重，变化快，应密切监测心电图变化，做好急救准备，如电击复律、心肺复苏及人工心脏起搏器等。

（二）心律失常治疗

1.窦性心动过速

多见于健康儿，一般不需治疗，如为某些疾病引起者应治疗原发病。

2.窦性心动过缓

针对原发病，严重者（心率<70次/分）可给阿托品，每次0.01~0.03mg/kg，静脉注射，可每15分钟重复一次，可用2~3次；异丙肾上腺素，静脉滴入，0.05~0.5ng/（kg·min），从最小剂量开始，缓慢增加剂量至有效量[最大剂量2 ng/（kg·min）]，提高心率。

3.窦房结功能不良

应积极治疗原发病，同时给予药物营养心肌，如维生素C、辅酶Q10、三磷腺苷等。对心率过缓的窦房传导阻滞、窦性停搏，可给阿托品、异丙肾上腺素提高心率，严重者应给予起搏器治疗。

4.阵发性室上性心动过速

半数以上不伴器质性心脏病，多数预后较好。但发作时如不及时治疗，可发生心力衰竭而危及生命，为"需紧急治疗的良性心律失常"。因此，应积极治疗。

（1）刺激迷走神经：新生儿常用潜水反射法，即用冰水浸湿的毛巾或冰水袋（用薄的橡皮囊做成）敷盖于患儿整个面部10~15秒，给以突然的寒冷刺激通过迷走神经反射而终止发作，一次无效，间隔3~5分钟可再试1次。

（2）药物治疗：①地高辛：是常用的药物合并心力衰竭者也有效。用快速饱和法：

足月儿饱和剂量 0.03mg/kg，早产儿 0.02mg/kg，静脉给药，首次剂量为 1/2 饱和量，余量分 2 次，8 小时内进入；②普罗帕酮：是广谱高效抗心律失常药，静脉给药，每次 1~1.5mg/kg，加入 5%~10%葡萄糖 20ml 中缓慢静脉注射，如无效 20 分钟后可再重复 1 次；③普萘洛尔：为 p-肾上腺素受体阻断剂，更适用于室上性心动过速伴有预激综合征或 QRS 波增宽者，每次 0.1mg/kg 加入 10%葡萄糖 20ml 中缓慢静脉注射；④三磷腺苷（ATP）：快速静脉注射，每次 3~5mg，5 秒内快速推入。

以上药物静脉注射时必须同时心脏监护，一旦心率突然下降转为窦性心律，则应即刻停止推药，以防发生心搏骤停，刺激迷走神经可以与药物，尤其是洋地黄配合进行。对有严重传导阻滞的患儿以上药物要慎用。

（3）电击复律：药物治疗无效者，也可采取电击复律，即用体外同步直流电击术，剂量为 5~15 瓦秒，在心电监护下进行。术前应停用洋地黄 1~2 天。

用以上方法转律后，为预防复发，可用地高辛维持治疗 6 个月~1 年。

5.阵发性室性心动过速

新生儿少见，是需要紧急处理的严重的心律失常，应积极治疗。首先为病因治疗，抗心律失常药物：①利多卡因，每次 1mg/kg 加入 5%~10%葡萄糖 20ml 中，静脉缓慢推注，必要时 5~10 分钟后可再重复 1 次，转律后静脉点滴，维持按每分钟 0.02~0.05mg/kg；②苯妥英钠，尤其对洋地黄中毒引起者，每次 2~4mg/kg 溶于生理盐水 20ml 中缓慢推注，如无效 5~10 分钟后可重复 1 次；③普罗帕酮或普萘洛尔，静脉注射。如药物治疗无效，可用电击转复。

6.期前收缩

无原发病者，一般预后较好，常在 1 个月内消失。有原发病者应治疗原发病。无症状者，一般不需要治疗，但如频繁发生，有发展为心动过速倾向者，应给抗心律失常药物治疗。常用普罗帕酮，每次 5mg/kg，3~4 次/天，口服。

7.房室传导阻滞

（1）针对原发病进行病因治疗。

（2）如心率过慢或有症状者，药物治疗：①异丙基肾上腺素，0.1mg 加入 5%~10%葡萄糖 50~100ml 中静脉点滴，根据心率调整滴数；②阿托品，每次 0.01~0.03mg/kg 肌内或静脉注射；③获得性三度房室传导阻滞，如由心肌炎引起，可加用皮质激素治疗；如异丙基肾上腺素、阿托品等无效者，可考虑经导管临时心脏起搏，待炎症消退，阻滞减轻或消失后可停用。

（3）先天性三度房室传导阻滞，如无症状不需治疗，但如出现下列情况即应安装永久性心脏起搏器：①新生儿心室率过慢<50 次/分，尤其是出现心源性脑缺血综合征者；②三度房室传导阻滞，QRS 时限延长，并出现心力衰竭者。

四、预后

病因不同，心律失常类型不同预后不同。一般来说，心律失常随原发病的治愈、病因的排除，心律失常也多得到治愈。如有器质性心脏病，出现并发症者，病死率相对较高。

五、预防

预防先心病；防止电解质紊乱和酸碱失衡；积极治疗原发病，如各种胃肠疾患、甲状腺功能减退症、尿毒症、神经系统因素、低温、麻醉与药物中毒等。

（李杨方）

第二节　新生儿先天性心脏病

一、概述

先天性心脏病是由于胚胎时期心血管发育异常所致畸形。

（一）症状

新生儿先心病的临床表现多不典型，常因发绀、呼吸急促、喂养困难、难治性肺炎、反复心力衰竭、缺氧发作或发现心脏杂音来就诊。

（二）体征

1.发绀

应区分发绀类型，即中央型、周围型及差异型，认识到新生儿发绀可见于其他许多疾病，如呼吸系统疾病（肺部换气不足）、血液疾病（异常血红蛋白增多）或中枢神经系统疾病（颅内出血）。而新生儿先心病的发绀特点多为中央型持续发绀，并且吸氧难以缓解，多见于复杂型心血管畸形。

2.呼吸类型

新生儿患心脏病者，呼吸可有减慢、深沉、肋下凹陷、呻吟样呼吸甚至呼吸暂停等表现。气促多见于肺血增多、肺静脉梗阻、左心梗阻病变等先心病；过度呼吸见于右室流出道梗阻性先心病或完全性大动脉转位。

3.心音

第二心音的性质有助于诊断，单一第二心音见于肺动脉闭锁、左心发育不良综合征、永存动脉干等。第二心音明显分裂可发生于完全性肺静脉异位引流。正常新生儿可闻及第三心音，但出现奔马律见于心力衰竭。

4.心脏杂音

出生1~2天的新生儿常有心脏杂音，如新生儿期多次听诊仍可闻及心脏杂音往往提示有心脏疾患，但听不到杂音也不能否认先心病的存在。不能单凭心脏杂音判断心脏病性质。

5.脉搏及血压测定

新生儿的桡动脉、足背动脉及股动脉均可触及。四肢搏动均弱者提示左心发育不良综合征、严重主动脉瓣狭窄或重症心肌炎。怀疑先心病患儿均应测量四肢血压。

6.肝脏肿大

是右心室负荷增加的表现，左右两叶对称分布为水平肝，常为心脾综合征的表现之一。

（三）辅助检查

1.X 线检查

胸部正位、左前斜/左侧位片为先心病基本检查方法，通过平片提供先心病的线索为：①心脏位置（正常位、右位及不定位心）；②肺血管（肺纹理正常、肺血量增多或肺血量减少）；③心脏大小及形态；心胸比例>0.58~0.60 应考虑心脏增大，判断左右心房、心室增大情况；④主动脉弓（左位或右位）；⑤胸廓骨性结构。

2.心电图

心率、节律、电轴、右心或左心室的电压有助于诊断。新生儿期生理性右室肥大常和病理性右室肥大相重叠。新生儿右室肥大征象为：TV_1 直立（3天后）；V_1 呈 qR 型，$RV_1>25mm, R/S>6$；新生儿左室肥大征象为：$SV_1>10mm, V_1R/S<1, RV_6>15mm, QV_6>3mm$。心电轴：新生儿额面心电轴普遍右偏，平均为 135°，+30°以下为电轴左偏，+180°以上为电轴右偏，大部分发绀型先心病呈电轴右偏，而电轴左偏者常提示三尖瓣闭锁、肺动脉闭锁、右室发育不良，共同心房、单心室、大动脉转位伴主动脉缩窄等。

3.超声心动图

二维及多普勒（彩色）超声心动图能够实时地显示心脏的结构、血流分布及进行心功能测定，为新生儿先心病的诊断提供了安全可靠、准确率高、重复性强的无创性诊断手段。新生儿时期超声图像清晰，常用剑突下、胸骨旁及胸骨上探查，危重患儿可在床旁进行探查。

4.心导管检查及选择性心血管造影

多数新生儿先心病可以从临床表现和超声心动图检查明确诊断，可以省去心导管和心血管造影的检查。当需要进一步获得先心病血流动力学资料或大血管及其分支的精确诊断有困难时，侵入性心导管检查结合选择性心血管造影是不可缺少的手段。

5.放射性核素心血管造影术

应用高锝酸钠 $^{99m}Tc\ 215\mu Ci/kg$ 快速注入周围静脉后用γ照相机置于心脏及右肺上部测量放射性，通过电子计算机处理，显示 ^{99m}TC 在肺部的稀释曲线，可用来估测心内的分流，静脉连接的解剖关系，梗阻时肺血流分布情况，心室功能及心肌缺血情况。

6.血气分析

动脉血气可作为评估氧合状况的可靠方法，需在动脉穿刺取血样。一般选择桡动脉穿刺。

7.其他

电生理检查、数字减影心血管造影术、X 线、增强 CT 及磁共振等。

（四）治疗

1.休息（必要时予镇静剂）

控制室温及湿度，酌情供氧。

2.饮食

预防误吸，酌情控制液体量[60~100ml/（kg·d）]。

3.综合治疗

纠正低血糖、贫血、酸中毒、控制感染及其有关因素，酌用利尿剂、洋地黄，必要时使用机械通气，腹膜透析，减轻心脏后负荷。根据病情选用扩血管药物、儿茶酚胺类药物、前列腺素 E 等。

4.介入性导管术

（1）房间隔球囊导管造瘘术：辅助治疗完全性大动脉转位等先心病，促进心房水平左向右分流，使缺氧得以改善，得以生存等待外科根治手术。

（2）球囊瓣膜及血管成形术：治疗重症肺动脉瓣狭窄、主动脉缩窄等，以缓解发绀或心力衰竭。

5.外科手术

危重型新生儿先心病需要急诊手术治疗，如严重肺动脉瓣口狭窄、完全性大动脉转位、完全性肺静脉异位引流等。动脉导管未闭伴心衰经内科治疗无改善者可作结扎术，左向右大分流的室间隔缺损、房间隔缺损、房室隔缺损等，在新生儿期可先采取保守治疗，临床观察，待数月后进行根治术。

二、完全性大动脉转位

完全性大动脉转位（C-TGA）是新生儿期最常见的发绀型先心病，其发病率约占新生儿先心病的 13%。完全性大动脉转位是指主动脉和肺动脉互换位置，即主动脉位于肺动脉的右前方，出自解剖右心室，肺动脉位于主动脉的左后方，出自解剖左心室。本病不仅占新生儿发绀型先心病的首位，也是出生 2 个月内婴儿心力衰竭的首要原因。

（一）诊断

1.症状

本病以男婴多见，出生体重往往大于正常，症状主要为生后早期呈现发绀、气促、低氧血症、酸中毒以及充血性心力衰竭。临床症状取决于伴发畸形的程度及类型。室间隔完整型 TGA 病人生后发绀明显，如心房内分流很小，动脉导管自然关闭，则出生后即出现严重发绀，吸入纯氧无改善。但如心房内分流大，同时伴有动脉导管未闭及室间隔缺损，则发绀较轻，由于体肺循环间的大量混合，发绀不明显。但早期可出现充血性心力衰竭。如合并较大室间隔缺损及左心室流出道狭窄，则肺血减少，低氧血症、心衰症状较轻。

2.体征

发绀；心前区轻微膨隆；完全性大动脉转位时，由于主动脉靠近胸壁，可听到主动脉瓣关闭产生的单一响亮的第二音。新生儿 TGA 中半数均存有动脉导管未闭（PDA），但只有少数大型 PDA 呈现连续性杂音或舒张中期隆隆样杂音、洪脉等。30%~50%完全性大动脉转位伴室间隔完整者无心脏杂音。伴大型室间隔缺损者，胸骨左缘可闻及全收缩期杂音。若伴有左室流出道狭窄时，往往可闻及喷射性杂音。肝可增大，呼吸快。

3.辅助检查

（1）动脉血气：PaO_2 在 20~30mmHg，吸氧后无好转。

（2）心电图：呈现电轴右偏，右房扩大，右室肥厚，伴大型室间隔缺损，肺血增多者可表现为双室肥厚。由于严重缺氧，ST 段及 T 波可能出现缺血性改变。

（3）X 线检查：初生时无特殊，心脏进行性扩大。前后位示：心脏轮廓呈蛋型。心底部大血管影狭窄及肺血管影增加。

（4）超声心动图：应用二维超声及多普勒超声心动图能对本病作出明确诊断。两大动脉根部呈前后平行排列，多个平面探查可以辨认右前方的主动脉根部行程长，向上延伸为主动脉弓，并出自右心室，而左后方的肺动脉干行程短并分叉为左右肺动脉，且出自左心室。超声多普勒心动图还可以探测来源于房间隔缺损、卵圆孔未闭、室间隔缺损及动脉导管未闭的分流。

（5）心导管及心血管造影：虽心导管检查可用来诊断大动脉转位及其伴随畸形，但在新生儿期心导管检查术主要用于姑息性球囊导管房间隔撕裂术，以扩大心房之间的交通，改善血氧饱和度。右室、左室和升主动脉的选择性双相造影，可用来确诊，尚可观察左室流出道梗阻情况及冠状动脉的类型。

（二）治疗

1.非手术治疗

室间隔完整的 TGA 出生后很快进入危急状态，必须入 ICU 严密观察，纠正水电解质、酸碱失衡，对症支持治疗。呼吸循环功能衰竭者应用呼吸机、血管活性药物等维持呼吸循环。室间隔完整的 TGA 应用前列腺素 E_1（PGE_1）维持 PDA 开放。合并肺炎、心衰的病人，在控制肺炎的同时，强心、利尿、扩血管，控制出入量。

2.手术治疗

近年来主张早期进行解剖根治术，一般手术年龄不要超过 3 个月，大于 6 个月可能出现肺血管梗死性病变及严重肺动脉高压而失去手术机会。

三、房间隔缺损

房间隔缺损（ASD）是左右心房之间的间隔发育不全，遗留缺损造成血流可相通的先天性畸形。约占先天性心脏病的 10%。房间隔缺损根据胚胎发育可分为继发孔型及原发孔型缺损两大类，前者居多数。

（一）诊断

1.症状

房间隔缺损对于循环、呼吸系统的影响主要取决于房水平分流量的大小，临床症状的出现相对于其他"左向右"分流的先心病较晚。轻者在新生儿期可无症状，多数患儿在早期有反复上呼吸道感染或肺炎病史，往往因其他原因就诊时发现心脏杂音而确诊。多数在成年后出现活动后气急、心悸、易疲劳、呼吸道反复感染，甚至右心衰竭。

2.体征

体检时在胸骨左缘第 2~3 肋间的肺动脉瓣闻及较柔和的、吹风样收缩期杂音，第二心音分裂随年龄增大才明显。

3.辅助检查

（1）X 线检查：肺血增多，右心室增大，肺动脉段突出，主动脉结缩小。

（2）心电图：电轴右偏，严重者出现右心室肥厚。

（3）超声心动图：是确诊的主要手段，可提示房间隔回声脱失。

（二）治疗

1.一般治疗

适当限制液体入量，80~100ml/（kg·d），如合并心衰，可予强心、利尿、血管活性药等。

2.房间隔缺损有自动关闭的可能，有报道 1 岁内 50%可以自行关闭。诊断明确后，分流量大者均应择期手术修补，以终止左向右分流，避免引起肺动脉高压和心内膜炎。手术年龄以 5 岁左右为宜。合并心内膜炎者必须在感染控制 3~6 个月后才考虑手术，合并心衰者先积极内科治疗控制心衰、病情稳定后再手术。

3.手术禁忌证

病变进入晚期，肺动脉压力和阻力重度增高，或有右向左分流时，应为手术禁忌。

四、室间隔缺损

室间隔缺损（VSD）是最常见的先天性心脏畸形。单纯性室缺占先心病中的 25%~50%，在复合性畸形中约占 2/3。

（一）诊断

1.症状

缺损小者，可无症状。缺损大者，在出生后很早即可出现呼吸急促、体重不增、喂养困难、多汗，易患肺部感染，易导致心力衰竭及肺动脉高压，当肺动脉高压严重时，患儿可出现发绀。有时因扩大的心脏压迫喉返神经，引起声音嘶哑。

2.体征

体检心界增大，心尖冲动弥散，胸骨左缘第 2、4 肋间可闻及Ⅲ~Ⅳ/Ⅵ级粗糙的全收缩期杂音，向四周广泛传导，可于杂音最响部位触及收缩期震颤。但新生儿出生 1~2 周时，由于肺动脉压力偏高，左向右分流量较小，杂音可不明显。

3.辅助检查

（1）X 线检查：小型室间隔缺损心肺 X 线检查无明显改变，或只有轻度左心室增大或肺充血；大型室间隔缺损心外形中度以上增大，肺动脉段明显突出，肺血管影增粗，左、右心室增大，左心房往往也增大，主动脉弓影较小。

（2）心电图：小型缺损心电图可正常或表现为轻度左心室肥大；大型缺损以左心室增大为主，合并肺动脉高压时常为左、右心室合并增大。

（3）超声心动图：有确诊价值。在主要切面如四腔心、主动脉短轴及左心室流出道切面均可见室间隔连续回声中断。多普勒彩色血流显像可直接见到分流的位置、方向和区别分流大小，还能确诊多个分流的存在。

（二）治疗

1.非手术治疗

限液 80~100ml/（kg·d），合并心衰时液体限制在 60~80ml/（kg·d），并给予强心、利尿、扩血管等。

2.手术治疗

（1）手术适应证：缺损小者，无反复呼吸道感染，生长发育良好者，可暂观察，建议 5 岁前完成手术治疗。中至大型室间隔缺损易出现反复呼吸道感染，心功能不全，营养发育迟缓，或合并中度及以上的肺动脉高压者应在婴儿期甚至新生儿期尽早手术。

（2）手术禁忌证：严重肺动脉高压，出现艾森门格综合征患儿不宜行 VSD 修补术。

（3）手术方法：外科手术或介入封堵闭合缺损。

（三）并发症

室间隔缺损易并发肺炎、充血性心力衰竭、肺水肿及亚急性细菌性心内膜炎。膜部和肌部的室间隔缺损均有自然闭合的可能（约占 20%~50%），一般发生于 5 岁以下，尤其是 1 岁以内。干下型室间隔缺损未见自然闭合者，且容易发生主动脉瓣脱垂。

五、动脉导管未闭

动脉导管未闭（PDA）是常见的先心病之一。动脉导管位于肺动脉分叉与降主动脉起始处之间，将肺动脉与主动脉相连。足月儿大多在生后一天动脉导管功能性闭合，生后 1 岁左右解剖闭合。在生后 7~10 天内可由于缺氧等原因而重新开放。早产儿由于动脉导管肌肉发育不全，管壁薄，对氧使导管收缩的作用反应差，再加上早产儿肺发育不成熟，易发生低氧血症和酸中毒，故 PDA 的发生率高达 18%~80%。动脉导管开放后，由于在导管处存在左向右分流，肺血增多，回心血量增多，可导致肺水肿和心功能不全等。

（一）诊断

1.症状

（1）分流量小者症状不明显。

（2）分流量大：气促、呛咳、心率增快、多汗、喂养困难、体重不增、肝脏增大，易合并呼吸道感染和心力衰竭。严重者发生肺水肿、肺动脉高压或肺出血，早产儿可成为呼吸机依赖者。

2.体征

心前区心尖冲动明显，胸骨左缘 2~3 肋间可闻收缩期杂音，少数病人为连续性杂音，也有约 10%的病人听不到杂音，脉压增宽，足背动脉可触及水冲脉等。

早产儿机体各种调节机制尚不完善，对脉压增宽，舒张期体循环血供减少的耐受较差，即使分流量不太大，也可导致坏死性小肠结肠炎、肾功能减低、心肌供血不足及颅内出血。故对于早产儿，如动脉导管粗大，应尽早关闭动脉导管。

3.实验室检查

（1）心电图：分流量大者出现左室舒张期负荷过重图形，即左胸前导联见高的 R 波和深的 Q 波，T 波高耸直立，ST 段可有抬高。合并肺动脉高压者表现左、右室肥大。

（2）胸片：心影增大，肺血增多，肺纹理增重，从肺门呈放射状（肺充血）分布，肺动脉段突出，主动脉结增宽。

（3）超声心动图：肺动脉分叉与降主动脉之间见异常通道分流，彩色多普勒可在导管处见到左向右分流，并可测量动脉导管的长度和宽度。

（二）治疗

1.一般治疗

（1）限制液体：80~100ml/（kg·d），照蓝光或用辐射式暖台时可增至 100~120ml/（kg·d）维持电解质和酸碱平衡。

（2）机械通气：应维持 PaO_2 60~90mmHg，$PaCO_2$≤45mmHg，PH>7.25。

（3）强心药：合并心衰时使用，但由于早产儿肾功能不全，使地高辛半衰期延长，易致毒性反应，用时应减少剂量。早产儿地高辛化的用量可按 15~20mg/kg 计算。

（4）利尿剂：如液量过多，心力衰竭，可用呋塞米每次 0.5~1mg/kg，静脉给药，间隔 12~24 小时，用药 1~2 次。

2.药物关闭导管

早产儿或新生儿早期 PDA 可用药物关闭，吲哚美辛首剂 0.2mg/kg，静脉滴注，第 2、3 剂 0.1~0.2mg/kg，每 12 小时一次，总剂量不大于 0.6mg/kg。注意其副作用（一过性尿少、胃肠道出血等）。但有部分患儿用药无效，尤其有症状者，应及时考虑手术。

3.手术治疗

多数动脉导管于 1 岁内可自然闭合，如管径细小、分流量少且无症状者，可观察，等待自然闭合；新生儿期，尤其早产儿，如动脉导管粗大，分流量大，伴有心衰或呼吸窘迫综合征者应尽早手术或介入治疗。

4.注意事项

动脉导管开放对某些复杂心血管畸形是有益的，如肺动脉闭锁、完全性大动脉转位、三尖瓣闭锁、主动脉瓣闭锁、主动脉弓离断等需动脉导管开放进行分流，否则患儿可能因严重缺氧而迅速死亡。临床上可用前列腺素 E_1 或 E_2 保持动脉导管开放，维持患儿生命直到进行外科手术。前列腺素 E_1 5~10ng/（kg·min），从头部静脉给药，监测动脉血氧饱和度（SaO_2）上升后可减至最小有效剂量，注意副作用（见新生儿持续性肺动脉高压章节）。

（三）并发症及处理

1.新生儿心力衰竭

由于缺氧和血液分流致心脏负荷增大，引起心力衰竭。应予以氧疗、镇静、限液、强心、利尿等（详见相关章节）。

2.新生儿肺出血

由于缺氧和左向右分流致肺血增多等引起，给予综合治疗及正压通气（详见相关章节）。

3.其他

由于缺氧及肺血增多，引起早产儿呼吸暂停、颅内出血、代谢性酸中毒以及呼吸机依赖等，予以纠正缺氧、支持治疗并及时行动脉导管结扎术。

（四）预防

1.预防孕期感染，做好孕期保健检查，避免早产。

2.对于早产儿，尤其是出生<14 天，应注意避免发生缺氧，及时纠正酸中毒，注意控制液体入量，避免血压波动，减少动脉导管重新开放的发生。

六、法洛四联症

法洛四联症（TOF）是最常见的发绀型先天性心血管畸形，占先天性心脏病的 10% 左右。TOF 是一组心血管畸形，包括四种病理解剖畸形：①肺动脉及右室流出道狭窄；②室间隔缺损，多属对位不良型缺损；③主动脉骑跨；④右心室肥厚，继发于右室流出道狭窄。

（一）诊断

1.症状

主要表现为发绀，发绀程度及出现早晚与肺动脉狭窄梗阻程度有关。轻度右室流出道梗阻的患儿，生后由于心室水平为左向右分流，常无发绀；随右室漏斗部肥厚加重，患儿多在3~6个月发生发绀，以口唇黏膜和甲床最明显。严重右室流出道梗阻者，新生儿期即可出现发绀。新生儿可表现为哭闹、用力吸吮时出现气急和发绀加重。严重者可缺氧发作引起突然昏厥、抽搐。缺氧发作常发生在吃奶或剧烈哭闹后，此时，由于右室流出道痉挛，前向血流减少，收缩期杂音可暂时减弱或消失，发作持续数分钟至数小时，严重者可致意识丧失、惊厥。

2.体征

新生儿期体征常不明显，新生儿期出现症状和体征者常是重症患儿。患儿可有生长发育迟缓，由于右室肥厚可见心前区隆起，有胸骨下右室搏动。胸骨左缘第2~4肋间可闻及收缩期II~IV/VI级喷射性杂音，广泛传导。肺动脉瓣区第二心音减弱。年长儿可出现杵状指趾。

3.辅助检查

（1）胸部X线检查：心脏大小正常或稍增大，肥厚的右室造成心尖上翘，肺动脉段凹陷，形成"靴形心"。由于肺血流减少，肺门血管影缩小，肺野相对清晰。主动脉宽，25%可见右位主动脉弓。

（2）心电图：电轴右偏，右心室肥厚。右心前区导联R波突出。在一些病例，唯一右室肥厚的表现是V_3R或V_1导联T波直立，重症者右心房肥大。

（3）超声心动图：二维超声可证实诊断，于胸骨旁长轴可见大地对位不良型室间隔缺损，并可观察主动脉骑跨的程度。胸骨旁短轴切面可观察右室流出道梗阻部位及程度、近端肺动脉分支、主动脉弓位置、冠状动脉。多普勒彩色血流显像可见右心室直接将血流注入骑跨的主动脉。

（4）心导管检查或造影：导管可从右心室进入主动脉，表明有主动脉骑跨。由右心室进入左心室示有室间隔缺损。导管不易进入肺动脉，说明有肺动脉狭窄。若能进入肺动脉则在将导管逐渐拉出时，可记录到肺动脉和右心室间的压力阶差。患者右心室压力增高，肺动脉压力下降，连续压力曲线可以帮助辨明狭窄类型。股动脉血氧饱和度降低证明存在右向左分流。选择性右室造影可显示右室形态，肺动脉狭窄部位、程度以及肺动脉分支的形态。必要时需作左室造影或冠状动脉造影。

（二）治疗

1.非手术治疗

（1）注意合理喂养，预防贫血及脱水。

（2）急性缺氧发作：立即给予吸氧、镇静、屈膝位，并可应用吗啡0.1mg/kg皮下注射，静脉应用碳酸氢钠3~5ml/kg，快速纠正代谢性酸中毒。治疗有效者发绀减轻，杂音增强。治疗无效者，可用增加体循环阻力的药物，如静脉应用盐酸去甲肾上腺素，以减少右向左分流，改善症状。经常缺氧发作者，可用普萘洛尔1~2mg/（kg·d），分3次口服，缓减右室流出道痉挛，预防缺氧发作。

2.手术治疗

大多数患儿可在6个月后行根治术，严重者则需在3个月内甚至新生儿期即需要治疗。部分患儿由于肺动脉发育差，需先行姑息手术治疗，目的是增加肺血流，避免严重缺氧，促进肺动脉发育。

七、主动脉缩窄

主动脉缩窄（COA）是指胸降主动脉存在先天性狭窄，狭窄部位常位于左锁骨下动脉远端动脉韧带起始处，邻近动脉导管。占先心病的 7%~14%。大多数 COA 患者同时合并室间隔缺损或其他复杂心内畸形。

（一）诊断

1.症状

临床症状取决于主动脉狭窄的程度。新生儿主要表现为呼吸急促、喂养困难、多汗、休克、心衰等。

2.体征

上肢血压高于下肢，触诊时可明显感觉足背动脉或股动脉搏动减弱或消失。听诊胸骨左缘可闻及收缩期杂音，肺动脉瓣第二心音增强。有些患儿可有差异性发绀。

3.辅助检查

（1）X 线检查：心影中重度增大，肺水肿，肺血管影增多。

（2）心电图：右室肥厚。

（3）超声心动图：二维超声心动图是主动脉缩窄的最主要诊断方法之一，多可清晰显示缩窄部位、长度以及其他心内合并畸形。连续多普勒可测出血流速度，并推算出压差。

（4）增强 CT 及重建：对大血管的成像非常满意，可清楚显示主动脉缩窄位置、程度、长度及侧支血管，亦可诊断心内畸形。

（二）治疗

1.非手术治疗

（1）前列腺素 E_1 维持动脉导管开放。

（2）治疗心衰：强心、利尿。

（3）监测生命体征及血气分析，病情危重者应气管插管机械通气、抗休克及纠正酸中毒等。

2.外科手术治疗。

八、左心发育不良综合征

左心发育不良综合征（HLHS）是左心-主动脉复合体的发育不良，包括主动脉瓣狭窄或闭锁、二尖瓣狭窄或闭锁、左室及主动脉发育不良，发病率占先心病的 1%，是出生后一个月内因心脏病死亡最常见的原因，其主要矛盾是左心室发育差，无法维持体循环。

（一）诊断

1.症状

出生数小时后迅速出现呼吸困难、发绀及进行性心力衰竭，表现为皮肤灰白、冰冷、发花，病情恶化进展迅速。

2.体征

脉搏微弱甚至消失，心界扩大，心率快有奔马律，第二心音单一并较低，通常无心脏杂音。

3.辅助检查

（1）心电图：电轴右偏，右房、右室增大，左室低电压，常有心肌缺血性T波改变。

（2）X线检查：心影中重度增大，右心增大，肺静脉淤血或肺水肿。

（3）超声心动图：左心室小，主动脉和二尖瓣狭窄，升主动脉发育不良。

（二）治疗

1.非手术治疗

前列腺素E_1静点维持动脉导管开放；纠酸维持内环境稳定；治疗心衰，机械通气，必要时予血管活性药维持正常血压。

2.外科手术治疗

手术包括重建手术和心脏移植。重建手术式为Norwood手术，分三期，分别在新生儿期、3~6个月和18~24个月进行。

九、完全性肺静脉异位引流

完全性肺静脉异位引流（TAPVD）是指所有肺静脉均不与左心房相通，而直接或间接异常回流入右心房。占先心病总发病率的1%。肺静脉异位引流包括心上型、心下型、心内型及混合型，以心上型最多见。

（一）分型

1.心上型

肺静脉通过垂直静脉向上与左上腔静脉、左无名静脉或右上腔静脉相连。

2.心内型

共同静脉回流入右心房或开口于右房内的冠状静脉窦。

3.心下型

共同静脉通过垂直静脉向下回流到门静脉、静脉导管、肝静脉或直接与下腔静脉相连。

4.混合型

肺静脉有两个或多个连接点与上述部位相连，如分别进入上腔静脉和右房等。

（二）诊断

1.症状

非梗阻型患儿出生时常无症状，多于婴儿晚期才出现气急、喂养困难、反复呼吸道感染。梗阻型患儿出生时即有明显气急及发绀，并迅速出现呼吸困难及肺水肿。

2.体征

典型患儿有明显心衰表现：肺部湿啰音，肝脏增大。胸骨左缘第2肋间闻及响亮的收缩期杂音。肺动脉第二心音增强和有固定分裂。

3.辅助检查

（1）心电图：电轴右偏，右心房增大，右心室肥厚。伴肺静脉梗阻者常无右房肥大。偶尔可见右束支传导阻滞或预激综合征。

（2）X线检查：肺血多，或有弥漫的斑点网状阴影，右心房、右心室增大。心上型完全性肺静脉异位引流心影成"8"字形或雪人样。梗阻型者显示严重肺水肿，心脏大小可正常。

（3）超声心动图：二维超声心动图是 TAPVD 的最主要诊断方法，可显示缺乏肺静脉与左房的连接，左房后侧有一共同静脉腔，通过异常连接回流入右心房，根据异常连接情况可明确分型；右心房、右心室扩张。

（三）治疗

1.非手术治疗

对于梗阻型肺静脉异位引流，主要是纠正代谢性酸中毒及电解质紊乱，适当强心利尿以缓解充血性心衰，必要时气管插管机械通气，为急诊手术做准备；对于非梗阻性肺静脉异位引流患儿，早期症状可不明显，主要针对呼吸道感染治疗。一般可在 3 月龄内尽早手术。

2.手术治疗

手术时机的确定视是否存在肺静脉梗阻而定。梗阻型肺静脉异位引流患儿需早期手术，甚至急诊手术；对于非梗阻性肺静脉异位引流患儿，一般可在 3 月龄内手术。

（李杨方）

第三节　新生儿高血压

一、新生儿高血压的定义

对于新生儿高血压，目前尚缺乏统一标准，比较经典的是美国儿科学会 1987 年提出的观点，即新生儿期 3 个不同时期测试的血压，高于同年龄、同性别收缩压/舒张压的第 95 百分位者称为高血压；收缩压/舒张压低于第 90 百分位者为正常血压；介于第 90~95 百分位间为临界高血压。

目前，国内外大多接受把新生儿收缩压/舒张压>90/60mmHg（足月儿），或>80/50mmHg（早产儿）或平均动脉压高于 70mmHg 定义为高血压界限。测量患儿血压应在其安静状态下进行，连续 3 次的读数都升高，才能确定为高血压，袖带长度为上臂长度的 2/3。

二、新生儿高血压的病因

（一）原发性高血压的发病因素

1.遗传因素

原发性高血压常有明显的家族史，有资料表明，有高血压家族史者发生高血压是无家族史的 6.57 倍。

2.肥胖

肥胖是儿童高血压的主要影响因素，国内资料表明，肥胖儿连续 2 年高血压检出率是非肥胖儿的 5 倍。

3.母亲妊娠期各种相关因素

母亲有妊娠期高血压疾病组新生儿高血压较多，这可能与妊娠时母子均有胰岛素抵抗有关。胰岛素与血管张力有关，在正常生理情况时，胰岛素可通过细胞膜系统，从多方面调节血管平滑肌细胞内的钙离子,减缓钙离子内流,使血管扩张。但低血糖及高胰岛素血症和胰岛素抵抗时,胰岛素无血管扩张作用,并有反常血管收缩反应,因而母子产生小动脉痉挛,导致血压增高。母亲妊娠期吸烟,后代血压偏高;胎儿生长受限可引起永久性血管结构改变,血管壁弹性丧失,引起高血压。

4.膳食和喂养

循证医学研究证实,母乳喂养时间越长,儿童和成年后血压正常者越多,如婴儿早期限制盐的摄入,15年后高血压发病率则明显降低。

（二）继发性高血压的发病因素

1.肾性高血压

分为肾实质性和肾血管性。

先天性肾实质异常是新生儿高血压的主要发病原因,主要见于先天性肾脏发育异常和肾肿瘤,如肾囊肿、肾母细胞瘤、神经母细胞瘤等,可能因肿瘤压迫肾血管或输尿管导致尿路梗死,也可能为肾组织或肿瘤产生儿茶酚胺等血管活性物质。此外,梅毒合并肾病也可导致高血压。

肾血管性高血压也是引起新生儿高血压的主要病因,脐动脉插管造成主动脉和肾动脉血栓形成是NICU中高血压发生的主要原因,其发生与置管持续和置管位置无关,可能与操作时脐动脉血管内皮细胞导致血栓形成有关。常见于先天性肾动脉狭窄、大动脉炎、脐静脉插管伴随血栓形成。

2.心血管性

如动脉导管未闭、先天性主动脉狭窄、主动脉关闭不全。

3.内分泌性

包括嗜铬细胞瘤、库欣综合征、原发性醛固酮增多症、甲状腺功能亢进、先天性肾上腺皮质增生等。

4.神经性

如脑外伤、脑肿瘤、颅内出血、脑水肿、脑积水、缺氧缺血性脑病、手术后疼痛均可引起短暂性高压两种。

5.肺性高血压

支气管肺发育不良的新生儿有43%发生高血压。但多在婴儿期之后发现,高血压是短暂的,严重者需要治疗。由于缺氧和二氧化碳潴留,刺激化学感受器导致儿茶酚胺释放,全身血管阻力增加,最终发展成高血压。

6.药物相关性高血压

与新生儿有关的药物如下：

（1）重组人红细胞生成素：是早产儿贫血时有效治疗药物,它能明显增加外周阻力,抑制内皮舒张因子的扩血管作用,提高血液黏度,增加血管对去甲肾上腺素和血管紧张素的升压反应和下调α_2-肾上腺素能受体有关,可诱发或加重高血压。

（2）ACTH和糖皮质激素：可增加心排血量而使血压增高,也可使外周血管平滑肌对血儿茶酚胺的反应增强,使外周阻力增高,停用后血压即可恢复正常。

（3）芬太尼和东莨菪碱：大剂量静注可致高血压危象的发生。氨茶碱和纳洛酮有升压作用。前列腺素E_2静注,可致严重动脉痉挛引起高血压。多肾上腺素能药物：大剂量使用例如长期使用去氧肾上腺素滴眼也可使血压增高。

7.其他因素

如新生儿换血后，快速输液等可引起短暂性高血压。母亲孕期吸海洛因可影响胎儿肾发育，从而引起新生儿高血压。有报道，在进行体外膜肺的婴儿中，约50%出现高血压，其机制有待进一步研究。

三、新生儿高血压的临床表现

新生儿高血压多在常规监测时发现血压升高。轻者常无症状或伴发一些非特异性表现，如呕吐、喂养困难、皮肤发绀、皮肤斑纹、原因不明的呼吸急促、呼吸暂停、心率增快、窒息、嗜睡、易激惹、惊厥、生长迟缓等表现。严重者可发生心力衰竭、心源性休克、颅内出血、肾衰竭而直接威胁患儿的生命。

四、新生儿高血压的诊断

（一）病史

应着重注意围生期是否有相关的危险因素、监护过程中有无异常表现、是否接受过特殊的诊疗操作（如脐血管插管）、是否用过影响血压的药物。

（二）体格检查

应包括生长发育、四肢血压测量、心肺及腹部的常规检查及周围血管的搏动等检查。

（三）辅助检查

1.尿常规及肾功能检查

以明确是否为肾实质性疾病。

2.胸部X线检查

确定心脏畸形及支气管肺发育不良。

3.心脏、肾脏及血管的超声检查

是一种非侵袭性的方法，广泛应用于新生儿高血压的检查。有助于主动脉狭窄、多囊肾、肾肿瘤、肾发育不全的诊断。血管超声检查有助于肾静脉血栓形成、主动脉血栓、肾动脉血栓的诊断。

4.血管造影

明确是否存在动脉狭窄及大动脉炎。因为它是一种侵袭性的操作，可造成新生儿的放射暴露，较少应用于新生儿。

5.放射性膀胱、尿道造影

是超声检查的重要补充。能鉴别泌尿系统疾病的解剖和功能的异常，在新生儿尚未广泛应用。

6.放射性核肾成像

可提供肾血流和肾功能的信息，几乎能替代肾血管造影。

7.头颅CT及磁共振成像

可明确颅内出血、缺氧缺血性脑病或脑水肿等。

8.血浆肾素活性及皮质醇、醛固酮和甲状腺素水平检测

血浆肾素活性可用于肾实质和肾血管病变的筛查，过低表示盐皮质激素作用过多，过高表示肾和肾血管受累。如果肾动脉狭窄，血流量及肾内血压下降，刺激球旁细胞产

生大量肾素，在血管紧张素转换酶的作用下，产生血管紧张素II，刺激醛固酮分泌，导致钠、水潴留，使血压增高。

（四）病因鉴别

1. 血尿、水肿，提示肾实质性疾病。
2. 上腹部正中或略靠左侧肋弓下闻及血管杂音提示血管疾病，如肾动脉狭窄。
3. 上肢血压高于下肢 20mmHg（2.67kPa），足背动脉搏动异常提示主动脉狭窄。
4. 有缺氧窒息史常提示颅内出血、颅内高压或缺氧缺血性脑病。
5. 血压严重持续增高，提示嗜铬细胞瘤及肾动脉狭窄。
6. 血压轻度增高，脉压增大见于动脉导管未闭、主动脉关闭不全和甲状腺功能亢进。
7. 脐动脉插管史应考虑肾动脉血栓形成。
8. 腹部发现肿块常提示多囊肾、肾盂积水或其他肿瘤，如肾母细胞瘤、神经母细胞瘤等。

五、新生儿高血压的治疗

目前的观点是：对于收缩压持续介于第 95 和 99 百分位之间而没有器官受累的无症状新生儿高血压，先不急于治疗，观察其是否能自行缓解。若持续高于第 99 百分位或出现器官受累，则应当治疗。当收缩压>130mmHg 应当立即进行治疗。继发性高血压的病因治疗是根治高血压的关键，肾动脉狭窄及肿瘤等可进行手术治疗。

（一）给药途径

根据新生儿高血压的严重性和总体情况决定。急性起病的危重患儿应该持续静脉滴注给药，以控制血压降低的幅度和速度，在前 8 小时中患儿的血压降低不宜超过 25%以防止脑缺血。对轻症患儿尽量给药口服。

（二）药物治疗方法

1. 利尿剂

通过促进排尿、降低血流量而起降压作用，适用于低肾素型高血容量的轻、中度高血压。在严重的高血压与其他降压药合用能增加其他药物的降压作用。使用过程中注意水、电解质平衡。如氢氯噻嗪 1~4mg/（kg·d），呋塞米 1mg/（kg·d），螺内酯 1.5~3mg/（kg·d）。

2. 血管扩张剂

作用机制为直接扩张小动脉平滑肌，降低外周阻力。

（1）肼苯达嗪：常与利尿剂和β阻滞剂合用治疗中重度高血压。口服量 0.25~1mg/（kg·次），最大量 7mg/（kg·d）。分 3~4 次/d；静推 0.15~0.6mg/（kg·次）；持续静滴 0.75~5.0μg/（kg·min）。

（2）硝普钠：是强有力的血管扩张剂，用于高血压危象。输液泵控制下持续静脉注入，应避光以免降解。其起效快，半衰期短，应检测血压后调整滴度。0.5μg/（kg·min），最大剂量为 8μg/（kg·min）。

3. β受体阻滞剂

适用于高搏出量高肾素性高血压，与利尿剂和血管扩张剂合用可增强疗效，起效迅速，疗效高，可用于轻、中、重度高血压。

（1）普萘洛尔：是新生儿高血压最为广泛使用的非选择性β受体阻滞剂，但有慢性肺病者慎用。口服量0.25~1mg（kg·次），3次/d，最大量16mg（kg·d）或60mg/d，静脉缓推，0.01~0.1mg/（kg·次）。

（2）拉贝洛尔：作用为普萘洛尔的8倍，可用于紧急降压口服1mg/（kg·次），2~3次/d，静推0.2~1mg/（kg·次），持续静滴0.25~3mg/（kg·h）。

4.血管紧张素转换酶抑制剂

适用于肾性高血压，对正常肾素性及低肾素性高血压均有效，因可增加肾血流量，也适用于肾衰竭。降压作用迅速，可用于高血压急症治疗。与利尿剂合用效果更好，已成为常用的一线降压药。最常用的是卡托普利，推荐剂量为0.1~0.3mg/（kg·d），于24~48小时后根据病情，可增加到4mg/（kg·d）。停药时逐渐减量，避免骤停。

5.钙通道阻滞剂

通过阻滞钙离子进入细胞内，使血管平滑肌松弛，达到扩张血管、降压的目的，但应用于新生儿期报道较少。

（李杨方）

第四节　新生儿心力衰竭

新生儿心力衰竭（简称心衰），是指在某些病因作用下，心排出量不能满足全身组织代谢所需的一系列病理状态。有足够回心血量，由于心脏前、后负荷增加或心肌本身病变所引起的搏血功能不全或虽搏血功能正常但因回血量过多而不能将其完全搏出，以致氧气和能量不能满足组织需要，造成神经、激素过度激活，心脏、血管、心肌细胞、基因、分子、旁分泌、自分泌异常所致血流动力学改变引起的综合征。是新生儿期常见急症，如不及时治疗，可危及生命。

一、新生儿心血管生理学

（一）生后循环

出生使得胎儿循环经历突然的巨大变化，在新生儿时期和紧接着的几周有多个生理功能需发生过渡，准确地说，是当脐带和胎盘与母体分离后，由胎儿循环转变为新生儿循环，血管阻力剧烈的上升，同时肺血管阻力降低，这种变化在过渡时期均可发生，动脉导管的血流由胎儿时期的右向左分流转为左向右分流，在生后12小时内发生功能性的关闭，部分新生儿可能会延迟一些，建立肺循环，流经动脉导管的血氧含量急剧上升和前列腺素E分泌减少，使得动脉导管功能上的关闭。当存在导管壁发育不良、低氧、前列腺素分泌异常等可能导致其延迟关闭或不关闭，引起左心室负荷加重，严重的发生心力衰竭。出生时的卵圆孔也是功能性的关闭，当肺动脉和右室压力升高时发生右向左分流时，它可以再开放。

（二）新生儿的心肌

新生儿心肌结构未发育成熟。心肌肌节数量少，肌细胞较细，收缩力弱，心肌细胞内非收缩成分所占比例较高。

（三）心室收缩和舒张

心率过快、过慢都可以影响心室的充盈，影响心排血量，如严重心律失常：阵发性室上性及室性心动过速，二度以上的房室传导阻滞。心室收缩、舒张运动协调性失调也可影响心脏功能。

（四）交感神经活性

心肌交感神经未发育成熟，交感神经纤维少，儿茶酚胺水平低，肾上腺素在心肌内存储少，影响心肌收缩功能，因此，心肌收缩而周围小动脉收缩不明显，容易发生低血压。

二、新生儿心力衰竭的病因

（一）肺血流过多

出生时因窒息、呼吸道疾病、早产肺表面活性物质减少等引起肺气体交换障碍、缺氧，使动脉导管延迟关闭，血液左向右分流，肺血量增多，导致心衰。

（二）压力负荷过大

前负荷增加多见于左向右分流型先天性心脏病，如房间隔缺损、室间隔缺损、动脉导管未闭等，输血、输液过多过快等，后负荷增加可见于主动脉狭窄、肺动脉狭窄、肺动脉高压等。

（三）瓣膜闭锁不全

如二尖瓣反流、三尖瓣反流等。

（四）缺血的心肌病

缺血缺氧及感染导致的心肌损害，使心肌收缩力减弱，如：新生儿窒息引起的缺氧缺血性心肌损害、心内膜下心肌坏死，感染导致的心肌炎、败血症、肺炎等。

三、新生儿心力衰竭的临床表现

新生儿左右心衰不易截然分开，往往表现为全心衰。

（一）心功能减退表现

1. 心脏扩大

主要靠胸部X线、超声心动图诊断。

2. 心率改变

安静时心率持续>160次/分，晚期心率<100次/分。

3. 奔马律

心功能受损。

4. 食欲减退，喂养困难，哺乳及活动后出汗较多。

（二）肺循环淤血表现

1. 呼吸急促

>60次/分，青紫、呼吸困难、呻吟、鼻煽、三凹征。

2. 肺部啰音

肺部闻及干、湿啰音，说明有肺泡腔渗出和肺间质水肿。

（三）体循环淤血表现

1. 肝大

肝脏右肋下>3cm或短期内进行性增大，以腋前线明显。
2.水肿
可短期内体重骤增，有时可见眼睑、手、足水肿。
3.尿少
肾滤过率下降引起尿少。
4.头皮静脉扩张
新生儿颈静脉怒张不明显，但在竖抱时可见头皮静脉扩张。

（四）附加检查
1.胸部X线
胸部X线提示，心胸比例>0.6，提示心脏扩大。
2.超声心动图
可以无创评估全身静脉回流情况。
3.中心静脉压监测
需建立深静脉置管，可以了解心脏前负荷情况。
4.持续外周动脉血压监测
有创监测，了解体循环情况及心室的收缩和舒张情况。

四、新生儿心力衰竭的诊断标准
（一）病史
有可能引起心衰的病因存在。
（二）临床症状
1.心动过速
安静时心率持续>160次/分，可出现奔马律。
2.呼吸急促
>60次/分，青紫，呼吸困难，肺部闻及干、湿啰音，肺水肿。
3.肝脏肋下
>3cm或短期内进行性增大，或用洋地黄后缩小。
4.血压
一般正常，当心搏量显著下降时，血压可下降，面色发绀，皮肤发花。
5.心脏扩大
胸部X线提示，心胸比例>0.6，或超声心动图提示心脏扩大或心肌收缩减弱。
6.晚期心衰者
可表现为心动过缓、呼吸减慢、呼吸暂停等。

五、新生儿心力衰竭的治疗
（一）一般治疗
1.护理
抬高体位，呈头高脚低位，床头抬高15°~30°，严密监测各项生命体征，包括呼吸、心率、血压、血氧饱和度。保持静脉通畅，建议深静脉置管，一般选择颈内静脉，监测中心静脉压，进行外周动脉置管，持续动脉血压监测。

2.供氧

必要时呼吸机支持。但对于依赖动脉导管未闭生存的先天性心脏病患儿应注意，血氧的增高可促使动脉导管关闭，同时予以前列腺素 E 保持其开放。

3.纠正代谢紊乱及酸碱代谢紊乱

如低血糖、电解质紊乱及酸碱平衡紊乱等。监测患儿电解质及时治疗，监测血糖及血气分析情况。

4.限制液体

一般较正常需要量减少 1/4~1/3。

5.镇静

烦躁可增加新陈代谢和耗氧量，使心衰加重，应用镇静剂使患儿安静十分必要。新生儿常用药物有苯巴比妥、地西泮、咪达唑仑等。

（二）药物治疗

1.利尿剂

可减轻肺水肿，降低血容量，回心血量及心室充盈压，达到减低前负荷作用。常用药物有呋塞米，静脉注射后 1 小时发生作用，持续作用 6 小时，剂量为每次 1mg/kg，8~12 小时 1 次，静脉注射，心衰明显，尿量持续少，可应用呋塞米持续静脉注射，0.5~2mg/h 维持利尿治疗，注意监测尿量情况及电解质情况，及时调整剂量。或者应用氢氯噻嗪，剂量 2~3mg/（kg·d），口服，每天 2~3 次，但其利尿同时失钾较多，需长期应用利尿剂的患儿，可选择与保钾利尿剂合用，一般联用螺内酯，剂量为 1~3mg/（kg·d），口服，每天 2~3 次。但利尿剂（除螺内酯外）并不直接作用于心衰的发生与发展机制，只减轻因血容量过多和心衰引起的淤血症状，因此，利尿剂需要与其他心衰药物同时使用。

2.洋地黄制剂

作用于心肌收缩蛋白，增加心肌收缩力及心排血量。推荐应用地高辛，作用可靠，吸收排泄迅速，口服 1 小时后浓度达最高峰，半衰期 32.5 小时，使用较安全，新生儿多选用地高辛酏剂（50ng/ml）口服，用量准确，用法：首剂予以化量的 1/3~1/2，4~8 小时后余量分 2~3 次，间隔 4~8 小时给予，24 小时化完，末次给药后 8~12 小时开始给维持量，剂量为化量的 1/8，每 12 小时一次。也可静脉应用，不宜肌注，注射部位可坏死。见（表 7-4-1）。

表 7-4-1　地高辛的用法用量

	矫正胎龄	地高辛化量（μg/kg）	
		静脉注射	口服
早产儿	≤29 周	15	20
	30~36 周	20	25
足月儿	37~48 周	30	40

注：全程维持量法用于慢性心衰，每次 1/8 化量，每 12 小时一次，5~7 天后，血清地高辛浓度和洋地黄化后再给维持量相似。

地高辛是国外唯一使用的洋地黄类强心剂。地高辛有效血药浓度为 0.8~2ng/ml，新生儿超过 4ng/ml 则可出现毒性反应，因此需监测其血药浓度，以免发生中毒。新生儿洋地黄中毒症状不典型，主要表现为嗜睡、拒奶、心律失常，如心率<100 次/分，应立即

停药，监测心电图，积极治疗各种心律失常。

3. 血管紧张素转换酶抑制剂

减少血管紧张素Ⅱ，调节血管收缩，增强神经系统活动，减少醛固酮释放，从而减少水钠潴留，减少心肌纤维化，减少含氮氧化物的释放，使血管舒缓激肽水平增高。

（1）卡托普利：抑制血管紧张素转化酶，新生儿口服剂量 0.1~0.4mg/（kg•d），每天 3 次，可能引起低血压、心动过缓、高血钾症、中性粒细胞降低、蛋白尿等，对肾动脉狭窄，左室流出道梗阻禁忌，注意监测患儿血压情况。

（2）伊那普利：抑制血管紧张素转化酶，新生儿口服剂量 0.1mg/（kg•d），可逐渐加量，最大剂量 0.5mg/（kg•d），每天 1~2 次，可能引起低血压、心动过缓、高血钾症、中性粒细胞降低、蛋白尿等，对肾动脉狭窄，左室流出道梗阻禁忌，注意监测患儿血压情况。

4. 血管紧张素受体拮抗剂

是一类特异性阻断血管紧张素Ⅲ型受体的药物，同时不影响其他血管紧张素受体的作用。其作用同 ACEI。有报道用于儿童的制剂有氯沙坦及伊贝沙坦。

5. 醛固酮拮抗剂

可以减少在发生心力衰竭时肾素-血管紧张素-醛固酮（ARR）系统激活，有利的效果包括：减少钠滞留，减少水滞留，减少心肌纤维化，减少抑制氧化氮的释放，减慢心率，提高氧平衡的供给和需求以及抗心律失常药的影响。

6. β-受体阻滞剂

有诘抗在心力衰竭中激活的交感神经系统，有利的效果包括：减慢心率，提高氧的供给需要，减少心肌死亡和纤维化。卡维地洛具有非选择性扩血管作用，用于心力衰竭的治疗。目前，新生儿用药不明确，28 天~23 个月建议剂量为 3mg/（kg•d）。

7. 抗心律失常药

室性心律失常是心力衰竭死亡率的主要原因之一。普萘洛尔、普罗帕酮等。

8. 正性肌力药

（1）磷酸二酯酶抑制剂：①米力农：抑制磷酸二酯酶Ⅲ，静脉负荷量 25~50μg/kg（>10 分钟），维持量：0.25~1μg/（kg•min）持续静脉注射，可能引起心律失常、低血压等，对严重肺动脉或主动脉梗阻性疾病禁用；③氨力农：药理作用同米力农，静脉负荷量 75~100μg/kg（>5 分钟），必要时隔 20 分钟后可重复 2 次，总量不超过 3mg/kg，维持量：3~10μg/（kg•min）持续静脉注射，可能引起心律失常、低血压、血小板减少等，对低血压、心脏瓣膜狭窄疾病谨慎使用。

（2）儿茶酚胺类药物：为肾上腺能受体兴奋剂，使心肌收缩力加强，心排量增加。①多巴胺：激动多巴胺受体（扩张肾血管）、β₁ 受体（增强心肌收缩）及α₁ 受体（收缩周围血管），持续静脉注射，2~5μg/（kg•min）（激动多巴胺受体），5~15μg/（kg•min）（激动β受体），15~20μg/（kg•min）（激动α受体）；②多巴酚丁胺：激动β₁ 受体（增强心肌收缩）及β₂ 受体（轻度周围血管扩张），持续静脉注射，2~20μg/（kg•min），可引起心动过速、高血压等；③肾上腺素：激动β₁ 受体（增强心肌收缩）及α₁ 受体（收缩周围血管），持续静脉注射 0.05~1μg/（kg•min）。用于低血压、心动过缓、低心排；④异丙肾上腺素：激动β₁ 受体（增强心肌收缩）及β₂ 受体（周围血管扩张），持续静脉注射 0.05~2μg/(kg•min) ⑤去甲肾上腺素：激动$β_1$及$α_1$受体（增强心肌收缩，增快心率，收缩血管）持续静脉注射 0.01~2μg/(kg•min)，用于低血压及休克。

9.其他治疗

（1）利钠肽：心房利钠肽也有强力排尿、利钠及扩血管作用，剂量：0.1μg/(kg•min)，静脉滴注，持续 1 小时。

（2）钙增敏剂：在不提高心肌细胞内钙水平的基础上，不增加心肌耗氧量而能增强钙对肌耗蛋白 C 的收缩作用。

（3）内皮素受体拮抗剂：如：波生坦可以降低肺动脉高压，剂量：2~4mg/(kg•d)，每天 2 次，在儿童的安全性不明确。

（4）体外膜肺：适用于心衰末期、药物不能控制的心衰及有因肺部疾病显著缺氧者。

（李杨方）

第五节 新生儿持续肺动脉高压

新生儿持续肺动脉高压（PPHN）是指出生后肺血管阻力持续性增高，肺动脉压力超过体循环动脉压，使由胎儿型循环过渡至正常"成人"循环发生障碍，而引起的心房及（或）动脉导管水平血液的右向左分流，临床上出现严重低氧血症等症状。特征是诸多因素导致的肺循环/体循环比值增加；在 1969 年该病被首次认识时，因考虑其血流动力学改变类似于胎儿循环，故称为持续胎儿循环。本病足月儿和近足月儿的发生率约占活产新生儿的 2‰。尽管目前先天性心肺疾病的治疗有了很大的进步，但 PPHN 仍是威胁新生儿生命的危重症之一，病死率高达 10%~20%。

一、PPHN 常见病因

1.宫内慢性缺氧或围生期窒息。

2.肺实质性疾病

如呼吸窘迫综合征、胎粪吸入综合征。

3.肺发育不良

包括肺实质及肺血管发育不良，如先天性膈疝。

4.心功能不全

病因包括围生期窒息、代谢紊乱、宫内动脉导管关闭等；母亲在产前接受非类固醇类抗炎药物如布洛芬、吲哚美辛和阿司匹林等，这些环氧化酶抑制剂，能减少花生四烯酸的合成，使动脉导管过早关闭。

5.肺炎或败血症

由于细菌内毒素或病毒等引起的心脏收缩功能抑制，肺微血管血栓，血液黏滞度增高，肺血管痉挛等。

6.其他

肺血流缓慢，如红细胞增多症；因宫内动脉导管关闭，可致外周肺动脉的结构重塑，肺动脉肌化、肺血管阻力增高。肺静脉异位引流等可引起肺动脉高压；机械通气使用过高的平均呼吸道压可引起医源性肺动脉高压。

从病因学角度看，原发性肺血管床病变占10%，而继发于肺部病变如先天性膈疝、肺炎、胎粪吸入综合征、新生儿湿肺等导致肺血管床的延迟开放占90%。

二、病理生理

生后肺血管阻力持续不降的三种病理改变：

（一）肺血管发育不全

肺血管发育不全指气道、肺泡及相关的动脉数减少，血管面积减小，使肺血管阻力增加，可见于先天性膈疝、肺发育不良等。其治疗效果最差。

（二）肺血管发育不良

肺血管发育不良指在宫内表现为平滑肌从肺泡前生长至正常无平滑肌的肺泡内动脉，而肺小动脉的数量正常。由于血管平滑肌肥厚、管腔减小使血流受阻。慢性宫内缺氧可引起肺血管重塑（中层肌肥厚）；宫内胎儿动脉导管早期关闭（如母亲应用阿司匹林、吲哚美辛等）可继发肺血管增生。此类患儿治疗效果较差。

（三）肺血管适应不良

肺血管适应不良指肺血管阻力在生后不能迅速下降，而其肺小动脉数量及肌层的解剖结构正常。常由于围生期应激，如酸中毒、低温、低氧、胎粪吸入、高碳酸血症等，这类患儿占PPHN的大多数，其肺血管阻力增高是可逆的。对药物治疗常有反应。

三、PPHN的临床表现及诊断

在适当通气情况下，新生儿早期仍出现严重发绀、低氧血症、胸片病变与低氧程度不平行并除外气胸及发绀型先天性心脏病（简称先心病）者均应考虑PPHN的可能。

（一）临床表现

多为足月儿或过期产儿，常有羊水被胎粪污染的病史。生后除短期内有呼吸困难外，常表现为正常；然后，在生后12小时内可发现有发绀、气急，而常无呼吸暂停、三凹征或呻吟。由于新生儿PPHN的特殊机制，2013年法国尼斯举行的世界研讨会将其从1998年肺动脉高压分类中原先的第一组中单列划为一组。

（二）体检及辅助检查

可在左或右下胸骨缘闻及三尖瓣反流所致的心脏收缩期杂音，但体循环血压正常。动脉血气显示严重低氧，二氧化碳分压相对正常。约半数患儿胸部X线片示心脏增大。对于特发性PPHN，肺野常清晰，血管影少；其他原因所致的PPHN则表现为相应的胸部X线特征，如胎粪吸入性肺炎等。心电图检查可见右室占优势，也可出现心肌缺血表现。

（三）诊断试验

1.高氧试验

头罩或面罩吸入100%氧气5~10分钟，如缺氧无改善或测定导管后动脉氧分压<50mmHg时，提示存在PPHN或发绀型先心病所致的右向左血液分流。

2.动脉导管开口前（常取右桡动脉）及动脉导管开口后的动脉（常为左桡动脉、脐动脉或下肢动脉）血氧分压差。

当两者差值大于15~20mmHg或两处的经皮血氧饱和度差>10%，又同时能排除先心病时，提示患儿有 PPHN 并存在动脉导管水平的右向左分流。

3.高氧高通气试验

对高氧试验后仍发绀者在气管插管或面罩下行气囊通气，频率为 100~150 次/分钟，使二氧化碳分压下降至"临界点"（30~20mmHg）。PPHN 血氧分压可大于 100mmHg，而发绀型先心病患儿血氧分压增加不明显。如需较高的通气压力（>40cmH$_2$O）才能使二氧化碳分压下降至临界点，则提示 PPHN 患儿预后不良。

4.吸入一氧化氮（iNO）

有助于 PPHN 与发绀型先天性心脏病的鉴别，大多数 PPHN 患儿吸入 NO 后氧分压和动脉氧饱和度均升高，而发绀型先天性心脏病患儿和少数严重的 PPHN 患儿在吸入 NO 后动脉氧分压和动脉氧饱和度改变不明显。

（四）心脏彩超

在各种检查中超声多普勒检查有重要地位。有新生儿监护病房设施的单位一般均有超声多普勒检查设备，应推荐用床边超声检查。用该方法可精确诊断先天性心脏病并对于动脉导管依赖性先天性心脏病启动前列腺素的治疗。此外，超声心动图还可以记录 PDA/PFO 水平右向左或双向分流的存在。目前较多采用的方法是利用肺动脉高压患儿的三尖瓣反流，以连续多普勒超声测定反流流速，以简化伯努利方程计算肺动脉压：肺动脉收缩压＝4×反流血流速度2＋CVP（假设 CVP 为 5mmHg）。当肺动脉收缩压多75%体循环收缩压时，可诊断为肺动脉高压。

四、PPHN 的治疗

PPHN 治疗总的方针应着眼于恢复心肺适应性而避免肺损伤和全身灌注不良影响。目的是降低肺血管阻力，维持体循环压力，保证组织灌注，纠正右向左分流以及改善氧合。在治疗肺动脉高压时，应该首先明确病因，治疗原发病，在维持血气、血压、血糖、离子稳定的基础上给予机械通气及扩血管治疗。正确地应用一些新的疗法如 iNO、肺表面活性物质替代治疗和正性肌力支持等将可避免传统的长时间 100%氧暴露和激进的呼吸机支持治疗。

（一）一般治疗

1.加强监护

持续血压监测、导管前后血氧监测。

2.维持正常体温，纠正酸中毒、电解质紊乱

可通过高通气、改善外周血液循环及使用碳酸氢钠的方法，使血 pH 值增高达 7.40~7.55。

3.维持体循环压力

当有血容量丢失或因应用血管扩张剂后血压降低时，使用晶体或胶体补充血容量，但无容量的丢失，快速的扩容可使右心房压力增加，加重右向左分流。

4.使用正性肌力药物

可用多巴胺 2~10μg/（kg•min）和（或）多巴酚丁胺 2~10μg/（kg•min）。

5.镇静

镇静剂可改善应用于机械通气患儿的舒适性。①吗啡：每次 0.1~0.3mg/kg 或以 0.1mg/

（kg·h）维持；②芬太尼 3~8μg/（kg·h）维持；③必要时应用肌松剂，如潘可龙每次 0.1mg/kg，维持量为 0.04~0.1mg/kg，每 1~4 小时 1 次。不推荐常规应用肌松剂，如必须使用，建议不超过 48 小时。

（二）机械通气

机械通气能使肺泡复张，改善氧合，但需要避免肺地过度膨胀。

1.采用高通气治疗

将 PaO_2 维持在 80mmHg 左右，$PaCO_2$ 30~35mmHg。当患儿经 12~48 小时趋于稳定后，可将氧饱和度维持在>90%，为尽量减少肺气压伤，此时可允许 $PaCO_2$ 稍升高。

2.如患儿无明显肺实质性疾病

呼吸频率可设置于 60~80 次/分钟，吸气峰压 25cmH_2O 左右，呼气末正压 2~4cmH_2O。

3.吸气时间 0.2~0.4 秒，呼吸机流量 20~30L/min

部分研究显示高频通气可改善胎粪吸入性肺炎、肺透明膜病等患儿 iNO 时的氧合情况。

4.应用肺表面活性物质（PS）

PS 能使肺均一扩张，降低肺动脉压力。因胎粪吸入性肺炎、肺透明膜病等 PS 缺乏或不足的疾病，使用 PS 治疗意义较大。

5.过度通气和碱中毒

对 PPHN 存活者的随访研究发现，低碳酸血症和碱中毒可减少脑灌注，可能与听力缺失和神经损伤等相关；碱中毒可降低血红蛋白的携氧能力，减少组织的供氧；使用高潮气量引起的低碳酸血症也会导致肺损伤，可以延长这些婴儿住院时间。新型肺血管扩张剂的使用后此项疗法已渐渐少，而代谢性和呼吸性酸中毒的纠正有利于肺血管的舒张，已不提倡在新生儿 PPHN 的治疗中使用低碳酸血症和代谢性碱中毒治疗。

（三）一氧化氮吸入（iNO）

iNO 在 PPHN 扩张血管疗法中具有里程碑式意义。iNO 是唯一的特异性肺血管扩张剂，弥散至血管中后与血红蛋白迅速结合，失去活性，不影响体循环。可减少肺动脉压的波动，改善氧合，其安全性已在随机试验中得到证明。

1.iNO 初始剂量为 20ppm，可在 4 小时后降为 5~6ppm 维持；一般持续 24 小时。

2.应持续监测吸入气 NO 和 NO_2 浓度，维持高铁血红蛋白<5%。

3.可以通过逐渐减少吸入 NO 浓度的方法如从 20ppm 渐减至最低有效剂量（0.5~1ppm）以防止由于 NO 突然中断导致的动脉氧分压显著下降。

（四）药物降低肺动脉压力

1.前列腺素类

前列环素（PGI_2）不仅有降低肺动脉压力的作用，同时也能抑制细胞增殖，在儿童原发性 PPHN 的治疗中显著降低了病死率、改善了症状，但因为其半衰期短，需要静脉通道长期给药，所以临床治疗局限性大。雾化吸入长效前列环素类似物伊洛前列腺可特异性地扩张肺血管，已有不少吸入伊洛前列腺治疗新生儿难治性 PPHN 的报道，剂量一般为 0.5~2.0ng/（kg·次）。

2.磷酸二酯酶抑制剂

西地那非是磷酸二酯酶 5 抑制剂，能选择性降低肺循环压力，对体循环影响小。目前使用剂量0.5~2.0mg/（kg•次），q6h；米力农通过抑制磷酸二酯酶-3，抑制CAMP的降解，促进肺血管扩张。其有正性肌力及降低后负荷的作用，使用时需要警惕低血压的风险。对iNO不敏感的患儿使用米力农降低了肺动脉高压，剂量0.3~0.8μg/（kg•min）。

3.内皮素拮抗剂

内皮素-1（ET-1）不仅具有缩血管作用，而且可促进肺血管平滑肌细胞增殖。波生坦是双重内皮素受体诘抗体，具有对内皮素受体A和内皮素受体B的亲和作用。在新生儿，血浆ET-1水平与病情的严重程度呈线性相关性。目前已有使用波生坦治疗新生儿PPHN的报道，但波生坦在新生儿PPHN的应用仍需要进一步的研究。

4.硫酸镁负荷量为200mg/kg，20分钟静脉滴入；维持量为20~150mg/kg，持续静脉滴注，可连续应用1~3天，但需监测血钙和血压。有效血镁浓度为3.5~5.5mmol/L。其治疗PPHN报道不少，但荟萃分析并未显示硫酸镁对治疗PPHN有确切作用。

5.其他药物

Rho激酶能通过抑制血管平滑肌肌球蛋白去磷酸化而抑制血管舒张。Rho激酶抑制剂对PPHN的动物模型有血管扩张作用，可能成为PPHN治疗的潜在靶标。氧自由基与NO有结合、竞争作用，超氧化物歧化酶（SOD）能帮助清除氧自由基，动物实验中注射SOD，增强了NO的作用，减少了肺动脉压力。腺苷和三磷酸核苷ATP可增加AMP，具有潜在的扩张肺血管的作用。

（五）ECMO的应用

ECMO是严重呼吸衰竭患儿的救命手段。ECMO能显著改善存活婴儿严重但可逆转的肺部疾病，它能提供呼吸及心脏的支持，促进患儿生后的适应过程，使肺从气压损伤或氧毒性的损害中获得足够的恢复。但ECMO的婴儿需要用肝素抗凝治疗，以阻止侧支循环中的血栓形成。由于可能引起脑室内出血，ECMO一般不适用于小于34周早产儿。近年来发展的NO吸入、高频通气、肺表面活性物质均降低了原发性和继发性PPHN患儿ECMO的使用。

五、展望

随着对PPHN的生后肺循环适应性的理解深入，必将涌现出新的治疗方法。在过去的20年中，在PPHN的死亡率显著下降的同时，我们也应冷静地看到PPHN幸存者出现的一些长期并发症，那些以纠正血管功能障碍为目标的极具前途的新的治疗方法将有助于防止这些患儿固有的心肺功能不稳定期的出现，但这些新方法对婴儿长期神经发育的长期预后的影响尚需要进一步研究。

（李杨方）

第六节 新生儿休克

新生儿休克是由多种病因引起的新生儿急性微循环功能不全的综合征。由于主要生命器官的微循环灌流量不足，导致组织细胞缺血、缺氧及代谢紊乱，最终引起多脏器功能障碍。由于临床表现不典型，易延误诊断，应引起重视，早期发现，早期治疗。

一、病因及发病机制

（一）低血容量休克
由于失血和水、电解质丢失引起。

1.失血

见于产前、产时和生后急性和亚急性失血。产前、产时出血包括胎儿-母亲、胎儿-胎儿（双胎）间输血、前置胎盘出血、胎盘早期剥离、难产及产伤引起的颅内出血、帽状腱膜下出血、巨大头颅血肿或实质性脏器损伤出血等。生后出血包括颅内出血、胃肠道出血、肺出血、医源性失血等。

2.水、电解质丢失

呕吐、腹泻致液体丢失；发热、肾上腺皮质功能低下；腹膜炎、坏死性肠炎致液体渗出至腹腔或肠腔；摄入不足等。

（二）感染性休克（也称败血症休克）
为细菌释放内、外毒素进入血液循环致微循环障碍所致，也可由病毒和真菌感染引起。

（三）心源性休克
由于各种原因引起心脏泵功能衰竭，如窒息后、心肌病、张力性气胸、先心病、严重的心律失常、心肌炎、心内膜弹力纤维增生症。

（四）神经源性休克
主要与窒息后缺氧缺血性心肌损害和无氧代谢致酸性代谢产物堆积、外周血管通透性增加、有效血容量减少等有关，如大量颅内出血、重度缺氧缺血性脑病。

二、诊断

（一）症状
主要表现氧的输送不足和循环系统的代偿反应，而不能以血压是否下降来1判断休克的有无。

1.微循环障碍表现

（1）皮肤颜色苍白、青灰或发花。

（2）肢端发凉，上肢达肘、下肢达膝。

（3）皮肤毛细血管再充盈时间（CRT）延长，足跟部>5秒，前臂内侧>3秒。

2.心排血量减少所致症状

（1）血压下降，足月儿<50mmHg，早产儿<40mmHg，脉压减小。

（2）股动脉搏动弱，甚至摸不到。

3.脏器灌注不良所致症状

（1）心音低钝，心率增快>160次/分或心率减慢<100次/分。

（2）呼吸增快，安静时超过40次/分，出现三凹征，有时肺部可听到啰音。

（3）反应低下，嗜睡或昏睡，或先激惹后转为抑制，肌张力减弱。

（4）低体温，皮肤硬肿。

（5）尿量减少，连续8小时尿量每小时<1ml/（kg·h），提示急性肾衰竭的可能。

（二）体征

1.新生儿休克严重程度的判断见（表7-6-1）。

表7-6-1 新生儿休克评分表

评分	四肢温度	股动脉搏动	血压（收缩压）	皮肤色泽	前臂内侧CRT
0	正常	正常	>60mmHg	正常	<3秒
1	凉至肘膝以下	弱	45~60mmHg	苍白	3~4秒
2	凉至肘膝以上	未触及	<45mmHg	花纹	>4秒

说明：5分为轻度休克，6~8分为中度休克，9~10分为重度休克

2.各种不同类型休克的特点

（1）低血容量性休克：有血容量丢失的病史，如呕吐、腹泻、失血等。可见皮肤苍白、脱水征、中心静脉压下降。失血引起者有贫血、血细胞比容下降。

（2）感染性休克：有明确的严重感染原发病和有关化验指标，感染中毒症状明显，高热或体温不升、酸中毒明显、血乳酸明显升高、中心静脉压升高。

（3）心源性休克：有心脏原发病，常有心功能不全的表现如心脏扩大、肝大、呼吸困难、心率快、奔马律等。心电图、超声心动图、X线等心脏检查常有异常发现。

（4）窒息性休克：有严重窒息史，心率快、呼吸急促、心脏轻度扩大、心电图多有心肌缺血的ST-T改变，中心静脉压升高。

3.多器官系统功能衰竭的表现

（1）呼吸衰竭：又称休克肺或急性呼吸窘迫综合征（ARDS），表现呼吸困难、发绀、严重的低氧血症及高碳酸血症。

（2）脑功能衰竭：惊厥、昏迷、中枢性呼吸衰竭、肌张力改变。

（3）心功能不全：心率快、呼吸快、心脏扩大、肝大等心力衰竭的表现。

（4）肾衰竭：少尿、无尿、血清肌酐、尿素氮升高、血钾升高。

（5）肝功能衰竭：黄疸、肝大、肝功能异常、凝血功能障碍等。

（6）胃肠功能衰竭：中毒性肠麻痹、胃肠道出血、出血性、坏死性小肠结肠炎（NEC）等。

（三）实验室检查

1.血气分析

可出现严重代谢性酸中毒，特别是高乳酸血症常与休克呈正相关。

2.胸片

观察有无原发肺疾患及继发休克肺，心影大小。

3.心电图

心律失常，ST-T改变，心肌缺血改变。

4.超声心动图

用于检查有无器质性心脏病及心脏功能情况。

5.凝血功能

监测及抗凝治疗的质控。

6.血清电解质，血糖、血乳酸等检查。

7.血尿便常规、CRP、PCT、血及体液培养、肝肾功能等

进一步协助原发病和其他脏器损害的诊断。

（四）鉴别诊断

针对病因鉴别。

三、治疗

（一）病因治疗

针对病因，治疗原发病。

（二）一般治疗

严密监护、记录患儿的心率、血压、体温、呼吸频率、皮肤颜色、尿量等与休克有关的指标。注意保温、供氧、保持气道通畅，对症处理。

（三）补充血容量、纠正酸中毒

1.失血引起的低血容量性休克应以输血为主（目前要求成分输血），可按 6ml（全血）/kg 或 3~4ml（压积红细胞）/kg，提高 Hb1g/L 计算所需输血量。

2.对于低血容量休克、创伤和手术后休克，扩容时可适当增加液量，开始 30 分钟内达 20ml/kg，如临床好转可逐渐下调扩容液速至 10ml/（kg·h），如未好转可继续原液速扩容。但总量不超过 60ml/kg。对心功能不全者，扩容速度以 10ml/（kg·h）起，同时观察呼吸、心率及尿量变化，随时调整扩容速度。白蛋白扩容的效果并不比生理盐水好。扩容同时需要纠酸、应用血管活性药物。扩容的有效指标是血压上升，心率平稳，皮肤灌注良好，每小时尿量>1ml/kg。

3.休克时对于阴离子间隙（AG）正常的代谢性酸中毒应用碱性液效果明显，但如果是高 AG 的代谢性酸中毒，应避免应用过量的 $NaHCO_3$，补充血容量后酸中毒如可得到改善。给予 2mmol/kg 的 5%$NaHCO_3$ 是安全的。

（四）血管活性药

必须在扩充血容量、纠正酸中毒的基础上应用。多巴胺：首选，5~10μg/（kg·min）；多巴酚丁胺 5~10μg/（kg·min），多用于心源性休克或低心排血量休克，在剂量达 15μg/（kg·min）仍不能维持血压者可使用肾上腺素 0.05~0.1μg/（kg·min）；山莨菪碱：每次 0.2~0.5mg/kg，慢推，15~30 分钟可重复给药一次，血压回升后延长间隔时间，用于感染性休克；异丙肾上腺素 0.05~2μg/（kg·min），用于心率慢伴传导阻滞或对其他血管活性药物无效者，需注意其导致心律失常的副作用。

（五）防治 DIC

1.中度以上休克（休克评分 4~7 分），Ph<$100×10^9$/L，可考虑使用肝素，首剂 50U/kg 静推，再予 20~50U/kg 持续输注，维持 APTT 延长不超过 1.5 倍；肝素超小剂量法：1U/（kg·h）持续输注或每次 20~40U/kg，每 12 小时一次，皮下注射；低分子肝素：达肝素每次 100~200U/kg 或依诺肝素每次 1~2U/kg，皮下注射，1~2 次/天。

2.可根据病情，酌情应用新鲜冷冻血浆、凝血酶原复合物、冷沉淀物、血小板悬液，补充凝血因子、纤维蛋白原等。

（六）呼吸支持

新生儿休克时给予呼吸支持的指征：①出现呼吸困难、肺部啰音、肺出血、呼吸减慢或呼吸暂停；②血气分析：休克患儿的 PaO_2 可无明显降低，因为其病理改变主要是组织器官严重缺氧，因此，呼吸衰竭时机械通气的血气指标不宜作为休克患儿是否机械通气的指征，是否需要机械通气，应根据临床表现，呼吸支持越早效果越好；③呼吸支持的方式包括：NCPAP 和机械通气。

机械通气时，应根据引起休克的原发病设置呼吸机工作参数，除原发肺部病变外，应避免吸入高浓度氧所产生的毒性反应以及过高的通气压力影响心排血量，血气维持在可允许的高碳酸血症（$PaCO_2$ 45~55mmHg）即可。

（七）肾上腺皮质激素

休克早期补充外源性糖皮质激素可提高机体抗病能力，休克晚期疗效不明显，需要注意其副作用如感染加重、消化道出血。因此，除肾上腺皮质功能不全患儿外，不常规应用。地塞米松每次 0.1~0.2mg/kg，每天 1~2 次；氢化可的松每次 1~2mg/kg，每 6 或 8 小时一次；静脉输入，疗程 3 天。

（八）纳洛酮

纳洛酮是阿片受体拮抗剂，可有效地拮抗β内啡肽在休克中的作用，使血压迅速回升。在经常规纠酸扩容后，用中等剂量血管活性药物维持下仍有低血压时可应用。剂量每次 0.05~0.1mg/kg，静推，间隔 10~30 分钟后可重复，连续 2~3 次。

四、预防

针对病因预防，密切监测，发现早期休克，及时治疗。

（李杨方）

第八章 高危新生儿的管理

第一节 早产儿管理常规

早产儿指出生时胎龄<37周的新生儿，其中出生体重<1500g者为极低出生体重儿（VLBW），<1000g为超低出生体重儿（ELBW）。在早产儿中，胎龄<32周或出生体重<1500g者临床问题较多、病死率较高，是早产儿管理的重点。由于早产儿已逐渐成为新生儿领域的重要问题，新生儿学组经过讨论，制定《早产儿管理指南》，供各单位参考。

一、出生前和出生时处理

（一）了解病史

对可能发生早产者，新生儿医生要尽早参与，详细询问病史，了解孕期母亲和胎儿情况，早产的可能原因，是否完成对胎儿促胎肺成熟的预防，评估分娩时可能发生的情况，做好出生时的处理准备。

（二）积极复苏

早产儿出生时产科并发症可能较多，窒息发生率较高，对窒息儿出生时要积极复苏，动作要快且轻柔，产科与新生儿科医生要密切合作。复苏后要仔细评估全身状况。

二、保暖

出生后即应给予保暖，产房温度应保持在27~28℃，出生后迅速将全身擦干，放在预热棉毯中，尽量不让患儿裸露，在复苏处理后尽快放在预热的暖箱中。维持恒定的适中温度对早产儿非常重要，早产儿暖箱适中温度根据不同出生体重和日龄在32~35℃（表8-1-1）。暖箱相对湿度一般为60%~80%，胎龄和出生体重越低，暖箱相对湿度要高一些，对超低出生体重儿，暖箱湿度对维持体液平衡非常重要，国外有些单位采用较高的湿度（表8-1-2），但要注意预防感染。为保护体温稳定，各种操作尽量在暖箱中进行，如需暂时离开暖箱亦应注意保暖、对出生体重较大（超过2000g）的早产儿也可以用开放式辐射式保暖床并盖以塑料薄膜进行保暖。

表8-1-1 不同出生体重早产儿暖箱适中温度

出生体重（kg）	暖箱温度（℃）			
	35	34	33	32
1.0~	初生10d	10d~	3周~	5周
1.5~	—	初生10d	10d~	4周
2.0~	—	初生2d	2d~	3周

表8-1-2 超低出生体重早产儿暖箱温度和湿度

日龄（d）	温度（℃）	湿度（%）
1~10	35	100

11~20	34	90
21~30	33	80
31~40	32	70

三、呼吸管理

（一）一般吸氧

包括头罩吸氧、鼻导管吸氧和暖箱吸氧。如吸室内空气时经皮血氧饱和度（$TcSO_2$）低于85%并有呼吸困难者，应给予吸氧。要尽可能采用有空气与氧气混合的气源，头罩吸氧总流量为4~6L/min。对日龄较大者可用鼻导管吸氧，氧流量0.5L/min左右。早产儿吸氧必须监测经皮血氧饱和度，严格控制吸入氧浓度，根据$TcSO_2$或血气检测调整吸入氧浓度，一般将$TcSO_2$维持在88%~93%即可，不宜高于95%。

（二）持续气道正压呼吸

对有轻度呼吸困难的或早期新生儿呼吸窘迫综合征（NRDS）、湿肺、感染性肺炎及呼吸暂停等病例可使用鼻塞持续气道正压呼吸（CPAP），CPAP能使肺泡在呼气末保持正压，有助于萎陷的肺泡重新张开。CPAP压力以4~6cmH₂O（1cmH₂O=0.098kPa）为宜，吸入氧浓度根据$TcSO_2$尽快调整至<0.4。及时使用CPAP可减少机械通气的使用。

（三）机械通气

如用CPAP后病情仍继续加重，$PaCO_2$升高[>60~70mmHg（1mmHg=0.133kPa）]、PaO_2下降（<50mmHg），则改用机械通气。一般先用常频机械通气，根据病情和血气分析调节呼吸机参数。如常频机械通气效果不理想，可使用高频机械通气。

（四）肺表面活性物质的应用

对诊断或疑诊NRDS者应给肺表面活性物质（PS）治疗，要早期给药，一旦出现呼吸困难、呻吟，即可给药，不必等到X线检查出现典型NRDS改变才给药。剂量每次，100mg/kg左右，对重症病例给药剂量可以适当加大。给药次数根据病情需要而定，如吸入氧浓度>0.4或平均气道压>0.78kPa（8cmH₂O），可考虑重复给药，有些重症病例需给药2~3次。对轻度和早期NRDS可采用PS+CPAP方法，即先给PS，然后拔除气管插管，用鼻塞CPAP维持。PS有2种剂型，干粉剂和混悬剂，均须冷冻保存，干粉剂用前加生理盐水摇匀，混悬剂用前解冻摇匀，可放在暖箱中预热。用PS前先给患儿清理呼吸道，然后将PS经气管插管注入肺内。预防用药：对胎龄小于28周和出生体重小于1000g的早产儿，出生时可考虑给PS预防，在复苏后经气管插管给药1次，剂量100mg/kg。

（五）呼吸暂停的防治

1.加强监护

包括仪器监护、医生护士的密切观察。将患儿头部放在中线位置，颈部姿势自然，置轻度伸仰位以减少上呼吸道梗阻。

2.刺激呼吸

发生呼吸暂停时予托背、弹足底，出现青紫需气囊给氧。

3.药物治疗

氨茶碱负荷量4~6mg/kg，静脉滴注，12h后给维持量每次2mg/kg，每天2~3次，保持血药浓度在5~15μg/ml，疗程5~7d。氨茶碱缺点是半衰期短，需多次给药，不良反应较多，有烦躁、心动过速、惊厥、胃肠道出血、喂养不耐受、尿量过多、脱水及高血糖等。枸橼酸咖啡因半衰期较长，不良反应较少，脂溶性高，透过血脑屏障快。负荷量20mg/kg（相当于咖啡因10mg/kg），24h后给维持量5mg/kg，每天1次，静脉滴注，使血药浓度维持在10~20μg/ml 纳洛酮主要用于母亲产前4、6h用过麻醉剂如哌替啶者（母亲吸毒者禁用），或经氨茶碱治疗后效果不理想者，剂量0.1mg/kg，静脉滴注，必要时间隔4~6h重复使用。

4.其他治疗

频发的阻塞性或混合性呼吸暂停，可使用鼻塞CPAP。使用CPAP后呼吸暂停仍频繁发生者需用机械通气，呼吸机参数一般不需要很高。继发性呼吸暂停者，应积极治疗原发病。

（六）支气管肺发育不良（BPD）的防治

应采取综合防治措施。

1.呼吸支持

BPD患儿对呼吸机和吸氧产生依赖，要以尽可能低的平均气道压力和吸入氧浓度，维持血气指标基本正常，争取尽早撤离呼吸机。

2.限制液体量

BPD的发生与液体量过多、肺水肿有关，应限制液体入量，一般每天100~120ml/kg。可使用利尿剂，但利尿剂易引起电解质紊乱，剂量宜小，可用氢氯噻嗪和螺内酯口服，或呋塞米每次0.5mg/kg，每天1次。

3.糖皮质激素

激素具有抗炎作用，治疗BPD有一定疗效，但不良反应较多，不能常规使用激素治疗或预防BPD。对严重病例可适当使用，以气道局部雾化给药为宜，每次50μg，每天2次，疗程1周。

4.抗感染

BPD患儿常并发肺部感染，而感染可促使BPD的发生和发展，抗感染治疗非常重要，多做痰培养，根据药敏结果选用抗生素。

5.营养支持

给足够的热量，每天100~120kcal/kg，需及时补充微量元素和维生素。

四、动脉导管开放（PDA）的治疗

早产儿PDA发生率较高，尤其是胎龄较小者。如PDA分流量较大可发生心功能不全，使病情加重，出现呼吸困难、青紫、心率>160/min、肝大、心前区出现收缩期或收缩舒张期连续杂音，可采用心脏超声检查确定诊断。对合并心功能不全的PDA应给予治疗。

（一）限制液体量

一般每天80~100ml/kg。

（二）吲哚美辛

日龄0~7d者首剂0.2mg/kg，第2、3剂0.1mg/kg，每剂间隔12~24h，大于7d者三次剂量均为0.2mg/kg。一般静脉滴注，也可口服，日龄小于7d者疗效较好。吲哚美辛不良反应有肾功能损害、尿量减少、出血倾向、黄疸加重、血钠降低、血钾升高等。

（三）布洛芬

如考虑吲哚美辛不良反应较多，也可使用布洛芬。首剂 10mg/kg，第 2、3 剂每次 5mg/kg，每剂间隔时间 24h，一般静脉滴注，也可口服。布洛芬对肾脏的不良反应较吲哚美辛少。

（四）手术治疗

若药物使用 2 个疗程还不能关闭动脉导管，并严重影响心肺功能时，可考虑手术结扎。

五、早产儿脑损伤的防治

（一）颅内出血

主要表现为室管膜下-脑室内出血，预防早产儿颅内出血的主要措施包括：维持血压稳定和血气正常，保持体温正常，避免液体输入过多过快、血渗透压过高，减少操作和搬动、保持安静。生后常规用维生素 K_1 1mg 静脉滴注，给 1 次。影像学检查是诊断早产儿颅内出血的重要手段，为能早期诊断早期治疗，对出生体重<1500g 者在生后第 3~4 天可进行床旁头颅 B 超检查，生后第 14 天和第 30 天随访 B 超，以后还要定期随访，必要时行头颅 CT 检查。

（二）脑室周围白质软化（PVL）

PVL 与早产、缺氧缺血、机械通气、低 $PaCO_2$、低血压、产前感染等因素有关，多发生在极低或超低出生体重儿。临床症状不明显，可表现为抑制、反应淡漠、肌张力低下、喂养困难，严重者发生脑瘫。对出生体重<1500g 者在生后第 3~4 天可进行床旁头颅 B 超检查，在第 4 周随访 B 超，必要时行头颅 CT 或 MRI 检查。PVL 尚无有效的治疗方法，要重视预防。对已发生的早产儿 PVL，应定期随访头颅 B 超和神经行为测定，强调在新生儿期开始早期干预和康复治疗，尽可能减少后遗症。

六、感染的防治

（一）诊断

早产儿感染的临床表现不典型，须密切观察病情变化，对可疑感染者应做血培养、C-反应蛋白、血常规、血气分析、尿培养、胸部 X 线片等检查，及时诊断，并评估病情变化。对发生感染者要尽可能获得病原学资料。早产儿产前感染发生率较高，需仔细询问病史，观察感染表现，及时诊断。感染以败血症和肺炎为多，其他有尿路感染和中枢感染。由于早产儿常长时间住 NICU 和接受侵袭性诊疗，常发生院内感染，产超广谱β内酰胺酶（ESBL）细菌、真菌感染比较多见。

（二）预防

早产儿感染应以预防为主，要严格遵守消毒隔离制度，尽可能减少接触患儿，减少侵袭性操作，每次检查患儿或操作前，都必须认真洗手。各种监护治疗仪器（监护仪、呼吸机、暖箱等）要严格消毒。

（三）治疗

根据病原特点和药敏结果选用抗感染药物，对革兰阳性菌感染，可选用青霉素或第一代头孢抗生素，对革兰阴性菌感染，可选用阿莫西林或第三代头孢抗生素，对产超广谱β内酰胺酶细菌感染，可选用加耐酶剂抗生素或碳青霉烯类抗生素。对严重感染者加强支持疗法，可使用静脉丙种球蛋白（IVIG）或冰冻血浆。对机械通气合并肺部感染者，应加强局部治疗和肺部物理治疗。

七、保持血糖稳定

（一）低血糖症

不论胎龄和出生体重，凡血糖低于 2.2mmol/L（40mg/dl），为低血糖症，早产儿出生后应常规监测血糖，每天 3~4 次，直到血糖稳定。早产儿反复发生低血糖易导致脑损伤，应积极防治。

（1）早期喂养对可能发生低血糖症者生后 1h 即开始喂 5%葡萄糖，生后 2~3h 开始喂奶。

（2）静脉滴注葡萄糖血糖低于 2.2mmol/L（40mg/dl）不论有无症状，应给 10%葡萄糖 6~8mg/（kg·min）静脉滴注，如血糖低于 1.7mmol/L（30mg/dl）应给 10%葡萄糖 8~10mg/（kg·min）静脉滴注，维持血糖在正常范围。对反复发生或难治性低血糖症，应积极查找病因，进行病因治疗。

（二）高血糖症

血糖超过 7mmol/L（125mg/dl）为高血糖症，主要病因有静脉给葡萄糖浓度过高、速度过快；应激性高血糖症；药物性高血糖症。高血糖患儿可出现尿糖和渗透性利尿，甚至发生脱水，为高渗性脱水，出现烦躁不安，而脱水体征不明显。防治措施如下。

（1）监测血糖出生数天要监测血糖，根据血糖水平调整葡萄糖输注量和速度。

（2）控制葡萄糖滴入速度稀释药物用 5%葡萄糖溶液。

（3）使用胰岛素如血糖持续超过 15mmol/L（2.70mg/dl），其他治疗方法未奏效时，可应用胰岛素，开始剂量每小时 0.1U/kg，静脉滴注维持，密切监测血糖，根据血糖结果调节剂量。

八、消化问题的处理

（一）胃食管反流的防治

早产儿易发生胃食管反流，胎龄和出生体重越小发生率越高，胃食管反流常伴有吸入和呼吸暂停，需及时诊断和防治。诊断主要依据临床表现、同位素显像或食管下端 24hpH 检查。治疗措施主要有以下几种。

（1）体位喂奶速度要缓慢，喂奶后多抱一会，头部和上身抬高 30℃，右侧卧位。

（2）药物可以使用多潘立酮、小剂量红霉素或西咪替丁。

（二）坏死性小肠结肠炎（NEC）的防治

早产儿易发生 NEC，要积极防治，主要防治措施有以下几种。

1.禁食

对有可能发生 NEC 的患儿可先禁食 1~2d，观察病情的发展，计划下一步治疗。对确诊的患儿，症状轻者禁食 3~5d，重者禁食 7~10d，大部分患儿同时需要胃肠减压。禁食期间营养和液体主要从肠外营养液补充，可以从外周静脉滴入。待腹胀、呕吐消失、肠鸣音恢复、食欲恢复，才可开始喂奶，以新鲜母乳为宜或用早产儿配方奶。从少量开始（每次 3~5ml），逐渐缓慢加量，如胃中有积乳（可从胃管抽取积乳量大于前一次入量 1/3 量来衡量）则不加量或降至前一次量。加奶后如症状复发，需再次禁食。

2.防治感染

根据细菌学检查结果选用抗生素，在未报告前可用第三代头孢抗生素。

3.改善循环功能

NEC 患儿常发生休克，休克原因多为感染性、低血容量或多脏器功能衰竭所致。需扩容，应用多巴胺和多巴酚丁胺等。

4.外科治疗

肠穿孔和严重肠坏死需要外科手术治疗，切除坏死和穿孔的肠段。要密切观察腹部体征、动态跟踪腹部 X 线摄片表现，并与小儿外科医生密切联系，严密观察病情发展。

九、营养支持

（一）营养需求

1.能量摄入

生后第 1 天 30kcal/（kg·d），以后每天增加 10kcal/kg，直至 100~120kcal/（kg·d）。

2.脂肪、糖、蛋白质

需要量按比例分配。

3.其他

同时补充维生素、微量元素及矿物质等。

（二）喂养途径和方法

1.经口喂养

是最好的营养途径，适用于吸吮、吞咽功能较好的早产儿。

2.胃管喂养

适用于吸吮、吞咽功能不协调的小早产儿，包括间歇胃管法和持续胃管法。对有严重窒息者应适当延迟（出生后 24h）肠道内喂养。

3.十二指肠喂养

适用于胃潴留较明显和频繁胃食管反流的患儿。为防止低血糖和促进胃肠发育，提倡早喂养和微量喂养。

（三）乳类选择

母乳对早产儿的免疫、营养和生理方面都更为有利，但对极低和超低出生体重儿，喂未强化人乳生长速率缓慢，需补充母乳强化剂。对无法母乳喂养者，可选用早产儿配方乳。

（四）肠道外营养

对肠道内喂养耐受性较差者，要同时辅以肠道外喂养。脂肪和氨基酸用量，从 1.0g/（kg·d）开始，每天增加 1.0g/kg，一般最大剂量 3.0~3.5g/（kg·d）。对出生体重较小的早产儿，需要较长时间肠道外营养，可通过外周静脉中心置管（PICC）输注营养液。对肠道外营养患儿可给予非营养性吸吮，防止胃肠功能萎缩。

十、保持液体平衡

生后第 1 天液体需要量 50~60ml/kg，以后每天增加 15ml/kg，直至 150ml/kg。如患儿体重每天减轻超过 2%~5% 或任何时候体重减轻超过 10%~15%，尿量少于 0.5ml/(kg·h) 超过 8h，需增加液体量。

十一、早产儿贫血的防治

早产儿贫血包括急性贫血和慢性贫血，急性贫血通常为失血所致，慢性贫血常发生在生后2~3周，早产儿贫血较重者可影响生长发育，应积极防治。

（一）减少医源性失血

早产儿需取血标本做许多检查，但应尽量减少抽血量，并每天记录取血量，要积极推广微量血或经皮检查方法。

（二）药物治疗

对慢性贫血可使用重组促红细胞生成素（EPO），每次250U/kg，每周3次，皮下注射或静脉滴注，疗程4~6周，但使用EPO仅减少输血次数，不能避免输血。在使用EPO的同时，可给维生素E10mg/d，分2次口服。1周后再给铁剂，先用元素铁2mg/（kg·d），分2次口服，每周增加2mg/（kg·d），至6mg/（kg·d）维持。

（三）输血

对急性贫血，如失血量超过血容量的10%或出现休克表现，应及时输血。对慢性贫血，如血红蛋白低于80~90g/L，并出现以下情况者需输血：胎龄小于30周、安静时呼吸增快>50/min、心率加快>160/min、进食易疲劳、呼吸暂停、每天体重增加<25g、血乳酸>1.8mmol/L。一般输浓缩红细胞，输血量每次10~15ml/kg。

十二、早产儿黄疸的治疗

（一）早期黄疸的防治

早产儿胆红素代谢能力差，血脑屏障未成熟、血清清蛋白低，常伴有缺氧、酸中毒、感染等，易使游离胆红素通过血脑屏障，发生胆红素脑病。应根据不同胎龄和出生体重、不同日龄所达到的总胆红素值，决定治疗方法，选择光疗或换血疗法。

（二）早产儿胆汁淤滞综合征的防治

由于早产、肠道外营养、感染等因素，一些较小的早产儿易发生胆汁淤滞综合征，常在生后3~4周开始出现阻塞性黄疸，直接胆红素显著升高。防治措施包括，尽可能早期肠内喂养，减少肠道外营养的剂量和时间，防治感染，口服或静脉使用利胆中药。

十三、早产儿视网膜病（ROP）的防治

由于早产儿视网膜发育未成熟，ROP发生率较高，加强ROP的早期诊断及防治，降低ROP的发生率及致盲率已非常迫切。ROP的防治主要有以下方面。

（一）积极预防

（1）积极治疗早产儿各种并发症要及时积极治疗，减少对氧的需要。

（2）合理用氧如必须吸氧要严格控制吸入氧浓度和持续时间，监测经皮血氧饱和度，不宜超过95%，避免血氧分压波动过大。

（二）早期诊断

ROP早期诊断的关键在于开展筛查，普遍建立ROP筛查制度，由熟练的眼科医生进行筛查。

（1）筛查对象出生体重<2000g的早产儿，不论是否吸过氧都应列为筛查对象。对发生严重并发症、长时间高浓度吸氧者，应重点筛查。

（2）筛查时机生后第4周或矫正胎龄32周开始。

(3) 筛查方法用间接眼底镜或眼底数码相机检查眼底。

(4) 随访根据第一次检查结果决定随访及治疗方案（表 8-1-3），随访工作应由新生儿医生与眼科医生共同合作。

表 8-1-3　早产儿 ROP 眼底筛查及处理措施

眼底检查发现	应采取的处理措施
无 ROP 病变	隔周随访 1 次，直至矫正胎龄 42 周
I 期病变	隔周随访 1 次，直至病变退行消失
II 期病变	隔周随访 1 次，直至病变退行消失
III 期阈值前病变	考虑激光或冷凝治疗
III 期阈值病变	应在 72h 内行激光或冷凝治疗
IV 期病变	玻璃体切除术，巩膜环扎手术
V 期病变	玻璃体切除术

3.早期治疗

I、II 期为早期 ROP，以密切观察为主，III 期 ROP 是早期治疗的关键，对 III 期阈值病变，在 72h 内行激光治疗。

十四、听力筛查

早产儿易发生许多并发症，如缺氧、黄疸、酸中毒、低碳酸血症、感染等，需机械通气、长时间在 NICU 监护治疗，这些因素可促使发生听力障碍，因此，对早产儿应常规应用耳声发射行听力筛查，生后 3d、30d 各查 1 次，如筛查未通过，需做脑干诱发电位检查，做到早期发现早期治疗。

十五、积极护理

对早产儿需进行特别护理，专人负责，应特别注意下列情况。

（一）环境舒适

灯光柔和，在暖箱上盖深颜色的小被单，减少光线刺激，同时要减少噪声。

（二）减少不良刺激

尽量减少不必要的操作，必需的操作尽量集中在一起进行。

（三）消毒隔离

严格消毒各种仪器，各种操作要严格无菌。

（四）仔细观察

每小时记录 1 次病情变化。

（五）严密监护

随时监护 $TcSO_2$、心率、呼吸、血压、血气分析、电解质等。

（六）发育护理

措施对早产儿还要采取一些积极的发育护理措施，促进发育，减少后遗症发生率，如肌肤抚触、被动运动操、视觉听觉刺激等。

十六、出院后的随访

早产儿出院后必须随访，第一年的前半年应 1~2 个月随访一次，后半年应 2 个月随访一次，以后仍需继续随访。随访的重点是神经系统及生长发育评估，做行为测试、头颅 B 超或 CT、脑电图等检查，随访过程中发现问题，应及时将患儿转给相关科室采取干预措施。

（李月凤）

第二节 新生儿的随访

一、高危儿随访的目的

（一）检查 NICU 的工作质量

随着 NICU 水平的提高，高危儿的存活率明显提高。高危儿的存活率并不能完全反映新生儿科的工作质量，还需要观察出院后高危儿各种后遗症的发生率。高危儿随访门诊主要工作之一便是早期发现神经后遗症，早期干预。

（二）对高危儿疾病继续给予治疗

部分高危儿疾病出院时尚未痊愈，有必要在出院后继续给予正确的检查和治疗。

（三）满足临床研究工作的需要

高危儿领域的临床研究，随访是必不可少的一项研究手段。

（四）培训医务人员和临床教学

高危儿随访门诊是培养从事发育儿科学人才的最好场所。

二、随访计划的安排

为了了解高危儿存活者出院后的生活质量，进行进一步的服务和治疗，必须进行有计划的随访。计划要在高危儿出院前，结合高危儿出院时的情况及家庭情况制订。制订后向家长解释，取得家长的理解与合作。随访项目包括以下几方面。

（一）常规工作

（1）询问间歇期间的生活情况、病史。

（2）一般测量（体重、身长、头围、胸围）。

（3）体格检查（包括神经系统检查），第 1 次随访一般于出院后第 2~3 周进行，第 1 年每 3 个月 1 次，第 2 年每 6 个月 1 次，以后每年 1 次至 7 岁时止，随访频度视具体情况而定。

（二）智力测定

由专业人员于 18~24 个月时进行，于 6~7 岁时再进行一次。

（三）颅脑超声图及 CT 描记

颅内出血及 HIE 者应定期检查。

（四）脑电图描记

有惊厥史者应定期检查。

（五）听力

高危儿应常规进行听力筛查。

（六）眼科检查

高危儿中的早产儿，特别是极低出生体重儿、超低出生体重儿，应进行充分眼科检查，包括眼球运动、眼底检查及屈光检查。
（七）胸部 X 线摄片
有支气管肺发育不良者每 6 个月摄片 1 次，直至正常。

三、随访计划的实施
（一）人员配备
（1）新生儿科医生每周轮流出随访门诊，每周出随访门诊 3~5 个半天。
（2）有固定的全日制随访门诊，医生应是有一定新生儿临床经验的主治以上医生，并熟悉小儿神经检查、智力测验、儿童保健和儿童心理等业务。
（3）随访门诊设在儿童保健门诊中，是儿保门诊的一部分。
（4）规模较大的新生儿随访中心。
（5）区域医疗中心与社区医生组成网络共同完成。

（二）工作制度
（1）详细填写患儿父母亲姓名、工作单位、家庭地址、邮政编码和电话号码。
（2）出院时交给家长出院小结和新生儿随访卡，随访卡上写明第一次随访时间和地点。
（3）若为科研病例，出院时应另外填写一份随访观察表，写明详细地址，交负责随访的医生。
（4）给随访的高危儿建立档案，专人负责。
（5）开展专业人员（社区医生、儿童保健医生）的培训，建立高危儿随访网络，并进行业务交流。
（6）区域新生儿急救中心定期对基层社区进行巡访，了解随访问题并作业务指导。

四、随访内容
（一）生长问题
早产儿有较多的生长问题，早产儿应按照校正胎龄对其进行评估。早产儿存在体格发育落后趋势，早产儿出生时各项体格发育指标较正常足月儿低，生后多有追赶性生长以逐步达到正常儿水平，但部分早产儿仍存在体格发育落后，至婴幼儿期仍有落后趋势。研究表明早产儿体格发育落后率较高且以生长发育落后为显著。故对早产儿应定期随访体格发育情况，给予适当指导治疗，以减少生长发育迟缓的发生。

（二）神经系统问题
可分为重大缺陷及轻微缺陷两种。前者包括脑瘫、脑积水、癫痫；后者为各种不同程度的功能损害，但无明显的残疾。癫痫的发生率占活产儿的 0.2%~0.8%，多数由窒息、脑缺氧缺血引起。对这类婴儿应进行脑电图检查，以指导抗癫痫治疗。早产儿脑瘫发生率高，早产儿智能、运动发育落后率较足月儿明显为高，且脑瘫发生率高，国内外许多文献报道脑瘫与胎龄小、体重低有关，但也有文献报道与胎龄体重无明显关系。早产儿脑瘫与围生期严重疾患密切相关。孕母围生期严重疾患（如重度妊娠期高血压）、新生儿重度窒息、肺透明膜病、缺氧缺血性脑病等可导致新生儿缺氧性脑损伤的，可明显增加早产儿发生脑瘫的危险性。小儿脑瘫是指出生前到生后 1 个月以内各种原因所致的非进行性脑损伤。主要表现有中枢运动障碍和姿势异常。早产儿存活率随着胎龄增大而增加，脑瘫发生率随着胎龄增大而减少。

智力发育迟缓主要表现为认知和行为缺陷以及神经心理发育不平衡。出生体重低于2500g的早产儿和小于胎龄儿生存后，易出现某些感觉功能发育迟缓或障碍。学龄期出现学习障碍、注意障碍、多动等行为问题。有报道，存活的低出生体重早产儿存在发育迟缓的危险，尤其是认知发育方面。早产新生儿20项行为神经测定法NBNA）总分未达到正常分数（37~40分），<37分者2.5~3.0岁时采用（CDCC）婴幼儿智力测量表行智能测验，智能发育指数<68，为智能缺陷儿。

近年研究认为，早产低体重儿存在神经心理发育不平衡，进入学龄期后出现学习困难和适应性行为障碍者较多。这种发展的不平衡也会随年龄的增长而趋于统合，神经系统的学习通道会因此得到改善，这是早产低体重儿神经系统心理发展的一个特点。

早期干预是一种有组织、有目的的通过各种积极的感官刺激，丰富环境的教育训练活动。它用于发育（主要指神经精神发育）偏离正常或可能偏离正常的5~6岁以前的小儿，可望使这些儿童的智能有所提高，或赶上正常儿童的发育。早期干预完全有可能扭转小儿偏离正常神经精神发育的发展，充分发挥小儿的潜能。早期干预可促进智能运动发育。婴幼儿智能、运动发育受生物医学、环境和教育等多因素影响，其中教育因素起重要作用。国内外大量研究表明早期教育可促进智能发育，随年龄增长其作用更为明显。儿科从新生儿期起对家长进行有目的的早期干预指导，包括声光刺激、肢体按摩及婴幼儿体操，并在随诊期间按小儿不同年龄段予以调整训练内容，收到显著效果。运动能力在小儿与环境相互作用、社会适应及促进智能发育等各方面均有不可替代的作用，因此，必须重视运动发育对智能发育的促进作用，将二者放在同等重要的位置。避免围生期高危因素、尽早开展干预康复治疗，是降低早产儿伤残率，提高远期生存质量的关键措施。

新生儿期，针对人体主要感觉器官给予早期附加刺激和（或）环境变化刺激，如：①视觉刺激对新生儿可用鲜艳的玩具和父母与之说话的笑脸，引导其向各个方向注视，适量较快速度的各种视觉信号刺激，不仅有助智力的发育，更主要的是可有效地提高注视能力；②听觉刺激父母说话声是最好的听觉刺激，给新生儿说话、唱歌和放音乐、听心跳等刺激新生儿对外界的反应，语音的重复、音节间的停顿和缓慢的速度有助于新生儿确认、分析和记忆；③触觉刺激给新生儿抚触，对肢体的屈伸活动及变换新生儿的姿势等，是一种母爱和最好的触觉刺激，新生儿抚触可促进脑发育及健康的心理形成；④前庭运动刺激给以摇晃、振荡（如水平床）。

婴儿时期，早期干预的主要内容为感知觉刺激、语言及动作的促进，包括：①感知觉及语言刺激，小儿需要感受丰富多彩的外界环境即各种颜色、多样形状、气味和声音等；②婴儿体操是促进小儿动作发展的一个好方法；③能促进智力、体格发育的爬行。

（三）视觉

早产儿视觉的缺陷很常见，多数为眼肌不协调及折射的误差。早产儿视网膜病应常规进行筛查。视觉缺陷亦可表现为严重的近视，且一只眼较另一只眼为重，表现为失去注视的斜视，应早期给以矫正镜片以防受累较重的眼发生弱视。所有视觉缺陷应尽早发现并适当治疗。持续性眼球震颤、注视不能、持续斜视应在足月龄后进行充分视觉检查。

（四）听觉

听力损害是新生儿常见的异常之一，早产儿尤甚，国外报道双侧听力障碍的发生率为 0.1%~0.3%。我国缺少全面的流行病学资料。我国每年有 2000 万名新生儿出生，若以国外比例推算，每年至少有 20000 名听力损害新生儿出现。这种情况如不能及时发现，将严重影响患儿的言语、认知和情感的发育，不但影响个人和家庭，而且累及社会。其影响远比开展筛查的先天性甲状腺功能低下（发生率为 0.02%）和苯丙酮尿症（发生率为 0.01%）大得多。正常的听力是进行语言学习的前提。听力正常的婴儿一般在 4~9 个月开始学习语言，而严重听力障碍儿童由于缺乏语言刺激和环境，不能在 11 个月前进入语言学习期，在语言发育最重要和关键的 2~3 岁内不能建立正常的语言学习，最终重者导致聋哑，轻者导致语言和言语障碍、社会适应能力低下、注意力缺陷和学习困难等心理行为问题。研究表明，对听力损害的婴幼儿，在出生后 6 个月内和 6 个月后进行干预的效果是不同的，前者明显优于后者。

早产儿的脑干听觉诱发电位波 I、III、V 的平均潜伏期是随着胎龄的增加而缩短。峰间期、波 I~V、III~V 和 I~III 同样也随胎龄的递增而递减。早产儿于胎龄 34 周，在 30dB 强度的刺激下，90%早产儿的脑干听觉诱发电位，其波 V 的潜伏期达正常成人水平。

耳声发射（OAE）是产生于耳蜗经听骨链及鼓膜传导释放入外耳道的音频能量。它快速、无损、客观地反映了耳蜗外毛细胞的功能状态。OAE 检查时间约 3min，OAE 是敏感性和特异性较高、可靠、简捷、省时的听力筛查方法，无损伤和不适，可早期发现听力障碍。对早产儿的听力筛查应该从胎龄 34 周开始。未通过者 1 个月后复查，仍不能通过者 3 个月复查，如仍不能通过则同时行脑干听觉诱发电位（ABR）检查，所有 ABR 检查不通过者接受全面的听力学诊断和评估，以确定听力损伤的性质和程度，确诊为听力损伤的婴儿转入干预机构，接受早期治疗。

OAE 测试也存在缺点，如假阳性率高，在出生后头两天可高达 7%~8%；OAE 不能对听力作精确的评估，对低频不敏感；易受到外耳道及中耳状况影响等。OAE 测试不通过者，需进行 ABR 测试及听力评估，确认是否有听力损失。另外 OAE 只反映耳蜗功能，不能查出蜗后性听力损失。OAE 和 ABR 联合筛查，可降低假阳性率和假阴性率。

每一个早产儿都应进行听力测试，测试环境为温度适宜、安静的房间，在新生儿熟睡、喂奶、换尿布后处于安静状态下进行。若测试结果未通过，检查外耳道是否清洁，测试探头位置是否正确，探头是否通畅，新生儿是否安静，环境是否嘈杂等因素后重新测试，如未能通过，应在出生后 1 个月再进行测试，在 3 个月龄内确认出所有听力损害的患儿，并提供适合、必要的干预措施，干预必须专业化。由于筛查中的假阴性、假阳性以及 10%~20%的迟发性和进行性听力损害，约有 2%的神经性耳聋用 DPOAE 技术检测不到，因此，跟踪随访十分重要。耳声发射与 ABR 筛查结果存在不一致现象。耳声发射对外毛细胞的功能障碍是敏感的，用于检查感音性听损伤；听性脑干反应表达出耳蜗、听神经和脑干听觉通路的活动，能查出新生儿听觉神经病或神经传导障碍。在条件许可的情况下，将 OAE 与 ABR 结合检查为佳。

（五）呼吸系统问题

呼吸系统疾病是早产儿的常见问题。长期呼吸道插管通气易于发生浆液性中耳炎，传导性耳聋，喉、气管瘢痕狭窄，喉、气管、支气管炎症以及慢性肺部疾病。早产儿易于发生支气管肺发育不良（BPD），这些婴儿在其出院后呼吸道症状常持续数月，胸部下陷及哮鸣音可能持续 1 年，常需再住院治疗。对这些患者应进行肺活量、气道阻力及顺应性的研究随访。

（六）贫血

在早产儿中很常见。其原因可能与生理性促红细胞生成素分泌不足有关。但常有医源性的问题，也可继发于维生素 E 的缺乏，或铁的缺乏，或综合因素。

（七）免疫问题

早产儿免疫功能欠完善，高胆红素血症、窒息、呼吸窘迫综合征等早产儿常见并发症可使免疫功能受损，免疫功能更差，易发生感染。与足月儿一样，这些婴儿亦应纳入计划免疫，按期进行预防接种。

（八）容貌及体格缺陷

长期的鼻气管插管引起鼻翼的瘢痕或软骨的丧失，鼻翼狭窄，鼻中隔糜烂；口腔长期气管插管致腭部深沟；以鼻塞行持续气道正压（CPAP）通气可致鼻中隔坏死；脐动脉导管引起血栓栓塞、血管痉挛、感染、血管穿孔、出血、坏死性小肠结肠炎、血尿、少尿、肾血管性高血压、臀部或四肢不同程度的缺血坏死；颞动脉插管的并发症有局部皮肤坏死和脑梗死；桡动脉插管偶可引起手指的缺血坏死，进而导致手指的缺失；周围静脉输注的一般问题为皮肤渗漏及腐烂脱落，瘢痕形成及挛缩畸形。

（李月凤）

第三节 早产儿早期管理对生存质量的影响

早产带来的围生儿死亡率增高及体格、智能发育障碍是儿童医疗保健的难题。早产导致的高额花费与其预后对比，是多年来医学伦理学争论的焦点。早产儿，尤其是极低出生体重儿的预后是医务人员和家长共同关心的问题，关注的焦点是神经系统发育问题。早产儿的脑损伤不仅因为早产儿过早的出生造成神经细胞发育不成熟，生后窒息、缺氧、颅内出血等也是重要的影响因素。出生体重和胎龄同样是影响预后的重要因素。早产儿医学模式正在从单纯的"生物医学模式"向"生物-心理-社会"医学模式转化。从注意生存率向重视生存质量转化。早产儿的生存率和生存质量除受出生时胎龄、出生体重等重要因素影响外，也受在 NICU 中的非医疗性的帮助的影响，如抚触、喂养的姿势、听觉和视觉的交流等。出院后家庭指导和医学干预对改善生存质量有同样重要性。近年来，我国很多医院对出院后的早产儿，尤其是极低出生体重儿进行了定期的家庭喂养和训练指导，对出现生长发育异常者及时给予医疗干预，为促进早产儿神经精神发育，减少脑瘫的发生起到了积极的作用。

一、早产儿常见疾病及主要死亡、致残原因

早产儿是易发生多器官、多系统并发症的危险人群，常见的呼吸系统疾病如围生期窒息、肺透明膜病（HMD）、肺出血、持续肺动脉高压（PPHN）、慢性肺疾病（CLD）、呼吸暂停；心血管疾病如动脉导管开放（PDA）、低血压；胃肠道疾病如消化道出血、胃动力功能差、坏死性小肠结肠炎（NEC）、胃食管反流（GER）；血液系统如贫血、高胆红素血症、出血；神经系统疾病主要是脑室周围-脑室内出血（PVH-IVH）、脑室周围白质软化（PVL）；其他如肾功能不全，代谢、内分泌紊乱，围生期感染，早产儿视

网膜病等。

国内外报道的死亡及致残高危因素主要有：围生期窒息、低体温、低血压、HMD、PPHN、败血症、PVH-IVH（Ⅲ、Ⅳ级）及 PVL 等。后遗症主要是脑性瘫痪、感觉神经损伤（失明、耳聋）、智力低下和学习困难、慢性肺疾病等。

二、早产儿早期管理对生存质量的影响

随着围生医学的发展，医护条件的日臻完善，早产儿死亡率有所下降，存活者后遗症也有减少。影响早产儿生存质量的因素是多方面的。一般认为恰当的护理对其存活率影响较大，此外，及早进食及有效地呼吸管理，防止低氧血症，可明显降低存活儿发育异常的发生率。其次，新生儿疾病对早产儿智能发育有不可忽视的影响。早产儿是新生儿中的特殊群体，其生理和病理的特殊性表现为一出生就应得到专业性监护、关爱和护理。20世纪80年代初期，早产儿的病死率很高，90年代末期，早产儿的死亡数仍占婴儿死亡数的51.8%。20年来，NICU 的专业医生迅速成长，大中城市 NICU 的技术和设备不断完善，使早产儿的死亡率大为降低，尤其是超未成熟儿、极低出生体重儿的存活率有了很大提高。救治早产儿的需求也正在逐年增加，使一些超未成熟儿、极低甚至超低出生体重儿得到了及时、成功的救治。为提高早产儿生存质量早期应注意处理好以下问题：

（一）早产儿呼吸管理

早产儿呼吸管理不断改善，大大提高了极低出生体重儿的存活率。

近年来，肺表面活性物质（PS）和高频通气的应用，对减少机械通气诱发的肺损伤起到了积极作用。PS 的应用和机械通气模式的改善，使直接死于 NRDS 的早产儿越来越少，但一些严重的并发症（如颅内出血、肺出血、气漏等）成为早产儿呼吸管理新的重点，应引起足够的重视。早产儿机械通气的应用，将使慢性肺疾病（CLD）成为影响生存质量的重要并发症。随着极低出生体重儿存活率的提高，以前在国内少见的 CLD 病例也逐渐增多。目前本病尚无特殊有效疗法，预后不良。预防 CLD 的正确方法是：产前应用肾上腺皮质激素，生后早用肺表面活性剂，适当通气（低潮气量、允许性高碳酸血症），控制给氧，给予足量维生素 A，限制液量等。国内外学者对 CLD 形成的影响因素进行了研究，发现许多参与了肺发育的调控，如转录因子影响上皮细胞的发育；一些生长因子影响肺血管的发育，细胞外基质分子、整合素、细胞间黏附分子等因子的相互作用影响未成熟儿的肺发育。对调控肺发育分子机制的深入探索，重新审视现有的治疗方法，有助于发现新的治疗方法，促进早产儿肺成熟，减少肺损伤。早产儿呼吸暂停是早产儿常见的并发症，严重反复的呼吸暂停已经成为早产儿管理中的突出问题，处理不当将造成缺氧性脑损伤，导致脑瘫、脑室周围白质软化、高频性耳聋等严重后果。早产儿呼吸暂停有其自身病理生理特殊性，也有感染、贫血、胃食管反流、气道梗阻、动脉导管开放、颅内出血、体温不稳定、电解质紊乱、剧烈疼痛、吸痰时咽部过度刺激等继发因素。治疗应在监护的基础上分析和评估可能的病因后有针对性的治疗，避免盲目治疗，尤其要避免一些人为因素造成的呼吸暂停，如护理和治疗时的剧烈疼痛，吸痰时咽部过度刺激，翻身时造成呼吸道过度扭曲和伸展造成阻塞性呼吸暂停。

机械通气救治了多数呼吸衰竭的早产儿，也带来了急性肺损伤、CLD、甚至 IVH 等

严重并发症。正确的应用机械通气要求医生应全面、熟练地掌握相关的肺力学知识、气体交换方式、通气模式、主要参数的作用及调节、应用指征等。

(二) 早产儿喂养

肠道外营养的普遍应用有效地降低了早产儿死亡，同时，其并发症"肠道外营养相关的肝胆疾病"，胆汁淤积性黄疸也有报告，接受静脉营养2周以上，体重<1000g 的及1000~2000g 的早产儿的发生率分别为50%及15%；而短期应用（<2周）则很少发生。其发病原因是综合性的，如长期饥饿缺乏肠道刺激，胃肠激素分泌减少，肠道细菌过度生长，过量氨基酸及葡萄糖的摄入等。应尽早给予胃肠道喂养，缩短静脉营养的时间。对早产儿更应提倡母乳喂养，对不能哺乳者应用早产儿配方奶粉，随着早产儿呼吸治疗和管理的不断完善，决定极低出生体重儿住院时间长短和生存质量的关键就是喂养问题。喂养开始时间、喂养内容、喂养方式和方法是早产儿，尤其是极低出生体重儿喂养的研究重点。动物模型和临床研究表明，尽管用胃肠道外营养能够维持正常的代谢，胃肠内缺乏基本的食物供给，胃肠道的结构和功能将会丧失。肠黏膜的绒毛变短、酶的活性减低。未经肠内喂养的兔模型，仅3d就发生胃肠黏膜萎缩和胃肠功能紊乱。目前无证据证实对早产儿进行早期肠道喂养会增加新生儿坏死性小肠结肠炎（NEC）的发生率。相反，临床研究提示早期喂养可促进早产儿消化道的发育及功能成熟，刺激胃肠激素分泌，尽快达到全胃肠道营养，增强免疫，减少感染发生率，缩短住院天数。一般主张在生命体征稳定的情况下，即可开始肠道喂养，直接哺乳是最好的喂养途径。但对吮吸吞咽机制不成熟的早产儿，可采用胃肠外营养基础上进行微量（每次1ml）喂养和经胃管分次喂养，同时进行非营养性吸吮。在喂养耐受情况下奶量增加不超过20ml/（kg·d）。早产儿肠道喂养尽量选择早产儿母乳，因含多种胃肠激素，促进胃排空；含有适合早产儿的多种氨基酸，对神经发育很重要；含有丰富免疫物质，有利于早产儿的免疫功能，母乳渗透浓度适于早产儿，防止发生坏死性小肠结肠炎（NEC）。

(三) 早产儿院内感染的防治

低出生体重的早产儿免疫功能低下，住院时间较长，极易造成院内感染。感染已成为影响早产儿存活率的重要原因。感染发生时缺乏特异性临床症状，实验室检查也很难提供敏感、特异兼顾的诊断依据。一方面容易被忽视，导致延误治疗；另一方面过分谨慎，形成盲目滥用抗生素。院内感染在很多单位已是早产儿第一位死因。除免疫功能低下的内因外，呼吸机治疗、中心静脉导管等新技术的应用也提供了更多、更直接的感染途径。日趋严重的细菌耐药问题很大程度上与滥用抗生素有关。败血症早期诊断等研究取得了一些成效。应重视病原菌检测，对可疑细菌感染的早产儿在完成必要的细菌学检查后应及早选用合适的抗生素。国内外学者在寻找诊断早产儿感染敏感指标中，作了大量的研究工作。血培养仍然是诊断新生儿败血症的金标准。国内外大量实验研究为新生儿感染提供了诊断依据。这些实验研究或因敏感性、特异性或因价格昂贵等因素未能在临床广泛推广。杆状核细胞与中性粒细胞总数的比值（I/T）及C-反应蛋白（CRP）对诊断新生儿感染也有较好的临床价值。但IL-6和CRP对于≤30周的早产儿敏感度不高。早产儿感染应依据深入细致临床观察、生命体征监测，特异性和非特异性的实验室检查综合分析，积极进行血培养和其他体液培养。怀疑感染，在得到明确结果之前，及时选用广谱抗生素，明确感染后根据病原调整抗生素。一旦除外细菌感染应立刻停用抗生素。

早产儿肝肾功能发育差，药物剂量、间隔时间应个体化。NICU要认真执行消毒隔离制度，严格无菌操作，此点不能用抗生素预防来代替。有研究表明，静脉免疫球蛋白预防早产低出生体重儿感染，可使败血症和任何严重感染的发生率下降3%~4%，是否使用预防性静脉免疫球蛋白，应根据费用和其临床效果的价值而定。

（四）高胆红素血症的防治

早产儿由于肝脏功能不成熟，葡萄糖醛酸转移酶数量不足，活性不高，出现高胆红素血症时程度重，消退较晚。且由于血脑屏障机制不成熟易引起胆红素脑病。早产儿由于其各器官功能成熟度差，易发生低氧血症、低糖血症、低体温、高碳酸血症以及败血症等，可促使本来未成熟的血脑屏障开放，故及早查明病因，治疗原发病，降低血胆红素水平，预防核黄疸的发生，减少神经系统后遗症。

（五）早产儿窒息引起脑损伤的防治

早产儿窒息与PVH-IVH和PVL两大颅内病变密切相关。这两种病直接影响早产儿智力发育。特别强调在新生儿早期应及时谨慎处理，维持稳定的血压、血气值较之药物预防更有意义。早产儿窒息病死率高，有报告占窒息死亡儿的42.11%。PVH-IVH和PVL是早产儿死亡、致残的主要原因，很多单位已对早产儿尤其是VLBW开展常规的无创性检查。高危因素有小胎龄、窒息、血压波动、低碳酸血症、应用间隙指令通气（IMV）等。检查应以床旁B超检查为主，后期做CT、MRI影像学检查。近年来，国内外对PVH-IVH和PVL的病因研究证明除缺氧外，与宫内感染有关。羊膜腔感染早产儿IVH发生率较正常早产儿高3~4倍。宫内感染细胞因子激活，释放白细胞介素6（IL-6）等与胎膜早破、早产有关。PVL脑组织示肿瘤坏死因子（TNF-α）、IL-1β高表达。脐血IL-6与早产儿脑白质损伤有关。PVL发病机制可能是微生物或其产物刺激产生细胞因子，通过血脑屏障进入脑内，引起脑细胞损伤、凋亡所致。

（六）肾上腺皮质激素应用问题

肾上腺皮质激素的特点是产前、产后应用有完全不同的结果。研究证明，产前应用对早产儿的四种主要疾病如HMD、IVH、NEC、CLD都有预防作用，但在我国仍不够普遍；除HMD外，在介绍防治IVH、NEC、CLD的文章中对其重要性也强调的不够。新生儿科医生误认为产后应用可弥补产前未用的缺陷，同时也受前几年国外报道产后应用地塞米松可防治早产儿CLD的影响。由于产后短程应用也有危险，如胃出血、穿孔、感染、生长慢、高血压、高血糖、心肌肥厚、脑萎缩、神经系统发育异常等，美国儿科学会胎儿新生儿委员会已提出建议：①不推荐常规产后应用地塞米松防治CLD；②如果应用，必须设计完善、随机、对照，长期随访；③对已用药的早产儿应做神经发育评估；④鼓励进行更多临床研究，如用其他激素吸入；⑤如病情确实需要应取得父母同意。目前这些建议已被大多数人接受。

（七）早产儿的转运

产科和儿科医生的密切合作保证了早产儿生后复苏、保暖、转运的及时性和安全性，是早产儿救治成功的前提。早产儿尤其是极低出生体重儿生后1min，复苏对其存活以及远期存活质量有着十分重要的影响。在无条件救治医院应尽早实行宫内转院。但有些高危因素难以预测或到分娩时才出现，因此早产儿转运同样是降低早产儿病死率的重要环节。我国围生儿转运工作刚刚起步，应尽快建立和规范区域性的三级转诊系统，进一步密切各级医院之间的联系,将高危孕产妇和早产儿集中到有条件的三级医院救治,对进一步降低我国孕产妇和新生儿死亡率、改善高危早产儿的预后、提高人口素质是非常必要的。

(李月凤)

第四节 超低出生体质量儿的管理

超低出生体质量儿(ELBW)是指出生体质量<1000g 的早产儿。随着新生儿重症监护技术的发展,ELBW 的存活率逐年提高,但随之而来的也有各种合并症的发生。ELBW 各系统发育极不成熟,内环境不稳定,极易受到损伤,很多治疗技术同时也会给其带来负面影响,其病死率、患病率和后遗症率均明显增高,因此,如何尽可能为 ELBW 提供无害有效的临床管理成为当前研究热点,对 ELBW 的综合管理是新生儿重症医学综合水平的体现。

一、出生前管理

对于有早产先兆且有足够时间允许进行干预者,应采取恰当的干预措施:包括产前应用糖皮质激素促进胎肺成熟,宫内转运及胎膜早破者应用抗生素等。常用药物为糖皮质激素,对于胎龄<35 周有早产先兆的孕妇,推荐小剂量单疗程使用。其主要作用为促进肺成熟,增加肺表面活性蛋白的产生,促进肺泡及毛细血管的发育,降低呼吸窘迫综合征(RDS)的严重性及对机械通气的需求。

二、出生时处置

胎龄不超过 32 周的早产儿出生 30 秒内如无自主呼吸应采用正压通气复苏。推荐使用 T 组合复苏器进行复苏。随时监测脉搏血氧饱和度。

三、复苏及氧疗

建议使用空气与纯氧混合的气体进行复苏。文献报道,以 21%氧为治疗 ELBW 的初始浓度,并根据患儿反应逐渐增加氧浓度,使理想的血氧饱和度从出生时 60%~70%逐渐缓慢增加,于 5~10 分钟内增至约 90%。ELBW 儿氧疗的目标氧饱和度为 90%~95%。国内有专家推荐为 88%~93%。

四、持续正压通气

ELBW 出生后应立即使用持续正压通气(CPAP)。CPAP 的压力在 5~8cmH$_2$O。CPAP 组治疗过程中改为气管插管的标准:患儿出现血流动力学紊乱,酸中毒或在吸入氧浓度>50%的条件下才能使其氧饱和度大于 88%。

五、肺表面活性物质的应用

肺表面活性物质(PS)的替代治疗降低了早产儿肺泡张力,增加了肺顺应性,大幅度地降低了新生儿 RDS 的病死率。2013 年欧洲早产儿 RDS 管理指南推荐对于母亲未接受产前激素的应用或需要插管稳定的 ELBW 应该在产房应用 PS。对 RDS 患儿应在起病早期即给予补救性 PS 治疗。推荐方案为当<26 周早产儿吸入氧体积分数(FiO$_2$)>0.30 或>26 周早产儿 FiO$_2$>0.40 时即应予以 PS 治疗。推荐采用气管插管进行 PS 给药,给药完毕后即拔管，继续采用无创 CPAP 通气（INSURE 技术）。在降低 ELBW 儿气漏发生率及病死率方面，天然 PS 优于合成 PS。猪 PS 的剂量推荐为 200mg/kg。如果首剂应用以后，RDS 仍在进展，如需氧增加或需要插管机械通气，可以考虑使用第 2 剂或第 3 剂 PS。

六、机械通气

胎龄、出生体质量和自主呼吸是决定 ELBW 避免使用机械通气的重要因素。推荐使用肺保护性通气策略，无论是常频还是高频，均应采取保护性通气策略，维持最佳 PEEP 和合适潮气量，以保持肺适度扩张。机械通气初始潮气量为 4~5ml/kg，但应依据动脉血二氧化碳分压（$PaCO_2$）水平和患儿自主呼吸驱动及时调整。随着出生后日龄增加，初始潮气量设置也应增加，尤其是应注意避免低碳酸血症，因其可增加 BPD 和脑室周围白质软化（PVL）的风险。

咖啡因治疗、允许性高碳酸血症和出生后激素应用有助于提高无创通气的成功率，缩短机械通气时间。咖啡因作为 ELBW 的常规治疗，以加速拔管，减少 BPD 发生。目前国内已批准引进枸橼酸咖啡因，新生儿科医师应尽快熟悉其使用。2010 年美国儿科学会推荐对出生后 1~2 周仍呼吸机依赖的患儿可考虑给予小剂量[<0.2mg/（kg·d）]的地塞米松治疗。也有研究显示更小剂量的地塞米松[0.05mg/（kg·d）]有助于加速拔管。

七、超低出生体质量儿的营养管理

ELBW 由于发育极不成熟、营养储备少及并发症多等原因，出生后面临的营养供需矛盾非常突出，除必要的生命支持技术外，营养管理成为直接影响其生存和预后的关键因素。

（一）ELBW 儿的营养需求

对临床状况稳定、处于生长状态下的早产儿来说，推荐能量摄入为 110~130kcal/（kg·d）；ELBW 儿则需摄入 130~150kcal/（kg·d）才能维持能量平衡。在早产儿出生后第 1 周其能量消耗较低，约为 40~50kcal/（kg·d），生后第 2 周增至 55~65kcal/（kg·d）。严重疾病状态的早产儿和 ELBW 儿能量消耗较高，而在中性温度、胃肠外营养时能量需求相对较低。

早产儿生后 7 天内的营养管理目标是维持营养和代谢平衡；临床状况稳定的早产儿至出院的目标是达到正常胎儿在母体宫内的生长速率[平均为 15g/（kg·d）]，而 ELBW 儿的理想生长速率则为 18~20g/（kg·d）；出院后时期（出院至 1 岁）的目标是完成追赶性生长。

（二）ELBW 儿的肠内营养

肠内营养的基本目的不仅是满足患儿生长发育的需求，而且无论从乳类选择还是喂养方法都要从促进早产儿胃肠功能成熟的角度多方面进行考虑。

1.乳类选择

（1）母乳喂养：早产母乳中的成分与足月母乳不同，其营养价值和生物学功能更适合早产儿的需求。研究表明，母乳喂养近期益处包括降低院内感染、坏死性小肠结肠炎和早产儿视网膜病患病率，远期益处包括促进早产儿神经运动的发育和减少代谢综合征的发生。

(2) 母乳强化剂：由于纯母乳喂养的 ELBW 儿摄入的营养素常不够其生长所需，导致生长速度较慢。母乳内的钙和磷含量较低，会刺激骨的重吸收以保证血清钙浓度的正常，造成早产儿骨发育不良和代谢性骨病。因此，目前推荐母乳喂养的 ELBW 儿使用母乳强化剂以确保预期的营养需求。母乳强化剂添加时间是当耐受 100cal/（kg·d）的母乳喂养之后，将母乳强化剂加入母乳中进行喂哺。一般按标准配制的强化母乳的热卡密度可达 80~85kcal/100ml。如果需要限制喂养的液体量，可增加奶的热卡密度至 90~100kcal/100ml，母乳强化剂则应在达到，100ml/（kg·d）前开始使用，以提供足够的蛋白质和能量。

(3) 早产配方奶：早产配方奶保留了母乳的许多优点，使蛋白质、糖、脂肪等营养素易于消化和吸收，同时强化了多种营养素，补充母乳对早产儿营养需要的不足。但早产配方奶缺乏母乳中的许多生长因子、酶、IgA 和巨噬细胞等。

ELBW 儿的乳类选择只有强化母乳或早产配方奶，而强化母乳无论从营养价值还是生物学功能都应为首选。

2.喂养方法

(1) 开始喂养时间：原则是尽早开奶，有围生窒息或脐动脉插管者可适当延迟 24~48 小时，最迟不超过 3 天。

(2) 微量喂养：适用于在转变期的喂养。每天小于 10~20ml/kg 的奶量均匀分成 6~8 次，母乳或早产配方奶喂养，奶液不必稀释。如能耐受则逐渐加量，大约在 5~7 天内加到 20ml/（kg·d）。微量喂养方式的目标是促进胃肠道功能成熟、帮助尽早从肠外营养过渡到经口喂养。

(3) 非营养性吸吮：主张在管词喂养期间采用，有助于促进胃肠动力和胃肠功能的成熟，缩短管饲喂养到经口喂养的时间；促进胃肠激素和胃酸的分泌，帮助消化；减少激惹和能量消耗。

(4) 增加奶量：开始早期喂养的第 1 周采取保守的加奶策略，比如可以延长加奶间隔为 4~6 小时或减少每次加奶量<1ml。在稳定-生长期应循序渐进地增加奶量，以不超过 20ml/（kg·d）为宜，否则容易发生喂养不耐受或坏死性小肠结肠炎。每天增加的奶量均匀分成 6-8 次，视耐受情况每 1~2 天增加 1 次，大多至出院时喂养量可达 160~180ml/（kg·d），能量摄入为 128~144kcal/（kg·d）X 按热卡密度 80kcal/100ml 的强化母乳或早产配方奶计算）。

(5) 喂养方式：随着早产儿出生后吸吮、吞咽和呼吸功能的发育成熟，在相当胎龄 34 周左右时可以考虑由管饲喂养逐渐向经口喂养进行转换。

3.喂养耐受性的判断和处理

(1) 观察胃残余奶量：管饲喂养的早产儿每次喂养前应先抽取胃中残余奶量，如残留量少于喂养量的 1/3，可将残余打回，连同母乳或配方奶达到预期喂养量。如多于喂养量的 1/3，则减量或停喂 1 次；如胃液中含较多血液、胆汁等则禁食，查找病因。统计潴留持续时间可以辅助判断胃肠道功能的成熟情况。

(2) 观察腹胀及排便情况：注意测量腹围，且在固定测量部位和时间进行测量。腹围增加 1.5cm 或腹胀且有张力时应减量或停喂 1 次，并查找病因。如胎便排出延迟或大便不畅应予生理盐水谨慎灌肠以帮助排便。

(3) 观察呼吸：观察有无呼吸暂停，留意呼吸暂停与喂养、体位的关系。如有胃食管反流，应取头高脚低位、俯卧位或右侧卧位，减少每次喂养量，缩短喂养间隔，必要时给予红霉素 5~10mg/（kg·d）。

(4) 其他：呕吐、胃残余奶量增加、腹胀、腹部皮肤变色、肠鸣音消失，血便或大便潜血阳性，提示感染或坏死性小肠结肠炎，应立即禁食并积极治疗。

ELBW 儿尤其长时间机械通气、脐插管、开奶延迟、胎粪黏稠和小于胎龄儿常出现喂养不耐受，在出生后 7~10 天内很常见，应根据患儿的病情决定喂养策略和处理方法，坚持微量喂养，不要轻易禁食，而且要保持大便通畅。

（三）ELBW 儿的肠外营养

据报道，采用统一的标准喂养策略，ELBW 儿达全胃肠道喂养的平均日龄为 35.8 天，最长需 69 天。在完成胃肠道喂养之前，中心静脉置管以保证静脉营养的维持是非常必要的。

1.肠外营养的方法

(1) 途径：①周围静脉：操作简便，适于短期应用，易引起静脉炎，糖浓度应<12.5%；②脐静脉：操作简便，应注意插管深度和留置时间（一般不超过 2 周）；③经周围静脉导入中心静脉置管：推荐使用，留置时间长，但需特别护理，防止感染。

(2) 输注方式：推荐使用全合一输注方式，配制顺序应为：①将电解质、水溶性维生素、微量元素加入葡萄糖溶液后放入营养袋；②氨基酸放入营养袋；③最后将脂溶性维生素加入脂肪乳剂后放入营养袋，边放边轻轻混匀。

2.肠外营养液的组成

(1) 热卡与液体需要量：临床上大多数情况下肠外营养提供的热卡以 60~80kcal/（kg·d）为宜。随着肠内营养能量摄入的逐渐增加，可减少肠外营养的热卡。液体量具体见表 8-4-1。

表 8-4-1　ELBWI 在生后前 2 天的液体需要量及监测情况

出生体质量（g）	胎龄（周）	液体量[ml/（kg·d）]	监测电解质频率
500-600	23	140~200	q6h
~800	24	120~130	q8h
~1000	25-26	90~110	Q12h

注：如置于湿化的婴儿暖箱中液体量减少 20%~30%。

ELBW 儿皮肤角质层尚未发育，非显性失水大大增加。置辐射抢救台、光疗、发热、排泄丢失等需增加，气管插管辅助通气时经呼吸道非显性失水减少，心、肺、肾功能不全时需控制液体量。

(2) 葡萄糖：静脉输注速度从 3~5mg/（kg·min）开始。如能耐受，可以每天增加 0.5~1.0mg/（kg·min）。在生后最初几天，如改变糖速或血糖不稳定，应每 4~6 小时测一次。如血糖>6.7mmol/L，或尿糖>++，应降低输入糖的浓度。如糖速 4mg/（kg·min）仍持续高血糖，可慎重使用胰岛素[0.01~0.05U/（kg·h）]。当血糖<1.4mmol/L，应立即静脉输注 10%葡萄糖 2ml/kg，以后以 6~8mg/（kg·min）的速度持续泵入，并监测血糖维持其稳定（生后第 1 天>2.5mmol/L 以后>2.8mmol/L，理想范围 3~4mmol/L）。

(3) 氨基酸：目前主张从生后数小时就开始应用氨基酸。氨基酸的起始量 1.0~1.5g/

(kg•d)，可弥补每天的丢失量，甚至有人认为起始量 2.0g/（kg•d）、递增速度 1.0g/（kg•d）也是安全的，最终目标量 3.5~4.0g/（kg•d）。小儿氨基酸溶液为 6%，输注时配制浓度 2%~3%，中心静脉输注时可达 4%。

（4）脂肪乳剂：推荐应用 20%浓度的中长链脂肪乳剂。生后 24 小时后开始，脂肪乳剂起始剂量 1.0g/（kg•d），按 0.5~1.0g/（kg•d）增加，总量 3.0~4.0g/（kg•d）。影响脂肪清除的最重要因素是脂肪乳剂的输入速度，应 24 小时均匀输入，最快速度应小于 12g/（kg•h）。高胆红素血症、出血倾向或凝血功能障碍、严重感染时慎用。

（四）ELBW 儿出院后的营养管理

ELBW 儿出院时常尚未足月（未到预产期），应继续予强化母乳或早产配方奶喂养直至胎龄满 40 周。此后强化母乳的热卡密度应较前降低，即半量强化（73kcal/100ml），人工喂养者逐渐转换为早产儿出院后配方奶。出院后配方奶的各种营养素和能量介于早产儿配方奶和标准婴儿配方奶之间，是一种早产儿过渡配方。

根据目前循证医学的原则，出院后强化营养可以应用至校正年龄 3 个月到校正年龄 1 岁，ELBW 儿需要强化的时间相对长些。临床医师要根据 ELBW 儿出院后定期随访时的营养状况及其体格发育监测指标情况等进行判断，充分考虑个体差异。出院后由于早产儿的追赶性生长常表现在 1 岁以内，尤其前 6 个月，因此校正月龄 6 个月以内理想的体质量增长水平应在同月龄标准的第 25~50 百分位以上，身长增长紧随其后，而头围的增长对神经系统的发育尤为重要。

ELBW 儿其他食物引入时间相对较晚，一般不宜早于校正月龄 4 个月，不迟于校正月龄 6 个月。引入的顺序也介于校正月龄和实际月龄之间，从强化铁的米粉开始，逐渐过渡到固体食物。ELBW 儿常有进食困难，表现为不会咀嚼、吞咽不协调、厌食等，这些问题需要在随访中给予有针对性的指导，帮助家长建立信心，进行有的放矢的训练，培养 ELBW 儿良好的饮食习惯和进食行为。

八、ELBW 儿医院感染的预防

ELBW 儿对外界适应能力及抵抗力均较差，且胎龄及出生体质量越小，感染性疾病发生率越高，由此导致住院时间延长，治疗及操作相对较多。ELBW 儿的医院感染防治措施：①消毒措施，注意手、室内、输氧管及吸引器的消毒；②根据痰培养、血培养的药物敏感试验结果指导抗菌药物的使用，不主张预防性使用抗菌药物，必要时予丙种球蛋白提高患儿抵抗力；③施行"一对一"的护理。

九、ELBW 儿并发症的处理

（一）颅内出血

颅内出血（ICH）是 ELBW 儿常见的严重并发症之一，已成为导致其死亡和后期神经系统后遗症的重要原因之一。经阴道分娩、机械通气、PDA 及凝血功能障碍是 ELBW 儿发生 ICH 的高危因素。

预防早产儿 ICH 的主要措施包括：维持血压稳定和血气正常，保持体温于正常水平，避免液体输入过多、过快及血浆渗透压过高，减少操作和搬动，保持周围环境安静，生后常规静脉滴注维生素 K_1（1mg/次×1 次/d）。

影像学检查是诊断早产儿 ICH 的重要手段，目前推荐头颅超声检查作为胎龄<35 孕

周的 ELBW 儿于出生后 3~7 天常规筛查脑损伤的方法，筛查发现异常者，可待患儿生命体征稳定后行头颅 MRI 检查以进一步确诊。

（二）坏死性小肠结肠炎

坏死性小肠结肠炎（NEC）在 ELBW 儿中的发病率较高，一旦发生，需要积极治疗。NEC 的主要治疗措施为禁食和肠外营养，待患儿腹胀及呕吐消失、肠鸣音出现、大便隐血呈阴性、有觅食反射及临床一般情况明显好转后，方可恢复肠内营养。有研究报道，预防性口服益生菌可显著降低 ELBW 儿的严重 NEC 发生率和总病死率，对 ELBW 儿予口服益生菌可预防 NEC 的发生。但仍有待于大规模的临床多中心、随机、双盲对照实验进一步证实。

（三）动脉导管未闭

胎龄越小的 ELBW 儿，其罹患动脉导管未闭（PDA）的几率越高。PDA 可引起 ELBW 儿肺动脉高压，是导致 ELBW 儿病死率增高的原因之一。有文献报道，布洛芬与吲哚美辛（消炎痛）治疗 ELBW 儿 PDA 的疗效相当，目前，不良反应均较少，但目前药物治疗仍以吲哚美辛为主。当药物治疗无效时，推荐手术治疗，但手术治疗不推荐于生后 7 天内进行。由于动脉导管血液动力学的临床表现常不明显，故建议 ELBW 儿于出生后 2~3 天使用超声心动图进行监测。

（四）贫血

ELBW 儿早期贫血多继发于肺出血、ICH 等出血性疾病，但 ELBW 儿因生命体征不稳定，常需采血检测，因此医源性失血所致贫血不能忽视。ELBW 儿贫血的防治措施主要包括减少医源性失血、采用促红细胞生成素（EPO）治疗及输注红细胞等。

（李月凤）

第五节　早产儿宫外生长发育迟缓诊断和防治

宫外生长发育迟缓 EUGR），已成为新生儿 NICU 中一个普遍存在的问题，尤其是随着全球早产儿发生率及危重早产儿存活率的上升。EUGR 不仅造成新生儿短期内生长发育指标（体质量、身长、头围）的明显落后，而且还从调整生长潜力、影响神经系统发育、加速成年性疾病发展进程等方面影响远期健康。因此，如何改善宫外生长状态及提高其生存质量是当前的研究热点。

一、早产儿宫外生长发育迟缓概念

早产儿 EUGR 是指早产儿出院时生长发育计量指标在相应宫内生长速率期望值的第 10 百分位水平或以下（≤生长曲线的第 10 百分位）。

二、宫外生长发育迟缓的发生率及相关因素

（一）宫外生长发育迟缓

Stoll 等对胎龄 22~28 周的超早产儿的研究发现，以体重评价其 EUGR 的发生率为 79%；Cole 等对胎龄 32 周以下的极早产儿的研究发现，体重、身长、头围的 EUGR 发生率分别为 59%、49%、6%；LimaPA 等对 570 例极低出生体重儿的研究表明，出院时

以体重评价的EUGR发生率为26%，以头围评价为5%；国内赖春华等评价中山地区1954例早产儿EUGR的发生情况，以体重、身长、头围评价分别为29.32%、20.83%、13.46%；张慧等调查分析珠江三角洲地区9个城市的318例ELBWI/VLBWI的生长情况，发现出生时IUGR发生率33.3%，而出院时EUGR发生率70.8%，严重EUGR为37.7%。

（二）宫外生长发育迟缓的相关因素

由于早产儿在营养物质快速累积的阶段提前出生，生后因脏器发育的不成熟，不能耐受常规喂养，又常伴有各种早产儿疾病，推荐的营养摄入标准需要很长时间才能建立，并且在住院期间较难维持。因此，"宫内、宫外营养负债"的持续累积，造成了早产儿高EUGR的发生。

除了占各种影响生长发育变量45%比例的营养因素外，尚有多个因素影响着EUGR的发生。Clark等发现，发生EUGR的其他最为重要的因素为低出生体重和胎龄，随着出生体重和胎龄成熟度的增加，EUGR发生率有明显的下降。其次，早产儿生后往往需要经历10%~18%的生理性体重下降以及14~18天的恢复至出生体重的时间，生后早期生理性体重下降的延误及追赶性生长的缺乏，也会促进EUGR的发生，对于ELBWI患儿尤为显著。多因素回归分析显示，男性、生后第1天需要机械通气、住院期间使用激素、生后28天时仍需呼吸支持、NEC亦为早产儿发生EUGR的独立危险因素。此外，胎儿生长受限（FGR）的患儿出院时往往发生EUGR。

三、宫外生长发育情况的评价

常用营养筛选指标包括年龄别体重、年龄别身长、身长（高）别体重等评价指标，营养评估则包括既往病史、饮食调查、体格检查、人体测量以及相关实验室检查，其中人体测量需要更全面的评价方法。

（一）评价指标

1. 体重

体重是判断早产儿营养和生长状况的重要指标，是最易获得的敏感指标。早产儿出生体重及生后增长速度不仅与近期的发病率、死亡率密切相关，而且与神经发育的不良预后甚至成年慢性病的发生风险有关，因此，体重被视为早产儿健康结局的重要预测因子。体重变化需定期监测，且需进行动态评价，以了解生长发育是否适宜。进行评价时应以个体自己体重的变化为依据，不可把"公式"计算的或人群体重均数当做"标准"进行评价。对早产儿体重进行评价时应矫正胎龄至40周后再评价，至24月龄后可不再矫正，一般建议体重监测频率为住院期间每天1次、出院至校正胎龄40周每周1次、校正胎龄40周至2岁，每1~3个月1次（视早产儿情况而定）。目前，我国已经制定出了新的新生儿出生体重标准，绘制不同出生胎龄新生儿出生体重曲线。

2. 身长

身长是体现线性生长的指标，监测身长变化可以成为及时发现早产儿身材异常的关键，监测身长的意义还在于可与体重结合用于评估早产儿的营养状况。对早产儿身长进行评价时应按矫正胎龄进行评价，至40月龄后可不再矫正。一般建议身长监测的时间为出生至校正胎龄40周每周1次、校正胎龄40周至2岁，每3个月1次。

3. 头围

头围的增长与脑和颅骨的生长有关，头围过大或过小可能是脑积水、脑发育不良等的高危信号，头围测量对于早产儿尤为重要，早期头围监测不仅能帮助评估营养状况，而且对神经发育预后具有重要预测价值。对早产儿头围进行评价时应根据矫正胎龄评价，至18月龄后不再矫正。建议头围监测的时间为出生至矫正胎龄40周，每周测量1次，校正胎龄40周至2岁，每3个月1次。

4.身体比例指标

包括身长别体重、体质指数（BMI）和Ponderal指数，被用于评价体脂情况。早期监测早产儿体脂的变化，来评估早产儿的追赶性生长是否适宜，对于肥胖及相关疾病的预防具有重要意义。因此，在体重评价的同时，需要结合身长、身体比例等指标来筛查脂肪过量的早产儿。

（二）评价方法

1.生长曲线

用单次体格生长指标检测对早产儿进行发育水平的评价，仅表示已达到的水平，不能说明过去存在的问题，也不能预示生长趋势，生长曲线应运而生。生长曲线是将各等级的数值绘制成曲线图，不仅能较准确地了解某项指标的发育水平，还能对此进行定期纵向观察，易于发现生长的趋势有无偏离现象，以便及早找出原因及采取干预措施，尤其适用于早产儿生长趋势的监测，为防治EUGR提供强有力的保障。用于早产儿生长评价的图表主要包括宫内生长曲线、纵向随访生长曲线等。

（1）宫内生长曲线：又称胎儿/新生儿生长曲线，是根据不同胎龄新生儿出生体格指标测量值而建立的参照曲线，是当前早产儿早期生长评价的最主要方法。目前，Fenton2003参照曲线已被很多国家应用于临床实践。我国现行的宫内生长曲线是沿用1988年的中国15城市不同胎龄新生儿出生体重及身长值。

（2）纵向随访曲线：宫内生长曲线属于横向生长曲线，而纵向生长曲线是通过随访不同胎龄或出生体重早产儿的体格指标制定成的生长曲线，适用于评价早产儿生后的生长速度、生长模式，对于了解早产儿生后体格生长轨迹非常有益。生长曲线的应用，不仅是医学适宜技术使用问题，而且是医学哲学的重要分野，体现了营养不仅是预防的手段，还是治疗和抢救手段的精髓，并指出纵向生长曲线应被推广用于临床，纵向数据所得到的生长发育曲线有增值和速率，是早期检出生长迟缓的有力工具，可以计算营养债并由此制订个体化营养方案，这是一个值得关注的动向。

2.Z评分方法

又称标准差的离差法，是衡量体格生长的统计学表示方法之一，可进行不同质（不同性别、不同年龄、不同指标）数据间比较。用偏离该年龄组标准差的程度来反映生长情况，可以较为生动地描绘出个体或群体生长过程中，在同年龄、同性别人群中位置的动态变化，是很好的量化指标。

计算方式是用受检者某项生长指标实测值与参照人群相应指标平均值的差值和相应的标准差相比，代表其体格发育水平和所处的位置。Z评分值没有单位，但其本身就具有评价的意义，只要看Z值的正负和大小，就可直接对观察指标做评价。一般可按Z值等于-2、-1、0、1、2五个点值区分为6个范围，<-2为极差，<-1为差，<0为中偏下，>0为中偏上，>1为良，>2为优，Z值应在-2~2之间，若越过此范围则属不合理。

国外已有学者使用 Z 评分方法评估早产儿生后生长情况,发现 Z 评分方法可以动态监测、直观显示早产儿生长趋势,体现早产儿个体或群体与同性别同年龄正常人群中的生长趋势差异,判断早产儿个体或研究群体与同性别同年龄人群相比生长是否适宜。国内孙秀静等对 438 例早产儿住院期间生长发育的研究也发现:年龄别体重 Z 评分法是早产儿生长状态评估的一个较好指标;生后积极的胃肠内外营养支持和相关支持治疗及减少早产儿并发症均可提高早产儿 Z 评分,并改善其生长状况。张健平等研究发现,不同出生体重/胎龄,不同营养方案、不同疾病与 Z 评分值有相关性,Z 评分方法可作为更完善的评估早产儿住院期间营养和发育状况的方法,为进一步优化临床提供依据。

3.Mounla 评价方法

Mounla 于 2004 年提出一种主要针对新生儿期(生后 28 天内)极低出生体重儿新的营养评价方法。这一方法根据回升到出生体重日龄与对照日龄相减并作百分比为 X 轴,体重下降百分比与对照相减并作百分比为 Y 轴;如果一婴儿小于对照日龄回到出生体重和低于对照体重百分比,那么他处于"营养充分"区,反之处于"营养不良"区,并分为 3 类:处于 0~50% 为"轻度",50%~100% 为"中度",>100% 为"重度"。由于此方法处理是相对的(百分比),而不是绝对的数据,一些背景情况如胎龄、性别、人种、遗传因素、疾病等在评价时可以暂不考虑。

四、宫外生长发育迟缓的防治

(一)积极的营养支持策略

加强早产儿的早期营养支持可以减少 EUGR,加快身体生长,促进智能发育。为了使早产儿出生后达到理想的体格生长与智能发育水平,近年来主张早期"积极的"营养支持策略,且需特别考虑蛋白/能量比。能量摄入≤100kcal/(kg·d),不能满足早产儿出生后早期的需要。当蛋白/能量比适宜(>3.3~3.6g/100kcal),且摄入能量>100kcal/(kg·d)时,可使体成分接近宫内参照值。2010 年欧洲早产儿喂养指南推荐:早产儿早期"积极的"营养支持策略,适宜能量是 110~135kcal/(kg·d);对出生体质量<1000g 的早产儿,蛋白质推荐量为 4.0~4.5g/(kg·d);出生体质量为 1000~1800g 的早产儿,蛋白质推荐量为 3.5~4.0g/(kg·d)。

(二)"营养程序化"理论与适度的营养支持策略

20 世纪 80 年代,Lucas 教授提出/营养程序化的概念,即在发育的关键或敏感期,营养状况将对机体和各器官功能产生长期甚至终生的影响。发生机制为早期营养环境刺激可使机体产生适应性的克隆选择或者分化母细胞增殖,从而使组织细胞数量和比例永久地得到改变。把握适度的营养支持策略,对提高早产儿的生存质量和改善预后有着至关重要的作用。

研究发现,随着早期生长速度的递增,脑性瘫痪、运动或智力发育指数<70 分、神经系统检查异常的发生率显著降低;在新生儿期平均体质量增长速度 21g/(kg4)的早产儿中,神经系统发育异常率为 29%,而在新生儿期平均体质量增长速度为 12g/(kg·d)的早产儿中,神经系统发育异常率为 55%,提示"早产儿出生后住院时期"也是营养影响大脑发育的关键窗口期。因此,"胎儿期与早产儿出生后住院时期"宜采取"积极的"营养支持策略,保证理想的体质量增长,以满足大脑发育的营养需求。然而,"积极的"

营养支持策略导致的体质量过度增长，可能会付出远期健康的代价，如肥胖、高血压、动脉粥样硬化、冠状动脉粥样硬化性心脏病、糖尿病等疾病的发生率上升与寿命的缩短。

因此，在早产儿适应宫外生存环境与生长发育过程中，合理的营养支持除满足营养需要，预防营养缺乏和促进生长神经系统发育外，还要预防营养过剩，有利于远期的健康。

（三）早产儿营养支持的目标

早产儿营养支持的目标是指在恢复至出生体重之后，体重增长20~30g/（kg·d）[≤1500g的早产儿应为15~20g/（kg·d）]，身长增长0.8~1.0cm/w，头围增长0.5~0.8cm/w。为实现这一目标，应了解早产儿的营养需求，并根据出生前宫内营养储备的差异，生后不同年龄阶段生长和代谢的变化，制订个体化的营养方案及不断地进行调整和规划。由于新生儿追赶生长有利于远期智能发育水平，同时新生儿追赶生长增加了远期肥胖和心血管疾病的风险，权衡利弊，新生儿宜采取"个体化"营养支持策略：健康胎儿在宫内的生长速率，从23~27周的21g/（kg·d）至35~37周的12g/（kg·d），平均宫内生长速率16g/（kg·d）；早产儿出生后住院时期及婴儿早期（校正月龄3个月内），宜采取"积极的"营养支持策略，目标体质量增长追赶宫内生长速度；足月儿出生后，宜采取"适度的"营养支持策略，目标体质量增长速度与生长曲线平行。

（四）早产儿营养摄入的指南

目前，营养指南参照《临床儿科杂志》2013年12期发表的新生儿营养支持临床应用指南：

1.肠内营养（EN）支持

（1）能量：早产儿需提高能量供应量[约110~135kcal/（kg·d），部分超低出生体质量（ELBW）儿可达150kcal/（kg·d）]才能达到理想体质量增长速度。

（2）蛋白质：早产儿3.5~4.5g/（kg·d）[<1kg 4.0~4.5g/（kg·d）；1~1.8kg 3.5~4.0g/（kg·d）]，早产儿蛋白质：热量=3.2~4.1g：100kcal。

（3）脂肪：5~7g/（kg·d），占总能量40%~50%。

（4）碳水化合物：10~14g/（kg·d），占总能量的40%~50%。

2.肠外营养（PN）支持

（1）液体量：因个体而异，需根据不同临床条件（光疗、暖箱、呼吸机、心肺功能、各项监测结果等）调整（表8-5-1）。总液体在20~24小时内均匀输入。建议应用输液泵进行输注。

表8-5-1　新生儿不同日龄每天液体需要量[ml/（kg·d）]

出生体质量（g）	第1天	第2天	第3~6天	>7天
<750	100~140	120~160	140~200	140~160
750~1000	100~120	100~140	130~180	140~160
1000~1500	80~100	100~120	120~160	150
>1500	60~80	80~120	120~160	150

（2）热量：早产儿80~100kcal/（kg·d）。

（3）氨基酸：推荐选用小儿专用氨基酸。生后24小时内即可应用（肾功能不全者例外），从1.5~2.0g/（kg·d）开始，早产儿可增至3.5~4.0g/（kg·d）。氮：非蛋白热卡

=1g：100~200kcal。

（4）脂肪乳剂：脂肪乳剂在生后 24 小时内即可应用，推荐剂量从 1.0g/（kg•d）开始，按 0.5~1.0g/（kg•d）的速度增加，总量不超过 3g/（kg•d）（C 级）。早产儿建议采用 20%脂肪乳剂。

（5）葡萄糖：开始剂量 4~8mg/（kg•min），按 1~2mg/（kg•min）速度逐渐增加，最大量不超过 11~14mg/（kg•min）。注意监测血糖。

3.肠内联合肠外营养支持

生后第 1 天即可开始肠内喂养（存在肠内喂养禁忌证者除外），不足部分可由肠外营养补充供给。肠外营养补充热量计算公式为：PN=（1-EN/110）x80，其中 PN、EN 单位均为 kcal/（kg•d）（110 为完全经肠道喂养时推荐达到的热量摄入值，80 为完全经肠外营养支持时推荐达到的热量摄入值）。

早产儿营养的主要目标是使其宫外生长速度与相应胎龄的胎儿宫内生长速度一致，且其营养素能满足机体组织器官功能发育的需要。早产儿营养需要量高，但消化吸收和代谢功能相对有限，在疾病情况下容易发生胃肠道功能障碍，许多重症患儿甚至不能经口进食。住院期间的营养策略不仅是提高早产儿存活率，也是为其长期的生存质量打下良好基础。肠内营养和肠外营养作为营养支持的两大支柱，两者相辅相成，最终目标是帮助早产儿早日适应并最终实现全胃肠喂养。

（李月凤）

第六节 新生儿转运

新生儿转运（NT）是新生儿重症监护病房 NICU）的重要工作内容之一，目的是安全地将高危新生儿安全转运到适宜的 NICU 进行救治，将 NICU 的技术服务有效辐射覆盖到整个区域，充分利用优质卫生资源，降低新生儿病死率。

一、建立 NT 的必要性

我国经济发展不均衡，医疗资源集中在大中城市，在乡镇及部分县级医院甚至落后地区的市级医院，包括个别三级综合医院的儿科，缺乏呼吸机、血气分析仪、床边胸部 x 线、CT 及 MRI 等先进的医疗设备，且（或）缺乏经过正规培训的新生儿专科医护人员，客观上造成了城乡医疗卫生状况的巨大差别。有报道称，我国农村新生儿死亡率为城市的近 2 倍，说明基层医院迫切需要上级医院的支持和协助治疗。既往的危重新生儿转运方式，主要通过基层医院、120 单程运送或家长直接送来，由于缺乏训练有素的新生儿专业急救人员和先进的抢救设备，导致部分危重新生儿在转运前或转运途中病情加重，甚至死亡或留有严重的后遗症。NT 对于降低我国孕产妇和新生儿死亡率，改善高危新生儿的预后及提高人口素质是非常必要和迫切的。

二、新生儿转运模式的变迁

医院间的新生儿转运的发展共经历了三种模式：①通过本院的急诊医疗服务转运；②通过本地急救站急救车及其医护人员转运；③通过专业的新生儿专业医护人员转运。前两种转运模式.起源于转诊医院，被称为单向转运。表面上看，这种模式简单易行，但单向转运却有着很多缺点。许多急诊医疗服务救护车并没有足够的新生儿急救或复苏所需的装备，负责转运的人员一般不具备新生儿专业知识和技能，不能对危重症新生儿提供初步救治，也不能处理或预防在转运途中病情的恶化。通过新生儿专业医护人员主动转运，可以解决单向转运所带来的诸多问题，即由接受单位派来的专业医疗队伍接回患儿，主动将"流动的NICU"送到危重患儿身边的转运服务系统，转运服务范围包括产房待产、新生儿转运和宫内转运在内的全方位服务。国内部分地区新生儿转运经过近20年的实践，已经形成了以主动转运、全过程及全方位服务，陆空途径结合为特征的综合主动型转运服务模式，也已证明这种区域性的综合主动型RNTN模式是适应目前我国国情的最优化RNTN模式。

三、区域性新生儿转运网络的建立

区域性新生儿转运网络（RNTN）是指以III级NICU为转运中心，向周围辐射，集现场急救、转运、通讯和培训为一体的特殊医疗服务系统，主要通过有计划、有组织地对基层医院中的危重新生儿进行就地抢救，待病情稳定后再转运至高级NICU，使危重患儿得到更好的诊疗和监护，从而降低新生儿病死率和致残率。由于NICU需要投入大量的资金和人力，如果每家医院均设立NICU，会因为床位使用率较低而造成卫生资源的浪费，所以，应设立区域性的转运中心。转运中心的服务范围要综合考虑地理形态、人口密度、气候条件、人情习俗、区域经济和可提供适当服务的NICU数量等因素。范围过小可导致卫生资源的浪费，范围过大可能导致转运中心超负荷运转。再者，目前条件下，由于转运工具仍以救护车为主，所以，所服务的区域还应避免因路途遥远、转运时间过长而增加转运风险，更应避免舍近求远的现象。中国新生儿转运指南（2013）对建立RNTN提出如下要求：

（1）RNTN由一定区域内相互联系、相互作用的不同等级的NICU和相关医疗保健机构组成。参照中国医师协会新生儿专业委员会发布的《新生儿病房分级建设和管理指南（建议稿）》建成的不同等次的I级新生儿病房，即a、b、c等NICU，承担相应层次区域性转运中心的工作。II级b等新生儿病房作为本地新生儿特别护理中心，承担部分需要转运的高危新生儿短时间（不超过24小时）的诊疗任务，不是严格意义上的转运中心，但作为RNTN的必要补充，特别是在广大农村和边远的基层地区具有重要的意义。

（2）较高等级的RNTN可包含较其低等级的RNTN。。后者可依次作为前者的分系统或子系统，既参与整个系统的运作，又组织各自局部系统的运作。每一个RNTN中等级最高的NICU为该区域转运中心，其余则作为该RNTN中的枢纽，依等级为转运分中心和转运子中心。NICU应遵照其等级所定义的医护服务条件和能力接收新生儿，一般病情患儿提倡按NICU等级逐级实施转运，特殊病情患儿可以根据需要越级实施转运。

（3）确定RNTN的范围应以"适宜、就近"为原则，在行政区划的基础上兼顾地方就医的习惯和地理距离。RNTN的性质以"功能型组织"为佳，即RNTN内各层次医疗保健机构间不一定存在固定的行政管辖关系，其维系力量依赖于转出机构对作为转运中心或枢纽的NICU所提供的救治技术和服务质量的认同。有条件情况下，提倡同一区域内同时有一个以上RNTN组织提供服务，不要求每一个转运中心与枢纽或转出机构之间是专属关系，可允许与其他RNTN之间有交互联系，以利于保障患儿家庭就医选择权，并利于在良性竞争中促进 NICU 的发展进步。

（4）RNTN 所服务区域的大小受其层次影响，同时应结合地理形态、人口密度、气候条件、人情习俗、区域经济、医保支付和可提供适当服务的 NICU 数量等综合考虑。采用救护车通过陆路转运，初级 RNTN 服务半径一般以 200km 以内为宜，高级 RNTN 服务半径一般以 400km 以内为宜，除特级 RNTN 服务确认患儿病情许可且必须转运者外，超出此范围应选用其他等更高速的交通工具。

（5）RNTN 业务运作以"综合、主动、全程、立体型"技术服务模式为宜。业务内容应为涵盖高危儿转运救治、人员培训和科学研究的全方位服务。转运形式以转运中心接回患儿的主动转运为主。转运的服务范围应包括产房待产、新生儿转运和宫内转运。转运途径应逐步拓展为陆路、水路、航空结合的立体型运输。

四、RNTN 的队伍建设

RNTN 的队伍组成包括管理人员和转运人员。转运医护人员的专业素质是决定转运质量的最关键因素，是安全转运的保证。

（一）转运机构

有条件的转运中心应设立转运服务处。其职能主要是转运组织管理和转运质量控制。

1.转运准备工作管理

转运车辆、设备和药品等由转运处统一管理，应每天检查物品完备完好情况。车辆设备应做好定期保养，发现故障隐患应及时维修，使其处于良好备用状态。

2.转运工作过程管理

实行全天 24 小时值班制，及时合理调度车辆和人员。实行转运人员亲笔签到制度，以督导及时出发。与转运任务中人员保持随时联系以准确掌握动态。

3.转运工作质量控制

实行全程督导及时纠正运作过程中的偏差。管理转运工作各环节信息记录资料，定期分析总结。及时反馈被转运患儿信息，并征集 RNTN 内各协作单位对转运工作的意见，以利持续改进。

（二）转运人员

如今，随着转运的需要，个别国家如加拿大、美国和英国等已拥有专业转运团队，其费用较昂贵。转运团队主要分为独立专业的转运团队、附属于新生儿医院的转运团队、医院的医务人员。其职员除了救护车司机、设备技术师等非医学人员外，主要由医师、高年资护士、年轻护士、呼吸治疗师、辅助医疗人员（北美洲特有）和急救医学技术师组成。美国儿科及新生儿转运学会推荐：除司机外，每次急救转运至少有 2 名监护者，其推荐的 5 种模式有：①高年资护士+年轻护士；②年轻护士+呼吸治疗师；③高年资护士+呼吸治疗师+医师；④高年资护士+医师；⑤高年资护士+急救医学技术师+辅助医疗人员。其中高年资护士最可能是团队领导，要求其至少有 5 年的护理经历，其中包含至少在 NICU、PICU 或急诊有 3 年的新生儿或儿童重症监护护理经历。而对呼吸治疗师和医师没作为推荐，团队中是否有医师参与取决于患儿的条件和团队的胜任能力。此外，转运人员应有多种相关职业人员联合组成，除以上人员外，可有间接参与的相关秘书和管理层人员。他们均应有高强度的应急工作和交流等能力。在我国目前国情下，新生儿转运队伍应满足以下几点：

（1）RNTN应设立专门的新生儿转运队伍，由新生儿科医师、注册护士和司机至少各一名组成转运小组。根据区域内转运工作量的大小，有时需设立多个转运小组以保证转运工作的及时和顺利完成。

（2）医师在转运小组中应起主导作用，不仅是转运的执行者，而且也是组织者和决策者。负责转运的医师和护士应接受专业化的培训，不但要有丰富的专业知识和操作技能，而且还应具备良好的团队组织、协调和沟通能力。

（3）转运医师和护士必须掌握以下技术：①能识别潜在的呼吸衰竭，掌握气管插管和T组合复苏器的使用技术；②熟练掌握转运呼吸机的使用与管理；③能熟练建立周围静脉通道；④能识别早期休克征象，掌握纠酸、扩容等技术；⑤能正确处理气胸、窒息、惊厥、低血糖、发热、呕吐等常见问题；⑥能熟练掌握儿科急救用药的剂量和方法；⑦掌握转运所需监护、治疗仪器的应用和数据评估。

（三）装备

1. 交通工具

新生儿转运主要分为陆运（救护车）、空运和海运（其速度太慢，除特殊情况外不应用）。交通工具的选择主要取决于地理条件、天气、患儿状况、安全和成本等。对路程来说，驾驶时间小于1小时，一般陆运较快，而估计驾驶时间大于2小时，空运通常更适合。在目前条件下国内新生儿转运以转运救护车为主，每个转运中心应配备1台以上装备完善的新生儿转运专用救护车。为了实现更快速、较长距离转运，有条件的可开展航空转运（如直升机或民航班机，国外原则上对100英里（1英里=1.61km）以上患儿的转运应尽可能使用直升机或固定翼飞机。而我国在新生儿空转运方面基本属于空白，仅北京军区总医院八一儿童医院有利用民航班机进行新生儿转运的尝试。未来条件成熟时，发达地区可率先着手建立我国的新生儿航空转运体系。

2. 仪器配置

转运基本设备应配置在转运车上，包括转运暖箱、转运呼吸机、监护仪、输液泵和供氧设备等。特级转运中心最好能配置NO治疗仪、便携式血气分析仪、亚低温治疗和体外膜氧合（ECMO）设备，以备需要时使用。

3. 药物配置

应配置基本的急救药物，包括0.9%氯化钠注射液、葡萄糖、肾上腺素和抗心律失常药物等。根据患儿的不同病情或转出医院的要求，还应配备相应的药物，如肺表面活性物质等，见表8-6-1。

4. 通讯

转运中心最少应设两条专线电话和1部移动电话，24小时值班接受转运信息。转运医护人员分别配置移动电话1部，保证信息联络通畅。

表 8-6-1　危重新生儿转运推荐的转运设备和药物配置

药物配置	基本设备	便携设备
5%、10%及50%葡萄糖注射液	转运暖箱	喉镜及各型号镜片
0.9%生理盐水	转运呼吸机	气管导管
5%碳酸氢钠	心电监护仪	胃管和吸痰管

阿托品	脉搏氧监护仪	吸氧管
多巴胺	微量血糖仪	复苏囊
利多卡因	氧气筒	各型号面罩
呋塞米	便携氧气瓶	输液器
甘露醇	负压吸引器	静脉注射针
苯巴比妥钠注射液	输液泵	胸腔闭式引流材料
氨茶碱	T型组合复苏器	备用电池
肝素钠	急救箱	听诊器
前列腺素E		体温计
无菌注射用水		固定胶带
皮肤消毒制剂		无菌手套

五、RNTN业务管理

业务管理是指为了达到有序、成功地转运危重新生儿的目的，避免发生纠纷或意外，而有计划地协调有关各方面分工合作关系的活动以及所制定的标准化的程序和规范，是顺利完成危重新生儿转运工作的保障因素之一。

（一）规章制度

1.值班

各转运小组的医师、护士和司机应随时待命，保证通讯设备通畅，接到转运通知后应在10分钟内到达转运处集结，领取并检查转运设备。

2.登记

设新生儿转运出车登记簿、新生儿转运病情简介表和新生儿转运途中观察记录表，分别由调度和转运人员及时填写，作为转运档案和病史用于评价转运小组的工作。

3.路线

不定期根据各方向路线交通情况设计、调整、规定具体路线，保证行车通畅。新司机上岗前应给予一定培训时间以熟悉道路及转运工作流程。

4.培训

转运队员必须接受专门的培训。除培训新生儿专科技能外，培训计划还应包括每个转运队员的职责、组织协调和沟通能力、转运时患儿的生理影响、相关设备在不同环境条件下（如航空转运时）的使用与维护等相关知识。

（二）转运决策与知情同意

（1）转运指征：

1）RNTN转运指征的制定要以卫生和计划生育委员会颁布的《新生儿病房分级建设和管理指南》定义的各等级NICU的业务范围为依据，即按照初级、高级和特级转运中心的救治能力分别制定相应的转运指征逐级转运，既能够实现优质卫生资源的充分利用，又可以防止转运中心超负荷运转，指征过严或过宽均不利于患儿的救治。特殊病情的危重新生儿可以根据需要越级转运，尽可能将危重新生儿集中到能胜任的转运中心进行救治。

2）鼓励实施宫内转运，将具有高危妊娠因素的孕妇（即高危产妇）转运至有条件的转运中心或附近的高危孕产妇转诊救治中心进行分娩，一般首选转运至高级或特级转运中心。高危妊娠因素主要包括：①孕妇年龄<16岁或>35岁；②孕龄<34周可能发生早产者；③既往有异常妊娠史者；④各种妊娠合并症和并发症；⑤产前诊断胎儿先天畸形生后需外科手术者；⑥可能发生分娩异常者；⑦胎盘功能不全；⑧妊娠期接触过大量放射线、化学毒物或服用过对胎儿有影响的药物者；⑨盆腔肿瘤或曾有过手术史者。

（2）转运前应充分评估转运的风险，但原则上应创造条件积极转运。院内转运由主管医师决定，院间转运则需由转出医院主管医师和接收医院专科医师共同商议，并且最终应由接收医院主管医师决定，包括最终作出取消转运的决定。

（3）转运前应将患儿的病情、转运的必要性、潜在风险和转运费用告知家长，获取患儿父母的知情同意和合作，并在知情同意书上签字。家长有权决定是否转运及向何处转运的权力。紧急情况下，为抢救患儿的生命，在法定监护人或被授权人无法及时签字的情况下，可由医疗机构法人或者授权的负责人签字。

六、RNTN实施的步骤

（一）转运前准备

1.转出医院的准备工作

符合转运指征者，由主管医师向转运中心提出转运的请求，并负成以下工作：①保持与上级转运中心电话联系；②填写新生儿转运单；③告知家长转运的必要性，在转运途中患儿可能发生的危险，征得患儿家长知情同意，签订转运同意书；④经济准备；⑤再次通知上级转运中心，正式启动转运程序；⑥在转运队伍到达之前，对患儿进行初步复苏急救，稳定病情。

2.转运人员的准备工作

转运队伍到达后，医护人员应尽快熟悉患儿出生前、出生时的情况及诊治过程，评估目前的整体状况，进行危重评分，填写评分表格。如需要，应积极进行转运前急救，处理方法参考STABLE程序，即：①S指注意维持血糖稳定：可足跟采血，应用快速血糖仪检测，确保患儿血糖维持在2.5~7.0mmol/L。②T指保持体温稳定：确保患儿的体温维持在36.5~37.2℃，在做各项操作及抢救时都应注意保暖。③A指保证呼吸道通畅：清除患儿呼吸道内的分泌物，视病情需要给氧，必要时进行气管插管维持有效的通气。此时应适当放宽气管插管的指征。④B指维持血压稳定：监测患儿的血压、心率及血氧饱和度，血压偏低时可使用扩容，也可应用多巴胺及多巴酚丁胺维持血压。⑤L指确保患儿各项实验室指标处于正常值范围：应用便携式血气分析仪监测患儿的各项指标，根据结果进行纠酸和补液，确保水、电解质及酸碱平衡。⑥E指情感支持：待患儿病情稳定后，由医师向患儿的法定监护人（或其他直系亲属）讲明目前患儿的病情及转运途中可能会发生的各种意外情况，稳定患儿家长的情绪，使其主动配合，争取抢救时间。

对未能转运至高级区域性转运中心的高危产妇，转运人员要提前到达转出医院，积极配合转出医院的产科医师、儿科医师参与到产房或手术室待产。患儿娩出后，视病情决定是否需要转运。

（二）转运途中处理

1.途中病情的观察和护理

转运过程中的监护治疗水平应确保患儿的生命安全。转运过程中应注意预防各种"过低症",如低体温、低血糖、低氧血症和低血压等,重点应注意以下问题:①将患儿置于转运暖箱中保暖,转运暖箱应与救护车的纵轴方向相同,锁定暖箱的箱轮,以减少途中颠簸对患儿脑部血流的影响。在车厢空调有效的环境里,也可以由转运护士将患儿抱在怀中,这种方法也可以减少震动的影响,并起到保暖作用。②注意体位,防止颈部过伸或过屈,保持呼吸道的通畅,要防止呕吐和误吸。③连接监护仪,加强对体温、呼吸、脉搏、经皮血氧饱和度、血压、肤色、输液情况的观察。④如需机械通气,推荐使用T组合复苏器或转运呼吸机进行辅助通气,注意防止脱管和气胸等并发症。⑤控制惊厥、纠正酸中毒、低血糖等,维持途中患儿内环境稳定。⑥途中如果出现病情变化,应积极组织抢救,如有必要应及时按交通规则妥善停驶车辆。同时,通过移动电话与转运中心取得联络,通知NICU值班人员做好各方面的抢救与会诊准备。

2.填写转运途中记录单

转运人员必须填写完整的转运记录单,内容包括转运途中患儿的一般情况、生命体征、监测指标、接受的治疗、突发事件及处理措施。

3.途中安全保障

在转运途中,必须避免救护车发生交通事故,一般需要做到以下几点:①注意救护车的定期维护和保修;②挑选经验丰富的司机并合理安排,避免疲劳驾驶,严禁违章开车;③强化医护人员的安全意识,每次转运都应系好安全带;④保证车内急救设备(如暖箱、监护仪、氧气管等)的固定和安全保护。

(三)转运结束后的工作

(1)患儿到达后,应由绿色通道直接入住NICU,NICU值班人员需按照先稳定患儿病情,再办理住院手续的程序进行。转运人员与NICU值班人员进行交接,将本地医院的所有资料交给NICU值班人员,详细介绍患儿转运全过程的情况。

(2)NICU值班人员对患儿进行必要的处置,包括危重评分,待患儿病情基本稳定后,协助家长办理入院手续。要进一步详细询问病史,完成各种知情同意书的告知并签字。

(3)详细检查已使用过的转运设备,补充必要的急救用品,完毕后将转运设备放回转运处,以备下次使用。

七、转运的评估与质控

(一)评估

1.转运时间

即转运所需的所有时间,是影响患儿病情、预后的重要指标之一,主要包括:①动员时间:即转运队员接到转运通知到出发的时间,最低标准为10~15分钟。②稳定时间:从抵达转出医院到离开的时间,其受到患儿病情严重程度和必须采取的医疗措施次数的影响。尽量避免稳定时间过长,目前尚无证据表明其可改善患儿的预后。③运送时间:医院间转运的持续时间,取决于交通状况、一天中的时间段和转运工具等。

2.转运规范程度

转运各环节执行管理规范的情况和资料的完整准确性。

3.转运有效性

通过转运前后的危重度评分以及转运途中的病死率作出评估。

4.转运满意度

可通过对患儿家长的满意度调查及转出医院接受反馈表后的反映作出评估。

(二) 质量监督

(1) RNTN 应制订转运的质控标准和质控计划，以保证转运质量。质控计划应包括建立督导和不良事件报告制度。

(2) 转运督导每月1次，主要审查：①转运时间（特别是动员时间）、转运前的处理、转运日志记录是否完整准确（包括新生儿转运单、转运途中记录单、新生儿危重评分表、转运患儿信息反馈单）及家长满意度等，并将督导结果通报；②对转运设备进行核查，对转运队员进行必要的评估和考核，重点考察转运队员独立实施重症患儿转运的能力和意识。

(3) 建立转运患儿资料库：①定期对转运资料进行总结分析，特别应对转运至转运中心新生儿的数量、病死率以及对患儿预后有严重影响的主要并发症包括 III 级以上的脑室内出血、中~重度的支气管肺发育不良、新生儿坏死性小肠结肠炎和 III 期以上的早产儿视网膜病作重点分析，以达到提高危重新生儿救治水平的目的。②进行年度总结，找出存在的问题和解决办法，不断优化 RNTN 的运行。

(三) 反馈工作

(1) 患儿出院后应向转出医院反馈患儿的诊疗情况和治疗效果。将出院记录及信息反馈单交至转运中心，中心做好登记并把反馈单寄回转出医院。

(2) 召开转运网络工作年会，对上一年度的转运工作做总结，通过学术交流和信息反馈，普及围生医学和新生儿医学知识，带动了整个区域内新生儿医学专业的进步，提高 RNTN 内各级 NICU 的整体救治水平。

（李月凤）

第九章 新生操作技术

第一节 新生儿复苏

一、新生儿复苏的概述

（一）新生儿复苏技术的历史

1978年美国心脏病学会（AHA）组建了儿科复苏小组，提出新生儿复苏重点与成人不同的观点，使生儿专业正式纳入复苏工作。为指导新生儿复苏，美国新生儿学会和AHA制订了新生儿复苏指南，并在循证医学研究的基础上定期修改。新生儿复苏教程（NRP）已被全球92个国家采用，我国已经于2011年启动第二周期新生儿复苏项目。

5年前，美国新生儿学会和AHA出版了2005年指南。近年来，国际上对新生儿复苏的许多有争议的问题进行了大量多中心循证医学研究，在许多方面取得了共识，并且制订了2010年新生儿复苏指南。

（二）新生儿复苏的对象

对所有的新生儿均做好复苏的准备。其中大约10%的新生儿需要一些帮助才能开始呼吸；少于1%的新生儿需要更强有力的复苏手段才能存活；至少90%的新生儿能够毫无困难就能完成宫内到宫外环境的过渡，他们开始自主和规律地呼吸及完成胎儿至新生儿循环模式的转变需要少许帮助或无需帮助。

（三）新生儿需要进行复苏的相关危险因素

1. 产前因素

产妇有糖尿病，妊娠高血压或先兆子痫，慢性高血压，孕妇心、肾、肺、甲状腺或神经疾病，妊娠中后期出血，孕妇感染，孕妇用药，孕妇吸毒，羊水过多或过少，胎膜早破，胎儿水肿，过期妊娠，多胎妊娠，胎儿贫血或同种免疫疾病，既往死胎或新生儿死亡史，胎儿大小与孕期不符，胎儿畸形或异常，胎动减弱，无产前检查，年龄>35岁。

2. 产时因素

早产，急产，羊膜炎，胎膜早破（超过18小时），滞产（超过24小时），臀先露或其他先露，2或3类胎儿心率图形，子宫强直性收缩伴胎儿心率改变，羊水胎粪污染，脐带脱垂，胎盘早剥，前置胎盘，明显的产时出血，急诊剖宫产，产钳或胎吸助产，巨大儿，产妇使用全身麻醉剂，产前4小时内用过麻醉药。

（四）新生儿复苏参加人员

复苏小组包括：组长（具有完整复苏技能的人，能够给摆正体位、开放气道、必要时气管插管），其他成员（协助摆正体位，吸引、擦干全身和给氧，收到指示后行正压通气或胸外按压，其中有一成员负责给药和记录抢救过程）。

（五）新生儿复苏的器械及用品

1. 保暖设备

辐射台或其他保暖设备（极小早产儿需准备转运暖箱、塑料袋）。

2.吸引器械

吸引球囊，机械吸引器和管，吸管（5F或6F、8F、10F、12F或14F），胎粪吸引管。

3.气囊-面罩、气管插管等设备

氧源，压缩空气源，氧流量计，空氧混合仪，正压通气装置，早产儿及足月儿面罩，8F胃管及20ml注射器，喉镜，00号、0号、1号镜片及光源，金属芯，气管导管（2.5cm，3.0cm，3.5cm，4.0cm），二氧化碳检测器，喉罩气道和5ml注射器。

4.药物

1：10000肾上腺素，生理盐水。

5.脐静脉插管用品

消毒手套，消毒溶液，脐带胶布，脐导管（3.5F、5F），三通管，注射器（1ml，3ml，5ml，10ml，20ml，50ml），针头（25号、21号、18号）。

6.其他用品

心电监护仪，听诊器，脉搏氧饱和度仪和传感器，胶布，毛巾，时钟，复苏床垫，记录用品。

（六）窒息新生儿的临床表现

（1）脑供氧不足导致的呼吸抑制。

（2）脑、肌肉和其他器官供氧不足导致的肌张力低下。

（3）心肌或脑干供氧不足导致的心动过缓。

（4）由血氧不足导致持续发绀或脉搏氧饱和度仪显示低氧饱和度。

（5）心肌缺氧、失血或在出生前和过程中胎盘回血量不足导致的低血压。

（七）复苏过程中的重点

在新生儿复苏中，对新生儿的肺进行正压通气是最重要和最有效的措施。新生儿复苏的首要目标是对新生儿的肺进行正压通气。

（八）复苏后护理

1.常规护理

近90%的新生儿是无危险因素、有活力的足月儿，产前和产时有危险因素、对初步复苏有反应的新生儿将需要密切观察，但是出生后无需与母亲分离去接受密切观察和进一步的稳定措施。把新生儿直接放在母亲的胸口，擦干，用干毛巾覆盖以调节其体温。通过与母亲皮肤的直接接触，新生儿体内热量得到保存。必要时擦拭婴儿的口和鼻以清洁上呼吸道。

2.复苏后护理

新生儿呼吸或活力抑制或需要供氧以达到正常新生儿的氧饱和度目标值者，将需要密切的评估。很多新生儿需要转入具有心肺功能监护和生命体征监测的新生儿室的过渡区不断地进行监护，部分新生儿常常需要继续支持，如机械通气、经鼻CPAP和给氧，他们需要转到新生儿重症监护室（NICU）。

（九）复苏内容ABCDE方案

（1）A（气道）摆正体位，清理呼吸道，保证气道开放和通畅。

（2）B（呼吸）建立呼吸，保证有效呼吸，无论是自主呼吸还是辅助呼吸。

(3) C（循环）评估心率和氧合，保证有足够氧合的循环。
(4) D（药物）包括肾上腺素、生理盐水。
(5) E（评估）每次操作后需进行评估，包括呼吸、心率、氧合的评估（肤色，最好是氧饱和度）。

二、复苏的具体流程

（一）快速评估新生儿

对所有出生的新生儿需问 3 个问题：①足月吗？②有呼吸或哭声吗?③肌张力好吗？
若回答：①是，新生儿与母亲在一起，进行进一步的稳定和评估；②否，进入初步复苏步骤。

（二）初步复苏步骤

1.保持体温

将新生儿放置在辐射暖台上，对体重<1500g 的极低出生体重儿，有条件的医疗单位可将其头部以下躯体和四肢放在清洁的塑料袋内，或盖以塑料薄膜置于辐射保暖台上。

2.摆正体位

新生儿采取仰卧或侧卧位，颈部轻度仰伸到鼻吸气位，使咽后壁、喉和气管成直线，可以使气体自由出入。可在肩下放一折叠的毛巾作为肩垫。

3.清理气道（必要时）

分娩后，是否需要进行进一步的清理气道，取决于：新生儿皮肤或气道内有无胎粪污染和新生儿有无活力（有活力的定义：强有力呼吸，肌张力好，心率>100 次/分）。若新生儿无活力，在进行其他复苏之前需进行气管插管吸引胎粪。若新生儿有活力，仅吸引口腔及鼻腔的胎粪及黏液。肩娩出前助产者用手挤出新生儿口、咽、鼻中的分泌物。

4.擦干全身

将新生儿放在毛巾上包裹以擦干新生儿身上的大部分水，然后拿开潮湿的毛巾，用另一预热的毛巾继续擦干全身并给予刺激。

5.给予刺激

摆正新生儿体位、吸引分泌物、擦干、触觉刺激均可以刺激诱发呼吸，通常摆正新生儿体位、吸引分泌物已可以刺激诱发呼吸。安全和适宜的触觉刺激方法包括：①拍打或轻弹足底；②轻轻地摩擦新生儿的背部、躯干和四肢；③拍打或轻弹足底 1~2 次或摩擦背部 1~2 次就足够了。

6.重新摆正体位。

（三）评价新生儿

每个复苏步骤整个过程耗时不应超过 30 秒（除非需要气管插管、吸引胎粪时，初步复苏的时间可以延长），生命指征的评价是测量呼吸和心率。

1.呼吸

经过几秒钟的触觉刺激后，应该有正常的胸廓起伏运动，呼吸应加快加深。

2.心率

心率应当>100 次/分。确定心率最快、最简单的办法是触摸脐带根部的脐动脉搏动。但是有时脐血管收缩致使脉搏跳动不明显，则需要听诊器在胸骨左侧听诊心跳。如果以上两种方法不能测到脉搏或心率，助手应迅速为新生儿连接脉搏氧饱和度仪或心电监护以显示心率。用6秒的时间数新生儿的心跳，乘以10，即得出每分钟的心率数值。

（四）正压通气

1. 正压通气指征

（1）新生儿没有呼吸（呼吸暂停）或喘息样呼吸。

（2）即使有呼吸但心率<100次/分。

（3）氧浓度到100%常压给氧情况下，血氧饱和度在目标值以下。

2. 正压通气的复苏装置

（1）自动充气式气囊：挤压后自动充气，将气体（空气、氧或两者混合气体）吸进气囊内。它由空气入口和除氧器连接处、氧气入口、病人出口、阀门组、储氧器、减压阀、压力计和压力计连接处7个部件组成。它的特点有：挤压后自动充盈，将氧或空气吸入囊内；一直都是自动保持膨胀状态；面罩与面部密闭才能使肺膨胀；在无压缩气源时可进行正压通气（PPV）；吸气峰压（膨胀峰压）取决于挤压气囊的力度；不能通过面罩常压给氧，不能实施持续气道正压（CPAP）；有减压阀，能减少过度通气；应用时应安装压力计；不连接储氧器气囊只能提供大约40%的氧；需要连接储氧器以给高浓度的氧。

（2）气流充气式气囊（也称麻醉气囊）：当来自压缩气源的气体进入气囊，气体的出口通向密闭的模拟肺，或通过密闭的面罩或气管插管进入婴儿的肺时才能充盈。它由氧输入口、病人输入口、气流控制阀、压力计附着处4个部件组成。它的特点有：不用时处于塌陷状态，像一个瘪了的皮球；仅当压缩气源的气体进入气囊时才能充盈；依赖压缩气源；面罩与面部必须密闭，气囊才能充盈；具有调节压力和通气量的气流控制阀；应当有压力表；吸气峰压由气体的流速、气流控制阀的调节和挤压气囊的力度决定；呼吸末正压或CPAP由一个可调节的气流控制阀进行调节控制；可用于常压给氧和CPAP。

（3）T组合复苏器：给予流量控制和压力限制呼吸，仅当由压缩气源来的气体进入时才能工作。它由氧气入口、氧气出口、最大压力释放控制钮、压力计、吸气压力控制钮、T组合复苏器病人端呼气末正压（PEEP）帽6个部件组成。它的特点有：气流控制和压力限制；依赖压缩气源；面罩与面部密闭才能使肺膨胀；吸气峰压和呼气末正压（CPAP或PEEP）可手工调整；操作者通过交替的关闭或打开PEEP帽上的孔提供正压；可用于常压给氧和CPAP。

注：T-组合复苏器用法：①需接压缩气源，氧气由T-组合复苏器的新生儿气体出口经一个管道输送到新生儿端，与面罩相连使与口鼻密封或与气管导管相连；②预先设定吸气峰压20~25cmH$_2$O、呼气末正压5cmH$_2$O、最大气道压（安全压）30~40cmH$_2$O。提供恒定的呼气末正压及吸气峰压，维持功能残气量，更适合早产儿复苏时正压通气的需要；③操作者用拇指或示指关闭或打开T形管的开口，控制呼吸频率及吸气时间，使氧气直接流入新生儿气道。

3. 评估正压通气效果

成功的正压通气最重要的指征是心率的提高。有效通气的定义是听到两肺呼吸音，看到胸廓运动（心率可在没有看到胸廓运动的情况下升高，尤其是早产儿）。

4. 改善面罩正压通气的技术

在进行正压通气时，如果看不到胸廓运动，听不到两肺呼吸音，应改善面罩正压通气的技术。面罩必须覆盖下颌尖、口、鼻，先下颌再覆盖口鼻操作起来更容易。

用字母缩写词"MRSOPA"来记忆矫正通气步骤。先做开始两步（M-R），然后做后边的两步（S-O），如胸廓起伏仍不好，再进入最后两步（P-A），具体内容见表9-1-1。

5.正压通气氧浓度的选择

足月儿用21%的氧浓度（空气）。早产儿开始时可用稍高的氧浓度，以达到正常新生儿血氧饱和度目标值。

6.正压通气的频率

在新生儿复苏的开始阶段，呼吸频率为40~60次/分或略少于1次/秒。

7.留置胃管

当面罩正压通气数分钟以上，应保留置胃管。

留置胃管操作步骤如下：①测量胃管插入的长度：它的长度应等于鼻梁到耳垂然后到剑突和脐之间连线的中点；②通过口腔插入胃管达到预期的长度；③连接20ml注射器并抽出胃内容物；④取下注射器并保持胃管的口开放，使胃管成为气体排出的通道；⑤用胶带将胃管固定在新生儿的面颊部。

表9-1-1 改善面罩正压通气的技术

缩写	矫正步骤	操作
M	调整面罩	确定面罩与面部封闭良好
R	重新摆正体位	将头调到"鼻吸气"体位
S	吸引口鼻	检查并吸引口鼻分泌物
O	轻微张口	口腔轻微张开，下颌略向前抬
P	增加压力	每儿次呼吸逐渐增加压力直到每次呼吸能看到胸廓运动并听到呼吸音
A	改变气道	考虑气管插管或喉罩气道

8.何时减少和停止正压通气

当心率接近正常，持续以40-60次/分通气。当心率超过100次/分时且稳定，减少正压通气的压力和频率，同时观察新生儿是否建立有效的自主呼吸，可给新生儿适当的刺激诱发呼吸。

以下情况可考虑停止正压通气：①心率持续>100次分；②保持自主呼吸。

（五）胸外按压

1.胸外按压的指征

至少30秒有效的正压通气（PPV）后，心率<60次/分。

2.胸外按压时复苏人员的位置

（1）胸外按压的人必须接近新生儿的胸部；

（2）辅助通气的人在新生儿头侧。

3.胸外按压的方法

（1）拇指法：首选，两手拇指按压胸骨，两手环绕新生儿躯干部，其他手指支持脊柱。注意：两拇指可并排放置，当体型小时可重叠放置。拇指第一关节应屈曲，垂直按压在胸骨和脊柱间的心脏。

（2）双指法：一手的中指加示指或中指加无名指，用指尖按压胸骨。另一手支撑新生儿背部。注意：两指与胸骨垂直，用指尖按压。

4.胸外按压的部位、压力、时间

（1）手指安放部位：对胸骨下1/3用力，位置在乳头连线和剑突之间。注意：剑突是肋骨下方中间汇合的小突起，手指顺着肋骨下沿移到剑突，并定位。

（2）压力：使胸骨下陷约前后径的1/3的深度。

（3）时间：胸外按压的时间要稍短于放松时间。

5.何时停止胸外按压

当心率>60次/分，停止按压。在45~60秒胸外按压和正压通气后测心率，若：①心率>60次/分，停止按压，40、60次/分呼吸频率继续正压通气。②心率>100次/分，停止按压，如新生儿有自主呼吸，逐渐停止正压通气。③心率<60次/分，气管插管（如前边未做），给予肾上腺素，首选静脉途径，气管插管是继续正压通气更可靠的方式。

6.胸外按压的注意事项

（1）在按压和放松过程中，拇指或双指尖始终不离开胸骨的压迫区，两次按压之间，拇指或双指尖不得离开胸部；

（2）一定伴有正压通气，但避免同时进行；

（3）每3次胸外按压，正压通气1次；

（4）每分钟30次呼吸和90次胸外按压；

（5）胸外按压时正压通气的频率是30次/分，而不是40~60次/分（低频率通气可保障必要的胸外按压次数）；

（6）在建立协调的胸外按压和正压通气后，至少45~60秒后才能评估心率；

（7）每个动作周期：包括3次按压和1次通气，耗时2秒；

（8）每60秒大约120个动作：90次按压加30次呼吸。

（六）气管插管

1.气管插管的指征

（1）新生儿羊水胎粪污染且无活力时需气管插管吸引胎粪；

（2）如面罩正压通气无效，需改善正压通气效果；

（3）如面罩正压通气数分钟以上，需改善人工通气的效果；

（4）需促进胸外按压和正压通气的配合，并使每次正压通气取得最大效率；

（5）改善某些特殊情况的正压通气：如极度早产儿、给予肺泡表面活性物质或怀疑膈疝时。

2.气管插管的器械和用品

（1）喉镜：包括备用电池和备用灯泡；

（2）镜片：1号镜片（足月儿用），0号（早产儿用），00号（超低出生体重儿用），直镜片比弯镜片好；

（3）气管导管：内径为2.5mm、3.0mm、3.5mm和4.0mm；

（4）金属导管芯（可选）；

（5）二氧化碳监护器或检测器；

（6）吸引装置：10F的吸引管用于吸引咽部，8F或5F、6F的吸引管用于吸引不同大小的气管导管；

（7）胶布或气管导管固定装置；

（8）胎粪吸引管；

（9）听诊器。

3.新生儿气管插管的步骤

（1）稳住新生儿的头部呈鼻吸气位。

（2）喉镜沿着舌面右侧滑入，将舌推至口腔左侧，推进镜片直至顶端超过舌根；轻轻提起镜片；提升整个镜片而非镜片顶端；寻找解剖标志：声带看起来像声门两边的垂直条纹，或像反向的字母"V"必要时，用大号吸痰管吸引分泌物改善视野；插入气管导管到口腔右侧使导管的弯曲面放在水平位由左向右；如声门关闭，等待其开放。插入气管导管管端直到声带线达到声门水平。

（3）撤出喉镜，将导管紧贴患儿上颚，如有金属芯，握住导管，将金属芯从管中撤出。

4.如何暴露声门并插入气管？

（1）右手稳住新生儿头部至"鼻吸气"位。

（2）打开新生儿口腔：右手示指张开新生儿的口腔，喉镜沿着舌面右边滑入，将舌推至口腔左侧，推进镜片至其顶端达会厌软骨谷，即刚超过舌根。

（3）轻轻提起镜片，舌即抬起，暴露咽喉区。上提时需将整个镜片平行朝镜柄方向移动。上抬镜片的力量来自肩，而不是腕部。

（4）寻找解剖标志：如果镜片顶端在会厌软骨谷正确放置，应在上方看到会厌软骨，下方暴露打开的声门。还应看到声带，看起来像声门两侧的垂直条纹，或像反向的字母"V"。

（5）插入气管导管：右手持导管，沿着口腔右侧进入导管，利用导管的弯曲位于水平位，以防导管挡住视野，看不清声门。小心插入导管直到声带线达到声门水平，在绝大多数情况下，导管管端在声门与气管隆凸之间接近气管中点。⑥退出喉镜：右手稳定导管小心撤出喉镜，将导管紧贴在唇上和（或）用一个手指按在患儿硬腭。

5.持喉镜方法

（1）左手持喉镜，使用带直镜片的喉镜进行经口气管插管。将喉镜夹在拇指与前3个手指间，镜片朝前。

（2）小指靠在新生儿颏部提供稳定性。

（3）喉镜镜片应沿着舌面右侧滑入将舌头推至口腔左侧，推进镜片直至其顶端达会厌软骨谷。

6.气管导管正确位置的指征

（1）生命体征改善（心率、肤色/氧饱和度、活动）。

（2）二氧化碳检测器确定呼出二氧化碳的存在。

（3）有双肺呼吸音，但胃区有很小或无声音。

（4）正压通气时，无胃部扩张。

（5）呼气时，管内壁有雾气。

（6）每次呼吸都有胸廓运动。

7.气管导管管端的位置

若导管位置正确,其管端将会在气管中央,声门与气管隆凸连线中点上,胸片上显示导管管端应在锁骨或稍下水平,肺部听诊时在两侧腋下的呼吸音强度一致的双肺呼吸音。

判断气管导管管端位于气管中点的常用方法:①声带线法:新生儿气管导管在近管端处有一黑线,叫"声带线"。插管时声带线应在声带水平,这样管端恰好在气管分叉(隆突)上方。②体重法:应用管端-上唇的距离(端-唇距离)估计导管是否已插到正确位置:导管管端到上唇的距离=体重+6。如:1、2、3kg 分别为 7、8、9cm,见表 9-1-2。

8.气管插管注意事项

(1)气管插管时间不得超过 30 秒(若超过 30 秒,撤出喉镜,行面罩通气);

(2)选择适当的气管导管:气管导管的型号是根据新生儿的体重而定,见表 9-1-3;

(3)吸引器的吸引水平在 80~100mmHg。其中 10F 吸引管用于吸引口鼻内的分泌物;5F、6F、8F 吸引管用于吸引不同内径的气管导管,见表 9-1-4。

表 9-1-2 根据体重估计管端-上唇距离

体重(kg)	插入深度(端-唇距离)(cm)
1*	7
2	8
3	9
4	10

注:*<750g,仅要求插入 6cm

表 9-1-3 不同体重和孕周导管内径

体重(g)	妊娠周数(周)	导管内径(mm)
<1000	<28 周	2.5
1000~2000	28~34	3.0
2000~3000	34~38	3.5
>3000	>38	3.5~4.0

表 9-1-4 不同内径气管导管的吸引管型号

气管导管内径(mm)	吸引管型号
2.5	5F 或 6F
3.0	6F 或 8F
3.5	8F
4.0	8F 或 10F

9.气管插管常见的并发症见表9-1-5。

表9-1-5 气管插管常见并发症

气管插管并发症	可能原因	考虑采取的预防或纠正措施
低氧血症	插管时间过长; 导管位置不正确	如可能用面罩正压通气; 30秒后暂停气管插管; 重新插管
心动过缓/呼吸暂停	低氧血症; 插入喉镜或吸引管的迷走反应	如可能用面罩正压通气; 插管间经气囊或T组合复苏器及 导管给氧; 限制插管时间
气胸	由于导管插入右主支气管使一个肺过度通气;正压通气压力过大	纠正导管位置; 使用适宜的正压通气压力 怀疑气胸考虑透照及穿刺吸引
挫伤或擦伤舌、牙龈或气道	插入喉镜或气管插管时动作粗暴; 错误的"上撬"而不是提起喉镜; 喉镜镜片太长或太短	加强练习/提高操作技能; 操作喉镜要轻巧; 选择合适型号的器械
气管或食管穿孔	导管插入用力太大; 金属芯超出导管管端;	动作宜轻柔; 正确放置金属;
气管插管堵塞	导管扭曲或分泌物阻塞、胎粪或血堵塞导管	用吸引管吸净导管分泌物; 如不成功,考虑重新插管
感染	通过污染的手或器械带入病菌	注意清洁/消毒技术

(七)关于给氧

1.如何给氧?

复苏时不需要常规给氧,在复苏时如果发现新生儿发绀或氧饱和度仪显示氧饱和度低于目标值,可给予氧气吸入。

2.常压给氧方法(自动充气式气囊不能用于常压给氧)

(1)氧气面罩;

(2)气流充气式气囊面罩;

(3)T组合复苏器;

(4)氧气管(手指夹住氧气导管,将手弯成杯状罩住新生儿的面部)。

3.如何决定给氧浓度?

目前存在争议,2011年新生儿复苏指南推荐在复苏足月新生儿时,开始用空气,然后用脉搏氧饱和度仪指导用氧浓度,达到正常分娩足月新生儿的氧饱和度。如果是早产儿,可用或预料可能要进行复苏,及早连接氧饱和度仪和准备好空氧混合仪有助于达到预期目标值。复苏过程中,常压给氧的氧流量为5L/min。对新生儿复苏时的给氧浓度总结如下:①足月儿复苏开始用21%氧(空气);②早产儿可用稍高的氧浓度(30%40%);③应用脉搏氧饱和度仪调整给氧浓度;④一旦心率<50次/分,氧饱和度仪可能会停止工作,应增加氧浓度至100%,直到氧饱和度仪恢复读数以指导氧浓度的调整。

4.何时停止常压给氧?

新生儿无中心性发绀或氧饱和度在85%~90%以上,逐渐减少氧气量的供给,直到新生儿在不吸氧的情况下能维持血氧饱和度目标正常值。然后根据血气分析和经皮氧饱和度调整氧水平至正常。

5.正常足月新生儿出生后10分钟动脉导管前氧饱和度变化值

胎儿脉氧饱和度大约在60%，出生后大约要10分钟才能增加到正常范围（90%以上）。具体数值如下：1分钟为60%~65%；2分钟为65%~70%；3分钟为70%~75%；4分钟为75%~80%；5分钟为80%~85%；10分钟为85%~95%。

6.何时应用脉搏氧饱和度仪？

（1）预期要进行复苏时；

（2）需要正压通气时；

（3）持续发绀时；

（4）给氧时；

（5）需证实有无发绀时。

7.如何使用脉搏氧饱和度仪？

传感器应环绕探测部位，使探测器能"看到"光源，应将氧饱和度仪的传感器放在新生儿的右手或腕部以检测导管前氧饱和度。传感器应先连接新生儿，后连接仪器，有助于最迅速地获得信号，应注意脉搏氧饱和度不可超过95%。

（八）喉罩气道

1.喉罩的应用指征

（1）新生儿复苏时如气囊-面罩通气无效，气管插管失败或不可行时，喉罩气道能提供有效的正压通气；

（2）小下颌或舌相对较大，如Robin综合征和唐氏综合征；

（3）新生儿体重≥2000g。

2.插入喉罩的步骤

（1）站在新生儿头侧，摆正体位至鼻吸气位。

（2）像拿钢笔一样的手势持喉罩气道，示指放在充气囊和气管导管的连接处。喉罩开口中央的孔栅必须面向前，向新生儿的舌，喉罩无孔栅或开口的平坦的部位应面向新生儿的硬腭。

（3）轻轻张开新生儿口腔，并压本装置的充气囊端，使充气囊的开口面向前，背着新生儿硬腭。

（4）示指恰好压在充气囊的上边使喉罩的顶部紧贴靠着硬腭，保证喉罩的顶部保持平直及不自身卷缩后倒。

（5）用示指轻轻引导喉罩沿着新生儿的硬腭轮廓到喉的背部。不要用力，用一个平稳的运动引导喉罩通过舌进入咽下部直到你感觉有阻力。

（6）撤出手指之前，用另外一只手保持气管导管的位置。喉罩的顶部应该停留在食管的入口。

（7）注射2~4ml空气使边圈充气膨胀而形成密封，当扩张喉罩时不要握持气道导管。

（8）连接复苏气囊或T组合复苏器到本装置15mm接管上，开始正压通气。

（9）根据评价心率增快、胸廓运动及用听诊器可听到呼吸音确定喉罩气道的放置正确。

（10）胶布固定导管，同气管导管。

3.喉罩气道使用有什么限制？

（1）对小早产儿当前应用的喉罩太大（或胎龄小于32周）；

（2）不能用于自气管内吸引胎粪；

（3）在喉罩和喉的接触面的漏气致通气压力不足；

（4）当需要胸外按压时，不推荐使用；

（5）对长时间正压通气的新生儿应用喉罩气道尚无足够的证据。

（九）**药物**

新生儿复苏时，很少需要用药。

1.给药途径

（1）脐静脉是新生儿最快速直接的静脉途径；

（2）气管导管；

（3）骨髓内给药。

2.药物种类

（1）肾上腺素；

（2）扩容剂；

（3）其他药物。

3.肾上腺素

它是心脏兴奋剂，可增加血压，最好脐静脉导管给药。①使用指征：在30秒有效的正压人工通气和另外45~60秒胸外按压配合正压通气后心率仍然<60次/分，应当给予肾上腺素。②浓度：1∶10000（0.1mg/ml）。③途径：静脉注射，在静脉通路正在建立时可考虑经气管导管给药。④剂量：静脉剂量：1∶10000 浓度 0.1~0.3ml/kg；气管内给药：1∶10000 浓度 0.5~1ml/kg。⑤注射速度：迅速，尽可能快。⑥重复使用时间：若心率未至60次/分，可间隔3~5分钟重复注入相同剂量。

4.扩容剂

（1）扩容剂种类：生理盐水、乳酸林格液、Rh阴性O型红细胞。

（2）推荐药物：生理盐水。

（3）使用扩容剂的指征：新生儿对复苏无反应；新生儿呈现休克反应（新生儿肤色苍白、脉搏微弱、持续心动过缓及循环状况无改善）；有胎儿失血情况的病史（广泛的阴道出血、前置胎盘及胎胎输血）。

（4）剂量：10ml/kg，如新生儿改善不明显，可能需要再输注10ml/kg，对一些大量失血的特殊病例，可考虑追加剂量。

（5）推荐途径：脐静脉注射。

（6）推荐时间：5~10分钟以上。

5.纳洛酮

只要新生儿能够适当通气不需要应用纳洛酮。①分娩前4小时内母亲曾使用麻醉剂，患儿持续呼吸抑制情况下可考虑使用纳洛酮；②疑是吸毒或持续使用美沙酮维持治疗母亲的新生儿不可使用纳洛酮，否则可能致新生儿惊厥；③盐酸纳洛酮的浓度：1mg/ml；④给药途径：静脉给药；⑤剂量：0.1mg/kg。

6.碳酸氢钠

复苏过程中使用碳酸氢钠是有争议的,在使用碳酸氢之前必须保证肺充分通气,碳酸氢钠张力高,且对血管有刺激性。快速给苏打易致早产儿脑室内出血。①给药途径:回流良好的大静脉;②剂量:2mmol/kg;③浓度:4.2%(0.5mmol/ml);④速度:1mmol/(kg·min)。

(十)脐静脉插管步骤

(1)戴无菌手套,准备无菌手术视野。

(2)用消毒液消毒脐带,沿脐根部用线打一个松松的结,如在切断脐带后出血过多,可将此结拉紧。

(3)用生理盐水预注入 3.5F 或 5F 脐静脉导管,连接三通管和 3ml 注射器。导管应只有一个端孔。关闭连接导管的子通管防止液体流失和空气进入。

(4)在出生时安放的夹钳下离皮肤线约 1~2cm 处用手术刀断脐带。垂直切,不要斜切。

(6)将导管插入脐静脉。脐静脉看似一个大的薄壁结构,通常在时钟 11~12 点位置,两根脐动脉壁较厚、互相靠近,通常在时钟 4~8 点的位置。脐静脉血是向上流入心脏的,所以应按这个方向插入导管。继续插入导管 2~4cm(早产儿更短),直到打开导管和注射器的三通管,轻轻抽吸注射器出现回血即可。

(十一)复苏的并发症及复苏后监护

1.复苏的并发症

肺动脉高压、肺炎和肺的并发症、代谢性酸中毒、低血压、液体管理、惊厥和呼吸暂停、低血糖、喂养问题、体温管理。

2.复苏后监护

(1)多器官损害危险的监护,包括:体温管理、生命体征监测、早期发现并发症;

(2)继续监测维持内环境稳定,包括:氧饱和度、心率、血压、血细胞比容、血糖、血气分析及血电解质等;

(3)复苏后立即进行血气分析,有助于估计窒息的程度,及时对脑、心肺肾及胃肠等器官功能进行监测,早期发现异常,以减少窒息造成的死亡和伤残;

(4)应定期监测血糖,低血糖者静脉给予葡萄糖;

(5)如合并中、重度缺氧缺血性脑病,有条件的单位可给予亚低温治疗。

3.亚低温疗法

(1)治疗对象:胎龄≥36周,出生体重≥2500g,生后 1 分钟 Apgar 评分≤3 分,并持续到 5 分钟仍≤5 分,和(或)出生时脐动脉血气 pH≤7.0,有新生儿 HIE 或振幅整合脑电图脑功能监测异常的证据;

(2)选择性头部亚低温联合轻度全身低温是目前比较推崇的一种降温方式;

(3)生后 6 小时内进行低温治疗,持续时间一般为 48~72 小时,一般 72 小时效果最好;

(4)34℃作为低温疗法的目标温度;

(5)目前主张自然复温,必要时给予远红外辐射复温。

三、复苏过程中的常见情况

（一）羊水内有胎粪污染的新生儿在以下情况如何处理？

1. 新生儿没有活力时

应立即气管插管吸引胎粪以减少严重的呼吸系统疾病——胎粪吸入综合征的发生。

2. 新生儿有活力时

必要时可用吸球或大孔吸引管清理口、鼻的分泌物或胎粪，新生儿可与母亲在一起，接受常规护理和继续进行评价。

3. 气管内吸引步骤

（1）插入喉镜，用 12F 或 14F 的吸引管清理口腔和咽后壁，使能看清楚声门；

（2）将气管导管插入气管；

（3）将气管导管通过胎粪吸引管与吸引器连接；

（4）数秒内边吸引边慢慢撤出气管导管。

4. 胎粪吸引的相关注意事项

（1）当撤出气管导管时，导管吸引时间不要超过 3~5 秒。

（2）如未发现胎粪，不要重复操作，要进行复苏。③如首次吸引时发现胎粪，应插管吸引，如气道内仍然有胎粪影响正压，则要进行第二次吸引。然而，重复的插管可推迟进一步的复苏。在进行第二次插管前，检查心率。如新生儿无明显的心动过缓，可再次插管吸引。如心率减慢，可决定不再重复操作而进行正压通气。

（二）羊水内没有胎粪污染的情况下，如何清洁气道？

口腔鼻腔内的分泌物可用毛巾擦去，或用吸引球或吸引管吸引干净。如果口腔内有大量分泌物，可将头转向一侧，这样子可将分泌物集聚在颊部，便于吸出。使用壁式或泵式吸引器时，吸引压力设置为堵住吸管时负压为 100mmHg。应先吸口腔后吸鼻腔，防止吸引鼻腔时新生儿发生深呼吸，将口腔内的分泌物吸入。可按英文字母顺序记忆，M 代表口腔，N 代表鼻腔，按字母顺序 M 在 N 前。

（三）新生儿持续的氧饱和度降低和心动过缓

很少是由于心脏引起的，更常见的原因是通气不足。新生儿期任何时间、地点的复苏重点均为恢复充分的通气。

（四）继发性呼吸暂停

对继发性呼吸暂停的新生儿继续进行触觉刺激是浪费时间。中心性青紫是由于血液中低氧所致，可以导致口唇、舌头和躯干青紫。周围性青紫是手和脚青紫，只有中心性青紫需要干预。

四、常见的新生儿复苏

（一）早产儿复苏

（1）孕周<28 周或体重<1500g 的新生儿，生后不擦干，颈部以下放入塑料袋或用塑料包裹，放于辐射保温台并进行复苏或观察，包裹到复苏后及测体温时，应注意避免高温。对孕周<28 周的新生儿，产房的温度应保持至少 26℃。

（2）早产儿通气压力要求：肺发育不成熟，正压给氧易受伤害。复苏时吸气峰压（PIP）不可过高（20~25cmH$_2$O），要有恒定的 PIP 及呼气末正压（PEEP），指南推荐使用 T-

组合复苏器。

(3) 颅脑损伤：由于早产儿脑生发层基质的存在，易造成室管膜下-脑室内出血，要注意：操作要轻巧，要监测血压，保持颅压稳定，避免过高的气道压力，避免输液速度过快，避免使用高渗药。

(4) 氧损伤：早产儿对高动脉氧分压非常敏感，易造成氧损害（早产儿视网膜病、支气管肺发育不良），因此需要规范用氧，限定用氧浓度、时间、进行血气及经皮氧饱和度的监测（经皮氧饱和度不>95%）及定期随访。

(5) 低血糖：早产儿肝脏发育不成熟，围产期窒息更易发生低血糖症，窒息后的低血糖加重脑损伤，因此，一定要监测血糖，维持血糖在正常水平。

(6) 静脉营养及缓慢喂养：经复苏的早产儿可有肠出血、早期喂养不耐受及以后的坏死性小肠结肠炎。开始数天予静脉营养，并可谨慎地给予母乳喂养。

(7) 增加对感染的警惕：绒毛膜羊膜炎与早产儿分娩有关，考虑感染作为一个早产分娩的因素，在生后需迅速地采集血培养及进行抗生素治疗。

(二) 一些特殊情况的复苏

1. 后鼻孔闭锁所致的呼吸窘迫

可通过插入口腔气道得以缓解。

2. 咽部气道畸形（Robin 综合征）

所致的气道阻塞可通过插入鼻咽管和新生儿俯卧位得以缓解。

3. 疑是膈疝避免使用气囊面罩正压通气，立即气管插管，并插入胃肠减压管。膈疝常有典型的严重呼吸窘迫和异乎寻常的扁平腹（舟状腹）。

4. 通气有效而新生儿仍然发绀或心动过缓

经皮氧饱和度仪证实存在低氧血症，首先确定新生儿胸廓有适当起伏，两肺有良好对称的呼吸音，然后增加氧浓度至100%，如果仍然无法改善，有可能为先天性心脏病。先天性心脏传导阻滞或发绀型先天性心脏病的情况很少，而出生后通气不充分则是低氧和心动过缓的常见原因。

(三) 其他情况的复苏

1. 非刚出生的新生儿复苏步骤

(1) 保暖、摆好体位、清理呼吸道和刺激呼吸；

(2) 建立有效通气，必要时供氧；

(3) 胸外按压；

(4) 药物治疗。

2. 对稍大的婴儿、儿童及成人

胸外按压与通气比例是30：2，因为过了新生儿期和儿童期后，呼吸停止的病因多是心源性的。而生后几周，呼吸停止的原因是多为呼吸问题所致，推荐3：1的胸外按压和通气比例。

五、伦理和临终关怀

(1) 终止复苏的指征：确定无可测及的心率至少10分钟，可以终止复苏的努力。

(2) 父母有决定对其新生儿采取何种抢救的基本权利。

（3）一些不予复苏的情况：
1）胎龄小于 23 周。
2）体重小于 400g。
3）无脑儿。
4）确定的致死性先天疾病或畸形。
5）有足够数据表明会有难以接受程度的死亡率或严重残疾。

六、新生儿复苏总结

（一）复苏的排序

（1）快速评估：问 3 个问题（足月、哭声、肌张力）并在 30 秒内进行初步复苏，若有胎粪，时间可能稍长。

（2）另外 30 秒内刺激新生儿建立呼吸，若清理呼吸道和刺激新生儿诱发呼吸在 60 秒内无改善，需进行正压通气。出生后的第 1 个 60 秒被称为黄金瞬间。

（3）下一个 30 秒评估呼吸、心率、氧饱和度并开始呼吸支持措施连接氧饱和度仪；若心率无改善检查正压通气有效性；若正压通气无效需矫正通气并在 30 秒内评估；若需要，准备脐部静脉插管用于给药。

（4）一旦开始胸外按压，需定期评估心率，应避免频繁中断胸外按压。

（5）若有效正压通气和胸外按压后，心率<60 次/分，需应用肾上腺素。

（二）新生儿复苏的步骤总结

（1）初步复苏：保暖，摆正体位，必要时清理呼吸道（包括气管插管），擦干，刺激新生儿诱发呼吸，评估呼吸、心率、氧饱和度。

（2）使用复苏用的正压通气装置给予正压通气并应用脉搏氧饱和度仪，必要时气管插管。

（3）继续正压通气的同时给予胸外按压并作紧急脐静脉插管，必要时气管插管。

（4）给予肾上腺素同时继续正压通气和胸外按压。

（三）新生儿复苏流程图见图 9-1-1。

图 9-1-1　新生儿复苏流程图

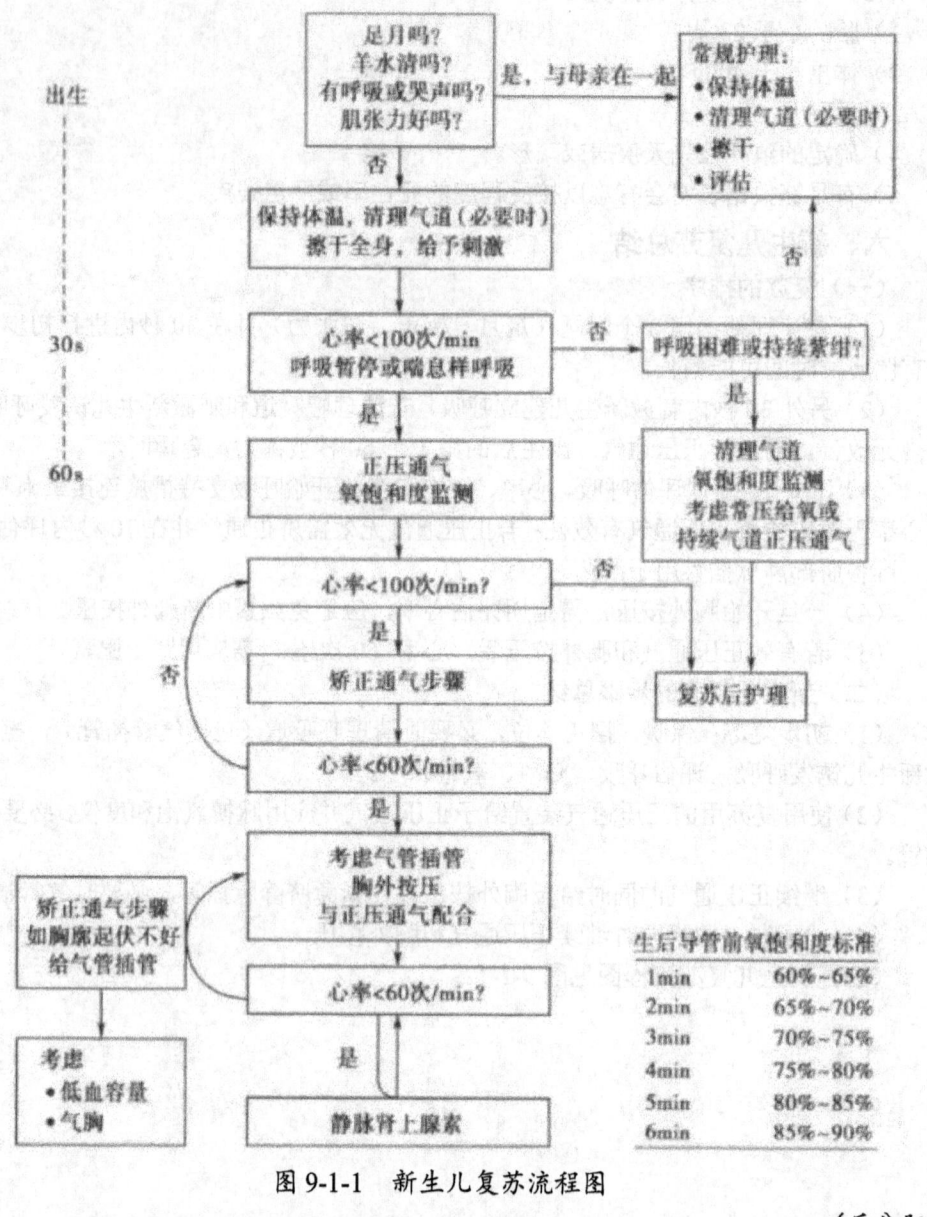

（乐分阳）

第二节　新生儿机械通气常规

机械通气是治疗新生儿呼吸衰竭的重要手段之一，选择合适的通气方式及规范化治疗对患儿的临床预后至关重要。为反映新生儿领域最新进展，保持常规的先进性和权威性，2015年，中华医学会儿科学分会新生儿学组对《新生儿常频机械通气常规》进行修订和补充，现介绍如下：

一、持续气道正压通气

持续气道正压通气（CPAP）也称持续呼吸道正压的自主呼吸，为新生儿最常用的无创通气方式。是指有自主呼吸的患儿在整个呼吸周期中接受高于大气压的气体。由于呼气末增加了气体存留，功能残气量增加，防止了呼气末肺泡萎陷，从而提高肺氧合及减少肺内分流。CPAP可通过鼻塞、鼻罩、鼻咽管、面罩等方式进行辅助呼吸。

大量临床研究表明，CPAP使用越早，越可能避免气管插管、机械通气，减少肺表面活性物质（PS）的应用，甚至可能降低支气管肺发育不良（BPD）的发生率。

（一）应用指征

（1）有自主呼吸的极早产儿（出生胎龄25~28周），产房早期预防性应用。

（2）可能发生呼吸窘迫综合征（RDS）的高危早产儿（如胎龄<30周不需气管插管机械通气者）。

（3）当鼻导管、面罩或头罩吸氧时需吸入氧气分数（FiO$_2$）>0.3时，动脉血氧分压（PaO$_2$）<50mmHg（1mmHg=0.133kPa）或经皮血氧饱和度（TcSO$_2$）<90%。

（4）早产儿呼吸暂停。

（5）RDS患儿使用肺泡表面活性物质（PS）后病情稳定，拔出气管导管后。

（6）常频或高频机械通气撤机后，出现明显的三凹征和（或）呼吸窘迫。

有关CPAP的应用指征，首先包括极早早产儿在产房早期使用，目前在大多数发达国家已被普及。有学者建议，CPAP于复苏一开始若被使用，更有助于功能残气量的早期形成，提高肺氧合。一项回顾性综述显示，多数极早早产儿能接受CPAP治疗，50%出生体重≤750g的患儿早期接受NCPAP，即使未补充PS，也获得治疗成功。2014年，美国儿科学会更新早产儿出生时的呼吸支持指南，通过CPAP荟萃分析得出结论：早期应用CPAP和随后选择性予以PS治疗可降低早产儿病死率和BPD发生率；对于仅接受早期CPAP治疗的早产儿，即使PS给药被推迟或未给予，患儿不良转归的风险并不会增加；早期开始CPAP可缩短机械通气持续时间，减少出生后糖皮质激素应用。2014年欧洲早产儿RDS治疗指南推荐，RDS高危早产儿（如胎龄<30周不需要机械通气者）出生后均应使用CPAP，直到临床状态被进一步评估。

（二）禁忌证

（1）呼吸窘迫进行性加重，不能维持氧合，动脉血二氧化碳分压（PaCO$_2$）>60mmHg，pH<7.25。

（2）先天畸形包括先天性膈疝、气管-食管漏、后鼻道闭锁、腭裂等。

（3）心血管系统不稳定如低血压、心功能不全等。

（4）无自主呼吸者。

此外，肺气肿、气胸、严重腹胀、局部损伤（包括鼻黏膜、口腔、面部）也不主张使用。

（三）参数设定及调节

CPAP压力调定应根据患儿基础疾病以及疾病的不同阶段而进行设置。通常为3~8cmH$_2$O（1cmH$_2$O=0.098kPa），呼吸暂停（无肺部疾病）为3~4cmH$_2$O，RDS至少保证6cmH$_2$O，但一般不超过8~10cmH$_2$O。气体流量最低为患儿3~5倍的每分通气量或

5L/min，吸入氧气分数（FiO$_2$）则根据 TcSO$_2$ 进行设置和调整。

（四）CPAP 撤离

尚无统一标准，但在 FiO$_2$>0.4 或临床情况尚未稳定时，很难成功撤离 CPAP。患儿病情稳定，可逐渐降低压力，当压力<4~5cmH$_2$O 时，无呼吸暂停及心动过缓，无 TcSO$_2$ 下降，呼吸做功未增加时可考虑撤离。

当患儿没有呼吸暂停及心率下降，需要 FiO2 较低（<0.3），压力<5cmH$_2$0 时，可尝试停 CPAP，但有时需反复尝试，方能获得成功。

（五）注意事项

（1）经气管插管 CPAP 不推荐使用，特别是早产儿，因产生较高气道阻力而增加呼吸功。

（2）产房内极早产儿，若心率<100 次/分钟，或自主呼吸功能不足，或有明显的呼吸困难，不宜 CPAP。

（3）CPAP 联合 Ps 是 RDS 更优化管理方案。

（4）CPAP 可吞入较多空气，导致胃扩张，但不能因此而停止喂养，可留置胃管，定时抽出残留气体，必要时可保持胃管持续开放。

（5）经鼻塞 CPAP 通气的患儿，若病情允许，应每 4~6 小时休息 15~20 分钟，以避免局部组织受压或变形。

二、常频机械通气

目前，随着无创通气，如 CPAP、经鼻间歇正压通气、高流量鼻导管吸氧在新生儿的广泛应用，常频机械通气（CMV）的使用频率虽有所减少，但压力限制-时间转换-持续气流作为 CMV 的主导模式，仍是抢救危重新生儿的重要治疗手段之一。CMV 的吸气峰压（PIP）、呼气末正压（PEEP）、吸气时间（TI）、呼吸频率（RR）、潮气量（VT）等参数值可根据病情需要设置和调节。

（一）应用指征

（1）频繁的呼吸暂停，经药物或 CPAP 干预无效。

（2）RDS 患儿需使用 PS 治疗时。

（3）FiO$_2$>0.6~0.7，PaCO$_2$<50~60mmHg 或 TcSO$_2$<85%（发绀型先天性心脏病除外）。

（4）PaCO$_2$>60~65mmHg，伴有持续性酸中毒（pH 值 7.20）。

（5）全身麻醉的新生儿。

2011 年美国《新生儿诊疗手册》推荐，对于 RDS 患儿，当 CPAP 的 FiO$_2$>0.35~0.40 时，应予以气管插管机械通气，并给予 PS。

（二）呼吸机模式

由于 NICU 条件、设备和患儿疾病的程度、病程不同，呼吸机模式选择会有一定的差异，但同步间歇指令通气（SIMV）使用频率还是较高。

1.间歇指令通气（IMV）

又称间歇正压通气（IPPV）。是指呼吸机以预设的频率、压力和吸气时间对患儿施以正压通气，在两次正压通气之间则允许患儿在 PEEP 的水平上进行自主呼吸。该模式由于机器送气经常与患儿的呼气相冲突，即人机不同步，故可导致通气不足或增加肺气漏的危险。

2.SIMV

是指呼吸机通过识别患儿吸气初期气道压力或气体流速或腹部阻抗的变化，触发呼吸机以预设的参数进行机械通气，即与患儿吸气同步。SIMV 解决了 IMV 的人机不同步现象，从而避免其不良反应。

3.辅助-控制通气（A/C）

也称为同步间歇正压通气，是一种辅助通气与控制通气相结合的通气模式，当患儿无自主呼吸时，将完全依赖控制通气。有自主呼吸时，机械通气辅助的频率与自主呼吸的频率相同；若自主呼吸较快时可发生过度通气，故应及时调低压力或更改通气模式。A/C 模式所递送的压力或潮气量由医师预设；所设置的频率作为在呼吸暂停或患儿不能触发呼吸机时的支持和保障；该模式在撤机时不能以降低频率实现，而只能逐渐降低 PIP 或降低潮气量实现。

4.压力支持通气（PSV）

是一种压力限制、流量切换、患儿自主呼吸触发的通气模式。在患儿自主呼吸时给予压力辅助，当吸气流量降至 25% 时，吸气终止转为呼气。PSV 辅助患儿呼吸肌的活动，减少呼吸功，有助于呼吸机撤离。多数情况下，PSV 多与 SIMV 联合应用，仅在患儿自主呼吸能力足够强时可单独使用。

除上述通气模式外，还有容量保证（VG）、压力调节的容量控制模式（PRVC）等模式。在 VG 和 PRVC 模式，通过设定目标潮气量，呼吸机在一定范围内自动调节压力，以满足设定的潮气量，从而避免容量损伤。

应用哪种 CMV 呼吸模式更合适，在疾病的急性期差别不大，最好选择自己擅长的模式，但同步间歇指令通气（SIMV）使用频率还是相对较高。理想的呼吸支持应为获得可接受的血气结果，尽量采用低参数设置，尽可能缩短插管通气的时间，最大限度地减少并发症的发生。

（三）初调参数

初调参数因人、因病而异。各种疾病的初始参数有所差异，但尚无统一的标准去借鉴。参数设定是否适宜，应密切观察患儿皮肤颜色、胸廓起伏及血氧饱和度情况，动脉血气分析是评价参数是否适宜的金标准。新生儿常见疾病的初调参数见表 9-2-1。

表 9-2-1 新生儿常见疾病机械通气初调参数

疾病种类	PIP（cmH$_2$O）	PEEP（cmH$_2$O）	RR（bpm/min）	TI（s）	VT（ml/kg）
呼吸暂停	10~18	3~4	15~20	0.4~0.5	4~6
RDS	20~25a	4~6	25~30	0.3~0.4	4~6
MAS	20~25	3~6	20~25b	0.4~0.5	4~6
肺炎	20~25	2~4	20~40	<0.5	4~6
PPHN	25~30	2~4	50~70	<0.5	5~8
肺出血	25~30	6~8	35-45	<0.5	4~6
BPD	10~20	4~5	20~40	0.4~0.7	4~6

注：RDS：呼吸窘迫综合征；MAS：胎粪吸入综合征；PPHN：持续性肺动脉高压；BPD：支气管

肺发育不良；PIP：吸气峰压；PEEP：呼气末正压。

a：若 RDS 应用肺表面活性物质，压力参数可低于此值，但同时在使用容量保证或压力调节的容量控制模式时压力会自动降低。

b：当气道阻力高，肺顺应性正常时，用低频率；当肺炎症明显时，用相对较高的频率。

CMV 时的初调参数，应因病、因人而设定，不同疾病以及疾病的不同阶段，选择适宜的参数，并允许一定范围内的高碳酸血症，可能会避免高参数设置的需求，甚至减少机械通气患儿短期和长期呼吸、神经系统不良结局的发生。

（四）呼吸机撤离

（1）当患儿原发病好转，感染基本控制，一般状况较好，血气分析正常时应逐渐降低呼吸机参数，锻炼和增强自主呼吸。一般先降低朽 O₂ 和 PIP，然后再降低呼吸频率，同时应观察胸廓起伏、监测 SaO₂ 及动脉血气结果。

（2）当 PIP≤18cmH₂0，PEEP2~4cmH₂0，频率≤10 次/min，FiO₂≤0.4 时，动脉血气结果正常，可考虑撤机。

（五）相关药物的使用

1.镇静药

当患儿哭闹或烦躁引起氧合不稳定时，可以使用镇静药物，急性期可使用吗啡（0.05~0.10mg/kg）或芬太尼（1~3μg/kg），慢性期可使用劳拉西泮（0.05~0.10mg/kg）或咪达唑仑（0.05~0.10mg/kg）。对于早产儿，尽量采用降低周围环境光度、避免噪音及减少疼痛刺激等非药物性作用。

2.肌松剂

对自主呼吸过强且镇静无效的患儿，可考虑使用泮库溴铵[0.1mg/（kg·次）]或维库溴铵[0.1mg/（kg·次）]。

3.糖皮质激素

一般不推荐对早产儿常规使用糖皮质激素。对于日龄>12~14 天，FiO₂>0.6，且有呼吸机依赖的早产儿，可考虑使用短疗程（7天）小剂量地塞米松：0.25mg/kg，每 12 小时 1 次，共 4 天，然后以 0.05mg/kg，每 12 小时 1 次，共 3 天。地塞米松也用于拔管后的气道水肿：共 3 次，首剂可在拔管前 8~12 小时给予 0.25mg/kg，然后间隔 12 小时 1 次。

4.甲基黄嘌呤

咖啡因可显著降低拔管失败的几率，枸橼酸咖啡因剂量为：负荷量 20mg/kg，24 小时后给予维持量 5~8mg/kg，每天 1 次。

5.利尿剂

目前没有证据支持常规使用利尿剂可促进撤机。

（六）注意事项

（1）尽量缩短 CMV 时间，以减少并发症及减轻肺损伤发生。

（2）使用目标潮气量通气，可缩短 CMV 时间。

（3）患 RDS 早产儿，尤其是极低出生体重儿，拔管后会发生肺萎陷，撤离呼吸机后给以鼻塞 CPAP，可减少撤机后的再插管率。

三、高频通气

高频通气（HFV）用于治疗新生儿呼吸衰竭，已逐渐被应用于临床，特别是对极低和超低出生体重儿，其可能降低 BPD 发生的作用日趋受到重视。

（一）应用指征

尚无统一标准，常用于 CMV 失败后补救性治疗。如下情况下可考虑使用 HFV：

（1）肺气漏综合征如气胸、间质性肺气肿、支气管胸膜瘘等。

（2）某些先天性疾病如膈疝、肺发育不良、严重胸廓畸形。

（3）持续性肺动脉高压特别是需联合吸入 NO 者。

（4）严重的非均匀性改变的肺部疾病如胎粪吸入综合征、重症肺炎。

（5）足月儿严重肺疾病应用体外膜肺氧合（ECMO）前最后尝试。

（6）早产儿 RDS 在 CMV 失败后可作为选择性应用，也可作为首选。

由于 HFV 优势，其一是在尽可能低的 MAP 条件下提供足够的通气而避免 CMV 所致的肺容积波动过大及相关肺损伤，故适用于肺气漏综合征、胎粪吸入综合征（MAS）、新生儿持续性肺动脉高压（PPHN）、肺发育不全等患儿；其二采用 HFV 提供最佳的肺容量，允许使用高 MAP 开放更多的肺泡，改善通气/血流比，故适用于早产儿 RDS 的治疗。但 HFV 是作为上述疾病的首选治疗，还是 CMV 失败后的补救，目前尚存争议。早期研究 RDS 患儿时，发现 HFOV 并不能使肺部获益，且发生了更高比例的脑室内出血，当然也不除外没有很好地监测 $PaCO_2$，而导致的不良预后。

英国围产期医学协会建议，当 RDS 患儿对 PS 及最优化的传统通气模式治疗反应差，仍需 FiO_2>0.6 且 PIP>30cmH$_2$O 时，应将传统通气模式向 HFOV 转化。2013 年欧洲早产儿 RDS 管理指南指出：对 CMV 治疗失败的 RDS 患儿，HFOV 补救治疗可能有效，但可能也会增加脑室内出血（IVH）风险。

（二）呼吸机模式

HFV 使用及模式的选择需要一定的临床经验，其工作原理不同，但均以快速频率送气，小潮气量快速叠加，提供持续张力维持肺容积增加，主要包括如下 3 种类型：

1.高频喷射通气（HFJV）

是高压气源通过小孔射气管，以高频率提供潮气量而实现，所提供的潮气量可大于或小于解剖无效腔，呼气模式是被动的。HHV 可与 CMV 模式同时使用。

2.高频气流阻断通气（HFFIV）

是通过间歇阻断高压气源，以高频率提供较小潮气量而实现，所提供的潮气量大于或小于解剖无效腔，呼气模式也是被动的。

3.高频振荡通气（HFOV）

在目前新生儿 HFV 中使用频率最高。与其他高频呼吸机不同的是，HFOV 呼气模式是主动的，所提供的潮气量一般小于解剖无效腔。

（三）初调参数

应根据患儿疾病的种类、高频呼吸机的类型、患儿的体重等情况，设置初调参数。常用 HFOV 及 HFJV 如下：

1.HFOV

（1）平均气道压力（MAP）：如插管后直接 HFV，先选择较低 MAP（6~8cmH$_2$O），当 FiO_2>0.4 时，逐步缓慢增加（每次 1~2cmH$_2$O）以达到持续肺扩张、TcSO$_2$>95%所需压力;如从 CMV 过渡到 HFV,MAP 应高于 CMV 时 2~3cmH$_2$O,肺气漏综合征患儿,MAP 设置与 CMV 相同。

(2)吸气时间百分比:33%。

(3)频率:10~15Hz;一般体重越小,设置频率越高。④振幅:根据胸廓起伏及 PCO$_2$ 而调定,初调值可设为 MAP 数值的 2 倍。⑤通过 FiO$_2$、MAP 调控氧合,通过振幅调控 PaCO$_2$。

2.HFJV

(1)PEEP(MAP):低于 CMV 时 20%,一般为 8~10cmH$_2$O;

(2)吸气时间:0.02 秒;

(3)频率:7Hz;

(4)振幅:根据胸廓起伏及 PaCO$_2$ 而调定。HFJV 时背景 CMV 参数设置:①吸气时间:0.4~0.5 秒;②频率:2~10 次/分钟;③PIP:与 CMV 时相同。

对于肺气漏综合征患儿,尤其是肺间质气肿,HFOV 及 HFJV 疗效优于 CMV,振荡频率的选择仍然是需要解决的问题;如果选择错误的通气频率则会潜在地加剧肺气漏基础疾病的恶化,最佳通气频率应通过测量肺阻抗及肺转角频率而定,而目前此方法仅用于研究,还不能用于指导临床。

(四)肺充气的评估

精确地测量肺容积较为困难,一般通过动态拍摄胸片观察横膈位置和肺野透过度进行评估。理想的肺充气应使横膈位于第 8 后肋下缘,不超过第 9、10 肋间隙(如有肺气漏,应较无并发症者高一肋间隙)。

(五)呼吸机撤离

尚无统一的 HFV 撤离标准。可选择直接拔管脱机或 CPAP,也可过渡到 CMV 再撤离。撤离前先下调 FiO$_2$,然后降低 MAP,振幅根据 PaCO$_2$ 调节,呼吸频率一般不需调节。对于极低出生体重儿,当 MAP<6~8cmH$_2$O,FiO$_2$<0.25~0.30,即可考虑撤机,对于体重较大新生儿,即使参数高于此值,也可撤机。如果过渡到 CMV,一般 PEEP=5cmH$_2$O,PIP<20cmH$_2$O,潮气量 5~7ml/kg。

(六)注意事项

(1)由于潜在并发症,尤其是当临床医师不太熟练掌握 HFV 时,不建议将其作为新生儿机械通气支持的首选方法。

(2)理想的振幅是以达到胸部的振动为宜,并同时通过胸片了解肺扩张状态(右横膈顶位于第 8 肋下缘,不超过第 9、10 肋之间)。

(3)HFV 时允许患儿自主呼吸的存在。

四、机械通气的目标血气维持

(一)氧合

增加 FiO$_2$ 或 MAP,可提高 PaO$_2$ 和 TcSO$_2$。FiO$_2$ 是改善肺氧合的最简单而直接的方法,提高 PIP、PEEP、吸气时间、呼吸频率及潮气量可增加 MAPP 目标 PaO$_2$50~80mmHg(早产儿 50~70mmHg)或 TcSO$_2$90%~95%为宜。

(二)通气

CO₂的排出取决于每分钟肺泡通气量。增加潮气量或提高呼吸频率，可降低PaCO₂，潮气量增加可通过提高PIP或降低PEEP获得。最佳PaCO₂，取决于疾病种类及病情程度。对于极不成熟儿或肺气漏患儿，PaCO₂可允许为50~60mmHg，但pH>7.0~7.25。

总之，HFV与传统的CMV相比，还没有足够的临床证据证实HFV具有明显的优势作用，且每种通气模式各有其优缺点，对通气模式的深入理解和使用经验可能要比模式的选择更重要。

（乐分阳）

第三节　加温湿化高流量鼻导管吸氧技术的临床应用

鼻导管吸氧是新生儿疾病常用的一种辅助通气方法。近年来，加温湿化高流量鼻导管吸氧（HHFNC）应用于新生儿疾病取得了较好的效果。HHFNC治疗时患儿舒适度高，耐受性好，护理方便，有效减少经鼻持续正压通气或经鼻间隙正压通气治疗时鼻部损伤和腹胀等问题发生，在基层医院即可应用。加温湿化高流量鼻导管吸氧（HHFNC）与传统面罩吸氧相比，其更可以改善急性呼吸衰竭患者的氧合，降低患者的呼吸频率。近年国外有调查表明，美国77%的医院在使用HHFNC，澳大利亚和新西兰应用HHFNC的医疗单位高达63%，但是在国内新生儿NICU中HHFNC应用不多。

一、HHFNC技术介绍

（一）HHFNC所需设备

HHFNC目前有Vapotherm2000i和Fisher&Paykel公司生产的两种设备供选择。其中在临床上应用较多的是Fisher&Paykel，其由空氧混合仪和Fisher-Paykel专业温化湿化器组成。Fisher&Paykel公司提供的湿化器鼻导管型号为CE0120，鼻导管外径0.2cm。Collins等研究认为：在流量2~6L/min时两种湿化装置产生相似的咽部压力。而Hasan等研究表明：在气体流速<8L/min时，Fisher&Paykel所产生的压力高于Vapotherm2000i，而在气体流速>8L/min时，由于Fisher&Paykel的压力释放特点，其所产生的压力低于Vapotherm2000i装置。

（二）HHFNC吸氧流量

对于鼻导管吸氧的流量临床上一直有严格的限制。规定鼻导管吸氧的流量0.5~2L/min。以往不推荐新生儿鼻导管吸氧的氧流量大于2L/min，由于未经加温的高流速气体很难在湿化器内被充分地湿化，所以即使是湿化的气体也不推荐流量超过4L/min。HHFNC是近年应用于临床治疗呼吸衰竭等疾病的一种呼吸支持方式。HHFNC是指在细小、狭长的导管内输送流量大于1L/min的加温湿化氧气或空氧混合气体。一般流量在2~8L/min之间。HHFNC可输送高浓度的氧气及提供呼气末正压。

二、HHFNC治疗新生儿疾病的可能机制

HHFNC通过无需密封的特制鼻塞导管直接经鼻输入加温湿化的氧气或空氧混合气体，氧流量一般为2~8L/min。其所产生的压力与患儿体重呈负相关，即患儿体重越轻，所产生的压力越大。HHFNC可减少NCPAP等所致的分泌物聚积、气道变冷和水分流失

等情况发生，同时可减轻或避免对患儿鼻部的刺激，从而减轻对鼻中隔的损伤，HHFNC确实可产生一定的气道正压。HHFNC还可以减少死腔、减低鼻咽阻力、降低呼吸功、利于肺复张、改善黏膜灌注以及刺激呼吸中枢。

HHFNC能有效迅速地改善氧合、加快CO_2排出，其原理为：

（1）HHFNC将外界气体加温湿化，达最适人体温度（37℃）和湿度，有利于气道黏膜纤毛的运动和气道分泌物的顺利排出。

（2）HHFNC提供大量新鲜的含氧气体冲洗鼻咽部生理空腔，有利于促进肺泡O_2、CO_2交换。

（3）HHFNC可提供低水平的持续气道正压，其所提供的气体流速加快，即大于或等于患者主动吸气的最大吸气流速，从而使吸气阻力和患儿呼吸功大大降低。

（4）HHFNC的主动温湿化可使机体对外界气体进行温湿化所消耗的热量减少。

三、HHFNC的适用范围

HHFNC可以产生低水平的PEEP，改善患儿的氧合和呼吸力学，可以替代其他无创通气方法，为呼吸衰竭患者的一种常用治疗手段。其应用在国外报道较多。HHFNC用于儿童患者毛细支气管炎的辅助治疗已有较多的文献报道。因为其使用方便、病人耐受性好等优点广泛应用于婴儿和早产儿，急性呼吸功能不全患儿早期应用可以减少气管插管机械通气的需要。

HHFNC在新生儿主要应用于下列几个方面：

（一）早产儿呼吸暂停

早产儿呼吸中枢及呼吸器官等发育均不成熟，所以容易发生呼吸暂停，出生后建立规律的呼吸节律是许多早产儿面临的主要问题。呼吸暂停早期频繁的低氧血症主要和早产儿肺容量低有关，而肺容量在呼吸暂停过程中降低得更多。HHFNC的作用机制就是提供一个类似于NCPAP的气道正压，使其更有助于肺容量的恢复。临床研究表明，极低出生体重儿在使用HHFNC治疗时，产生的气道正压比体重相对偏大的低出生体重早产儿更大，故对肺容量的恢复效果更好。

（二）早产儿呼吸窘迫综合征

一项随机对照试验表明：HHFNC和经鼻间歇正压通气（NIPPV）用于早产儿呼吸窘迫综合征（RDS）的初始治疗在避免气管插管机械通气方面一样有效。也有研究认为：HHFNC可以减少RDS早产儿鼻塞CPAP的使用，并不增加总的无创呼吸支持时间；HHFNC与鼻塞CPAP相比，在取得相同治疗效果的前提下，前者不增加鼻外伤的风险，具有更高的性价比。

（三）拔管后辅助呼吸支持

对28周以上的呼吸功能不全早产儿而言，HHFNC和鼻塞CPAP作为拔管后或初始呼吸支持治疗，两者具有相似的临床疗效和安全性。Collins等把胎龄小于32周的气管插管机械通气早产儿按拔管后无创通气方式随机分成HHFNC治疗组和鼻塞CPAP治疗组，观察两组患儿生后第1周需重新插管比例，结果表明两组无显著性差异，HHFNC治疗组鼻损伤的发生率明显偏低。

四、HHFNC的优缺点

Hough等的一项临床调查表明，62%的医师把HHFNC用来提供气道正压通气，91%的医师认为HHFNC能够减少鼻部损伤，86%的医师认为HHFNC操作简单、方便护理，84%的医师认为HHFNC能够提高婴儿的耐受性。HHFNC通过细短的双腔鼻导管输送高流量的加温加湿气体，其鼻塞是针对不同体重患儿配置不同型号专用鼻塞，无需密闭，更容易固定和护理，患者依从性更好，避免了对患儿鼻中隔造成的明显压迫，减少了鼻损伤的发生。

呼吸衰竭患者应用HHFNC治疗可显著减低其心率和呼吸频率水平，改善患者的经皮氧饱和度。HHFNC通过空氧混合仪提供的空氧混合气体，吸入氧浓度可精确调控而不随患者呼吸状态改变，从而减少早产儿视网膜病（ROP）和支气管肺发育不良（BPD）的发生。

五、HHFNC的展望

HHFNC可以治疗早产儿呼吸暂停、轻度呼吸窘迫综合征、呼吸衰竭等疾病，但在应用HHFNC之前，需做好以下几点：

（1）HHFNC所提供的呼气末正压容易变化、相对不可预测，而且不可调整，对肺功能的影响需谨慎监测。

（2）尽快明确HHFNC治疗的适应证，预测或处理HHFNC治疗可能出现的并发症。

（3）HHFNC应用的临床证据相当有限，HHFNC的使用目前仍没有明确的规范或指南，基本是出于个人的爱好，需要我们进行大规模的临床多中心病例对照研究，尽早制定出HHFNC治疗的规范与临床指南。

（乐分阳）

第四节　光照疗法

光照疗法是一种降低血清未结合胆红素的简单易行的方法。1958年Cremer等首次报道黄疸新生儿暴露在日光或人工光线下，能使未结合胆红素降低。但这一发现并未引起重视，直到1968年Lucey对早产儿进行了临床对照试验，证实了它的疗效且无严重不良反应，以后开始普遍使用。

一、光疗原理

胆红素能吸收光线，以波长450~460nm的光线最强，由于蓝光的波长主峰在425~475nm之间，故有人认为是人工照射的最好光源。而今Vecchi等认为波长超过500mn（绿光）时仍十分有效。绿光波长主峰在510~530mn之间，故也有人认为绿光有一定作用。光照对未结合胆红素比对结合胆红素的作用大2~3倍。未结合胆红素在光的作用下发生变化，可使未结合胆红素KaZ型转化为异构DUE型，这些异构体属水溶性，可经胆汁排泄到肠腔或从尿内排出，从而使血清胆红素浓度降低。近来又发现胆红素比E型更易溶于水，且不再回逆至Z型。光疗的作用部位在皮肤的浅层组织，因此光疗后皮肤黄疸的减轻并不表示血液中胆红素的相应下降，必要时需抽血检查。

二、光疗指征

各种原因所致的高未结合胆红素血症均可进行光疗，光疗除应根据监测的胆红素浓度外还要注意黄疸出现的时间及临床情况。光疗参考指征如表9-4-1，9-4-2。

表9-4-1　健康足月儿光疗血清总胆红素水平[μmol/L（mg/dl）]

时龄（h）	24~48	~71	>72
总胆红素	≥256.5（15）	≥307.8（18）	≥342（20）

表9-4-2　早产儿光疗血清总胆红素水平μmol/L（mg/dl）

体重	健康儿 μmol/L	mg/dl	高危儿 μmol/L	mg/dl
<1000g	85.5~119.7	5~7	68.4~102.6	4~6
~1500g	119.7~171	7~10	102.6~136.8	6~8
~2000g	171.0~205.2	10~12	136.8~171.0	8~10
~2500g	205.2~256.2	12~15	171.0~205.2	10~18
>2500g	256.5~307.8	15~18	205.2~256.2	12~15

考虑到早产儿的血脑屏障功能相对不完善，胆红素易造成神经系统损伤，治疗应更积极。高危新生儿有窒息、呼吸窘迫综合征、酸中毒、低蛋白血症等均可放宽光疗指征。

患有溶血病的新生儿出生时或换血后可进行光疗，以防止胆红素的升高。光疗不能替代换血疗法，但在一定程度上可减少换血次数。

三、光疗方法

（一）单面光疗法（简称单光）

用20W或40W蓝色或绿色荧光灯6~8支，呈弧形排列于上方，灯管间距约2.5cm，灯管距患儿正面皮肤35cm左右，患儿裸体睡于中央。天冷可睡于暖箱内照光。天热可睡于四面通风的暖箱内或木床上进行光疗。患儿周围温度应控制在30℃左右，暴露面积尽量要大。

（二）双面光疗（简称双光）

婴儿要位于上下光源当中，距离为25~35cm。目前一般均采用双光，因其疗效好。对于下列情况亦可采用单光：①早产儿皮下脂肪少者（因受压皮肤易有破损）；②脊椎后突畸形者；③特别好动者（皮肤易磨损）。

（三）冷光源光疗

另一种婴儿蓝光床，由蓝光辐射系统、柔软床垫、婴儿睡袋组成。光疗时只需将婴儿放入睡袋不必戴上眼罩。其特点为灯管不产热，不必额外补充液体，可以在母婴同室光疗。

（四）毯式光纤治疗仪

由一条长4ft（12.192m）的纤维光缆构成的光垫及一个可移动的主机组成，光垫可直接贴于婴儿躯干，外包衣服。其优点：不妨碍喂养和护理，使用方便。

四、光疗照射时间和剂量

光疗总瓦数为200~400W，分连续或间断照射，后者照6~12h后停止2~4h再照，也有照8~12h后停16或12h,不论何法，应视病情而定，若为Rh溶血病或黄疸较重的ABO溶血病则照光时间较长，一般要48~72h。而一般高胆红素血症，大多数只需24~48h即可获得满意效果。有的研究认为连续或间断照射疗效相同，后者可减少不良反应。

五、光疗的疗效

影响光疗的疗效与下列因素有关。

（一）增加皮肤暴露面积可提高疗效

因为光疗是通过体表接受光疗的照射而使体表组织间隙的胆红素得到光分解，从而降低胆红素。所以必须尽可能暴露小儿皮肤，使之与蓝光（绿光）有较大接触面积。因此，光疗时四肢舒展的姿势效果较蜷缩者为高；小儿洗澡后不要扑粉；尿布面积要小。单光时要每隔2~4h翻身1次，使背部皮肤能轮流照射。为增加侧面的照射强度，可在一侧加装蓝光（绿光）一只。若使用双光则不必翻身。

（二）器材及光源安装

光源有许多种（表9-4-3），其中以特殊蓝光最常用，有人认为蓝光加绿光疗效最佳。

表9-4-3　光疗所用荧光灯的光谱发射特征

光的类型	波长范围（nm）	主峰位置
日光	380~700	550~600
冷白光	380~700	550~600
蓝光	335~600	425~475
特殊蓝光	420~480	420~480

白光之所以有效，是因为白光含有一定比例的各种色谱，而其能降低胆红素主要是白光中的蓝光波段起作用，但这段蓝光波峰较低，疗效较差。至于蓝光的强度，与其总功率有关。近年发现绿光也有很好的疗效（白光的疗效也有绿光的作用），可见光穿入皮肤的深度是随着波长增加而增加，所以波长大于500nm的光在人体更为有效。这也是绿光疗效较满意的原因。

（三）灯管与小儿的距离与疗效亦有一定关系

经测定，8只20W的荧光灯距玻璃板45cm时，其强度为250in（635cm）烛光，距40cm时为320in（812.8cm）烛光，缩短5cm即增加70in（177.8cm）烛光。但距离太近可影响护理操作，且小儿易发热及脱水，所以上方灯管与玻璃板之间以40cm左右为好。但在双光中，下方灯管与玻璃板的距离可以缩短到20~25cm。在光源上方或下方装有反光设备（如白漆，银白色铅皮等）可以增加光源的强度，裂隙式荧光灯（特制），反光性较强。在光疗装置四周若围以白布（至少三面）则可使320in烛光的量度提高到425in（1079.5cm）烛光左右。光疗安装呈一弧度，使光源以垂直或接近垂直方式照射到患儿皮肤，因垂直光是最短距离。

（四）灯管的寿命与疗效

蓝色荧光灯照射强度的衰减比白色荧光灯快。有人认为使用200h后需调换新灯管，也有人认为可使用到2000h。有报道灯管使用不满负荷454h的单光，每照射24h，总胆红素可下降70.45pmol/L（4.122mg/dl），再继续使用312h，每照射24h，总胆红素可下降 59.17μmol/L（3.46mg/dl），光疗疗效降低 16%左右。

（五）其他

患儿是否便秘也影响疗效，因光疗后形成 KaE，经胆管排泄入肠道后，如不及时排出，又可转化成 DUZ，并经肠壁吸收，不利于血清胆红素下降。皮肤受光照射的面积越大，疗效越好。选择合适的光源，注意光源与婴儿之间的距离。光疗的效果是肯定的，一般光疗后血清胆红素可下降 51.3~85.5μmol/L。在溶血病进展快的阶段，光疗不能阻止溶血，总胆红素可能仍较高，切勿误认为无效。

六、光疗不良反应

目前认为光疗相当安全，虽有不良反应，但一般并无危险。

（一）发热

用灯管光疗会产生发热，体温常达甚至有达 39℃以上者。这是由于荧光灯的热能所致。天热更易产生此种现象，故在设计光疗装置时应考虑到光疗装置的通风问题。相反在冬季或有些低出生体重儿，光疗时由于保暖不够，可引起体温偏低。

（二）腹泻

大便稀薄呈绿色，每天 4~5 次，最早于光疗 3~4h 即可出现。但光疗结束后不久即停止，其主要原因是光疗分解产物经肠道排出时，刺激肠壁引起肠蠕动增加。稀便可使体液减少，应注意适量补充水分。

（三）皮疹

有时会出现斑点皮疹，有时为瘀点，可持续到光疗结束，这在血清胆红素高的情况下经常见到，常分布于面部、下肢、躯干、消退后不留痕迹，可能与光照血小板减少有关。绿光光疗时皮肤瘀点较蓝光少见。

（四）核黄素缺乏与溶血

光疗超过 24h，可以造成机体内核黄素缺乏。核黄素吸收高峰在 450nm，这正是蓝光对胆红素起作用的最大光谱。因此胆红素与核黄素同时分解，造成核黄素缺乏。由于核黄素水平降低，影响了黄素腺嘌呤二核苷酸（FAD）的合成，导致红细胞谷胱甘肽还原酶（GR）活性降低（GR 是以 FAD 为辅酶的黄素蛋白酶）可使溶血加重。建议光疗同时和光疗后短期补充核黄素可防止继发于红细胞 GR 活性降低所致的溶血。剂量为核黄素 5mg，每天 3 次，直至光疗结束，改为每天 1 次，连服 3d。

（五）青铜症

当血清结合胆红素高于 68.4μmol/L（4mg/dl）且血清谷丙转氨酶、碱性磷酸酶升高时，光疗后可使皮肤呈青铜色，应停止光疗。青铜症可能时由于胆汁淤积，照光后阻止了胆管对胆红素光氧化产物的排泄。光疗并不损害肝功能，青铜症在光疗前就有肝功能障碍。当光疗停止后，青铜症可以逐渐消退，但时间较长。

（六）低血钙

光疗可引起低血钙的发生，但一般并无临床症状，只要使用钙剂（口服或静脉给药）或者停止光疗，低钙一般可以得到恢复，值得注意的是低钙严重者可以引起呼吸暂停、抽搐、青紫甚至危及生命。光源中所含的紫外线通过新生儿皮肤产生大量的维生素 D，使钙沉着于骨导致血清游离钙降低。

（七）贫血

母婴血型不合溶血病照光后可能继续有贫血现象，是因抗体的继续存在。亦有报道，光疗可使 G-6-PD 缺陷患儿贫血加重，这可能是光疗时核黄素被氧化，使红细胞内核黄素水平降低，从而使辅酶II的产生受抑制，导致 G-6-PD 及谷胱甘肽还原酶活性减低加重溶血。

（八）其他

对多组经光疗的小儿随访，结果表明光疗对生长发育并无不良影响。Dolron 等人对接受 500ft（152.4m），42h 以上光疗患儿进行随访，在 4 岁时进行视网膜电位图和暗适应检查，视力、眼底及神经系统检查，结果均未发现异常。但由于强的光线照射，可能对眼有一定损害（充血、角膜溃疡等），故光疗时必须用黑纸或者黑布保护眼，只要做好保护，并无影响。有人证明光疗可便红细胞膜引起光敏感氧化性损伤，从而使溶血加重。Blackburn 等通过试管研究证实光对红细胞的溶血作用可因血中加入胆红素而增强。有人研究认为光疗后部分患儿外周血淋巴细胞姐妹染色单体交换（SCE）率增高，说明已有 DNA 损伤，可使染色体断裂，也有报道连续较长时间光照中，会使体内过氧化物增加，对机体有损害。

七、光疗的护理

光疗的护理工作很重要，其工作好坏可影响疗效，普通灯管式光疗设备使用时应注意，检查灯管是否全亮，不亮应及时调换，有灰尘时应先擦去。室温低要预热，待灯下温度在 30℃左右时才放患儿入内。为此可先开全部荧光灯，再在灯之四周围上白布，保暖又反光。照光前，一般先洗澡，可清洁皮肤，减少感染，洗澡后不应扑粉，以免阻碍光线照射皮肤。剪短指甲，防止因哭吵而两手舞动，抓破皮肤。用白色或黑色、稍硬、不透光纸片或布遮盖两眼。患儿应裸体放于床中央，以获得最佳照射位置。若患儿烦躁、移动体位，巡回时应予纠正。保持玻璃床板透明度，如患儿呕吐、流泪、出汗、大小便等污染应及时清除，以免影响疗效。光疗下之室温应保持在 30℃左右，巡回时注意纠正。每 4h 测体温 1 次，一般超过 38T 作降温处理。喂养可在光疗时进行，由于光疗下的小儿易哭吵，易出汗，显性以及在光疗时的不显性失水增加 40%，稀便中水分比正常儿也要损失 2 倍以上，故光疗时水的需要量增加全日总量的 15%~20%。在早产儿不显性排泄水分要增加到 3 倍，特别是在 1.25kg 以下的早产儿，使水的平衡失调，影响更大，所以可多喂些糖水，脱水者则要补液。对于特别好动者，可肌注苯巴比妥，既可减轻黄疸，又可减少体力消耗及防止两足摩擦破皮。对于特别瘦小的婴儿，骶尾部可因长时间压迫或摩擦而引起皮损，可改用单光或俯卧睡。加强巡回，注意患儿全身情况，有抽搐、呼吸暂停及青紫者应及时采取措施，并做好记录。光疗结束后应再次进行全身沐浴或擦身，并检查全身有无破损及炎症。

（乐分阳）

第二篇 儿科疾病

第十章 消化系统疾病

第一节 消化系统解剖生理特点

一、解剖生理特点

小儿正处于生长发育阶段,所需要的总能量相对较成人多,而消化器官发育尚未完善,如胃肠道受到某些轻微刺激,比较容易发生功能失调。因此,儿科医师应了解小儿消化系统的解剖生理特点。

(一)口腔

口腔是消化道的起端,具有吸吮、吞咽、咀嚼、消化、味觉、感觉和语言等功能。新生儿及婴幼儿口腔容量小,齿槽突发育较差,口腔浅,硬腭穹窿较平,舌短宽而厚,唇肌及咀嚼肌发育良好,且牙床宽大,颊部有坚厚的脂肪垫。这些特点为吸吮和吞咽动作提供了良好的条件。新生儿出生时已具有较好的吸吮和吞咽功能,生后即可开奶。

新生儿及婴幼儿口腔黏膜薄嫩,血管丰富,易于受伤,清洁口腔时,务必谨慎擦洗。小婴儿唾液腺发育差,分泌量极少,故口腔比较干燥。生后3~4个月时唾液分泌开始增加,5~6个月时明显增多,由于口底浅,尚不能及时吞咽所分泌的全部唾液,常发生流涎,称为生理性流涎。3个月以下婴儿唾液腺中淀粉酶含量较低,不宜喂淀粉类食物。

(二)食管

新生儿及婴儿的食管呈漏斗状,黏膜薄嫩、腺体缺乏、弹力组织及肌层尚不发达,易发生溢乳。新生儿食管的长度为8~10cm,1岁时为12cm,5岁时为16cm,年长儿达20~25cm。食管全长相当于从咽喉部到剑突下的距离。插胃管时胃管插入的深度可参照从鼻根至剑突的距离。食管pH通常为5.0~6.8。新生儿、婴儿的食管下端括约肌抗反流功能不成熟,常发生胃食管反流,但一般为生理性,大多数婴儿至8~10个月时症状消失。此外,婴儿吸奶时咽下过多空气,易发生溢奶。

(三)胃

婴儿胃略呈水平位,当开始会行走时,其位置逐渐变为垂直。新生儿胃容量30~60ml,3个月时为90~150ml,1岁时为250~300ml,5岁时为700~850ml。由于胃容量有限,故每日喂食次数较年长儿为多。但哺乳开始后幽门即开放,胃内容物陆续进入十二指肠,故实际胃容量相对较高。

胃黏膜有丰富的血管,但腺体和杯状细胞较少,盐酸和各种酶的分泌均较成人为少,且酶活性低下,消化功能差。盐酸激活凝乳酶使乳汁凝固,人乳较牛乳凝结得慢,凝块也较小。人乳中含有脂肪酶而牛乳无此酶。人乳中50%的脂肪在胃内被分解。胃排空时间水为1~1.5小时,母乳为2.5~3h,牛乳为3~4h。喂养小儿间隔时间不宜过短,要符合食物从胃中排空的时间。早产儿胃排空更慢,易发生胃潴留。

(四)肠

儿童肠管相对比成人长,新生儿的长度为身长的8倍,婴儿超过身长的6倍,而成人为身长的4倍。小儿肠黏膜细嫩,富有血管和淋巴管,小肠绒毛发育良好,肠肌层发育差。小儿肠系膜柔软而长,黏膜下组织松弛,结肠无明显结肠带与脂肪垂,升结肠与后壁固定差,易发生肠扭转和肠套叠。小肠的主要功能包括运动(蠕动、摆动、分节运动)、消化、吸收和免疫。大肠的主要功能是储食物残渣、进一步吸收水分以及形成粪便。婴幼儿肠壁较薄,通透性高,屏障功能较弱,肠内毒素及消化不全产物和变应原等易经肠壁进入体内,引起全身性和变态反应性疾病。

食物通过肠道的时间个体差异较大,12~36h不等。母乳喂养儿奶液通过肠道的时间较快,人工喂养儿则较慢,可延长到48h,所以,人工喂养儿大便较干结。由于小儿大脑皮质发育不成熟,进食时常引起胃-结肠反射,产生便意,所以大便次数多于成人。

(五)胰腺

胰腺对新陈代谢起到重要作用,既分泌胰岛素又分泌胰液,后者进入十二指肠发挥多种消化酶的消化作用。胚胎20周时,胰腺腺泡已经发育成熟;出生3~4个月时,胰腺发育较快,胰液分泌量也随之增多;出生后1年,胰腺外分泌部分生长迅速,为出生时的3倍。胰酶出现的顺序依次为:胰蛋白酶、糜蛋白酶、羧基肽酶、脂肪酶,最后是淀粉酶。新生儿胰液所含脂肪酶活性不高,直到2~3岁时才接近成人水平。婴儿由于肠液中淀粉酶含量较少,故不宜摄入过多的淀粉类食物。婴幼儿时期胰液及其消化酶的分泌易受炎热天气和各种疾病的影响而被抑制,发生消化不良。

(六)肝

年龄越小,肝脏相对越大。新生儿肝脏相对的较成人大,其重量为体重的4%,10个月龄时为出生体重的2倍,3岁时则增至3倍。肝脏富有血管,结缔组织较少,肝细胞小,再生能力强,不易发生肝硬化。肝细胞到8岁时才发育完全。小儿肝脏的上、下界随年龄而异,正常小儿肝上界在右锁骨中线第5肋间(婴儿在第4肋间),腋中线第7肋间,背后第9肋间。肝脏下缘1岁左右一般在右锁骨中线肋缘下2cm处扪及,剑突下更易扪到,4岁时肝下缘渐上升,6岁时可在右肋缘下1~2cm处扪及质地软而无压痛的肝脏。婴儿肝脏易受各种不利因素影响,如缺氧、感染、药物等均可使肝细胞肿胀、脂肪浸润、变性、坏死、纤维增生而影响其正常生理功能。

(七)脾

新生儿脾重3g,成人脾重120g。脾脏位置较表浅,正常新生儿的脾脏可于左肋缘下1~2cm处触到,3个月以内脾脏在肋缘下扪及认为正常,5~6个月以后脾脏不易扪及。当疑有脾大时应叩脾浊音界,增大的脾脏均有切迹。

二、肠道细菌

胎儿消化道内无细菌,出生后数小时细菌即进入肠道,一般情况下胃内几乎无细菌,十二指肠及小肠上部也较少,以结肠和直肠细菌最多。肠道菌群受食物成分影响,母乳喂养者以双歧杆菌为主,人工喂养儿和混合喂养者肠内的大肠埃希菌、嗜酸杆菌、双歧杆菌及肠球菌所占比例几乎相等。正常肠道菌群对侵入肠道的致病菌有一定的拮抗作用,但婴幼儿肠道正常菌群脆弱，易受许多因素影响，发生菌群失调，导致消化道功能紊乱。

三、健康小儿粪便

（一）人乳喂养儿粪便

呈黄色或金黄色，多为均匀糊状，偶有细小乳凝块，较稀薄，不臭，有酸味，每日2~4次。一般在添加辅食后排泄次数减少，周岁后减少到每日1~2次。

（二）人工喂养儿粪便

呈淡黄色或灰黄色，较干厚，多成形，含乳凝块较多、较臭，呈中性或碱性反应，每日1~2次，易发生便秘。

（三）混合喂养儿粪便

喂食母乳加牛乳者与单纯牛乳喂养儿相似，但质地较软、颜色较黄，添加谷类、蛋、肉、蔬菜等辅食后，粪便性状逐渐接近成人，大便每日1次左右。

（杨光路）

第二节 口炎

口炎是指口腔黏膜的炎症，可单独发病也可继发于急性感染、腹泻、营养不良以及维生素B、维生素C缺乏等全身性疾病，可由病毒、细菌、真菌引起，亦可因局部受理化刺激而引起，若病变仅局限于舌、牙龈、口角，亦可称为舌炎、牙龈炎、口角炎。婴幼儿时期口腔黏膜薄嫩、血管丰富，唾液分泌少，口腔黏膜较干燥，有利于微生物繁殖；不注意食具及口腔卫生、不适当擦拭口腔、食物过高温度刺激或各种疾病导致机体抵抗力下降等因素均可导致口炎的发生。

一、鹅口疮

鹅口疮又名雪口病，为白念珠菌感染所致的口炎。多见于新生儿和婴幼儿，营养不良、腹泻、长期应用广谱抗生素或激素的患儿。大多通过不洁食具感染，新生儿在出生时亦可经产道感染。

（一）临床表现

在口腔黏膜上出现白色奶块样点状或片状物，可融合成片，略高于黏膜表面，不易拭去，强行擦拭剥落后，局部黏膜潮红粗糙，可有溢血。患处不痛，不流涎，一般不影响吃奶，也无全身症状。常见于颊黏膜、舌、齿龈、上腭、唇内黏膜等处，可蔓延至咽部，偶可累及消化道或呼吸道，引起真菌性肠炎或真菌性肺炎。取白膜涂片，加10%氢氧化钠1滴，镜检可见真菌菌丝和孢子。

（二）治疗

用2%的碳酸氢钠溶液清洗口腔每日2~4次，以餐后1h左右为宜，动作应轻、快、准，以免引起呕吐。局部可涂抹10万~20万U/ml制霉菌素混悬液或1%甲紫溶液，每日2~3次。

二、疱疹性口炎

疱疹性口炎为单纯疱疹病毒感染所致，多见于1~3岁的小儿，冬、春季多见，传染性强，常在卫生条件差的托幼机构引起小范围流行。

（一）临床表现

起病时发热体温达38~40℃，1~2d后唇红部及邻近口周皮肤和口腔黏膜出现散在或成簇的小水疱，直径2~3mm，周围有红晕，可很快破裂形成浅溃疡，溃疡表面覆盖黄白色膜样渗出物，多个小溃疡可融合成不规则的较大溃疡。局部疼痛明显，出现流涎、拒食、烦躁、颌下淋巴结肿大。病程1~2周，发热可持续5~7d，局部淋巴结肿大可持续2~3周。本病应与疱疹性咽峡炎鉴别，后者由柯萨奇病毒引起，多发生于夏季，常骤起发热及咽痛，疱疹主要发生在咽部和软腭，有时见于舌面，但不累及齿龈和颊黏膜。

（二）治疗

多饮水，用3%过氧化氢溶液0.1%依沙吖啶溶液清洁口腔，较大儿童可含漱等保持口腔清洁和黏膜湿润。局部可涂碘苷，亦可喷洒西瓜霜、锡类散、冰硼散等。为预防感染可涂2.5%~5%金霉素鱼肝油软膏；伴口唇干裂可涂液状石蜡或抗生素软膏。疼痛重者，进食前用2%利多卡因涂抹局部，同时避免摄入刺激性食物。

三、溃疡性口炎

由链球菌、金黄色葡萄球菌、肺炎链球菌、铜绿假单胞菌或大肠埃希菌等感染引起。多见于婴幼儿，常发生于急性感染、长期腹泻等体弱患儿，在口腔不洁时有利于细菌繁殖而致病。

（一）临床表现

口腔各部均可发生，常见于舌、唇内及颊黏膜处，可蔓延到唇及咽喉部。初起时口腔黏膜充血、水肿，继而形成大小不等的糜烂和浅溃疡，溃疡表面有纤维素性炎症渗出物形成的灰白色或黄色假膜，边界清楚，易拭去，拭去后遗留溢血的创面，但不久又被假膜覆盖。患儿常因局部疼痛而哭闹、烦躁、拒食、流涎。常有发热，体温可达39~40℃，伴颌下淋巴结肿大。溃疡性口炎假膜涂片染色可见大量细菌，血常规检查可有白细胞和中性粒细胞增高。

（二）治疗

1.控制感染

注意口腔卫生，可用0.1%~0.3%依沙吖啶溶液等清洁口腔后涂2.5%~5%金霉素鱼肝油软膏，或用中药养阴生肌散等，1~2次/d。病情较重者可选择敏感的抗生素控制感染。

2.止痛

疼痛明显，可局部涂2%利多卡因。

3.饮食

给予温凉半流食或流食，富含足够营养和B族维生素及维生素C，有利于疮口愈合。

4.对症治疗

对发热者给予对症处理，烦躁者可酌情给予镇静剂，有脱水、酸中毒者应予以积极纠正。

（杨光路）

第三节 胃食管反流

胃食管反流（GER）是指胃内容物反流入食管，分为生理性和病理性。小儿 GRE 大多为生理性，生后 1~4 个月为最好发年龄，12~18 个月时会自行好转。如反流频繁发作或持续发生需考虑病理性。如引起反流性食管炎、吸入综合征、成长障碍甚或神经精神症状时，称胃食管反流病（GERD）。

一、病因与发病机制

（一）抗反流屏障功能低下

1.食管下括约肌（LES）压力低下

LES 是指食管、胃连接的功能解剖部位，LES 压力降低是引起胃食管反流的重要因素。在生理情况下，当有吞咽动作时 LES 反射性松弛，压力下降，通过正常的食管蠕动推动食物进入胃内，然后压力又恢复到正常水平，并出现一个反应性的压力增高以防止食物反流。当胃内压和腹内压升高时，LES 会发生反应性主动收缩使其压力超过增高的胃内压，起到抗反流作用。当这种抗反流功能下降时可引起 GER。

2.LES 周围组织抗反流作用减弱

如腹腔段食管的长度随着年龄的增长而变长，早产儿腹腔段食管通常短，致使腹内压增高时不能将其传导至 LES 使之收缩达到抗反流的作用。部分食管裂孔新生儿因缺少腹腔段食管的作用，易发生 GER。小婴儿 His 角（食管和胃贲门形成的夹角）较大（正常为 30°~50°），膈肌食管裂孔钳夹作用减弱，膈食管韧带和食管下端黏膜瓣解剖结构存在器质性或功能性病变，以及胃内压、腹内压增高等，均可破坏正常的抗反流功能，易发生反流。

3.短暂性 LES 松弛（TLESR）

是指非吞咽情况下 LES 发生自发性松弛（LES 压力迅速降至胃内压水平），松弛前后无任何吞咽动作，可持续 8~10 秒，长于吞咽诱发的 LES 松弛。目前认为，大约 90% 左右的 GER 是由于 TLESR 引起的。因此，TLESR 是引起反流的重要原因。

（二）食管廓清能力降低

食管廓清能力是依靠食管的推进性蠕动、食丸的重力、唾液的冲洗以及食管黏膜分泌的碳酸氢盐中和酸的共同作用，目的是缩短反流物和食管黏膜的接触时间，减少反流物对食管黏膜的损害。当食管蠕动减弱或消失或出现病理性蠕动时，食管清除反流物的能力下降，有害的反流物质在食管内停留时间延长，增加了对黏膜的损伤。睡眠时躯体处于平卧位，重力对食管内物质的移动作用几乎消失，加上食管蠕动减少，反流物常滞留于贲门附近，因此睡眠时反流危害更大。

（三）食管黏膜的屏障功能破坏

屏障作用是由含不移动水及碳酸氢根的黏液层、上皮细胞的紧密连接、黏膜下丰富的毛细血管共同构成。反流物中的某些物质（主要是胃酸、胃蛋白酶）使食管黏膜的屏障功能破坏，黏膜抵抗力减弱，导致食管黏膜损伤，引起反流性食管炎。

（四）胃、十二指肠功能失常

胃排空能力低下，使胃内容物和压力增加，当胃内压增高超过 LES 压力时可激发

LES 开放；胃容量增加导致胃扩张，胃酸分泌增加，并使贲门食管段缩短，使其抗反流屏障功能降低。十二指肠病变时，幽门括约肌关闭不全导致十二指肠胃反流。

二、临床表现

一般情况下，除非反流的内容物到达口腔，否则反流是难以被注意的。

（一）呕吐

新生儿和婴幼儿以呕吐为主要表现。多数患儿于生后第一周即出现呕吐，另有部分患儿于生后 6 周内出现症状。呕吐限度轻重不一，多发生在进食后，有时在夜间或空腹时，严重者呈喷射状。呕吐物为胃内容物，有时含少量胆汁，也有表现为溢乳、反刍或吐泡沫。年长儿以反胃、反酸、嗳气等症状多见。

（二）反流性食管炎

常见症状有：①胃灼热：见于有表达能力的年长儿，位于胸骨下端，饮用酸性饮料可使症状加重，服用抗酸剂症状减轻；②咽下疼痛：婴幼儿表现为喂奶困难、烦躁、拒食，年长儿诉吞咽时疼痛，如并发食管狭窄则出现严重呕吐和持续性吞咽困难；③呕血和便血：食管炎严重者可发生糜烂或溃疡，出现呕血或黑便症状。严重的反流性食管炎可发生缺铁性贫血。

（三）Barrette 食管

由于慢性 GER，食管下端的鳞状上皮被增生的柱状上皮所替代，抗酸能力增强，但更易发生食管溃疡、狭窄和腺癌。溃疡较深者可发生食管气管瘘。

（四）食管外症状

1.与 GERD 相关的呼吸系统疾病

（1）呼吸道感染：反流物直接或间接引发反复呼吸道感染。

（2）哮喘：反流物刺激食管黏膜感受器反射性地引起支气管痉挛而出现哮喘。部分发病早、抗哮喘治疗无效、无特应性疾病家族史的哮喘患儿更可能为 GERD 引起。

（3）窒息和呼吸暂停：多见于早产儿和小婴儿。原因为反流所致喉痉挛引起呼吸道梗阻，表现为青紫或苍白、心动过缓，甚至发生婴儿猝死综合征。

2.营养不良

因呕吐及食管炎引起喂食困难而摄食不足所致。主要表现为体重不增和生长发育迟缓，贫血。

3.其他

如声音嘶哑、中耳炎、鼻窦炎、反复口腔溃疡、龋齿等。部分患儿可出现精神、神经症状：①Sandifer 综合征：是指病理性 GER 患儿呈现类似斜颈样的一种特殊"公鸡头样"的姿势。此为一种保护性机制，以期保持气道通畅或减轻酸反流所致的疼痛，同时伴有杵状指、蛋白丢失性肠病及贫血；②婴儿哭吵综合征：表现为易激惹、夜惊、进食时哭闹等。

三、辅助检查

（一）食管钡餐造影

可对食管的形态、运动状况、钡剂的反流和食管与胃连接部的组织结构做出判断，并能观察到有无食管裂孔疝、贲门失弛缓症、食管狭窄、溃疡等病变，但对 GER 诊断的敏感性和特异性均较差，可作为初筛。

（二）24h 食管 pH 动态监测

24h 食管 pH 动态监测是诊断 GER 方便、快捷、先进的方法。检查时间长，不影响睡眠和进食，更符合生理情况，能客观反映 GER 的情况。不仅可以发现反流，还可以了解反流的限度以及反流与症状、体位、进食的关系。根据酸反流指数和综合评分，可区分生理性和病理性反流，是目前最可靠灵敏的诊断方法。特别适用于一些症状不典型的患者，或用于查找一些症状如咳嗽、哽噎、喘鸣、呼吸暂停等的原因。

（三）内镜检查

胃镜检查是诊断反流性食管炎最主要、最适宜的方法，不仅可以直接观察到食管黏膜损伤情况，而且结合病理学检查，可确定是否存在食管炎及黏膜炎症的限度。内镜下食管炎主要表现为黏膜红斑、糜烂、溃疡。但内镜检查及黏膜组织病理检查不能反映反流的严重限度。反流性食管炎的内镜诊断和分级标准：0级，食管黏膜无异常；I级，黏膜点状或条状发红、糜烂，无融合现象；II级，黏膜有条状发红、糜烂并有融合，但小于周径的 2/3；III级，黏膜广泛发红、糜烂，融合成全周性或有溃疡。食管黏膜活组织检查可发现鳞状上皮基底层细胞增生、肥厚，黏膜固有层乳头延伸进入上皮，上皮内中性粒细胞、嗜酸粒细胞、淋巴细胞浸润，甚至糜烂、溃疡，肉芽组织形成和（或）纤维化。Barrette 食管指食管鳞状上皮由腺上皮取代，出现杯状细胞的肠上皮化生。

（四）食管动力功能检查

食管测压是测定动力功能的重要方法。应用低顺应性灌注导管系统和腔内微型传感器导管系统等测压设备，可了解食管运动情况及 LES 功能。通常采用牵拉法测定，是研究胃食管反流发病机制的重要方法。

（五）高分辨率食管测压（HRM）

高分辨率食管测压是新一代高效、简洁、快速地测压方法。测压导管上压力感受器排列更密集，插管一步到位，无须牵拉，即可得出与传统相比高清的上下食管括约肌、近段食管、移行区、中远段食管的压力，对贲门失弛缓症、硬皮病、弥散性食管痉挛、食管裂孔疝等有很高的诊断价值。

（六）食管多通道腔内阻抗（MII）测定

将含有多个阻抗感受器的一根导管置于食管中，根据其阻抗值的不同和变化情况，了解食管反流物的性质和走行状态。阻抗结合食管 pH 监测（MII-pH），可明确反流的发生、区分反流物的性质（气体、液体、固体）是酸反流还是非酸反流，对于明确胃食管反流病的病因和临床诊断有重要意义。如结合食管高分辨率测压（HRIM），可以在了解食管各部分压力状况的同时明确食团被蠕动推进和通过胃食管连接部进入胃内的过程，多方位地明确食管动力状况。

（七）胃、食管放射性核素闪烁扫描

胃、食管放射性核素闪烁扫描是诊断小儿 GER 较敏感的方法之一。口服或胃管内注入含有 ^{99m}TC 标记的液体，应用γ照相机测定食管反流量，并可了解食管运动功能。该方法也是测定胃排空率的最好手段，并能了解胃排空与 GER 的关系，确定有无肺内吸入，明确呼吸道症状与胃食管反流的关系。

四、诊断
（一）病史
有下列表现者应考虑：
1. 不明原因的反复呕吐。
2. 胸骨后疼痛或咽下困难。
3. 反复发作的呼吸道感染、难治性哮喘、反复窒息或呼吸暂停。
4. 不明原因的生长发育障碍或贫血。

（二）辅助检查
首选食管 24h pH 监测。

五、鉴别诊断
1. 需与可引起反复呕吐的其他疾病鉴别

贲门痉挛、食管裂孔疝、胃扭转、幽门梗阻、幽门前瓣膜、肠旋转不良等。

2. 需与可引起食管炎的其他疾病鉴别

感染性食管炎、腐蚀性食管炎等。

六、治疗
小儿胃食管反流治疗主要通过增加抗反流机制及消除反流物的作用进行治疗。包括体位治疗和饮食治疗。根据 GER 的发病机制，药物治疗目的为增加 LESP，抑制胃酸分泌。经体位疗法、饮食和喂养调整以及药物治疗后痊愈，仅 5%~10% 患儿需行手术治疗。

（一）体位治疗
新生儿和小婴儿的最好体位为前倾俯卧位，上身抬高 30 度。儿童在清醒状态下最佳体位为直立位和坐位，睡眠时保持右侧卧位，将床头抬高 20~30cm，以促进胃排空，减少反流频率及反流物误吸。

（二）饮食疗法
以稠厚饮食为主，少量多餐，婴儿增加喂奶次数，缩短喂奶间隔时间，人工喂养儿可在牛奶中加入糕干粉、米粉或进食谷类食品。年长儿亦应少量多餐，以高蛋白低脂肪饮食为主，睡前 2 小时不予进食，保持胃处于非充盈状态，避免食用降低 LES 张力和增加胃酸分泌的食物，如酸性饮料、高脂饮食、巧克力和辛辣食品。

（三）药物治疗
包括三类，即促胃肠动力药、抗酸或抑酸药、黏膜保护剂。

1. 促胃肠动力药

能提高 LES 张力，增加食管和胃蠕动，提高食管廓清能力，促进胃排空，从而减少反流和反流物在食管内的停留时间。

（1）多巴胺受体拮抗剂：多潘立酮（吗丁啉）为选择性、周围性多巴胺 D_2 受体拮抗剂，使胃肠道上部的蠕动和张力恢复正常，促进胃排空，增加胃窦和十二指肠运动，协调幽门收缩，增强食管蠕动和 LES 张力，常用剂量为每次 0.2~0.3mg/kg，每日 3 次，饭前半小时及睡前口服。

（2）通过乙酰胆碱起作用的药物：西沙必利（普瑞博思），为新型全胃肠动力剂，是甲苯酰胺的衍生物，无拟胆碱能作用，也无抗多巴胺作用，主要作用于肠肌层神经丛运动神经元的 5-羟色胺受体，增加乙酰胆碱释放。从而诱导和加强了胃肠道生理运动，常用剂量为每次 0.1~0.2mg/kg，3 次/日口服。

2.抗酸和抑酸药

主要作用为抑制酸分泌、中和胃酸以减少反流物对食管黏膜的损伤，提高 LES 张力。

（1）抑酸药：H_2 受体拮抗剂常用西咪替丁、雷尼替丁；质子泵抑制剂（PPI）奥美拉唑。

（2）中和胃酸药：如氢氧化铝凝胶，多用于年长儿。

（3）黏膜保护剂：硫糖铝、硅酸铝盐、磷酸铝等。

（四）外科治疗

及时采用体位、饮食、药物等治疗方法后，大多数患儿症状能明显改善和痊愈。具有下列指征可考虑外科手术：①内科治疗 6~8 周无效，有严重并发症（消化道出血、营养不良、生长发育迟缓）；②严重食管炎伴溃疡、狭窄或发现有食管裂孔疝者；③有严重的呼吸道并发症，如呼吸道梗阻、反复发作吸入性肺炎或窒息、伴支气管肺发育不良者；④合并严重神经系统疾病。

（杨光路）

第四节　胃炎

胃黏膜炎症是由于物理性、化学性及生物性有害因子作用于人体，引起胃黏膜发生的炎症性病变。占小儿胃病 80%左右，年龄不同症状表现不同，一般结合病史及胃镜检查确诊，个别依据病理检查确诊。可分为急性和慢性两种。

一、急性胃炎

急性胃炎是由不同病因所引起的胃黏膜急性炎症多为继发性。

（一）病因及发病机制

1.药物性及饮食

前者以非甾体抗感染药（NSAIDs）如阿司匹林、吲哚美辛最常见。肾上腺皮质激素、某些抗生素、抗肿瘤药、氯化钾、铁剂及乙醇也均可引起。药物可刺激胃黏膜，破坏黏膜的保护屏障，非甾体类抗感染药可影响胃黏膜合成硫糖蛋白，使胃黏液减少，胃腔内 H^+ 逆扩散增加；药物可影响上皮细胞能量代谢，Na^+、Cr 转运速度减缓，影响黏液碳酸氢盐屏障的建立；这些均可引起胃黏膜充血、水肿、糜烂及出血。阿司匹林是前列腺素抑制剂，可影响胃黏膜的修复。过冷、过热饮食，浓茶、咖啡、辣椒等刺激性调味品及难以消化的粗糙食物也可引起急性胃炎。

2.应激性因素

严重感染、中毒、创伤、窒息、休克、颅压增高及精神过度紧张均可引起胃炎。发生机制不十分清楚，一般认为与自主神经兴奋引起胃黏膜血管痉挛，血流减少，导致黏膜缺血缺氧，黏液分泌减少，H^+ 逆扩散增加等，引起胃黏膜受损相关；另外，休克或中枢神经创伤时组胺释放，使胃酸、胃蛋白酶分泌增加，也是引起胃黏膜炎症、糜烂甚至溃疡的原因。

3.腐蚀因素

是由于吞服强酸、强碱或其他腐蚀剂引起。强酸可致胃黏膜凝固坏死，强碱可致液化坏死。患儿均伴口腔与食管灼伤，且限度比胃更严重。

4.感染性因素

细菌及其毒素，如沙门菌、嗜盐菌等及金葡菌、肉毒杆菌毒素均可引起急性胃炎。临床常表现为食物中毒，进食被细菌、毒素污染的食物后数小时即引起发病，表现为呕吐、腹痛，有时可伴有腹泻症状。近年发现病毒也可引起急性胃炎，但诊断需根据胃黏膜活检。化脓性胃炎临床十分罕见，但病情严重，多由败血症或邻近化脓脏器蔓延引起。

5.食物过敏因素

由食物蛋白介导的黏膜变态反应引起。

（二）病理

胃黏膜充血、水肿、渗出等炎症反应，重症可引起糜烂、出血甚或浅表性溃疡。病变呈点状、片状或大片融合。炎症部位可见于胃窦、胃体或胃底，重症可损及全胃。多数患儿病变只限于黏膜，严重时可累及黏膜下层，甚至胃壁全层，个别病例可致穿孔病变镜下可见表层上皮坏死、脱落，黏膜下充血、出血，有多形核白细胞、浆细胞、单核细胞和少量淋巴细胞浸润。化脓性胃炎可致胃壁蜂窝组织炎或脓肿。

（三）临床表现

发病急骤，轻者仅有食欲缺乏、嗳气、上腹饱胀、腹痛、恶心、呕吐；严重者可出现呕血、黑便、脱水、电解质及酸碱平衡紊乱，有细菌感染者常伴有全身中毒症状。在应激性因素、药物因素引起的急性胃黏膜损伤患儿中，呕血及黑便甚至是首发表现。失血多的患儿可致休克。

（四）治疗

首先是积极治疗原发病，如药物性者停用相关药物，感染因素可选用适当抗生素。患儿宜卧床休息，服用一切刺激性食物和药物，进清淡流质或半流质饮食，必要时禁食。有脱水者纠正水及电解质平衡有严重出血时应按上消化道出血处理，如补充血容量，监测生命体征，静脉点滴 H_2 受体拮抗剂如西咪替丁、雷尼替丁、法莫替丁，或质子泵抑制剂如奥美拉唑，输血、血浆；必要时内镜下止血等；原发病危重的患儿可用 H_2 受体拮抗剂或质子泵抑制剂口服或静脉点滴预防应激性胃炎发生。

二、慢性胃炎

慢性胃炎为各种有害因子长期或反复作用于胃黏膜而引起的慢性炎症。可能的病因有幽门螺杆菌感染、胆汁反流、长期不良的饮食习惯、反复服用对胃黏膜有刺激的药物（尤其是非甾体消炎药、糖皮质激素）、精神紧张或压力、遗传因素及某些慢性病影响等。根据病理改变分为慢性浅表性胃炎和慢性萎缩性胃炎，儿童以前者为多（占95%以上），而萎缩性胃炎很少见。

慢性胃炎是儿童时期常见的上消化道器质性疾病，也是反复腹痛的常见原因之一。因症状和体征缺乏特异性，单凭临床诊断较困难，主要依靠胃镜及病理学检查；因HP感染是常见原因，故应常规做HP感染的检查，以便确定是否给予HP根除治疗。

(一)病因及发病机制

是有害因子反复长期作用于胃黏膜引起损伤的结果，儿童慢性胃炎中浅表性胃炎最常见，占90%~95%，萎缩性胃炎极少，病因迄今尚未完全明确，可能与以下因素有关。

1.感染

已证实幽门螺杆菌（Hp）所致的胃内感染是胃炎的主要病因，在活动性、重度胃炎中Hp检出率较高。慢性胃炎的家族聚集倾向也表明了Hp在家族成员间的传播。

2.胆汁反流

各种原因引起的胃肠动力异常，胃窦内容物滞留或十二指肠胃反流，反流的胆汁盐刺激降低了胃黏膜对离子通透的屏障功能，使得胃液中氢离子得以反弥散进入胃黏膜引起炎症。

3.长期食用刺激性食物或服用药物

如粗糙、过硬、过冷、过热、过辣的食品，经常暴饮、暴食、饮浓茶、咖啡等，服用阿司匹林等非甾体抗感染药物及类固醇激素类药物等均会损伤胃黏膜。

4.精神神经因素

持续精神紧张、压力过大，可使消化道激素分泌异常损伤胃黏膜。

5.全身慢性疾病

如慢性肾炎、尿毒症、重症糖尿病、肝胆系统疾病、类风湿关节炎、系统性红斑狼疮等均导致胃黏膜损伤。

6.其他因素

如环境、遗传、免疫、营养等因素均与发病有关。

(二)病理

病理组织学改变包括：上皮细胞变性，小凹上皮细胞增生，固有膜炎性细胞浸润和腺体萎缩。炎性细胞主要是淋巴细胞和浆细胞。根据炎性细胞浸润的深度和有无腺体萎缩，分为慢性浅表性胃炎和萎缩性胃炎。慢性浅表性胃炎又分为轻、中、重三度。轻度：炎性细胞浸润较轻，只限于表层的上1/3；中度：病变范围界于轻-重之间；重度：炎性细胞浸润表层2/3以上，因为炎症的影响导致上皮细胞变性、坏死，重者可以剥脱形成糜烂甚至出血。HP相关性慢性胃炎主要表现为黏膜慢性炎症伴淋巴滤泡增生。北医三院对136名10~14岁儿童进行了胃镜和组织学检查，结果胃炎检出率为52.3%，其中胃窦和胃体均有炎症的占59.1%，只有胃窦或胃体有炎症的占40%，全部为慢性浅表性胃炎，依活检块数的组织学检查结果统计其中轻度75.2%，中度20.4%，重度4.4%。萎缩性胃炎和肠化生在儿科少见。如果在炎症病灶发现有多形核白细胞浸润，则称为活动性胃炎，无或很少有中性粒细胞浸润则称非活动性。对成年人长期随访发现，炎症时轻时重，故将其分为活动期与静止期，以表示炎症的动态变化。腺体萎缩是指炎症侵犯到黏膜的深层，使腺体变短，数目减少，甚至消失。肠化，是指由于胃黏膜慢性炎症，腺体萎缩，在黏膜表面出现肠上皮化生，内镜下可见到肠化的胃黏膜呈灰白色颗粒状小隆起。值得注意的是，由于正常胃黏膜经常受到有害因子的刺激，所以在正常胃黏膜表面也往往可以见到少量炎性细胞存在，肉眼观察也可出现轻微的红斑，这就给区分正常与异常黏膜造成了一定困难，这可能就是胃镜下诊断与组织学检查结果出现不符合的原因所在。所以，有学者提出只有黏膜出现明显的炎症细胞浸润时才能诊断为胃炎。

（三）临床表现

1.反复发作的中上腹不适、饱胀、钝痛、烧灼痛，一般进食后加重。常见食欲缺乏、反酸、嗳气、恶心等。可有上腹轻压痛。

2.有胃黏膜长期少量出血者，可引起缺铁性贫血，大便隐血试验阳性。

3.胃窦炎的症状可与消化性溃疡相似。

（四）诊断

1.胃镜诊断依据

（1）黏液斑。

（2）充血。

（3）水肿。

（4）微小结节形成。

（5）糜烂。

（6）花斑。

（7）出血斑点。

前五项中符合一项即可诊断，第6、7项须结合胃黏膜病理学检查诊断。如发现幽门口收缩不良、反流增多、胆汁反流，常提示十二指肠—胃反流和胃炎。

2.胃黏膜病理组织学改变

上皮细胞变性，小凹上皮细胞增生，固有膜炎症细胞浸润，主要是淋巴细胞、浆细胞。

（1）根据有无腺体萎缩诊断为慢性浅表性胃炎或慢性萎缩性胃炎。

（2）根据炎症限度，慢性浅表性胃炎分为轻、中、重度。

3.X线片气钡双重造影

可见胃窦部激惹征、胃黏膜增粗、迂曲、锯齿状。

4.幽门螺杆菌感染

（1）以下两项中任一项阳性可诊断：①胃窦黏膜组织切片染色见到大量典型细菌；②胃黏膜幽门螺杆菌培养阳性。

（2）以下四项中有两项或两项以上阳性可诊断：①^{13}C尿素呼吸试验阳性；②胃窦黏膜组织切片染色见到少量典型细菌；③快速尿素酶试验阳性；④血清幽门螺杆菌IgG阳性，或粪便幽门螺杆菌抗原测定阳性。

具备上述第2项和（或）第3项，可伴有第1、第4或第5项，可诊断为慢性胃炎。

（五）治疗

1.一般治疗

（1）积极寻找病因：有鼻腔和口咽部慢性感染灶的应予以清除，慢性支气管炎者应避免将痰液咽下。避免服用对胃有刺激的药物。

（2）饮食：饮食宜软、易消化，避免进食过于粗糙或过热的食物。进食要养成细嚼慢咽的习惯，以减少对胃的刺激。要少食盐渍、烟熏、不新鲜食物。

2.基本药物治疗

（1）加强屏障功能、促进上皮生长：硫糖铝，每日10~25rag/kg，分4次，饭后2h服疗程4~8周。枸橼酸铋钾（胶体铋），每日6~8mg/kg，分3次口服，疗程4~6周。

（2）促进胃蠕动、减少肠液反流：甲氧氯普安，每次 0.1~0.2mg/kg，每日 3 次，餐前半小时服（由于服用后部分患者可出现锥体外系的不良反应，现已很少使用）。多潘立酮（吗丁啉），每次 0.3mg/kg，每日 3 次，餐前半小时服。

（3）制酸剂和碱性药物：①受体拮抗剂：西咪替丁（甲氰咪胍，泰胃美），每日 10~15mg/kg，分 4 次于饭前 10~30min 口服，或按每次 0.2g，用 5%~10%葡萄糖液稀释后静脉滴注。雷尼替丁（呋喃硝胺，ranitidine），每日 3~5mg/kg，每 12h1 次，或每晚 1 次口服；或将上述剂量分 2 次用 5%~10%葡萄糖液稀释后静脉滴注，肾功能不全者剂量减半，疗程为 4~6 周；②质子泵抑制剂：奥美拉唑（洛赛克），每日 0.7mg/kg，清晨顿服，4~6 周为一疗程；③碱性药物：氢氧化铝，5 岁以上小儿 0.15~0.3mg/kg，每日 3 次，餐后 1h 服。此外还可应用复方氢氧化铝片（胃舒平）、铝碳酸镁片（达喜）或复方碳酸咀嚼片（罗内）。

（4）消除幽门螺杆菌感染：可同时使用枸橼酸铋钾、抗生素和甲硝唑 3 种药治疗，合用 2 周为一疗程。

（5）其他：缺铁性贫血者可补充铁剂，有大细胞贫血者可使用维生素 B_{12}。有些研究发现慢性萎缩性胃炎患者血清中的微量元素锌、硒等含量均降低，可适当给予补充。

（杨光路）

第五节 消化性溃疡

消化性溃疡（PU）是消化道黏膜及其深层组织因消化性损伤而形成的病理性缺损。胃酸和胃蛋白酶是消化性溃疡形成的基本因素，因此，理论上凡能接触胃酸的部位均可发生，如食管、胃、十二指肠、吻合口、异位胃黏膜部位，但绝大多数发生在胃和十二指肠，即胃溃疡（GU）和十二指肠溃疡（DU）。

一、病因与发病机制

消化性溃疡的病因繁多，有遗传、精神、环境、饮食、内分泌、感染等因素，迄今尚无定论。发病机制多倾向于攻击因子-防御因子失衡学说，即溃疡的形成是对胃和十二指肠黏膜有损害作用的侵袭因子（酸、胃蛋白酶、胆盐、微生物、药物及其他有害物质）与黏膜自身的防御因素（黏膜屏障、黏液重碳酸氢盐屏障、黏膜血流量、细胞更新能力、前列腺素分泌等）之间失去平衡的结果。一般认为，与酸有关的侵袭因素对十二指肠溃疡形成的意义较大，而组织防御因素对胃溃疡的形成有更重要的意义。

（一）胃酸和胃蛋白酶的侵袭

胃酸分泌增加和胃蛋白酶的消化作用是发生消化性溃疡的重要因素。十二指肠溃疡患者基础胃酸、壁细胞数量及壁细胞对刺激物质的敏感性均高于健康者。新生儿生后 1~2 天胃酸分泌高，与成人相同，4~5 天时下降，以后又逐渐增高，故生后 2~3 天亦可发生急性胃溃疡及胃穿孔。因胃酸分泌随年龄而增加，因此年长儿消化性溃疡的发病率较婴幼儿高。

（二）胃和十二指肠黏膜屏障

决定胃黏膜防御能力的因素包括黏膜血流、上皮细胞的再生、黏液分泌和黏膜屏障的完整性。其主要作用为润滑黏膜不受食物的机械磨损，阻碍 H^+ 反弥散入细胞。在各种攻击因子的作用下，黏膜血液循环及上皮细胞的分泌与更新受到影响，黏膜屏障功能受损，黏膜缺血、坏死，形成溃疡。

（三）幽门螺杆菌感染

Hp 在消化性溃疡中的作用明显引起人们关注。流行病学调查显示 80%以上十二指肠溃疡与 50%以上的胃溃疡存在虫感染。经药物治疗痊愈的消化性溃疡患儿若虫阳性则极易复发，而虫根治后溃疡的复发率即下降，说明虫在溃疡病发病机制中起重要的作用。

（四）遗传因素

消化性溃疡的发生具有遗传因素的证据，20%~60%溃疡患儿有家族史，这与 Hp 感染的家族聚集倾向有关。GU 和 DU 同胞患消化性溃疡概率比一般人群分别高 1.8 和 2.6 倍，单卵双胎发生溃疡的概率也较高。O 型血的人发生 DU 高于其他血型 30%左右，且并发溃疡性出血及穿孔以 O 型血为多见。2/3 的十二指肠溃疡患者家族成员血清胃蛋白酶原升高。

（五）其他

精神创伤、中枢神经系统病变、外伤、手术、饮食习惯不当（如暴饮暴食、进食过冷食物、油炸食品）、气候因素、使用对胃黏膜有刺激性的药物（如非甾体抗感染药、类固醇激素）等均可降低胃黏膜的防御能力，引起胃黏膜损伤，导致溃疡的发生。

继发性溃疡是由于全身疾病引起的胃、十二指肠黏膜局部损害，见于各种危重疾病所致的应激反应。

二、病理

十二指肠溃疡好发于球部，偶尔位于球后以下的部位称球后溃疡。多为单发，也可多发。胃溃疡多发生在胃窦及胃窦-胃体交界的小弯侧，少数可发生在胃体、幽门管内。溃疡大小不等、深浅不一，胃镜下观察呈圆形、不规则圆形或线形，底部有灰白苔，周围黏膜充血、水肿。溃疡浅者累及黏膜肌层，深者达肌层甚至浆膜层，溃破血管时引起出血，穿破浆膜层时引起穿孔。十二指肠球部因黏膜充血、水肿，或因溃疡多次复发后纤维组织增生和收缩而导致球部变形，有时出现假憩室。胃和十二指肠同时有溃疡时称复合溃疡。显微镜下，溃疡的基底由外向内可分 4 层：①急性炎性渗出物：由白细胞、红细胞和纤维蛋白组成；②嗜酸性坏死层：为无组织结构的坏死物；③肉芽组织：含丰富的血管和结构组织的各种成分；瘢组织。

三、临床表现

小儿消化性溃疡症状不典型，因此对有原因不明的反复发作性腹痛，长期呕吐、黑便、呕血、慢性贫血或在严重的全身性疾病基础上出现胃肠道症状时，应考虑有消化性溃疡可能。

小儿消化性溃疡主要分为原发性与继发性溃疡两大类。

（一）原发性消化性溃疡

1.新生儿期

多在出生后 24~48h 发病，易误诊，病死率较高。多为急性应激性溃疡，以突发性上消化道出血或穿孔为主要特征。主要表现为呕血、便血、腹胀及腹膜炎。

2.婴幼儿期

以急性起病多见。前期可能有食欲减退、反复呕吐和腹痛,生长发育迟缓等。之后出现烦躁不安,食欲差,突然呕血、黑便。

3.学龄前期

腹痛明显,间歇性发作,多位于脐周。且与饮食关系不明确。常见反酸、恶心、呕吐、贫血与上消化道出血。

4.学龄期

多见十二指肠溃疡,且随着年龄递增,临床表现与成人接近。主要出现上腹痛、脐周腹痛。可出现夜间腹痛,或泛酸、嗳气或慢性贫血。偶会出现无痛性黑便、昏厥,甚至休克。

(二)继发性消化性溃疡

多与应激因素或服用非甾体类抗感染药有关,小儿常见的应激因素有严重全身性感染、休克、败血症、手术、外伤等。严重烧伤引起的溃疡称柯林(Curling)溃疡脑外科引起的称库欣(Cushing)溃疡。应激因素引起溃疡的机制尚不明,推测可能与胃黏膜下小血管收缩造成表层黏膜缺血有关,部分是由于胃黏膜屏障破坏引起 H^+ 反渗。其次是胃酸分泌异常,也还可能与前列腺素有关。一般来说,继发性溃疡病情较重,有学者报道54 例小儿继发性溃疡,其中伴有出血者占 55.5%(30/54),穿孔者占 14.8%(8/54),休克占 11.1%(6/54),疼痛或呕吐占 9%(5/54),属于临终前溃疡占 62.9%(34/54)。继发性溃疡的临床特点是,缺乏明显的临床症状,至出现出血、穿孔或休克时才被发现,所以病死率高达 10%~77%。

四、诊断

(一)内镜检查

可见溃疡为圆形或椭圆形病灶,少数为线形,边界清楚,中央披有灰白色苔状物,周边黏膜轻微隆起或在同一平面。

(二)纤维胃镜检查

采用超小口径胃镜,适用于年长儿童。可同时做 HP 感染的检测和胃液分析。检查成功率较高,不会发生意外。检出率高,可以做病灶活检和螺旋杆菌检查,不易误诊。

(三)幽门螺杆菌的检测

1.侵入性方法

通过胃镜取胃黏膜活体组织做 Hp 培养,快速尿素酶测定,细菌染色检查。

2.非侵入性方法

测定血清中 Hp-IgG 及进行尿素呼气试验。

[13]C-呼气试验价格昂贵,临床应用受到限制,而 [14]C-呼气试验,因用放射性核素,故不宜在儿童中使用。

(四)胃酸分泌试验

在小儿很难进行胃酸分泌试验,且该试验对大多数消化性溃疡的诊断意义不大,故罕有临床应用。但对于顽固性溃疡可以测定其胃酸分泌功能,如持续升高,应注意是否有胃泌素瘤(Zollinger-Ellison 综合征)。

（五）X 线片钡餐检查

是儿科确诊溃疡病的首选检查方法。但胃溃疡检查率很低，所以钡餐透视检查阴性不能说患儿没有溃疡病的可能。

1.直接征象

在胃或十二指肠壁上，钡剂在溃疡处的充盈，透视下出现的突出阴影，即龛影。但小儿典型的溃疡龛影不容易发现。

2.间接征象

十二指肠球部痉挛，钡剂通过此处速度过快。幽门痉挛呈局限性压痛。对身体无损害，操作方法又简便，患儿容易接受。

（六）大便潜血试验

可判断小量出血或出血的活动状况。

（七）胃电图检查

利用电极将胃电活动通过胃电图仪记录下来。无痛苦，适用于各年龄组患儿。但是只能做溃疡病筛检，不能确定诊断。

五、鉴别诊断

由于儿童消化性溃疡的症状不如成人典型，常易误诊，故对反复发作上腹痛、夜间痛；与饮食有关的呕吐；粪便潜血试验阳性的贫血患儿；反复胃肠不适，且有溃疡病家族史者；原因不明的呕血、便血者等，均应警惕消化性溃疡的可能性，及时进行上消化道内镜检查，尽早明确诊断。注意与以下疾病相鉴别。

（一）腹痛

应与肠痉挛、蛔虫症、腹内脏器感染、结石、腹型过敏性紫癜等疾病鉴别。

（二）呕血

新生儿和小婴儿呕血可见于新生儿自然出血症、食管裂孔疝等，年长儿需与肝硬化致食管静脉曲张破裂及全身出血性疾病鉴别，有时还要与咯血相鉴别。

（三）便血

消化性溃疡出血多为柏油样便，鲜红色便仅见于大量出血者。应与肠套叠、梅克尔憩室、息肉、腹型过敏性紫癜及血液病所致出血鉴别。

六、治疗

治疗目的是缓解症状、促进溃疡愈合和防止复发。

（一）一般治疗

创造良好的生活环境，减少或避免精神刺激，生活、饮食习惯要规律，注意食用含丰富营养、对消化道黏膜刺激性小的食物，提倡少量多餐，以减少胃的扩张和强烈蠕动，但不应过分限制饮食结构。避免服用损伤黏膜的药物，如非甾体类抗感染药（NSAIDs）和肾上腺皮质类固醇。

（二）药物治疗

1.抗酸药

能中和胃酸，降低胃蛋白酶活性，缓解胃痛症状，可作为治疗溃疡的辅助药。如氢氧化铝，年龄大于五岁儿童剂量：片剂，每次 0.15~0.3g；凝胶剂，每次 2~8ml，每日服

3次。复方氢氧化铝（胃舒平），口服剂量：<5岁，每次0.25g；>5岁，每次0.5~1.5g，一日3次。饭后1h，片剂嚼碎后服用为宜。磷酸铝凝胶，10~20g/次，每日2~4次。

2.H_2受体拮抗剂（H_2RA）

它是一类抑制胃黏膜壁细胞分泌盐酸的药物，能抑制基础胃酸和食物刺激后的胃酸分泌。试验证明，此类药物的全日剂量分2~3次服，与睡前一次服具有相同的作用，主要是因为夜间胃酸分泌多于日间。下面介绍几种常用的药物：西咪替丁，剂量：每日10~15mg/kg，分2次，每12h一次，或睡前一次服。法莫替丁，剂量：每日0.9mg/kg，睡前一次服，疗程2~4周。雷尼替丁，剂量：每日3~5mg/kg，分2次服，每12h一次，或睡前一次服。

3.质子泵抑制剂（PPI）

能抑制壁细胞分泌小管和囊泡内的H^+-K^+-ATP（又称质子泵）活性。H^+-IC-ATP酶能将壁细胞内的H^+转移到胃腔。当其受到抑制时，壁细胞内的H^+不能进入胃腔，故使胃液pH升高。常用的有奥美拉唑，商品名洛赛克，儿童剂量，小儿每次0.6~0.8mg/kg，每日1次，清晨顿服，疗程2~4周，大多数溃疡能愈合。

4.胃黏膜保护剂

硫糖铝；枸橼酸铋钾（CBS）。

5.呋喃唑酮（FZ）

在成人研究证明，FZ大剂量2周疗法治疗消化性溃疡近期愈合率达70%以上，4周疗法愈合率提高到80%，FZ治疗消化性溃疡的机制可能与抑制单胺氧化酶，提高多巴胺活性，调节自主神经功能以及抗Hp感染有关。儿童口服剂量：每日3~5mg/kg，分2~3次服，疗程2周。

以上药物的毒副反应请参阅临床药物手册，因篇幅有限，在此不再赘述。

（三）手术治疗

消化性溃疡一般不需手术治疗。但如有以下情况，应根据个体情况考虑手术治疗：

1.溃疡合并穿孔。

2.难以控制的出血，失血量大，48小时内失血量超过血容量的30%。

3.有幽门完全梗阻，经胃肠减压等保守治疗72小时仍无改善。

4.慢性难治性疼痛。

（杨光路）

第六节 炎症性肠病

炎症性肠病（IBD）是一种慢性非特异性藤道炎症性病变，包括溃疡性结肠炎（UC）和克罗恩病（CD）。后者是一种慢性肉芽肿性炎症，病变可累及胃肠道任何部位。小儿时期发病，其病情重、预后差。病因未明。

一、病因及发病机制

UC与CD的病因和发病机制几乎完全相同，尽管IBD的病因和发病机制均不十分清楚。但目前大多数研究认为，炎症性肠病与种族、遗传、肠道免疫紊乱以及生活环境、饮食嗜好、精神、情绪等诸多因素有相关性。欧美地区、犹太人、青壮年以及有IBD家族史和患IBD单卵同胞兄妹较双卵同胞兄妹更容易发生IBD，这说明IBD发生与种族、遗传有相关性；喜饮可乐饮料、嗜好巧克力食品、吸烟者、牛奶过敏者，经常使用口服避孕药者，经济贫困以及高度焦虑、情绪紧张者相对容易发生IBD或加重其IBD病情，这些因素与IBD发生也有相关性。

IBD的发生机制：目前绝大多数研究者的共识是众多外界和内在因素（特别是肠道各种感染、肠黏膜上皮细胞损伤、肠道微生态紊乱、食物以及代谢影响等）共同作用和相互影响，导致肠壁炎症递质、细胞因子、氧自由基不断释放与堆积，从而导致肠道免疫功能紊乱（包括细胞免疫、体液免疫以及一些非特异免疫）。免疫紊乱与细胞因子、炎症递质等相互作用，互为因果，由此，在有患IBD易感背景以及许多相关因素共同参与下的促成作用，最终导致IBD发生和发展。各种原因导致的肠壁损伤、炎症递质、细胞因子释放和免疫紊乱在IBD的发病机制中起到至关重要作用。近年研究发现在IBL，病灶中有肠道菌群易位和肠道微生态紊乱存在，因此，认为肠道微生态紊乱在IBD发病机制中也起到不容忽视的作用。

二、临床表现

根据累及部位及类型不同，炎性肠病有不同的表现，最常见的是炎症引起腹痛、腹泻、血便、发热、厌食、疲劳和体重减轻。CD也可发展为肠腔狭窄伴腹痛和肠梗阻，或发展为脓肿穿孔或肠瘘、肛周疾病，或提示阑尾炎的急性症状。溃疡性结肠炎通常表现为痉挛性腹痛、腹泻和血便。

CD可累及自口唇至肛门间的消化道的任何部位。在儿科患儿中，CD最常累及回肠末端和结肠，或者可以表现为正常肠道组织中分布着跳跃性的斑片状病灶。相反，溃疡性结肠炎累及整个结肠而无跳跃性病变；或表现为直肠炎，并延伸累及邻近的结肠。发病时年龄越小，病情可能越严重。

两种形式的炎性肠病，其肠外表现都很常见且可发生于肠道症状出现之前。这些肠外表现包括葡萄膜炎、复发性口腔溃疡、关节炎、生长和青春期延迟、肝受累（通常是原发性硬化性胆管炎）、皮疹（结节红斑和坏疽性脓皮病）和缺铁性贫血。

三、辅助检查

（一）实验室检查

血液检查包括全血细胞计数、血沉、C-反应蛋白、血清肌酐和尿素氮、血清蛋白、免疫电泳、肝功能。若血红蛋白降低、炎症指标升高（血沉加快、C-反应蛋白增高）、血小板计数增加、血清蛋白降低，则提示IBD。但是某些UC患儿，血沉、血红蛋白和血小板计数也可正常。如血小板计数升高基本上可排除以血便为主要表现的感染性腹泻。最近研究提示，在疑似IBD患儿，贫血并血小板增多症诊断IBD的阳性预测值为90%，阴性预测值为81%。血清标志物如抗酿酒酵母抗体（ASCA）或抗中性粒细胞胞质抗体（pANCA）阳性有助于CD或UC的诊断，其敏感性为60%~80%；pANCA对UC特异性为92%，ASCA对CD的特异性为95%~100%。通过大便培养（沙门菌、志贺菌、耶尔森菌、空肠弯曲菌、难辨梭状芽孢杆菌），大便检测（难辨梭状芽孢杆菌毒素A和B、蓝氏贾第鞭毛虫）等，可排除引起肠炎或结肠炎的感染因素。对一些严重的血便患者，如到过阿米巴痢疾疫区者要检查溶组织阿米巴（包括寄生虫、包囊、虫卵和滋养体）。病原学检查对于 IBD 诊断并非必需的，因为 IBD 初次发作一般是在肠道感染以后。由于儿童易感染结核，必须要与结核病进行鉴别诊断。

（二）内镜和组织学检查

1. 结肠镜检查

检查时要插入回肠末端，并对各部位黏膜进行多点活检（如回肠、盲肠、升结肠、横结肠、降结肠、乙状结肠和直肠），这对于鉴别 CD 和 UC、确定发病部位和炎症限度是非常重要的。在行结肠镜检查时尽量插入回肠末端，并进行回肠末端黏膜的活检，因为孤立的回肠黏膜炎症而结肠黏膜正常者，约占 CD 患儿的 9%。若不通过回、结肠镜检查仅行小肠造影是不够的，回肠炎症病变较轻微，放射学检查结果很可能是阴性的。另外，回肠镜下表现和活检对全结肠炎患儿的鉴别诊断至关重要。而直肠乙状结肠镜检查也是不够的，因为近端结肠病变只能通过全结肠镜检查来发现。无论有无上消化道症状，胃镜检查值得在所有疑诊患儿中进行。不仅能诊断胃和十二指肠病变，如溃疡，还可进行活检。通过上消化道组织学检查，如发现特异的病变，如巨细胞肉芽肿或阿弗他溃疡则可确诊 CD，而临床漏诊率可达 11%~29%。通常被认为是 CD 征象的孤立性病灶，如局部重症胃炎，对于 IBD 的诊断来说既不敏感，也不特异。与早期观点相反，高达 75% 的 UC 患儿可伴有上消化道非特异性炎症。儿童内镜检查最好在全麻或深度镇静状态下进行。

2. UC 和 CD 内镜和组织学的不同表现

UC 病变位于结肠，炎症可从直肠逐渐累及到近端结肠。但有学者最近报道了在未经治疗的 UC 患儿中病变也可不累及直肠。CD 病变可见于全胃肠道，但直肠一般不累及。未定型结肠炎（IC）只能在完成全部检查程序后方可诊断，如回肠、结肠镜、胃镜检查和小肠造影。若组织学显示急、慢性炎症，伴有局限于结肠的结构变化，不提示淋巴细胞性或过敏性结肠炎，也不提示 CD，小肠造影或气钡双重造影正常，组织学上难以区分 CD 或 UC 者均可考虑 IC。在排除小肠部位的狭窄后，胶囊内镜检查可用于鉴别小肠病变，但不能代替内镜，因为组织学检查是诊断 IBD 必需的。

CD 和 UC 的组织学共同表现：急、慢性炎症，伴有结构变化、腺体的丢失、隐窝的增生；CD 的病变还包括口腔部位有口唇肿胀、牙龈增生和阿弗他溃疡；肛周皮赘、肛裂、肛瘘和脓肿。

（三）放射学检查

内镜下如回肠末端黏膜正常，并不意味着放射学检查是多余的。因为回肠末端正常并不能排除整个小肠段没有病变。另外，小肠造影或气钡双重造影，即插管到十二指肠进行钡剂对比造影可能会发现 CD 病变累及小肠的一些并发症，如狭窄、僵硬和内瘘。小肠狭窄会影响到治疗措施的选择，如短段的小肠狭窄，处于非活动性期则需要手术切除。放射学征象可提示 CD 处于活动期，如黏膜呈鹅卵石样改变、溃疡、小肠袢分离，病变呈跳跃性节段性分布。由于狭窄，结肠镜则无法检查全部结肠，钡剂灌肠是有用的检查方法。

（四）其他

经腹部超声是非侵入性检查，能提示小肠或结肠壁的厚度或浸润情况，但不能显示细小的炎症性病变。白细胞闪烁扫描也是非侵入性检查，但诊断 IBD 的敏感性不高。钆增强的磁共振或磁共振双重造影被认为诊断 CD 具有更高的敏感性和特异性，但应用于儿童尚需要做更多的工作。

四、诊断

完整的 IBD 诊断应包括疾病的临床类型、病变范围、严重限度、病情分期及肠外表现和并发症，要重视病史采集和体格检查。

（一）病史采集

诊断 IBD 需要全面详细的病史回顾。如果患儿腹痛、腹泻、便血和体重减轻等症状持续 4 周以上或 6 个月内类似症状反复发作 2 次以上，临床上应高度怀疑 IBD。所谓典型的 CD 三联征（腹痛、腹泻、体重减轻）只占 CD 患儿的 25%。许多年龄较小的 CD 患儿表现为非典型症状，如全身不适或轻微腹部不适。其他症状包括发热、生长迟缓、营养不良、恶心或伴呕吐、心理障碍、关节病变、结节性红斑、继发性闭经、青春发育延迟、肛周疾病。当临床症状以肠外表现为主时，常会延误诊断，这多见于 CD 患儿。如果一级亲属有 IBD 病史，患儿患病概率大大增加。

（二）体格检查

身高（按当地年龄的身高标准差评分）和体重（按当地身高的体重标准差评分）是诊断生长迟缓的主要参数，随访时要有记录。并应追问成长过程中身高和体重的变化，以便评估生长速度减缓的情况。应查看一下有无贫血及指甲床的毛细血管充盈情况。口腔主要检查有无口唇肿胀、齿龈增生和阿弗他溃疡。皮肤病变如白癜风、肠外症状（结节性红斑、坏疽性脓皮病）。应检查腹部有无肿块（回盲部浸润或脓肿）、压痛，肝脾有无肿大。应检查肛周皮肤垂下物、肛裂、肛瘘和脓肿。若有关节痛，应检查有无关节炎症。

五、鉴别诊断

（一）UC 与 CD 的鉴别诊断

UC 是一种慢性非特异性结肠炎症，病变主要累及结肠黏膜和黏膜下层，大多从远端结肠开始，逆行向近段发展，可累及全结肠甚至末端回肠，呈连续性分布，临床主要表现腹泻、黏液血便、腹痛。CD 为一种慢性肉芽肿炎症，病变呈穿壁性炎症，多为节段性、非对称分布，可累及胃肠道各部位，以末段回肠和附近结肠为主，临床主要表现腹痛、腹泻、瘘管和肛门病变。IC 指结肠病变既不能确定为 CD 又不能确定为 UC 的结肠病变，病变主要位于近端结肠，远端结肠一般不受累，即使远端结肠受累，病变也很轻。UC、CD 和 IC 均可合并不同限度体重下降、生长迟缓和全身症状，具体见（表 10-6-1）。

表 10-6-1 炎症性肠病的内镜和组织学表现

	CD	UC
内镜 （胃镜/肠镜）	溃疡（阿弗他、线形、裂隙状）	溃疡
	鹅卵石样改变	红斑
	狭窄	血管纹理模糊
	瘘管	质脆
	口腔或肛周病变	自发性出血

	跳跃性病变	假性息肉
	节段性分布	持续性病变（从直肠到近端结肠）
组织学	黏膜下层累及（活检标本）	黏膜层累及或全层累及（手术切除标本）
	隐窝扭曲、变形	隐窝扭曲、变形
	隐窝脓肿	隐窝脓肿
	溃疡	杯状细胞减少
	肉芽肿（非干酪样、非黏液性）	黏液性肉芽肿（罕见）
	局部病变、灶性分布（活检标本）	持续性分布

CD 和 UC 的组织学共同表现：急、慢性炎症，伴有结构变化、腺体的丢失、隐窝的增生；CD 的病变还包括口腔部位有口唇肿胀、齿龈增生和阿弗他溃疡；肛周皮肤垂下物、肛裂、肛瘘和脓肿。

（二）CD 的鉴别诊断

1.肠结核

肠结核病变部位及表现与 CD 十分相似，具有相对特异性鉴别价值的指标：肠瘘、肠壁或腹腔脓肿、肛周病变、病变切除后复发等多考虑 CD；伴肠外其他器官结核多考虑肠结核。黏膜活检病理显示干酪性坏死对肠结核有确诊价值，肠黏膜固有层抗酸杆菌染色阳性对肠结核诊断有重要价值。

2.白塞病

白塞病可表现为肠道单个或多个溃疡，口腔溃疡反复发作，病理组织学改变主要为肠壁深层大小不等的血管壁玻璃样变、管壁肥厚、纤维蛋白及血栓沉积，可以与 CD 的肉芽肿性炎症相鉴别。

（三）UC 的鉴别诊断

1.急性感染性肠炎

急性感染性肠炎一般有自限性，3~4 周恢复，当病情持续而病原学阴性则支持 UC 诊断。

2.慢性肠道传染病

如阿米巴痢疾、血吸虫病等可表现为慢性腹泻伴黏液血便，相应的病原学检查阳性是诊断的关键。

六、治疗

IBD 的治疗目标包括诱导缓解、维持缓解、防止病变进展（如穿孔、肠腔狭窄等）、预防受累肠段癌变，促进儿童的生长发育。

（一）内科治疗

1.营养支持

病重时严格卧床，给高蛋白、低渣易消化饮食，最好口服多聚配方或要素配方奶；补充各种维生素和必要矿物质；腹泻及便血严重者可禁食，给予静脉营养；补液、纠正水、电解质紊乱；纠正低蛋白血症和贫血。

2.药物治疗

根据病变部位及症状轻重选择药物进行个体化治疗。包括诱导缓解，维持缓解，并发症的治疗。包括以下药物。

(1) 氨基水杨酸制剂：用于诱导缓解和维持治疗。①美沙拉秦（艾迪沙），20~30mg/（kg·d）。每日 2~3 次，口服；②柳氮磺吡啶水杨酸偶氮磺胺吡啶，（SASP）50~75mg/（kg·d），分 2~3 次口服，最大剂量为每日 4 次。不良反应有呕吐、发热、溶血性贫血、粒细胞减少等。严重病例可同时给肾上腺皮皮激素。

(2) 激素治疗：主要用于克罗恩病的诱导缓解及重症溃疡性结肠炎的治疗。轻、中度 CD，布地奈德或泼尼松龙口服。5-氨基水杨酸诱导缓解作用有限，不推荐使用。重度 CD，首选糖皮质激素（泼尼松或泼尼松龙）；泼尼松龙的剂量一般为 1~2mg/（kg·d），不超过 40mg/d。足量 2~4 周后，在 4~8 周的时间内根据个体治疗反应逐渐减量。激素服用期间要注意补充钙、维生素 D，必要时加用 PPI 减少药物对胃黏膜的损伤。

(3) 免疫调节药：主要用于 CD 的维持治疗及难治性 CD。硫唑嘌呤 2~2.5mg/（kg·d）或硫嘌呤 1~1.25mg/（kg·d）。免疫调节药不耐受者可考虑氨甲蝶呤（15mg/m²，每周 1 次，皮下注射或口服），氨甲蝶呤一般在 4 周内诱导缓解，但进一步的改善通常在 16 周以后。

3.生物制剂

英夫利昔单抗（类克），适用于激素和免疫抑制剂治疗无效或不能耐受，而又不适合手术的 CD 患儿，合并肛周病变及瘘管、窦道的 CD。

用法：初始剂量为 5mg/kg，静脉滴注时间应超过 2h。诱导治疗阶段采用 3 剂用药法（0、2 周和 6 周）。有效者随后每 8 周进行 1 次维持治疗。对于初始治疗有效但之后无效的 CD 患儿，可以考虑给予 10mg/kg。

应用英夫利昔单抗前一定要排除感染（结核），CD 患儿应用英夫利昔单抗（类克）前需行 PPD、结核抗体、胸部 X 线片片或 CT 检查，有条件的地区可行 T-SPOT 试验（结核感染 T 细胞斑点试验）。

4.灌肠治疗

适用于不超过脾曲左半结肠炎。

(1) 水杨酸制剂保留灌肠。

(2) 地塞米松、锡类散、小檗碱灌肠。

(3) 中药锡类散、生肌散、云南白药等保留灌肠。

(二) 外科治疗

1.急性暴发型结肠炎。经内科治疗无效者。

2.出现严重并发症，反复出血、中毒性巨结肠、肠穿孔等^

3.内科治疗无效，且影响生长发育。

4.有多发息肉形成或癌变者。

（杨光路）

第七节　消化道出血

消化道出血可由胃肠道局部病变和（或）全身疾病引起。慢性、小量出血仅表现为粪隐血阳性，久之可导致贫血和营养不良；急性大量出血则可危及生命。

一、病因

（一）消化道局部病变

1.食管

感染和非感染因素所致的食管炎，门脉高压所致食管下段静脉曲张破裂，食管裂孔疝，食管贲门黏膜撕裂症，食管异物损伤。

2.胃和十二指肠

是消化道出血最常见的部位，各种原因所致胃溃疡或胃炎，十二指肠球炎或溃疡，胃底静脉曲张破裂。

3.肠

各种肠道特异性和非特异性炎症，梅克尔憩室，肠重复畸形，血管畸形，肠套叠，肠息肉，肛裂，痔疮，脱肛。

（二）全身疾病在消化道的表现

1.血液系统疾患

白血病，血小板减少性紫癜，再障。

2.感染性疾患

新生儿败血症，肠伤寒，副伤寒，肠炎。

3.其他

（1）维生素缺乏症。

（2）过敏：食物、牛奶、蛋白过敏。

（3）严重代谢障碍：尿毒症、肝硬化。

（4）药物。

不同年龄有不同的病因特点，新生儿以败血症、应激性溃疡、维生素K依赖因子缺乏多见，婴幼儿以机械性损伤、食管裂孔疝、应激性溃疡、糜烂性胃炎、肠套叠、过敏因素多见，儿童则以溃疡和多种类型胃炎、梅克尔憩室、结肠息肉、溃疡性结肠炎及全身疾病多见。

二、发病机制

（一）消化道局部炎症和溃疡

细菌毒素破坏胃黏

膜屏障功能，继之发生 H^+ 离子向细胞内弥散，损伤毛细血管和小静脉，导致黏膜弥散性出血和形成多发性溃疡，溃疡活动期时周围小血管和基底部肉芽组织血管均可破裂引起较重的出血。

（二）胃肠道循环障碍

肝脏疾病及肝外门静脉血栓形成时可使血流受阻，导致门脉高压、侧支循环形成，产生食管、胃底静脉曲张，血管破裂造成上消化道出血，食管裂孔疝、膈疝、肠旋转不良、肠套叠、肠扭转消化道梗阻及肠系膜动脉栓塞，也可在短期内发生肠道循环受阻，造成组织缺血、坏死和出血。

1.毛细血管通透性增加

各种原因造成胃肠道缺氧、感染、中毒、过敏可引起毛细血管通透性改变，使血液渗出至肠腔。

2.胃肠道黏膜损伤

机械性损伤如内镜检查、插肛管、剧烈呕吐、咳嗽、呃逆等引起贲门撕裂综合征。

三、分类

（一）假性胃肠道出血

可由咽下来自鼻咽部的血液（如鼻出血时）引起。新生儿吞咽的来自母亲的血液也是假性胃肠道出血的原因。进食红色食物（如甜菜根、红，胶）或某些药物后的呕吐物可类似呕血；进食铁剂、铋剂、黑霉或菠菜后排出的大便可类似黑粪。

（二）真性上消化道出血

出血发生于屈氏韧带近端。常见病因包括食管炎、胃部腐蚀性病变、消化性溃疡、Mallory-Weiss 综合征（严重呕吐导致食管胃连接处或略低部位一处或多处黏膜撕裂，表现为呕血或黑粪）或食管静脉曲张。

（三）真性下消化道出血

出血发生于屈氏韧带远端。轻微出血表现为大便带血丝或排便后出几滴血，多由肛裂或息肉引起。炎症性疾病，如炎症性肠病、感染性结肠炎表现腹泻，粪便中混有血液。严重出血（便血或粪便中有血凝块）的病因包括炎症性肠病、梅克尔憩室、溶血尿毒综合征、过敏性紫癜和感染性结肠炎。

四、临床表现

（一）呕血

可呈鲜红色、咖啡色。

（二）便血

出血部位不同，便血颜色不同，可呈柏油样、暗红色、淡红色、鲜红色。

（三）腹痛

肠腔内积血刺激导致肠蠕动增加，肠鸣音活跃，引起肠痉挛性疼痛。

（四）发热

可达 39℃以上，可能因肠腔内积血的分解产物吸收或血流量减少，循环衰竭与体温调节中枢紊乱有关。

（五）氮质血症

血蛋白质消化产物，在肠道中被吸收，肾供血受影响，缺血而引起肾功能减退。

（六）急性大量出血

引起低血容量休克，在短时间 24 小时内出血量占全身出血量超过 15%~25%，急性出血量超过血容量的 1/5，慢性失血量超过血容量 1/3 时可出现休克。

（七）慢性少量消化道出血

血管少量出血可导致小儿贫血，大便外观正常，隐血试验多为阳性。

五、诊断

（一）消化道出血基本诊断程序

确定消化道出血、估计出血部位、评估出血量和速度、判断出血的活动性、明确病因及出血部位。

1. 确定消化道出血

通过病史和体检，排除因口腔、牙齿、鼻咽部出血被吞咽后引起的呕血与黑便；排除因食动物血、猪肝、活性炭、铁剂、秘剂及中药等引起的黑便；排除因大量咯血时，血液咽入消化道引起的呕血与黑便。

2. 估计出血部位

呕血（鲜红或暗红）与黑便同时存在为上消化道出血特征性表现，幽门以上出血则可引起呕血，并伴有黑便，幽门以下出血时则以黑便为主。十二指肠出血量较多时，部分血反流至胃内，亦可引起呕血。黑便、果酱样便不伴呕血多提示为小肠或右侧结肠出血；鲜红或暗红色便多为左半结肠或直肠出血；出血量少，血色鲜红，附于大便表面或便后滴血多为直肠、肛门疾病；大便混有黏液或脓血多为结肠炎症性疾病。

3. 评估出血量和速度

儿童血容量 80ml，急性失血量超过血容量 1/5，慢性失血量超过血容量 1/3 时可显示循环不良和休克的症状体征，依其失血量多少可分为：

（1）少量出血：少量呕血或血便，出血量<10%，血红蛋白为 100g/L，无不适症状。

（2）等量出血：间歇性或持续性较多量的呕血和（或）便血，出血量达 10%~20%，血红蛋白 60~90g/L，患儿有头晕、软弱无力、口干等症状，脉搏可增快，突然起立可产生昏厥。

（3）急性大量出血：短期内呕出和（或）排出大量鲜红色或暗红色血，出血量>20%~25%，血红蛋白<60g/L，伴面色苍白，脉搏细弱，血压下降，尿少等休克表现。

4. 出血活动性的判断

（1）反复呕血或转为呕鲜红血，黑便次数增多，或转为暗红、柏油样便，肠鸣音活跃。

（2）虽经补液、输血等，周围循环衰竭表现未见明显改善；或虽有好转但又恶化。

（3）脉搏又复增快或不稳定，血压仍有下降趋势。

（4）红细胞计数、血红蛋白、血细胞比容下降，网织红细胞计数升高。

（5）补液扩容后，尿量正常，但血尿素氮持续或再次升高。

（6）胃管抽吸液的颜色持续血性。

（二）辅助检查

确定消化道出血后，根据不同的临床表现选择使用消化内镜、放射性核素显像、血管造影等检查，明确消化道出血病因及出血部位。

1. 实验室检查

（1）血常规：早期由于周围血管及脾脏收缩，红细胞重新分布等生理调节，血红蛋白、红细胞、血细胞比容均可能在正常范围内，继而大量组织液渗入血管以补充血容量，血红蛋白、红细胞被稀释而降低，网织红细胞升高。

（2）粪便潜血（OB）试验：阳性提示每日消化道出血量在 5~10ml 以上。

（3）肝、肾功能检查：除原发肝病外，消化道出血时肝功能大多正常；大量出血时血尿素氮增高。

2. 消化内镜检查

为消化道出血病因诊断的首选方法。

(1) 胃镜检查：对食管、胃和十二指肠出血的部位、原因和严重限度均有较准确判断，是上消化道出血定性、定位诊断的首选方法。消化道出血 24~48 小时内检查，其准确率较高，可达 85%~90%。但应掌握适应证，原则上患儿休克得到纠正，生命体征稳定，如诊断仍不明确，应尽早行急诊胃镜检查。如检查时发现活动性出血，还可进行内镜下止血。

(2) 结肠镜检查：对以便血为主的下消化道出血，结肠镜检查可较准确诊断结肠病变，如对结肠、直肠息肉的检出率达 98%~100%，对结肠炎症性病变、憩室、畸形均有较高的诊断价值。

(3) 小肠镜检查：对推测病变在小肠者可应用小肠镜检查，现国内应用较多的为双气囊推进式小肠镜检查。由于小肠长度长、且迂曲重叠、活动度大，检查较困难。

(4) 胶囊内镜检查：胶囊内镜常用的是一个 11×30mm 药丸大小的无线内镜，由电池光源成像系统构成，可获得清晰的图像，为小肠疾病的诊断提供了新的方法，适用于能自行吞咽胶囊的年长患儿。但不能进行镜下活检及治疗，价格相对昂贵。

(5) 术中内镜：目前认为是确诊小肠出血最有效的方法，成功率可达 83%~100%，可以识别小肠出血的部位和原因。

3.放射学检查

(1) X 线片钡餐和钡剂灌肠检查：可以观察全消化道的形态和功能，至今仍是诊断消化道出血病因的重要方法。但有其局限性，对某些浅表性病变不易显示。近年来虽采用气钡双重造影对比检查，使病因诊断率有所提高，但仍不及内镜。对出血定位诊断帮助不大，且在急性活动出血时或出血中止 48 小时内不宜检查。

(2) 核素显像检查：根据检查出血病灶目的不同，把短半衰期核素和几种标志物配合使用，对全腹进行闪烁扫描以诊断消化道病变和出血灶，是一种非损伤的、适合小儿的检查方法。$^{99m}TcO_4^-$腹部闪烁扫描特别适用于胃黏膜异位先天性病变诊断，如梅克尔憩室、肠重复畸形。该核素可被甲状腺、唾液腺和胃腺组织摄取和浓缩。由于几乎所有并发出血的梅克尔憩室均含有异位胃黏膜，其中壁细胞对此核素有较高亲和力，从而造成腹部异常部位的放射性扫描成像，一次静脉注射 $^{99m}TcO_4$-100uci/kg 分钟即可准确地观察到梅克尔憩室出血部位。

(3) 选择性动脉血管造影：对小儿急、慢性消化道出血经内镜、X 线片钡餐、核素扫描等均不能发现病变，或各种原因不能接受内镜检查者尤为适用，对发现血管病变、炎症、溃疡、肿瘤、出血部位的定位都有较高的诊断价值。检查时机选择在出血的活动期，当出血量为 0.5ml/min 以上时可显示造影剂外溢，从而确定出血部位。

六、治疗

（一）一般抢救措施

对严重出血或存在低血容量的患儿，要保持呼吸道通畅、维持呼吸和循环功能，给予面罩给氧，建立两条通畅的静脉通道；取血查全血细胞计数、血小板计数、交叉配血、凝血酶原时间（PT）、部分凝血活酶时间（PTT）、肝功能检查，并测定电解质、尿素氮和肌酐。一次血红蛋或血细胞比容正常不能排除严重出血。治疗可给生理盐水或乳酸盐林格液每次 10ml/kg，静脉输入，至患儿情况稳定。如持续出血应输全血。

置留胃管，可判断出血情况、胃减压、温盐水灌洗，给凝血药物，抽出胃酸和反流入胃的物质。选择胃管时直径要尽可能大，距末端 5cm 处需留置侧孔，以温生理盐水 5ml/kg 洗胃，至少 3 次。勿使用冷盐水，可导致低体温。洗胃时胃内液体不能排空多是胃管阻塞引起，可更换胃管。严密观察生命体征和病情变化，心电、呼吸、血压监测、血气分析、出入量记录（注意尿比重）。

补充血容量，纠正酸碱平衡失调：输液速度和种类应根据中心静脉压和每小时尿量来决定。如已出现低血容量休克，应立即输血。成人一般须维持 PCV>30%，Hb>70g/L，儿科应高于此标准，并根据病情进形成分输血。

（二）饮食管理

休克、胃胀满、恶心患儿禁食；非大量出血者，应尽快进食；有呕血者，一旦呕血停止 12~24h，就可进流食；食管静脉曲张破裂者应禁食，在出血停止 2~3 天后，仅给低蛋白流食为宜。

（三）药物治疗

药物治疗目的是为减少黏膜损伤，提供细胞保护或选择性减少内脏流血。

1.减少内脏流血

（1）垂体后叶加压素：主要用于食管、胃底静脉曲张破裂所致出血。静脉滴注垂体后叶素，能有选择地减少 60%~70% 的内脏血流（主要使肠系膜动脉和肝动脉收缩，减少门静脉和肝动脉的血流量，从而使门脉压降低应用剂量为 0.002~0.005U./(kg·min)，20min 后如未止血，可增加到 0.01U/(kg·min)。体表面积 1.73m^2 时，剂量为 20U 加入 5% 葡萄糖溶液中 10mm 内注入，然后按 0.2U/min 加入 5% 葡萄糖溶液维持静脉滴注^如出血持续，可每 1~2h 将剂量加倍，最大量 0，8U/mm，维持 12~24h 递减。有些专家推荐成人剂量为 0.1U/(min·1.73m^2) 增加到 0.4U/(mm·1.73m^2)。加压素的不良反应包括液体潴留、低钠血症、高血压、心律失常、心肌和末梢缺血。在成人中加用硝酸甘油可减少心肌缺血的不良反应，儿童患者可参照上述情况使用。

（2）生长抑素及其衍生物：生长抑素能选择性的作用于血管平滑肌，使内脏血流量降低 25%~35%，使门脉血流乃至门脉压力下降。使内脏血管强力收缩而不影响其他系统的血流动力学参数，也不影响循环血压和冠脉张力；对门脉高压患者，生长抑素可以抑制其胰高血糖素的分泌，间接的阻断血管扩张，使内脏血管收缩，血流下降。生长抑素还有其他如抑酸、抑制胃动力及黏膜保护作用。成人临床应用显示合并症明显低于垂体后叶素。

2.止血药

（1）肾上腺素：肾上腺素 4~8mg＋生理盐水 100ml 分次口服，去甲肾上腺素 8mg＋100ml 冷盐水经胃管注入胃内，保留 0~5h 后抽出，可重复多次；将 16mg 去甲肾上腺素加 5% 葡萄糖溶液 500ml 于 5h 内由胃管滴入。

（2）凝血酶：将凝血酶 200U 加生理盐水 10ml 注入胃内保留，每 6~8h 可重复 1 次，此溶液不宜超过 37℃，同时给予制酸药，效果会更好。其他如云南白药、三七糊等均可用于灌注达到止血效果。

（3）巴曲酶（巴曲酶）：本品有凝血酶样作用及类凝血酶样作用，可用 1kU，静脉注射或肌内注射，重症 6h 后可再肌内注射 1kU，后每日 1kU，共 2~3d。

（4）酚磺乙胺：本品能增加血液中血小板数量、聚积性和黏附性，促使血小板释放凝血活性物质，缩短凝血时间，加快血块收缩，增强毛细血管抵抗力，降低毛细血管通透性，减少血液渗出。

3.抗酸药和胃黏膜保护剂

体液和血小板诱导的止血作用只有在 pH>6 时才能发挥，故 H_2 受体拮抗剂的应用对控制消化性溃疡出血有效。可用雷尼替丁（静脉内应用推荐剂量 lmg/kg，6~8hl 次）；重症消化性溃疡出血应考虑用奥美拉唑，剂量 0.3~0.7mg/（kg·d），静脉滴注；硫糖铝可保护胃黏膜，剂量 1~4g/d，分 4 次。

4.内镜止血

上消化道出血可用胃镜直视止血。食管和胃底静脉曲张破裂出血，可在胃镜直视下注入硬化剂，使曲张静脉栓塞机化，达到止血和预防再出血；亦可行曲张静脉环扎术以达到上述目的，但技术要求高。胃和十二指肠糜烂、溃疡出血，可根据病情的不同，选择不同的止血方法，如直接喷洒药物、电凝、激光、微波和钳夹止血等方法。结肠、直肠和肛管出血，可用结肠镜止血，有电凝、激光、微波和钳夹止血等方法；如息肉出血，可进行息肉切除。

（四）手术治疗

1.手术适应证

(1) 大量出血，经内科治疗仍不能止血，并严重威胁患儿生命。

(2) 复发性慢性消化道出血引起的贫血不能控制。

(3) 一次出血控制后且诊断明确，有潜在大出血的危险者。

2.手术方式

主要根据不同的病因、出血的部位，选择不同的手术方式。

3.腹腔镜治疗

国外开展腹腔镜进行腹部探察、止血成功，进行小肠重复畸形的治疗。

七、判断出血是否停止

如有以下情况要考虑有活动性出血：①反复呕血或鼻胃管洗出血性液体，反复排血便（红色、暗红色、黑色或柏油样便或粪隐血试验阳性）；②循环衰竭经有效治疗后未得到明显改善，或好转后又恶化，中心静脉压波动稳定后又下降（<5cmH$_2$O）；③红细胞计数、血红蛋白、血细胞比容下降，网织红细胞升高；④补液扩容后，尿量正常，但血尿素氮持续增高；⑤内镜、核素扫描、血管造影等检查提示有活动性出血。

（杨光路）

第八节 腹泻

腹泻是一组由多病原、多因素引起的，以大便次数增多和大便性状改变为主要表现的消化道综合征，是儿童（特别是婴幼儿）最常见疾病之一，以婴幼儿尤其 6 个月~2 岁发病率最高，是造成儿童营养不良、生长发育障碍的主要原因之一。在我国，随着生活水平的提高、卫生状况的改善，儿童腹泻病的发生率有所下降，但其仍然危害着儿童的健康。

一、病因及发病机制

（一）易感因素

1.消化系统发育尚未成熟

婴幼儿胃酸和消化酶分泌少，活力低，不能适应食物质和量的较大变化；小儿生长发育快，所需营养物质相对较多，胃肠道负担重，易发生消化功能紊乱。

2.机体防御能力差

婴儿胃酸偏低，胃排空较快，对进入胃内的细菌杀灭能力较弱；血清免疫球蛋白（尤其是 IgM、IgA）和胃肠道分泌型 IgA 均较低，免疫功能较差；新生儿尚未建立正常肠道菌群，改变饮食使肠道内环境改变，或滥用广谱抗生素等，使肠道正常菌群的平衡失调，而易患肠道感染。

3.人工喂养

由于牛乳等动物乳类中所含的体液因子（分泌型 IgA、乳铁蛋白等）、巨噬细胞及粒细胞等在加热过程中被破坏，且食物和食具极易受污染，故人工喂养儿肠道感染发生率明显高于母乳喂养儿。

（二）感染因素

1.肠道内感染

（1）病毒感染：婴幼儿腹泻80%由病毒感染引起。其中以轮状病毒引起的秋季腹泻最常见，其次为柯萨奇病毒、埃可病毒、肠道腺病毒、诺沃克病毒、冠状病毒等。

（2）细菌感染（不包括法定传染病）：可由致腹泻大肠埃希菌、空肠弯曲菌、耶尔森菌、沙门菌、难辨梭状芽孢杆菌、金黄色葡萄球菌、铜绿假单胞菌、变形杆菌等引起。

（3）真菌：小儿以白色念珠菌多见。

（4）寄生虫：常见为蓝氏贾第鞭毛虫、阿米巴原虫和隐孢子虫等。

2.肠道外感染

中耳炎、上呼吸道感染、肺炎、尿路感染、皮肤感染或急性传染病时，可由于发热及病原体的毒素作用使消化功能紊乱，有时亦可产生腹泻症状。

（三）非感染因素

1.饮食因素

喂养不当是引起轻型腹泻的常见原因，多为人工喂养儿。喂养不定时、饮食量不当、突然改变食物品种，或过早喂给大量淀粉类或脂肪类食物，均可引起消化功能紊乱而发生腹泻。个别婴儿对牛奶或其他食物过敏或不耐受（如乳糖酶缺乏），喂食后可引起腹泻。

2.气候因素

气候突然变化，腹部受凉使肠蠕动增加；天气过热消化液分泌减少或由于口渴饮奶过多等都可诱发消化功能紊乱导致腹泻。

导致腹泻的机制：①肠腔内存在大量不能吸收的具有渗透活性的物质——"渗透性"腹泻；②肠腔内电解质分泌过多——"分泌性"腹泻；③炎症所致的液体大量渗出——"渗出性"腹泻；④肠道运动功能异常——"肠道功能异常性"腹泻等。临床上腹泻多是在多种机制共同作用下发生的。

二、临床表现

不同病因引起的腹泻常各具临床特点和不同临床过程。故在临床诊断中常包括病程、严重限度及估计可能的病原。连续病程在2周以内的腹泻为急性腹泻,病程2周~2月为迁延性腹泻,慢性腹泻的病程为2个月以上。

(一)急性腹泻

1.腹泻的共同临床表现

(1)轻型:常由饮食因素及肠道外感染引起。起病可急可缓,以胃肠道症状为主,食欲缺乏,偶有溢乳或呕吐,大便次数增多,但每次大便量不多,稀薄或带水,呈黄色或黄绿色,有酸味,常见白色或黄白色奶瓣和泡沫。无脱水及全身中毒症状,多在数日内痊愈。

(2)重型:多由肠道内感染引起。常急性起病,也可由轻型逐渐加重、转变而来,除有较重的胃肠道症状外,还有较明显的脱水、电解质紊乱和全身感染中毒症状,如发热、精神烦躁或萎靡、嗜睡,甚至昏迷、休克。胃肠道症状包括食欲低下,常有呕吐,严重者可吐咖啡色液体;腹泻频繁,大便每日10余次至数10次,多为黄色水样或蛋花样便,含有少量黏液,少数患儿也可有少量血便。①水、电解质及酸碱平衡紊乱:由于吐泻丢失体液和摄入量不足,使体液总量尤其是细胞外液量减少,导致不同限度(轻、中、重)脱水。由于腹泻患儿丧失的水和电解质的比例不尽相同,可造成等渗、低渗或高渗性脱水,以前两者多见。出现眼窝、囟门凹陷,尿少泪少,皮肤黏膜干燥、弹性下降,甚至血容量不足引起的末梢循环的改变;②代谢性酸中毒:其发生原因有腹泻丢失大量碱性物质;进食少,肠吸收不良,热能不足使机体得不到正常能量供应导致脂肪分解增加,产生大量酮体;脱水时血容量减少,血液浓缩使血流缓慢,组织缺氧导致无氧酵解增多而使乳酸堆积;脱水使肾血流量亦不足,其排酸、保钠功能低下使酸性代谢产物滞留体内。患儿可出现精神不振,口唇樱红,呼吸深大,呼出气凉有丙酮味等症状,但小婴儿症状可不典型;③低钾血症:胃肠液中含钾较多,呕吐和腹泻丢失大量钾盐(腹泻时大便中含钾量约为17.9±11.8mmol/L);进食少,钾的摄入量不足;肾脏保钾功能比保钠差,缺钾时仍有一定量钾继续排出,所以腹泻病时常有体内缺钾。但在脱水未纠正前,由于血液浓缩,酸中毒时钾由细胞内向细胞外转移,尿少而致钾排出量减少等原因,体内钾总量虽然减少,但血清钾多数正常。随着脱水、酸中毒被纠正、排尿后钾排出增加、大便继续失钾以及输入葡萄糖合成糖原时使钾从细胞外进入细胞内等因素使血钾迅速下降,出现不同限度的缺钾症状,如精神不振、无力、腹胀、心律失常、碱中毒等;④低钙和低镁血症:腹泻患儿进食少,吸收不良,从大便丢失钙、镁,可使体内钙镁减少,活动性佝偻病和营养不良患儿更多见。但是脱水、酸中毒时由于血液浓缩、离子钙增多等原因,不出现低钙的症状,待脱水、酸中毒纠正后则出现低钙症状(手足搐搦和惊厥)。极少数久泻和营养不良患儿输液后出现震颤、抽搐。用钙治疗无效时应考虑有低镁血症可能。

2.几种常见类型肠炎的临床特点

(1)轮状病毒肠炎:是我国北方秋、冬季小儿腹泻最常见的病原,故曾被称为秋季腹泻。呈散发或小流行,经粪-口传播,也可通过气溶胶形式经呼吸道感染而致病。潜伏期1~3天，多发生在6~24个月婴幼儿，4岁以上者少见。起病急，常伴发热和上呼吸道感染症状，无明显感染中毒症状。病初1~2天常发生呕吐，随后出现腹泻。大便次数多、量多、水分多，黄色水样或蛋花样便带少量黏液，无腥臭味。常并发脱水、酸中毒及电解质紊乱。近年报道，轮状病毒感染亦可侵犯多个脏器，可产生神经系统症状，如惊厥等；50%左右患儿血清心肌酶谱异常，提示心肌受累。本病为自限性疾病，数日后呕吐渐停，腹泻减轻，不喂乳类的患儿恢复更快，自然病程约3~8天，少数较长。大便镜检偶有少量白细胞，感染后1~3天即有大量病毒自大便中排出，最长可达6天。血清抗体一般在感染后3周上升。病毒较难分离，有条件者可直接用电镜检测病毒，或用ELISA法检测病毒抗原和抗体，或PCR及核酸探针技术检测病毒抗原。

（2）诺沃克病毒性肠炎：主要发病季节为9月~4月，发病年龄1~10岁，多见于年长儿和成人。潜伏期1~2天，起病急慢不一。可有发热、呼吸道症状。腹泻和呕吐轻重不等，大便量中等，为稀便或水样便，伴有腹痛。病情重者体温较高，伴有乏力、头痛、肌肉痛等。本病为自限性疾病，症状持续1~3天。粪便及周围血常规检查一般无特殊发现。

（3）产毒性细菌引起的肠炎：多发生在夏季。潜伏期1~2天，起病较急。轻症仅大便次数稍增，性状轻微改变。重症腹泻频繁，量多，呈水样或蛋花样混有黏液，镜检无白细胞。伴呕吐，常发生脱水、电解质和酸碱平衡紊乱。自限性疾病，自然病程3~7天，亦可较长。

（4）侵袭性细菌（包括侵袭性大肠埃希菌、空肠弯曲菌、耶尔森菌、鼠伤寒杆菌等）引起的肠炎：全年均可发病，多见于夏季。潜伏期长短不等。常引起志贺杆菌性痢疾样病变。起病急，高热甚至可以发生热惊厥。腹泻频繁，大便呈黏液状，带脓血，有腥臭味。常伴恶心、呕吐、腹痛和里急后重，可出现严重的中毒症状如高热、意识改变，甚至感染性休克。大便镜检有大量白细胞及数量不等的红细胞。粪便细菌培养可找到相应的致病菌。其中空肠弯曲菌常侵犯空肠和回肠，且有脓血便，腹痛甚剧烈，易误诊为阑尾炎，亦可并发严重的小肠结肠炎、败血症、肺炎、脑膜炎、心内膜炎和心包炎等。另有研究表明格林-巴利综合征与空肠弯曲菌感染有关。耶尔森菌小肠结肠炎，多发生在冬季和早春，可引起淋巴结肿大，亦可产生肠系膜淋巴结炎，症状可与阑尾炎相似，也可引起咽痛和颈淋巴结炎。鼠伤寒沙门菌小肠结肠炎，有胃肠炎型和败血症型，新生儿和<1岁婴儿尤易感染，新生儿多为败血症型，常引起暴发流行。可排深绿色黏液脓便或白色胶胨样便。

（5）出血性大肠埃希菌肠炎：大便次数增多，开始为黄色水样便，后转为血水便，有特殊臭味。大便镜检有大量红细胞，常无白细胞。伴腹痛，个别病例可伴发溶血尿毒综合征和血小板减少性紫癜。

（6）抗生素诱发的肠炎：①金黄色葡萄球菌肠炎：多继发于使用大量抗生素后，病程与症状常与菌群失调的限度有关，有时继发于慢性疾病的基础上。表现为发热、呕吐、腹泻、不同限度中毒症状、脱水和电解质紊乱，甚至发生休克。典型大便为暗绿色，量多带黏液，少数为血便。大便镜检有大量脓细胞和成簇的革兰阳性球菌，培养有葡萄球菌生长，凝固酶阳性；②伪膜性小肠结肠炎：由难辨梭状芽孢杆菌引起。除万古霉素和胃肠道外用的氨基糖苷类抗生素外，几乎各种抗生素均可诱发本病。可在用药1周内或迟至停药后4~6周发病。亦见于外科手术后，或患有肠梗阻、肠套叠、巨结肠等病的体弱患者。本菌大量繁殖，产生毒素A（肠毒素）和毒素B（细胞毒素）致病，表现为腹泻，轻症大便每日数次，停用抗生素后很快痊愈。重症频泻，黄绿色水样便，可有伪膜排出，为坏死毒素致肠黏膜坏死所形成的伪膜。黏膜下出血可引起大便带血，可出现脱水、电解质紊乱和酸中毒。伴有腹痛、腹胀和全身中毒症状，甚至发生休克。对可疑病例可行结肠镜检查。大便厌氧菌培养、组织培养法检测细胞毒素可协助确诊；③真菌性肠炎：多为白色念珠菌所致，2岁以下婴儿多见。常并发于其他感染，或肠道菌群失调时。病程迁延，常伴鹅口疮。大便次数增多，黄色稀便，泡沫较多带黏液，有时可见豆腐渣样细块（菌落）。大便镜检有真菌孢子和菌丝，如芽孢数量不多，应进一步以沙氏培养基做真菌培养确诊。

（二）迁延性和慢性腹泻

病因复杂，感染、营养物质过敏、酶缺陷、免疫缺陷、药物因素、先天畸形等均可引起。以急性腹泻未彻底治疗或治疗不当、迁延不愈最为常见。人工喂养、营养不良小儿患病率高。

三、辅助检查

（一）实验室检查

1.粪便常规检查

大便显微镜检查，注意有无脓细胞、白细胞、红细胞与吞噬细胞，有无虫卵、寄生虫、真菌孢子和菌丝，有时需多次检查才能发现病原，有助于腹泻病的病因和病原学诊断。

2.大便培养

对确定腹泻病原有重要意义，一次粪便培养阳性率较低，需多次培养，新鲜标本立即培养可提高阳性检出率。

3.大便乳胶凝集试验

对某些病毒性肠炎有诊断价值，如轮状病毒、肠道腺病毒等，有较好敏感性和特异性，对空肠弯曲菌肠炎的诊断有帮助。

4.酶联免疫吸附试验

敏感性和特异性均较高，可诊断轮状病毒肠炎和其他病毒性肠炎。

5.粪便还原糖检查

双糖消化吸收不良时，粪便还原糖呈阳性，pH<6.0，还原糖检查可用改良班氏试剂或clinitest试纸比色；继发性双糖酶缺乏远较原发性多见，原发性者以蔗糖-异麦芽糖酶缺乏最常见。

6.粪便电镜检查

对某些病毒性肠炎有诊断价值，如轮状病毒性肠炎、诺沃克病毒性肠炎等。

7.血白细胞计数和分类

病毒性肠炎白细胞总数一般不增高，细菌性肠炎白细胞总数可增高或不增高，50%以上的患儿有杆状核增高，杆状核>10%，有助于细菌感染的诊断。

8.血培养

对细菌性痢疾、大肠埃希菌和沙门菌等细菌性肠炎有诊断意义，血液细菌培养阳性者有助于诊断。

9.血生化检查

对腹泻较重的患儿，应及时检查血 pH、二氧化碳结合力、碳酸氢根、血钠、血钾、血氯、血渗透压，对于诊断及治疗均有重要意义。

10.其他

对迁延性和慢性腹泻者，必要时做乳糖、蔗糖或葡萄糖耐量试验，呼气氢试验，也可做结肠镜检查。

（二）影像学诊断

1.线检查

X 线片钡餐、钡灌肠检查和腹部 X 线片片可显示胃肠道病变、运动功能状态、胆石、胰腺或淋巴结钙化。选择性血管造影和 CT 对诊断消化系统肿瘤尤有价值。

2.B 超扫描

为无创性和无放射性检查方法，应优先采用。

3.内镜检查

结肠镜检查和活检可诊断全结肠和末端回肠的病变。小肠镜可观察十二指肠和空肠近段病变并做活检，但操作较复杂。怀疑胆道和胰腺病变时，ERCP 有重要价值。

四、诊断和鉴别诊断

可根据临床表现和大便性状做出临床诊断。必须判定有无脱水（限度和性质）、电解质紊乱和酸碱失衡。从临床诊断和治疗需要考虑，可先根据大便常规有无白细胞将腹泻分为两组。

（一）大便无或偶见少量白细胞

为侵袭性细菌以外的病因（如病毒、非侵袭性细菌、喂养不当）引起的腹泻，多为水泻，有时伴脱水症状，除感染因素外应注意下列情况：

1."生理性腹泻"

多见于 6 个月以内婴儿，外观虚胖，常有湿疹，生后不久即出现腹泻，除大便次数增多外，无其他症状，食欲好，不影响生长发育，近年来发现此类腹泻可能为乳糖不耐受的一种特殊类型，添加辅食后大便即逐渐转为正常。

2.导致小肠消化吸收功能障碍的各种疾病

如双糖酶缺乏、失氯性腹泻、原发性胆酸吸收不良、食物过敏性腹泻等，可根据各病特点进行粪便酸度检测、还原糖检测、查找食物变应原、食物回避-激发实验等加以鉴别。

（二）大便有较多的白细胞

表明结肠和回肠末端有侵袭性炎症病变，常由各种侵袭性细菌感染所致，仅凭临床表现难以区别，必要时应进行大便细菌培养、细菌血清型和毒性检测，尚需与下列疾病鉴别：

1.细菌性痢疾

常有流行病学史，起病急，全身症状重。便次多，量少，排脓血便伴里急后重，大便镜检有较多脓细胞、红细胞和吞噬细胞，大便细菌培养有志贺痢疾杆菌生长可确诊。

2.坏死性肠炎

中毒症状较严重，腹痛、腹胀、频繁呕吐、高热，大便呈暗红色糊状，渐出现典型的赤豆汤样血便，常伴休克。腹部X线片摄片呈小肠局限性充气扩张，肠间隙增宽，肠壁积气等。

五、治疗

调整饮食，预防和纠正脱水，合理用药，加强护理，预防并发症。不同时期的腹泻病治疗重点各有侧重，急性腹泻多注意维持水、电解质平衡及抗感染；迁延及慢性腹泻则应注意肠道菌群失调及饮食疗法。治疗不当往往会得到事倍功半或适得其反的结果。

（一）急性腹泻

1.饮食疗法

腹泻时进食和吸收减少，而肠黏膜损伤的恢复，发热时代谢旺盛，侵袭性肠炎丢失蛋白等因素使营养需要量增加，如限制饮食过严或禁食过久常造成营养不良，并发酸中毒，以致病情迁延不愈影响生长发育。故应强调继续饮食，满足生理需要，补充疾病消耗，以缩短腹泻后的康复时间，应根据疾病的特殊病理生理状况、个体消化吸收功能和平时的饮食习惯进行合理调整。以母乳喂养的婴儿继续哺乳，暂停辅食；人工喂养儿可喂以等量米汤或稀释的牛奶或其他代乳品，由米汤、粥、面条等逐渐过渡到正常饮食。有严重呕吐者可暂时禁食4~6小时（不禁水），待好转后继续喂食，由少到多，由稀到稠。病毒性肠炎多有继发性双糖酶（主要是乳糖酶）缺乏，对疑似病例可暂停乳类喂养，改为豆制代乳品，或发酵奶，或去乳糖配方奶粉以减轻腹泻，缩短病程。腹泻停止后逐渐恢复营养丰富的饮食，并每日加餐一次，共2周。

2.纠正水、电解质紊乱及酸碱失衡

（1）口服补液（ORS）：可用于腹泻时预防脱水及纠正轻、中度脱水。轻度脱水口服液量约50~80ml/kg，中度脱水约80~100ml/kg，于8~12小时内将累积损失量补足。脱水纠正后，可将ORS用等量水稀释按病情需要随意口服。新生儿和有明显呕吐、腹胀、休克、心肾功能不全或其他严重并发症的患儿不宜采用口服补液。

（2）静脉补液：适用于中度以上脱水、吐泻严重或腹胀的患儿。输用溶液的成分、量和滴注持续时间必须根据不同的脱水限度和性质决定，同时要注意个体化，结合年龄、营养状况、自身调节功能而灵活掌握。①第1天的补液：

1）总量：包括补充累积损失量、继续损失量和生理需要量，一般轻度脱水约为90~120ml/kg，中度脱水约为120~150ml/kg，重度脱水约为150~180ml/kg，对少数营养不良，肺炎、心、肾功能不全的患儿尚应根据具体病情分别做较详细的计算。

2）溶液种类：溶液中电解质溶液与非电解质溶液的比例应根据脱水性质（等渗性、低渗性、高渗性）分别选用，一般等渗性脱水用1/2张含钠液、低渗性脱水用2/3张含钠液、高渗性脱水用1/3张含钠液。若临床判断脱水性质有困难时，可先按等渗性脱水处理。

3）输液速度：主要取决于脱水限度和继续损失的量和速度，对重度脱水有明显周围循环障碍者应先快速扩容，20ml/kg等渗含钠液，30~60分钟内快速输入。累积损失量（扣除扩容液量）一般在8~12小时内补完，约每小时8~10ml/kg。脱水纠正后，补充继续损失量和生理需要量时速度宜减慢，于12~16小时内补完，约每小时5ml/kg。若吐泻缓解，可酌情减少补液量或改为口服补液。

4）纠正酸中毒：因输入的混合溶液中已含有一部分碱性溶液，输液后循环和肾功能改善，酸中毒即可纠正。也可根据临床症状结合血气测定结果，另加碱性液纠正。对重度酸中毒可用1.4%碳酸氢钠扩容，兼有扩充血容量及纠正酸中毒的作用。

5）纠正低钾：有尿或来院前6小时内有尿即应及时补钾；浓度不应超过0.3%；每日静脉补钾时间，不应少于8小时；切忌将钾盐静脉推入，否则导致高钾血症，危及生命。细胞内的钾浓度恢复正常要有一个过程，因此纠正低钾血症需要有一定时间，一般静脉补钾要持续4~6天。能口服时可改为口服补充。

6）纠正低钙、低镁：出现低钙症状时可用10%葡萄糖酸钙（每次1~2ml/kg，最大量≤10ml）加葡萄糖稀释后静脉注射。低镁者用25%硫酸镁按每次0.1mg/kg深部肌内注射，每6小时一次，每日3~4次，症状缓解后停用。

②第二天及以后的补液：经第一天补液后，脱水和电解质紊乱已基本纠正，第二天及以后主要是补充继续损失量（防止发生新的累积损失）和生理需要量，继续补钾，供给热量。一般可改为口服补液。若腹泻仍频繁或口服量不足者，仍需静脉补液。补液量需根据吐泻和进食情况估算，并供给足够的生理需要量，用1/3~1/5张含钠液补充。继续损失量是按"丢多少补多少""随时丢随时补"的原则，用1/2~1/3张含钠溶液补充。将这两部分相加于12~24小时内均匀静脉滴注。仍要注意继续补钾和纠正酸中毒的问题。

3.药物治疗

（1）控制感染：①水样便腹泻患者（约占70%）多为病毒及非侵袭性细菌所致，一般不用抗生素，应合理使用液体疗法，选用微生态制剂和黏膜保护剂。如伴有明显中毒症状不能用脱水解释者，尤其是对重症患儿、新生儿、小婴儿和衰弱患儿（免疫功能低下）应选用抗生素治疗；②黏液、脓血便患者（约占30%）多为侵袭性细菌感染，应根据临床特点，针对病原经验性选用抗菌药物，再根据大便细菌培养和药敏试验结果进行调整。大肠埃希菌、空肠弯曲菌、耶尔森菌、鼠伤寒沙门菌所致感染常选用庆大霉素、卡那霉素、氨苄西林、红霉素、氯霉素、头孢霉素、诺氟沙星、环丙沙星、呋喃唑酮、复方新诺明等。金黄色葡萄球菌肠炎、伪膜性肠炎、真菌性肠炎应立即停用原使用的抗生素，根据症状可选用万古霉素、新青霉素、利福平、甲硝唑或抗真菌药物治疗。婴幼儿选用氨基糖苷类及其他不良反应较为明显的抗生素时应慎重。

（2）微生态疗法：有助于恢复肠道正常菌群的生态平衡，抑制病原菌定植和侵袭，控制腹泻。常用双歧杆菌、嗜酸乳杆菌、粪链球菌、需氧芽孢杆菌、蜡样芽孢杆菌制剂。

（3）肠黏膜保护剂：能吸附病原体和毒素，维持肠细胞的吸收和分泌功能，与肠道黏液糖蛋白相互作用可增强其屏障功能，阻止病原微生物的攻击，如蒙脱石粉。

（4）避免用止泻剂：如洛哌丁醇，因为它抑制胃肠动力的作用，可以增加细菌繁殖和毒素的吸收，对于感染性腹泻有时是很危险的。

（5）补锌治疗：世界卫生组织/联合国儿童基金会最近建议，对于急性腹泻患儿，应每日给予口服元素锌20mg（>6月），疗程10~14天，6个月以下婴儿每日服用10mg元素锌。

（二）迁延性和慢性腹泻

因迁延性和慢性腹泻常伴有营养不良和其他并发症，病情较为复杂，必须采取综合治疗措施。

1.积极寻找引起病程迁延的原因

针对病因进行治疗，切忌滥用抗生素，避免顽固的肠道菌群失调。

2.预防和治疗脱水

纠正电解质及酸碱平衡紊乱。

3.营养治疗

此类患儿多有营养障碍，继续喂养对促进疾病恢复，如肠黏膜损伤的修复、胰腺功能的恢复、微绒毛上皮细胞双糖酶的产生等，是必要的治疗措施，禁食对机体有害。

（1）调整饮食：应继续母乳喂养。人工喂养儿应调整饮食，<6个月婴幼儿用牛奶加等量米汤或水稀释，或用发酵奶（即酸奶），也可用奶-谷类混合物，每天喂6次，以保证足够热卡。大于6个月的婴儿可用已习惯的平常饮食，如选用加有少量熟植物油、蔬菜、鱼末或肉末的稠粥、面条等，由少到多，由稀到稠。

（2）双糖不耐受患儿由于有不同限度的原发性或继发性双糖酶缺乏，食用含双糖（包括蔗糖、乳糖、麦芽糖）的饮食可使腹泻加重，其中以乳糖不耐受最多见，治疗宜采用去双糖饮食，可采用豆浆、酸奶、或去乳糖配方奶粉。

（3）过敏性腹泻的治疗：有些患儿在应用无双糖饮食后腹泻仍不改善时，应考虑蛋白质过敏（如对牛奶或大豆蛋白过敏）的可能性，应改用其他饮食。

（4）要素饮食：是肠黏膜受损伤患儿最理想的食物，系由氨基酸、葡萄糖、中链三酰甘油、多种维生素和微量元素组合而成。即使在严重黏膜损害和胰消化酶、胆盐缺乏情况下仍能吸收与耐受，应用时的浓度和量视患儿临床状态而定。

（5）静脉营养：少数严重患儿不能耐受口服营养物质者，可采用静脉高营养。推荐方案为：脂肪乳剂每日2~3g/kg，复方氨基酸每日2~2.5g/kg，葡萄糖每日12~15g/kg，电解质及多种微量元素适量，液体每日120~150ml/kg，热卡每日50~90cal/kg。通过外周静脉输入，好转后改为口服。

4.药物治疗

（1）抗生素：仅用于分离出特异病原的感染患儿，并根据药物敏感试验选用。

（2）补充微量元素和维生素：如锌、铁、烟酸、维生素A、B_{12}、B_1、C和叶酸等，有助于肠黏膜的修复。

（3）应用微生态调节剂和肠黏膜保护剂。

5.中医辨证论治

有良好疗效，并可配合中药、推拿、捏脊、针灸和磁疗等。

（杨光路）

第九节　细菌性痢疾

细菌性痢疾，简称菌痢，是儿童时期常见的由志贺菌属引起的急性肠道传染病。临床特点为发热、腹痛、腹泻、里急后重及黏液脓血便。可分为急性菌痢、中毒型菌痢及慢性菌痢。中毒型菌痢起病急骤，病情凶险，若抢救不当可迅速发生呼吸或循环衰竭而死亡。

一、急性及慢性细菌性痢疾

（一）病原学

志贺菌属属肠杆菌科，根据菌体 O 抗原的结构不同，可分为痢疾志贺菌、福氏志贺菌、鲍氏志贺菌和宋内志贺菌四群，共 48 个血清型。所有志贺菌属均能产生内毒素和外毒素，是引起发热、毒血症、休克等全身反应及肠道症状的重要致病因子。各群细菌在临床上都能导致普通型痢疾和中毒型痢疾。

志贺菌属对外界抵抗力较强，耐寒、耐潮湿。病菌在瓜果和蔬菜上能生存 1~2 周，在粪便中可存活 11 天。阳光照射半小时、加热 56℃ 10min 或 100℃ 即刻可被杀死。对酸及一般化学消毒剂敏感。志贺菌属对多种抗菌药物的耐药性日渐增高，且各型之间可有交叉耐药性。

（二）流行病学

1.传染源

患者和带菌者为传染源。急性菌痢患者排菌量大，传染性强；不典型患者、慢性患者及带菌者因症状轻或无症状，在疾病传播上有重要意义。

2.传播途径

经粪—口途径传播。病原菌污染食物、水及生活用品，或经手、生活接触及苍蝇等媒介传播致病。生活接触是散发病例最常见的传播形式，食物传播常引起局部流行，水源传播可致大规模暴发流行。

3.人群易感性与流行特征

学龄前儿童及青壮年为发病高峰年龄。感染后免疫力短暂而不稳定，且不同菌群或血清型之间多无交叉免疫力，故可重复感染。中毒型痢疾主要发生在 2~7 岁儿童。本病全球分布，以温带及亚热带地区较多，终年均有发病，夏秋季为发病高峰季节。志贺菌属菌群较多，流行类型随地域差异及时间的推移有较大变化。在发达国家，以宋内志贺菌流行为主，福氏志贺菌位居第二。而在发展中国家，福氏志贺菌流行最常见，宋内志贺菌次之。志贺菌多在亚非地区有地方性流行。目前我国多数地区仍以福氏志贺菌发病占据首位，其中以 2a 型为优势流行株。

（三）发病机制与病理改变

1.发病机制

志贺菌属的致病能力主要是对肠黏膜的侵袭力和产生内、外毒素病原菌进入结肠借助菌毛作用黏附于肠黏膜上皮细胞，经基膜而进入固有层，并在其中繁殖，释放毒素，引起肠黏膜炎症反应和固有层小血管循环障碍，使肠黏膜上皮细胞变性、坏死，形成浅表溃疡，从而产生腹痛、腹泻及黏液脓血便，直肠括约肌受炎症刺激而有里急后重感。细菌易被单核-吞噬细胞吞噬，极少进入血液引起菌血症或败血症，只在抵抗力差的人群如儿童、老年人及 HIV 感染者，才会发生血行感染。

志贺菌属可产生强烈的内毒素，使肠壁通透性增加，促进毒素的吸收，引起发热及全身毒血症状，并通过直接作用于肾上腺髓质，刺激交感神经系统和单核-吞噬细胞系统释放各种血管活性物质，引起急性微循环障碍，进而导致休克、DIC 以及重要脏器衰竭，临床上表现为中毒型菌痢。可发生脑水肿甚至脑疝，出现昏迷、抽搐及呼吸衰竭，是导致死亡的主要原因；中毒型菌痢的发生除与内毒素有关外，某些儿童具有特异性体质，对细菌毒素呈强烈反应可能更为重要。

2.病理改变

肠道病变主要分布于结肠，以直肠和乙状结肠等部位最显著。急性期可见肠黏膜弥散性充血、水肿、纤维蛋白渗出及炎性细胞浸润＝肠黏膜表面可见大量黏液和渗出物，坏死的肠黏膜上皮细胞与纤维蛋白炎性渗出物等形成假膜，脱落后形成浅表糜烂或溃疡；病变很少深入肌层，极少穿孔，黏膜溃疡可完全愈合。慢性患者因反复炎症和溃疡致肠壁增厚、息肉状增生和局部瘢痕组织，引起黏膜萎缩或肠腔狭窄。中毒型菌痢肠道病变轻微，显著病变为全身多脏器微血管痉挛及通透性增加、组织水肿和点状出血，微血管内可见微血栓形成，尤以脑、心、肺、肾及肾上腺病变明显。

（四）临床表现

潜伏期为数小时至8天，大多为1~3天。

1.急性细菌性痢疾

（1）普通型（典型）：起病急，畏寒，发热，体温可达39℃或低热，乏力，全身不适，食欲缺乏，恶心呕吐，继而腹痛，腹泻。大便初为稀便，以后转为黏液脓血便，每天排便10~20次或更多，量少，有时为纯脓血或黏液状，里急后重明显。伴有阵发性腹痛，以左下腹明显，有压痛，肠鸣音亢进。婴幼儿可出现高热惊厥、呕吐明显及排便前后哭闹不安。部分重症体弱患儿腹泻频繁，可出现脱水、酸中毒及电解质紊乱。自然病程为1~2周，大多数经治疗可痊愈，部分患者转为慢性菌痢。

（2）轻型：全身中毒症状轻，低热或无明显发热。大便每天数次，稀便或黏液便，无典型黏胨或脓血便轻微腹痛及左下腹压痛，里急后重不明显，类似一般肠炎而易被误诊，婴幼儿多见。

（3）中毒型：起病急骤，高热或超高热，精神萎靡，迅速出现反复惊厥、昏迷及呼吸循环衰竭消化道症状早期常不明显，甚至无腹痛和腹泻，需用直肠拭子或生理盐水灌肠采集大便后才能发现大量脓细胞及红细胞。①脑型（呼吸衰竭型）：以脑循环障碍为主，引起脑组织缺血、缺氧及脑水肿甚至脑疝。患者反复惊厥、嗜睡、嗜睡继而昏迷，血压偏高，四肢肌张力增强。严重者可出现呼吸节律不齐、深浅不均、瞳孔大小不等及对光反射迟钝或消失。若抢救不及时，患者可因脑疝及中枢性呼吸衰竭而死亡；②休克型（周围循环衰竭型）：以感染性休克为主要表现。早期可表现精神萎靡、面色苍白、脉搏细速、呼吸增快、血压正常或偏低及脉压差小等微循环障碍症状。随着病情进展，可有神志不清、面色青灰、口唇及甲床发绀、肢端湿冷，皮肤花纹状、血压下降或测不出、心音低钝、少尿或无尿，可伴多脏器功能障碍；③混合型：上述两型同时存在或先后出现。病情更为凶险，病死率极高。

2.慢性细菌性痢疾

症状反复发作或迁延不愈，病程达2个月以上称为慢性菌痢。表现为腹泻迁延不愈，为黏胨软便或成形便带黏胨和（或）少量脓血，时有腹痛和腹胀等。部分慢性患者时有急性发作，但全身中毒症状不明显。慢性菌痢在儿童较少发生。

（五）诊断

1.流行病学史
夏秋季节发病，有与菌痢患者接触史或不洁饮食史。

2.实验室检查
（1）血常规：白细胞及中性粒细胞增高。

（2）粪常规：黏液脓血便，镜检可见白细胞（≥15个/高倍视野）、脓细胞和少数红细胞，如有巨噬细胞则有助于诊断。

3.病原学检查
主要是粪便培养有志贺菌生长。为提高粪便细菌培养阳性率，应在抗生素使用前采样，标本必须新鲜及取脓血或黏液部分做培养。

（六）鉴别诊断

1.其他细菌性肠炎
如侵袭性大肠埃希菌肠炎、空肠弯曲菌肠炎和沙门菌肠炎。以上疾病的临床表现与菌痢极为相似。诊断有赖于粪便培养出不同的病原菌。

2.细菌性胃肠型食物中毒
进食细菌及毒素污染的食物所致，表现为恶心、呕吐、腹痛及腹泻等急性胃肠炎症状，大便多为稀水样便，可有脓血样便。具有集体进食同一食物及在同一潜伏期内集体发病的特点。确诊有赖于从患者的呕吐物、粪便及可疑食物中检出同一病原菌。

3.急性阿米巴痢疾
多无发热，少有全身中毒症状，腹痛轻，无里急后重，多为右下腹压痛。大便为暗红色果酱样便，有腥臭，镜检白细胞少，红细胞多，有夏—雷晶体，有溶组织阿米巴滋养体。

4.急性肠套叠
有阵发性哭闹，发病数小时可排出血性黏液便，镜检以红细胞为主，腹部可触及包块，腹部B超可见"同心圆"和"套筒"样改变。

（七）治疗

1.急性细菌性痢疾
急性细菌性痢疾重点在于控制感染，做好液体疗法及对症治疗。

（1）抗菌疗法：自磺胺药及抗生素广泛应用以来，痢疾杆菌的耐药率逐年增加。该菌对复方新诺明及氨苄西林等多数已耐药，不推荐应用。全国各地区痢疾流行菌株不完全相同，药敏试验结果也存在差异，选择药物需结合本地流行菌株的药敏结果。根据现今药物敏感试验的结果，敏感有效的药物如下。

由于部分志贺菌产ESBLs，因其广泛的耐药性，耐酶类药物普遍敏感可列为首选。①喹诺酮类药比较敏感可列为首选。世界卫生组织推荐一线药为环丙沙星，统计分析具有很好的疗效。至于喹诺酮类药对小儿的毒副反应，70年代美国学者在用小动物做试验发现有关节软骨损害，当时英国学者在小婴儿中应用第一代喹诺酮类药萘啶酸并未发现有骨骼损害，认为有物种差异。以后国内外多年的临床应用均未发现有骨骼损害，国内外许多临床资料表明喹诺酮类药在小儿中应用并非与实验动物一致，表现出相当的安全性。中华儿科杂志（1996年）组织全国专家讨论，认为对儿童不应禁用喹诺酮类药，但要在告知家长的前提下，严格掌握适应证，剂量不应超过每日 10~15mg/kg，疗程不要超过 7 天。

1）诺氟沙星（氟哌酸）：在国内多数敏感，且易获得，故常用。每日 10~15mg/kg，分 3 次口服，疗程 5~7 天。

2）环丙沙星（环丙氟呢酸）：每日 10~15mg/kg，分 3 次口服，亦可用等渗氯化钠或葡萄糖稀释于 100~300ml 静脉滴注，滴注时间不少于 30min。

②磷霉素钙：50~100mg/（kg·d），分 3~4 次口服，疗程 7 天；③利福昔明：是一种肠道抗生素，最大特点是口服在肠道内基本不被吸收，抗菌作用强，抗菌谱广。6~12 岁 100~200mg/次，每日 4 次口服，疗程不超过 7 天。>12 岁 200mg/次，每日 3~4 次口服，疗程不超过 7 天；④小檗碱：每天 10~20mg/kg，分 3 次口服，疗程 7 天。始终稳定保持中度敏感故可选用；⑤复方新诺明（SMZ-CO）：每天 50mg/kg，分 2 次口服，疗程 7 天。内地城市多数耐药，边远地区也许仍可应用；⑥氨苄西林/舒巴坦：0.1~0.2g，分 6~8h 静脉滴注，用于重症不能口服的患者，谨防耐药；⑦第 3 代头孢菌素头孢曲松钠：每日 100~150mg/kg，分 2 次静脉滴注；头孢噻肟（头孢噻肟钠）75~150mg/（kg·d），用于重症不能口服的患者。头孢克肟可口服 3~6mg/（kg·d），分 2 次；⑧巴龙霉素：每日 40mg/kg，分 3~4 次口服；⑨其他抗生素：庆大霉素，每日 1 万~2 万 U/kg，分 3~4 次口服，多黏菌素 E：每日 5~10 万 U/kg，分 3~4 次口服。口服药在肠道不吸收，无不良反应。但因痢疾病变侵入肠黏膜内，故其疗效不如能吸收的全身用药好。

（2）液体疗法：按患儿脱水限度，及时给予纠正。

（3）对症治疗：①发热，>38.5℃给予阿司匹林或对乙酰氨基酚治疗；②呕吐，给多潘立酮口服，0.3mg/kg/次；③腹痛，轻者给颠茄或山莨菪碱（654-2）口服，重者给予山莨菪碱肌内注射，每次 1mg/kg。

（4）一般疗法及饮食管理：患儿应卧床休息，因地制宜地进行胃肠道清毒，隔离患儿应继续饮食，原来吃过的东西均能吃，呕吐严重者，可短时禁食给予静脉输液。

2.迁延与慢性痢疾的治疗

（1）抗菌疗法：同急性痢疾，最好能培养出致病菌，根据药物敏感试验选用抗生素，切忌盲目滥用抗生素，否则会造成肠道菌群紊乱，微生态失衡，反促使腹泻迁延不愈。

（2）液体疗法：痢疾腹泻迁延不愈常合并营养不良，伴有低钠、低钾，多呈低渗脱水，因此，要做血生化测定，根据水、电解质紊乱性质补液

（3）营养疗法：迁延与慢性痢疾常有营养障碍，因此禁食是有害的。通过合理的饮食治疗，使患儿在较短时间内改善营养状况是疾病得以恢复的关键，要尽力供给热量。蛋白质的补充有助于水肿的消退、抗体的形成以及病灶的愈合。一般应不少于 3g/（kg·d），逐步提高到 4.5~5g/（kg·d）。另外应提供多种维生素与微量元素。必要时给予静脉营养，输血或血浆。

（4）微生态疗法：此类患儿多伴有肠道菌群紊乱与微生态失衡，优选双歧杆菌制剂有助于恢复肠道微生态平衡，重建肠道的天然屏障促使疾病的康复。但要注意制剂的质量，没有足够数量的活菌制剂是无效的。

二、中毒型痢疾

中毒型细菌性痢疾，以下简称中毒型菌痢，是急性细菌性痢疾的危重型。起病急骤，突然高热、反复惊厥、嗜睡、迅速发生休克、昏迷。本型多见于2~7岁健壮儿童，病死率高，必须积极抢救。

（一）病原学及流行病学

本病主要致病菌为痢疾杆菌，属肠杆菌科的志贺菌属，为革兰阴性杆菌，最适宜生长温度为37℃，痢疾杆菌对外界抵抗力较强，耐寒、耐湿，但不耐热，一般消毒剂均可将其灭活。

急性、慢性痢疾患者及带菌者均是本病的传染源。主要是消化道（粪-口）传播，即痢疾杆菌随患者或带菌者的粪便排出，通过污染的手，日常生活接触，污染的食物或水源，经口传染给易感者。此病具有明显的季节性，好发于夏、秋季。人群普遍易感，多见于2~7岁平素体格健壮、营养状况好的小儿。

（二）发病机制

人体受痢疾杆菌感染后，在细菌及其内毒素的作用下，机体发生一系列的病理生理变化（称应激反应或超敏感反应）。大致过程如下：细菌及其内毒素→激动内脏自主神经节前副交感神经系统→兴奋交感与副交感神经→乙酰胆碱及儿茶酚胺分泌增多→副交感M受体及交感性α受体兴奋→微血管舒缩紊乱→全身急性微循环障碍。微循环指的是：微动脉→毛细血管网→微静脉之间的血液循环。微循环的功能主要是向器官组织细胞提供营养物质和氧气并带走代谢产物，是器官组织细胞赖以生存的物质基础。微循环发生急性功能障碍，则会引发器官组织细胞五期病理生理变化：

1. 微循环缺血期

疾病早期交感神经被激动，此时儿茶酚胺分泌增多，α受体兴奋，使皮肤内脏小动脉、微动脉、前毛细血管及肌性微静脉痉挛，引起外周血管阻力相加，微血管内容积减少，使组织血液灌注减少，造成脑组织缺血、缺氧。临床表现面色发灰、嗜睡、昏迷、惊厥。

2. 微循环淤血

期上期缺血与缺氧刺激微血管壁上的肥大细胞释放组胺，组织胺具有舒张血管的作用。同时缺血期产生代谢性酸中毒，酸中毒也有舒张血管的作用。这些因素使微动脉、前毛细血管等前阻力血管舒张，而肌性微静脉对组织胺和酸中毒作用不敏感，仍处于收缩状态。前阻力降低后阻力仍高，使微循环内多灌少流，造成微循环内淤血与缺氧。毛细管内静水压升高，通透性增高，血管内液向外渗出，形成脑组织水肿。临床表现颅内压升高，患儿昏迷加重，惊厥频繁，脑水肿与颅内压升高压迫脑神经，诱发脑疝使瞳孔一侧大、一侧小，严重者可发生呼吸衰竭而死亡。

3. 休克期

有的患儿由于皮肤内脏微循环障碍，大量血液淤积在胸腹内脏，回心血量减少，有效循环量不足，另外骨骼肌的血管主要是M受体与$β_2$受体支配，休克时这两种受体被激动引起骨骼肌内血管扩张造成骨骼肌血液过度灌注，这部分血液约占心排血量的1/3，因此骨骼肌内淤血也是有效循环量减少的重要原因之一。在休克期临床表现心排血量减少，血压下降，脉搏细速，四肢发凉，皮肤发花，肢端可出现发绀，表情淡漠，严重者可出现循环衰竭而死亡。

4.弥散性血管内凝血（DIC）期

微循环障碍进入淤血期后，由于毛细血管内液体外渗，酸血症使肝素灭活。同时血管内皮细胞受损，暴露胶原纤维，激活Ⅻ因子。以上因素引起血液呈高凝状态促成了DIC。此时广泛的微血栓阻塞毛细血管，使微循环障碍进一步恶化。在凝血过程中消耗了大量凝血因子，血小板减少，机体为对抗DIC而继发纤溶亢进，故后期血液凝固性降低，诱发出血倾向。

5.器官衰竭期

微循环障碍得不到解决或继续恶化，随着失代偿的继续发展，细胞代谢与功能障碍越来越严重，组织内乳酸堆积、pH下降、能量耗竭、酶的活性降低、细胞衰竭，溶酶体破裂释放出溶酶体酶，造成细胞损伤与坏死。此时胰腺释放出心肌抑制因子（MDF），使心功能更差。所以微循环障碍先是引起脏器功能改变，继而引起组织细胞坏死发生脏器衰竭。中毒型痢疾是全身性微循环障碍，因而严重病例可引起全身多脏器衰竭。

（三）病理改变

中毒型痢疾由于全身应激反应来势迅猛，胃肠道炎症病变则轻微，主要见于结肠，其次为小肠及阑尾。肉眼可见肠黏膜充血、水肿，镜下可见固有层内有局限性出血灶，黏膜下小血管扩张，并有血液淤滞和水肿。有的病例浆膜下也有比较明显的充血和水肿，溃疡少见。

死亡病例内脏器官病理改变显著。可见心、脑、肺的损害严重，其中脑水肿尤为明显，且以脑干部第四脑室附近水肿更为明显，这种改变可能是中枢性呼吸衰竭而致早期死亡的原因，此外尚可见脑细胞变性。肺脏可见肺内淤血、肺泡内出血、肺泡及间质水肿、小血管内有凝血或血栓，这些改变在肺型病例尤为明显。心肌改变有淤血、间质水肿、细胞变性。肝脏有脂肪变性。肾上腺有时可见出血和皮质萎缩。

（四）临床表现

此病潜伏期为1~2天，短者数小时，起病急骤，突起高热，体温可>40℃，并迅速发生休克、昏迷或呼吸衰竭，肠道症状少或不明显，往往在数小时或十数小时后出现，甚至无腹痛与腹泻，故常被误诊为其他热性疾病。根据临床表现可分为以下4型。

1.休克型（皮肤内脏微循环障碍型）

主要表现为感染性休克，患儿出现面色苍白、四肢厥冷、脉搏细速、血压下降、皮肤花纹，可伴有心功能不全、少尿或无尿及不同限度的意识障碍等。

2.脑型（脑微循环障碍型）

主要表现为颅内压增高、脑疝和呼吸衰竭。起病急，患儿早期有剧烈头痛、呕吐、血压偏高，心率相对缓慢，肌张力增高，随病情进展出现反复惊厥，很快进入昏迷，严重者可呈现瞳孔两侧大小不等，对光反应消失，呼吸深浅不均，节律不齐，甚至呼吸停止。此型较严重，病死率高。

3.肺型（肺微循环障碍型）

主要表现为呼吸窘迫综合征，以肺微循环障碍为主，患儿突然呼吸加深加快，呈进行性呼吸困难，直至呼吸停止，常在休克型或脑型基础上发展而来，病情危重，病死率高。

4.混合型

同时或先后出现以上 2 型或 3 型的征象,是最为凶险的一种,病死率更高。

(五)辅助检查

1.大便常规

为黏液脓血样,镜检有成堆的脓细胞、红细胞及吞噬细胞。

2.大便培养

可分离出志贺菌属痢疾杆菌。

3.外周血白细胞检查

白细胞总数与中性粒细胞明显增高,并可见核左移。当有 DIC 时,血小板明显减少。

4.免疫学检查

可采用免疫荧光抗体等方法检测大便标本中的致病菌,较快速,有助于早期诊断,但特异性有待进一步提高。

5.特异性核酸检测

采用核酸杂交或 PCR 可直接检测大便中的痢疾杆菌核酸,具有检测手段方便快捷、特异性高,灵敏性强的特点。

(六)诊断与鉴别诊断

发病前有不洁饮食史或与腹泻患儿接触史,在夏秋季节,2~7 岁平素体质健壮的儿童突起高热,伴反复惊厥、昏迷和(或)休克的表现,均应考虑中毒型菌痢。可用肛拭子或灌肠取大便做常规检查,镜检发现成堆脓细胞或红细胞可初步确诊。中毒型菌痢需与高热惊厥、病毒性脑炎等疾病相鉴别。

(七)治疗

本病发病急骤,病情危重,必须积极抢救。

1.降温止痉

高热时可综合使用物理降温、药物降温或亚冬眠疗法。反复惊厥者可用地西泮每次 0.1~0.3mg/kg 肌内注射或静脉注射(每次最大剂量专 10mg),或水合氯醛 40~60mg/kg 保留灌肠,或苯巴比妥钠每次 5~10mg/kg 肌内注射。

2.控制感染

为迅速有效控制感染,通常使用两种对痢疾杆菌敏感的抗生素静脉用药,如阿米卡星、头孢噻肟钠或头孢曲松钠等药物,病情好转后改口服。

3.防治循环衰竭

扩充血容量,纠正酸中毒,维持水、电解质平衡;在充分扩容的基础上应用血管活性药物,改善微循环,常用药物有东莨菪碱、酚妥拉明、多巴胺等;及早使用肾上腺糖皮质激素。

4.防治脑水肿和呼吸衰竭

首选 20%甘露醇降颅压,每次 0.5~1g/kg 静脉注射,每 6~8h 一次,疗程 3~5 天,或与利尿剂交替使用,必要时可用肾上腺皮质激素。保持呼吸道通畅,给氧,若出现呼吸衰竭及早使用呼吸兴奋剂或辅以机械通气等。

(杨光路)

第十节 周期性呕吐

周期性呕吐综合征（cyclic vomiting syndrome，CVS）是功能性胃肠道疾病。CVS的概念，最早于1882年由SamuelGee阐述。目前公认的定义为：三次或更多次的发作性的顽固的恶心和呕吐，每次发作持续数小时至数日，2次发作间有长达数周至数月的完全无症状的间歇期。患者不存在任何代谢、神经、胃肠等各系统的异常。

一、周期性呕吐的研究历程

对周期性呕吐的认识和报道已有2个世纪。最早以英文描述的是Samuel Gee，报道于1882年，当时描述为："这些病例看来全部有相同的类型，发作性呕吐，在不定的间歇期后再发作，此呕吐可持续数小时或数天，如病情严重，病人会非常疲惫。"该描述概括了目前对CVS认识的三个基本特点，即严重的、分散发作的呕吐；间歇期正常；发作呈固定形式。

CVS的研究可分为2个阶段，第一阶段为1806~1990年，研究包括对CVS的最初描述和认识，CVS与偏头痛的关系，CVS涉及的代谢异常的发病原因，及CVS与癫痫和癫痫等位症、自主神经功能失调、精神心理因素等的关系；第二阶段为1990年至目前，研究包括由Kathleen Adamsyu于1993年组织病人、家庭和医师会议，在会上发起成立CVS协会（CVSA）。以后相继在美国、英国、澳大利亚建立地区性组织。1994年于伦敦和1998年于美国的Milwaukee召开了两次国际研讨会，制定了CVS诊断标准和进一步研究CVS的基础和临床，包括CVS临床特点，胃肠动力，恶心呕吐下丘脑传导通路、促皮质素释放因子（CRF）、应激反应、脂肪酸氧化反应、线粒体障碍、离子通道、5-HT、速激肽受体、基因和生物钟在发病中的作用。已有近百篇论文发表于各专业期刊上。

二、流行病学

CVS确切的流行病学尚未完全清楚。20世纪60年代Cullen和MecDonald等发现占3440名调查对象的2.3%；90年代AbuArafeh的资料为2165名5~15岁儿童的1.9%。21世纪初LiBuk等研究发现CVS发病率低于以上数字，并分析发病数有差异的原因，可能是先前统计的是周期性呕吐（CV）的发病率，而不是周期性呕吐综合征（CVS）的发病率。CVS的发病年龄早至生后数天，有报道小于18岁人群中发病年龄中位数为4.8岁。男、女均可发病，女稍多于男（女：男＝55：45）。从症状发生到作出明确诊断的平均病程国外为2.5年，国内资料为3.5年（3个月~12年）。

三、病因和发病机制

CVS的病因和发病机制仍在研究中，目前认为与以下方面有关：偏头痛；下丘脑-垂体-肾上腺轴和应激反应；自主神经系统功能不良；遗传因素。

（一）偏头痛及相关机制

偏头痛和CV3在临床和病理生理方面有广泛联系。临床上两者均为发作性疾病，有苍白、厌食、恶心等共同表现。近80%CVS患儿有偏头痛家族史，此类患儿对抗偏头痛制剂有较好疗效，有较高发展为偏头痛倾向80%的CVS因伴发腹痛而同时被分类为腹型偏头痛，54%的腹型偏头痛因伴发呕吐而同时被诊断为CVS。基础研究显示，有典型偏头痛表现的 MELAS（线粒体脑病、乳酸酸中毒、偏瘫）综合征与 CVS 相同，都被发现有线粒体 DNA 突变而造成呼吸链障碍，及神经元离子通道病变。

与月经性偏头痛类同，月经性 CVS 对雌激素调控药物的治疗作用提示经前雌激素水平下降可能对发病起作用。

（二）下丘脑-垂体-肾上腺轴和应激反应

由下丘脑-垂体-肾上腺轴调节的应激反应显示对 CVS 发病起作用：感染、生理和心理因素&被鉴定为 CVS 的触发因子。临发作前血清促肾上腺皮质激素（ACTH）和可的松水平升高及随后血清抗利尿激素（ADH）、前列腺素 E_2，血清和尿的儿茶酚胺水平升高，解释了某些患者发病时有高血压、液体潴留。神经抑制剂和前列腺素抑制剂的治疗作用也证明了该机制。近年引起关注是促皮质素释放因子（CRF）的作用。动物模型显示 CRF 类似物通过迷走神经作用于 CRF-R2 受体引起胃淤积和呕吐。而 CRF 的清晨峰值也可解释 CVS 多于清晨发作的原因。

（三）自主神经系统

自主神经系统对 CVS 发生既有中枢又有周围的作用。CVS 发病时的很多症状如：苍白、面红、发热、嗜睡、过量流涎、呕吐、腹泻等都由自主神经系统调节。To 等近期验证，CVS 患者心血管交感神经张力明显高于对照组。CVS 患者的胃电节律失常已被国内外临床证实。Vanderhoof 等研究显示胃动素受体兴奋剂——红霉素对预防 CVS 有作用。

（四）遗传因素

近期 Haan 等报道一个家族三代 4 个 CVS 患者，提出 CVS 发病有遗传因素，认为有呕吐的基因存在。

Wang 和 Boles 等近年研究发现，偏头痛和 CVS 患者线粒体 DNA（mtDNA）控制区序列变异，提示了 CVS 的母亲遗传倾向。Wang 等检测了 62 个患 CVS 和神经肌肉病变（CVS＋）儿童的 mtDNA，并与 95 例正常儿童对照。在 CAS 儿童中发现 6 例在 mtDNA 控制区有 1~2 个罕见的序列变异，对照组为 0（P＝0.003）。这些变异包括 6 个点的和 2 个长度的改变，均位于 mtDNA 控制区的高变异区 1（HV1）和 2（HV2）内。其中半数发生在 HV1 的核苷酸序列 16 040~16 188 片段，HV1 内含调节 mtDNA 复制的重要功能部位即终止相关序列（TAS）。在核苷酸序列 16040~16188 片段序列变异在 CVS 和无先兆的偏头痛患儿中高于对照组 3 倍。

四、临床表现

（一）发病特点和呕吐

CVS 患儿发病期非常衰弱、倦怠，严重影响学习，而缓解期完全健康如常。呕吐通常是独特的快速发生和难以忍受，最严重的呕吐可达每小时 10 余次。呕吐物可含胆汁（76%）、黏液（72%）、带血（32%）。约 50%患儿发作期需静脉补液，其中 28%则每次都需要。

CVS 患儿家长描述，病情发作呈现一种"开-关"的刻板形式，就如有开关控制突发突止。有 68%的患儿仅在发作前半小时有恶心、苍白等前兆。呕吐在发作后，1 小时即可达高峰强度，持续 1~2 天，而在呕吐停止到能进食仅需数小时。98%家长描述发作刻板，如准时发作，有相同的强度、发作过程和相关症状。小于 1/2 的 CVS 患儿有稳定周期，较常见的间歇期为 2~4 周。在 24 小时的昼夜周期中，发作大多于清晨（2~4AM 和 5~7AM）。每次发作有明显自限性。

（二）自主神经和胃肠道症状

自主神经症状很常见，尤其是嗜睡（91%）、苍白（87%），有些患者有明显的流涎（13%），少数可有轻度高血压。

除呕吐外，腹痛（80%）、干呕（76%）、厌食（74%）、恶心（72%）是最常见的症状。其中恶心是最窘迫的，因为直至发作结束，没有短暂缓解。发作数天后的胃肠疼痛，通常是由于呕吐和干呕引起的食管和胃黏膜损伤。另有发热（29%）和腹泻（36%），推测可能因为细胞因子释放和自主神经作用。

（三）神经系统症状

CVS 发作时有典型的神经系统症状，如头痛（40%）、畏光（32%）、害怕高声（28%）、眩晕（22%）等。

（四）触发因素

68%的家长能说明应激事件的触发作用，包括生理、心理应激和感染。感染（41%）最常见；心理应激（34%）包括：正面因素如生日、节日等。有家长陈述，因患儿发病易被各种因素诱发，全家已数年不能外出度假。负面因素如家庭和学校相关因素。正面因素触发率高于负面因素；饮食（26%）；体力消耗和缺乏睡眠（18%）；特异事件（13% 经期女孩 13%被证明月经是典型触发因素）。

五、诊断和鉴别诊断

虽然 CVS 有独特的临床表现，但因周期性呕吐（CV）的非特异性，并与某些器质性疾病的症状重叠，从而产生误诊。笔者曾遇到反复呕吐 5 年的肠旋转不良合并肠扭转及反复呕吐 8 个月的颅内肿瘤患儿。所以要诊断 CVS，首先应除外器质性疾病。

（一）诊断的关键问题

文献提示以下关键问题的肯定性答复，诊断 CVS 的可能性占 70%以上："患者是否以前有过≥3 次类似的呕吐、间歇期完，全正常、每次发作都类同、呕吐最严重时超过 1 次/15min、合并苍白和嗜睡、合并腹痛厌食和恶心、有偏头痛家族史"。

（二）诊断标准

1.诊断标准Ⅰ（制订于 1994 年伦敦 CVS 国际研讨会）

（1）必需条件：①反复发生的、严重的、分散发作性的呕吐；②在 2 次发作间有数周至数月的完全健康间歇期；③呕吐发作持续数小时至数天；没有明显的呕吐原因（实验室、影像学、内镜检查结果阴性）。

（2）支持条件：①发作形式：

1）刻板型：在各个体中每次发作有相同的发作时间、强度、间歇期、频率、相关的症状和体征。

2）自限性：如果不治疗，发作可自行消退。

②相关症状：恶心、腹痛、头痛、动力障碍、畏光、嗜睡；③相关体征：发热、苍白、腹泻、脱水、过度流涎、社交能力丧失。

2.诊断标准Ⅱ（制订功能性胃肠道疾病诊断标准的多国工作组即罗马委员会于 1999

年修订发表的罗马Ⅱ标准）。

（1）有>3次之强烈发作，表现为急性恶心、不间断呕吐的病史，持续数小时至数日，伴有数周至数月的无症状期。

（2）无代谢性、胃肠道或中枢神经系统的结构性疾病或生化异常。

（三）鉴别诊断

呕吐是小儿常见的非特异性症状，很多病症均可表现反复发作的呕吐。诊断CVS须与以下疾病鉴别，即中枢神经系统疾病、胃肠道疾病、全身系统性疾病和遗传代谢疾病，详见（表10-10-1）和（表10-10-2）。Li等分析了225例CV患儿的诊断疾病，详见（表10-10-3）。

表10-10-1 CVS需要鉴别的疾病

消化系统	消化性损伤：食管炎、胃炎、胃溃疡等；畸形：旋转不良等；炎症性肠病；慢性阑尾炎；肝胆病：胆囊收缩不良等；胰腺炎；家族性自主神经功能不良、假性梗阻
神经系统	腹型偏头痛、慢性鼻窦炎、颅压增高（肿瘤）、腹型癫痫
泌尿系统	继发于输尿管膀胱连接点梗阻的急性肾盂积水、肾石
代谢/内分泌解	Addison病、糖尿病、嗜铬细胞瘤、有机酸血症：丙酸血症、脂酸氧化障碍、线粒体病（MELAS）、尿素循环障碍、氨基酸尿、急性间断性卟啉症、Hypothalamic surge、酮障碍
其他	求医僻：由催吐剂引起呕吐；焦虑、抑郁

表10-10-2 CVS鉴别诊断的相应辅助检查

血	血常规、血气分析、电解质、肝肾功te、血氨、血糖、血脂、血乳酸、血氨基酸、脂肪酶、淀粉酶、丙酮酸、脂/游离肉碱比值、皮质激素、ACTH、ADH
尿	常规、镜检、培养、香草杏仁酸、高香草酸、酮、钙/肌酐比值、有机酸、脂/游离肉碱比值、δ-氨基酮戊酸、叶吩胆色素原
粪便	隐血、镜检、虫卵、寄生虫
影像学	消化道内镜，全消化道钡餐造影，胃排空扫描，头颅、腹部、鼻窦CT，肝胆脾胰肾、肾上腺超声、头颅、MRI
其他	脑电图

表10-10-3 225例CV病因分类

病因	例数/百分比	病因	例数/百分比
胃肠病症	7%	最严重胃肠外病症	
最严重的胃肠病	14%	神会氧和肾外科病	11%
小肠旋转不良	5%	颅内肿瘤	3%
慢性阑尾炎	3%	Chiari畸形	3%
多发囊肿	1%	非功能性脑室腹膜分流	3%
小肠粘连性梗阻	1%	顽固性慢性鼻窦炎	1%
先天性巨结肠	1%	输尿管膀胱连接点梗阻引起肾盂积	1%

（四）消费最合理的诊治步骤

对于每个CV患儿，应注意既不漏诊器质性疾病，又不进行过多的辅助检查。最近，Olson等比较了以下三种诊治方案：方案一：广泛的实验室检查除外各系统疾病；方案二；经验性的抗偏头痛治疗2个月；方案三：全消化道钡餐造影后给以经验性抗偏头痛治疗2个月。方案二和方案三如治疗无效则给以全面检查。评估结果显示方案三既避免了方案一过多无意义的检查，又避免了方案二漏诊消化道畸形，是消费最合理的诊治步骤。协和医院儿科的诊断步骤包括胃肠动力检查、消化道钡餐造影和/或胃镜、脑CT，除外胃肠道和中枢神经系统器质性疾病后开始相应治疗，2~3个月后根据疗效决定是否改变治疗方案或需进一步检查。近10余年未发生误诊和漏诊。

六、治疗

因CVS的病因和发病机制尚未完全明确，故治疗仍然是经验性的综合治疗（表10-10-4）。

表 10-10-4 CVS的治疗选择

药物、途径、剂量	目的（机制）	副作用
支持治疗		
葡萄糖、NS、KCl	提供葡萄糖、液体，治疗线粒体障碍	线粒体障碍
劳拉西泮 iv，0.05~Umg/kg q6h	镇静、抗恶心、抗焦虑	呼吸抑制、激动
苯海拉明 iv，1.25mg/kg q6h	镇静、抗恶心	抗Ach，预防张力障碍反应
氯丙嗪 iv，0.5~1,0mg/kg q6h	镇静、抗呕吐	张力障碍反应
吗啡 iv or IM，0.1~0.2mg/kg q4~6h	止痛	呼吸抑制、低血压
顿挫治疗（发作<1次/月发作时给）		
恩丹司琼 iv，0.3~0.4mg/kg q6h	抗呕吐（5-HT3拮抗剂）	便秘
格雷司琼 iv，10μg/kg q4~6h	抗呕吐（5-HT3拮抗剂）	便秘
酮咯酸 iv，0.5~1.0mg/kg q6~8h	抗偏头痛（NSAID）	消化道出血、消化不良
舒马曲坦 胃管 20mg（≥40kg）	抗偏头痛（5HT1BAD激动剂）	胸烧灼感、心律失常
恩丹司琼 po，4~8mg q.i.d	抗呕吐	便秘
预防治疗（发作>1次/4周，每天口服）		
普萘洛尔 10~20mg bid~tid	抗偏头痛	疲劳、心动过缓（不再哮喘）
盐酸赛庚啶 0.3mg/(kg·d) 分成tid	抗偏头痛	疲劳、体重增加
阿米替林 1~2mg/(kg·d) qhs	抗偏头痛	抗Ach、延长QT间期
去甲替林 0.5~2mg/(kg·d) qhs	抗偏头痛	抗Ach、延长QT间期
苯巴比妥 2~3mg/(kg·d) qd	抗偏头痛、抗癫痫	疲劳、学习困难
丙戊酸 500~1000mg 缓慢释放 qhs	抗偏头痛、抗癫痫	体重增加、肝炎、胰腺炎
卡马西平 5~10mg/(kg·d) 分成bid	抗偏头痛、抗癫痫	镇静、白细胞下降（不是在高敏感）
红霉素 20mg/(kg·d) 分成bid~qid	促胃肠动力	腹部痉挛、恶心
西沙必利每次 0.2~0.3mg/(kg·次) qid	促胃肠动力	延长QT间期
Loestrin 1.5/30	抗经期偏头痛	血栓栓塞、高血压

（一）避免触发因素

避免感染、食物、晕车等触发因素，对某些心理应激如家庭和学校因素也应避免小儿消化系统疾病，适当应用抗焦虑药物（如去甲劳拉西泮）偶可预防发作。

（二）发作期的支持治疗

发作期应予患儿安静舒适环境，避免光和强声刺激，按需给以补液，纠正水电解质紊乱和酸碱失衡，保证热卡供应。文献提示单纯葡萄糖和电解质的输入，有效率可达42%。镇静剂如氯丙嗪、劳拉西泮等的应用可使患儿安静休息，缓解顽固的恶心和镇吐。呕吐重者可用 $5-HT_3$ 拮抗剂 GmnLsetron（格雷司琼）和 Oiidanse-tron（恩丹司琼）静脉输入。有明显胃肠黏膜损伤（呕吐咖啡样物）时适当加用黏膜保护剂和抑酸剂。

（三）预防性药物治疗

对于发作超过每月1次，且每次发作持续3~7天，应进行预防用药。目前常用的药物有抗偏头痛剂、精神安定剂、止吐剂和促胃肠动力剂等。近年来以上药物的应用已明显改善了CVS的临床过程。Li报道各种药物的有效率为：小剂量普萘洛尔（57%）、赛庚啶（0.3mg/（kg·d）分3~4次）（39%）、（阿米替林25~50mg/d）（67%）。苯噻啶在英国和澳大利亚被广泛应用。Aanpreimg等研究显示阿米替林和苯噻啶的有效率分别为83.3%和50%。北京协和医院儿科用多虑平、丙戊酸钠和赛庚啶三联治疗，有效率达85%以上。患儿用药剂量根据病情和对药物的依从性进行个体化，总结发现均低于所列剂量。也有报道胃动素受体激动剂红霉素达到75%的有效率。

七、病程和预后

20世纪60年代小样本研究发现43/44发作结束于14岁前，病程中位数是6年。近期资料显示有27%发展为偏头痛；小于3岁发病者，病程3~8年；8岁以后发病者，病程6~3年；估计50%在15岁后发展为偏头痛。目前对发病机制的深入研究（线粒体DNA、离子通道缺陷、CRF异常、脑-肠关联等）；前文所述的有效经验治疗和新药开发（离子通道稳定剂等）已经显示控制病情的临床效果；及医师和家长对本病的认识逐年增进，并采取适当的诊治措施。故可以预测在以后的十年内，对CVS的病程和预后会有新的评估。

（黎小秀）

第十一节 贲门失弛缓症

贲门失弛缓症（achalasia）是一种食管运动障碍性疾病，食管缺乏蠕动和下食管括约肌（LES）松弛不良为其特征。临床上表现为吞咽困难、体重减轻、餐后返食、夜间呛咳和胸骨后疼痛等。食管吞钡检查可发现贲门鸟嘴样狭窄和食管扩张，LES压力测定显示静息压力升高，吞咽引起的反射性LES松弛失调、减弱或消失。此病并非罕见，但我国目前尚缺乏大样本人群发病率的统计资料。贲门失弛缓症在小儿是较少见的，尤其是新生儿、婴幼儿病例更为罕见。一旦发病将严重影响小儿生长发育。因此，对可疑病例应尽快确诊并尽早治疗。

一、病因

贲门失弛缓症的病因还不十分清楚，可能与遗传、自身免疫和感染等因素有关。

1.遗传因素

该病可发生于兄弟姊妹、父母与子女之间，并且可与家族性自主神经功能异常、家族性糖皮质激素不足和遗传性小脑共济失调等遗传性疾病共存，提示本病可能为常染色体隐性遗传。O'Brien等报道，在一个父母健康的家庭，7个子女中有5人患食管运动障碍性疾病，其中4人食管吞钡表现为贲门失弛缓症。但Mayberry等调查了100例的亲属，未发现贲门失弛缓症的发病率增高，因而人们怀疑本病另有原因。

2.病毒感染

有人发现，在脊髓灰质炎后遗症病人中，如果延髓受累，33%的病人可出现严重吞咽困难。Robertson等用补体结合试验检测58例患者的血清，14例中发现水痘-带状疱疹病毒，而对照组均未发现，并用原位PCR（聚合酶链反应）检测贲门失弛缓症9例的标本，3例标本中水痘疱疹病毒阳性。但是儿童中水痘感染相当常见，而贲门失弛缓症发病率却不高，因此，水痘疱疹病毒是否是真正的病因，有待进一步研究。

3.自身免疫

HLA基因复合体的特异性等位基因与某些自身免疫性疾病形成以及基因遗传性疾病有关。Annes等发现，同患贲门失弛缓症的父女具有相同的HLA表型。Wong等报道，贲门失弛缓症病人HLAII型DQwI表达明显增高。Tottrup等检测了贲门失弛缓症9例的下食管标本，发现平滑肌细胞间质存在嗜酸细胞阳离子蛋白（eosinophil cation protein，ECP）-嗜酸细胞脱颗粒产生的一种毒性蛋白，而正常对照组则未发现。ECP具有高细胞毒性和神经毒性，因此他们认为贲门部位的肌间神经细胞的丧失是ECP毒性作用所致。免疫性疾病多表现为全身性，但为什么大多数病人只表现食管症状，而其他神经肌肉正常，有待进一步研究。

4.其他感染

目前已经证实，南美锥虫病感染有可能引起LES痉挛，导致贲门失弛缓症的发生，其机制可能与其毒素有关。研究发现100%病人胃内均有幽门螺杆菌感染，是否幽门螺杆菌释放的Vac A、Cag A等毒素作用的结果尚待进一步研究。

二、发病机制

贲门失弛缓症的发病机制有先天性、肌源性和神经源性三种学说。

1.先天性学说

认为本病为常染色体隐性遗传，但至今未发现引起本病的缺陷或突变基因。

2.肌源性学说

认为贲门失弛缓症LES压力升高是由LES本身病变引起。研究表明，正常人LES的平滑肌与食管平滑肌不同，具有较高的张力，发生贲门失弛缓症时LES最明显的病理变化是肌层的肥厚。Goldblum等检查贲门失弛缓症42例的食管标本中，LES以环行肌层增厚最明显，电刺激肌肉产生高幅收缩，但单位肌肉产生的肌力相同，提示增厚的LES可能是继发性改变。在制备犬和猫贲门失弛缓症动物模型的研究中，发现LES肌肉对乙酰胆碱及硝普钠引起的舒缩反应无明显差别，说明LES本身不是引起静息压升高的根本原因。

3.神经源性学说

是目前人们广泛接受的学说。认为贲门失弛缓症是支配LES的肌间神经丛中松弛LES的神经元和神经纤维减少或缺乏引起。贲门失弛缓症由于调节LES的抑制性神经尤其是含一氧化氮合酶（NOS）的神经元受损，导致抑制性神经递质 NO、血管活性肠肽、磷酸己酸异构酶、降钙素基因相关蛋白、癌相关性多肽抗原和 CO 等减少，从而引起调节 LES 的兴奋性和抑制性神经失衡，最终引起 LES 压力增高而出现一系列的临床表现。Mearin 等对贲门失弛缓症 8 例和非贲门失弛缓症 6 例的 LES 标本进行对比研究发现，贲门失弛缓症 LES 中缺乏 VIP 和 NO 阳性神经元和神经纤维。

三、临床表现

贲门失弛缓症临床表现为吞咽困难、进食后呕吐、营养不良和反复的吸入性呼吸道感染。较大儿童会诉说胸骨疼痛、胸闷等不适症状。婴幼儿经常呕吐、反复呼吸道感染和体重不增等营养不良表现应考虑本病。

1. 吞咽困难

是本病最早、最常见，也是最突出的症状，占 95% 以上，出现多较缓慢，常因情绪波动或进食刺激性食物后诱发。疾病早期咽下困难常呈间歇性发作，后期呈持续性。通常液体咽下困难占 40%~60%，固体吞咽困难占 80%~98%。部分病人采取体位改变，如双臂抬高超过头部，胸背伸直或挺胸站立等姿势以增加食管内压力，促进食管排空。

2. 胸骨后疼痛

占 40%~90%，可为闷痛、灼痛、针刺痛或锥痛，疼痛部位多在胸骨后或中上腹部，有时可放射到颈部或背部，服用硝酸甘油或进食热饮后可获缓解。

3. 食物返流

为最常见症状，占 95%~100%，多在进食时或餐后数分钟内出现，也可在餐后数小时或夜间发生。80%~95% 病人夜间返流引起呛咳导致惊醒，少数可引起吸入性肺炎。

4. 体重减轻

吞咽困难轻微者体重减轻不明显，随着症状加重，病程延长，可出现消瘦、营养不良和维生素缺乏等表现。

四、并发症

1. 吸入性肺炎

是贲门失弛缓症的常见并发症，发病率为 10%~30%，有时可出现肺脓肿、肺不张和胸腔积液等，主要是食管返流物被吸入肺内所致。30%~70% 病人可出现夜间呛咳，少数可出现哮喘，严重时出现胸闷、呼吸困难。

2. 食管本身并发症

大量食物和分泌物长期潴留于食管内，对食管黏膜不断刺激，最终可导致潴留性食管炎，久之可发生食管糜烂，甚至溃疡或瘢痕狭窄。成年人中并发食管癌约为 2%~7%，是正常人的 20 倍。

五、诊断

食管吞钡 X 线检查可显示上段食管扩张，下段呈鸟嘴状狭窄，钡剂通过时有不同程度受阻。婴幼儿可插入鼻胃管至食管上段，然后经导管注入适量稀钡或泛影葡胺溶液进行检查。根据病史、X 线检查一般能作出诊断。必须强调的是，对新生儿或幼小婴儿的 X 线检查是较困难的，哭闹乱动状况下，往往观察不清，拍出的照片常常看不到典型的病征，因此可能会误诊或不肯定诊断。Myers 等收集到 175 例患儿中，婴儿期出现症状的占18%,但1岁内得到确诊的仅为6%。

诊断标准:①具有吞咽困难、返食、夜间呛咳和胸痛等症状,时好时坏;②X线钡餐显示食管下段黏膜光滑,狭窄,呈鸟嘴样改变,食管体腔扩大;③内镜检查食管腔内有食物潴留,食管扭曲,LES部位痉挛,胃镜通过稍有阻力,并排除贲门胃底瘢痕狭窄和新生物;④食管测压食管下2/3段推进性蠕动波减弱或消失,LESP压力增高,吞咽时LES松弛度和松弛率显著降低或消失。

根据①并具备②、③、④中的一项即可确诊,其中食管LES静息压力,松弛度和松弛率测定尤其重要。部分早期病人仅有LES压力升高或松弛率和松弛度异常。诊断时尤其要与食管下段或贲门良恶性肿瘤和良性狭窄(外压或瘢痕)引起的假性(继发性)贲门失弛缓症相鉴别。

六、治疗

原发性贲门失弛缓症病因不清,缺乏特异性根治方法。药物治疗效果差,目前主要采用气囊扩张术,肉毒杆菌毒素(BT)局部注射和外科手术等治疗,基因治疗是今后的研究方向。

1.药物治疗

目前尚无治疗本病的特效药物。

(1)钙离子拮抗剂:可降低LES压力而改善症状,但其长期疗效不显著。硝苯地平10~20mg,餐前15分钟舌下含服,每日3次。不良反应有头痛、直立性低血压等。地尔硫䓬为噻嗪类钙离子拮抗剂,30~90mg舌下含服,每天3~4次,只有半数病人有效,不良反应有头痛头晕、胃肠不适、心动过缓和谷丙转氨酶升高等。

(2)硝酸盐类药物:在体内降解产生NO松弛LES,减轻症状。硝酸甘油0.3~0.6mg,每天3次,餐前15分钟舌下含服。戊四硝酯或亚硝酸异戊二酯应用后15分钟起效,可持续90分钟,餐前5分钟舌下含服。异山梨酯:餐前10~20分钟,5~10mg舌下含服。

(3)抗胆碱能药物:阻断M胆碱能受体,使乙酰胆碱不能与M受体结合而松弛平滑肌。常用药物有山莨菪碱、阿托品、溴丙胺太林等,该类药物有防止或解除食管痉挛性疼痛的作用,可出现口干、颜面潮红、心悸、尿潴留等不良反应。

(4)镇静药物:是贲门失弛缓症的辅助用药。其药理作用主要是抑制中枢神经兴奋,降低机体对外界的反应,从而降低病人的紧张情绪,缓解症状,但不能长期应用。

(5)其他:卡布特罗(Carbuterol)是一种β肾上腺素能激动剂,口服4mg能使LES压力下降50%~60%,作用可持续90分钟。此外,某些消化道激素(如胰高血糖素、血管活性肠肽等)也能降低LES压力,理论上可用来治疗贲门失弛缓症,但距临床应用尚存差距。

2.扩张治疗

扩张治疗是较满意的一种治疗方法。有探条扩张、内镜下气囊、水囊、钡囊扩张等。其目的是通过机械方法使部分LES肌纤维断裂,降低LES压力,缓解其梗阻症状。气囊扩张术是目前临床上最主要疗法之一。常用的扩张器气囊直径30mm、35mm和40mm。成人多采用35mm直径的气囊,儿童及有手术史者应选用30mm为宜,35mm无效者可选用40mm。气囊扩张术的并发症有出血、穿孔、感染、胸痛和返流性食管炎,其中穿孔是最严重的并发症，约占2%~6%。

3.肉毒杆菌毒素治疗

肉毒杆菌毒素（Botulintoxin，BT）是肉毒杆菌产生的一种高分子蛋白的神经毒素，能抑制胆碱能运动神经末梢释放乙酰胆碱，引起肌肉麻痹性松弛。贲门失弛缓症的LES压力增高是由于支配LES的抑制性神经受损，兴奋性胆碱能神经相对占优势引起LES痉挛，局部注射的BT在神经肌肉连接处与乙酰胆碱神经末梢突触结合，阻断胆碱能神经释放乙酰胆碱，从而松弛LES。1993年Pasricha首次发现，BT局部注射可松弛豚鼠的LES。1994年在内镜下对贲门失弛缓症病人的LES进行局部注射，21例中有效19例。有人长期随访发现该疗法短期有效率为90%，6个月疗效为71%，1年为68%，疗效平均持续13年。初治复发后，再次注射能使大部分病人重新缓解，且持续时间与初治时无差异。

4.硬化剂治疗

1996年西班牙Morto首次报道，用乙醇胺LES局部注射治疗贲门失弛缓症，其机制可能是硬化剂引起LES坏死和纤维化，减轻其痉挛。33例平均36次注射后随访11个月，有效率达939%，但需重复注射，4例发生狭窄。此技术有引起出血和溃疡等并发症的危险，应当慎用。

5.手术治疗

手术治疗的原理是将痉挛的LES纵向切断，横向缝合，降低压力，改善食管排空。经腹或胸作Heller术是目前治疗本病的有效方法。开放式Heller手术适用于扩张治疗失败或扩张治疗有困难者，如贲门失弛缓症伴膨出性憩室、膈肌裂孔疝、食管极度扩张者。目前常用的是改良Heller手术，即下食管括约肌纵行切开加抗返流术（Dor术式、Toupet术式或Nisson术式）。内镜下改良Heller肌切开术具有传统手术的有效，手术操作简化，减少了创伤，缩短了术后住院日和康复时间。胃-食管返流是术后最重要的并发症，改良Heller手术引起返流性食管炎的发生率低于10%。食管瘘是手术的严重并发症，当黏膜破裂修补不佳时，食管瘘可形成，甚至可出现感染、脓胸等。

贲门失弛缓症的治疗目前国内外比较一致的观点是：首先进行气囊扩张或局部BT注射治疗，无效者再行手术治疗，手术后复发者，也可再进行气囊扩张或局部BT注射治疗。贲门失弛缓症是松弛LES的神经节和纤维被破坏，不能释放NO或VIP。随着分子生物学技术的研究进展，用基因重组技术成功地构建了上皮性NO（eNO）基因腺病毒载体，然后多点注射在用BAC制备的猫贲门失弛缓症动物模型的LES压力部位，发现升高的LES显著下降，说明基因治疗贲门失弛缓症前景广阔。今后的研究方向是将eNO基因转入到人的干细胞内，再注射到贲门失弛缓症病人的LES部位，释放NO，松弛LES，有望彻底治愈贲门失弛缓症。

（黎小秀）

第十二节 功能性消化不良

功能性消化不良（functional dyspepsia，FD）是指来源于胃十二指肠的消化功能障碍症状，即有持续存在或反复发作的上腹痛、腹胀、早饱、嗳气、厌食、泛酸、恶心、呕吐等，并可排除可解释该症状的器质性、全身性、代谢性疾病。据报道，每年有20%~30%的人群有慢性或反复发作的消化不良症状，部分患者症状可严重或持久，从而影响其生活质量。功能性消化不良的患者主诉各异，又缺乏肯定的特异病理生理基础，因此，对这一部分病人，曾有许多命名，主要有功能性消化不良，非溃疡性消化不良（non-ulcer dyspepsia），特发性消化不良（idiopathic dyspepsia），原发性消化不良（essential dyspepsia），胀气性消化不良（flatulent dyspepsia），上腹不适综合征（epigastric distress syndrome）等，目前国际上多采用前三种命名，而"功能性消化不良"尤为大多数学者所接受。随着医学的发展，对功能性消化不良的认识得到明显提高，过去认为该病缺乏器质性病变的基础，现认为是一类独立的临床疾病。2006年新出台的罗马Ⅲ标准从分类上淡化了功能性和器质性的区别，并根据临床表现特点将FD分为两类：①餐后不适综合征（post-prandialdistress syndrome.PDS）；②上腹痛综合征（epigastricpain syndrome，EPS）。

一、病因及发病机制

功能性消化不良的病因不明，其发病机制亦不清楚。目前认为是多种因素综合作用的结果。这些因素包括了饮食和环境、胃酸分泌、幽门螺旋杆菌感染消化道运动功能异常、内脏感觉异常、脑肠肽、中枢神经与肠神经功能的紊乱，心理因素以及一些其他胃肠功能紊乱性疾病的参与，如：胃食管返流行性疾病（GERD）、吞气症、肠易激综合征等。

（一）饮食与环境因素

功能性消化不良病人的症状往往与饮食有关，许多患者常常主诉一些含气饮料、咖啡、柠檬或其他水果以及油炸类食物会加重消化不良。虽然双盲法食物诱发实验对食物诱因的意义提出了质疑，但许多患儿仍在避免上述食物并平衡了膳食结构后感到症状有所减轻。

（二）胃酸

部分功能性消化不良的患者会出现溃疡样症状，如饥饿痛，在进食后渐缓解，腹部有指点压痛，当给予制酸剂或抑酸药物症状可在短期内缓解。这些都提示这类患者的发病与胃酸有关。

然而绝大多数研究证实功能性消化不良患者基础胃酸和最大胃酸分泌量没有增加，胃酸分泌与溃疡样症状无关，症状程度与最大胃酸分泌也无相关性。所以，胃酸在功能性消化不良发病中的作用仍需进一步研究。

（三）慢性胃炎、十二指肠炎

功能性消化不良患者中大约有30%~50%经组织学检查证实为胃窦胃炎，欧洲不少国家将慢性胃炎视为功能性消化不良，认为慢性胃炎可能通过神经，体液因素影响胃的运动功能，也有作者认为非糜烂性十二指肠炎也属于功能性消化不良。应当指出的是，功能性消化不良症状的轻重并不与胃黏膜炎症病变相互平行。

（四）幽门螺杆菌感染

H.pylori是一种革兰阴性细菌，一般定植于手胃的黏膜层表面。无症状成人中H.pylori的感染率在35%以上，90%以上的十二指肠溃疡病人存在H.pylori。铋剂加抗生素可以根除 H.pylori 使组织学胃炎消退，还可以使溃疡的复发率从每年的 80%以上降低至每年 10%以下。所以 H.pylori 是十二指肠球部溃疡和慢性胃窦炎的重要原因，这一点已基本明确。

但 H.pylori 慢性感染与功能性消化不良关系的研究结果差异很大。急性 H.pylori 感染可引起一过性的恶心、腹痛和呕吐等症状，但尚无确切证据表明这种细菌可以引起慢性功能性消化不良。成人中功能性消化不良患者 H.pylori 的阳性检出率在 40%~70%，与人群流行病学结果相近。严格地对照研究未证实功能性消化不良患者 H.pylori 感染率高于正常健康人。H.pylori 阳性和 H.pylori 阴性者的胃肠运动和胃排空功能无明显差异。且 H.pylori 阳性的功能性消化不良患者经根除 H.pylori 治疗后其消化不良症状并不一定随之消失。最近的一项研究提出，根治幽门螺杆菌从长期来说，可能对症状缓解有益，但不能立即生效。更进一步的研究还证实，H.pylori 特异性抗原与功能性消化不良间不存在相关性，H.pylori 甚至其特异血清型 Cag A 与任何消化不良症状或任何原发性功能性上腹不适症状均无关系。然而，儿童中的研究却发现功能性消化不良的 H.pylori 感染率明显高于健康儿童（P<0.01），经抗 H.pylori 治疗者消化不良症状可以消失。因此，H.pylori 在功能性消化不良中的作用还需作进一步的研究。

（五）胃肠运动功能

现在许多的研究都认为功能性消化不良其实是胃肠道功能紊乱的一种。它与其他胃肠功能紊乱性疾病有着相似的发病机理。1990 年，一个由临床研究者组成的国际工作小组在罗马制定出一个有关胃肠道功能紊乱的分类标准，称为罗马标准。近年来随着对胃肠功能疾病在生理学方面（运动-感觉）、基础学（脑-肠作用）、精神社会学方面等的进一步了解，并基于其所表现的症状及解剖位置，罗马委员会又对此诊断标准进行了修订，制定了新的标准，即罗马Ⅱ与罗马Ⅲ标准。罗马Ⅱ与Ⅲ标准不仅包括诊断标准，亦对胃肠功能紊乱的基础生理、病理、神经支配及胃肠激素、免疫系统做了详尽的叙述，同时在治疗方面也提出了指导性意见。因此罗马Ⅱ与罗马Ⅲ标准是目前世界各国用于功能性胃肠疾病诊断、治疗的一个共识文件。

该标准认为：胃肠道运动在消化期与消化间期有不同的形式和特点。消化间期运动的特点则是呈现周期性移行性综合运动。空腹状态下由胃至末端回肠存在一种周期性运动形式，称消化间期移行性综合运动（MMC）。大约在正常餐后 4 至 6 小时，这种周期性、特征性的运动起于近端胃，并缓慢传导到整个小肠。每个 MMC 由 4 个连续时相组成：Ⅰ相为运动不活跃期；Ⅱ相的特征是间断性蠕动收缩；Ⅲ相时胃发生连续性蠕动收缩，每个慢波上伴有快速发生的动作电位（峰电位），收缩环中心闭合而幽门基础压力却不高，处于开放状态，故能清除胃内残留食物；Ⅳ相是Ⅲ相结束回到Ⅰ相的恢复期。与之相对应，在Ⅲ期还伴有胃酸分泌、胰腺和胆汁分泌。在消化间期，这种特征性运动有规则的重复出现，每一周期约 90 分钟左右。空腹状态下，十二指肠最大收缩频率为 12 次/分，从十二指肠开始 MMC 向远端移动速度为 5~10cm/min，90 分钟后达末端回肠，其作用是清除肠腔内不被消化的颗粒。

消化期的运动形式比较复杂。进餐打乱了消化间期的活动，出现一种特殊的运动类型：胃窦-十二指肠协调收缩。胃底出现容受性舒张，远端胃出现不规则时相性收缩，持续数分钟后进入较稳定的运动模式，即 3 次/分的节律性蠕动性收缩，并与幽门括约肌的开放和十二指肠协调运动,推动食物进入十二指肠。此时小肠出现不规则、随机的收缩运动,并根据食物的大小和性质,使得这种运动模式可维持 2.5~8 小时。此后当食物从小肠排空后,又恢复消化间期模式。

在长期地对功能性消化不良病人的研究中发现:约 50%功能性消化不良患者存在餐后胃排空延迟,可以是液体或/和固体排空障碍。小儿功能性消化不良中有 61.53%胃排空迟缓。这可能是胃运动异常的综合表现,胃近端张力减低,胃窦运动减弱,胃电紊乱等都可以影响胃排空功能。胃内压力测定发现,2.5%功能性消化不良胃窦运动功能减弱,尤其餐后明显低于健康人,甚至胃窦无收缩。儿童中,FD 病儿胃窦收缩幅度明显低于健康儿。胃容量-压力关系曲线和电子恒压器检查发现患者胃近端容纳舒张功能受损,胃顺应性降低,近端胃壁张力下降。

部分功能性消化不良患者有小肠运动障碍,以近端小肠为主,胃窦-十二指肠测压发现胃窦-十二指肠运动不协调,主要是十二指肠运动紊乱,约有 1/3 的 FD 存在肠易激综合征。

除了胃与小肠,功能性消化不良患者还可能存在着其他方面的动力学异常。Margio 等应用超声波检测发现,有 30.7%的患者存在胆道排空延迟。国内学者对 FD 儿童进行超声胃排空及餐后胆囊排空的检测发现,约 25%的 FD 患儿在胃排空障碍的同时也存在餐后胆囊排空延迟。肛内测压发现肛管静息压明显高于正常对照组,这表明功能性消化不良患者可能并非仅为胃部功能障碍,而是整个消化道平滑肌功能异常。

(六) 内脏感觉异常

内脏高敏感使指引起内脏疼痛或不适的刺激阈值降低、内脏对生理性刺激产生不适感或伤害性刺激反应强烈的现象。许多功能性消化不良的病人对生理或轻微有害刺激的感受异常或过于敏感。一些病人对灌注酸和盐水的敏感性提高;一些病人即使在使用了 H_2 受体拮抗剂阻断酸分泌的情况下,静脉注射五肽胃泌素仍会发生疼痛。一些研究报道,球囊在近端胃膨胀时,功能性消化不良病人的疼痛往往会加重,他们疼痛发作时球囊膨胀的水平显著低于对照组。

FGID 患者内脏高敏感型还表现在内脏——躯体牵涉痛的异常放大。约 50%的 FGID 患者存在内脏——躯体牵涉痛异常放大现象。皮肤牵涉痛发生是由于内脏和皮肤感觉传入神经元均位于脊髓后角的缘故。FGID 患者存在脊髓后角神经致敏,大脑接受内脏从脊髓后角传来的信号时无法正确区分对来自内脏还是来自外周。

因此,内脏感觉的异常在功能性消化不良中可能起到了一定作用。但这种感觉异常的基础尚不清楚,初步研究证实功能性消化不良患者存在两种内脏传入功能障碍,一种是不被察觉的反射传入信号,另一种为感知信号。两种异常可单独存在,也可以同时出现于同一患者。当胃肠道机械感受器感受扩张刺激后,受试者会因扩张容量的逐渐增加而产生感知,不适,疼痛,从而获得不同状态的扩张容量,功能性消化不良患者感知明显低于正常人,表明患者感觉过敏。

(七) 心理社会因素

心理学因素是否与功能性消化不良的发病有关一直存在着争议。国内有学者曾对 186 名 FD 患者的年龄、性别、生活习惯、文化程度等进行了解并作了焦虑及抑郁程度的评定,结果发现 FD 患者以年龄偏大的女性多见,它的发生与焦虑、抑郁有较明显的关系。且目前尚无确切的证据表明功能性消化不良症状与精神异常或慢性应激有关。功能性消化不良病人重大生活应激事件的数量也不一定高于其他人群，但很可能这些病人对应激的感受程度要更高。所以作为医生，要了解病人的疾病就需要了解病人的性格特征、生活习惯等，这可能对治疗非常重要。

（八）其他胃肠功能紊乱性疾病

1.胃食管返流行性疾病（CERD）

胃灼热和返流是胃食管返流的特异性症状，但是许多 GERD 病人并无此明显症状，有些病人主诉既有胃灼热又有消化不良。目前有许多学者已接受了以下看法：有少数 GERD 病人并无食管炎；许多 GERD 病人具有复杂的消化不良病史，而仅非是单纯胃灼热与酸返流症状。用食管 24 小时 pH 监测研究发现：约有 20%的功能性消化不良病人和返流行性疾病有关。最近 Sandlu 等报告，20 例小儿厌食中，12 例（60%）有胃食管返流。因此，有充分的理由认为胃食管返流行性疾病和某些功能性消化不良的病例有关。

2.吞气症

许多病人常下意识地吞入过量的空气，导致腹胀、饱胀和嗳气，这种情况也常继发于应激或焦虑。对于此类病人，治疗中进行适当的行为调适往往非常有效。

3.肠易激综合征（IBS）

功能性消化不良与其他胃肠道紊乱之间常常有许多重叠。约有 1/3 的 IBS 病人有消化不良症状；功能性消化不良病人中有 IBS 症状的比例也近似。

二、临床表现及分型

临床症状主要包括上腹痛、腹胀、早饱、嗳气、厌食、胃灼热、泛酸、恶心和呕吐。病程多在 2 年内，症状可反复发作，也可在相当一段时间内无症状。可以某一症状为主，也可有多个症状的叠加。多数难以明确引起或加重病情的诱因。

1989 年，美国芝加哥 FD 专题会议将功能性消化不良分为 5 个亚型：返流样消化不良（reflux-like dyspepsia）、运动障碍样消化不良（dysmorility-like dyspepsia）、溃疡样消化不良（elder-like dyspepsia）、吞气症（aerophagia）及特发性消化不良（idiopathic dyspepsia）。但后面的二型概念比较模糊，有的学者提出分成 3 型（即前三型）。以后又采用的是 4 型分类：①运动障碍样型；②返流样型；③溃疡样型；④非特异型。

（一）运动障碍样消化不良

此型患者的表现以腹胀、早饱、嗳气为主。症状多在进食后加重。过饱时会出现腹痛、恶心，甚至呕吐。动力学检查约 50%~60%患者存在胃近端和远端收缩和舒张障碍。

（二）返流样消化不良

突出的表现是胸骨后痛，胃灼热，返流。内镜检查未发现食管炎，但 24 小时 pH 监测可发现部分患者有胃食管酸返流。对于无酸返流者出现此类症状，认为与食管对酸敏感性增加有关。

（三）溃疡样消化不良

主要表现与十二指肠溃疡特点相同，夜间痛，饥饿痛，进食或服抗酸剂能缓解，可伴有反酸，少数患者伴胃灼热，症状呈慢性周期性。内镜检查未发现溃疡和糜烂性炎症。

（四）非特异型消化不良

消化不良表现不能归入上述类型者。常合并肠易激综合征。

但是，除了返流样消化不良，其他几种分类并无重要的临床意义。许多病人并不止归入一个亚型，而且这种分类与病理生理学紊乱和临床疗效无关。例如：动力障碍亚型的消化不良病人胃轻瘫的发生率并不比其他亚型高；促动力药对他们的疗效也并不一定好于其他亚型病人。然而，返流亚型的消化不良病人胃食管返流的发生率确实要高于其他亚型病人，且抗返流治疗效果更好。

在新颁布的罗马Ⅲ标准中，将FD分为两个亚型：

1.餐后不适综合征（FDS）

主要指每周数次，进常规量食物后出现饱胀、上腹胀气或餐后恶心、或大量嗳气；

2.上腹痛综合征（EPS）

该型主要指中上腹痛或烧灼感，不向胸部或其他部位放射，排气或排便后不能缓解。

三、诊断及鉴别诊断

（一）诊断

对于功能性消化不良的诊断，首先应排除器质性消化不良。除了仔细询问病史及全面体检外，应进行以下的器械及实验室检查：①血常规；②粪隐血试验；③上消化道内镜；④肝胆胰超声；⑤肝肾功能；⑥血糖；⑦甲状腺功能；⑧胸部X线检查。其中①~④为第一线检查，⑤~⑧为可选择性检查，多数根据第一线检查即可基本确定功能性消化不良的诊断。此外，近年来开展的胃食管21小时pH监测，超声或放射性核素胃排空检查、胃肠道压力测定等多种胃肠道动力检查手段在FD的诊断与鉴别诊断上也起到了十分重要的作用。许多原因不明的腹痛、恶心、呕吐患者往往经胃肠道压力检查找到了病因，这些检查也逐渐开始应用于儿科病人。

（二）功能性消化不良的罗马Ⅱ诊断标准

罗马Ⅱ对小儿功能性消化不良的诊断采用了成人的标准，具体如下：

下列症状在12个月内至少出现12周，但无须连续：

1.上腹部持续性或复发性疼痛或不适感；

2.无器质性疾病的据；

3.排便后不缓解，大便的次数及形状无改变。

（三）功能性消化不良的罗马Ⅲ诊断标准

1.FD诊断标准

病程至少6个月，近3个月满足以下诊断标准且至少具备下列1个。

症状：①餐后饱胀；②早饱感；③上腹痛；④上腹烧灼感，同时无器质性原因可解释上述症状（包括上消化道内镜检查结果）。

2.餐后不适综合征诊断标准

病程至少6个月，近3个月满足以下诊断标准且至少具备下列1个症状：①每周发作数次，进常规量饮食后出现餐后饱胀；②每周发作数次，因早饱感而不能进常规量饮食。患者可同时具有：上腹胀气或餐后恶心或大量嗳气以及可同时具有EPS症状。

3.上腹痛综合征诊断标准

病程至少6个月，近3个月满足以下诊断标准且需同时具备下列所有条件：①每周至少1次中度上腹痛或烧灼感；②疼痛间歇发作；③不向胸部或腹部其他部位放射；④

排气或排便后不能缓解；⑤不符合胆囊及肝、胰、壶腹括约肌功能障碍标准。患者可同时具有：疼痛为烧灼样，但不是胸骨后；疼痛可在餐后诱发或减轻，但空腹时亦可发生；可同时具有 PDS 症状。

（四）鉴别诊断

1.胃食管返流行性疾病

功能性消化不良中的返流亚型与其鉴别困难，胃食管返流行性疾病具有典型或不典型返流症状，内镜证实有不同程度的食管炎症改变，24 小时食管 pH 监测有酸反应，无内镜下食管炎表现的患者属于返流样消化不良或胃食管返流行性疾病不易确定，但两者在治疗上是相同的。

2.具有溃疡样症状的器质性消化不良

十二指肠溃疡，十二指肠炎，幽门管溃疡，幽门前区溃疡，糜烂性胃窦炎。在诊断功能性消化不良溃疡亚型前必须进行内镜检查以排除以上器质性病变。

3.胃轻瘫

许多全身性的或消化道疾病均可引起胃排空功能的障碍，造成胃轻瘫。较常见的原因有糖尿病、尿毒症、结缔组织病。在诊断功能性消化不良运动障碍亚型时，应仔细排除其他原因所致的胃轻瘫。

4.慢性难治性腹痛（CIPA）

CIPA 病人 70%为女性，多有身体或心理创伤史。病人常常主诉有长期腹痛（超过 6 个月），且腹痛弥漫，多伴有腹部以外的症状。大多数病人经过广泛的检查而结果均为阴性。这类病人多数有严重的潜在的心理疾患，包括抑郁、焦虑和躯体形态的紊乱。他们常坚持自己有严重的疾病并要求进一步检查。对这类病人应提供多种方式的心理、行为和药物联合治疗。

四、预防

并非所有的功能性消化不良的病儿均需接受药物治疗。有些病儿根据医生诊断得知无病及检查结果亦属正常后，可通过改变生活方式与调整食物种类来预防。如建立良好的生活习惯，避免心理紧张因素，刺激性食物，避免服用非甾体消炎药，对于无法停药者应同时应用胃黏膜保护剂或 H_2 受体拮抗剂。

五、治疗

（一）一般治疗

一般说来，治疗中最重要的是在医生和病人之间建立一种牢固的治疗关系。医生应通过详细询问病史和全面细致的体格检查取得病人的信赖。经过初步检查之后，应与病人讨论鉴别诊断，包括功能性消化不良的可能。应向病人推荐合理的诊断和检查步骤，并向病人解释他们所关心的问题。经过诊断性检查之后，应告诉病人功能性消化不良的诊断，同时向他们进行宣教、消除疑虑，抑制"过分检查"的趋势，将重点从寻找症状的原因转移到帮助病人克服这些症状。

医生应该探究病人的生活应激情况，包括病人与家庭、学校、人际关系及生活环境有关的事物。改变他们的生活环境是不太可能的，应指导病人减轻应激反应的措施，如体育锻炼和良好的饮食睡眠习惯。

还应了解病人近期的饮食或用药的改变。要仔细了解可能使病人症状加重的食物和药物，并停止使用它们。

（二）药物治疗

对于功能性消化不良，药物治疗的效果不太令人满意。目前为止没有任何一种特效的药物可以使症状完全缓解。而且，症状的改善也可能与自然病程中症状的时轻时重有关，或者是安慰剂的作用。所以治疗的重点应放在生活习惯的改变和采取积极的克服策略上，而非一味地依赖于药物。在症状加重时，药物治疗可能会有帮助，但应尽量减少用量，只有在有明确益处时才可长期使用。

下面介绍一下治疗功能性消化不良的常用药物。

1.抗酸剂和抑酸剂

（1）抗酸剂：在消化不良的治疗用药中，抗酸剂是应用最广泛的一种。在西方国家这是一种非处方药，部分患者服用抗酸剂后症状缓解，但也有报告抗酸剂与安慰剂在治疗功能性消化不良方面疗效相近。

抗酸剂（碳酸氢钠，氢氧化铝，氧化镁，三硅酸镁）在我国常用的有罗内，胃舒平，胃得乐，乐得胃，胃达喜，胃铋治。这类药物对于缓解饥饿痛，反酸，胃灼热等症状有较明显效果。但药物作用时间短，须多次服用，而长期服用易引起不良反应。

（2）抑酸剂：抑酸剂主要指 H_2 受体拮抗剂和质子泵抑制剂。

H_2 受体拮抗剂治疗功能性消化不良的报道很多，药物的疗效在统计学上显著优于安慰剂。主要有西咪替丁【20~30mg/（kg·d）】，分 2 次口服，雷尼替丁【5~7mg/（kg·d）】，分 2 次口服，法莫替丁【0.6~1mg/（kg·d）】，分 2 次口服等。它们抑制胃酸的分泌，无论对溃疡亚型和返流亚型都有明显的效果。

质子泵抑制剂奥美拉唑【0.6~0.8mg/（kg·d）】，每日一次口服，可抑制壁细胞 H^+-K^+-ATP 酶，抑制酸分泌作用强，持续时间长，适用于 H_2 受体拮抗剂治疗无效的患者。

2.促动力药物

根据有对照组的临床验证，现已肯定甲氧氯普胺（胃复安）、多潘立酮（吗丁啉）及西沙必利对消除功能性消化不良诸症状确有疗效。西沙必利的优点是不良反应较少。

（1）甲氧氯普胺（胃复安）：有抗中枢和外周多巴胺作用，同时兴奋 5-HT$_4$ 受体，促进内源性乙酰胆碱释放，增加胃窦-十二指肠协调运动，促进胃排空。儿童剂量每次 0.2mg/kg，3~4 次/日，餐前 15~20 分钟服用。因不良反应较多，故临床应用逐渐减少。

（2）多潘立酮（吗丁啉）：为外周多巴胺受体阻抗剂，可促进固体和液体胃排空，抑制胃容纳舒张，协调胃窦-十二指肠运动，松弛幽门，从而缓解消化不良症状。儿童剂量每次 0.3mg/kg，3~4 次/日，餐前 15~30 分钟服用。1 岁以下儿童由于血脑屏障功能发育尚未完全，故不宜服用。

（3）西沙必利：通过促进胃肠道肌层神经丛副交感神经节后纤维末梢乙酰胆碱的释放，增强食管下端括约肌张力，加强食管，胃，小肠和结肠的推进性运动。对胃的作用主要有增加胃窦收缩，改善胃窦-十二指肠协调运动。降低幽门时相性收缩频率，使胃电活动趋于正常，从而加速胃排空。儿童剂量每次 0.2mg/kg，3~4 次/日，餐前 15~30 分钟服用。临床研究发现该药能明显改善消化不良症状，且不良反应少，故应用日渐广泛。

（4）红霉素：虽为抗生素，也是胃动素激动剂，可增加胃近端和远端收缩活力，促进胃推进性蠕动,加速空腹和餐后胃排空,可用于 FD 小儿。

3.胃黏膜保护剂

这类药物主要有胶体铋,硫糖铝,米索前列醇,恩前列腺,思密达等。临床上这类药物的应用主要是由于功能性消化不良的发病可能与慢性胃肠炎有关,患者可能存在胃黏膜屏障功能的减弱。

4.5-HT₃ 受体拮抗剂和阿片类受体激动剂

这两类药物促进胃排空的作用很弱,用于治疗功能性消化不良患者的原理是调节内脏感觉阈。但此类药在儿科中尚无用药经验。

5.抗焦虑药

国内有人使用小剂量多虑平和多潘立酮结合心理疏导治疗功能性消化不良患者,发现对上腹痛及嗳气等症状有明显的缓解作用,较之不使用多虑平的患者有明显提高。因此,在对 FD 的治疗中,利用药物对心理障碍进行治疗有一定的临床意义。

(黎小秀)

第十三节　幽门螺旋杆菌感染与胃肠外疾病

幽门螺杆菌感染是全世界范围内广泛存在的细菌感染,儿童是幽门螺杆菌感染的高危人群。现已证实,幽门螺杆菌感染是慢性胃炎和消化性溃疡的主要病因,也是胃癌和黏膜相关性淋巴组织淋巴瘤的主要危险因子。近年来研究发现,幽门螺杆菌感染在呼吸系统、免疫系统以及机体营养代谢方面也有一定的影响。

一、幽门螺杆菌感染与慢性特发性荨麻疹

Hizal 等检测了 61 例慢性荨麻疹患者和 15 名健康人血清中幽门螺杆菌抗体,并对 32 名慢性荨麻疹患者进行了自身血清注射试验。结果显示,慢性荨麻疹患者中血清中幽门螺杆菌抗体阳性率为 41%,显著高于健康人(26%);同时,幽门螺杆菌抗体阳性的荨麻疹患者自身血清注射试验的阳性率为 40%,显著高于幽门螺杆菌抗体阴性的荨麻疹患者(14.3%)。Di Campli 等采用 ^{13}C-UBT 检测 42 例荨麻疹患者中幽门螺杆菌感染情况,并研究了根除幽门螺杆菌以后荨麻疹患者临床症状的变化。42 例患者中幽门螺杆菌感染的阳性率为 54.8%(23/42),其中 18 例患者给予幽门螺杆菌根除疗法,这 18 人中有 16 例根除了幽门螺杆菌,随访 3 个月发现其中 13 例荨麻疹症状消失,3 例症状部分缓解;而 19 例无幽门螺杆菌感染的患者在随访期间症状无明显变化。他们认为根除幽门螺杆菌可以缓解荨麻疹患者的症状,因此,幽门螺杆菌感染可能是荨麻疹的病因之一。

国内学者孙琦巍等研究了明例慢性荨麻疹患者和泣名健康人的幽门螺杆菌感染情况,胃镜下胃黏膜风团表现和胃黏膜组织病理学变化。结果显示幽门螺杆菌检出率为 86.8%(59/68),胃黏膜出现风团的比例为 85.3%(58/68),胃黏膜组织病理学发生变化的有 82.4%(56/68);而正常对照组则分别为 43.8%、0%和 46.9%。两组之间三项指标均有显著性差异,进一步证实了幽门螺杆菌感染与慢性荨麻疹发生之间有一定的关系。

但是,也有一些研究认为幽门螺杆菌感染与慢性荨麻疹之间没有显著关系。Atta 等

检测了23例伴有幽门螺杆菌感染的慢性荨麻疹患者和23例不伴有幽门螺杆菌感染的慢性荨麻疹患者中抗thyroid抗体、抗IgE自身抗体和抗ClINH抗体。结果发现，23例伴有幽门螺杆菌感染的慢性荨麻疹患者中有3例（13%）抗thyroid抗体阳性，而23例不伴有幽门螺杆菌感染的慢性荨麻疹患者中有4例（17%）阳性；抗IgE抗体和抗C1INH抗体在两组中的检测值则非常接近（抗IgE抗体分别为（1.07±0.16）ng/ml和（1.14±0.15）ng/ml，抗C1INH抗体分别为（7.28±1.31）ng/ml和（7.91±2.45）ng/ml。表明幽门螺杆菌感染与慢性荨麻疹患者自身抗体产生之间没有相关性。

这些不同的研究结果可能与选择对象，实验方法以及荨麻疹本身病因的多样性有关。已知荨麻疹的发病机制主要与Ⅰ型变态反应有关。目前认为，H.pylori引起慢性荨麻疹的途径，可能包括：①H.pylori长期定居于胃黏膜表面，引起机体的免疫及炎症反应，释放多种炎症介质，非特异性增强皮肤血管对刺激因子的敏感度；②H.pylori感染增加胃黏膜血管的通透性，从而增加了食物中过敏原的吸收；③H.pylori可溶性产物的被动吸收，上皮细胞直接内吞细菌抗原，抗原通过被破坏的胃上皮进入组织激发机体的免疫应答。文献报道可以诱导机体产生特异性抗幽门螺杆菌IgE抗体。

二、幽门螺杆菌感染与缺铁性贫血

近来，幽门螺杆菌感染与缺铁性贫血之间的关系受到越来越多的国内外学者关注。

Yip等对来自阿拉斯加西部地区3个村庄的140名Yupik因纽特人进行调查，结果发现在每日铁摄入量与对照组相似的情况下，Yupik人的缺铁性贫血发生率非常高，男性缺铁性贫血发生率比对照组增加了13倍，而女性则增加了4倍；90%Yupik人的粪血红蛋白水平增高，平均每克粪便中含有血红蛋白5.9mg，而对照组仅4%的人粪血红蛋白水平增高，平均含量为0.5mg；提示绝大多数人存在隐性胃肠道出血。消化内镜检查表明70例粪血红蛋白水平增高的Yupik人中有68例内镜下表现为弥散性胃黏膜出血、糜烂、溃疡，几乎所有的胃活组织检查均提示幽门螺杆菌相关性慢性活动性胃炎。排除其他因素引起出血性胃炎的可能后，作者认为幽门螺杆菌感染为该组人群缺铁性贫血高发病率的原因。Peach等为了探讨H.pylori感染与机体铁储存状态之间的关系，随机选取了160名女性和152名男性受试者，检测血清铁、铁蛋白、铁蛋白以及H.pylori抗体，结果发现28%的女性和33%的男性受试者抗幽门螺杆菌抗体为阳性，而且在铁摄入量接近的情况下，H.pylori感染的女性血清铁蛋白浓度为59.3mg/L，明显低于未感染的女性（88.8mg/L）。这提示H.pylori感染可以影响女性机体铁储备。

小儿是铁缺乏和缺铁性贫血的高危人群，1993年，Dufour等首先报道了一例7岁儿童，该患儿同时患有幽门螺杆菌相关性胃炎和严重缺铁性贫血（血红蛋白仅5.1g/dl），没有胃肠道症状，胃黏膜没有出现出血灶，甚至在长达22个月的随访中，该患儿粪便隐血试验始终为阴性，而且口服铁剂治疗无效。但在根除H.pylori后，患儿贫血痊愈。因此，作者认为与机体铁含量之间可能存在一定的相互作用，H.pylori感染的患儿口服铁剂治疗不仅不能补充机体的铁贮备，相反可能会促进幽门螺杆菌的生长；幽门螺杆菌相关性胃炎可能仅表现为难治性缺铁性贫血，而没有任何胃肠道症状。

H.pylori感染引起的缺铁性贫血有以下几个特征：①大多数患者没有消化道症状；②没有胃、十二指肠出血的表现；③没有铁摄入少或铁吸收不良的证据；④H.pylori的相关性胃炎是唯一的病理表现；⑤补充铁剂不能缓解贫血症状；⑥根除H.pylori以后，有些患者即使不给予铁剂贫血症状也能够缓解。

幽门螺杆菌感染引起或加重机体铁营养不良的发病机制尚不清楚，目前认为主要有以下几个方面：①机体对铁的吸收减少：在发展中国家，非血红素铁是日常饮食摄入铁的主要形式，胃液中的抗坏血酸与胃酸都是非血红素铁吸收的促进剂，幽门螺杆菌感染会引起胃液中两者水平下降，导致非血红素铁吸收减少。有文献报道：61%的慢性萎缩性胃炎病人为幽门螺杆菌阳性，45%的患者可以只表现为小细胞低色素性贫血，而无消化道症状。此外，铁吸收的主要部位为十二指肠和近端空肠。因此，十二指肠炎症或溃疡可干扰铁的吸收。Micheal 等报道了一例幽门螺杆菌相关性十二指肠炎并伴有严重缺铁性贫血的患儿，该患儿无胃肠道症状，也没有消化道出血表现，作者认为患儿患有严重缺铁性贫血的原因是幽门螺杆菌感染导致十二指肠损伤，从而引起铁吸收障碍。Ciacci 等进行了一项研究，35 例受试者进行上消化道内镜检查，取活检组织检测 H.pylori，阳性者再检测血中抗 cag A 抗体，以确定是否有 H.pylori 感染。然后，给予受试者 1mg/kg 铁剂，进行口服铁吸收试验，在服用铁剂前及服用后 2 小时，检测血中铁及铁蛋白的水平；凡阳性的受试者给予幽门螺杆菌根除疗法后 2 个月，重复口服铁吸收试验，并采用呼气试验确定有无根除结果显示，H.pylori 阳性的受试者血中铁和铁蛋白水平均低于 H.pylori 阴性者，女性这种差异非常显著，而且与血中有无抗 cag A 抗体无关；而在根除 H.pylori 以后，两组铁吸收试验的结果则差不多。②机体对铁的消耗增加：研究表明，幽门螺杆菌需要铁来维持和促进其生长。幽门螺杆菌的许多基因能够编码具有铁摄取功能的蛋白，而且人们推测 H.pylori 可以通过这些膜外蛋白从人类乳铁蛋白（HLF，一种可以从转铁蛋白中捕获铁的蛋白）获得铁。研究表明 HLF 存在于胃黏膜和胃液中，幽门螺杆菌感染时胃黏膜中的 HLF 含量会增加，使 H.pylori 可以摄取更多的铁，因此，有 H.pylori 感染时，大部分外源补充的铁都被 H.pylori 获得，促进了幽门螺杆菌的生长，而没有缓解贫血的状况。但是，这种假设不能解释为什么并不是所有感染 H.pylori 的人都有缺铁性贫血。最近，有学者提出了一种模式，这种模式以一种新的由肝脏合成的抗微生物肽为桥梁，解释了 H.pylori 感染和缺铁性贫血之间的关系。③增加了铁的流失：在某些幽门螺杆菌相关性胃炎以及幽门螺杆菌引起的蛋白丢失性肠病、营养不良等疾病中，伴有上皮细胞渗透性增高等上皮细胞功能异常。实验证实幽门螺杆菌的提取物具有促进白细胞黏附和渗出的作用，并增加小鼠肠系膜微静脉蛋白漏出。因此，有学者推测这些改变可引起元素铁、含铁蛋白从人的胃、十二指肠黏膜中流失，从而导致铁的流失。

三、幽门螺杆菌感染与支气管炎症性疾病

在人们明确幽门螺杆菌感染是消化性溃疡的致病因子之前，人们就已经了解消化性溃疡患者中，慢性阻塞性肺病和肺结核的发病率是正常人群的 2~3 倍，而且慢性支气管炎症是消化性溃疡患者的主要致死原因。

近年来在这些事实的基础上，许多学者研究了幽门螺杆菌感染和呼吸系统疾病之间可能存在的相关性。1998 年，Gaseli 研究了 60 名患有慢性支气管炎的意大利患者，发现他们的幽门螺杆菌感染率明显高于正常对照组（分别为 81.6%和 57.9%），这项研究显示，在校正了年龄和社会因素以后，存在幽门螺杆菌感染时，患慢性支气管炎的危险系数是 3.4。这项研究结果首次提示了幽门螺杆菌感染可能增加了患慢性支气管炎的机

会。

Rosenstock,研究了3608名丹麦健康成人的幽门螺杆菌感染情况,以及幽门螺杆菌感染与慢性疾病的关系。结果显示,幽门螺杆菌,IgG阳性的女性慢性支气管炎的发病率高于幽门螺杆菌阴性的女性(odds ratio 1.6)。Tsang等研究了100例支气管扩张患者、87例活动性肺结核患者和94例健康对照者的幽门螺杆菌感染情况。结果显示,支气管扩张患者的幽门螺杆菌阳性率为76%,显著高于肺结核组(52.9%)和对照组(54.3%),而且支气管扩张患者的幽门螺杆菌抗体含量也明显高于肺结核组和对照组;经多因素Logistic回归分析,在校正年龄、性别、职业以及社会经济地位等影响因素后,差别仍有显著意义。幽门螺杆菌感染与支气管扩张患者的痰量也有显著相关性,痰量多于5ml/24h者的幽门螺杆菌感染率为83.1%,显著高于痰量少于5ml/24h者(58.6%),提示幽门螺杆菌感染与支气管扩张的炎症急性活动有关。此外,血清总IgG含量在幽门螺杆菌阳性的支气管扩张患者为1480mg/dl,显著高于幽门螺杆菌阴性的支气管扩张患者(1270mg/dl);幽门螺杆菌阳性的支气管扩张患者血清抗幽门螺杆菌-IgG含量占总IgG含量的比值为0.037,而在幽门螺杆菌阴性的支气管扩张患者中,此比值为0.004,两组间有显著差异。

2000年,Tsang等还对90名支气管哮喘患者的幽门螺杆菌感染率进行了血清学调查,结果发现支气管哮喘患者的幽门螺杆菌感染率为47.3%,与对照组(38.1%)之间没有明显差异;而且血中幽门螺杆菌-IgG的浓度与哮喘的肺量测定值(spirometric values)和病程之间没有关系。因此作者得出结论,认为幽门螺杆菌感染与支气管哮喘之间没有关系。

幽门螺杆菌感染在支气管炎症中的作用机制并不清楚,是否由于幽门螺杆菌及其毒素通过胃食管返流吸入呼吸道有待进一步研究。目前认为,吸烟可能是影响因素之一。已经明确吸烟是慢性支气管炎的主要病因,而关于吸烟和幽门螺杆菌感染之间的关系,研究结果并不一致。有的研究者认为吸烟者的幽门螺杆菌感染率高于不吸烟者,有的认为与不吸烟者无差异,有的则认为低于不吸烟者。关于吸烟对慢性支气管炎和幽门螺杆菌感染的影响,还有待进一步的研究。

幽门螺杆菌感染与胃肠外疾病关系的研究很多,除了文中重点介绍的幽门螺杆菌与慢性荨麻疹、缺铁性贫血、生长迟缓和支气管炎症性疾病的关系以外,幽门螺杆菌与心血管系统疾病、免疫系统疾病以及内分泌系统疾病之间的关系也有不少报道。但是研究结果并不一致,甚至彼此矛盾。这主要与各种混杂因素的存在以及实验设计要求有关。因此,要明确幽门螺杆菌在机体中的作用及其同胃肠外疾病之间的关系,还有待于进一步的流行病学调查和研究。

(黎小秀)

第十四节 病毒性肝炎的诊断与治疗进展

虽然由多种病毒感染均可引起肝脏受累,但我们常说的病毒性肝炎特指一组由不同类型嗜肝病毒引起的疾病,而由巨细胞病毒、EB病毒、肠道病毒等引起的肝脏受累并不包括在病毒性肝炎的概念内。目前已明确具有临床意义的嗜肝病毒有甲、乙、丙、丁和戊型肝炎病毒。庚型肝炎病毒（HGV）和近年发现的输血传播病毒（TTV）的临床意义尚待进一步确认。

各型病毒性肝炎的流行病学、临床和处理差别很大。一般认为，甲型肝炎病毒（HAV）和戊型肝炎病毒（HEV）主要经粪-口传播，不引起慢性感染。孕妇患戊型肝炎时往往病情较重，死亡率高。甲型肝炎和戊型肝炎的确诊主要依靠检测血清特异性抗体或PCR检测患者血或/和粪便中的病毒RNA。临床最常用的实验室诊断指标是血清中病毒特异性IgM抗体检测。HAV-IgM抗体的特异性和敏感性均很好，而HEV-IgM检测的特异性仍有待提高。甲肝和戊肝的预防主要是改善卫生条件，防止粪便污染水源和食物。同时，甲肝的预防还可根据不同情况使用被动或主动免疫。免疫球蛋白（0.06ml/kg）可用于甲型肝炎患者的密切接触者，在暴露后2周内有效。在高流行区可对易感者进行甲肝疫苗接种。目前国内使用的疫苗有灭活疫苗（默克、史克）和减毒活疫苗两种。疫苗接种方法为0.5ml/次，间隔6~18个月，共两次，适合于2岁以上儿童。我国资料显示灭活疫苗和减毒活疫苗均可提供良好的免疫保护。也有报道甲肝疫苗用于阻断可能的继发或流行性传播。除注射部位疼痛外，无明显副作用。是否在一个地区常规接种或普种甲肝疫苗依赖于成本-效益分析的结果。在此背景下，有必要阐明抗体存在的时间和水平以及抗体参与长期保护的机制。戊型肝炎尚无有效的免疫预防措施。

乙、丙、丁型肝炎主要经血源传播。乙型肝炎病毒（HBV）和丙型肝炎病毒（HCV）感染易形成慢性感染。丁型肝炎病毒（HDV）是缺陷性病毒，仅继发于慢性HBV感染，或和HBV重叠感染，临床靠在乙肝病毒表两抗原（HBsAg）阳性的病人中检测总抗-HDV诊断。HBV感染是我国的常见病、多发病，HCV感染在我国部分地区也有增多趋势。HBV和HCV的慢性感染可导致肝脏慢性炎症坏死和纤维化，部分患者可发展为肝硬化甚至肝细胞癌，对人民的健康和生命危害极大，是我国严重的社会和公共卫生问题。本章重点介绍慢性乙型肝炎和丙型肝炎的诊断和治疗进展。

一、慢性乙型肝炎

全球约有3.5亿慢性HBV感染者，在我国约有1.25亿慢性HBV感染者。虽然决定HBV感染自然病程的影响因素远未阐明，乙型肝炎进展的速率以及发生肝硬化和/或肝癌的危险因素也仍不清楚，但有15%~40%的慢性感染者在生命过程中可发生肝硬化、肝功能失代偿和肝细胞癌。

（一）慢性HBV感染的自然史和定义

美国国立卫生研究院（NIH）曾于2000年召开"乙型肝炎的管理"专门会议，制定了有关慢性HBV感染的定义和诊断标准。有关的定义和诊断标准共识（表10-14-1）目前已被较广泛接受。

表10-14-1　HBV感染时所用的临床术语的定义和诊断标准

1.慢性乙型肝炎
定义：HBV持续感染造成的肝脏慢性坏死炎症，可分为HBeAg阳性慢性乙型肝炎和HBeAg阴性慢性乙型肝炎诊断标准：
（1）HBsAg阳性>6个月
（2）血清HBV-DNA>10^5cp/ml
（3）ALT/AST水平持续或间歇升高

（4）肝活检显示慢性肝炎（炎症坏死积分≥4）*

2.非活动性 HBsAg 携带状态

定义：肝脏有持续的 HBV 感染但没有明显的炎症坏死

诊断标准：

（1）HBsAg 阳性>6 个月

（2）HBeAg 阴性，抗-HBe 阳性

（3）血清 HBV-DNA<10^5cp/ml

（4）ALT/AST 水平持续正常

（5）肝活检无明显的炎症表现（炎症坏死积分<4）*

3.乙型肝炎痊愈

定义：曾有 HBV 感染，现无病毒或疾病活动的病毒学、生化或组织学证据诊断标准：

（1）既往有急性或慢性乙型肝炎病史，或抗-HBc±抗 HBs 阳性

（2）HBsAg 阴性

（3）血清 HBV-DNA 阴性

（4）ALT 水平正常

4.乙型肝炎急性发作或加重：转氨酶升高超过正常上限 10 倍和基线水平 2 倍以上

5.乙型肝炎再活动：非活动性 HBsAg 携带状态或乙型肝炎痊愈后再次出现肝脏炎症坏死病变

6.HBeAg 清除：先前 HBeAg 阳性者，HBeAg 消失

7.HBeAg 血清转换：先前 HBeAg 阳性、抗-HBe 阴性者，HBeAg 消失，出现抗-HBe 阳性，伴 HBV-DNA 降至<10^5cp/ml

8.HBeAg 逆转：先前 HBeAg 阴性、抗-HBe 阳性者再次转为 HBeAg 阳性

注：*肝活检非必备条件；#指非 PCR 方法。使用敏感的 PCR 技术可能检测到非常低水平的 HBV-DNA

通常血清 HBsAg 阳性超过 6 个月称为慢性 HBV 感染。需注意的是，在急性感染时，偶尔需稍长时间才能清除 HBsAg，但不应超过感染后 1 年。在慢性 HBV 感染的初期，血清 HBV-DNA 水平很高，乙型肝炎 e 抗原（HBeAg）阳性。大多数的感染者以后逐渐清除 HBeAg，并出现抗 HBe。随着 HBeAg 清除和抗-HBe 出现，多数伴 HBV-DNA 降至非 PCR 扩增方法的检测限度（10^5cp/ml）以下，ALT 复常，坏死炎症的程度减轻，称为 HBeAg 血清转换。然而，有部分病人在一段非活动期后，肝病仍持续或复发。在这些病人中，多存在 HBV 前 C 区或 C 启动子的变异。

在我国至少 50%的慢性 HBV 感染是母婴传播所致。多数母婴传播的病人 HBeAg 持续时间很长。在 HBeAg 阳性期，多数病人血清 HBV-DNA 很高而丙氨酸转移酶（ALT）水平正常，处于"免疫耐受"状态，大多数在成年期才逐渐发生 HBeAg 血清转换。HBeAg 清除前往往有肝炎的发作，表现为 ALT 升高。水平传播的慢性 HBV 感染在接受过乙肝疫苗接种的儿童中已少见，但在农村或贫困地区，以往的乙肝疫苗覆盖率不高，仍有水平传播病例。此型儿童多见 HBeAg 阳性伴 ALT 升高，和母婴传播的慢性 HBV 感染儿童相比较早发生 HBeAg 血清转换。台湾和意大利资料显示，ALT 升高的慢性 HBV 感染儿童 3 年和 5 年 HBeAg 自然清除率约为 50%和 70%。

多数发生 HBeAg 血清转换者进入非活动性 HBsAg 携带状态，ALT 正常，肝活检没有或仅有轻微的炎症。其预后大多良好，但并非绝对。在确认非活动性携带状态前必须

进行一系列的检查和随访,包括 ALT 和 HBV-DNA 水平。将近 20%的非活动性感染者还会出现肝炎的发作,ALT 水平可达正常上琅的 5~10 倍,伴或不伴 HBeAg 的出现。反复肝炎发作或再活动可导致肝纤维化进展。

HBeAg 阴性的慢性乙型肝炎在世界各地均有报道。其表现为虽血清 HBeAg 阴性,但 HBV-DNA 阳性(非扩增法检测),肝脏有持续的炎症坏死表现。此类乙型肝炎多因为 HBV 前 C 或 C 启动子区变异株引起,与 HBeAg 阳性的慢性乙型肝炎相比,其血清 HBV-DNA 水平相对较低,病情更易波动,临床以 ALT 持续升高或波动为特征。

每年大约 0.5%的慢性感染者自发清除 HBsAg,其中多数出现抗-HBs。然而,使用敏感的 PCR 方法仍能在其中半数病人检测到极低水平的 HBV-DNA。极低水平 HBV-DNA 的病原学意义尚不清楚。阐明这些问题将有助于认识 HBV 的致病机理以及决定是否需要治疗干预。

慢性 HBV 感染的严重后果主要是肝硬化、肝功能失代偿和肝细胞癌。目前虽无任何特定的饮食措施被证明对预防慢性 HBV 感染病人疾病进展有效,但过量饮酒可导致 ALT 升高,并可使肝硬化和肝细胞癌提前发生。同时,HBeAg 阳性和 ALT 升高的病人易发展为肝硬化,HBeAg 阳性和对抗 HBV 治疗不敏感易出现肝硬化失代偿。合并 HCV、HDV 或 HIV 感染者往往疾病进展较快,肝功能失代偿和肝细胞癌发生率较高。无论是自发还是拍;病毒治疗后,HBeAg 清除降低了发生肝功能失代偿的危险。然而,有少部分病人在发生 HBeAg 转换后即使 ALT 持续正常,仍有可能发展为肝硬化或肝细胞肝癌。因此,应该对慢性 HBV 感染病人进行定期随访和评估。

(二)慢性 HBV 感染病人的评估

对慢性 HBV 感染者应进行详细的评估。最初的评估应包括系统的病史和体检,尤应注意是否有合并感染、HBV 感染家族史和肝癌家族史等高危因素存在。实验室检查应包括肝脏疾病程度(血 f 常规、肝功全套和凝血酶原时间)和 HBV 复制标志(HBeAg/抗-HBe、HBV-DNA)的评估,对有高危因素者还应除外 HCV、HDV 或 HIV 合并感染,行超声波检查除外肝癌。对符合慢性肝炎标准者应进行肝活检,对炎症进行分级,对纤维化分期,并除外其他原因引起的肝病。对甲肝无免疫力的慢性 HBV 感染者均应接受甲肝疫苗接种。

适合初步评估慢性 HBV 感染病人的 HBV-DNA 最佳检测方法尚未确定。NIH 的定义和诊断标准共识(表 10-14-1)中以>10^5cp/ml 作为人为的标准。存在的问题主要有三方面,首先是 HBV-DNA 的检测方法尚未标准化;其次,某些慢性乙肝病人血清 HBV-DNA 水平有波动,有时会低于 10^5cp/ml;最后,与进展性肝病相关的 HBV-DNA 阈值并不清楚。现在一些定量扩增方法能检测出 10^2cp/ml 的 HBV-DNA,但因为如此低水平的 HBV-DNA 的临床意义不清楚,因此对结果的解释一定要谨慎。根据现有的知识和慢性乙型肝炎的定义,能检出 10^5 至 10^6cp/ml HBV-DNA 的非扩增方法用于慢性 HBV 感染病人的初步评价已足够。

对 HBeAg 阳性伴血清 HBV-DNA 高水平(>10^5cp/ml)、ALT 水平正常的处于"免疫耐受"状态的病人目前暂不考虑治疗,但应每 3~6 个月随访 1 次 ALT。一般不需作肝活检(父母或病人强烈要求治疗者例外)。因在自发 HBeAg 清除前有 40%的患者会出现肝病加重,因此如果发现 ALT 水平升高,应更密切随访病情变化,一般每 1~3 个月复查一次，观察3~6个月，可能有一部分病人出现自发HBeAg到抗-HBe的血清转换。如果ALT持续升高超过正常上限2倍，连续观察一段时间（亚太肝病研究学会共识认为应至少连续观察1个月，美国肝病研究学会（AASLD）认为成人应3~6个月，儿童应6个月以上）仍HBeAg阳性，HBV-DNA>10^5cp/ml，应考虑肝活检并给予抗病毒治疗。因肝病在静息多年后仍有可能再活动，对非活动性HBsAg携带者应每6~12个月查一次ALT，如果发现ALT升高，加查血清HBV-DNA水平，并注意排除其他原因引起的肝病。

（三）乙型肝炎的预防

我国儿童的乙肝病毒感染多因母婴传播所致，部分由于密切生活接触中血液污染环境造成无意中传播获得。乙肝疫苗接种不仅可有效阻断HBV的传播，并降低和乙肝相关的细胞癌发生率。我国现在已实行全部新生儿免费接种乙肝疫苗，对HBsAg阳性。新生儿推荐免疫球蛋白（HBIG）和乙肝疫苗联合免疫。HBsAg阳性母亲的新生儿生后应及时使用HBIG（越早越好）和乙肝疫苗（生后24小时内），并完成全程免疫接种可阻断绝大部分的HBV围生期母婴传播。对生活中密切接触慢性HBV感染者的其他儿童也应进行血清学筛查，对无特异性免疫力的儿童及时补种乙肝疫苗。

HBsAg阴性母亲的正常新生儿和免疫功能正常的儿童对乙肝疫苗应答良好，因此接种后不需常规检测抗-HBs。HBsAg阳性母亲的婴儿、早产儿、免疫抑制或免疫功能低下的小儿和其他高危儿童因抗体阳转率相对较低，因此应在完成三针接种后1~6个月进行HBV标志检测，对抗-HBs阴性、HBsAg也阴性者应加强接种以使其产生免疫力。

对免疫效果的长期随访发现，免疫功能正常小儿虽然在接种5~10年后有相当部分的小儿抗-HBs消失或低于保护滴度，但由于免疫记忆反应的存在，再次遇到HBV抗原时能很快产生高水平的抗-HBs和细胞因子反应，因此临床的HBV感染极少发生，故多认为无复种的必要。而HBsAg阳性母亲的婴儿、免疫功能抑制或受损的小儿、大量受血者因感染乙肝病毒的机会增加，且感染易于慢性化，因此许多学者认为在有条件的地区应对这些高危儿童进行抗体滴度监测，必要时复种，使抗-HBs保持在10mIU/ml以上。

HBV宫内感染是目前乙肝疫苗阻断母婴传播免疫失败的主要原因，母亲HBV-DNA高滴度和HBeAg阳性易发生宫内感染免疫失败。最新研究发现宿主的基因多态性也可能和HBV母婴传播免疫失败有关。国内试用HBIG孕期注射预防宫内感染取得了一定成果。

二、慢性乙型肝炎的治疗

疗效评价指标。

慢性乙型肝炎的治疗目的是持续抑制HBV复制和缓解肝脏病变。目前普遍使用的疗效评估指标包括血清生化、病毒学和组织学指标（表10-14-2）。根据评价时间点不同分为治疗过程中疗效、疗程结束时疗效以及治疗结束后随访6个月（SR-6）和12个月（SR-12）的疗效。

表10-14-2 慢性乙型肝炎抗病毒治疗应答的定义

应答分类	
生化应答	血清ALT下降至正常
病毒学应答	血清HBV-DNA下降至非扩增法阴性（<10^5cp/ml），原来HBeAg阳性者HBeAg转阴

组织学应答	组织学活动指数至少比治疗前下降2分
完全应答	同时符合生化和病毒学应答指标，且HBsAg转阴

2.抗病毒治疗药物

慢性HBV的治疗进展很快，治疗的选择增加迅速。现在经美国FDA和我国SDA均批准或即将批准的可用于慢性乙肝治疗的药物有干扰素α以及核苷类似物拉米夫定、阿的福韦和恩体卡韦。其中干扰素α已广泛用于儿童，美国FDA也已批准拉米夫定用于治疗儿童慢性乙肝。然而由于目前治疗措施的长期疗效仍有限，在治疗开始前必须对病人的年龄、疾病严重程度、取得疗效的可能性，以及潜在药物的不良反应和合并症、治疗费用、患者的意愿等进行综合考虑，进行个体化的治疗。除非有禁忌证或先前曾治疗无应答外，干扰素α和拉米夫定均可用作慢性乙肝儿童的初始治疗。

（1）干扰素α：干扰素α是最早被批准的抗HBV治疗药物之一。其优点是疗程确定、疗效比较持久、没有耐药突变株。在ALT升高的儿童中，对照组HBeAg清除率10%，干扰素α治疗组HBeAg清除率达30%，和成人乙肝治疗的效果相似。一项对240名儿童的meta分析显示，和对照组比较，干扰素α治疗增加HBV-DNA和HBeAg清除率COR2.2），促进ALT复常（OR2.3）。我国近年来用重组干扰素α治疗数千例慢性乙肝，HBeAg和HBV-DNA阴转率平均为30%~40%。随访4~8年发现，干扰素α治疗后HBeAg清除者仍有80%~90%的病人保持HBeAg阴性。台湾一项研究显示干扰素α治疗组肝细胞癌发生率也低于对照组。有效病例主要见于治疗前ALT水平较高，血清病毒水平较低及非母婴传播感染患者。大约20%到40%的HBeAg阳性慢性乙肝病人在治疗过程中出现ALT"一过性"升高，被认为是治疗诱导的免疫反应攻击被感染的肝细胞所致，是出现治疗应答的前兆。儿童推荐剂量为$6mU/m^2$，最大量10mU，每周3次皮下注射。对HBeAg阳性慢性乙肝，无论是否已出现治疗应答，推荐疗程16周至6个月，HBeAg阴性慢性乙肝12个月疗程更为有益。由于HBeAg阴性慢性乙肝需要较长疗程，AASLD倾向于推荐干扰素α治疗。在干扰素α治疗结束后应继续随访6~12个月以观察是否有延迟应答，明确应答是否持久，从而确定是否需要复治或采取其他治疗。

干扰素α对高病毒水平及免疫受抑制者效果较差。治疗ALT正常的慢性HBV感染儿童也效果不佳，HBeA清除率低于10%。因干扰素α治疗过程中有可能出现肝炎的加重，因此禁用于肝功能失代偿者。干扰素α有许多副作用，其中流感样症状、疲乏、白细胞减少和抑郁最常见。流感样症状多在1周后逐渐减轻或消失，但疲乏、恶心、脱发和情绪波动可持续整个治疗过程以及治疗结束后数周。干扰素α还可使潜在的免疫性疾病发作或加剧。治疗成人性乙肝时约有1/3的，病人因副作用而需要减量，5%的病人须提前停药。聚乙二醇化干扰素PEOIFNcO是将干扰素和聚乙二醇结合，以减慢干扰素吸收和排泄的速度，每周注射一次即可，最初被批准用于治疗慢性丙型肝炎，现即将批准用于治疗慢性乙肝，但其在儿童的安全性尚未确立。干扰素α治疗失败儿童，可使用拉米夫定治疗。

（2）拉米夫定：拉米夫定的优点是口服用药，耐受性好。因为该药起效比干扰素α快，同时无干扰素α增加肝硬化病人出现失代偿的风险，因此拉米夫定尤适合于失代偿性肝硬化或有肝功能失代偿危险的肝硬化病人。拉米夫定治疗2~17岁儿童慢性乙肝的推荐剂量为3mg/（kg·d），最大量100mg/d。一项研究显示拉米夫定治疗1年的HBeAg

转换率22%，对照组13%。拉米夫定治疗的缺点是停药后疗效的持久性较低，治疗应答的持久性从38%~77%。大多数复发出现在停药后1年内，停药后3年的累计复发率从36%~54%不等。对HBeAg阳性慢性乙肝的推荐疗程是至少1年：确定HBeAg转换（间隔至少2个月两次检测结果一致）者应继续治疗3~6个月，以减少停药后复发；无HBeAg转换者需根据病人的临床/病毒学反应和疾病的严重程度作个体化分析后决定停药或继续治疗；拉米夫定耐受性好，无明显的副作用，但长期治疗增加耐药突变株。治疗1年耐药突变株最高可达20%，治疗5年耐药突变株最高可达70%。耐药突变株的出现可使某些病人病情加重。对由于拉米夫定耐药株出现突破感染者可有三种选择：免疫功能正常无肝硬化的个体可在严密观察下停药；有潜在肝硬化或免疫抑制个体应改用对变异株有效的其他核苷类似物（但迄今尚缺乏儿科安全性资料）；当根据临床、ALT水平和HBVDNA水平综合评价拉米夫定治疗对病人有益时，可继续拉米夫定治疗。对于HBeAg阴性的病人应治疗1年以上，目前还无法确定理想的疗程，需根据病人的临床应答和肝病的严重程度来决定治疗终点。

对于有免疫抑制的病人，优先选择拉米夫定治疗。干扰素对器官移植病人往往是无效甚至是有害的。对于HBsAg阳性并在使用免疫抑制剂或是接受化疗的病人，需密切监测是否有病毒反跳，并且必须在出现失代偿前及时开始拉米夫定治疗。

（3）胸腺素α_1：α_1是胸腺素的一种重要组分，能增强Th_1免疫反应，是目前已能人工合成的一种免疫调节药物。在我国进行的临床研究显示，单用胸腺素的治疗组HBV-DNA和HBeAg转阴率47%，胸腺素α_1联合干扰素α_1治疗组HBV-DNA和HBeAg转阴率61%，单独采用干扰素α1治疗组HBV-DNA和HBeAg转阴率39%。我国已批准胸腺素α_1作为治疗乙肝药物。然而，国外使用胸腺素α_1进行的临床试验并未能取得一致的结果。一项mdta分析发现，虽然治疗结束时胸腺素α_1和对照组的应答率无显著性差别，但胸腺素α_1组治疗结束6~12个月后的迟发性应答率明显高于对照组。

近年来采用胸腺素α_1和干扰素α或拉米夫定联合治疗慢性乙型肝炎的初步研究取得了较好的效果，但尚需大规模、多中心、随机对照的临床研究才能明确其确切疗效。由于胸腺素耐受性好，我国一些专家提出对有抗病毒治疗指征，但不能或不愿接受干扰素α或拉米夫定治疗的HBeAg阳性的慢性乙肝患者时，可单用胸腺素α_1治疗。用药方法为1.6mg皮下注射，每日一次，12~14天后改为每周两次，疗程6个月。也可和拉米夫定联合试用于急性或慢性重型乙肝。

（4）治疗性疫苗：治疗性疫苗是近年来研究的热点。一些研究显示，普通的S基因重组疫苗和含前S2的重组疫苗也可一定程度抑制HBV复制，但并未取得一致的结果。日本使用一种含有糖基化和非糖基化HBs/Vg1，以及前S2蛋白的疫苗治疗HBV感染病人，初步发现可降低HBV-DNA载量。使用新型佐剂如CPGDNA、MF59、IL-12和γ干扰素的疫苗在转基因鼠研究中也取得了一定效果。美国使用一种含有破伤风类毒素T辅助表位和HBV核心抗原CTL表位的脂肽疫苗免疫慢性HBV感染病人，发现能激活特异性的CTL反应，但尚不足以清除感染。我国的HBIg和HBsAg复合疫苗最近发表了其安全性研究（1期临床）资料，2期临床的资料也将于近期公开。虽然治疗性疫苗的临床应用尚项T一定距离，但已曙光初现。

3.治疗过程中监测

在干扰素《或拉米夫定治疗期间，至少要每 3 个月监测 1 次 ALT、HBeAg 和/或 HBV-DNA 定量。在治疗结束后最初 3 个月，需每月监测 1 次 ALT 水平和 HBV 标志（包括 HBV-DNA）以了解是否有早期复发，此后每 3 个月（对于肝硬化病人和那些 HBeAg/HBV-DNA 持续阳性的病人）或 6 个月（对于那些有治疗应答者）监测 1 次。对于无应答者，应进行进一步的监测以确定是否有延迟应答并在有指征时进行复治。

三、丙型肝炎

丙型肝炎呈全球性流行，全球 HCV 的感染率约为 3%。我国一般人群抗-HCV 阳性率为 3.2%。抗-HCV 阳性率随年龄增长而逐渐上升，由 1 岁组的

2.0% 至 50~钻岁组的 3.9%。男女间无明显差异。抗-HCV 阳性儿童中 50%~75% 有病毒血症存在。HCVlb 和 2a 基因型在我国较为常见，其中以 lb 型为主；某些地区有 la、2b 和 3b 型报道；6 型主要见于港澳地区和某些南方边境省份。

（一）预防和一般监测

HCV 主要经血液传播。实行献血员筛查抗-HCV 后，输血和血制品传播途径已得到有效控制，但大量输血和血液透析的病人仍有可能感染 HCV。经破损的皮肤和黏膜传播已成为目前成人感染者最主要的传播方式，主要见于静脉吸毒、使用非一次性注射器和针头、未经严格消毒的牙科器械、内镜、侵袭性操作和针刺等。一些可能导致皮肤破损和血液暴露的传统医疗方法也可能与 HCV 传播有关，共用剃须刀、牙刷、文身和穿耳环孔等也是 HCV 潜在的经血传播方式。因此建议 HCV 感染者不要与他人共用牙刷、牙杯和剃须刀，对任何伤口要小心处理，避免其血液污染别人的洁具，同时不能献血、捐献器官或其他组织。少部分 HCV 感染者的传播途径不明。接吻、拥抱、喷嚏、咳嗽、食物、饮水、共用餐具和水杯、无皮肤破损及其他无血液暴露的接触一般不传播 HCV。

实行血液筛查 HCV 后，母婴传播成为儿童感染 HCV 的最重要途径。抗-HCV 阳性母亲将 HCV 传播给新生儿的危险性为 2%，若母亲在分娩时 HCVRNA 阳性，则传播的危险性可达 4%~7%；合并 HIV 感染时，传播的危险性增至 20%。因此有必要考虑采取措施减少母亲到新生儿传播。一些儿科医生建议应避免对 HCV 感染的母亲的胎儿采用头皮（血氧）监测，并应在破膜 6 小时内完成分娩来减少传播。由于几乎无资料支持剖宫产可减少 HCV 母婴传播，因此多数权威不推荐将母亲 HCV 感染作为剖宫产指征。同样，由于几乎无资料支持 HCV 通过母乳喂养传播，HCV 感染母亲也无必要放弃母乳喂养。为减少 HCV 的母婴传播，有必要深入研究有利于或干扰 HCV 母婴传播的因素。目前无有效疫苗预防 HCV 感染。

ALT、AST 水平与 HCV 感染引起的肝组织炎症分度和病情的严重程度不一定平行；急性丙型肝炎患者的 ALT 和 AST 水平一般较低，但也有较高者。急性丙型肝炎患者的人血白蛋白、凝血酶原活动度和胆碱酯酶活性降低较少，但在病程较长的慢性肝炎、肝硬化或重型肝炎时可明显降低，其降低程度与疾病的严重程度成正比，因此凝血酶原时间可作为慢性丙型肝炎患者病情进展的监测指标。

HCV 感染的最主要危害是发展为肝硬化和肝细胞肝癌。和成人 HCV 感染者相比，儿童感染者较少出现临床症状，更易出现自发病毒清除。ALT 正常或接近正常的比率也高于成人，进展至终末期肝病的速率较慢。大多数围生期母婴传播的 HCV 感染者在感

染的前 20 年内肝脏仅有轻微的病变,但对其远期并发症和死亡率的影响所知甚少,因此对 ALT 正常的 HCV 感染儿童可每 3~6 个月随访 ALT,每年随访病毒指标及人血白蛋白和凝血功能。如出现 ALT 升高应密切随访,必要时行肝活检。如已发展为肝硬化,应每 3~6 个月检测甲胎蛋白(AFP)和腹部 B 超(必要时 CT 或 MRI),以早期发现肝细胞癌。另外,对肝硬化患者还应每 1~2 年行上消化道内镜或食管 X 线造影检查,以观察有无食管胃底静脉曲张。

(二) HCV 感染的实验室诊断

HCV 感染的诊断主要依靠实验室检查。抗-HCV 酶免疫法(EIA)适用于高危人群或有高危因素者筛查,包括 HIV 感染、曾进行过血液透析、曾接受输血、血液制品或器官移植以及感染 HCV 母亲生育的婴儿。抗-HCV 酶免疫法也用于不明原因转氨酶异常者 HCV 感染的初筛。抗-HCV 第三代 EIA 法敏感度可达 99%,但须注意一些透析、免疫功能缺陷和自身免疫性疾病患者可出现抗-HCV 假阳性,临床上通常对疑似病人先检查抗-HCV,抗-HCV 阳性(除外假阳性)说明病人感染过 HCV。判断是既往感染(已愈)还是现症感染要依赖 HCV-RNA 检测,HCV-RNA 阳性说明有病毒血症存在。在急性 HCV 感染或免疫功能受抑制的个体可出现抗-HCV 假阴性,此时也可通过检测 HCV-RNA 诊断,在感染 HCV1~2 周后即可检测出 HCV-RNA。HCV-RNA 检查有定性和定量两种。HCV-RNA 定性检测的主要方法有 PCR 和转录介导的扩增术(TMA),特异度在 98% 以上,只要一次病毒定性检测为阳性,即可确证 HCV 感染,但一次检测阴性并不能完全排除 HCV 感染,应重复检查。

HCV 病毒载量的高低与疾病的严重程度和疾病的进展并无绝对相关性,但可作为抗病毒疗效评估的观察指标。因此在考虑抗病毒治疗前应进行 HCV-RNA 定量测定。检测 HCVRNA 载量的方法有分枝 DNA(bDNA)、实时荧光定量 PCR 法等。在 HCV 急性感染期,血浆或血清中的病毒基因组水平可达到 10^5~10^7 拷贝/ml。在 HCV 慢性感染者中,HCVRNAt 水平在不同个体之间存在很大差异;变化范围在 $5×10^{4-5}$;106 拷贝/ml。由于所用方法及试剂的不同,很难把各自的方法相互加以比较。WHO 专家委员会制定了统一的国际单位,国际上常用的几种试剂检测范围及国际单位(IU)换算见(表 10-14-3)。

表 10-14-3 HCV-RNA 定量测定试剂及技术指标

试剂	1IU/L 等于	检测范围(IU/L)
罗氏 AmplicorHCVMonitorversion2.0	0.9cps/ml	600~500000
罗氏 CobasAmplicorHCVMonitorversion2.0	2.7cps/ml	600~500000
锌耳 VersantHCVRNA3.0quantitationassay	5.2cps/ml	615~700000
雅培 LCxHCVRNAcjuantitationassay	3.8cps/ml	25~2360000
国立基因研究所 SuperQuant	3.4cps/ml	30~1470000

HCV RNA 基因定型虽不能预测感染的结局,但有助于判定治疗的难易程度及制定抗病毒治疗的个体化方案。基因定型方法有直接序列分析、型特异性探针反向杂交和限制性片段长度多态性分析等。目前虽尚无经过批准的临床诊断试剂盒,但基因定型已应用于临床治疗方案制定。

由于生后第一年内人体对HCV有较高的病毒清除率，同时考虑到早期检测W性结果可能引起父母的紧张，因此不推荐对HCV感染母亲的婴儿常规筛查tHCV-RNA。由于抗-HCV可母婴传播并在婴儿体内持续一般不超过18个月，因此可在18月龄或以后检测抗-HCV。如果确实需要早期明确诊断，可行PCR检查HCV-RNA。

慢性HCV感染病人行肝组织活检主要目的是评价肝脏炎症和纤维化程度，有助于预测药物疗效以及预后判断。由于迄今尚无一个或一组血清学标志可对肝纤维化进行准确分期，肝组织活检曾经被认为是丙型肝炎抗病毒治疗前的必须检查。近年来，随着丙型肝炎治疗效果的提高，对其必要性开始有一些争议。慢性丙型肝炎患者中，约30%ALT水平正常，约40%ALT水平低于2倍正常值上限。虽然大多数此类患者只有轻度损伤，但有部分患者可发展为肝硬化。目前多数的意见认为此类病人行肝穿刺活检对是否开始抗病毒治疗具有决定性意义。对组织学已有明显纤维化（S_2、S_3）者，无论炎症坏死程度如何，如无禁忌证应立即给予抗病毒治疗，可有效阻止或逆转肝纤维化进展；对轻微炎症坏死且无明显纤维化（S_0、S_1）者，可暂不治疗，但应每隔3~6个月检测肝功能，在4~5年后重复肝穿。对ALT持续正常且未进行肝活检者，也应每24周进行1次体检并检测ALT。对临床上有明显肝硬化体征者，肝穿刺所能提供的价值有限。也有专家认为，由于HCV基因2型或3型治疗反应较好，可对所有感染者进衍治疗，治疗前不必肝活检。基因1型治疗反应较差，治疗前最好行肝活检以决定是否必须开始抗病毒治疗。

（三）抗病毒治疗的适应证及治疗反应监测

抗病毒治疗的目的是清除或持续抑制体内的HCV，以改善减轻肝损害，阻止进展为肝硬化、肝衰竭或肝细胞癌，并提高患者的生活质量。抗病毒治疗前要检测HCV基因型和HCV-RNA定量，只有HCV-RNA阳性时才考虑抗病毒治疗。同时，是否进行抗病毒治疗要根据肝病的严重程度、潜在副作用的严重程度、可能产生的治疗应答和并存情况来做出治疗决策。对于急性丙型肝炎患者，干扰素α治疗能显著降低其慢性化率。对于慢性丙型肝炎，治疗指征包括：①ALT或AST持续或反复升高者，易进展为肝硬化，应给予积极治疗。②ALT持续正常者大多数肝脏病变较轻，应根据肝活检结果决定是否治疗，肝组织学有明显炎症坏死（$G \geq 2$）或中度以上纤维化（$S \geq 2$）者，也应给予积极治疗。对于丙型肝炎肝硬化患者，如果肝硬化尚在代偿射，尽管对治疗的耐受性和效果有所降低，但为使病情稳定、延缓或阻止肝衰竭和肝细胞癌等并发症的发生，建议在严密观察下给予抗病毒治疗。如果奸硬化处于失代偿期，多难以耐受干扰素α治疗的不良反应，有条件者应行肝脏移植术。对于肝移植后丙型肝炎复发者，干扰素α治疗有效，但有促进对移植肝排斥反应的可能，可在有经验的专科医生指导和严密观察下进行抗病毒治疗。对于HCV合并HBV感染者，如果HCV RNA阳性/HBV DNA阴性者，先给予抗HCV治疗；对于两种病毒均呈活动性复制者，建议首先以干扰素α加利巴韦林清除HCV，对于治疗后HBV DNA仍持续阳性者可再给予抗HBV治疗。合并HIV感染时，抗HCV治疗主要取决于患者的CD_4^+细胞计数和肝组织的纤维化分期。免疫功能正常，尚无即刻进行高活性抗反转录病毒治疗（HAART）指征者，应首先治疗HCV感染；正在接受HAART治疗、肝纤维化呈S_2或S_3的患者，须同时给予抗HCV治疗；但要特别注意观察利巴韦林与抗HIV核苷类似物相互作用的可能性；包括乳酸酸中毒等。对于严重免疫抑制者CD_4^+阳性淋巴细胞$<2 \times 10^8/L$，应首先给抗HIV治疗，待免疫功能重建后，再考

虑抗 HCV 治疗。目前对围生期获得的 HCV 感染治疗有不同意见。一般认为 3 岁以下儿童禁忌抗病毒治疗，3~17 岁的儿童在综合评估后可作为干扰素和利巴韦林选择治疗地对象。

虽然依据所观察的指标不同，可将抗病毒治疗的应答分为生化学应答（ALT 和 AST 恢复正常）、病毒学应答及组织学应答（肝活检炎症坏死和纤维化的改善），但 HCV 感染治疗的应答常以 HCV-RNA 检测结果为标志。早期病毒学应答（EVR）指治疗 12 周时血清 HCVRNA 定性检测阴性（或定量检测小于最低检测限），或定量检测降低 2 个对数级（log）以上。有 EVR 者易获得持续的病毒学应答（SVR），无 EVR 者不易获得 SVR，因此 EVR 可作为预测 SVR 的指标。治疗结束时病毒学应答（ETR）指治疗结束时定性检测 HCVRNA 为阴性（或定量检测小于最低检测限）；持续的病毒学应答（SVR）指治疗结束时及治疗结束后 24 周用敏感的定性方法检测 HCVRNA 阴性（或定量检测小于最低检测限）；治疗结束时若定性检测 HCVRNA 为阴性（或定量检测小于最低检测限），但停药后 HCVRNA 又变为阳性称为复发（relapse）；在治疗期及治疗结束后 HCV-RNA 水平无明显下降可考虑为无应答者（NR）；有些病人在治疗后 HCV-RNA 下降（>2logs），但并未转阴者可认为是部分应答（partialresponse）。治疗期间曾有 HCVRNA 载量降低或阴转，但尚未停药即出现 HCVRNA 载量上升或阳转称为治疗中反弹（break through）。

四、抗-HCV 治疗方案

目前推荐的成人慢型丙肝治疗方案是聚乙二醇干扰素联合利巴韦林。聚乙二醇（PEG）化干扰素α（PEG-IFNα）是在干扰素α分子上交联无活性、无毒性的 PEG 分子，延缓干扰素α注射后的吸收和体内清除过程，其半衰期较长，每周 1 次给药即可维持有效血药浓度。PEG-IFNα与利巴韦林联合应用是目前最有效的抗病毒治疗方案，优于普通干扰素联合利巴韦林的治疗效果。我国的成人临床试验结果表明，PEG-IFNα-2a（180μg）24 周单药治疗慢性丙型肝炎的总 SVR 率为 41.5%，其中基因 1 型患者为 35.4K，非 1 型患者为 66.7%。

聚乙二醇干扰素在儿童的安全性尚未确立，因此不能用于 HCV 感染儿童的治疗。目前已报道的治疗慢性儿童 HCV 方案包括单用普通干扰素或普通干扰素联合利巴韦林。根据 11 项已发表的单用普通干扰素的文献分析，单用干扰素治疗的持续病毒学应答为 35%，其中基因 1 型应答率 25%，其他基因型应答率 70%。HCV 感染儿童对干扰素的耐受性明显好于成人，除体重增长受影响外，无明显严重副作用。

普通干扰素和利巴韦林联合治疗儿童慢性丙肝仅有几篇报道。其中的一篇报道每周 3 次使用普通干扰素 3mU/（m²·次），联合利巴韦林 8、12、15mg/（kg·d），初步结果显示总的持续病毒学应答率 31%，其中 1 型持续病毒学应答 31%。剂量依赖的溶血性贫血发生率较成人少见。因为联合使用 15mg/（kg·d）的利巴韦林效果优于低剂量利巴韦林，而有关副作用相仿，因此目前正对干扰素联合 15mg/（kg·d）利巴韦林进行进一步的临床试验。儿童肝病专家认为有必要组织全球多中心的临床试验来检验联合治疗儿童 HCV 感染的确切效果。

慢性丙型肝炎抗病毒疗效应答受多种因素的影响。治疗前 HGV-RNA 水平较低，HCV

基因型2型或3型，肝脏纤维化程度轻，无明显肥胖，并且无合并HBV及HIV感染者疗效较好。

慢性HCV感染治疗前和治疗12周时应进行HCV-RNA定量测定。治疗12周未达到EVR者可考虑停止治疗，但也可根据病人对药物的耐受情况、肝病严重程度、生化和病毒学应答作个体化的处理。达到EVR者，则应继续治疗48周。治疗结束时及治疗结束后24周也应进行HCV-RNA定量测定，确定是否达到治疗结束时病毒学应答以及持续病毒学应答。

治疗过程中还应监测其他指标，包括药物的副反应。血常规检查在开始治疗的前4周应每周1次，以后每4周1次直至疗程第24周，疗程后24周可每12周检查1次。ALT检查治疗期间每4周1次，治疗结束后24周内每8周1次。即使患者HCV未能清除，也应定期复查ALT。ALT水平下降是抗病毒治疗中出现应答的重要指标之一。所有患者要在治疗过程中每24周、治疗结束后每12~24周检测甲状腺功能，如治疗前就已存在甲状腺功能异常，则应每月检查甲状腺功能。应定期评估精神状态，尤其是对表现有明显抑郁症和有自杀倾向的患者，应给予停药并密切防护。

目前对急性丙型肝炎治疗尚无统一方案。多篇发表的资料表明，单用干扰素a治疗急性丙型肝炎病人，62%可达SVR，未治疗的病人中仅12%在随访期间自发缓解。使用较大剂量干扰素a时SVR更高。因急性丙型肝炎有自发缓解可能，何时是开始治疗的最佳时机仍不确定。我国推荐急性HCV感染时检测到HCV-RNA阳性即应给予抗病毒治疗，AASLD认为延迟至急性起病2~4月之后似乎是合理的。已发表的研究多使用普通干扰素a3MU，隔日1次肌肉或皮下注射，疗程为24周，是否联合使用利巴韦林须进一步研究。

患者的依从性是影响疗效的一个重要因素。医生应在治疗开始前向患者及其父母详细解释本病的自然病程，并说明抗病毒治疗的必要性、现有抗病毒治疗的疗程、疗效及所需的费用等。还应向患者详细介绍药物的不良反应及其预防和减轻的方法，以及定期来医院检查的重要性，并多给患者关心、安慰和鼓励，以取得患者的积极配合，从而提高疗效。

（黎小秀）

第十一章 内分泌疾病

第一节 先天性甲状腺功能减低症

甲状腺功能减低症简称甲低，是由于各种不同的疾病累及下丘脑-垂体—甲状腺轴功能，以致甲状腺素缺乏；或是由于甲状腺素受体缺陷所造成的临床综合征。按病变涉及的位置可分为：A.原发性甲低，是由于甲状腺本身疾病所致；继发性甲低，其病变位于垂体或下丘脑，又称为中枢性甲低，多数与其他下丘脑-垂体轴功能缺陷同时存在。儿科患者绝大多数为原发性甲低，根据其发病机理的不同和起病年龄又可分为先天性和获得性两类，获得性甲低在儿科主要由慢性淋巴细胞性甲状腺炎即桥本甲状腺炎所引起。本节主要介绍先天性甲低。

先天性甲状腺功能减低症，是由于甲状腺激素合成不足所造成的一种疾病。根据病因的不同可分为两类：A.散发性系先天性甲状腺发育不良、异位或甲状腺激素合成途径中酶缺陷所造成，发生率为（14~20）/10万；B.地方性多见于甲状腺肿流行的山区，是由于该地区水、土和食物中碘缺乏所致，随着我国碘化食盐的广泛应用，其发病率明显下降。

一、病因

甲状腺的主要功能是合成甲状腺素（T_4）和三碘甲腺原氨酸（T_3）。甲状腺激素的主要原料为碘和酪氨酸，碘离子被摄取进入甲状腺上皮细胞后，经一系列酶的作用与酪氨酸结合。

甲状腺素的合成与释放受下丘脑分泌的促甲状腺素释放激素（TRH）和垂体分泌促甲状腺激素（TSH）控制，而血清中 T_4 可通过负反馈作用降低垂体对 TRH 的反应性，减少 TSH 的分泌。

甲状腺素加速细胞内氧化过程；促进新陈代谢；促进蛋白质合成，增加酶活性；增进糖的吸收和利用；加速脂肪分解氧化；促进钙、磷在骨质中的合成代谢；促进中枢神经系统的生长发育。

当甲状腺功能不足时，可引起代谢障碍、生理功能低下、生长发育迟缓、智能障碍等。

先天性甲状腺功能低下的主要原因是甲状腺不发育或发育不全，可能与体内存在抑制甲状腺细胞生长的免疫球蛋白有关；其次为甲状腺素合成途径中酶缺陷（为常染色体隐性遗传病）；促甲状腺激素缺陷与甲状腺或靶器官反应低下所致者少见。目前继发感染致甲状腺功能低下者增多。

二、临床表现

（一）新生儿期的症状

多数先天性甲状腺功能减退症患儿在出生时并无症状，因为母体甲状腺素（T_4）可通过胎盘，维持胎儿出生时正常 T_4 浓度中的 25%~75%。新生儿期该症状出现的早晚及轻重与甲减的程度和持续时间有关，少部分患儿出生时呈巨大儿、头围大、囟门及颅缝明显增宽，可有暂时性低体温、低心率及少哭、少动、喂养困难、易呕吐和呛咳、睡眠多、淡漠、哭声嘶哓、胎便排出延迟、顽固性便秘、生理性黄疸期延长、体重不增或增长缓慢、腹大，常有脐疝、肌张力减低。由于周围组织灌注不良，四肢凉、苍白、常有花纹。额部皱纹多，似老人状，面容臃肿状，鼻根平、眼距宽、眼睑增厚、睑裂小，头发干枯、发际低，唇厚、舌大，常伸出口外，重者可致呼吸困难。

（二）儿童其典型表现

1.特殊面容表现为塌鼻、眼距宽、舌厚大常伸出口外、表情呆滞、面容浮肿、皮肤粗糙、干燥、贫血貌。面色苍黄，鼻唇增厚，头发稀疏、干脆、眉毛脱落。

2.智力发育迟缓，神经反射迟钝，言语缓慢，发音不清，声音低哑，多睡少动。表情呆滞，视力、听力、嗅觉及味觉迟钝。

3.生长发育落后，骨龄落后，身材矮小，四肢短促，身体上部量大于下部量，行动迟缓，行走姿态如鸭步。牙齿发育不全。性发育迟缓，青春期延迟。

4.可有便秘，全身黏液性水肿状，心脏可扩大，可有心包积液。

5.可有骨痛和肌肉酸痛，肌张力。

地方性甲状腺功能减低症者，因胎儿期缺碘而不能合成足量的甲状腺激素，严重地影响到中枢神经系统的发育。临床表现有两种，一种以神经系统症状为主，出现共济失调、痉挛性瘫痪、聋哑和智力低下，而甲状腺功能减低的其他表现不明显。另一种以黏液性水肿为主，有特殊的面容和体态，智力发育落后而神经系统。

三、辅助检查

1.新生儿筛查

由于先天性甲状腺功能减低症在生命早期即严重损害小儿的神经系统功能，因此早期确诊至关重要。目前国内外大都采用出生后2~3天的新生儿干血滴纸片检测TSH浓度作为初筛，结果>20U/L时，再采集血标本检测血清T_4和TSH以确诊。

2.血清T_3、T_4、TSH测定

正常小儿血清T_3: 12~40nmol/L，T_4: 90~194nmol/L，TSH：2~10mU/L。如T_3、T_4降低，TSH明显升高，即可确诊。

甲状B超：了解甲状腺形态、大小、血供情况、位置。

3.甲状腺吸^{131}I率试验

正常甲状腺吸^{131}I率在4小时为5%~15%，24小时为10%~30%。先天性甲状腺功能减低症患儿则吸碘率明显低下。由于^{131}I率有较大的放射性，故不宜用于幼婴儿。

4.TRH刺激试验

对疑有TSH或TRH分泌不足的患儿，可静脉注射TRH，正常情况在注射后20~30分钟时出现TSH上升，90分钟后降至基础值。如用药后不出现反应峰，应考虑垂体病变。反之，TSH反应峰甚高或持续时间延长，则提示下丘脑病变。

5.X线检查

摄腕部正位片或膝关节正位片（6个月以下），骨龄明显落后。

6.核素检查

采用静脉注射^{99m}Tc后以单光子发射计算机体层摄影术（SPECT）检测患儿甲状腺发育情况及甲状腺的大小、形状和位置。

四、诊断要点

1.新生儿期甲状腺功能减低症

孕期>42周，体重>4kg，身长较正常<20%左右，黄疸持续时间常>2周，出生后囟门未闭约0.5cm×0.5cm。有嗜睡、吸吮无力、呆滞、少哭、便秘、体温低、前囟大、脐疝表现。

2.婴儿期甲状腺功能减低症

有特殊面容，面部臃肿、鼻梁扁平、眼距宽、鼻翼宽、唇厚、舌大常伸至口外、头发稀疏。表情淡漠，反应迟钝，少哭少动，皮肤粗糙，手足凉，无汗，动作发育落后，身材矮小，躯干长，四肢短小，上部量/下部量>1.5。出牙迟，纳呆，腹胀、便秘、大便干燥，心率慢。X线检查骨龄延迟。

3.迟发型甲状腺功能减低症

3~5岁发病，智力接近正常同龄儿。有身材矮小、手足凉、皮肤粗糙、食欲低下、便秘、表情淡漠、黏液水肿。身高增长每年<4cm，X线检查骨龄延迟。

4.地方性甲状腺功能减低症

（1）神经性综合征：共济失调，痉挛性瘫痪，聋哑，智能低下，身材正常，甲状腺功能正常或轻度减低；

（2）黏液水肿性综合征：显著的生长发育和性发育落后，黏液水肿，智能低下，可有甲状腺肿大。

5.其他

血甲状腺素（T_3、T_4）下降，促甲状腺素（TSH）升高。可有血糖降低，胆固醇、三酰甘油升高，基础代谢率降低。

具有上述第1~4项之一，同时具有第5项，可诊断为先天性甲状腺功能减低症。

五、鉴别诊断

1.先天性巨结肠

出生后即便秘、腹胀，并常有脐疝，但其面容、精神反应和哭声等正常。血T_4正常。

2.先天愚型

智力、骨骼和动作发育均迟缓，骨龄延迟，但有特殊面容，眼距宽，外眼角上斜，鼻梁低，舌伸出口外，皮肤和毛发正常，血T_4多数正常，染色体核型多为21-三倍体。

3.佝偻病

虽有动作发育迟缓，生长落后等表现，但智力正常，皮肤正常，无甲减的特殊面容，有佝偻病体征，血生化和骨骼X线片可协助诊断，骨龄正常，血T_4正常。

4.软骨发育不良

智力正常，全身不成比例，四肢粗短，上身长于下身，X线长骨片可见特征性骨干变短，干骺端扩大，边缘不规则，血T_4正常。

5.黏多糖病Ⅰ型

智力低下，多毛，好动，毛发浓密，浓眉大眼，肝脾肿大，爪形手，胸部X线片可见"飘带肋"，胸腰椎X线片胸椎12、腰椎1~2的前缘呈鱼或鸟嘴状改变。尿中酸性黏多糖阳性。

六、治疗

早期诊断,早期治疗,终身用药,定期复查,维持甲状腺正常功能。

(一)一般治疗常规

指导家长做好早期幼儿教育,开发智能,宣传治疗的重要性。饮食中应富于热量、蛋白质、矿物质并注意补充维生素等。

(二)用药常规

1.甲状腺激素

甲状腺激素是治疗甲状腺功能减低症的最有效的药物,需终身用药以维持正常的生理功能。目前甲状腺激素剂型有3种。

(1)左甲状腺素钠(L-T$_4$):首选,每日1~2次口服,新生儿剂量每日10μg/kg,婴儿期6~8μg/kg,儿童5μg/kg,一般从小剂量开始,2~4个月内逐渐加至全替代的维持剂量。病情严重的开始量偏小,增加剂量较慢。

(2)干甲状腺素片:左甲状腺素钠药源困难时可考虑口服干甲状腺素片较稳定,半衰期6天左右。应由小剂量开始,根据病情逐渐调整剂量,以防因心肌黏液性水肿急剧消退导致心力衰竭出现。干甲状腺素片所含T$_3$及T$_4$量不稳定,故应观察临床疗效及查血T$_4$、TSH以调整剂量至维持量,一般可间隔5~7天渐加量一次,每日1次或2次口服因长期治疗,故还应随年龄增长不断增加剂量以满足机体需要。

(3)左旋碘甲腺酪氨酸钠(L-T$_3$):作用迅速,但作用消失较快,用于紧急甲减危象的治疗

(4)用药原则:每个儿童甲状腺素的需要量略有不同,用药量可根据临床表现调整。有效指标:食欲好转,心率维持在同年龄正常水平,腹胀消失,每日1次正常大便,智力进步。同时,血TSH浓度正常,血T$_4$水平在正常高值。药物过量可致甲亢,较大剂量宜将药量分多次口服。

2.维生素类

维生素A、维生素B、维生素C、维生素D等4种维生素应长期按临床需要补充,有口炎者应给维生素B$_2$。剂量可根据具体情况而定,

3.矿物质

钙片应长期供给用以生长发育之用,贫血者应加服铁剂。家族性甲状腺激素合成障碍、地方性甲状腺功能减低症患者应补碘。

七、病情观察

治疗后观察精神反应、食欲、大便性状与次数,是否怕冷,有无出汗,注意心音是否有力,手足是否变暖。长期用药后观察身高、体重、生长发育曲线,智商的变化每6个月年复查骨龄。治疗后每2周查血T$_3$、T$_4$、TSH,剂量调整至维持剂量后,第1年每3个月复查1次,第2~3年内每6个月复查1次,此后每年复查1次。

八、注意事项

(一)医患沟通

向家长交代尽早治疗与终身服药的重要性。如家长认为治疗后患儿表现正常而自行停药,会再出现甲减症状。治疗中定期复查,当T$_4$、TSH恢复正常后,每3个月门诊随

访1次，2岁以后每6个月门诊随访1次，每次随访时检查T_4、TSH，X线摄片检查骨龄，记录身高、体重、智商测定情况。如生长发育仍落后，提示药物用量不足；向家长交代治疗药物过量的反应如有多汗、烦躁不安等，提示药物用量过大，根据临床表现与实验室检查结果调整药量。

（二）经验指导

1.大多数新生儿甲状腺功能减低症症状和体征轻微，注意仔细询问病史及体检，常可发现可疑线索，如母亲怀孕时常感到胎动少，生产期延迟等。

2.新生儿筛查应避开新生儿出生后的生理性TSH上升期，最好于出生3日后取血测定TSH，凡TSH>20~30mU/L者均需复查如TSH明显增高，T_4降低即可确诊。

3.除暂时性甲状腺功能减低症外，不论何种原因造成的甲状腺功能减低症，都需要甲状腺素终身治疗。用量过大可引起烦躁、多汗、消瘦、腹痛、腹泻等症状；用量不足，患儿身高增长及骨骼生长迟缓

4.先天性甲状腺功能减低症患儿的预后取决于治疗的早晚，出生后3个月内治疗者90%智力可达正常，治疗较晚者多数遗留一定程度的智力低下。

（程昕然）

第二节 甲状腺功能亢进症

甲状腺功能亢进症简称甲亢，其本身并不是一个疾病的名称，而是由于甲状腺激素分泌过多所致甲状腺肿大、眼球外突及基础代谢率增高等一组临床症候群。多种疾病可造成甲亢的发生，如弥漫性毒性甲状腺肿（Graves病）、毒性单结节甲状腺肿（Plummer病）、亚急性甲状腺炎、慢性淋巴细胞性甲状腺炎、碘甲亢、医源性甲亢、新生儿甲亢等。其中Graves病是儿童期甲亢的主要类型。Graves病属自身免疫性疾病，有家族发病倾向，感染、精神刺激和情绪紧张等为诱发因素，多见于10~14岁儿童，女孩是男孩的5倍。

一、病因

目前认识到的儿童甲状腺功能亢进症致病因素包括免疫功能异常、遗传及其他因素。

1.免疫功能异常

Graves病的诱发始动原因目前认为系由于患者Ts细胞的免疫监护和调节功能有遗传性缺陷，当有外来精神创伤等因素时，或有感染因素时，体内免疫遭破坏，"禁株"细胞失控，产生TSI的B淋巴细胞增生，功能变异，在Ts细胞的作用下分泌大量的TSI自身抗体而致病。有精神创伤与家族史者发病较的，为诱发因素。近年来发现，白种人甲亢HLA-B8比正常人高出2倍，亚洲日本人HLA-BW35增高，国外华人HIA-BW46阳性易感性增高，B13、B40更明显，这些都引起了注意。

2.遗传因素

临床上发现家族性Graves病不少见，同卵双胎先后患Graves病的可达30%~60%，异卵仅为3%~9%。家族史进行调查除患甲亢外，还可患其他种甲状腺疾病如甲状腺功能

减低等，或家族亲属中 TSI 阳性，这说明 Graves 病有家族遗传倾向。这种遗传方式可能为常染色体隐性遗传，或常染色体显性遗传，或为多基因遗传。

3.其他发病原因

（1）功能亢进性结节性甲状腺肿或腺癌。1988 年国内曾报告单结节检出血清甲状腺球蛋白抗体和微粒体抗体，阳性率为 16.9%（62/383），多结节阳性率为 54.7%（104/190）。这些结节中增生的甲状腺组织不受 TSI 调节，成为自主功能亢进性或功能亢进性甲状腺结节或腺瘤。目前甲状腺腺瘤与癌瘤发病还认为系由于肿瘤基因所致。

（2）垂体瘤分泌 TSH 增加，引起垂体性甲亢，如 TSH 分泌瘤或肢端肥大症所伴发的甲亢。

（3）亚急性甲状腺炎、慢性淋巴细胞性甲状腺、无痛性甲状腺炎等都可伴发甲亢。

（4）外源性碘增多引起甲亢，称为碘甲亢。如甲状腺肿病人服碘过多，服用甲状腺片或左甲状腺素钠（L-T$_4$）过多均可引起甲亢，少数病人服用胺碘酮药物也可致甲亢。

（5）异位内分泌肿瘤可致甲亢，如卵巢肿瘤、绒癌、消化系统肿瘤，呼吸系统肿瘤及乳腺癌等分泌类促甲状腺激素可致临床甲亢。

（6）Albright 综合征在临床上表现为多发性骨纤维结构不良，皮肤色素沉着，血中 AKP 升高，可伴发甲亢。

（7）家族性高球蛋白血症（TBG）可致甲亢，本病可因家族性有遗传基因缺陷或与用药有关。

二、临床表现

1.可发生于儿童的任何年龄，女孩多见多数起病缓慢，先有情绪的改变，易哭闹，脾气急躁，注意力分散，学习成绩下降，继而出现多食、消瘦、心悸、畏热、多汗、疲乏、腹泻等症状

2.注意甲状腺肿大程度、表面性状与质地，有无结节、震颤，血管杂音。小儿甲状腺肿大分三度：Ⅰ度：能触及，肉眼看不出甲状腺肿大；Ⅱ度：能触及也能看到，甲状腺肿大不超过在胸锁乳突肌；Ⅲ度：甲状腺肿大超过胸锁乳突肌者。

三、辅助检查

1.血清甲状腺素水平

TT$_4$（总 T$_4$），FT$_4$（游离 T$_4$）升高，FT$_4$ 诊断价值高；TT$_3$、FT$_3$ 升高而 TT$_4$、FT$_4$ 正常时对甲状腺功能亢进症早期诊断更有意义，同时应考虑 T$_3$ 型甲状腺功能亢进症（儿童少见）。

2.促甲状腺激素（TSH）

甲状腺功能亢进症时降低。

3.基础代谢率（BMR）

轻型甲状腺功能亢进症>＋30%~＋60%，重型甲状腺功能亢进症>＋60%。

4.TRH（促甲状腺激素释放激素）兴奋试验

TSH 不增高或低于正常。

5.甲状腺抗体测定

测定抗甲状腺球蛋白抗体（TGAh）、抗甲状腺过氧化物酶抗体（TPOAb）以明确

是否慢性淋巴细胞性甲状腺炎（桥本病）引起的甲状腺功能亢进症。

6.甲状腺吸碘率测试

吸碘率增高伴高峰前移，2~4小时>30%，或24小时>50%。

7.甲状腺B超或扫描

了解甲状腺大小、结节性质，除外肿瘤、囊肿。

四、诊断要点

1.多为学龄儿童，有多言、多动、急躁、记忆力差、情绪改变为初起症状，可有消瘦、多汗、怕热、低热、食欲亢进、大便次数增加、心悸、睡眠障碍、疲乏等。心尖部可闻及收缩期杂音，脉压差大，伸臂时手指常震颤。基础代谢率增加>30%。

2.甲状腺肿大，质较软，可扪及震颤或听到血管杂音，结节性肿大者要扪及大小不一、质硬、单个或多个结节。甲状腺B超或扫描可了解其大小，性质。

3.突眼可为一侧或两侧，亦可无突眼，骨龄可超过正常。

4.血 T_3、FT_3、FT_4 增高，TSH<4mU/L，TRSAb 阳性，TGAb 可阳性，但效价低。促甲状腺素释放激素（TRH）激发试验 TSH 不升高。

五、鉴别诊断

1.单纯性甲状腺肿

多发生在青春期，心率正常，无明显临床症状，甲状腺功能正常。

2.慢性淋巴细胞性甲状腺炎

甲状腺功能可表现为正常、甲亢和甲减。初期可表现为一过性甲亢，后期是甲减。检测血 TGAb 及甲状腺微粒体抗体（TMAb）、TPOAb 显著并持久增高。TRSAb 阴性。

3.甲状腺肿性甲状腺功能减低症

为家族性酶缺陷所致继发性甲减，有遗传家族史，伴甲状腺功能减低症表现，基础代谢率低、血 T_4 减低、TSH 增高。

4.甲状腺囊肿或肿瘤

局部可扪及肿块，扫描及超声波检查可协助明确肿块性质。

5.心肌炎或心脏病

有心动过速、心悸、无甲状腺肿大，甲状腺功能正常。

6.其他原因造成突眼

眼部肿瘤，球后蜂窝组织炎，绿色瘤，黄色瘤，神经母细胞瘤等，甲状腺功能正常。

六、治疗

外科手术切除对于小儿来说，因甲状腺尚未发育良好，难于掌握切除量，切除过多将导致终生的甲状腺功能减退，切除不足则易复发。因此，对于小儿甲亢目前仍然主张以药物治疗为首选；仅在药物治疗无效时才考虑手术或用核素碘疗法。

1.一般治疗

在疾病期间应注意休息，解除精神紧张和负担、避免情绪波动。在读学生应暂时免修体育课，避免外来的刺激和压力，饮食应富有蛋白质、糖类及维生素等。

2.甲巯咪唑（又称他巴唑）

本药能阻抑碘与酪氨酸结合，抑制甲状腺激素的合成，口服后奏效快而作用时间较长（半衰期为 6~8h）；可按每天 0.4~0.6mg/kg，分 2 或 3 次口服。用药 1~3 个月后病情基本得到控制，心率降到 80~90 次/min，血 T_3、T_4 亦降到正常时可减量 1/3~1/2；如仍稳定，逐步减至维持量，一般用药 2~3 年为宜。少数小儿用药后可能发生暂时性白细胞减少症或皮疹，停药即消失；严重者可发生粒细胞减少、肝损害、肾小球肾炎、脉管炎等，虽属罕见，在使用中仍须仔细观察及时处理。粒细胞缺乏症多发生在服药开始几周或几个月，常伴有发热；故在治疗最初期间，应经常复查血常规，一旦白细胞低于 $3×10^9/L$，应减少或停服抗甲状腺药物，并给予升白细胞药物（如鲨肝醇、利血生、莫拉司亭等）治疗。皮疹一般经抗过敏药，如苯海拉明、氯苯那敏（扑尔敏）、阿司咪唑（息斯敏）等治疗可好转；严重的皮疹可试用糖皮质激素。突眼严重者可加服泼尼松 1mg/（kg·d），配合氯化钾服用 1~2 个月。最初每月查白细胞及血 T_3、T_4 1 次，3 个月后改为每 2~3 个月 1 次。应该特别警惕出现剥脱性皮炎、中毒性肝炎等，一旦出现应停药抢救。

3.丙硫氧嘧啶或甲硫氧嘧啶

300~450mg/d，甲巯咪唑或卡比马唑：30~40mg/d，分 2~3 次口服。至症状缓解或 T_3、T_4 恢复正常时即可减量。每 2~4 周减量 1 次，丙硫氧嘧啶或甲硫氧嘧啶每次减 50~100mg/d，甲巯咪唑或卡比马唑每次减 5~10mg/d，待症状完全消除，体征明显好转后再减至最小维持量。丙硫氧嘧啶或甲硫氧嘧啶 50~100mg/d，甲巯咪唑或卡比马唑 5~10mg/d，维持 1.5~2 年，必要时还可以在停药前将维持量减半。疗程中除非有较严重的反应，一般不宜中断，并定期随访疗效。

4.有交感神经兴奋、心动过速者可用普萘洛尔（普萘洛尔）。

普萘洛尔可以减轻交感神经过度兴奋所致的心率快、多汗、震颤等症状，用量为每天 1~2mg/kg，分 3 次口服。

5.预防突眼恶化

突眼严重者一般不宜行手术治疗和放射性 131 碘治疗。比较安全的是用抗甲状腺药物控制甲亢，辅以必要的其他的治疗措施。

泼尼松 10~40mg，每日 3 次，对早期病例有一定疗效，症状好转后可逐渐减量并改用维持量，每日 5~20mg；也可隔日给最小剂量，最后停用。其他免疫抑制剂，如环孢霉素 A，环磷酰胺等均可试用。

治疗过程中若出现甲低、甲状腺肿大或者突眼更明显者，应加服甲状腺粉（片）20~40mg/d，并酌情减少甲巯咪唑（他巴唑）用量。

6.手术

对有药物过敏、粒细胞减少、甲状腺肿瘤、甲状腺明显肿大且服药后缩小不明显，服药后复发不愈者等，则有甲状腺手术切除治疗适应证。术前应用抗甲状腺药物 2~3 个月使甲状腺功能正常。术前服碘/碘化钾（复方碘溶液）1~2 周防止术中出血。自术前 4 天至术后 7 天，口服普萘洛尔（普萘洛尔）1~2mg/kg，每 6 小时 1 次。手术后甲低发生率为 50%。术后并发症有：暂时性或永久性甲状旁腺功能减低。暂时性甲低可在术后 2 个月内出现；永久性甲低多在术后半年出现。出现甲低应服用甲状腺片。

7.131 碘治疗

14 岁以上，药物治疗效果不好的儿童。131 碘治疗后甲状腺可缩小 35%~54%，治疗后甲状腺局部可感疼痛数日。远期甲低发生率甚高，按年累计可达 92%。治疗前亦应先服口服药，使甲状腺功能正常，给131碘前几天停用口服药。131碘剂量应由有经验的医师掌握，病情仍未控制者可加用普萘洛尔。禁忌证为甲状腺严重肿大及慢性淋巴细胞性甲状腺炎致甲亢。

8.甲亢危象的治疗

小儿极少见甲亢危象。治疗应大量给予碘剂口服加静注，卢戈液10~20滴每6小时口服，NaI 0.25g加入葡萄糖生理盐水内静点，用碘前1h加服丙硫氧嘧啶（能使T_4在周围组织内转化为T_3减少，故至危重情况较甲巯咪唑为优）100~150mg，每6小时服用。普萘洛尔（普萘洛尔）0.1~0.3mg/（kg/次）（最大量5mg/次）静脉慢推。吸氧、退热、镇静、控制感染、静脉中加注氢化可的松，必要时洋地黄控制心力衰竭等。

服硫脲类药物治疗优点是安全、方便、有效、无不可逆性甲状腺损害的副作用；但需服药时间长（1.5~2年或更长）坚持不容易、停药后部分易复发等缺点。手术治疗缓解率高、复发率低，但手术的副作用有伤口出血、感染、甲亢危象、喉上及喉返神经损伤、甲状旁腺损害至甲旁低，甲状腺功能低下（约10~15%）与突眼症恶化等。放射性131碘治疗约在60%症状完全缓解、其余部分缓解者仍需要辅以抗甲状腺药物治疗，但副作用有治疗后短期内发生甲亢危象、甲状腺炎及一年后永久性甲状腺功能减退发生率达4~6%左右而且以后每年递增约1~2%。

七、注意事项

（一）医患沟通

1.向家长交代甲亢是一种慢性病，至少需要服药2~3年，长者可达6年。但如中途自行停药，又会出现甲亢表现。在治疗中不能再摄入加碘盐，少吃或不吃海带、紫菜、海鱼虾等含碘高的食物。甲亢儿童记忆力下降，学习成绩下降，在治疗开始时可休学在家等甲亢症状消失，不再多动，能集中注意力安心学习后再上学，学习成绩可恢复原先水平。

2.须告知家长定期门诊随访及观察药物的不良反应。如出现发热、咽喉炎等应立刻入院治疗。

（二）经验指导

1.凡遇有病程较长、不明原因的体重下降、低热、腹泻、手抖、心动过速、肌无力等均应考虑甲状腺功能亢进症的可能。

2.抗甲状腺治疗的过程中，为防高碘的出现，应少食或不食含碘丰富的食物，如海带、紫菜、海鱼虾等，且饮食中也不应再加入碘盐。

3.新生儿甲状腺功能亢进症多数为暂时性的，母亲有甲状腺功能亢进症病史。轻者无须治疗，重者表现极度不安、易激惹、易饥饿、突眼、心动过速、呼吸急促，严重者可出现心力衰竭，血清T_4水平明显增高。治疗一般应该在3个月内补充的。如6个月内一般每公斤体重每天补充左甲状腺素（优甲乐）8~10微克，6~12个月每公斤体重每天5~8微克，1~5岁5~6微克/天/公斤，6~12岁、4~5微克/公斤体重/天，12岁以后，每天每公斤体重2~3微克。后期维持剂量根据甲状腺功能恢复情况调整合适剂量。

4.从开始治疗后1~3个月左右观察患者对治疗的反应，常可预测将来停止治疗后是否会复发。如治疗后甲状腺恢复正常大小，血管杂音消失，突眼消失，小剂量药物能控制症状，TSH受体刺激性抗体等转阴，TRH激发试验正常者，将来复发很少。

（程昕然）

第三节 儿童糖尿病

糖尿病（DM）是由于胰岛素绝对或相对缺乏所造成的糖、脂肪、蛋白质代谢紊乱，致使血糖增高、尿糖增加的一种疾病。糖尿病可分为1型、2型和其他类型糖尿病，儿童糖尿病大多为1型。

一、病因及发病机制

（一）病因

1型糖尿病的发病机制目前尚未完全阐明，认为与遗传、自身免疫反应及环境因素等有关。其中，环境因素可能有病毒感染（风疹、腮腺炎、柯萨奇病毒）、化学毒素（如亚硝胺）、饮食（如牛奶）、胰腺遭到缺血损伤等因素的触发。机体在遗传易感性的基础上，病毒感染或其他因子触发易感者产生由细胞和体液免疫都参与的自身免疫过程，最终破坏了胰岛G细胞，使胰岛分泌胰岛素的功能降低以致衰竭。

（二）发病机制

人体中有6种涉及能量代谢的激素：胰岛素、胰高糖素、肾上腺素、去甲肾上腺素、皮质醇和生长激素。胰岛素是其中唯一降低血糖的激素（促进能量储存），其他5种激素在饥饿状态时均可升高血糖，为反调节激素。1型糖尿病患儿β细胞被破坏，致使胰岛素分泌不足或完全丧失，是造成代谢紊乱的主要原因。

胰岛素能够促进糖的利用，促进蛋白质、脂肪合成，抑制肝糖原和脂肪分解等。当胰岛素分泌不足时，葡萄糖的利用量减少，而增高的胰高糖素、生长激素和氢化可的松等又促进肝糖原分解和糖异生作用，脂肪和蛋白质分解加速，使血液中的葡萄糖增高，当血糖浓度超过肾糖阈值时（10mmol/L或180mg/dL）导致渗透性利尿，引起多尿，可造成电解质紊乱和慢性脱水；作为代偿，患儿渴感增加，导致多饮；同时由于组织不能利用葡萄糖，能量不足而使机体乏力、软弱，易产生饥饿感，引起多食；同时由于蛋白质合成减少，体重下降，生长发育延迟和抵抗力降低，易继发感染。胰岛素不足和反调节激素增高促进了脂肪分解，使血中脂肪酸增高，机体通过脂肪酸供能来弥补不能有效利用葡萄糖产生能量，而过多的游离脂肪酸在体内代谢，导致乙酰乙酸、β-羟丁酸和丙酮酸等在体内堆积，形成酮症酸中毒。

二、临床表现

（一）儿童糖尿病特点

起病较急剧，部分患儿起病缓慢，表现为精神不振、疲乏无力、体重逐渐减轻等。多数患儿表现为多尿、多饮、多食和体重下降等三多一少的典型症状。学龄儿可因遗尿或夜尿增多而就诊。

约有40%患儿首次就诊即表现为糖尿病酮症酸中毒，常由于急性感染、过食、诊断延误或突然中断胰岛素治疗等而诱发，且年龄越小者发生率越高。表现为恶心、呕吐、腹痛、食欲不振等胃肠道症状及脱水和酸中毒症状；皮肤黏膜干燥，呼吸深长，呼吸中有酮味（烂苹果味），脉搏细速，血压下降，随即可出现嗜睡、昏迷甚至死亡。

（二）婴幼儿糖尿病特点

遗尿或夜尿增多，多饮多尿不易被察觉，很快发生脱水和酮症酸中毒。

三、辅助检查

（一）尿液检查

尿糖阳性，通过尿糖试纸的呈色强度或尿常规检查可粗略估计血糖水平；尿酮体阳性提示有酮症酸中毒；尿蛋白阳性提示可能有肾脏的继发损害。

（二）血糖

空腹血糖>5.6mmol/L（100mg/dL）1d内任意时刻（非空腹）血糖>11.1mmol/L（200mg/dL）。

（三）糖耐量试验

本试验适用于空腹血糖正常或正常高限，餐后血糖高于正常而尿糖偶尔阳性的患儿。试验方法：试验前避免剧烈运动、精神紧张，停服氢氯噻嗪、水杨酸等影响糖代谢的药物，试验当日自0时起禁食；清晨按1.75g/kg口服葡萄糖，最大量不超过75g，每克加温水2.5mL，于3~5分钟内服完；喝糖水时的速度不宜过快，以免引起恶心、呕吐等胃肠道症状；在口服前（0分）和服后60、120、180分钟各采血测定血糖和胰岛素含量。结果判定见（表11-3-1）。

表11-3-1 糖耐量试验结果判定

	0分钟	60分钟	120分钟
正常人	<5.6mmol/L（100mg/dL）	<10mmol/L（180mg/dL）	<7.8mmol/L（140mg/dL）
糖尿病患儿	>5.6mmol/L（100mg/dL）		>11mmol/L（200mg/dL）

（四）糖化血红蛋白（HbAlc）检测

该指标反应患儿抽血前2~3个月血糖的总体水平。糖尿病患儿此指标明显高于正常（正常人<7%）。

（五）血气分析

pH<7.30，HCO_3<15mmol/L时证实患儿存在代谢性酸中毒。

（六）其他

胆固醇、甘油三酯及游离脂肪酸均增高，胰岛细胞抗体可呈阳性。

四、诊断

典型病例根据"三多一少"症状，结合尿糖阳性，空腹血糖>5.6mmol/L（100mg/dL）即可诊断。糖化血红蛋白等测定有助于诊断。

五、鉴别诊断

（一）婴儿暂时性糖尿病

病因不明。多数在出生后6周左右发病。表现为发热、呕吐、体重不增、脱水等症状。血糖升高，尿糖和酮体阳性。经补液等一般处理后即可恢复。

（二）非糖尿病性葡萄糖尿症

Fanconi 综合征、肾小管酸中毒等患儿都可发生糖尿，鉴别主要靠空腹血糖测定，肾功能检查，必要时行糖耐量试验。

（三）与酮症酸中毒昏迷相鉴别的疾病

如重度脱水、低血糖、某些毒物的中毒等。可根据原发病及病史鉴别。

六、治疗

（一）治疗原则与目标

1. 消除糖尿病症状。
2. 防止酮症酸中毒、避免低血糖。
3. 保证患儿正常生长发育和青春期发育，防止肥胖。
4. 早期诊断与预防急性并发症，避免和延缓慢性并发症的发生和发展。
5. 长期、系统管理和教育，包括胰岛素的应用、计划饮食、运动和心理治疗，并使患儿和家属学会自我管理，保持健康心理，保证合理的学习生活能力。

（二）胰岛素的应用

1 型糖尿病患儿必须终身使用胰岛素治疗。

1. 常用制剂及用法

短效的胰岛素（RI），中效的珠蛋白胰岛素（NPH）和长效的鱼精蛋白锌胰岛素（PZI）三类制剂。PZI 在儿童中很少单独使用。

应用方法。初始用法：①短效胰岛素（RI）初剂量 0.5~1.0U/（kg·d），年龄<3 岁用 0.25IU（kg·d），分 3~4 次，于早、中、晚餐前 30 分钟及睡前皮下注射（睡前最好用 NPH）；②NPH 与 RI 混合（NPH 占 60%，RI 占 40%）在早餐前 30 分钟分 2 次注射，早餐前注射总量的 2/3，晚餐前用 1/3。根据尿糖定性，每 2~3 天调整剂量一次，直至尿糖定性不超过＋＋。每次调整 2~4 个单位为宜。也有人主张年幼儿使用每日 2 次的方法，年长儿每日注射 3~4 次。

2. 胰岛素笔

为普通注射器的改良，用喷嘴压力和极细的针头将胰岛素推入皮下，操作简便，注射剂量准确。

3. 胰岛素泵（是目前最有效的强化治疗方案）

胰岛素泵即人工胰岛，通过模拟正常人胰岛β细胞，按照不同的速度向体内持续释放胰岛素，适用于血糖波动较大、分次胰岛素注射不易控制者，可用短效和速效胰岛素泵入。

4. 胰岛素治疗中易发生的问题

（1）注射部位萎缩：由于反复在同一部位注~所致，影响胰岛素的治疗效果。应选用双上臂前外侧、双下肢大腿前外侧、脐两侧和臀部轮换注射，每针间距 2cm，1 个月内不应在同一部位重复注射。

（2）低一高血糖反应（Somogyi 现象）：由于慢性胰岛素过量，夜间低血糖后引发的高血糖现象。此时应逐步减少胰岛素用量使血糖稳定。

（3）黎明现象：是一种在早晨 5~9 点空腹血糖升高，而无夜间低血糖发生的情况，为晚间胰岛素用量不足所致。可加大晚间胰岛素剂量或将 NPH 注射时间稍往后移即可。

（4）低血糖： 胰岛素用量过大，或使用胰岛素后未按时进食，或剧烈运动后，均易发生低血糖。久病者肾上腺素分泌反应延迟，也是易发生低血糖的因素。严重的低血糖很危险，可造成永久性脑组织损伤，如不及时抢救，可危及生命。一旦发生，立即给予葡萄糖口服或静注。

（三）饮食管理

合理的饮食是治疗糖尿病的重要环节之一，在制定饮食计划时，既要使血糖控制在正常范围，又要满足小儿生长发育的需要。每日所需热量（kcal）为1000＋（年龄×80~100）。饮食供热量按蛋白质占15%~20%，碳水化合物占50%~55%，脂肪占30%。蛋白质宜选用动物蛋白，脂肪应以植物油为主，碳水化合物最好以米饭为主。全日热量分3餐供应，分别占1/5、2/5、2/5，并由每餐中留少量食物作为餐间点心。

（四）运动疗法

胰岛素注射、计划饮食和运动锻炼被称为糖尿病治疗的三要素。运动可使热量平稳并控制体重，降低血糖。但糖尿病患儿必须在血糖得到控制后才能参加运动，运动应安排在胰岛素注射及进餐后2小时之间，防止发生低血糖。若发生视网膜病变时应避免头部剧烈运动，以防发生视网膜出血。

（五）糖尿病的长期管理和监控

由于本病需要终生饮食控制和注射胰岛素，给患儿带来各种压力和心理负担，因此医务人员应介绍有关知识，定期讲座，帮助患儿树立信心，使其坚持有规律的治疗和生活。国内有举办糖尿病夏令营的经验，证实这种活动有助于患儿身心的康复。

对患儿的监控内容主要包括以下几项：

1.建立病历

定期复诊，做好家庭治疗记录。

2.监控内容和时间

血糖或尿糖和尿酮体：血糖每天查4次（三餐前和睡前，至少2次），每周一次凌晨2~3点钟的血糖。无血糖仪者测尿糖同时测酮体。糖化血红蛋白：每2~3个月一次，1年至少4~6次。尿微量清蛋白：病情稳定后2~3个月或每年1~2次。血脂：最好每半年一次，包括总胆固醇、甘油三酯、HDL、LDL、VLDL。体格检查：每次复诊均应测量血压、身高、体重和青春期发育状况。眼底：病程5年以上或青春期患者每年一次。

3.控制监测

主要目的是使患儿维持血糖稳定，尿糖定性在（＋）~（－）之间；尿酮体（－），保证小儿正常生长发育，并早期发现合并症，予以及时处理：关于血糖的监测见（表11-3-2）。

表11-3-2 糖尿病患儿血糖控制监测表

项目	理想	良好	差	需调整治疗
空腹血糖（mmol/L）	3.6~6.1	4.0~7.0	>8	>9
餐后2h血糖（mmol/L）	4.0~7.0	5.0~11.0	11.1~14.0	>14
凌晨2~4时血糖（mmol/L）	3.6~6.0	>3.6	<3.0或>9	>9
糖化血红蛋白（%）	<6.05	<7.6	7.9~9.0	>9.0

（六）移植治疗（研究中）

1.胰腺移植

多采用节段移植或全胰腺移植，文献报道1年成活率可达80%，肾、胰腺联合移植成活率更高。

2.胰岛移植

采用人或猪胚胎胰岛细胞，可通过门静脉或肾被膜下移植于IDDM患者，移植后的胰岛细胞可以生存数月，可停止或减少胰岛素用量。

（七）酮症酸中毒的治疗

原则为纠正脱水，控制高血糖，纠正电解质紊乱和酸碱失衡；消除诱因，防治并发症。

酮症酸中毒是引起儿童糖尿病急症死亡的主要原因。主要治疗措施是补充液体和电解质、胰岛素治疗和重要并发症的处理。

1.液体和电解质的补充

治疗酮症酸中毒最重要的是扩充血容量以恢复心血管功能和排尿。纠正丢失的液体按100mL/kg计算，输液开始的第一小时，按20mL/kg输入0.9%氯化钠溶液，在第2~3小时，输入0.45%氯化钠溶液，按10mL/kg静滴。当血糖<17mmol/L时用含有0.2%氯化钠的5%葡萄糖液静滴，治疗最初12小时内补充丢失液体总量的50%~60%，以后的24小时内补充继续丢失量和生理需要量。

钾的补充：在患儿开始排尿后应立即在输入液体中加入氯化钾作静脉滴注，其浓度为0.1%~0.3%。一般按每日2~3mmol/kg（150~225mg/kg）补给。

纠正酸中毒：碳酸氢钠不宜常规使用，仅在血pH<7.1、HCO_3^-<12mmol/L时，按2mmol/kg给予1.4%碳酸氢钠溶液静滴，当PH>7.2时即停用。

2.胰岛素治疗

现多数采用小剂量胰岛素静脉滴注，胰岛素（RI）最初剂量0.1U/kg静脉注射，继之持续滴注0.1U/（kg•h），即将胰岛素25U加入等渗盐水250mL中输入。当血糖<17mmol/L时，改输含0.2%氯化钠的5%葡萄糖液，RI改为皮下注射，每次0.25~0.5U/kg，每4~6小时1次，根据血糖浓度调整胰岛素用量。

（程昕然）

第四节 先天性肾上腺皮质增生症

一、概述

先天性肾上腺皮质增生症（congenitaladrenalcorticalhyperplasia，CAH）是由于肾上腺皮质激素生物合成酶系中某种或数种酶的先天性缺陷，使皮质醇等激素水平改变所致的一组疾病。常呈常染色体隐性遗传，由于皮质醇水平降低，负反馈抑制垂体释放ACTH的作用减弱，致ACTH分泌过多，肾上腺皮质增生和分泌过多的该酶作用前合成的激素和前体物。

二、病因

（一）发病原因

正常肾上腺皮质激素的合成，在各种酶的作用下，皮质醇等的前身胆固醇转变为皮质醇、醛固酮、性激素等。本病患者由于合成以上激素的过程中有不同部位酶的缺乏，以致皮质醇、皮质酮合成减少而导致垂体前叶分泌促肾上腺皮质激素增多，肾上腺皮质受ACTH刺激而增生，从而皮质醇的合成量得以维持生命的最低水平，但网状带也随之增生产生大量雄激素，引起男性化，由于不同酶的缺陷，可伴有低血钠，高血压等症状。并在病人体内出现阻断部位以前各种中间代谢产物如孕三醇，17羟孕烷醇酮，四氢化合物S等堆积，在患者尿中可以查出。

本病为常染色体隐性遗传，在两个携带致病的基因同时存在时（即纯合子）发病，仅有一个致病的基因存在时（即杂合子）不发病。一个家庭成员中一般只出现同一类型缺陷，临床上较多见的为21羟化酶（约占患者总数的90%左右）和11羟化酶（约占患者总人数的5%左右）的缺陷，其他如17羟化酶、3β羟类固醇脱氢酶、18氧化酶、20、22碳链酶等缺陷则甚少见。

几乎所有CYP21突变都是CYP21和CYP21P之间重组的结果（不等交换或转换）。约20%突变等位基因携带缺失突变。约75%的突变等位基因是基因转换的结果。32%的失盐型病人一条等位基因上有大片段缺失或转换突变，56%在一条等位基因上有内含子2的点突变引起RNA切接异常。在体外实验中证实这些突变使21-羟化酶活性完全或几乎完全丧失。在单纯男性化型，最常见突变等位基因（35%）为第172号氨基酸密码子存在替代突变（Ile变为Asn），只保有正常21-羟化酶2%~11%的活性。非经典型中最常见（39%）的突变是第281号氨基酸的突变（Val变为Leu）。

在基因型和表型之间存在着高度的相关性，因此，基因分析在一定程度上可以预测酶活性，继而推测临床表现。

（二）发病机制

肾上腺合成3种类固醇：①糖皮质激素（皮质醇是最重要的一种）；②盐皮质激素（醛固酮是最主要的一种）；③雄激素，皮质醇分泌有昼夜节律，在应激情况下至关重要；它的缺乏会引起肾上腺危象包括低血压和低血糖，如果不及时救治会导致死亡，肾上腺雄激素生成过多会导致宫内男性化，女婴儿出生时有生殖器两性畸形，在稍大年龄男童和女童会发生肾上腺初现过早，性腺雄激素生成障碍会导致男孩男性化不足，缺少青春期发育，在CAH中，类固醇合成酶活性不同程度下降，导致糖皮质激素，盐皮质激素和性激素分泌异常，从而出现不同程度的临床表现，而酶活性下降程度及临床表型又是由基因突变的严重程度和突变类型决定，为了更好地理解CAH的临床表现，有必要简要了解肾上腺类固醇皮质激素的生化及相关基因情况。

1. P450SCC基因（CYP11A）

是20kb的单基因，位于15号染色体的长臂（15q23~24）。在所有类固醇细胞中表达。

2. 3β-HSD（3β-hydroxysteroid DehydrogenaseⅡ，3β-羟类固醇脱氢酶Ⅱ）

这种微粒体羟类固醇脱氢酶结合在膜上，与滑面内质网相关。它催化碳原子3的羟基基团转变成酮基和双键从B环（delta5类固醇）到A环（delta4类固醇）的异构。它作用于4种底物，孕烯醇酮转变成黄体酮，17α-羟孕烯醇酮转变成17α-羟黄体酮，去氢表雄酮（DHEA）转变成雄烯二酮，雄烯二酮转变成睾酮。有2种不同的同工酶：II型在肾上腺和性腺有活性，I型在其他组织（皮肤、胎盘、乳房等）中有活性。3β-HSD基因（HSDβ1和HSDβ2）有93%同源性，都位于1号染色体（1p13.1）。

3. P450C17（17α-羟化酶/17，20裂解酶）

P450C17是一种微粒体酶，结合在滑面内质网。催化2种不同且完全独立的反应：17α-羟化酶和17，20裂解酶反应。通过17α-羟化，孕烯醇酮转变成17α-羟孕烯醇酮，黄体酮转变成17α-羟黄体酮。这2种底物经过C17，20碳链裂解分别生成去氢表雄酮和雄烯二酮。这种酶的编码基因为单基因（CYP17），位于10号染色体（10q24.3）。

P450C17完全缺乏时（如球状带），醛固酮可以合成，但皮质醇和性激素不能合成。如果只存在17α-羟化酶活性，皮质醇可以合成，而性激素必须依赖2种活性即17α-羟化酶和17，20裂解酶活性。例如在青春期前，肾上腺皮质醇的合成正常，但没有性激素的合成，表明有17α-羟化酶活性但没有17，20裂解酶活性。

4. P450C21（21-羟化酶）

P450C21也是结合在滑面内质网上，实际与P450C17竞争来自膜结合P450还原酶的电子。它使黄体酮和17α-羟黄体酮分别转变成11-脱氧皮质甾酮（DOC）和11-脱氧皮质醇。2个CYP21基因位于6号染色体（6p21.3），在人类白细胞抗原（HLA）的中部，在HLA-B和HLA-DR之间。CYP21基因编码有生物活性的酶。假基因称作CYP21P。CYP21P与CYP21有超过93%的同源性，但因为CYP21P存在一些有害的突变，该基因不转录P450C21的mRNA。正因为CYP21P和CYP21 2种基因存在高度同源性，使基因转换得以发生，这也是CYP21基因突变发生率高的一个原因。

5. P450C11β（C11β-羟化酶）

在肾上腺束状带有活性，主要涉及皮质醇的合成。位于线粒体内膜，在线粒体内膜使11-脱氧皮质醇转变成皮质醇和11-脱氧皮质甾酮转变为皮质酮。它的编码基因位于8号染色体（8q21~22）。

上述类固醇激素编码基因发生突变，激素合成障碍都会导致CAH。CYP21和CYP11β的缺陷会引起女性男性化，而HSD3β2，CYP17和StAR缺陷会引起雄激素合成障碍，导致男性化不足。HSD3β2缺陷的一些类型会引起女性轻度男性化。

三、临床表现

（一）典型的21-OHD的临床表现

因P450c21缺乏程度不同，21-OHD分为典型的失盐型和单纯男性化型及非典型（迟发型或轻型）三种。

1. 单纯男性化型

P450c21部分性缺乏，占21-OHD患者总数25%，血醛固酮（Aldo）和皮质醇（F）合成部分受阻，在反馈性ACTH分泌增加情况下，尚能维持Aldo，F接近正常水平或低于正常，临床上无明显的失盐症状出现，主要的临床表现为雄激素增高的症状和体征，出生时外生殖器似正常，少数有轻度的阴茎增大，阴囊色素沉着，这些患儿随着年龄增大，往往2岁后出现明显的雄激素过多的体征，阴茎粗大，但由于雄激素增高并非促性腺激素分泌增加所致，故睾丸并无增大，这与真性性早熟完全不同，后者伴睾丸明显发育，女性可表现为阴蒂肥大，伴或不伴阴唇融合，严重者阴唇完全融合似阴囊，阴蒂肥大似阴茎，尿道开口于肥大的阴蒂下（似尿道下裂），外观似男性外生殖器但未能触及睾丸，而内生殖器仍为女性，无论男女 21-OHD，由于雄激素异常增高，一般在 4~7 岁可明显出现胡须，阴毛，腋毛，有的甚至在婴儿期出现阴毛发育，此外，出现体臭，秃发，痤疮等，由于 ACTH 增高，在皮肤皱褶处有不同程度色素沉着，由于雄激素增高，患儿早期身高增长加速，超过同年龄，同性别正常小儿，身体强壮，似小大力士，以后随着骨骺成熟提前，早闭，导致最终成人身高明显低于正常。

2.失盐型

P450c21 完全缺乏，占 21-OHD 患者总数约 75%，临床上除出现单纯男性化型的一系列临床表现外，还可因 Aldo 严重缺乏导致失盐的症状出现，往往在生后 1~4 周出现失盐症状，又由于同时伴有皮质醇合成障碍，往往出现不同程度的肾上腺皮质功能不足表现，如呕吐，腹泻，脱水和严重的代谢性酸中毒，难以纠正的低血钠，高血钾症，如不及时诊治则导致血容量降低，血压下降，休克，循环功能衰竭，随着年龄增大，一般在 4 岁后，机体对失盐的耐受性有所增加，失盐现象逐渐改善。

四、检查

（一）实验室检查

1.ACTH 兴奋试验

对于经典型 21-羟化酶缺陷症病人，根据临床表现和基础 17-OHP，一般可以明确诊断。血清 17-OHP 基础值不能提供足够的诊断依据时，有必要进行 ACTH 兴奋试验。一般而言 60min 时 17-OHP 水平在 10ng/ml 以上考虑非经典型 21 羟化酶缺陷症的诊断。每个实验室都应根据 21 羟化酶缺陷症杂合子携带者和正常人确定出自己的诊断标准。

对于新生儿，如果根据外生殖器两性畸形怀疑 CAH，ACTH 兴奋试验必须推迟到出生 24h 后进行。如果在出生后马上取标本则会有较高的假阳性率和假阴性率。

ACTH 兴奋试验还有助于鉴别诊断。在其他酶缺陷的 CAH 病人中 17-OHP 也会升高，如 11β-羟化酶缺陷症或 3β-羟类固醇脱氢酶缺陷症。为了鉴别各种酶缺陷，最好的方法是在 0，60min 检测 17-OHP，DOC，皮质醇及 11-脱氧皮质醇、17-羟孕烯醇酮、DHEA 和雄烯二酮。如果是小婴儿，采血量是个问题，则可以只在 60min 时取血。前体物质与产物的比值对鉴别各种酶缺陷尤为有用。如果诊断仍不明确，应该对患者进行试验性治疗，然后在糖皮质激素部分减量或完全终止后再次检查。

2.失盐的检查

PRA（血浆肾素活性）值升高，特别是 PRA 与 24h 尿醛固酮比值增加标志着醛固酮合成障碍。在循环血中 ACTH，17-OHP 和黄体酮水平高，但醛固酮水平正常的病人中这些指标也会升高，这样没有很好控制的单纯男性化病人生化表现会与失盐型混淆。盐皮质激素治疗可以对这些病人肾上腺抑制，有助于二者的鉴别。理想状态下，血浆和尿醛固酮水平应该与 PRA 和钠平衡相关，从而有助于对临床类型的准确判断。在分析肾素水平的意义时，必须注意新生儿正常值高于年龄较大的儿童。

3.用于诊断和监测 21-羟化酶缺陷症的其他激素

其他一些生化诊断实验可供考虑，但目前很少能广泛开展。21-脱氧皮质醇能够检测出超过 90%的 CAH 携带者。雄激素代谢物（3α-雄烷二醇葡萄糖苷酸）的水平在非经典型 21-羟化酶缺陷症病人中升高，与雄烯二酮和睾酮水平高度相关。17-OHP 尿中的主要代谢物孕三醇也可用于 21-羟化酶缺陷症的诊断。另外，尿孕三醇葡萄糖苷酸可以用于监测治疗效果和是否治疗过度。作为酶联免疫分析或 RIA 的代替方法，尿类固醇代谢物可以通过 GS/MS 方法检测，这种方法可以使 CAH 和其他类固醇代谢疾病相关指标同时得到检测。

（二）其他辅助检查

1.性染色体检查

女性细胞核染色质为阳性，男性则为阴性，女性染色体计数性染色体为 XX，男性则为 XY，可确定其真正性别。

2.B 型超声检查

先天性肾上腺皮质增生女性假两性畸形的内生殖器正常，B 超和经插管 X 线造影能显示子宫和输卵管。B 超、CT、MRI 有助于鉴别肾上腺增生或肿瘤，先天性增生为双侧肾上腺对等增大，而肿瘤多为单侧孤立肿块，可有钙化，因出血和坏死可形成液化腔。

3.其他

女性肾上腺皮质增生假两性畸形者，用尿道镜检查尿生殖窦，可见阴道开口于子宫颈，若家族中有 21-羟化酶缺乏者，可采用聚合酶链式反应（PCR）、羊膜细胞 HLA 分型和 DNA 进行分析。

五、鉴别诊断

1.主要与 11-β羟化酶缺乏症（11β-OHD）鉴别

11β羟化酶（P450c11β）缺乏是 CAH 第二位常见的类型，仅占 5%~8%。在人群中其发病率 1/1 万。

当 CYP11B1 基因缺陷时，导致 11β-OHD 所致 CAH，肾上腺 11-脱氧皮质醇（S）不能转变为皮质醇（F），去氧皮质酮（DOC）不能转变为皮质酮（S），最终不能合成 Aldo，致使血 DOC 及 S 浓度增高，DOC 也是较强的潴钠激素，可引起高血钠，低血钾，高血压，碱中毒，通过反馈作用，肾素-血管紧张素受抑制，使 Aldo 合成减少，血 PRA 及 Aldo 水平下降。由于皮质醇合成受阻，可出现肾上腺皮质功能减低症状，ACTH 水平增加，雄激素即 DHEA、△4-A、睾酮、尿 17-KS 水平增高，出现类似 21-OHD 的高雄激素症状和特征。

2.失盐型 21-OHD 与慢性肾上腺皮质功能不全（hypoadrenocorticism，Addison 病）鉴别

Addison 病有失盐、皮质醇减低、性激素降低，无男性化症状，且 17-OHP 正常。

3.女性非典型 21-OHD 与多囊性卵巢综合征鉴别

后者多发生于青春期女孩，具有高雄激素症状和体征，且有胰岛素抵抗现象；B 超显示有多个卵巢囊肿。

4.先天性肾上腺

发育不全、出血、钙化可有暂时失盐表现，但外生殖器正常，尿中 17KS 及 17OHCS 排泄量正常，血 17OHP 正常。

5.真性性早熟

21 羟化酶，非失盐型男性及 11-β羟化酶，男性均可有巨大阴茎，但是睾丸小与之不成比例可与真性性早熟区别。但是经过激素治疗后，性激素水平下降，下丘脑释放大量促性腺激素可出现真性早熟，应用 GnRHa 治疗。

6.真两性畸形

根据外阴表现、腹部 B 超、血染色体核型、血中激素、电解质等。

7.睾丸女性化完全型

血染色体核型为 46，XY、女性外阴、短阴道、查不到子宫；部分型，睾酮受体部分缺乏致睾酮作用受损，可出现男性化不全，睾酮与双氢睾酮之比由正常 8~16 增高达 35，可查血中有关激素区别之。

8.46，XX 男性综合征

外阴可表现为假两性畸形或男性化不全，由于 Y 染色体与常染色体易位所致，可查体内 Y 小体及有关激素区别之。

9.胃肠道疾病

失盐型患者于出生后早期出现呕吐、脱水等症状时，应注意与幽门狭窄及肠梗阻等胃肠道疾病相鉴别，尤其是男性患儿，如经补液而低血钠、高血钾不易纠正者应予注意。

10.多毛症

可导致多毛的其他情况主要有多囊卵巢综合征（PCOS）、库欣综合征、卵巢肿瘤、高泌乳素血症、特发性多毛症和肾上腺肿瘤等。PCOS 的发病年龄高峰在青春期发育基本成熟后岁。一般初潮正常，起病后闭经或月经失调、肥胖、多毛，与轻型 CAH 的鉴别一般不难。库欣综合征一般都有明显的皮质醇增多症状，血皮质醇水平增高。高泌乳素血症伴去氢异雄酮硫酸盐（DHEAS）增多，有泌乳及闭经，偶有多毛。血泌乳素（PRL）增高，黄体生成素（LH）、尿促卵泡素（FSH）正常或升高。

卵巢肿瘤多毛由雄激素过多所致，产生雄激素的卵巢肿瘤有卵巢囊胚瘤、门细胞瘤和卵巢残余肾上腺组织肿瘤。临床表现为月经量少、无排卵，继而闭经，乳腺及外生殖器萎缩等雌激素缺乏症状和多毛症。阴蒂肥大，声音低，痤疮，肌肉发达及异性性早熟等。化验血睾酮增高。盆腔镜、B 超及 CT 可确定肿瘤存在。

特发性多毛症病因不明，有多毛症、肥胖，除月经紊乱外不伴有其他男性化症状，肾上腺和卵巢没有特异性病变。血中各种雄激素及其相关联的中间代谢产物正常或稍升高，睾酮/E_2 比值升高。肾上腺雄激素分泌亢进，对 ACTH 刺激反应高于正常，小剂量 DXM 可抑制。血中 17-OHP、皮质醇、睾酮、DHT 均增高。

11.早熟性生殖器巨大畸形和体质性性早熟或下丘脑性性早熟

CAH 睾丸小为其特征，而早熟性生殖器巨大畸形和体质性性早熟或下丘脑性性早熟睾丸增大，与其他性器官发育相称，且有精子，血睾酮 FSH、LH 水平升高达青春期正常男孩。

六、治疗

（一）糖皮质激素

P450c21 缺乏的 CAH 患儿一经诊断，应立即给予糖皮质激素，如氢化可的松（HC）

或醋酸可的松治疗。尤其是新生儿，开始治疗剂量宜大些，足以抑制 ACTH 分泌。儿童一般口服剂量 10~20mg/（m²·d），稍大于生理需要量，总量一般分 2~3 次，早 1/2，午、晚各 1/4。一般 CAH 患者均需要较大剂量糖皮质激素才能抑制 ACTH 及雄激素水平，为了达到较好治疗效果，使肾上腺皮质维持在低反应状态，对于控制不理想者须给予一段时间的高剂量 HC[20~25mg/（m²·d）]以达到适当程度的肾上腺萎缩，以后再给予接近生理需要的剂量维持。糖皮质激素剂量仍应根据身高速率、骨成熟、17-OHP、雄烯二酮、睾酮、血皮质醇等指标综合分析来调整。如患者已进入至成年期（>16 岁），此时骨骺已闭，可在睡前给予一次 0.25~0.5mg 地塞米松以抑制次日清晨 ACTH 分泌。在应激状态下，应增加糖皮质激素剂量至原剂量 2~3 倍，避免发生肾上腺皮质功能减退危象。

女性患儿需终生糖皮质激素替代治疗；单纯男性化型 CAH 的男性患儿至成人期，已达到最终身高，故可中断治疗。但遇到应激时应根据轻重程度适当补充一些糖皮质激素；失盐型者，无论男女均应终身治疗。对于伴有真性性早熟者，同时给 GnRHaa 治疗。产前治疗 21 羟化酶缺陷者，孕母在孕 3~10 周口服地塞米松 0.5mg，每日 2~3 次，最高量为 20μg（kg·d），可防止女婴外阴畸形，直至分娩时。孕母服药反应：体重增加、血糖升高、库欣病面容及皮肤紫纹等，产后可恢复。

在糖皮质激素治疗的同时给予盐皮质激素（如 9α-FHC），可明显改善失盐状态，且有利于改善临床其他症状和体征，减少糖皮质激素剂量，避免引起库欣面容和生长障碍。新生儿及婴儿对失盐耐受性差，需要较大剂量 9α-FHC 0.15~0.3mg/d，有时每天需饮食中加入 1~2g 盐；小龄儿童剂量为 0.05~0.15mg/d。

（二）急性肾上腺皮质功能衰竭处理

1.纠正脱水

轻、中度脱水，在初 2h 内静滴 5%~10%葡萄糖生理盐水 20~40ml/kg。

2.纠正低血钠

补钠量（mmol/L）=（135－测得值）×0.6×体重计算，初 8~12h 给予总量的一半，余半量放入维持量中补给；可用 9α-FHC 0.05~0.1mg/d 口服；对于轻度低血钠，<2 岁可口服 NaCl 0.1~0.2g/kg，>2 岁可从食物中摄入盐，不必另加盐。

3.纠正严重高血钾

按葡萄糖 0.5g/kg 加胰岛素 0.3U/kg 静滴。

4.补充 HC 或醋酸可的松

HC 100~200mg/（m²·d）或醋酸可的松 125~250mg/（m²·d），分 3 次口服，1 周后减量，3~4 周后减至维持量。

（三）失盐型新生儿补液方案

1.肌注去氧皮质酮（DOCA），1~3mg/d，分 2~3 次给予。

2.总液入量为每日 200~300ml/kg，半量由静脉输入。

3.生理盐水静脉输入量每日 100~300ml。

4.5%碳酸氢钠静脉入量每日约 30ml。

5.氢化可的松静脉入量每日 20~40mg。

6.高血钾者除静脉滴注 5%碳酸氢钠、10%葡萄糖酸钙外，重者加静脉滴注胰岛素，每 1 单位配 2~4g 葡萄糖。

7.病情稳定后改服氢化可的松，并加服食盐、碳酸氢钠等。

（四）手术处理

21-OHD 程度不同，导致女性患儿外生殖器男性化程度不同，轻者出生后仅阴蒂稍有肥大，随着外阴的正常发育而被掩盖，无须手术；如阴蒂肥大已影响到性别判断，那么应尽早在2岁内进行阴蒂整形手术。部分患儿同时有阴唇不同程度的融合，阴道口狭窄，故往往需在青春发育以后，必要时在婚前进行阴道成形扩张术。

七、预后

1.肾上腺危象

是对生命的唯一威胁，可发生于未经治疗的失盐型婴儿。

2.生长的影响

由于在治疗前雄激素分泌增多生长过快，骨成熟提前，使骨骺早闭合，可导致身矮，非失盐型男病儿易延误诊断而致身矮，使用皮质激素过量，也常引起矮小。

3.性发育和生育影响

造成性发育和生育影响主要在于治疗的不适当所造成。

本病征如能早期予以适当治疗，预后尚好，可有正常的生长发育和生育力。

先天性肾上腺皮质增生症是一种因先天性酶缺陷而导致肾上腺皮质功能减退、女性男性化，男性假性性早熟的遗传代谢性疾病。部分患儿在新生儿期如未及时诊断和处理，常因严重脱水、电解质紊乱而死亡。通过新生儿 CAH 筛查，可早期诊断、早期治疗，避免和减轻该遗传病对患儿所造成的严重危害。目前我国已有国产 CAH 新生儿筛查试剂盒，使筛查工作得到了更有力的进行。

八、并发症

随着骨骺成熟提前，早闭，导致成人身高明显低于正常；出现不同程度的肾上腺皮质功能不足表现，如呕吐，腹泻，脱水和严重的代谢性酸中毒，难以纠正的低血钠，高血钾症，导致血容量降低，血压下降，休克，循环功能衰竭；睾丸发育欠佳，无精子或少精子症；男性患儿伴有真性性早熟，女性患儿月经初潮延迟，继发性月经过少或闭经；引起男女生育能力下降等。

（程昕然）

第五节 肾上腺皮质功能减退症

一、慢性肾上腺皮质功能减退症

本症亦常称为艾迪生病，是由多种病因造成的一组疾病。20 世纪 50 年代前，许多艾迪生病的患者是由结核病所致，但以后发现，80%以上的成人患者为自身免疫性肾上腺炎，因此艾迪生病现在已泛指自身免疫或特发性疾病。

本病的发病率约为 1/15000~1/30000，在儿童期比较少见，近年统计在美国和瑞士儿童患病者约占 0.014%，早年资料表明男孩患者较多见，但近年有资料证实，如同大多数自身免疫病一样，女孩患本病远多于男孩。

（一）病因及病理生理

1.自身免疫

80%左右的慢性原发性肾上腺皮质功能减退症患儿是属于自身免疫性肾上腺皮质炎。50%~60%患儿在血液中存在肾上腺皮质细胞微粒体和线粒体的IgG抗体，一般认为细胞免疫系统在其发病机制中起着主要作用。肾上腺皮质的3个区带都有淋巴细胞浸润，而这种T淋巴细胞的增殖可能与艾迪生病患者某些自身蛋白抗原有关，目前已有资料表明有些患儿体内可测得抗17-羟化酶和21-羟化酶的抗体。这种非感染性炎症最终导致肾上腺皮质细胞萎缩、消失，但通常不累及髓质。约45%肾上腺皮质炎患儿最终还将伴发其他自身免疫性内分泌疾病，称为自身免疫性多内分泌腺综合征（autoimmunepolyglandularsyndrome，APS），该综合征可按其自身免疫器官特异性分为I、II型。已知I型属常染色体隐性遗传病，可能与位于21q22.3的基因突变有关，在儿童期发病较多；II型则与HLA-D3、HLA-D4有关，大多在中年时发病。

2.代谢因素

代谢紊乱也能导致慢性原发性肾上腺功能不全，包括肾上腺-脑白质营养不良（Schilderdisease）、原发性黄癌症（Wolmandisease）、胆固醇酯贮积病、遗传性ACTH无反应症和先天性肾上腺发育不全。

（1）肾上腺脑白质营养不良（adrenoleukodystrophy，ALD）：此症也称X-性联肾上腺脑白质营养不良，是一种影响肾上腺和脑白质功能的恶性进行性遗传疾病，患儿几乎均为男性，美国男性新生儿中患病率约为1/20000，日本为1/30000~1/150000，日本明显低于欧美。其遗传特性为隐性X性连，是由于染色体Xq28上的基因突变所致，也有极少数严重婴儿为常染色体隐性遗传。这种疾病主要是缺乏脂肪降解所需要的ALD蛋白，临床特征是在血浆和组织中C26与C22长链脂肪酸的比例增高，此特征可作为该病的诊断依据，也可成为基因携带者和受到影响的胎儿的诊断依据。临床表现呈多样化。一部分病例以神经系统症状为主，其中约70%患者合并肾上腺受累。临床呈进行性痴呆、皮质盲、去皮层状态、进行性智力衰退、失明、癫痫样发作、痉挛性瘫痪为其特征；也有的病例仅表现为单纯肾上腺皮质功能不全，易发生危象而死于"Ad dison病"，无神经系统症状。首发症状可有行为障碍，视听减退等，包括行为改变、学习成绩差、构音障碍和记忆力减退，逐渐进展成严重痴呆。肾上腺功能不全的症状通常出现在脑白质病变症状之后，但是，在一些患儿中肾上腺功能不全可以是初始症状。

（2）Wolman病（胆固醇酯贮积病，cholesterolesterstoragedisease）本症是因溶酶体酰化脂肪酶（胆固醇酯酶）的两个等位基因的变异引起，此酶的功能是从肾上腺脂质中清除胆固醇酯。该酶的基因位点在染色体10 q，已被克隆，现已明确其突变导致Wolman病。因为游离胆固醇减少与CYP11A有关，致使肾上腺功能不全。本病的危重性较类脂性CAH轻，出生后病人可以存活几个月。通常表现为呕吐、脂肪泻、生长缓慢、肝脾肿大和肾上腺钙化。因骨髓吸收胆固醇酯产生许多泡沫细胞，内含大量溶酶体的液泡和胆固醇酯，根据这一特征可以初步诊断。通过检测成纤维细胞、白细胞和骨髓细胞中的胆固醇酯酶活性可以确诊此病。也存在轻症胆固醇酯贮积病例，曾报道过10个病例，一般在儿童和青春期发病。

3.其他遗传性疾病

(1) 遗传性 ACTH 不敏感症 (hereditaryunresponsivenessto ACTH) 又称家族性糖皮质激素缺乏。婴儿可突然发病, 呈现肾上腺危象; 儿童患者则有慢性肾上腺皮质功能不全的症状和表现。与自身免疫性肾上腺炎和其他类型的肾上腺组织损伤的疾病不同, 遗传性 ACTH 不敏感的患儿能正常合成盐皮质激素, 因为醛固酮由肾上腺球状带产生, 其合成主要由肾素-血管紧张素系统调控。本病临床表现为生长缓慢、乏力、苍白、色素沉着、智力发育迟缓和低血糖, 通常可有发作性癫痫。血清电解质常正常, 仅在部分突发疾病时并发脱水症。本病属常染色体隐性遗传, 某些患儿存在染色体 18pl 的 ACTH 受体的编码基因突变, 提示为异质性的基因缺陷。

(2) 先天性肾上腺功能不全 (adrenalhypoplasiacongenita, AHC) 这是一种 X 性联遗传性疾病, 是由于 Xp21 上的编码核转录因子 DAX-1 的基因的突变引起, 至今报道有 100 多例。男孩常于出生后数月表现出原发性肾上腺皮质功能衰竭症状, 也可隐伏到儿童期发病, 甚至有报道少数患者于成人期始发病。DAX-1 对性腺轴起着一定作用, 患者的青春发育通常异常, 可为性早熟, 也可引起性发育延迟伴精子生成受损。类固醇生成因子-1 在生殖方面和肾上腺的发育、类固醇激素的合成中都起着重要的作用。SF-1 异常的男性患者染色体核型为 46, XY, 但完全缺乏男性化, 苗勒氏管持续保留, 可发生原发性肾上腺皮质功能衰竭; SF-1 异常的女性患者染色体核型为 46, XX, 有原发性肾上腺皮质功能衰竭症状, 但女性的生殖功能尚存在。

(3) Triple A (Algrove) 综合征此为一种罕见的疾病, 包括: ①抗 ACTH 性肾上腺皮质激素 (糖皮质激素) 缺乏; ②贲门失迟缓 (achalasia); ③泪缺乏 (alacrima)。这种疾病为常染色体显性遗传, 类似 ACTH 不敏感综合征, 但不存在 ACTH 受体的基因突变。许多病人伴有进行性神经系统症状, 包括智力减退、神经性耳聋和周围神经病变等。资料显示这种疾病是由于 ALADIN 基因突变所致, 其表达物涉及细胞分裂、转录调节和细胞凋亡。

(4) ACTH 合成与释放异常: 这是一种慢性继发性肾上腺皮质功能减退症, 是由于垂体促皮质激素细胞合成和释放 ACTH 功能障碍所致。目前已知, 垂体转录因子基因 HESX1、LHX4 和 LHX3 (较少见) 的突变会影响到促皮质激素细胞的发育, 从而导致包括 ACTH 在内的腺垂体多种激素的缺乏; 另外 PROP-1 突变的患儿也会导致 ACTH 的缺乏, 但这种突变并不直接影响促皮质激素细胞的发育, 这些患儿可在其他垂体激素缺乏症状发生数年后, 才出现 ACTH 缺乏的临床症状, 并常伴有继发性垂体增大。

4.感染

结核感染曾经是艾迪生病的主要原因, 近已退居第二位, 其他感染如真菌、组织胞浆菌、芽生菌、球孢子菌和寄生虫等全身性感染都可毁坏两侧肾上腺。

5.其他

各种转移癌、血红蛋白沉着症、全身淀粉样变性伴肾上腺淀粉样物质沉积等均可引起此症, 但小儿患者少见。

(二) 临床表现

大多数患儿起病缓慢, 早期症状可为乏力、体重减轻或肌肉疼痛; 而后是胃肠功能紊乱, 皮肤色素沉着, 有时可发病数年后才出现。少数起病急骤, 因急性感染、手术等应激而诱发急性肾上腺危象。

1.色素沉着

皮肤和黏膜色素沉着为本病的主要症状之一，绝大多数病人有此表现。其分布广泛，以暴露部位、受摩擦、受压部位和指（趾）甲根部、瘢痕、乳晕、外生殖器、牙龈、口腔黏膜、舌等处最为明显。最初常被误认为未洗净。色素沉着是由于糖皮质激素分泌减少，对下丘脑-垂体的反馈抑制作用减弱，使POMC基因表达增强，ACTH和β-促脂素的分泌量增加，刺激黑色素细胞，导致皮肤黑色素细胞中黑色素沉积。色素沉着是鉴别原发性或继发性肾上腺皮质功能减退症的主要依据之一，后者由于垂体分泌ACTH减少，皮肤色素反而变淡。

2.乏力

乏力和水、电解质紊乱，蛋白质、糖代谢障碍有关，与病情轻重成正比，是重要症状。

3.体重减轻

患儿由于食欲不振、胃肠功能紊乱、慢性失钠、失水、肌肉消耗、储脂减少等因素常见体重下降。若体重进行性下降要警惕危象发生。

4.低血糖

为患儿的常见症状，多在晨间或餐前、或有感染等情况下发生。表现为苍白、软弱、震颤、出冷汗，严重者可出现昏迷、惊厥。

5.胃肠功能紊乱

如食欲不振、恶心、呕吐、腹痛、腹泻或便秘等，常提示病情较重。此类症状的发生是因皮质醇缺乏引起的水、电介质紊乱。患儿往往喜咸食以代偿钠的缺失。

6.心血管症状

低血压、头晕、昏厥等。心电图常呈现低电压、窦性心动过缓、P-R及QT间期延长等改变。发生原因是缺钠、失水以及皮质醇减少所导致的血管对儿茶酚胺的反应降低。

7.抵抗力降低

患儿对各种刺激如寒冷、疼痛、劳累、精神刺激、感染、创伤、手术等皆缺乏抵抗力，易于发生神智迷糊、血压降低，诱发急性肾上腺皮质功能减退危象。

（三）诊断与鉴别诊断

临床症状中具特征性的是皮肤、黏膜色素沉着，其他均为非特异性。本病需与一些有色素沉着、乏力、消瘦、食欲不振的疾病鉴别，这些疾病对ACTH刺激试验均无反应。皮肤色素沉着还需与日光长期照射、肝硬化、药物反应、硬皮病、皮肌炎、多发性骨纤维结构不良症等鉴别。

（四）实验室检查

1.轻度贫血，血淋巴细胞和嗜酸性粒细胞可增高。

2.少数患儿血清钠、氯降低，血钾可增高，可有代谢性酸中毒。

3.空腹血糖大多降低，糖耐量曲线低平，患儿对内源性胰岛素所致低血糖不能作出反应。

4.尿中17-羟类固醇和17-酮类固醇24小时排出量低于正常。部分患儿可接近正常。说明残留的肾上腺组织在ACTH刺激下可分泌接近正常量的皮质类固醇，但在应激情况下却不能明显增加。

5.血浆皮质醇及醛固酮浓度降低；血浆肾素活力增高。

6.尿醛固酮排出量在本病中大多降低，少数以皮质醇缺乏为主的患儿的排出量可接近正常或正常。

7.有条件时可进行各种自身抗体的检测。

8.促肾上腺皮质激素释放激素（CRH）刺激试验：可评估垂体ACTH分泌储备功能作为对腺垂体功能减退症的病因诊断。方法为在晚上8时进行：在30秒钟内静脉推注CRH 1.0μg/kg（须用生理盐水溶解），分别于推注前及后15、30、45、60、90和120分钟采血浆测ACTH及皮质醇。正常者的血ACTH值在CRH注射后10~15分钟达高峰，为基础值的2~4倍，一般达4.4~22 pmol/L（20~100 pg/ml），皮质醇在30~60分钟达高峰，约为550~690 nmol/L（20~25μg/dl）。CRH刺激后，血ACTH和皮质醇水平无明显变化者提示病变在垂体，反之，病变在下丘脑。

9.ACTH刺激试验：是利用外源性ACTH刺激肾上腺皮质，可评估其储备功能。方法有两种：

（1）2日法：试验前禁用糖皮质激素，试验前一天留24小时尿，检测血、尿皮质醇、17-KS和17-OHCS；试验当日晨8时起，将ACTH25U溶于5%葡萄糖500 ml~1000 ml中静脉滴注，维持8小时，连用2天；每日滴注完后测定上述几项指标；

（2）1小时法：ACTH溶于1ml生理盐水中静脉推注，剂量按年龄<1岁0.1mg、1~5岁0.15mg，>5岁0.25mg，注射前和注射后的30分钟、60分钟分别测血皮质醇、尿17-OHCS及17-KS。

正常者在2日法中其血皮质醇、尿17-OHCS水平于ACTH刺激第一天较基础值增加1~2倍，第二天较基础值增加2~3倍；在1小时法的整个试验中，血皮质醇维持在550nmol/L（20μg/dl）以上。

原发性肾上腺皮质功能减退症患儿在ACTH刺激后，血皮质醇和尿17-OHCS无明显变化；继发于腺垂体功能减退者的上述指标在刺激后较原发性者高，但低于正常，其特点为病情轻者反应延迟，随时间的延长，上述指标可逐渐上升，病重者无反应，停药后又迅速恢复至基础值。

（五）治疗

治疗可分为基础治疗、发生应激时的治疗和发生危象时的治疗。

1.基础治疗（激素替代治疗）

患儿确诊后即须终生应用类固醇激素，通常都选用氢化可的松，因其最符合生理、吸收快、不需在体内转换即可发挥效用，用量因人而异，可先按每日12~15mg/m²，分2次口服，清晨服2/3，晚服1/3；可根据需要增加到20~25mg/m²。如用醋酸可的松治疗，则应增加20%剂量；泼尼松和地塞米松等因滞纳作用弱，故不作为首选药物。经适当剂量的糖皮质激素治疗后，患儿情况即有明显改善，表现为体力增强，皮肤色素沉着逐渐消退。在钠摄入不足或消耗过量时则应并用盐皮质激素，常用醋酸去氧皮质酮（DOCA），一般每日肌注1~2mg，或口服9α-氟氢皮质醇，每日0.05~0.1mg即可。盐皮质激素应从小剂量开始使用，逐渐加量，并密切观察血压、体重变化和有无浮肿发生，必要时应检测血细胞压积、血清钠、钾和观察心电图变化。由于皮质醇用量过大时可抑制小儿生长，故应定时测量患儿身长、体重和骨龄增长情况，及时调整用药剂量。

2.病因治疗

积极治疗结核或其他感染疾病；如伴有甲状腺功能不足时，应先开始使用糖皮质激素治疗，等纠正了皮质醇缺乏情况后，再合并使用甲状腺素，这是因为甲状腺素会增加皮质醇的清除率，导致危象发生。

（六）预后

若能及早获得正确的诊断，并能长期维持适量的类固醇皮质激素治疗，可不影响成人期的劳动力和正常生育。由结核感染致病者应积极按正规疗程治疗，部分患儿待病灶治愈后残留的肾上腺组织可增生，并可恢复正常分泌功能。应警惕肾上腺危象的发生，一旦发生应立即抢救。

二、急性肾上腺皮质功能减退症

急性肾上腺皮质功能减退，即肾上腺危象，大多数发生在突然遭受到严重打击，如重大疾病、外伤、手术和原因不明的慢性肾上腺功能不全症患者。小儿急性肾上腺皮质功能减退症较少见，主要表现脱水、休克、循环衰竭、昏迷等危象，必须及时处理，否则将危及生命。

（一）病因及病理生理

1.新生儿肾上腺出血症（Neonatal adrenal hemorrhage）

发生率约为0.05%，多见于男孩，通常与难产有关，产程延长、臀位产、产钳助产、窒息等常是导致新生儿肾上腺出血的直接原因。新生儿肾上腺皮质血流丰富且脆弱，凝血酶原水平低，遭受外力时易于出血。呼吸功能不全亦易导致肾上腺血循环衰竭。

2.暴发型脑膜炎球菌败血症（Fulminant meningococcal septicemia）

多见于脑膜炎球菌血症和白喉患儿；流感杆菌、肺炎链球菌、A组溶血性链球菌等严重感染时也常导致肾上腺皮质受损。主要是细菌毒素引起循环衰竭，使血管壁内皮细胞致敏和血管内凝血和血栓形成，继而产生低纤维蛋白原血症和各脏器包括肾上腺出血。

3.肾上腺危象（adrenal crisis）

艾迪生病发生肾上腺危象最为常见，急性感染、创伤、外科手术、高热、长期饥饿和情绪波动等都可能是诱发因素。

（二）临床表现

肾上腺危象可见于各年龄阶段，主要表现为失盐、低血糖和循环衰竭。新生儿双侧肾上腺或出血量多时，常表现为苍白、青紫、心动过速等休克症状；常伴有高热和呼吸困难，不易与肺炎区别，但X线胸部检查为阴性；由于血肿可压迫肾脏和肾动脉，故血压可增高导致循环衰竭而死亡。单侧出血或出血量少的婴儿可因血肿钙化、纤维化或形成囊肿累及肾上腺皮质功能。华-弗综合征起病急骤，病情发展迅速、凶险，初起呈现烦躁不安、头痛、腹痛、呕吐、腹泻、高热气促，继而全身出现大量瘀点、瘀斑，然后血压下降、发绀、迅速出现循环衰竭，常伴有神经系统症状，如颈项强直、抽搐、昏迷。预后差，常于发病后1~2天内死亡。

（三）实验室检查

低血糖、低血钠、高血钾、代谢性酸中毒，血浆皮质醇大多低下，但由于病情发展极快，故实验室检测对诊疗工作帮助不大。

（四）治疗

应立即补充肾上腺皮质激素、补液、控制感染。

1.糖皮质激素

给予水溶性琥珀酸氢化可的松钠静脉滴注，婴幼儿每次剂量 25~40mg，较大儿童每次 50~75mg，每 6 小时一次。连续 2 天大剂量治疗后，视病情好转可逐渐减量。

2.扩充血容量、纠正电解质紊乱

按 100~200ml/kg（体重≤20kg 者）或 75ml/kg（体重>20kg 者）为第一个 24h 的输液总量；先用血浆或全血按 5ml/kg 于 30~60 分钟内快速输入；此后 2 小时内输入 1/4~1/5 总量的 5%~10%葡萄糖生理盐水；余量可用 5%~10%葡萄糖加适量氯化钠均匀输入；血浆重碳酸盐<10mmol/L 者，宜适量补充碳酸氢钠；若高血钾和酸中毒不易纠正，可每日肌注 DOCA1~3mg。此后根据病情调整输液。

3.抗感染

对由感染引起急性肾上腺皮质功能不足的患儿，应选用有效的广谱抗生素治疗。

4.其他

肾上腺素、去甲肾上腺素可用于纠正休克；肝素用于抗凝；吗啡、苯巴比妥类镇静剂不宜使用。

（程昕然）

第六节　糖尿病酮症酸中毒

糖尿病酮症酸中毒（DKA）是糖尿病的一种严重急性并发症。由于胰岛素作用不足引起糖代谢障碍，脂肪分解加速，酮体生成增多，增速超过利用而积聚时，称为酮血症，其临床表现为酮症。当酮酸积聚而发生代谢性酸中毒时称为酮症酸中毒，病情严重可致昏迷。

一、病因

糖尿病为其基本病因，常见诱因有：感染、胰岛素用量不足或中断治疗、外伤、手术、精神创伤、胃肠道功能紊乱等。

二、发病机制

（一）激素异常

在 DKA 的发病机制中不仅由于胰岛素相对和绝对缺乏，更重要的是拮抗胰岛素的激素增多，刺激酮体生成和糖原异生作用增强，因而可促发 DKA。

（二）代谢紊乱

葡萄糖转运载体功能降低，葡萄糖利用减少，产生高血糖；脂肪与蛋白质分解加速，游离脂肪酸增加，酮体产生增加。

三、临床表现

（一）症状

疲乏无力，极度口渴，多饮，多尿，当肾功能衰竭或休克时尿量减少。恶心、呕吐，有时腹痛为突出症状。头晕、头痛、嗜睡.甚至昏迷。

（二）体征
皮肤黏膜干燥、弹性差，眼球下陷，呼吸深快，呼气有酮味（烂苹果味），脉搏细弱，四肢厥冷，血压下降，神志淡漠，肌张力下降，终至昏迷。

四、实验室检查
1.尿糖强阳性，尿酮体强阳性。
2.血糖>14mmol/L，血酮体阳性。
3.代偿期血 pH 值在正常范围，失代偿期低于 7.35。
4.HCO_3^- 降至 10~15mmol/L 及以下，CO_2CP<13.4mmol/L（30Vol%）。
5.白细胞增多，无感染时可达（15~30）×10^9/L。

五、诊断与鉴别诊断
对疑为 DKA 患者，立即查尿糖及酮体，如阳性同时血糖增高者，无论有无糖尿病史即可诊断。有昏迷者应与其他原因所致昏迷鉴别。

（一）低血糖昏迷
有大量使用胰岛素史，进食较少，活动量大。表现症状突然出现：大汗、心慌、饥饿、手抖、皮肤潮湿、肌张力升高、腱反射亢进、昏迷，血糖<2.8mmol/L，尿糖（－），尿酮（－）。

（二）高渗性非酮症糖尿病昏迷
起病较缓，恶心、呕吐、脱水、血压下降，嗜睡、昏迷、抽搐。血糖>33.3mmol/L，血钠>155mmol/L，血架渗透压>330mmol/L，尿糖强阳性，尿酮阴性或弱阳性。

（三）乳酸性酸中毒昏迷
常合并心肝肾病变.缺氧易诱发。实验室检查，血乳酸升高，阴离子间隙>18mmol/L 以上，CO_2CP<13.48mmol/L，血 pH<7.35，血架渗透压正常。

六、治疗

（一）一般处理
去除诱因，给予支持疗法，严密监测各种代谢指标，指导治疗。

（二）补液治疗
由于 DKA 时高血压的利尿作用，除失水导致有效循环容量不足外，大量电解质随尿排出，依次为 Na^+（mmol/L）、K^+（5mmol/L）、Cl^-（4mmol/L）、PO_4^{3-}（3mmol/L）和 Mg^{2+}（0.5mmol/L）。因此补液和补充电解质都相当重要。补充、累积丢失以恢复有效血容量，保证肾脏血液灌注，清除高糖和酮体，同时注意尽量减少脑水肿危险。脑水肿的原因不清，尚无有力证据表明何种策略可以有效减少脑水肿的发生。

1.估计脱水程度
一般 DKA 时体液丢失为体重的 5%~10%。由于脱水时血流动力学发生改变，常常难以准确估计患儿液体丢失量。轻度脱水有不易察觉的轻微唇舌干燥，可按 50ml/Kg 口服补液。中度脱水表现为比较容易识别的唇舌干燥、皮肤验、性差，眼窝凹陷，按 5%~7% 计算补充。补液量的计算：补液量＝累积损失量＋生理维持量，累积损失量＝脱水程度（%）×体质量（按 kg 计算，1kg＝1000mL），生理维持量按 1500mL/（m²•d）计算。

2.糖尿病酮症酸中毒的液体疗法

（1）输液开始的第 1 小时，按 20mg/kg 静脉快速输入 0.9%氯化钠溶液。第 2~3 小时，换用 0.45%氯化钠溶液，按 10ml/kg 液量静滴。当血糖<17mmol/L（300mg/dl）后，可改用含有 0.2%氯化钠的 5%葡萄糖液静滴。要求在开始 12 小时至少补足累积损失量的一半，在此后的 2 小时内，视情况按 60~80ml/kg 静脉输入同样溶液。

（2）见尿补钾，输入浓度不得超过 40mmol/L（300mg/dl）。

（3）不宜常规使用碳酸氢钠溶液，仅在 pH<7.1，HCO<12mmol/L 时，按 2mmol/kg 给予 1.4%碳酸氢钠溶液静滴，先用半量，当血 pH≥7.2 时即停。

（程昕然）

第七节　儿童尿崩症

尿崩症（diabetes insipidus）是由于下丘脑、垂体原因导致抗利尿激素（ADH）分泌和释放不足，或由于多种病变引起肾脏对 AVP 敏感性缺陷，导致肾小管重吸收水的功能障碍的一组临床综合征。前者为中枢性尿崩症（CDI），后者为肾性尿崩症（NDI），其临床特点为多尿、烦渴、低比重尿或低渗尿。男女之比为男女比例为 2.7：1，与 0~<1 岁、1~<3 岁年龄组尿崩症患儿关联度高的分类不太明显，3~<6 岁年龄组和 6~14 岁年龄组尿崩症患儿与 CDI 具有最高的关联性。儿童遗传性 NDI 多见。多尿的定义是尿量超过 2L/（m^2·d），或新生儿期超过 150mL/（kg·d），2 岁内儿童超过 100~110mL/（kg·d），年长儿和成人超过 40~50mL/（kg·d）。

一、病因

1.中枢性尿崩症

任何导致 AVP 的合成和释放受损的情况均可引起 CDI（中枢性尿崩症）的发生，其病因有原发性、继发性及遗传性三种。

（1）原发性：原因不明，占尿崩症的 30%~50%，部分患儿在尸检时可发现下丘脑视上核和室旁核细胞明显减少或消失。

（2）继发性：①头颅外伤和下丘脑-垂体手术：是 CDI 的常见病因，其中以垂体手术后一过性 CDI 最常见，如手术造成正中隆突以上的垂体柄受损，则可导致永久性 CDI；②肿瘤：尿崩症可能是蝶鞍上肿瘤最早的临床症状。原发性颅内肿瘤主要是咽鼓管瘤或松果体瘤；③肉芽肿：结节病、组织细胞增多症、类肉瘤、黄色瘤等；④感染性疾病：脑炎、脑膜炎、结核、梅毒等；⑤血管病变：动脉瘤、动脉栓塞等；⑥自身免疫性疾病：可引起 CDI，血清中存在抗 AVP 细胞抗体。

（3）遗传性：可为 X 连锁隐性、常染色体显性或常染色体隐性遗传。X 连锁隐性遗传由女性传递，男性发病，杂合子女可有尿浓缩力差，一般症状较轻，可无明显多饮、多尿。常染色体显性遗传可由于 AVP 前体基因突变或 AVP 载体蛋白基因突变所引起。常染色体隐性遗传，常为家族型病例，患者自幼多尿，可能是因为渗透性感受器的缺陷所致。

2.肾性尿崩症

由于肾对 AVP 无反应或反应减弱所致,病因有遗传性和继发性两种。

(1)遗传性:90%的 DNI 患者为 X 连锁遗传,其中至少 90%可检测出 AVP 受体 2 型(AVPR2)基因突变;其余 10%的患者为常染色体遗传,其突变基因为水通道蛋白 2 (AQP2),其中 9%为显性遗传,1%为隐性遗传。

(2)继发性:①肾小管间质性病变:如慢性肾盂肾炎、阻塞性尿路疾病、肾小管性酸中毒、肾小管坏死、淀粉样变等;②代谢性疾病:如低钾血症、高钙血症等;③药物:如抗生素、抗真菌药、抗肿瘤药物、抗病毒药物等,其中碳酸锂可能因为使细胞 cAMP 生成障碍,干扰肾对水的重吸收而导致 NDI。

二、临床表现

尿崩症患者男性多于女性。自生后数月到少年时期任何年龄均可发病,多见于儿童期,年长儿多突然发病,也可渐进性。

1.多尿(polyuria)或遗尿(enuresis)

常是父母最早发现的症状。排尿次数及尿量增多,每天尿量多在 4L 以上,多者达 10L 以上(每天 300~400ml/kg 或每小时 400ml/m^2,或者每天 3000ml/m^2 以上)。晨尿尿色也可清淡如水。

2.多饮

在婴儿表现喜欢饮水甚于吃奶,儿童一般多喜饮冷水,即使在冬天也爱饮冷水,饮水量大致与尿量相等,如不饮水,烦渴难忍,但尿量不减少。

3.其他

儿童因能充分饮水,一般无其他症状,婴儿如不能适当饮水,常有烦躁、夜眠不安、发热、大便秘结、体重下降及皮肤干燥等高渗脱水表现,严重者可发生惊厥、昏迷。长期多饮多尿可导致生长障碍、肾盂积水、输尿管扩张,甚至出现肾功能不全。颅内肿瘤引起继发性尿崩症,除尿崩症外可有颅压增高表现,如头痛、呕吐、视力障碍等。肾性尿崩症多为男性,有家族史,发病年龄较早。

三、辅助检查

(一)实验室检查

1.尿比重测定

尿崩症者尿比重多在 1.001~1.005。

2.血、尿渗透压测定

尿崩症者尿渗透压为 50~200mmol/L,血渗透压正常或增高。

3.血肾功能及电解质检查

如有肾脏受累,可有不同程度的肾功能异常。尿崩症者通常尿常规正常,尿糖阴性,血钠正常或稍高。

4.ADH 测

中枢性尿崩症者血中 ADH 浓度降低,由于测定方法比较复杂,特异性及灵敏度都不高,故需通过动态观察。血循环中 ADH 浓度一般在 10μU/ml。

5.尿崩症特殊实验室检查

(1) 禁水试验（water-deprivation test）：主要用于鉴定尿崩症和精神性烦渴。于早晨 8 时开始，试验前先排尿，测体重、尿量、尿比重及尿渗透压，测血钠和血浆渗透压。于 1h 内给饮水 20ml/kg，随后禁饮 6~8h，每 1 小时收集一次尿，测尿量、尿比重及尿渗透压，共收集 6 次，试验结束时采血测血钠及血浆渗透压。如果病人排尿甚多，虽然禁饮还不到 6h，而体重已较原来下降 3%~5%，或血压明显下降，立即停止试验。正常人禁水后不出现严重的脱水症状，血渗透压变化不大，尿量明显减少，尿比重超过 1.015，尿渗透压超过 800mmol/L，尿渗透压与血浆渗透压比率大于 2.5；完全性尿崩症病人尿量无明显减少，比重<1.010，尿渗透压<280mmol/L，血浆渗透压>300mmol/L，尿渗透压低于血渗透压；而部分性尿崩症血浆渗透压最高值<300mmol/L；若尿比重最高达 1.015 以上，尿渗透压达 300mmol/L，或尿渗透压与血渗透压比率大于等于 2，则提示 ADH 分泌量正常，为精神性烦渴。

(2) 禁饮结合加压素试验：用于中枢性尿崩症与肾性尿崩症的鉴别。先禁水，每小时收集尿一次，测尿比重及渗透压。待连续两次尿渗透压的差<30mmol/L 时，注射水溶性加压素 0.1U/kg，注射后每 1 小时测定尿比重或尿渗透压，连续 2~4 次。正常人注射加压素后，尿渗透压不能较禁饮后再升高，少数增高不超过 5%。有时还稍降低，中枢性尿崩症者禁饮后，尿渗透压不能显著升高，但在注射加压素后，尿渗透压升高，且超过血浆渗透压，尿量明显减少，比重达 1.015 以上甚至 1.020，尿渗透压达 300mmol/L 以上；部分性中枢性尿崩症病人，禁饮后尿渗透压能够升高，可超过血浆渗透压，注射加压素后，尿渗透压可进一步升高；如用加压素后反应不良，尿量及比重、尿渗透压无明显变化，可诊断为肾性尿崩症。

（二）其他辅助检查

头颅 MRI 检查，可了解下丘脑和垂体的形态改变，排除颅内肿瘤。同时有矮小症者可发现垂体容量变小，必要时需定期重复头颅 MRI 检查。头颅 MRI 神经垂体被破坏后，图像中神经垂体的亮点消失。一般尿崩症者其神经垂体高信号区消失。

四、诊断要点

凡有烦渴、多饮、多尿及低比重尿者应考虑本病，必要时可进行血尿渗透压测定和禁水-加压素试验，常可明确尿崩症的诊断，并有助于评估尿崩症的程度和分类。

（一）CDI 的诊断要点

1.尿量多，是指尿量超过 2L/（m^2·d）或新生儿期超过 150mL/（kg·d），2 岁内儿童超过 100~110mL/（kg·d），年长儿和成人超过 40~50mL/（kg·d）。

2.低渗尿，尿渗透压低于血浆渗透压，一般低于 20mOsm/L；尿比重低，多在 1.005 以下。

3.饮水不足时，常有高钠血症，伴高尿酸血症，提示 AVP 缺乏，尿酸清除减少致血尿酸升高。

4.应用兴奋 AVP 释放的刺激试验（如禁水试验、高渗盐水试验等）不能使尿量减少，不能使尿比重和尿渗透压显著增高。

5.应用 AVP 治疗有明显的效果，尿量减少，尿比重和尿渗透压升高。

（二）部分性 CDI 的诊断要点

1.至少 2 次禁饮后，尿比重达 1.012~1.016mL/（kg·d）。

2.禁水后尿渗透压达到峰值时的尿渗透压/血渗透压比值大于1，但小于1.5。

3.对加压素试验敏感。

（三）NDI 的诊断要点

1.有家族史，或患者母亲怀孕时羊水过多史，或可引起继发性 NDI 的原发性疾病史。

2.多出生后既有症状，婴儿期有尿布更换频繁，多饮、发育缓慢或不明原因发热，儿童和成年期有多尿、口渴、多饮等症状。

3.尿浓缩功能减低，每日尿量明显增加，比重<1.010，尿渗透压低，多低于 300mOsm/L。

4.禁水-加压素试验一般无尿量减少、尿比重和尿渗透压升高，尿渗透压/血渗透压比值<1，继发性 NDI 患者除了尿浓缩功能减退外，其他肾功能亦有损害。

五、鉴别诊断

1.精神性烦渴

临床表现与尿崩症极相似，但 AVP 并不缺乏，主要由于精神因素引起烦渴、多饮，因而导致多尿与低比重尿。这些症状可随情绪而波动，并伴有其他神经症的症状。禁水-加压素试验有助于两者的鉴别。

2.糖尿病

有多尿、烦渴、多饮症状，但尿比重和尿渗透压升高，且有血糖升高，尿糖阳性，容易鉴别。

3.慢性肾脏疾病

尤其是肾小管疾病，低钾血症，高钙血症等，均可影响肾浓缩功能而引起多尿、口渴等症状，但有原发疾病相应的临床表现，且多尿的程度也较轻。

六、治疗

在药物治疗前，要供给充足的水分，尤其是新生儿和小婴儿，避免脱水及高钠血症。肿瘤患者应根据肿瘤的性质、部位决定外科手术或放疗方案。对精神性烦渴综合征者寻找导致多饮多尿的精神因素，以对症指导，进行心理疗法。

1.小儿用药量的计算方法有很多，较常用的有以下计算方法：

（1）按小儿体重计算：多数药物已计算出每千克体重、每日或每次的用量，按已知的体重计算比较简便，现已广泛推广使用，对没有测体重的患儿可按下列公式推算。

6 个月前婴儿体重估计公式为月龄×0.7+出生体重（千克）。

7~12 个月婴儿体重估计公式为月龄×0.25+6（千克）。

1 岁以上至青春发育期体重估计公式为年龄×2+8（千克）

药物剂量（每次或每日）=药量/[千克/次（或日）]×估计体重（千克）。

（2）按小儿年龄计算：以成人剂量折算小儿用药量，可按下列对照表确定小儿用药量，但各年龄组的用药量不是绝对的，可根据孩子的体质情况在所列范围内调整。

2.中枢性尿崩症的治疗

（1）加压素替代疗法：为治疗中枢性尿崩症的首选药物。①鞣酸加压素（加压素）：为脑神经垂体提取物，国产制剂每毫升含加压素 5U，为混悬液，应用前须摇匀。本品吸收缓慢，先从小剂量开始，每次肌内注射 0.1ml，作用可维持 3~5 天或更久。一次注射后需待再出现多尿，然后注射第2次，或对疗效不理想者可逐步增加剂量，每次增加0.05ml，如果一次用药过量或用药后作用尚未消失就再次用药，可造成水中毒（water intoxication），或因血管平滑肌收缩出现面色苍白、腹痛、血压升高等反应。有些病人多饮已成习惯，用药期间仍大量饮水，也易引起水中毒，故因适当限制饮水量；②1-脱氨-8-右旋精氨酸血管升压素（DDAVP）：为人工合成制剂。抗利尿的作用较强，无明显的血管收缩的副作用。制剂有鼻吸、针剂和口服三种，目前最常用口服制剂（去氨加压素），0.1mg/片和0.2mg/片，与天然的精氨酸加压素结构类似，口服去氨加压素（弥凝）后疗效可维持8~12h，宜从小剂量每次0.05mg开始，2~3次/d。服该药后很少部分患者可出现头痛、恶心、胃不适、鼻充血，如不限制饮水也会引起水潴留。

（2）非激素疗法：①氢氯噻嗪（氢氯噻嗪）：每天2~3mg/kg，分2~3次口服，适用于轻型或部分性尿崩症。通过利尿作用，细胞外液容量减少并伴钠的轻微耗损，导致肾脏近曲小管中滤液的重吸收增加；也有人提出其作用是兴奋血管紧张素分泌，后者又可兴奋抗利尿激素的分泌。其不良反应可引起电解质紊乱、低血钾、软弱无力等症状，可同时补充钾制剂；②氯磺丙脲：原用作口服降糖药，也有抗利尿作用。仅用于中枢性者，每天20mg/kg，早晨顿服或分2~3次口服。长期应用，有时可引起低血糖发作；③其他药物：有氯贝丁酯（安妥明）（降血脂药）、卡马西平（酰胺咪嗪）（抗惊厥药），两者可能通过兴奋ADH分泌而使尿量减少。

3. 肾性尿崩症的治疗：肾性尿崩症的治疗以避免高张性脱水及减少尿量为主要目标。一旦钠的摄取量少于0.7mmol/kg，就应适当减少蛋白质摄取量，每天少于1g/kg，但注意不要影响婴儿的生长发育。常用的药物：①氢氯噻嗪（氢氯噻嗪）；②吲哚美辛（消炎痛），每天3mg/kg，单独用或合并氢氯噻嗪（氢氯噻嗪）用。

肾性尿崩症的治疗有后天原因者应消除原因。先天性肾性尿崩症治疗困难。治疗目的是保证适当热卡的摄入，保证生长正常和避免严重的脱水。早期治疗可减轻生长和智能的落后。药物用噻嗪类利尿药和氨氯比嗪联合治疗。噻嗪类可增加钠和水的排出，减少肾小球滤过率，增加近端肾小管钠和水的重吸收。吲哚美辛（消炎痛ADH）请写出作用。

（程昕然）

第八节　儿童低血糖

新生儿低血糖症是新生儿的血糖低于所需要的血糖浓度。常发生于早产儿、足月小样儿、糖尿病母亲的婴儿，在新生儿缺氧窒息、硬肿症、感染败血症中多见。严重的低血糖持续或反复发作可引起中枢神经的损害。新生儿低血糖可以是一个独立的疾病，也可能是其他疾病的一个临床表现。

一、病因

（一）暂时性低血糖

1. 葡萄糖储存不足主要见于

（1）早产儿和小于胎龄儿：肝糖原储存主要发生在妊娠的最后3个月，因此，胎龄越小，糖原储存越少，糖异生中的酶活力较低。

（2）围生期的应激反应：低氧、酸中毒时儿茶酚胺分泌增多，刺激肝糖原分解增加，加之无氧酵解使葡萄糖利用增多。

（3）其他：如低体温，败血症，先天性心脏病等，常由于热卡摄入不足，葡萄糖利用增加所致。

2.葡萄糖利用增加（暂时性高胰岛素血症）主要见于

（1）糖尿病母亲的婴儿：由于宫内血糖过高，导致暂时高胰岛素血症，而出生后母亲血糖供给突然中断所致。

（2）Rh溶血病：红细胞破坏致谷胱甘肽释放，刺激胰岛素浓度增加。

（二）持续性低血糖

1.高胰岛素血症

主要见于胰岛细胞增生症，Beckwith综合征、胰岛细胞腺瘤。

2.内分泌缺陷

如先天性垂体功能不全、皮质醇缺乏，胰高糖素缺乏，生长激素缺乏等。

3.遗传代谢性疾病

（1）糖代谢异常：如糖原储积症I型、III型。

（2）脂肪酸代谢性疾病：如中链酰基辅酶A脱氢酶缺乏。

（3）氨基酸代谢缺陷：如支链氨基酸代谢障碍，亮氨酸代谢缺陷等。

二、临床表现

新生儿低血糖常缺乏症状，同样血糖水平时患儿的症状轻、重差异很大，原因尚不明。无症状性低血糖较症状性低血糖多10~20倍。

1.症状和体征

症状和体征常为非特异性，多出现在生后数小时至1周内，或因伴发其他疾病过程而被掩盖。主要表现为反应差、阵发性发绀、震颤、眼球不正常转动、惊厥、呼吸暂停、嗜睡、不吃等，有的出现多汗、苍白及反应低下等。

2.低血糖脑病

低血糖会导致中枢神经系统损伤，严重时可出现延脑生命中枢功能障碍的症状。

三、辅助检查

（一）实验室检查

1.血糖测定

血糖测定是确诊和早期发现本症的主要方法。生后1h内应监测血糖。对有可能发生低血糖者（如SGA儿），应于生后第3、6、12、24h监测血糖。

以全血标本检测，足月儿最初3天内的血糖低于1.7mmol/L（30mg/dl），3天后血糖低于2.2mmol/L不能代表正常值，因为该值本身来源于非正常群体。有的资料提出足月?mol/L（40mg/dl）；小于胎龄儿和早产儿生后3天内血糖低于1.1mmol/L（20mg/dl），3天后血糖低于2.2mmol/L，均称为新生儿低血糖症。但目前认为上述低血糖的诊断界限值偏低，事实上血糖在1.7~2.2mmol/L时常出现低血糖症状，给葡萄糖后症状即消失。低出生体重儿的低血糖标准是从血糖均值减2个标准差得来的，但儿生后3天内血糖均值为 2.8~3.4mmol/L（50~60mg/dl）。也有人报道生后即喂母乳的早产儿，其 36h 内的平均血糖值为 3mmol/L（54mg/dl）。

2.其他检查

诊断不明确者，根据需要查血型、血红蛋白、血钙、血镁、尿常规与酮体，必要时做脑脊液检查。

（二）其他辅助检查

X 线胸片、心电图、超声心动图、脑电图、脑 CT 等检查。

四、鉴别诊断

1.病史

母亲糖尿病、妊娠高血压、新生儿红细胞增多症、新生儿血型不合性溶血、围生期窒息、严重感染、硬肿症、新生儿呼吸窘迫综合征等，尤其是早产儿、小于胎龄儿以及出生早期喂养不足的新生儿均有发生新生儿低血糖的可能。

2.临床表现

有不典型的临床表现，经输注葡萄糖后症状好转者，或有不易解释的神经系统症状和体征者，应考虑新生儿低血糖。

3.血糖测定

出生后血糖监测是早期发现新生儿低血糖的主要方法。尤其是有新生儿低血糖风险的患儿，出生后应在生后 1 小时内监测血糖。

五、治疗

由于并不能确定引起脑损伤的低血糖阈值，因此不管有无症状，低血糖者均应及时治疗。

1.无症状性低血糖并能进食者

可先进食，并密切监测血糖，低血糖不能纠正者可静脉输注葡萄糖。

2.症状性低血糖

需要静脉输注葡萄糖，并且密切监测血糖。顽固性低血糖持续时间较长者可加用氢化可的松，或口服泼尼松（泼尼松）。血糖正常后逐渐减量。极低体重早产儿对糖耐受性差，输注葡萄糖时应注意输注速度。

3.持续性低血糖

提高葡萄糖输注速率。还可静脉注射胰高血糖素。高胰岛素血症可用二氮嗪，胰岛素细胞增生症则须作胰腺次全切除，先天性代谢缺陷患儿给予特殊饮食疗法。

六、预防

预防比治疗更为重要。

1.早开奶

生后半小时内开始喂奶，24h 内每 2 小时喂 1 次，夜间不少喂。

2.补充葡萄糖

对可能发生低血糖者，生后 1h 即开始补充葡萄糖。喂（或鼻饲）葡萄糖液 10%葡萄糖液，每次 5~10ml/kg，每小时 1 次，连续 3~4 次。

3.输注葡萄糖

体重低于 2kg、窒息儿、复苏困难或时间长者,应尽快给予 5%~10%葡萄糖液 2~6ml/kg。此时输注葡萄糖液浓度不应太高,以防止高渗血症和高血糖症。

4.血糖监测方法

(1)纸片法:临床上常用纸片法、微量血糖仪取足跟部毛细血管微量血检测血糖及静脉血监测。要求生后 1、3、6、9、12、24h 早期定时监测或入院新生儿当时及定时监测。

(2)评分法:天津市儿童医院提出应用电子计算机就其内在低血糖危险因素(日龄、体重、胎龄、感染及缺氧)进行判别分析,建立判别数式 $Y=-0.18295\times 1-0.90382\times 2-0.0519\times 3 5.6895\times 4 5.10437\times 5$,用此式对新生儿进行评分,$Y\geq -33.80474$ 者判为低血糖高危儿,应采取预防措施以降低血糖发生率。从 310 例新生儿测定中准确度高,错判率为 2.42%,可以试用。

(程昕然)

第十二章 呼吸系统疾病

第一节 急性上呼吸道感染

急性上呼吸道感染（AUBI）简称上感，俗称"感冒"，是小儿时期最常见的疾病。临床上主要是鼻、鼻咽部黏膜发炎的局部症状及全身感染症状。在婴幼儿时期上呼吸道感染常可发生很多并发症，其中最常见的是肺炎。上呼吸道感染可以是一个独立的疾病，亦可是某些呼吸道传染病的早期表现。

一、病因

（一）病原体

包括病毒、细菌、支原体等。90%以上为病毒，常见的病毒有呼吸道合胞病毒、流感病毒、副流感病毒、腺病毒、鼻病毒、柯萨奇病毒、冠状病毒等。病毒感染后亦可继发细菌感染。常见的细菌有溶血性链球菌、肺炎链球菌、流感嗜血杆菌及葡萄球菌等。

（二）小儿免疫和防御因素

由于婴幼儿时期上呼吸道的解剖生理特点和免疫特点，易患呼吸道感染。此外，营养不良、维生素D缺乏性佝偻病、营养性贫血、缺乏锻炼、过敏性体质等可致机体防御能力降低而诱发本病。

（三）环境因素

如居住拥挤、通风不良、空气污染、阳光不足、护理不当及冷暖失宜等，均可使机体抵抗力降低而易发病。

二、临床表现

本病症状轻重不一。临床表现与年龄、病原体及机体抵抗力不同有关，年长儿病情大多较轻，以局部症状为主。婴幼儿大多较重，常有明显的全身症状。

（一）全身症状

大多数患儿常于受凉后1~2天出现发热，体温可高可低，较重患儿可有头痛、畏寒、精神不振、烦躁不安、食欲下降和疲乏无力。部分患儿常有呕吐、腹泻，由于突然高热，婴幼儿甚至可引起惊厥。还有少数患儿在发病早期有脐周阵痛，这与发热所致的反射性肠蠕动增强、蛔虫骚动或肠系膜淋巴结炎有关，应注意与急腹症鉴别。

（二）局部症状及体征

主要为鼻咽部症状，如流涕、鼻塞、打喷嚏、流泪、咽部不适或疼痛、咳嗽、声音嘶哑等。新生儿及小婴儿可因鼻塞而张口呼吸或吮乳时哭闹甚至拒乳。体检可见咽部明显充血，扁桃体肿大，下颌下淋巴结肿大、触痛等。肺部呼吸音正常或粗糙。肠道病毒所致者，常伴有不同形态皮疹。

病程一般3~5天，如体温持续不退或病情加重，应考虑并发症的可能。

（三）两种特殊类型的上感

1.疱疹性咽峡炎

病原体为柯萨奇 A 组病毒，多发于夏秋季节。临床特点：起病急，突然高热、咽痛、流涎，重者影响吞咽，可伴有头痛、腹痛及呕吐。体检可见咽部充血，咽腭弓、悬雍垂、软腭等处数个至十数个 2~4mm 大小的疱疹，其周围有红晕，破溃后形成黄白色小溃疡，病程 1 周左右。

2.急性咽-结合膜热

病原体为腺病毒 3、7 型。多发于春夏季，可呈小流行。临床特点为发热、咽炎和眼结膜炎同时存在，颈部、耳后淋巴结肿大。病程 1 周左右。

三、实验室检查

病毒感染一般白细胞总数偏低或在正常范围内，细菌感染则白细胞总数大多增高，但严重病例也可减低。

四、并发症

婴幼儿患上感后如未及时治疗，并发症较为多见，易继发细菌感染。上呼吸道炎症向邻近器官蔓延，引起中耳炎、鼻旁窦炎、咽炎、喉炎、泪囊炎、咽后壁脓肿、扁桃体周围脓肿及颈淋巴结炎等；若炎症向下发展，可引起支气管炎及肺炎等；严重时感染通过血行播散引起败血症致各种化脓性病灶。某些病毒感染（如柯萨奇病毒）所致上感亦可并发心肌炎、脑膜脑炎。年长儿患链球菌性上感后可引起急性肾炎、风湿热等疾病。

五、诊断及鉴别诊断

根据临床表现一般病例诊断不难，但需注意，凡在上感治疗过程中全身中毒症状重，病程长，体温持续不退或热退后又复上升，均应警惕上述并发症发生之可能。同时还需与下列疾病相鉴别。

（一）流行性感冒

为流感病毒、副流感病毒所致。有明显流行病史、全身症状重，如高热、头痛、全身关节及肌肉明显酸痛、全身无力等。

（二）急性传染病早期

上感常为各种急性传染病的前驱症状，如麻疹、幼儿急疹、百日咳、流行性脑脊髓膜炎、脊髓灰质炎、猩红热等的早期，均可表现为上感症状。应详细询问病史，密切观察病情，并应结合当地流行病学史、临床表现和实验室检查进行综合分析，作出正确诊断。

（三）急性阑尾炎

上感并发肠系膜淋巴结炎时应与急性阑尾炎进行鉴别，后者腹痛常先于发热，腹痛部位以右下腹为主，呈持续性，有固定压痛点、反跳痛及腹肌紧张等。血白细胞及嗜中性粒细胞明显增高。

六、预防

丙种球蛋白不能有效地降低上感发病率，增强抵抗力是预防上感的关键。

1.加强护理，合理喂养，及时添加辅食等。

2.积极防治佝偻病、贫血和营养不良等。
3.平时加强体格锻炼，经常开窗，户外活动，多晒太阳等。
4.避免发病诱因，如衣服穿得过多或过少、室温过高或过低、气候骤变、环境不清洁以及呼吸道感染高峰期带小儿去拥挤的公共场所等。
5.药物预防

左旋咪唑2.5mg/（kg·d），分2次口服，1周服2天或2周服3天，3个月为1疗程。中药黄芪每日6~9g，连服2~3个月。均可提高机体细胞免疫功能，减少发病次数。

七、治疗

（一）一般治疗

休息、多饮水，给予易消化的食物，注意呼吸道隔离，预防并发症。

（二）对症治疗

1.退热

对于高热，特别是有高热惊厥的小儿应积极降温。常用物理降温，如温水擦浴、头部冷敷、冷盐水灌肠。亦可使用对乙酰氨基酚每次10~15mg/kg。

2.止咳化痰

一般不用镇咳剂以免影响排痰，常用的有小儿止咳糖浆、复方甘草合剂、枇杷露等。

3.镇静止惊

对高热伴有烦躁不安者给退热药同时给镇静剂。一般常用苯巴比妥钠每次2~3mg/kg，口服；地西泮每次0.1~0.3mg/kg，口服。

4.抗病毒治疗

常用的抗病毒药物有：双嘧达莫，每日3~5mg/kg；利巴韦林，每日10~15mg/kg；疗程为3~5日。

5.抗生素

上呼吸道感染大多为病毒引起，原则上不用抗生素，如病情较重，年龄小，有细菌继发感染或并发症时，应使用抗生素。若证实为溶血性链球菌感染或既往有风湿热、肾炎病史者，青霉素疗程应为10~14日。

6.局部治疗

0.5%新霉素-麻黄素液或1%利巴韦林液滴鼻，每日2~3次，咽痛者可含服咽喉片；病毒性眼结膜炎者可用0.1%阿昔洛韦液滴眼，每1~2小时1次。

7.中药

可用板蓝根冲剂、银翘片或羚羊感冒片等。

（张本金）

第二节 急性毛细支气管炎

急性毛细支气管炎是2岁以下婴幼儿特有的一种呼吸道感染性疾病，尤其以6个月内的婴儿最为多见，是此年龄最常见的一种严重的急性下呼吸道感染。以呼吸急促、三凹征和喘鸣为主要临床表现。主要为病毒感染，50%以上为呼吸道合胞病毒（RSV），其他副流感病毒、腺病毒亦可引起，RSV 是本病流行时唯一的病原。寒冷季节发病率较高，多为散发性，也可成为流行性。发病率男女相似，但男婴重症较多。早产儿、慢性肺疾病及先天性心脏病患儿为高危人群。

一、诊断

（一）表现

1.症状

（1）2 岁以内婴幼儿，急性发病。

（2）上呼吸道感染后 2~3d 出现持续性干咳和发作性喘憋，咳嗽和喘憋同时发生，症状轻重不等。

（3）无热、低热、中度发热，少见高热。

2.体征

（1）呼吸浅快，60~80 次/分，甚至 100 次/分以上；脉搏快而细，常达 160~200 次/分。

（2）鼻煽明显，有三凹征；重症面色苍白或发绀。

（3）胸廓饱满呈桶状胸，叩诊过清音，听诊呼气相呼吸音延长，呼气性喘鸣。毛细支气管梗阻严重时，呼吸音明显减低或消失，喘憋稍缓解时，可闻及弥漫性中、细湿啰音。

（4）因肺气肿的存在，肝脾被推向下方，肋缘下可触及，合并心力衰竭时肝脏可进行性增大。

（5）因不显性失水量增加和液体摄入量不足，部分患儿可出现脱水症状。

（二）辅助检查

1.胸部 X 线检查

可见不同程度的梗阻性肺气肿（肺野清晰，透亮度增加），1/3 的患儿有肺纹理增粗及散在的小点片状实变影（肺不张或肺泡炎症）。

2.病原学检查

可取鼻咽部洗液做病毒分离检查，呼吸道病毒抗原的特异性快速诊断，呼吸道合胞病毒感染的血清学诊断，都可对临床诊断提供有力佐证。

二、鉴别诊断

患儿年龄偏小，在发病初期即出现明显的发作性喘憋，体检及 X 线检查在初期即出现明显肺气肿，故与其他急性肺炎较易区别。但本病还需与以下疾病鉴别。

（一）婴幼儿哮喘

婴儿的第一次感染性喘息发作，多数是毛细支气管炎。毛细支气管炎当喘憋严重时，毛细支气管接近于完全梗阻，呼吸音明显降低，此时湿啰音也不易听到，不应误认为是婴幼儿哮喘发作。如有反复多次喘息发作，亲属有变态反应史，则有婴幼儿哮喘的可能。婴幼儿哮喘一般不发热，表现为突发突止的喘憋，可闻及大量哮鸣音，对支气管扩张药及皮下注射小剂量肾上腺素效果明显。

(二) 喘息性支气管炎

发病年龄多见于 1~3 岁幼儿，常继发于上呼吸道感染之后，多为低至中等度发热，肺部可闻及较多不固定的中等湿啰音、喘鸣音。病情多不重，呼吸困难，缺氧不明显。

(三) 粟粒性肺结核

有时呈发作性喘憋，发绀明显，多无啰音。有结核接触史或家庭病史，结核中毒症状，PPD 试验阳性，可与急性毛细支气管炎鉴别。

(四) 可发生喘憋的其他疾病

如百日咳、充血性心力衰竭、心内膜弹力纤维增生症、吸入异物等：①因肺脏过度充气，肝脏被推向下方，可在肋缘下触及，且患儿的心率与呼吸频率均较快，应与充血性心力衰竭鉴别；②急性毛细支气管炎一般多以上呼吸道感染症状开始，此点可与充血性心力衰竭、心内膜弹力纤维增生症、吸入异物等鉴别；③百日咳为百日咳鲍特杆菌引起的急性呼吸道传染病。人群对百日咳普遍易感。目前我国百日咳疫苗为计划免疫接种，发病率明显下降。百日咳典型表现为阵发、痉挛性咳嗽，痉咳后伴 1 次深长吸气，发出特殊的高调鸡啼样吸气性吼声俗称"回勾"。咳嗽一般持续 2~6 周。发病早期外周血白细胞计数增高，以淋巴细胞为主。采用鼻咽拭子法培养阳性率较高，第 1 周可达 90%。百日咳发生喘憋时需与急性毛细支气管炎鉴别，典型的痉咳、鸡啼样吸气性吼声、白细胞计数增高以淋巴细胞为主、细菌培养百日咳鲍特杆菌阳性可鉴别。

三、治疗

该病最危险的时期是咳嗽及呼吸困难发生后的 48~72 小时。主要死因是过长的呼吸暂停、严重的失代偿性呼吸性酸中毒、严重脱水。病死率为 1%~3%。

(一) 对症治疗

吸氧、补液、湿化气道、镇静、控制喘憋。

(二) 抗生素

考虑有继发细菌感染时，应想到金黄色葡萄球菌、大肠杆菌或其他院内感染病菌的可能。对继发细菌感染的重症患儿，应根据细菌培养结果选用敏感抗生素。

(三) 并发症的治疗

及时发现和处理代谢性酸中毒、呼吸性酸中毒、心力衰竭及呼吸衰竭。并发心力衰竭时应及时采用快速洋地黄药物，如毛花苷 C。对疑似心力衰竭的患儿，也可及早试用洋地黄药物观察病情变化。

1.监测心电图、呼吸和血氧饱和度，通过监测及时发现低氧血症、呼吸暂停及呼吸衰竭的发生。一般吸入氧气浓度在 40% 以上即可纠正大多数低氧血症。当患儿出现吸气时呼吸音消失，严重三凹征，吸入氧气浓度在 40% 仍有发绀，对刺激反应减弱或消失，血二氧化碳分压升高，应考虑做辅助通气治疗。病情较重的小婴儿可有代谢性酸中毒，需做血气分析。1/10 的患者有呼吸性酸中毒。

2.毛细支气管炎患儿因缺氧、烦躁而导致呼吸、心跳增快，需特别注意观察肝脏有无在短期内进行性增大，从而判断有无心力衰竭的发生。小婴儿和有先天性心脏病的患儿发生心力衰竭的机会较多。

3.过度换气及液体摄入量不足的患儿要考虑脱水的可能。观察患儿哭时有无眼泪，皮肤及口唇黏膜是否干燥，皮肤弹性及尿量多少等，以判断脱水程度。

（四）抗病毒治疗

利巴韦林、中药双黄连。

1.利巴韦林

常用剂量为每日 10~15mg/kg，分 3~4 次。利巴韦林是于 1972 年首次合成的核苷类广谱抗病毒药，最初的研究认为，它在体外有抗 RSV 作用，但进一步的试验却未能得到证实。目前美国儿科协会不再推荐常规应用这种药物，但强调对某些高危、病情严重患儿可以用利巴韦林治疗。

2.中药双黄连

北京儿童医院采用双盲随机对照方法的研究表明，双黄连雾化吸入治疗 RSV 引起的下呼吸道感染是安全有效的方法。

（五）呼吸道合胞病毒（RSV）特异治疗

1.静脉用呼吸道合胞病毒免疫球蛋白（RSV-IVIG）

在治疗 RSV 感染时，RSV-IVIG 有两种用法：①一次性静滴 RSV-1VIG1500mg/kg；②吸入疗法，只在住院第 1 天给予 RSV-IVIG 制剂吸入，共 2 次，每次 50mg/kg，20 分钟，间隔 30~60 分钟。两种用法均能有效改善临床症状，明显降低鼻咽分泌物中的病毒含量。

2.RSV 单克隆抗体

用法为每月肌注 1 次，每次 15mg/kg，用于整个 RSV 感染季节，在 RSV 感染开始的季节提前应用效果更佳。

（六）支气管扩张药及肾上腺糖皮质激素

1.支气管扩张药

过去认为支气管扩张药对毛细支气管炎无效，目前多数学者认为，用β受体兴奋药治疗毛细支气管炎有一定的效果。综合多个研究表明，肾上腺素为支气管扩张药中的首选药。

2.肾上腺糖皮质激素

长期以来对糖皮质激素治疗急性毛细支气管炎的争议仍然存在，目前尚无定论。但有研究表明，糖皮质激素对毛细支气管炎的复发有一定的抑制作用。

四、疗效分析

1.病程

一般为 5~15 天。恰当的治疗可缩短病程。

2.病情加重

如果经过合理治疗病情无明显缓解，应考虑以下方面：①有无并发症出现，如合并心力衰竭者病程可延长；②有无先天性免疫缺陷或使用免疫抑制剂；③小婴儿是否输液过多，加重喘憋症状。

五、预后

预后大多良好。婴儿期患毛细支气管炎的患儿易于在病后半年内反复咳喘，随访 2~7 年有 20%~50%发生哮喘。其危险因素为过敏体质、哮喘家族史、先天小气道等。

（张本金）

第三节 肺炎

肺炎为小儿时期的常见病。引起肺炎的病因是细菌和病毒感染，病毒以呼吸道合胞病毒、腺病毒、流感病毒、副流感病毒为常见，细菌以肺炎链球菌、金黄色葡萄球菌、溶血链球菌、B型流感杆菌为常见。此外，霉菌、肺炎支原体、原虫、误吸异物及机体变态反应也是引起肺炎的病因。

目前临床上尚无统一的肺炎分类方法，按病理分类可分为大叶性肺炎、支气管肺炎、间质性肺炎；按病原分类分为细菌性、病毒性、霉菌性、肺炎支原体性肺炎等。实际应用中若病原确定，即按确诊的病原分类，不能肯定病原时按病理形态分类。对上述两种分类方法诊断的肺炎还可按病程分类，病程在1~3个月为迁延性肺炎，3个月以上为慢性肺炎。

不同病因引起的肺炎，其临床表现的共同点为发热、咳嗽、呼吸急促或呼吸困难、肺部啰音，而其病程、病理特点、病变部位及体征、X射线检查表现各有特点，现分述如下。

一、支气管肺炎

支气管肺炎是婴幼儿期最常见的肺炎，全年均可发病，以冬春寒冷季节多发，华南地区夏季发病为数亦不少。先天性心脏病、营养不良、佝偻病患儿及居住条件差、缺少户外活动或空气污染较严重地区的小儿均较易发生支气管肺炎。

（一）病因

支气管肺炎的病原微生物为细菌和病毒。细菌感染中大部分为肺炎链球菌感染，其他如葡萄球菌、溶血性链球菌、流感嗜血杆菌、大肠杆菌、绿脓杆菌亦可致病，但杆菌类较为少见；病毒感染主要为腺病毒、呼吸道合胞病毒、流感病毒、副流感病毒的感染。此外，亦可继发于麻疹、百日咳等急性传染病。

（二）病理

支气管肺炎的病理改变因病原微生物不同可表现为两种类型：

1.细菌性肺炎

以肺泡炎症为主要表现。肺泡毛细血管充血，肺泡壁水肿，炎性渗出物中含有中性粒细胞、红细胞、细菌。病变侵袭邻近的肺泡呈小点片状灶性炎症，故又称为小叶性肺炎，此时间质病变往往不明显。

2.病毒性肺炎

以支气管壁、细支气管壁及肺泡间隔的炎症和水肿为主，局部可见单核细胞浸润。细支气管上皮细胞坏死，管腔被黏液和脱落的细胞、纤维渗出物堵塞，形成病变部位的肺泡气肿或不张。

上述两类病变可同时存在，见于细菌和病毒混合感染的肺炎。

（三）病理生理

由于病原体产生的毒素为机体所吸收，因而存在全身性毒血症。

1.肺泡间质炎症使通气和换气功能均受到影响，导致缺氧和二氧化碳潴留。若肺部炎症广泛，机体的代偿功能不能缓解缺氧和二氧化碳潴留，则病情加重，血氧分压及氧饱和度下降，二氧化碳潴留加剧，出现呼吸功能衰竭。

2.心肌对缺氧敏感，缺氧及病原体毒素两者作用可导致心肌劳损及中毒性心肌炎，使心肌收缩力减弱，又因缺氧、二氧化碳潴留引起肺小动脉收缩、右心排出阻力增加，可导致心力衰竭。

3.中枢神经系统对缺氧十分敏感，缺氧和二氧化碳潴留致脑血管扩张、血管通透性增高、脑组织水肿、颅内压增高，表现有神态改变和精神症状，重症者可出现中枢性呼吸衰竭。

4.缺氧可使胃肠道血管通透性增加，病原体毒素又可影响胃肠道功能，出现消化道症状，重症者可有消化道出血。

5.肺炎早期由于缺氧，反射性地增加通气，可出现呼吸性碱中毒。机体有氧代谢障碍，酸性代谢产物堆积，加之高热，摄入水分和食物不足，均可导致代谢性酸中毒。二氧化碳潴留、血中H^+浓度不断增加，pH降低，产生呼吸性酸中毒。在酸中毒纠正时二氧化碳潴留改善，pH上升，钾离子进入细胞内，血清钾下降，可出现低钾血症。

（四）临床表现

肺炎为全身性疾病，各系统均有症状。病情轻重不一，病初均有急性上呼吸道感染症状。

主要表现为发热、咳嗽、气急。发热多数为不规则形，热程短者数天，长者可持续1~2周；咳嗽频繁，婴幼儿常咳不出痰液，每在吃乳时呛咳，易引起乳汁误吸而加重病情；气急、呼吸频率增加至每分钟40~60次以上，鼻翼翕动、呻吟并有三凹征，口唇、鼻唇周围及指、趾端发绀，新生儿常口吐泡沫。肺部听诊早期仅为呼吸音粗糙，继而可闻及中、细湿啰音，哭闹时及吸气末期较为明显。病灶融合、肺实变时出现管状呼吸音。若一侧呼吸音降低伴有叩诊浊音时应考虑胸腔积液。体弱婴儿及新生儿的临床表现不典型，可无发热、咳嗽，早期肺部体征亦不明显，但常有呛乳及呼吸频率增快，鼻唇区轻度发绀。重症患儿可表现呼吸浅速，继而呼吸节律不齐，潮式呼吸或叹息样、抽泣样呼吸，呼吸暂停，发绀加剧等呼吸衰竭的症状。

1.循环系统

轻症出现心率增快，重症者心率增快可达140~160次/分以上，心音低钝，面色苍白且发灰，呼吸困难和发绀加剧。若患儿明显烦躁不安，肝脏短期内进行性增大，上述症状不能以体温升高或肺部病变进展解释，应考虑心功能不全。此外，重症肺炎尚有中毒性心肌炎、心肌损害的表现，或由于微循环障碍引起弥散性血管内凝血（DIC）的症状。

2.中枢神经系统

轻者可表现烦躁不安或精神萎靡，重者由于存在脑水肿及中毒性脑病，可发生痉挛、嗜睡、昏迷，重度缺氧和二氧化碳潴留可导致眼球结膜及视神经盘水肿、呼吸不规则、呼吸暂停等中枢性呼吸衰竭的表现。

3.消化系统

轻者胃纳减退、轻微呕吐和腹泻，重症者出现中毒性肠麻痹、腹胀，听诊肠鸣音消失，伴有消化道出血症状（呕吐咖啡样物并有黑便）。

（五）辅助检查

血白细胞总数及中性粒细胞百分比增高提示细菌性肺炎，病毒性肺炎时白细胞计数大多正常。

1. 病原学检查

疑为细菌性肺炎，早期可做血培养，同时吸取鼻咽腔分泌物做细菌培养，若有胸腔积液可做穿刺液培养，这有助于细菌病原体的确定。疑病毒性肺炎可取鼻咽腔洗液做免疫荧光检查、免疫酶检测、病毒分离或双份血清抗体测定以确定病原体。

2. 血气分析

对气急显著伴有轻度中毒症状的病儿，均应做血气分析。病程中还需进行监测，有助于及时给予适当处理，并及早发现呼吸衰竭的病儿。肺炎患儿常见的变化为低氧血症、呼吸性酸中毒或混合性酸中毒。

3. X线检查

多见于双肺内带及心膈角区、脊柱两旁小斑片状密度增深影，其边缘模糊，中间密度较深，病灶互相融合成片，其中可见透亮、规则的支气管充气影，伴有广泛或局限性肺气肿。间质改变则表现两肺各叶纤细条状密度增深影，行径僵直，线条可互相交错或呈两条平行而中间透亮影称为双轨征；肺门区可见厚壁透亮的环状影为袖口征，并有间质气肿，在病变区内可见分布不均的小圆形薄壁透亮区。

（六）诊断与鉴别诊断

根据临床表现有发热、咳嗽、气急，体格检查肺部闻及中、细水泡音即可做出诊断，还可根据病程、热程、全身症状以及有无心功能不全、呼吸衰竭、神经系统的症状来判别病情轻重，结合X线摄片结果及辅助检查资料初步做出病因诊断。免疫荧光抗体快速诊断法可及时做出腺病毒、呼吸道合胞病毒等病原学诊断。

支气管肺炎应与肺结核及支气管异物相鉴别。肺结核及肺炎临床表现有相似之处，均有发热、咳嗽，粟粒性肺结核患者尚有气促、轻微发绀，但一般起病不如肺炎急，且肺部啰音不明显，X线摄片有结核的特征性表现，结核菌素试验及结核接触史亦有助于鉴别。气道异物患儿有呛咳史，有继发感染或病程迁延时亦可有发热及气促，X线摄片在异物堵塞部位出现肺不张及肺气肿，若有不透光异物影则可明确诊断。此外，尚需与较少见的肺含铁血黄素沉着症等相鉴别。

（七）并发症

以脓胸、脓气胸、心包炎及败血症（包括葡萄球菌脑膜炎、肝脓疡）为多见，常由金黄色葡萄球菌引起，肺炎链球菌、大肠杆菌亦可引起化脓性并发症。患儿体温持续不降，呼吸急促且伴中毒症状，应摄胸片及做其他相应检查以了解并发症存在情况。

（八）治疗

1. 护理

病儿应置于温暖舒适的环境中，室温保持在20℃左右，湿度以60%为佳，并保持室内空气流通。做好呼吸道护理，清除鼻腔分泌物、吸出痰液，每天2次做超声雾化使痰液稀释便于吸出，以防气道堵塞影响通气。配置营养适当的饮食并补充足够的维生素和液体，经常给患儿翻身、拍背、变换体位或抱起活动以利分泌物排出及炎症吸收。

2. 抗生素治疗

根据临床诊断考虑引起肺炎的可能病原体，选择敏感的抗菌药物进行治疗。抗生素主要用于细菌性肺炎或疑为病毒性肺炎但难以排除细菌感染者。根据病情轻重和病儿的年龄决定给药途径，对病情较轻的肺炎链球菌性肺炎和溶血性链球菌性肺炎、病原体未明的肺炎可选用青霉素肌内注射，对年龄小而病情较重的婴幼儿应选用两种抗生素静脉用药。疑为金黄色葡萄球菌感染的患儿选用青霉素P12、头孢菌素、红霉素，革兰氏阴性杆菌感染选用第三代头孢菌素或庆大霉素、阿米卡星、氨苄西林，绿脓杆菌肺炎选用羧苄西林、阿米卡星或头孢类抗生素，支原体肺炎选用大环内酯类抗生素。一般宜在热降、症状好转、肺炎体征基本消失或X线摄片、胸透病变明显好转后2~7d才能停药。病毒性肺炎应用抗生素治疗无效，但合并或继发细菌感染需应用抗生素治疗。

3.对症处理

（1）氧疗：无明显气促和发绀的轻症患儿可不予氧疗，但需保持安静。烦躁不安、气促明显伴有口唇发绀的患儿应给予氧气吸入，经鼻导管或面罩、头罩给氧，一般氧浓度不宜超过40%，氧流量1~2L/min。

（2）心力衰竭的治疗：对重症肺炎出现心力衰竭时，除即给吸氧、镇静剂及适当应用利尿剂外，应给快速洋地黄制剂，可选用：①地高辛口服饱和量<2岁为0.04~0.05mg/kg，>2岁为0.03~0.04mg/kg，新生儿、早产儿为0.02~0.03mg/kg；静脉注射量为口服量的2/3~3/4。首次用饱和量的1/3~1/2量，余量分2~3次给予，每4~8h1次。对先天性心脏病及心力衰竭严重者，在末次给药后12h可使用维持量，为饱和量的1/5~1/4，分2次用，每12h1次。应用洋地黄制剂时应慎用钙剂；②毛花苷C（西地兰），剂量为每次0.01~0.015mg/kg，加入10%葡萄糖液5~10mL中静脉推注，必要时间隔2~3h可重复使用，一般用1~2次后改用地高辛静脉饱和量法，24h饱和。此外，亦可选用毒毛花苷K（毒毛旋花子甙K），饱和量0.007~0.01mg/kg，加入10%葡萄糖10~20mL中缓慢静脉注射。

（3）降温与镇静：对高热患儿应用物理降温，头部冷敷，冰袋或酒精擦浴。对乙酰氨基酚10~15mg/kg或布洛芬5~10mg/kg口服，亦可用安乃近5~10mg/kg肌内注射或口服，烦躁不安者应用镇静剂，氯丙嗪和异丙嗪（非那根）各0.5~1.0mg/kg，或用苯巴比妥（鲁米那）5mg/kg，肌内注射，亦可用地西泮（安定）每次0.2~0.3mg/kg（呼吸衰竭者应慎用）。

（4）祛痰平喘：婴幼儿咳嗽及排痰能力较差，除及时清除鼻腔分泌物及吸出痰液外，可用祛痰剂稀释痰液，用沐舒坦口服或乙酰半胱氨酸雾化吸入，亦可选用中药。对咳嗽伴气喘者应用氨茶碱、复方氯喘、爱纳灵等解除支气管痉挛。

（5）对因低钾血症引起腹胀患儿应纠正低钾，必要时可应用胃肠减压。

4.肾上腺皮质激素的应用

一般肺炎不需应用肾上腺皮质激素，尤其疑为金黄色葡萄球菌感染时不应使用，以防止感染播散。重症肺炎、有明显中毒症状或喘憋较甚者，可短期使用，选用地塞米松或氢化可的松，疗程不超过3~5d。

5.维持液体和电解质平衡

肺炎病儿应适当补液，按每天60~80mL/kg计算，发热、气促或入液量少的患儿应适当增加入液量，采用生理维持液（1:4）均匀静脉滴注，适当限制钠盐。肺炎伴腹泻有重度脱水者应按纠正脱水计算量的3/4补液，速度宜稍慢。对电解质失衡的患儿亦应适当补充。

6.脑水肿的治疗

纠正缺氧，使用脱水剂减轻脑水肿，减低颅压。可采用20%甘露醇每次1.0~1.5g/kg，每4~6h静脉注射，或短程使用地塞米松每天5~10mg，一般疗程不超过3d。

7.支持治疗

对重症肺炎、营养不良、体弱患儿应用少量血或血浆做支持疗法。

8.物理疗法

病程迁延不愈者使用理疗，帮助炎症吸收。局部使用微波、超短波或红外线照射，每天1次，7~10d为1个疗程，或根据肺部炎症部位不同采用不同的体位拍击背部亦有利于痰液引流和分泌物排出。

9.并发症的治疗

并发脓胸及脓气胸时应给予适当抗生素，供给足够的营养，加强支持治疗，胸腔穿刺排脓，脓液多或稠厚时应作闭合引流。并发气胸时应做闭合引流，发生高压气胸情况紧急时可在第二肋间乳线处直接用空针抽出气体以免危及生命。

（九）预后

轻症肺炎经治疗都能较快痊愈。重症肺炎处理及时，大部分患儿可获痊愈。体弱、营养不良、先天性心脏病、麻疹、百日咳等急性传染病合并肺炎或腺病毒及葡萄球菌肺炎者病情往往危重。肺炎病死者大部分为重症肺炎。

（十）预防

首先应加强护理和体格锻炼，增强小儿的体质，防止呼吸道感染，按时进行计划免疫接种，预防呼吸道传染病，均可减少肺炎的发病。

二、腺病毒性肺炎

腺病毒性肺炎是小儿发病率较高的病毒性肺炎之一，其特点为重症患者多，病程长，部分患儿可留有后遗症。腺病毒上呼吸道感染及肺炎可在集体儿童机构中流行，出生6个月~2岁易发本病，我国北方发病率高于南方，病情亦较南方为重。

（一）病因

病原体为腺病毒，我国流行的腺病毒性肺炎多数由3型及7型引起，但11、5、9、10、21型亦有报道。临床上7型重于3型。

（二）病理

腺病毒性肺炎病变广泛，表现为灶性或融合性、坏死性肺浸润和支气管炎，两肺均可有大片实变坏死，以两下叶为主，实变以外的肺组织可有明显气肿。支气管、毛细支气管及肺泡有单核细胞及淋巴细胞浸润，上皮细胞损伤，管壁有坏死、出血，肺泡上皮细胞显著增生，细胞核内有包涵体。

（三）临床表现

潜伏期为3~8d，起病急骤，体温在1~2d内升高至39~40℃，呈稽留不规则高热，轻症者7~10d退热，重者持续2~3周。咳嗽频繁，多为干咳；同时出现不同程度的呼吸困难及阵发性喘憋。疾病早期即可呈现面色灰白、精神萎靡、嗜睡，伴有纳呆、恶心、呕吐、腹泻等症状，疾病到第1~2周可并发心力衰竭，重症者晚期可出现昏迷及惊厥。

肺部体征常在高热4~7d后才出现，病变部位出现湿啰音，有肺实变者出现呼吸音减低，叩诊呈浊音，明显实变期间及管状呼吸音。肺部体征一般在病程第3~4周渐渐减少或消失，重症者至第4~6周才消失，少数病例可有胸膜炎表现，出现胸膜摩擦音。

部分病儿皮肤出现淡红色斑丘疹，肝、脾肿大，DIC时表现皮肤、黏膜、消化道出血症状。

（四）辅助检查

早期胸部X线摄片无变化，一般在2~6d出现，轻者为肺纹理增粗或斑片状炎症影，重症可见大片状融合影，累及节段或整个肺叶，以两下肺为多见，轻者3~6周，重者4~12周病变才逐渐消失。部分病儿可留有支气管扩张、肺不张、肺气肿、肺纤维化等后遗症。

周围血象在病变初期白细胞总数大多减少或正常，以淋巴细胞为主，后期有继发感染时白细胞及中性粒细胞可增多。

（五）诊断

主要根据典型的临床表现、抗生素治疗无效、肺部X线摄片显示典型病变来诊断。病原学确诊要依据鼻咽洗液病毒检测、双份血清抗体测定，目前采用免疫荧光法及免疫酶技术作快速诊断有助于及时确诊。

（六）治疗

对腺病毒性肺炎尚无特效治疗方法，以综合治疗为主。对症治疗、支持疗法有镇静、退热、吸氧、雾化吸入，纠正心力衰竭，维持水、电解质平衡。若发生呼吸衰竭应及早进行气管插管，并使用人工呼吸机。有继发感染时应适当使用抗生素，早期患者可使用利巴韦林（三氮唑核苷）。

腺病毒性肺炎病死率为5%~15%，部分患者易遗留迁延性肺炎、肺不张、支气管扩张等后遗症。

三、金黄色葡萄球菌肺炎

金黄色葡萄球菌肺炎是儿科临床常见的细菌性肺炎之一，病情重，易发生并发症。由于耐药菌株的出现，治疗亦较为困难。全年均可发病，以冬春季为多。近年来发病率有下降。

（一）病因与发病机制

病原菌为金黄色葡萄球菌，具有很强的毒力，能产生溶血毒素、血浆凝固酶、去氧核糖核酸分解酶、杀白细胞素。病原菌由人体体表或黏膜进入体内，由于上述毒素和酶的作用，使其不易被杀灭，并随血液循环播散至全身，肺脏极易被累及。尚可有其他迁徙病灶，亦可由呼吸道感染后直接累及肺脏导致肺部炎症。

（二）病理

金黄色葡萄球菌肺炎好发于胸膜下组织，以广泛的出血坏死及多个脓肿形成特点。细支气管及其周围肺泡发生的坏死使气道内气体进入坏死区周围肺间质和肺泡，由于脓性分泌物充塞细支气管，成为活瓣样堵塞，使张力渐增加而形成肺大泡（肺气囊肿）。邻近胸膜的脓肿破裂出现脓胸、气胸或脓气胸。

（三）临床表现

本病多见于婴幼儿，病初有急性上呼吸道感染的症状，或有皮肤化脓性感染。数日后突然高热，呈弛张型，新生儿或体弱婴儿可低热或无热。病情发展迅速，有较明显的中毒症状，面色苍白，烦躁不安或嗜睡。呼吸急促，咳嗽频繁伴气喘，伴有消化道症状如纳呆、腹泻、腹胀，重者可发生惊厥或休克。

患儿有发绀、心率增快。肺部体征出现较早，早期有呼吸音减低或散在湿啰音，并发脓胸、脓气胸时表现呼吸音减低，叩诊浊音，语颤减弱。伴有全身感染时因播散的部位不同而出现相应的体征。部分患者皮肤有红色斑丘疹或猩红热样皮疹。

（四）辅助检查

实验室检查白细胞总数及中性粒细胞均增高，部分婴幼儿白细胞总数可偏低，但中性粒细胞百分比仍高。痰液、气管吸出物及脓液细菌培养获得阳性结果，有助于诊断。

X线摄片早期仅为肺纹理增多，一侧或两侧出现大小不等、斑片状密度增深影，边缘模糊。随着病情进展可迅速出现肺大泡、肺脓肿、胸腔积脓、气胸、脓气胸。重者可有纵隔积气、皮下积气、支气管胸膜瘘。病变持续时间较支气管肺炎为长。

（五）诊断与鉴别诊断

根据病史起病急骤、有中毒症状及肺部X线检查显示，一般均可作出诊断，脓液培养阳性可确诊病原菌。临床上需与肺炎链球菌、溶血性链球菌及其他革兰氏阴性杆菌引起的肺部化脓性病变相鉴别，主要依据病情和病程及病原菌培养阳性结果。

（六）治疗

金黄色葡萄球菌肺炎一般的治疗原则与支气管肺炎相同，但由于病情均较重，耐药菌株增多，应选用适当的抗生素积极控制感染并辅以支持疗法。及早、足量使用敏感的抗生素，采用静脉滴注以维持适当的血浓度，选用青霉素P12或头孢菌素如头孢唑啉加用氨基糖苷类药物，用药后应观察3~5d，无效再改用其他药物。对耐甲氧西林或耐其他药物的菌株（MRSA）宜选用万古霉素。经治疗症状改善者，需在热降、胸片显示病变吸收后再巩固治疗1~2周才能停药。

并发脓胸需进行胸腔闭合引流，并发气胸当积气量少者可严密观察，积气量多或发生高压气胸应即进行穿刺排出气体或闭合引流。肺大泡常随病情好转而吸收，一般不需外科治疗。

（七）预后

由于近年来新的抗生素在临床应用，病死率已有所下降，但仍是儿科严重的疾病，体弱儿及新生儿预后较差。

四、衣原体肺炎

衣原体是一类专一细胞内寄生的微生物，能在细胞中繁殖，有独特的发育周期及独特的酶系统，是迄今为止最小的细菌，包括沙眼衣原体、鹦鹉热衣原体、肺炎衣原体和猪衣原体四个种。其中，肺炎衣原体和沙眼衣原体是主要的人类致病源。鹦鹉热衣原体偶可从动物传给人，而猪衣原体仅能使动物致病。衣原体肺炎主要是指由沙眼衣原体和肺炎衣原体引起的肺炎，目前也有鹦鹉热衣原体引起肺炎的报道，但较为少见。

衣原体都能通过细菌滤器，均含有DNA、RNA两种核酸，具有细胞壁，含有核糖体，有独特的酶系统，许多抗生素能抑制其繁殖。衣原体的细胞壁结构与其他的革兰阴性杆菌相同，有内膜和外膜，但都缺乏肽聚糖或胞壁酸。衣原体种都有共同抗原成分脂多糖（LPS）和独特的发育周期，包括具有感染性、细胞外无代谢活性的原体（EB）和无感染性、细胞内有代谢活性的网状体（RB）。具有感染性的原体可通过静电吸引特异性的受体蛋白黏附于宿主易感细胞表面，被宿主细胞通过吞噬作用摄入胞质。宿主细胞膜通过空泡将 EB 包裹，接受环境信号转化为 RB。EB 经摄入 9~12 小时后，即分化为 RB，后者进行二分裂，形成特征性的包涵体，约 36 小时后 RB 又分化为 EB，整个生活周期为 48~72 小时。释放过程可通过细胞溶解或细胞排粒作用或挤出整个包涵体而离开完整的细胞。RB 在营养不足、抗生素抑制等不良条件下并不转化为 EB，从而不易感染细胞，这可能与衣原体感染不易清除有关。这一过程在不同衣原体种间存在着差异，是衣原体长期感染及亚临床感染的生物学基础。

衣原体在人类致病是与免疫相关的病理过程。人类感染衣原体后，诱发机体产生细胞和体液免疫应答，但这些免疫应答的保护作用不强，因此常造成持续感染、隐性感染及反复感染。衣原体在人类致病是与迟发型超敏反应相关的病理过程。有关衣原体感染所造成的免疫病理损伤，现认为至少存在两种情况：①衣原体繁殖的同时合并反复感染，对免疫应答持续刺激，最终表现为迟发型超敏反应（DTH）；②衣原体进入一种特殊的持续体（PB），PB 形态变大，其内病原体的应激反应基因表达增加，产生应激反应蛋白，而应激蛋白可参与迟发型超敏反应，且在这些病原体中可持续检到多种基因组。当应激条件去除，PB 可转换为正常的生长周期，如 EB。现发现宿主细胞感染愈合后，可像正常未感染细胞一样，当给予适当的环境条件，EB 可再度生长。有关这一衣原体感染的隐匿过程，尚待阐明。

（一）沙眼衣原体肺炎

沙眼衣原体用免疫荧光法可分为 12 个血清型，即 A~K 加 Ba 型，A、B、Ba、C 型称眼型，主要引起沙眼，D~K 型称眼一泌尿生殖型，可引起成人及新生儿包涵体结膜炎（副沙眼）、男性及女性生殖器官炎症、非细菌性膀胱炎、胃肠炎、心肌炎及新生儿肺炎、中耳炎、鼻咽炎和女婴阴道炎。

1.发病机制

所有沙眼衣原体感染均可趋向于持续性、慢性和不显性的形式。CT 主要是人类沙眼和生殖系统感染的病原，偶可引起新生儿、小婴儿和成人免疫抑制者的肺部感染。分娩时胎儿通过 CT 感染的宫颈可出现新生儿包涵体性结膜炎和新生儿肺炎。CT 主要经直接接触感染，使易感的无纤毛立方柱状或移行的上皮细胞（如结膜、后鼻咽部、尿道、子宫内膜和直肠黏膜）发生感染。常引起上皮细胞的淋巴细胞浸润性急性炎症反应。一次感染不能产生防止再感染的免疫力。

2.临床表现

活动性 CT 感染妇女分娩的婴儿有 10%~20%出现肺炎。出生时 CT 可直接感染鼻咽部，以后下行至肺引起肺炎，也可由感染结膜的 CT 经鼻泪管下行到鼻咽部，再到下呼吸道。大多数 CT 感染表现为轻度上呼吸道症状，而症状类似流行性感冒，而肺炎症状相对较轻，某些患者表现为急性起病伴一过性的肺炎症状和体征，但大多数起病缓慢。上呼吸道症状可自行消退，咳嗽伴下呼吸道症状感染体征可在首发症状后数日或数周出现，使本病有一个双病程的表现。CT 肺炎有非常特征性的表现，常见于 6 个月以内的婴儿，往往发生在 1~3 个月龄，通常在生后 2~4 周发病。但目前已经发现有生后 2 周即发病者。常起病隐匿，大多数无发热，起始症状通常是鼻炎，伴鼻腔黏液分泌物和鼻塞。

随后发展为断续的咳嗽、也可表现为持续性咳嗽、呼吸急促,听诊可闻及湿啰音,喘息较少见。一些 CT 肺炎病例主要表现为呼吸增快和阵发性单声咳嗽。有时呼吸增快为唯一线索,约半数患儿可有急性包涵体结膜炎,可同时有中耳炎、心肌炎和胸腔积液。

与成熟儿比较,极低出生体重儿的 CT 肺炎更严重,甚至是致死性的,需要长期辅以机械通气,易产生慢性肺部疾病,从免疫力低下的 CT 下呼吸道感染患者体内,可在感染后相当一段时间仍能分离到 CT,现发现毛细支气管炎患者 CT 感染比例较多,CT 是启动抑或加重了毛细支气管炎症状尚待研究。已发现新生儿 CT 感染后,在学龄期发展为哮喘。对婴幼儿 CT 感染 7~8 年再进行肺功能测试,发现大多数表现为阻塞性肺功能异常。CT 与慢性肺部疾病间的关系有待阐明。

3.实验室检查

CT 肺炎患儿外周血的白细胞总数正常或升高,嗜酸性粒细胞计数增多,超过 400/μl。

CT 感染的诊断为从结膜或鼻咽部等病损部位取材涂片或刮片(取材要带柱状上皮细胞,而不是分泌物)发现 CT 或通过血清学检查确诊。新生儿沙眼衣原体肺炎可同时取眼结膜刮屑物培养和(或)涂片直接荧光法检测沙眼衣原体。经吉姆萨染色能确定患者有否特殊的胞质内包涵体,其阳性率分别为:婴儿中可高达 90%,成人包涵体结膜炎为 50%,但在活动性沙眼患者中仅有 10%~30%。对轻症患者做细胞检查无帮助。

早在 20 世纪 60 年代已经开展了 CT 的组织细胞培养,采用组织培养进行病原分离是衣原体感染诊断的金标准。一般都是将传代细胞悬液接种在底部放有玻片的培养瓶中,待细胞长成单层后,将待分离的标本种入。经在 CO_2 温箱中孵育并进行适当干预后再用异硫氰酸荧光素标记的 CT 特异性单克隆抗体进行鉴定。常用来观察细胞内形成特异的包涵体及其数目、CT 感染细胞占细胞总数的百分率或折算成使 50%的组织细胞出现感染病变的 CT 量(TCID50)等指标。研究发现,因为取材木杆中的可溶性物质可能对细胞培养有毒性作用。用以取样的拭子应该是塑料或金属杆,如果在 24 小时内不可能将标本接种在细胞上,应保存在 4℃或置-70℃储存待用。用有抗生素的培养基作为衣原体转运培养基能最大限度地提高衣原体的阳性率和减少其他细菌过度生长。培养 CT 最常用的细胞为用亚胺环己酮处理的 McCoy 或 Hela 细胞。离心法能促进衣原体吸附到细胞上。培养 48~72 小时用 CT 种特异性免疫荧光单克隆抗体和姬姆萨或碘染色可查到胞浆内包涵体。

血清抗体水平的测定是目前应用最广泛的诊断衣原体感染的依据。

(1)衣原体微量免疫荧光法(MIF):是衣原体最敏感的血清学检测方法,最常作为回顾性诊断。该试验先用鸡胚或组织细胞培养衣原体,并进一步纯化抗原,将浓缩的抗原悬液加在一块载玻片上,按特定模式用抗原进行微量滴样。将患者的血清进行系列倍比稀释后加在抗原上,然后用间接免疫荧光方法测定每一种衣原体的特异抗原抗体反应。通用的诊断标准是:①急性期和恢复期的两次血清抗体滴度相差 4 倍,或单次血清标本的 IgM 抗体滴度:16 和(或)单次血清标本的 IgG 抗体滴度>1:512 为急性衣原体感染;②IgM 滴度>1:16 且 1:16<IgG<1:512 为既往有衣原体感染;③单次或双次血清抗体滴度<1:16 为从未感染过衣原体。

(2)补体结合试验:可检测患者血清中的衣原体补体结合抗体,恢复期血清抗体效价较急性期增高 4 倍以上有确诊意义。

(3) 酶联免疫吸附法（ELISA）：可用于血清中 CT 抗体的检测，由于衣原体种间有交叉反应，不主张单独应用该方法检测血清标本。

微量免疫荧光法（MIF）检查衣原体类抗体是目前国际上标准的且最常用的衣原体血清学诊断方法，由于可检测出患儿血清中存在的高水平的非母体 IgM 抗体，尤其适用于新生儿和婴儿沙眼衣原体肺炎的诊断。由于不同的衣原体种间可能存在着血清学交叉反应，血清标本应同时检测 5 种衣原体的抗体并比较抗体滴度，以滴度最高的作为感染的衣原体种，但是不能广泛采用这种检查法。新生儿肺炎患者 IgM 增高，而结膜炎患儿则无 IgM 抗体增高。

分子生物学方法正成为诊断 CT 感染的主要技术手段之一，采用荧光定量聚合酶链反应技术和巢式聚合酶链反应技术是诊断 CT 感染的新途径，可早期快速、特异地检测出标本中的 CT 核酸。

4.影像学表现

胸片和肺 CT 表现为肺气肿伴间质或肺泡浸润影，多为间质浸润和肺过度充气，也可见支气管肺炎或网状、结节样阴影，偶见肺不张。

5.诊断

根据患儿的年龄、相对特异的临床症状以及 X 线非特异性征象，并有赖于从结膜或鼻咽部等分离到 CT 或通过血清学检查等实验室手段确定诊断。

6.鉴别诊断

RSV 肺炎：多见于婴幼儿，大多数病例伴有中高热，持续 4~10 日，初期咳嗽、鼻塞，常出现气促、呼吸困难和喘憋，肺部听诊多有细小或粗、中啰音。少数重症病例可并发心力衰竭。胸片多数有小点片状阴影，可有不同程度的肺气肿。

粟粒性肺结核：多见于婴幼儿初染后 6 个月内，特别是 3 个月内，起病可急可缓，缓者只有低热和结核中毒症状，多数急性起病，症状以高热和严重中毒症状为主，常无明显的呼吸道症状，肺部缺乏阳性体征，但 X 线检查变化明显，可见在浓密的网状阴影上密度均匀一致的粟粒结节，婴幼儿病灶周围反应显著及易于融合，点状阴影边缘模糊，大小不一而呈雪花状，病变急剧进展可形成空洞。

白色念珠菌肺炎：多发生在早产儿、新生儿、营养不良儿童、先天性免疫功能缺陷及长期应用抗生素、激素以及静脉高营养患者，常表现为低热、咳嗽、气促、发绀、精神萎靡或烦躁不安，胸部体征包括叩诊浊音和听诊呼吸音增强，可有管音和中小水泡音。X 线检查有点状阴影、大片实变，少数有胸腔积液和心包积液，同时有口腔鹅口疮，皮肤或消化道等部位的真菌病。可同时与大肠埃希菌、葡萄球菌等共同致病。

7.治疗

治疗药物主要为红霉素，新生儿和婴儿的用量为红霉素每日 40mg/kg，疗程 2~3 周，或琥乙红霉素每日 40~50mg/kg，分 4 次口服，连续 14 日；如果对红霉素不能耐受，度过新生儿期的小婴儿应立即口服磺胺类药物，可用磺胺异噁唑每日 100mg/kg，疗程 2~3 周；有报道应用阿莫西林、多西环素治疗，疗程 1~2 周；或有报道用氧氟沙星，疗程 1 周。但国内目前不主张此类药物用于小儿。

现发现，红霉素疗程太短或剂量太小，常使全身不适、咳嗽等症状持续数日。单用红霉素治疗的失败率是 10%~20%，一些婴儿需要第 2 个疗程的治疗。有研究发现阿奇霉素短疗程20mg/（kg·d），每日顿服连续3日与红霉素连续应用14日的疗效是相同的。

此外，要强调呼吸道管理和对症支持治疗也很重要。

由于局部治疗不能消灭鼻咽部的衣原体，不主张对包涵体结膜炎进行局部治疗，这种婴儿仍有发生肺炎或反复发生结膜炎的危险。对CT引起的小婴儿结膜炎或肺炎均可用红霉素治疗10~14日，红霉素用量为每日50mg/kg，分4次口服。

对确诊为衣原体感染患儿的母亲（及其性伴）也应进行确定诊断和治疗。

8.并发症和后遗症

衣原体能在宿主细胞内长期处于静止状态。因此多数患者无症状，如果未治疗或治疗不恰当，衣原体结膜炎能持续数月，且发生轻的瘢痕形成，但能完全吸收。慢性结膜炎可以单独发生，也可作为赖特尔综合征的一部分，赖特尔综合征包括尿道炎、结膜炎、黏膜病和反应性关节炎。

9.预防

为了防止孕妇产后并发症和胎儿感染应在妊娠后3个月做衣原体感染筛查，以便在分娩前完成治疗。对孕妇CT生殖道感染应进行治疗。产前进行治疗是预防新生儿感染的最佳方法。红霉素对胎儿无毒性，可用于治疗。新生儿出生后，立即涂红霉素眼膏，可有效预防结膜炎。

美国CDC推荐对于CT感染孕妇可阿奇霉素1次1g或阿莫西林500mgPodd连续7日作为一线用药，也可红霉素250mgqid连续14日，或乙酰红霉素800mgqid连续14日是一种可行的治疗手段。

（二）肺炎衣原体肺炎

肺炎衣原体（CP）仅有一个血清型，称TWAR型，是1986年从患急性呼吸道疾病的大学生呼吸道中分离到的。目前认为CP是一个主要的呼吸道病原，CP感染与哮喘及冠心病的发生存在着一定的关系。CP在体内的代谢与CT相同，在微生物学特征上与CT不同的是，其原体为梨形，原体内没有糖原，主要外膜蛋内上没有种特异抗原。

CP可感染各年龄组人群，不同的区CP感染CAP的比例是不同的，在2%~19%波动，与不同人群和选用的检测方法不同有关。大多数研究选用的是血清学方法，儿童下呼吸道感染率的报道波动在0~18%，一个对3~12岁采用培养方法的CAP多中心研究发现的CP感染率为14%，而MP感染率是22%，其中小于6岁组CP感染率是15%。大于6岁组CP感染率是18%，有20%的儿童同时存在CP和MP感染，有报道CP感染镰状细胞贫血患者10%~20%出现急性胸部综合征，10%支气管炎症和5%~10%儿童出现咽炎。

1.发病机制

CP广泛存在于自然界，但迄今感染仅见于人类。这种微生物能在外界环境生存20~30小时，动物实验证明：要直接植入才能传播，空气飞沫传播不是CP有效的传播方式。临床研究报道发现，呼吸道分泌物传播是其主要的感染途径，无症状携带者和长期排菌状态可能促进这种传播。其潜伏期较长，传播比较缓慢，平均潜伏期为30日，最长可达3个月。感染没有明显的季节性，儿童时期其感染的性别差异不明显。现已发现，在军队、养老院等同一居住环境中出现人之间的CP传播和CP感染暴发流行。在某些家庭内CP的暴发流行中，婴幼儿往往首先发病，并占发患者数中的多数，甚至有时感染仅在幼儿间传播。初次感染多见于5~12岁小儿，但从抗体检查证明整个青少年期和成人期可以又有新的或反复感染，老年期达到顶峰，其中70%~80%血清为阳性反应。血清学流行病学调查显示学龄儿童抗体阳性率开始增加，青少年达30%~45%，提示存在无症状感染。大约在15岁前感染率无性别差异。15岁以后男性多于女性。流行周期为6个月到2~3年，有少数地方性流行报道。大概成年期感染多数是再感染，同时可能有多种感染。也有研究发现：多数家庭或集体成员中仅有一人出现CP感染，这说明不易发生传播。

在CP感染的症状期及无症状期均可由呼吸道检出CP。已经证明在症状性感染后培养阳性的时间可长达1年，无症状性感染时常见抗体反应阳性。尚不清楚症状的存在是否会影响病原的传播。

与CT仅侵犯黏膜上皮细胞不同，CP可感染包括巨噬细胞、外周血细胞、动脉血管壁内皮细胞及平滑肌在内的几种不同的细胞。CP可在外周血细胞中存活并可通过血液循环及淋巴循环到达全身各部位。CP感染后，细胞中有关炎细胞因子IL-1、IL-8、IFN-a等以及黏附因子ICAM-1表达增多，并可诱导白细胞向炎症部位趋化，既可有利于炎症反应的局部清除，同时也会造成组织的损伤。

2.临床表现

青少年和年轻成人CP感染可以为流行性，也可为散发性，CP以肺炎最常见。青少年中约10%的肺炎、5%的支气管炎、5%的鼻窦炎和1%的喉炎和CP感染有关。Saikku等在菲律宾318名5岁以下的急性下呼吸道感染患者中，发现6.4%为急性CP感染，3.2%为既往感染。Hammerschlag等对下呼吸道感染的患者，经培养确定5岁以下小儿CP感染率为24%，5~18岁为41%，最小的培养阳性者仅为14个月大。CP感染起病较缓慢，早期多为上呼吸道感染症状，类似流行性感冒，常合并咽喉炎、声音嘶哑和鼻窦炎，无特异性临床表现。1~2周后上感症状逐渐减轻而咳嗽逐渐加重，并出现下呼吸道感染征象，肺炎患者症状轻到中等，包括发热、不适、头痛、咳嗽，常有咽炎，多数表现为咽痛、发热、咳嗽，以干咳为主，可出现胸痛、头痛、不适和疲劳。听诊可闻及湿啰音并常有喘鸣音。CP肺炎临床表现相差悬殊，可从无症状到致死性肺炎。儿童和青少年感染大部分为轻型病例，多表现为上呼吸道感染和支气管炎，肺炎患者较少。而成人则肺炎较多，尤其是在已有慢性疾病或CP（TWAR）重复感染的老年患者。CP在免疫力低下的人群可引起重症感染，甚至呼吸衰竭。

CP感染的潜伏期为15~23日，再感染的患者呼吸道症状往往较轻，且较少发展为肺炎。

与支原体感染一样，CP感染也可引起费外的表现，如结节性红斑、甲状腺炎、脑炎和Gullain-Barre综合征等。

CP可激发哮喘患者喘息发作，囊性纤维化患者病情加重，有报道从急性中耳炎患者的渗液中分离出CP，CP往往与细菌同时致病。有2%~5%的儿童和成人可表现为无症状呼吸道感染，持续1年或1年以上。

3.实验室检查

诊断CP感染的特异性诊断依据组织培养的病原分离和血清学检查。CP在经亚胺环己酮处理的HEP-2和HL细胞培养基上生长最佳。标本的最佳取材部位为鼻咽后部，如检查CT那样用金属丝从胸腔积液中也分离到该病原。有报道经胰酶和（或）乙二胺四乙酸钠（EDTA）处理后的标本CP培养的阳性率高。已有从胸腔积液中分离到CP的报道。

用荧光抗体染色可能直接查出临床标本中的衣原体，但不是非常敏感和特异。用EIA法可检测一些临床标本中的衣原体抗原，因EIAs采用的是多克隆抗体或属特异单克隆抗体，可同时检测CP和CT。而微量免疫荧光法（MIF），可使用CP单一抗原，而不出现同时检测其他衣原体种。急性CP感染的血清学诊断标准为：

患者MIF法双份血清IgG滴度4倍或4倍以上升高或单份血清IgG滴度>1∶512；和（或）IgM滴度>1∶16或以上，在排除类风湿因子所致的假阳性后可诊断为近期感染；如果IgG≥1∶16但≤1∶512提示曾经感染，这一标准主要根据成人资料而定。肺炎和哮喘患者的CP感染研究显示有50%测不到MIF抗体。不主张单独应用IgG进行诊断。IgG滴度1∶16或以上仅提示既往感染。IgA或其他抗体水平需双份血清进行回顾分析才能进行诊断，不能提示既往持续感染。

MIF和补体结合试验方法敏感性在各种方法不一致，CDC建议应严格掌握诊断标准。

由于与培养的结果不一致，不主张血清酶联免疫方法进行CP感染诊断，有关CP儿童肺炎和哮喘儿童CP感染的研究发现，有50%儿童培养证实为CP感染，而并无血清学抗体发现。而且，单纯应用血清学方法不能进行临床微生物评价。

采用各种聚合酶链反应技术（PCR）如荧光定量PCR和NestedPCR等可早期快速并特异地进行CP感染的诊断，已有不少关于其应用并与培养和血清学方法进行对比的研究，有研究报道以16SrRNA特异靶序列为目的基因的荧光定量PCR方法诊断CP感染具有较好的特异性，操作较为简单，且能将标本中的病原体核酸量化，但目前尚无此PCR商品药盒。

4.影像学表现

开始主要表现为单侧肺泡浸润，位于肺段和亚段，可见于两肺的任何部位，下叶及肺的周边部多见。以后可进展为双侧间质和肺泡浸润。胸部X线表现多较临床症状重。胸片示肺叶浸润影，并可有胸腔积液。

5.诊断及鉴别诊断

临床表现上不能与MP等引起的非典型肺炎区分开来，听诊可发现啰音和喘鸣音，胸部影像常较患儿的临床表现重，可表现为轻度、广泛的或小叶浸润，可出现胸腔积液，可出现白细胞稍高和核左移，也可无明显的变化。培养是诊断CP感染的特异方法，最佳的取材部位是咽后壁标本，也可从痰、咽拭子、支气管灌洗液、胸腔积液等标本中取材进行培养。

CP感染的表现与MP不好区分，CP肺炎患者常表现为轻到中度的全身症状，如发热、乏力、头痛、咳嗽、持续咽炎，也可出现胸腔积液和肺气肿，重症患者常出现肺气肿。

MP肺炎：多见于学龄儿童及青少年，婴幼儿也不少见，潜伏期2~3周，症状轻重不等，主要特点是持续剧烈咳嗽，婴幼儿可出现喘息，全身中毒症状相对较轻，可伴发多系统、多器官损害，X线所见远较体征显著，外周血白细胞数大多数正常或增高，血沉增快，血清特异性抗体测定有诊断价值。

6.治疗

与肺炎支原体肺炎相似，但不同之处在于治疗的时间要长，以防止复发和清除存在于呼吸道的病原体。体外药物敏感试验显示四环素、红霉素及一些新的大环丙酯类（阿奇霉素和克拉红霉素）和喹诺酮类（氟嗪酸）抗生素有活性。对磺胺类耐药。首选治疗为红霉素，新生儿和婴儿的用量为红霉素每日 40mg/kg，疗程 2~3 周，一般用药 24~48 小时体温下降，症状开始缓解。有报道单纯应用一个疗程，部分病例仍可复发，如果无禁忌，可进行第二疗程治疗。也可采用克拉霉素和阿奇霉素治疗，其中阿奇霉素的疗效要优于克拉霉素，用法为克拉霉素疗程 21 日，阿奇霉素疗程 5 日，也可应用利福平、罗红霉素、多西环素进行治疗。

有研究发现，选用红霉素治疗 2 周，甚至四环素或多西环素治疗 30 日者仍有复发病例。可能需要 2 周以上长期的治疗，初步资料显示 CP 肺炎患儿服用红霉素悬液 40~50mg/（kg·24h），连续 10~14 日，可清除鼻咽部病原的有效率达 80%以上。克拉霉素每日 10mg/kg，分 2 次口服，连续 10 日，或阿奇霉素每日 10mg/kg，口服 1 日，第 2~5 日阿奇霉素每日 5mg/kg，对肺炎患者的鼻咽部病原的清除率达 80%以上。

7.预后

CP 感染的复发较为常见，尤其抗生素治疗不充分时，但较少累及呼吸系统以外的器官。有再次治疗出现持续咳嗽的患者。

8.预防

CP 肺炎按一般呼吸道感染预防即可。

（三）鹦鹉热衣原体肺炎

鹦鹉热衣原体（CPs），CPs 和 CT 沙眼衣原体仅有 10%的 DNA 同源。可通过 CPs 包涵体不含糖原、包涵体形态和对磺胺类药物的敏感性与 CT 沙眼衣原体相鉴别。CPs 有多个不同的种，可感染大多数的鸟类和包括人在内的哺乳动物，目前认为 CPs 菌株至少有 5 个生物变种，单克隆抗体测定显示鸟生物变种至少有 4 个血清型，其中鹦鹉和火鸡血清型是美国鸟类感染的最重要血清型。

1.发病机制

虽然原先命名为鹦鹉热，实际上所有的鸟类，包括家鸟和野鸟均是 C'Ps 的天然宿主。对人类威胁最大的是家禽加工厂（特别是火鸡加工厂）、饲养鸽子和笼中宠鸟。近几年在美国通过对家禽喂含四环素的饲料和对进口鸟在检疫期用四环素治疗，这种感染率已经降低。这种病原体可存在于鸟排泄物、血、腹腔脏器和羽毛内。引起人类感染的主要机制大概是由于吸入干的排泄物；吸入粪便气溶胶、粪尘和含病原的动物分泌物是感染的主要途径。作为感染源的鸟类可无症状或表现拒食、羽毛竖立、无精打采和排绿水样便。受染的鸟类可以是无症状或仅有轻微症状，但在感染后仍能排菌数月。易患鹦鹉热的高危人群包括养鸟者、鸟的爱好者、宠物店的工作人员。人类感染常见于长期或密切接触者，但据报道约 20%的鹦鹉热患者无鸟类接触史。但是在家禽饲养场发生鹦鹉热流行时，也有仅接触死家禽、切除死禽内脏者发病。已有报道人类发生反复感染者可持续携带病原体达 10 年之久。

鹦鹉热几乎只是成人的疾病，可能因为小儿接触鸟类或加工厂或在家庭内接触的可能性较少。

病原体吸入呼吸道，经血液循环侵入肝、脾等单核一吞噬细胞系统，在单核吞噬细胞内繁殖后，再血行播散至肺和其他器官。肺内病变常开始于肺门区域，血管周围有炎症反应，并向周围扩散小叶性和间质性肺炎，以肺叶或肺段的下垂部位最为明显，细支气管及支气管上皮引起脱屑和坏死。早期肺泡内充满中性粒细胞及水肿渗出液，不久即被多核细胞所代替，病变部位可产生实变及少量出血，肺实变有淋巴细胞浸润，可出现肺门淋巴结肿大。有时产生胸膜炎症反应。肝脏可出现局部坏死，脾常肿大，心、肾、神经系统以及消化道均可受累产生病变。

有猜测存在人与人之间的传播，但尚未证实。

2.临床表现

鹦鹉热既可以是呼吸道感染，也可以是以呼吸系统为主的全身性感染。儿童鹦鹉热的临床表现可从无症状感染到出现肺炎、多脏器感染不等。潜伏期平均为15日，一般为5~21日，也可长达4周。起病多隐匿，病情轻时如流感样，也可突然发病，出现发热、寒战、头痛、出汗和其他许多常见的全身和呼吸道症状，如不适无力、关节痛、肌痛、咯血和咽炎。发热第一周可达40℃以上，伴寒战和相对缓脉，常有乏力，肌肉关节痛，畏光，鼻出血，可出现类似伤寒的玫瑰疹，常于病程1周左右出现咳嗽，咳嗽多为干咳，咳少量黏痰或痰中带血等。肺部很少有阳性体征，偶可闻及细湿啰音和胸膜摩擦音，双肺广泛受累者可有呼吸困难和发绀。躯干部皮肤可见一过性玫瑰疹。严重肺炎可发展为谵妄、低氧血症甚至死亡。头痛剧烈，可伴有呕吐，常被疑诊为脑膜炎。

3.实验室检查

白细胞常不升高，可出现轻度白细胞升高，同时可有门冬氨酸氨基转移酶（谷丙转氨酶）、碱性磷酸酶和胆红素增高。

有报道25%鹦鹉热患者存在脑膜炎，其中半数脑脊液蛋白增高（400~1135mg/L），未见脑脊液中白细胞增加。

4.影像学表现

CPs肺炎胸片常有异常发现，肺部主要表现为不同程度的肺部浸润，如弥漫性支气管肺炎或间质性肺炎，可见由肺门向外周放射的网状或斑片状浸润影，多累及下叶，但无特异性。单侧病变多见，也可双侧受累，肺内病变吸收缓慢，偶见大叶实变或粟粒样结节影及胸膜渗出。可出现胸腔积液。肺内病变吸收缓慢，有报道治疗7周后有50%的患者病灶不能完全吸收。

5.诊断

由于临床表现各异，鹦鹉热的诊断困难。与鸟类的接触史非常重要，但20%的鹦鹉热患者接触史不详。尚无人与人之间传播的证据。出现高热、严重头痛和肌痛症状的肺炎患者，结合患者有鸟接触史等阳性流行病学资料和血清学检查确定诊断。

从胸腔积液和痰中可培养出病原体，CPs与CP、CT的培养条件是相同的，由于其潜在的危险，鹦鹉热衣原体除研究性实验室外一般不能培养。

实验室检查诊断多数是靠特异性补体结合性抗体检测。特异性补体结合试验或微量免疫荧光试验阳性，恢复期（发病第2~3周）血清抗体效价比急性期增高4倍或单次效价为1∶32或以上即可确定诊断。诊断的主要方法是血清补体结合试验，是种特异性的。

补体结合（CF）抗体试验不能区别是 CP 还是 CPs，如小儿抗体效价增高，更多可能是 CP 感染的血清学反应。

CDC 认为鹦鹉热确诊病例需要符合临床疾病过程、鸟类接触病史，采用以下三种方法之一进行确定：呼吸道分泌物病原学培养阳性；相隔 2 周血 CF 抗体 4 倍上升或 MIF 抗体 4 倍以上升高；MIF 单份血清 IgM 抗体滴度大于或等于 16。

可疑病例必须在流行病学上与确诊病例密切相关，或症状出现后单份 CF 或 MIF 抗体在 1：32 以上。

由于 MIF 也用于诊断 CP 感染，用 MIF 检测可能存在与其他衣原体种或细菌感染间的交叉反应，早期针对鹦鹉热采用四环素进行治疗，可减少抗体反应。

6.鉴别诊断

（1）MP 肺炎：多见于学龄儿童及青少年，婴幼儿也不少见，潜伏期 2~3 周，症状轻重不等，主要特点是持续剧烈咳嗽，婴幼儿可出现喘息，全身中毒症状相对较轻，可伴发多系统、多器官损害，X 线所见远较体征显著，外周血白细胞数大多数正常或增高，血沉增快，血清特异性抗体测定有诊断价值。

（2）结核病：小儿多有结核病接触史，起病隐匿或呈现慢性病程，有结核中毒症状，肺部体征相对较少，X 线所见远较体征显著，不同类型结核有不同特征性影像学特点，结核菌素试验阳性、结核菌检查阳性，可较早出现全身结核播散病灶等明确诊断。

（3）真菌感染：不同的真菌感染的临床表现多样，根据患者有无免疫缺陷等基础疾患、长期应用抗生素、激素等病史、肺部影像学特征、病原学组织培养、病理等检查，经试验和诊断性治疗明确诊断。

7.治疗

CPs 对四环素、氯霉素和红霉素敏感，但不主张四环素在 8 岁以下小儿应用。新生儿和婴儿的用量为红霉素每日 40mg/kg，疗程 2~3 周。也有采用新型大环内酯类抗生素，应注意鹦鹉热的治疗显效较慢，发热等临床症状一般要在 48~72 小时方可控制，有报道红霉素和四环素这两种抗生素对青少年的用量为每日 2g.用 7~10 日或热退后继续服用 10 日。复发者可进行第二个疗程，发生呼吸衰竭者，需氧疗和进一步机械呼吸治疗。

多西环素 100mg bid 或四环素 500mg qid 在体温正常后再继续服用 10~14 日，对危重患者可用多西环素 1.4mg/（kg·d）每 12 小时口服 1 次，每日最大量是 100mg。对 9 岁以下不能用四环素的小儿，可选用红霉素 500mg Poqid。由于初次感染往往并不能产生长久的免疫力，有治疗 2 个月后病情仍复发的报道。

8.预后

鹦鹉热患者应予隔离，痰液应进行消毒；应避免接触感染的鹦鹉等鸟类或禽类可预防感染；加强国际进口检疫和玩赏鸟类的管理。未经治疗的死亡率是 15%~20%，若经适当治疗的死亡率可降至 1% 以下，严重感染病例可出现呼吸衰竭，有报道孕妇感染后可出现胎死宫内。

9.预防

病原体对大多数消毒剂、热等敏感，对酸和碱抵抗。严格鸟类管理，应用鸟笼，并避免与病鸟接触；对可疑鸟类分泌物应进行消毒处理，并对可疑鸟隔离观察 30~45 日；对眼部分泌物多、排绿色水样便或体重减轻的鸟类应隔离；避免与其他鸟类接触，不能买卖。接触的人应严格防护，穿隔离衣，并戴 N95 型口罩。

五、支原体肺炎

（一）病因

支原体是细胞外寄生菌，属暗细菌门、柔膜纲、支原体目、支原体科（Ⅰ、Ⅱ）、支原体属（Ⅰ、Ⅱ）。支原体广泛寄居于自然界，迄今已发现支原体有 60 余种，可引起动物、人、植物等感染。支原体的大小介于细菌与病毒之间，是能独立生活的病原微生物中最小者，能通过细菌滤器，需要含胆固醇的特殊培养基，在接种 10 日后才能出现菌落，菌落很小，病原直径为 125~150nm，与黏液病毒的大小相仿，含 DNA 和 RNA，缺乏细胞壁，呈球状、杆状、丝状等多种形态，革兰染色阴性。目前肯定对人致病的支原体有 3 种，即肺炎支原体（MP）、解脲支原体及人型支原体。其中肺炎支原体是人类原发性非典型肺炎的病原体。

（二）流行病学

MP 是儿童时期肺炎或其他呼吸道感染的重要病原之一。本病主要通过呼吸道飞沫传染。全年都有散发感染，秋末和冬初为发病高峰季节，每 2~6 年可在世界范围内同时发生流行。MP 感染的发病率各地报道差异较大，一般认为 MP 感染所致的肺炎在肺炎总数中所占的比例可因年龄、地区、年份以及是否为流行年而有所不同。

（三）发病机制

直接损害：肺炎支原体缺乏细胞壁，且没有其他与黏附有关的附属物，故其依赖自身的细胞膜与宿主靶细胞膜紧密结合。当肺炎支原体侵入呼吸道后，借滑行运动定位于纤毛毡的隐窝内，以其尖端特殊结构（即顶器）牢固的黏附于呼吸道黏膜上皮细胞的神经氨酸受体上，抵抗黏膜纤毛的清除和吞噬细胞的吞噬。与此同时，MP 会释放有毒代谢产物，如氨、过氧化氢、蛋白酶及神经毒素等，从而造成呼吸道黏膜上皮的破坏，并引起相应部位的病变，这是 MP 的主要致病方式。P1 被认为是肺炎支原体的主要黏附素。

免疫学发病机制：人体感染 MP 后体内先产生 IgM，后产生 IgG、SIgA。由于 MP 膜上的甘油磷脂与宿主细胞有共同抗原成分，感染后可产生相应的自身抗体，形成免疫复合物，如在出现心脏、神经系统等并发症的患者血中，可测到针对心肌、脑组织的抗体。另外，人体感染 MP 后炎性介质、酸性水解酶、中性蛋白水解酶和溶酶体酶、氧化氢等产生增加，导致多系统免疫损伤，出现肺及肺外多器官损害的临床症状。

肺炎支原体多克隆激活 B 淋巴细胞，产生非特异的与支原体无直接关联的抗原和抗体，如冷凝集素的产生。比较而言，肺炎支原体引起非特异性免疫反应比特异的免疫反应明显。

由于肺炎支原体与宿主细胞有共同抗原成分，可能会被误认为是自身成分而允许寄生，逃避了宿主的免疫监视，不易被吞噬细胞摄取，从而得以长时间寄居。

肺炎支原体肺炎的发病机制尚未完全阐明，目前认为肺炎支原体的直接侵犯和免疫损伤均存在，是二者共同作用的结果，但损害的严重程度及作用时间长短不清。

（四）病理表现

支原体肺炎主要病理表现为间质性肺炎和细支气管炎，有些病例病变累及肺泡。局部黏膜充血、水肿、增厚，细胞膜损伤，上皮细胞纤毛脱落，有淋巴细胞、嗜酸性粒细胞、中性粒细胞、巨噬细胞浸润。

（五）临床表现

潜伏期 2~3 周，高发年龄为 5 岁以上，婴幼儿也可感染，目前认为肺炎支原体感染有低龄化趋势。起病一般缓慢，主要症状为发热、咽痛和咳嗽。热度不一，可呈高热、中等度热或低热。咳嗽有特征性，病程早期以干咳为主，呈阵发性，较剧烈，类似百日咳，影响睡眠和活动。后期有痰，黏稠，偶含少量血丝。支原体感染可诱发哮喘发作，一些患儿伴有喘息。若合并中等量以上胸腔积液，或病变广泛尤其以双肺间质性浸润为主时，可出现呼吸困难。婴幼儿的临床表现可不典型，多伴有喘鸣和呼吸困难，病情多较严重，可发生多系统损害。肺部体征少，可有呼吸音减低，病程后期可出现湿性啰音，肺部体征与症状以及影像学表现不一致，为支原体肺炎的特征。我们在临床上发现，肺炎支原体可与细菌、病毒混合感染，尤其是与肺炎链球菌、流感嗜血杆菌、EB 病毒等混合感染，使病情加重。

（六）影像学表现

胸部 X 线表现如下：①间质病变为主：局限性或普遍性肺纹理增浓，边界模糊有时伴有网结状阴影或较淡的斑点阴影，或表现单侧或双侧肺门阴影增大，结构模糊，边界不清，可伴有肺门周围斑片阴影；②肺泡浸润为主：病变的大小形态差别较大，以节段性浸润常见，其内可夹杂着小透光区，形如支气管肺炎。也可呈肺段或大叶实变，发生于单叶或多叶，可伴有胸膜积液；③混合病变：同时有上两型表现。

由于支原体肺炎的组织学特征是急性细支气管炎，胸部 CT 除上述表现外，可见网格线影、小叶中心性结节、树芽征以及支气管管壁增厚、管腔扩张。树芽征表现反映了有扩大的小叶中心的细支气管，它们的管腔为黏液、液体所嵌顿。在 HRCT 上除这些征象外，还可见马赛克灌注、呼气时空气潴留的气道阻塞。

重症支原体肺炎可发生坏死性肺炎，胸部 CT 强化扫描后可显示坏死性肺炎。影像学完全恢复的时间长短不一，有的肺部病变恢复较慢，病程较长，甚至发生永久性损害。国外文献报道以及临床发现，在相当一部分既往有支原体肺炎病史的儿童中，HRCT 上有提示为小气道阻塞的异常表现，包括马赛克灌注、支气管扩张、支气管管壁增厚、血管减少，呼气时空气潴留，病变多累及两叶或两叶以上，即遗留 BO 或单纯支气管扩张征象，其部位与全部急性期时胸片所示的浸润区位置一致，这些异常更可能发生于支原体抗体滴度较高病例。

难治性或重症支原体肺炎：根据我们的病例资料分析，肺炎支原体肺炎的临床表现、病情轻重、治疗反应以及胸部 X 线片表现不一。一些病例发病即使早期应用大环内酯类抗生素治疗，体温持续升高，剧烈咳嗽，胸部 X 线片示一个或多个肺叶高密度实变、不张或双肺广泛间质性浸润，常合并中量胸腔积液，支气管镜检查发现支气管内黏稠分泌物壅塞，或伴有坏死黏膜，病程后期亚段支气管部分或完全闭塞，致实变、肺不张难于好转，甚至出现肺坏死，易遗留闭塞性细支气管炎和局限性支气管扩张。双肺间质性改变严重者可发生肺损伤和呼吸窘迫，并可继发间质性肺炎。这些病例为难治性或重症支原体肺炎。

肺外并发症有如下几种：

神经系统疾病：在肺炎支原体感染的肺外并发症中，无论国内国外，报道最多的为神经系统疾病。发生率不明。与肺炎支原体感染相关的神经系统疾病可累及大脑、小脑、脑膜、脑血管、脑干、脑神经、脊髓、神经根、周围神经等，表现有脑膜脑炎、急性播散性脑脊髓膜炎、横断性脊髓炎、无菌性脑膜炎、周围神经炎、吉兰—巴雷综合征、脑梗死、Reye 综合征等。我们在临床发现，肺炎支原体感染引起的脑炎最常见。近期我们收治1例肺炎支原体肺炎合并胸腔积液患儿，发生右颈内动脉栓塞，导致右半侧脑组织全部梗死，国外有类似的病例报道。神经系统疾病可发生于肺炎支原体呼吸道感染之前、之中、之后，少数不伴有呼吸道感染而单独发生。多数病例先有呼吸道症状，相隔 1~3 周出现神经系统症状。临床表现因病变部位和程度不同而异，主要表现为发热、惊厥、头痛、呕吐、神志改变、精神症状、脑神经障碍、共济失调、瘫痪、舞蹈一手足徐动等。脑脊液检查多数正常，异常者表现为白细胞升高、蛋白升高、糖和氯化物正常，类似病毒性脑炎。脑电图可出现异常。CT 和 MRI 多数无明显异常。病情轻重不一，轻者很快缓解，重者可遗留后遗症。

泌尿系统疾病：在与肺炎支原体感染相关的泌尿系统疾病中，最常见的为急性肾小球肾炎综合征，类似链球菌感染后急性肾小球肾炎，表现为血尿、蛋白尿、水肿、少尿、高血压，血清补体可降低。与链球菌感染后急性肾小球肾炎相比，潜伏期一般较短，血尿恢复快。文献认为与肺炎支原体感染相关的肾小球肾炎的发生率有升高趋势，预后与其病理损害有关，病理损害重，肾功能损害也重，病程迁延，最终可进展为终末期肾衰竭。病理类型可多种多样，有膜增生型、系膜增生型、微小病变型等。肺炎支原体感染也可引起 IgA 肾病，小管性—间质性肾炎，少数患者可引起急性肾衰竭。

心血管系统疾病：肺炎支原体感染可引起心肌炎和心包炎，甚至心功能衰竭。常见的表现为心肌酶谱升高、心律失常（如传导阻滞、室性期前收缩等）。肺炎支原体肺炎可合并川崎病或肺炎支原体感染单独引起川崎病，近年来有关肺炎支原体感染与川崎病的关系已引起国内的关注。此外，肺炎支原体肺炎可引起心内膜炎，我们曾收治肺炎支原体肺炎合并心内膜炎的患儿，心内膜出现赘生物。

血液系统：以溶血性贫血多见。另外，也可引起血小板数减少、粒细胞减少、再生障碍性贫血、凝血异常，出现脑、肢体动脉栓塞以及 DIC。国外文献有多例报道肺炎支原体感染合并噬血细胞综合征、类传染性单核细胞增多症。由于目前噬血细胞综合征、传染性单核细胞增多症的发病率有增多趋势，除与病毒感染相关外，肺炎支原体感染的致病作用不容忽视。由于肺炎支原体可与 EB 病毒混合感染，当考虑肺炎支原体为传染性单核细胞增多症的病因时，应慎重。

皮肤黏膜表现：皮疹多见，形态多样，有红斑、斑丘疹、水疱、麻疹样或猩红热样丘疹、荨麻疹及紫癜等，但以斑丘疹和疱疹为多见，常发生在发热期和肺炎期，持续 1~2 周。最严重的为 Stevens—Johnson 综合征。

关节和肌肉病变：表现为非特异性肌痛、关节痛、关节炎。非特异性肌痛多为腓肠肌疼痛。有时关节痛明显，关节炎以大中关节多见，可游走。

胃肠道系统：可出现腹痛、腹泻、呕吐、肝损害。肺炎支原体肺炎引起的肝功能损害较常见，经保肝治疗，一般能恢复，目前尚未见肝坏死的报道。也可引起上消化道出血、胰腺炎、脾大。

（七）实验室检查

目前国内外采用的 MP 诊断方法主要包括经典的培养法、血清学抗体检测和核酸检测方法。

MP 的分离培养和鉴定可客观反映 MP 感染的存在，作为传统的检测手段，至今仍是支原体鉴定的金标准。其缺点是费时耗力，由于 MP 对培养条件要求苛刻，生长缓慢，做出判定需 3~4 周。当标本中 MP 数量极少、培养基营养标准不够或操作方法不当时，均会出现假阴性。由于 MP 培养困难、花费时间长，多数实验室诊断均采用血清学方法，如补体结合试验（CFT 或 CF）、颗粒凝集试验（PAT 或 PA）、间接血凝试验（IHT）和不同的 ELISA 法等。近年多采用颗粒凝集法（PA）测定 MP 抗体，值得注意其所测得的抗体 90%为 MPIgM，但也包含了 10%左右的 MPIgG.PA 法阳性为滴度>1：80。除 MPIgM 外还可检测 MPIgA 抗体，其出现较 IgM 稍晚，但持续时间长，特异性强，测定 MPIgA 可提高 MP 感染诊断的敏感性和特异性。

PCR 的优点在于可检测经过处理用于组织学检测的组织，或已污染不能进行分离培养的组织。只需一份标本，1 日内可完成检测，与血清学方法比较，可检测更早期的感染，并具有高敏感性的优势，检测标本中的支原体无须是活体。已有报道将实时 PCR 技术应用于 MP 感染诊断，该技术将 PCR 的灵敏性和探针杂交的特异性合二为一，是目前公认的准确性和重现性最好的核酸分子技术。Mat-ezou 等应用此方法在痰液中检测 MP，发现 22%MPIgM 阴性的 MP 感染病例。笔者认为如果将实时 PCR 和 EIA 检测 MPIgM 相结合，则在 MP 感染急性期可达到 83%阳性检出率。Daxboeck 等对 29 例 MP 感染致 CAP 患者的血清用实时 PCR 技术与常规 PCR 技术作对比研究显示：所有标本常规 PCR 均阴性，但实时 PCR 检出 15 例 MP 感染（52%阳性率），该研究不仅证明实时 PCR 的敏感性，更对传统观念做了修正，即 MP 感染存在支原体血症。

（八）诊断

血清 IgG 抗体呈 4 倍以上升高或降低，同时 MP 分离阳性者，有绝对诊断意义。血清 IgM 抗体阳性伴 MP 分离阳性者，也可明确 MP 感染诊断。如仅有 4 倍以上抗体改变或下降至原来的 1/4，或 IgM 阳性（滴度持续>1：160），推测有近期感染，应结合临床表现进行诊断。目前国内在阳性标准上并不统一，这直接影响到对 MP 流行病学的评估和资料间比较。

（九）鉴别诊断

1. 细菌性肺炎

重症支原体肺炎患儿影像学表现为大叶实变伴胸腔积液，外周血中性粒细胞升高，CRP 明显升高，与细菌性肺炎难于鉴别。支原体肺炎的肺泡炎症与间质炎症常混合存在，即在大片实变影周围或对侧有网点状、网结节状阴影，常有小叶间隔增厚、支气管血管束增粗和树芽征等间质性改变，这在细菌性肺炎少见。另外，支原体肺炎的胸腔积液检查常提示白细胞轻度升高，以淋巴细胞为主。病原学检查如支原体抗体阳性，痰液和胸腔积液细胞培养是可靠的鉴别诊断依据。

2. 肺结核

浸润性肺结核见于年长儿，临床表现为发热、咳嗽，肺部体征不多，重者可出现肺部空洞和支气管播散。支气管播散表现为小叶中心结节、树芽征、支气管壁增厚、肺不张等征象。由于浸润性肺结核和支原体肺炎的发病年龄、临床和影像表现相似，二者易混淆。鉴别点如下：浸润性肺结核出现支气管播散表现病程相对较长，起病缓慢，浸润阴影有空洞形成。支原体肺炎支原体抗体阳性，而浸润性肺结核 PPD 皮试阳性、痰液结核分枝杆菌检查阳性。支原体肺炎经大环内酯类抗生素有效。另外，因支原体肺炎可引起肺门淋巴结肿大，易误诊为原发性肺结核，但原发性肺结核除肺门淋巴结肿大外，往往伴有气管或支气管旁淋巴结肿大，并彼此融合、PPD 皮试阳性。支原体肺炎也可引起双肺类似粟粒样阴影，易误诊为急性血行播散性肺结核，但支原体肺炎粟粒阴影的大小、密度、分布不均匀，肺纹理粗乱、增多或伴网状阴影，重要的鉴别依据仍是 PPD 皮试、支原体抗体检测以及对大环内酯类抗生素的治疗反应。

（十）后遗症

国外文献报道，支原体肺炎后可以导致长期的肺部后遗症，如支气管扩张、肺不张、闭塞性细支气管炎（BO）、闭塞性细支气管炎伴机化性肺炎（BOOP）、单侧透明肺、肺间质性纤维化。

（十一）治疗

小儿 MPP 的治疗与一般肺炎的治疗原则基本相同，宜采用综合治疗措施。包括一般治疗、对症治疗、抗生素、糖皮质激素等。

1.抗生素

大环内酯类抗生素、四环素类抗生素、氟喹诺酮类等，均对支原体有效，但儿童主要使用的是大环内酯类抗生素。

大环内酯类药物中的红霉素仍是治疗 MP 感染的主要药物，红霉素对消除支原体肺炎的症状和体征明显，但消除 MP 效果不理想，不能消除肺炎支原体的寄居。常用为 50mg/（kg·d），轻者可分次口服，重症可考虑静脉给药，疗程一般主张不少于 2~3 周，停药过早易于复发。红霉素对胃肠道刺激大，并可引起血胆红素及转氨酶升高，以及有耐药株产生的报道。

近年来使用最多的不是红霉素而是阿奇霉素，阿奇霉素在人的细胞内浓度高而在细胞外浓度低。阿奇霉素口服后 2~3 小时达血药峰质量浓度，生物利用率为 37%，具有极好的组织渗透性,组织水平高于血药浓度 50~100 倍，而血药浓度只有细胞内水平的 1/10，服药 24 小时后巨噬细胞内阿奇霉素水平是红霉素的 26 倍，在中性粒细胞内为红霉素的 10 倍。其剂量为 10mg/（kg·d），1 次/日。

文献中有许多关于治疗 MPP 的疗效观察文章，有学者认为红霉素优于阿奇霉素；有学者认为希舒美（阿奇霉素）可代替红霉素静脉滴注；有学者认为克拉霉素在疗程、依从性、不良反应上均优于阿奇霉素；也有学者认为与红霉素比较，阿奇霉素可作为治疗 MPP 的首选药物，但目前这些观察都不是随机、双盲、对照研究，疗效标准几乎都是临床症状的消失，无病原清除率的研究。

2.肾上腺糖皮质激素的应用

目前认为在支原体肺炎的发病过程中，有支原体介导的免疫损伤参与，因此，对重症 MP 肺炎或肺部病变迁延而出现肺不张、支气管扩张、BO 或有肺外并发症者，可应用肾上腺糖皮质激素治疗。根据国外文献以及临床总结，糖皮质激素在退热、促进肺部实变吸收，减少后遗症方面有一定作用。可根据病情，应用甲泼尼龙、氢化可的松、地塞米松或泼尼松。

3.支气管镜治疗

根据临床观察，支原体肺炎病程中呼吸道分泌物黏稠，支气管镜下见黏稠分泌物阻塞支气管，常合并肺不张。因此，有条件者，可及时进行支气管镜灌洗。

4.肺外并发症的治疗

目前认为并发症的发生与免疫机制有关。因此，除积极治疗肺炎、控制 MP 感染外，可根据病情使用激素，针对不同并发症采用不同的对症处理办法。

（张本金）

第四节　支气管哮喘

支气管哮喘简称哮喘，是因各种激发因子作用于气道高反应性的个体，引起以嗜酸性粒细胞、肥大细胞参与的变态反应性慢性炎症性气道疾病。哮喘的病因受遗传和环境的双重影响，使支气管哮喘发作的常见诱因有接触变应原如尘螨、动物毛屑及排泄物、真菌、花粉等，呼吸道感染如病毒、支原体感染，强烈的情绪变化，运动或过度通气，吸入冷空气、粉尘或其他刺激性气体，服药如阿司匹林。首次发病年龄多在 4~5 岁以前，常有过敏性疾病史与家族哮喘史。

一、诊断

（一）临床表现

起病或急或缓，婴幼儿哮喘发病前往往有 1~2 天的上呼吸道感染症状，包括鼻痒、喷嚏、流清涕、揉眼睛、揉鼻子等表现，并可有明显的咳嗽、喘息。年长儿起病往往较突然，常以一阵阵咳嗽为开始，继而出现喘息、呼吸困难等。

1.急性发作时症状

急性发作时，患儿烦躁不安，端坐呼吸，耸肩喘息，以呼气性困难更为显著，面色苍白，鼻翼扇动，口唇及指甲青紫，全身冒冷汗，辅助呼吸肌收缩，自诉胸闷、气短，甚至说话时字词不能连续。经过适当处理，如果咳嗽后能排出白色黏稠痰液，症状可稍为减轻。婴幼儿以腹式呼吸为主，因其胸廓柔软，常不出现端坐呼吸，但常喜家长抱着，头部俯贴于家长肩上，情绪不安、烦躁等吸气时出现"三凹征"，即胸骨上窝、锁骨上窝、肋弓下部呈现凹陷，而在呼气时因胸腔内压增高，胸骨上下部反见凸出年长儿可见颈静脉怒张听诊可有哮鸣音或干、湿啰音，有时呼吸音可被其掩盖，如气道梗阻严重，呼吸音可明显减弱。心率常加快，出现肺气肿时肝脾于肋下可触及，严重病例可汗发心力衰竭。

2.发作间歇期症状

在此期患者常自觉胸闷不适，肺部听诊呼吸音减弱，无哮鸣音，但多数患儿症状和体征全部消失。

3.咳嗽变异型哮喘的症状

气道高反应性是支气管哮喘发病的基础，由于气道高反应性的程度不同，临床上出现的症状也就不一样，少数患者只表现为呼吸道过敏的症状，如反复咳嗽，定时的阵咳及刺激后的痉咳这些患者可以没有喘息，甚至没有干、湿性啰音，但可能有变应性疾病病史，如湿疹、过敏性鼻炎或荨麻疹，其血清 IgE 可能升高，抗过敏药或平喘药有效如果进行气道反应性测定（过去称支气管激发试验），可能会出现异常这种以咳嗽为主要表现的哮喘，也称咳嗽变异型哮喘，往往起病较早，多在 3 岁前就有表现，如未经特殊处理，可以发展为典型哮喘，也可以一直表现为咳嗽变异型哮喘反复的哮喘发作经过一段长的时期，可能会导致肺气肿，这时胸廓前后径加深呈桶形胸严重者发育受阻，其身材瘦弱矮小，这鸣患儿常伴有过敏性鼻炎及鼻窦炎。以上变化在儿童期若能获得有效的治疗，大部分都会恢复。

（二）检查

1.实验室检查

外周血、痰液中和鼻分泌物中嗜酸性粒细胞增多，血清 IgE 升高。变态反应的变应原测试，可用变应原做皮肤点刺试验，检测血清特异性 IgE，或进行血清 PhadiaUip 过筛试验重症者进行血气分析

2.特殊检查

（1）X 线胸片：多数在发作期呈单纯性过度充气及伴血管影增加，缓解期多正常。

（2）肺功能测定：换气流率和潮气量降低，残气容量增加。每日检测峰流速值（PEF）及其一日的变异率是判断亚临床型哮喘的良好指标。

24 小时 PEF 的变异率＝（PEF 最高值－PEF 最低值）/（PEF 最高值＋PEF 最低值）×0.5×100%。

3.皮肤试验

在识别潜在的主要环境变应原方面，变应性皮肤试验是有用的。在儿科以皮肤挑刺试验最为适用。

（三）诊断要点

1.儿童哮喘的诊断要点

（1）反复发作的喘息、气促、胸闷或咳嗽，多与接触变应原、冷空气、物理或化学性刺激、病毒性上下呼吸道感染、运动等有关。

（2）发作时双肺可闻及散在或弥漫性以呼气相为主的哮鸣音，呼气相延长。

（3）支气管舒张剂有显著疗效。

（4）除外其他疾病所引起的喘息、气促、胸闷或咳嗽。

（5）对于症状不典型的患儿，同时在肺部闻及哮鸣音者，可酌情采用以下任何 1 项支气管舒张试验协助诊断：速效受体激动剂雾化溶液或气雾剂吸入；以 0.1%肾上腺素 0.1ml/kg 皮下注射（最大不超过 0.3ml/次）。在进行以上任何 1 种试验后的 15~30 分钟内，如果喘息明显缓解，哮鸣音明显减少者为阳性，此时可诊断哮喘，5 岁以上患儿，若有条件可在治疗前后测呼气峰流速（PEF）或第 1 秒用力呼气容积（FEV_1），治疗后若上升≥15%者为阳性。如果肺部未闻及哮鸣音，且 FEV，>75%者，可做支气管激发试验，若阳性可诊断为哮喘。

在对婴幼儿时期喘息的诊治过程中，应特别注意与支气管异物，支气管淋巴结结核、先天性上下气道畸形等可具有喘息、气促或胸闷的疾病相鉴别。

2.咳嗽变异型哮喘的诊断要点

(1) 持续咳嗽>1个月，常在夜间和（或）清晨发作，运动、遇冷空气或嗅到特殊气味后加重，痰少，临床上无感染征象，或经较长时间抗生素治疗无效。

(2) 支气管舒张剂诊断性治疗可缓解咳嗽发作（基本诊断条件）。

(3) 有个人或家族过敏史，家族哮喘病史，变应原（变应原）检测阳性可作辅助诊断。

(4) 排除其他原因引起的慢性咳嗽。

3.哮喘全过程分期

为了便于规范化治疗和管理，根据患儿临床表现和肺功能，将哮喘全过程划分为急性发作期、慢性持续期及临床缓解期；同时根据治疗开始前1个月内喘息发作的频率、程度、肺功能情况对患儿病情严重程度进行评估，并划分为4级，见（表12-4-1）。

表12-4-1 哮喘病情严重程度分级的判断指标

级别	日间症状	夜间症状	PEF或FEV_1占预计值（%）	PEF变异率（%）
一级（轻度间歇）	每周<1次，发作间歇无症状	≤2次/月	≥80	<20
二级（轻度持续）	每周≥1次，但不每日有症状，发作时可能影响活动	>2次/月	≥80	20~30
三级（中度持续）	每日有症状，影响活动	>1次/周	60~80	>30
四级（重度持续）	持续有症状，体力活动受限	频繁	≤60	>30

注：A.患儿只要具有某级严重程度的一个特点，就可将其列为该级别，即严重程度分级按最严重一项来确定；B.任何一级，甚至轻度间歇发作，都可以出现严重的哮喘发作；C.PEF变异率：每日早晨和傍晚定时测定PEF，连续7日以上，然后计算每日PEF变异率。

（四）鉴别诊断

1.毛细支气管炎

也有呼吸困难和喘息，但多见于2~6个月小婴儿，冬春两季发病较多，病原为呼吸道合胞病毒、若反复发作喘息，则应怀疑为哮喘病的开始并做变应原的检查。

2.哮喘性支气管炎

发生在3岁以内，有发热、喘息，一般无呼吸困难大部分患者到4~5岁时发作停止。但如果达到婴儿哮喘诊断标准，发作>3次，具有特应性体质，可诊断为婴幼儿哮喘。

3.支气管淋巴结核

可引起哮喘样呼吸困难，似结核菌素试验阳性，有结核接触史，X线胸片显示肺门有结节性致密影，阈围可见浸润。

4.气道异物

有吸入异物史，可出现持久的哮喘样呼吸困难，但以吸气性呼吸困难为主，而哮喘是以呼气性呼吸困难为主，且呼吸道异物者既往无反复气喘发作病史，X线检查及支气管镜可协助诊断。

5.支原体肺炎

部分患儿表现为喘息、肺部出现哮鸣音,可通过支原体抗体检测、X 线检查协助诊断。

6.先天性喉喘鸣

出生后数日即有持续性吸气性喘鸣,喉部有声,可见胸骨上窝凹陷,在俯卧位有时候喘鸣声消失,应用钙剂,维生素 D 治疗后好转。多在 6 个月至 2 岁消失

7.胃食管反流

进食后因胃、食管反流引起反射性气管痉挛而咳嗽喘息,可进行食管锁餐 X 线检查,食管 24 小时 pH 值测定以协助诊断。

二、治疗

抗变态反应性炎症治疗应越早越好,要坚持长期、持续、规范、个体化治疗原则,发作期快速缓解症状,给予抗炎、平喘治疗;缓解期防止症状加重或反复,采取抗炎、降低气道高反应性、防止气道重塑、避免触发因素、做好自我管理等措施。

根据哮喘的严重程度(级别)决定开始剂量,如治疗初期选择较大剂量吸入型糖皮质激素时,应在 2~3 个月的时间较快减量到能控制哮喘发作的本级别中最适有效剂量在各级治疗中,每 1~3 个月审核 1 次治疗方案,一旦症状得到控制应巩固至少 3 个月,然后降级治疗,直至确定维持哮喘控制的最小剂量如果哮喘没有得到控制,要立即升级治疗,但首先要检查患儿吸药技术和遵循用药方案的情况避免变应原和其他触发因素等,此即哮喘的阶梯式治疗方案

(一)去除病因

避免接触变应原,积极治疗和清除感染病灶,去除各种诱发因素,包括漆味、冷空气与灰尘等

(二)药物治疗

1.肾上腺皮质激素

(1)吸入疗法:儿童吸入倍氯米松(BDP)每次 100μg,每日 2~3 次,重度哮喘年长儿每日达 600~800μg、布地奈德(BUU)剂量同上,应用氟替卡松时剂量减半。现主张病情控制、稳定后逐步降低吸入剂量,吸入激素疗程应偏长,至少 1 年以上;

(2)口服用药:泼尼松 1~2mg/(kg·d),分 2~3 次服用,症状缓解后即停药,反复发作而需长期用药者,宜将维持量改为每日或隔日清晨顿服。

2.支气管扩张剂

(1)拟肾上腺素类药物:短效β_2受体激动剂是最有效的支气管扩张剂,有沙丁胺醇和特布他林,现主张按需吸入,在有症状时用作激素的补充治疗,每次 1~2 揿,每日<3~4 次。

(2)茶碱类:可选用缓释茶碱每次 6~8mg/kg,每日 2 次。

(3)抗胆碱药物:异丙托溴铵(溴化异丙托品),≤2 岁,125μg/d;>2 岁,25μg/d,分 3~4 次雾化吸入。0.025%溴化异丙托品溶液 1ml 用生理盐水稀释至 2~3ml,也可用异丙托溴铵气雾剂,每揿 20μg,每次 1~2 揿,3~4 次/d,与β_2受体激动剂合用,有协同作用。

3.过敏介质释放抑制剂

(1)色甘酸钠:不良反应少,可用于轻、中度哮喘患儿。

(2)酮替芬:年幼儿口服0.5mg/次,每日1~2次,儿童及成人1mg,每日1~2次,不良反应为口干、困倦和头晕等。

4.白三烯受体拮抗剂

扎鲁斯特与孟鲁斯特,扎鲁斯特适用于12岁以上哮喘的长期预防治疗,但不适用于哮喘发作期的解痉治疗。

5.抗生素

疑伴呼吸道(特别是并发肺炎者)细菌感染时,需同时选用适当抗生素。

6.其他药物

免疫调节剂和中药等。

(三)哮喘持续状态的治疗

1.吸氧

氧气浓度为40%,用面罩雾化吸入法较鼻塞法更为合适,使PaO_2保持在9.3~12.0kPa(70~90mmHg)。

2.补液及纠正酸中毒

可用1/5张含钠液纠正脱水,呼吸性酸中毒应以改善通气纠正,代谢性酸中毒常用吸氧及补液纠正,明显的代谢性酸中毒可用碳酸氢钠。

3.糖皮质激素

应早期、较大剂量、静脉应用。甲泼尼龙1~2mg/(kg·次)或氢化可的松5~10mg/(kg·次),静脉滴注,每8小时1次。

4.支气管扩张剂

(1)沙丁胺醇雾化剂吸入,常用0.5%沙丁胺醇溶液0.01~0.03ml/(kg·次),最大量1ml,用2~3ml生理盐水稀释,每4小时1次。

(2)氨茶碱4~5mg/(kg·次),20~30分钟内静脉滴注,继用维持量0.9~1.0mg/(kg·h)静脉滴注,3小时为度。如不用维持量,可于6小时后按开始剂量重复静脉滴注1次。如在6小时内曾用过氨茶碱,其开始的剂量应减半,有条件应在使用氨茶碱过程中进行药物血浓度检测,其有效而安全的浓度以10~15μg/ml为宜。

(3)上述奏效时可给予沙丁胺醇静脉滴注,学龄期5μg/(kg·次),学龄前期小儿用量减半、该药也可能引起心律不齐,必须用心电监测。

(4)以上治疗仍无效,又无插管及机械通气条件时,可试用异丙肾上腺素,开始0.1μg/(kg·min)(药物浓度85.5nmol/L)缓慢滴入,每10~20分钟剂量加倍,最大量不能超过3~4μg/(kg·min),直到PaO_2及通气功能改善或心率达180次/分钟时停用,症状好转后可维持用药24小时左右。

5.镇静剂

水合氯醛灌肠,慎用或禁用其他镇静剂;插管、机械呼吸可用地西泮。

6.机械通气的指征

(1)持续严重的呼吸困难;

(2)呼吸音减低到几乎听不到哮鸣音及呼吸音;

（3）因过度通气和呼吸肌疲劳而使胸廓运动受限；

（4）意识障碍，烦躁或抑制、昏迷；

（5）吸入40%氧，发绀毫无改善；

（6）$PaCO_2 \geq 8.60kPa$，呼吸器以定容型为好。

7.强心剂

如确有心力衰竭，可用洋地黄制剂。

三、病情观察

观察呼吸、心率等生命体征；观察咳嗽，气喘是否有清晨和（或）夜间发作规律及运动后加重规律注意观察使用支气管扩张剂或糖皮质激素后病情缓解的情况及不良反应。

四、病历记录

在病程中记录诊断依据、治疗内容与疗效观察；在出院小结中记录家长与患儿出院后防止发作的注意事项、门诊随访及出院医嘱。

五、注意事项

（一）医患沟通

制定个体化的治疗方案，年幼儿在应用定量气雾剂激素吸入时应配合储雾罐吸入，应教会患者及其家属自我管理，与患儿建立良好的医患关系。

（二）经验指导

1.诊断哮喘应除外其他引起喘息的疾病。

2.当患儿使用拟肾上腺素类药物无效时，可能因气道被痰栓阻塞，或严重缺氧、酸中毒引起支气管平滑肌受体缺乏反应所致，此时应停止重复大量应用，以免发生意外致死。

3.连续使用$β_2$激动剂可发生耐药性，但停药1~2周可完全恢复。

4.糖皮质激素是目前治疗哮喘最有效的药物，但长期使用可能产生众多不良反应，应严格掌握口服和静脉用药的适应证，一般只用于重症发作患者。尽可能采用吸入疗法，吸入激素疗程偏长，至少6个月至2年或更长时间。

5.吸入激素后应漱口，以减少口腔鹅口疮和声嘶发生。

（张本金）

第五节 支气管扩张症

支气管扩张症是以感染及支气管阻塞为根本病因的慢性支气管病患，分为先天性与后天性两种。前者因支气管发育不良，后者常继发于麻疹、百日咳、毛细支气管炎、腺病毒性肺炎、支气管哮喘、局部异物堵塞或肿块压迫。本病属于中医"肺络张"范畴，系痰热壅肺，瘀阻肺络所致。

一、诊断要点

（一）临床表现

慢性咳嗽，痰多，多见于清晨起床后或变换体位时，痰量或多或少，含稠厚脓液，臭味不重，痰液呈脓性，静置后可分层，反复咳血，时有发热。患儿发育差，发绀，消瘦，贫血。病久可有杵状指（趾）、胸廓畸形，最终可致肺源性心脏病。

（二）实验室检查

1. 血常规

血红蛋白降低，急性感染时白细胞总数及中性粒细胞增高。可见核左移。

2. 痰培养

可获致病菌，多为混合感染。

3. X 线胸部平片

早期见肺纹理增多，粗而紊乱。典型后期变化为两中下肺野蜂窝状阴影，常伴肺不张、心脏及纵隔移位。继发感染时可见支气管周围炎症改变，必要时可行肺部 CT 检查。

4. 支气管造影

示支气管呈柱状、梭状、囊状扩张，是确诊及决定是否手术与手术范围的重要手段，宜在感染控制后进行。

二、鉴别诊断

本病与慢性肺结核、慢性支气管炎、肺脓肿、先天性肺囊肿、肺隔离症、肺吸虫病等的鉴别主要在于 X 线表现不同。此外，痰液检查、结核菌素试验、肺吸虫抗原皮试等亦可帮助诊断。

三、中医治疗

（一）辨证论治

1. 风热犯肺（初期）

主证：咳嗽痰多，痰稠色黄，可见血丝，口干欲饮，恶寒发热，咽喉痛痒，头痛，舌红苔薄黄，脉浮数。

治法：疏风清热，辛凉解表。

方药：桑菊饮加减。桑叶、菊花、黄芩、连翘、杏仁、桔梗、薄荷、甘草。

2. 痰热壅肺（急性发作期）

主证：发热咳嗽，痰多浓稠，甚则咳血，口渴喜饮，尿黄便干，苔黄腻，脉滑数。

治法：清热涤痰肃肺。

方药：清金化痰汤加减。桑白皮、黄芩、栀子、知母、贝母、瓜蒌、桔梗、麦冬、橘红、茯苓、冬瓜仁、鱼腥草、白茅根。

3. 肝火犯肺

主证：烦躁易怒，啼哭无常，咳嗽，痰中带血，或咳血深红色，口苦咽干，咳则胸胁牵痛，大便干结，小便黄，舌红，苔薄黄，脉弦数。

治法：清肝泻肺，和络止血。

方药：黛蛤散合泻白散加减。桑白皮、地骨皮、海蛤壳、青黛、粳米、甘草。

4.正虚邪恋（缓解期）

主证：咳嗽痰少，咳声无力，痰中带血，口干咽燥，神倦消瘦，舌淡红，脉虚细。

治法：益气养阴，兼清余邪。

方药：人参五味子汤合泻白散加减。人参、白术、茯苓、五味子、麦冬、桑白皮、地骨皮、仙鹤草、藕节、紫菀、阿胶、当归、炙甘草、大枣。

（二）其他疗法

1.中药成药

咳嗽痰多可选蛇胆川贝液、橘红丸、达肺丸。咯血可选十灰散、云南白药、三七粉。

2.单方验方

百合方由百合2份，白及3份，沙参与百部各1份组成，诸药研为散剂或制成丸剂，每次3~6g，每日2次，用于恢复期。

3.针灸

主穴取肺俞、巨骨、尺泽穴，配穴取列缺、孔最、太渊穴。每次针刺3~5穴，平补平泻法，留针5~10分钟，每日1~2次。

四、西医治疗

（一）一般治疗

多晒太阳，呼吸新鲜空气，注意休息，加强营养。

（二）排除支气管分泌物

1.顺位排痰法每日进行2次，每次20分钟。

2.痰稠者可服氯化铵，30~60mg/（kg·d），分3次口服。

3.雾化吸入：在雾化液中加入异丙肾上腺素有利痰液排出。

（三）控制感染

急性发作期选用有效抗生素，针对肺炎链球菌及流感嗜血杆菌有效的抗生素，如阿莫西林、磺胺二甲嘧啶、新的大环内酯类药物、二代头孢菌素是合理的选择。疗程不定，至少7~10日。

（四）人免疫球蛋白

对于低丙种球蛋白血症的患儿，人免疫球蛋白替代治疗能够防止支气管扩张病变的进展。

（五）咳血的处理

一般可予止血药，如酚磺乙胺、卡巴克络等。大量咳血可用垂体后叶素0.3U/kg，溶于10%葡萄糖注射液内缓慢静脉滴注。

（六）手术治疗

切除病肺为根本疗法。手术指征为，病肺不超过一叶或一侧、反复咳血或反复感染用药物不易控制、体位引流不合作、小儿内科治疗9~12个月以上无效、病儿一般情况日趋恶化者。

（张本金）

第十三章　造血系统疾病

第一节　造血器官的发育和血常规特点

一、造血器官的发育

造血器官起源于中胚叶，包括肝、脾、骨髓、胸腺和淋巴结等器官。在胚胎期和出生后的各个不同发育阶段，主要的造血器官并不相同。

（一）胎儿期造血

胎儿期的造血是一个动态过程，首先在卵黄囊开始，继而在肝脏，最后在骨髓呈现稳定的造血、胎儿期的造血可分三个阶段：

1.中胚叶造血期

造血发育过程中孕体最初的成熟血细胞和祖细胞是由卵黄囊提供的，约在胚胎第10~14天就可以看到卵黄囊壁上的中胚层间质细胞开始分化聚集成细胞团，成为血管和造血系统的最初发育部位。这些中胚层细胞的不同空固定位使得周围的细胞最终获得内皮细胞的形态学和免疫表型特征，而中间的细胞则消失，形成最初的血管腔。中胚层的造血细胞来源于原始血细胞，也称为"血岛"，临近于发育的卵黄囊血管内新形成的血管内皮细胞。血岛几乎全部由红细胞构成，但也有少量的巨核细胞，原始血细胞呈强嗜碱性，不含血红蛋白，分化后，其中大部分细胞的胞浆内出现血红蛋白，成为初级原始红细胞。血红蛋白主要为两种泳动慢的血红蛋白GowerI和血红蛋白GowerII，前者的结构是（$2\varepsilon2$，后者是$\zeta2\gamma2$，。此外还有极微量的血红蛋白portland，其结构是，后期出现血红蛋白F（$\alpha2\gamma2$）。卵黄囊是孕3~6周红细胞生成的主要部位，以维持胚胎的活性直至肝脏开始造血。

2.肝脾造血期

胚胎中期以肝脏造血为主。循环的建立使卵黄锻来源的原始有核红细胞进入胚胎组织，并迁移至肝脏，成为孕6~22周主要的胎儿期造血部位。在孕6周时干细胞迁移入肝脏，在肝脏的窦状隙出现造血细胞肝脏中约有一半的有核细胞是红细胞，只有少量的髓系和巨核细胞。肝脏制造的红细胞称为定型的原红细胞，它可分化成无核的红细胞，经血窦壁进入血流。自胚胎12周后，不再合成血红蛋白GowerI和GowerII等，而以合成胎儿血红蛋白F（$\alpha2\gamma2$）为主，并出现少量的成人血红蛋白HbA1（$\alpha2\gamma2$）和HbA2（$\alpha2\delta2$）。肝脏约于初生时停止造血。在孕7周左右，继肝脏造血后脾脏也成为造血部位，而且贯穿整个胎儿期，但密度明显低于胎肝。3~6个月的胎儿脾脏造血细胞主要是中幼红细胞和晚幼红细胞，不成熟的髓系和红系祖细胞少见或者阙如。脾脏晚幼红细胞主要分布于血管和脾窦。而且没有造血生长因子如粒细胞集落刺激因子（G-CSF）和红细胞生成素（EPO）的表达。至胎儿5个月之后，脾脏造红细胞和粒细胞的功能减退，并逐渐消失，而制造淋巴细胞的功能可维持终身。

3.骨髓造血期

骨髓造血始于孕 11 周特异性的中胚层结构，由松散的间充质细胞围绕中央动脉形成，骨或骨髓内驻入血管和来自骨膜的细胞，形成骨髓腔。一旦骨髓腔形成，血管周围结缔组织就成为造血部位。在胎儿的胫、股等管状骨的原始髓腔内，骨小梁的静脉窦附近开始制造幼红细胞，而离静脉窦较远处制造粒细胞。随着胎儿的发育，幼红细胞的造血灶远离骨小梁与邻近的白细胞造血灶一起混合增生，同时还制造巨核细胞。在孕 22 周后，骨髓成为主要的造血部位，并成为永久造血器官直至终身。继股骨、骨盆、胫腓骨和肱骨后，胎儿期造血最为旺盛的位置是脊椎。而且胎儿骨髓是粒系和巨核系造血的主要部位。至胎儿 32 周，骨髓中粒、红、巨核细胞等系统增生都很活跃。初生时所有的骨髓都充满造血组织。

胎儿期造血的 3 个阶段并不是截然分开的，而是互相交错，此消彼长。

(二) 生后造血

1.骨髓造血

出生后主要是骨髓造血。婴幼儿期所有骨髓均为红骨髓，全部参与造血，以满足生长发育的需要。因此，出生后第一年常选择胫骨为骨穿部位。5~7 岁开始，脂肪组织（黄髓）逐渐代替长骨中的造血组织，因此到了年长儿和成人期，红骨髓仅限于肋骨、胸骨、脊椎、骨盆、颅骨、锁骨和肩胛骨，但黄髓仍有潜在的造血功能，所以当需要增加造血时，它可转变为红髓而恢复造血功能。小儿在出生后头几年缺少黄髓，故造血代偿潜力小，如果需要增加造血，就会出现髓外造血。

2.骨髓外造血

在正常情况下，骨髓外造血极少。出生后（尤其是在婴儿期），当发生感染性贫血或溶血性贫血等需要增加造血时，肝、脾和淋巴结可随时适应需要，恢复到胎儿时的造血状态，从而出现肝、脾、淋巴结肿大。同时外周血中可出现有核红细胞和（或）幼稚中性粒细胞。这是小儿造血器官的一种特殊反应，称为"髓外造血"，感染及贫血纠正后可恢复正常。

(三) 造血细胞的发育和调节

胎儿时期不仅造血的解剖部位随时间发生变化，而且其中所产生的造血细胞也有显著的不同。目前，虽然相关的调节机制还不十分确切，但有一点是肯定的，即所有的造血组织都起源于多能造血干细胞。多能造血干细胞是指具有自我更新和复制成熟为所有血细胞系的细胞。多能造血干细胞进一步分化为祖细胞和定向干细胞，后者在造血生长因子的作用下经过原始、早幼、中幼、晚幼各阶段，发育增生成熟为各系血细胞。

红系造血受到由巨噬细胞、淋巴细胞和基质细胞所产生的生长因子的控制。其中以红细胞生成素（EPO）最为重要。EPO 与幼稚红细胞表面的受体结合，刺激幼稚红细胞分化、成熟，使其由红系祖细胞或前体细胞 BFU-E 分化成熟为红细胞。EPO 基因表达的调节涉及一个氧敏感机制，缺氧和贫血都将通过刺激 EPOmRNA 转录而刺激红系造血增加。胎儿肝脏在胎儿早期和中期通过单核细胞和巨噬细胞产生 EPO。在胎儿后期和出生后 1 周内，EPO 的产生部位从肝脏转移到肾脏。EPO 不能通过胎盘，因此母亲 EPO 的产生并不影响胎儿红细胞的生成。

粒细胞集落刺激因子（G-CSF）的主要生理作用之一就是调节和促进粒细胞的产生。

胎儿早期和中期粒细胞缺少，但是在其肝脏、骨髓和血液中含有较丰富的粒细胞-巨噬细胞集落形成单位（CFU-GM），因此，胎儿中期粒细胞缺乏被认为是G-CSF合成较少导致。早产儿可能会因为缺少粒细胞而具较高的细菌感染风险。

巨核细胞是由其定向干细胞—巨核细胞集落形成单位（CFU-Meg）分化成熟而形成的。原始的巨核细胞在成熟和生成血小板的过程中，受到以血小板生成素（TPO）为主的细胞因子的调节。TPO在诱导巨核细胞的增生、促进巨核细胞成熟和增加血小板数量方面都起到重要作用。

二、小儿血常规及其特点

胎儿和儿童的造血处于动态变化中，出生后的血细胞数量和成分随年龄变化而有所不同。

（一）红细胞和血红蛋白

在红细胞生成素（EPO）的作用下，红细胞系的单能干细胞向原红细胞分化，经过早幼红、中幼红、晚幼红细胞，约共分裂增生四次。晚幼红细胞继续分化，经网织红细胞至成熟红细胞。由原红细胞至网织红细胞的成熟时间约为5天，网织红细胞在骨髓内的停留时间约为3天左右。红细胞生成素受组织中氧含量的影响，胎儿期组织氧含量低，红细胞生成素合成增加，血浆中浓度高，故红细胞增生旺盛，初生时红细胞可达$(5\sim7)\times10^{12}$/L（500万~700万/mm²），血红蛋白饱170g/L左右（17g/dl）。未成熟儿可稍低，一般胎龄24周后血红蛋白为140~150g/L（14~15g/dl）。出生后6~12小时由于不显性失水，血液稍浓缩，红细胞数量相应增高。由于出生后肺呼吸的建立，动脉血氧饱和度由45%增至95%，至红细胞生成素合成明显减少，骨髓生成红细胞的功能下降。此外，胎儿期红细胞寿命缩短，可于短期内破坏，出生后10日内红细胞、血红细胞约减少20%，以后继续下降，至生后2~3个月达最低水平，红细胞下降至110g/L（11gdl）以下。未成熟胎儿红细胞与血红蛋白的下降更明显，血红蛋白于生后3~7周可降至70~90g/L（7~9g/dl），此阶段称为生理性贫血。红细胞的降低限度比血红蛋白和红细胞比容的降低限度略轻，主要因为有体积较小的红细胞出现之故。出生时红细胞平均直径8.6μm，以后逐渐变小至7.2μm。在婴儿期红细胞计数约维持在4×10^{12}/L（400万mm²），血红蛋白在110g/L（11g/dl）左右。至12岁红细胞与血红蛋白达成人水平。红细胞平均容积（MCV）初生时为113μm³，血红蛋白饱满。出生后1周内很快变小，2~3个月左右达最低值，在1岁时约77μm³，4~5岁后达正常低限80μm³，以后渐至成人水平（90μm³）。

网织红细胞在初生时较高，约为红细胞的4%~6%，出生后5~7天近于消失。出生3个月以内维持在低水平，约0.3%，以后增加，婴儿期以后达成人水平（0.5%~1.5%）。

此外，初生时周围血中可见到少数有核红细胞，平均3~10个/100白细胞，未成熟儿可高达10~20个/100白细胞，出生后3~7天逐渐消失。

血红蛋白除量的变化外，还有质的改变。人类的血红蛋白从胚胎、胎儿、婴儿至成人期其结构并不一致，共6种不同的血红蛋白。在胚胎4~8周主要是血红蛋白GowerI、GowerII和Portland。胚胎8周以后主要是血红蛋白F（HbF），至胎儿6个月时HbF约占血红蛋白总量的90%，以后渐下降，至初生时占70%~75%。出生后HbF的量迅速下降，至6~12个月时只占血红蛋白总量的2%以下，逐渐达成人水平。此外，还有两种成人血红蛋白HbA1（α2β2）和HbA2（α2δ2），胎儿6月时，A1仅占5%~10%，以后逐渐上升，至初生时为 30%，至 6~12 个月后，达成人水平（95%以上）。血红蛋白 A2 在初生时不足 1%，出生后 12 个月增加到 2%~3%。此后，血红蛋白 A1 与 A2 的比例保持在 30∶1。

（二）血红蛋白种类

血红蛋白除上述量的变化外还有质的改变。人类从胚胎、胎儿、儿童到成人的红细胞内，正常情况下可以检测到 6 种不同的血红蛋白分子：胚胎期的血红蛋白 GowerI，GowerII 和 Portland；胎儿期胎儿血红蛋白 HbF（α2γ2）；成人血红蛋白 HbA（α2β2）和 HbA2（α2δ2）。

胚胎期血红蛋白在胚胎 12 周时消失，为 HbF 所代替。胎儿 6 个月时 HbF 占 0.90，而 HbA 仅占 0.05~0.10；以后 HbA 合成逐渐增加，至出生时 HbF 占 0.70，HhA 约占 0.30，HhA$_2$<0.01。出生后，HhF 合成迅速下降，1 岁时 HbF 不超过 0.05，至 2 岁时不超过 0.02；同时，HbA 合成增加，6~12 个月后达到成人水平。成人 HbA 约占 0.95，HbA2 占 0.02~0.03，HbF 不超过 0.02。胎儿血红蛋白所具有的抗碱变性的特征使其成为检测 HbF 的基础。

（三）白细胞数与分类

初生时白细胞数 $15\times10^9/L$~$20\times10^9/L$，生后 6~12 小时达 $21\times10^9/L$~$28\times10^9/L$，然后逐渐下降，1 周左右达 $12\times10^9/L$，婴儿期白细胞数维持在 $10\times10^9/L$ 左右，8 岁以后接近成人水平。白细胞数受哭闹、进食、肌肉紧张、疼痛及缺氧等多种因素影响。

白细胞分类中粒细胞与淋巴细胞的百分比变化较大。出生时中性粒细胞约占 0.62，淋巴细胞约占 0.30，生后 4~6 天时两者比例大致相等；之后淋巴细胞比例上升，约占 0.60，中性粒细胞约占 0.35，至 4~6 岁时两者比例大致相等。此后中性粒细胞增加，淋巴细胞减少，逐渐达到成人比例，粒细胞约占 0.65。此外，初生儿外周血中也可出现少量幼稚中性粒细胞，但在数天内即可消失。

（四）血小板数

新生儿期血小板数量波动比较大，6 个月后与成人相似，约为 $150\times10^9/L$~$350\times10^9/L$；我国规定低于 $100\times10^9/L$ 为血小板减少。

（五）血容量

小儿血容量相对较成人多，新生儿血容量约占体重的 10%，平均 300ml；儿童约占体重的 8%~10%；成人血容量约占体重的 6%~8%。

只有充分理解小儿造血和血常规的特点，充分认识到与成人的不同，而且其血常规即便在小儿的各个时期也是不完全一样的，这样才能在临床中正确开展工作。造血系统疾病表面很复杂，一般医生不敢问津，即便是很多儿科医生也不愿意从事血液专业。其实血液系统疾病和相关知识，条理清楚明白，主要分为四类：贫血性疾病、出血性疾病、肿瘤和输血疗法。只要把握了血象规律，能熟练骨穿、腰穿（鞘内注射），读得懂骨髓检查报告，弄懂血液病的原理，做一个称职的血液儿科医生也是很容易的。

（彭程）

第二节 溶血性贫血

溶血性贫血是由于红细胞的破坏加速致其生存期缩短，而骨髓造血虽增强但不足以代偿红细胞破坏所致的一组贫血。

一、遗传性球形红细胞增多症

遗传性球形红细胞增多症遗传性球形红细胞增多症（HS）是一种先天性红细胞膜骨架蛋白异常引起的遗传性溶血病。其主要特点是外周血中见到较多小球形红细胞。临床上以贫血、黄疸、脾大、血液中球形红细胞增多、呈慢性贫血病程，并伴有溶血反复急性发作为主要特征。现已明确，HS是一种红细胞膜蛋白基因异常引起的遗传性疾病。

（一）病因和发病机制

红细胞膜由双层脂质和膜蛋白组成。本病由于调控红细胞膜蛋白的基因突变造成红细胞膜缺陷所致，大多数为常染色体显性遗传，少数为常染色体隐性遗传。基因突变造成多种膜蛋白（主要是膜骨架蛋白）单独或联合缺陷，主要有：①锚蛋白缺乏；②带3蛋白缺乏；③血影蛋白缺乏；④4.2蛋白缺乏。

缺陷造成红细胞的病理生理改变：①红细胞膜双层脂质不稳定以出芽形式形成囊状而丢失，使红细胞表面积减少，表面积与体积比值下降，红细胞变成球形；②红细胞膜阳离子通透增加，钠和水进入胞内而钾透出胞外，为了维持红细胞内外钠离子平衡，钠泵作用加强致ATP缺乏，钙-ATP酶受抑，致细胞内钙离子浓度升高并沉积在红细胞膜上；③红细胞膜蛋白磷酸化功能下降，过氧化酶增加，与膜结合的血红蛋白增加，导致红细胞变形性下降。以上改变使红细胞膜的变形性能和柔韧性能减弱，少量水分进入胞内即易胀破而溶血，红细胞通过脾时易被破坏而溶解，发生血管外溶血。

（二）临床表现

贫血、黄疸、脾大是本病最大特征，而且在慢性溶血性贫血的过程中易出现急性溶血发作。发病年龄越小，症状越重。新生儿期起病者出现急性溶血性贫血和高胆红素血症；婴儿和儿童患者贫血的限度差异较大，大多为轻至中度贫血。黄疸可见于大部分患者，多为轻度，呈间歇性。几乎所有患者有脾大，且随年龄增长而逐渐显著，溶血危象时肿大明显。肝多为轻度肿大。未行脾切除患者可并发色素性胆石症，10岁以下发生率为5%，发现胆结石最小年龄为4~5岁。长期贫血可因骨髓代偿造血而致骨骼改变，但限度一般较地中海贫血轻。偶见踝部溃疡。

在慢性病程中，可因感染、劳累或情绪紧张等因素诱发"溶血危象"：贫血和黄疸突然加重，伴有发热、寒战、呕吐，脾大显著并有疼痛。还可出现"再生障碍危象"：以红系造血受抑为主的骨髓造血功能暂时性抑制，出现严重贫血，可有不同限度的白细胞和血小板减少；危象与微小病毒感染有关，呈自限性过程，持续数天或1~2周缓解。

（三）辅助检查

1.血常规

贫血多为轻至中度，发生危象时可呈重度；网织红细胞升高；MCV和MCH多正常，MCHC可增加；白细胞及血小板多正常。外周血涂片可见胞体小、染色深、中心浅染区消失的球形红细胞增多，是本病的特征，占红细胞数的0.2~0.4，大多在0.10以上。少数患者球形红细胞数量少或红细胞形态改变不明显。

2.红细胞渗透脆性试验

大多数病例红细胞渗透脆性增加，0.5%~0.75%盐水开始溶血，0.40%完全溶血。24h孵育脆性试验则100%病例阳性。

3.其他

溶血的证据如血清间接胆红素和游离血红蛋白增高，结合珠蛋白降低，尿中尿胆原增加。红细胞A身溶血试验阳性，加入葡萄糖或ATP可以纠正。骨髓象示红细胞系统明显增生，但有核红细胞形态无异常。酸化甘油试验阳性。采用十二磺酸钠聚丙烯酰胺凝胶电泳或放射免疫法测定膜蛋白含量有助于判断膜蛋白的缺陷。分子生物学方法可确定基因突变位点。

（四）诊断和鉴别诊断

根据贫血、黄疸、脾大等临床表现，球形红细胞增多，红细胞渗透脆性增加即可做出诊断；阳性家族史更有助于确诊。对于球形红细胞数量不多者，可做孵育后红细胞渗透脆性试验和自身溶血试验，如为阳性存诊断意义。鉴别诊断的疾病种类：自身免疫性溶血性贫血，黄疸型肝炎等。

（五）治疗

1.一般治疗

注意防治感染，避免劳累和情绪紧张。适当补充叶酸。

2.防治高胆红素血症

见于新生儿发病者。

3.输注红细胞

贫血轻者无须输红细胞，重度贫血或发生溶血危象时应输红细胞。发生再生障碍危象时可输红细胞，必要时输血小板。

4.脾切除

脾切除对常染色体显性遗传病例有显著疗效，术后黄疸消失、贫血纠正，不再发生溶血危象和再生障碍危象，红细胞寿命延长，但不能根除先天缺陷。手术应于5岁以后进行，因过早切脾可降低机体免疫功能，易发生严重感染。若反复再生障碍危象或重度溶血性贫血致生长发育迟缓，则手术年龄可提早。为防止术后感染，应在术前1~2周注射多价肺炎球菌疫苗，术后应用长效青霉素预防治疗1年。脾切除术后血小板数于短期内升高，如PLT>800×10^9/L，应予抗血小板凝集药物如双嘧达莫（可抑制血小板凝集，高浓度可抑制血小板释放）等。

二、红细胞葡萄糖-6-磷酸脱氢酶缺乏症

红细胞葡萄糖-6-磷酸脱氢酶（G-6-PD）缺乏症是一种X-连锁不完全显性遗传性溶血性疾病，患者常在一定诱因下才会出现溶血发作。本病分布遍及世界各地，估计全世界有2亿以上的人有G-6-PD缺乏症，但各地区、各民族间的发病率差异很大，常在疟疾高发区、地中海贫血和异常血红蛋白病流行地区出现。地中海沿岸国家、东南亚、印度、非洲、美洲等地发病率高；在我国，此病主要见于长江流域及其以南各省，以云南省、海南省、广东省、广西壮族自治区、福建省、四川省、江西省、贵州省、重庆等地

的发病率较高，北方地区较为少见。

（一）发病机制

本病发生溶血的机制尚未完全明了。目前认为服用氧化性药物（如伯氨喹）诱发溶血的机制为：G-6-PD是红细胞葡萄糖磷酸戊糖旁路代谢中所必需的脱氢酶，它使6-磷酸葡萄糖释出H^+，从而使辅酶Ⅱ（NADP）还原成还原型辅酶Ⅱ（NADpH）。NADpH是红细胞内抗氧化的重要物质，它能使红细胞内的氧化型谷胱甘肽（GSSG）还原成还原型谷胱甘肽（GSH）和维持过氧化氢酶（Cat）的活性。Cat是过氧化氢（H_2O_2）还原成水的还原酶。GSH的主要作用包括：①保护红细胞内含硫氢基（-SH）的血红蛋白、酶蛋白和膜蛋白的完整性，避免H_2O_2对含-SH基物质的氧化；②与谷胱甘肽过氧化酶（GSHpx）共同使H_2O_2还原成水。G-6-PD缺乏时，NADpH生成不足，Cat和GSH减少。因此，当机体受到氧化物侵害时氧化作用产生的H_2O_2不能被及时还原成水，过多的H_2O_2作用于含-SH基的血红蛋白、膜蛋白和酶蛋白，致血红蛋白和膜蛋白均发生氧化损伤。血红蛋白氧化成高铁血红蛋白和变性珠蛋白小体，红细胞膜地过氧损伤则致膜脂质和膜蛋白疏基的氧化。上述作用最终造成红细胞膜的氧化损伤和溶血。

溶血过程呈自限性，因新生的红细胞G-6-PD活性较高，对氧化剂药物有较强的"抵抗性"，当衰老红细胞酶活性过低而被破坏后，新生红细胞即代偿性增加，故不再发生溶血。蚕豆诱发溶血的机制未明，很多G-6-PD缺乏者在进食蚕豆后并不一定发病，有待进一步研究。

（二）临床表现

根据诱发溶血的不同原因，可分为以下5种临床类型。

1.蚕豆病

任何年龄可以发生，但常见于<10岁小儿，男孩多见。常在蚕豆成熟季节流行，进食蚕豆或蚕豆制品（如粉丝）均可致病，母亲食蚕豆后哺乳可使婴儿发病。通常于进食蚕豆或其制品后24~48h内发病，潜伏期越短，病情越重，表现为急性血管内溶血。

轻者仅有轻微溶血和贫血，不伴有黄疸和血红蛋白尿，不易被发现。重者可以在短期内出现溶血危象，表现为迅速贫血、伴有黄疸和血红蛋白尿；由于红细胞大量溶解及其分解产物的作用，常出现畏寒、发热、恶心、呕吐、腹痛、腰痛等；血红蛋白尿的出现提示溶血严重或溶血在继续，尿色呈酱油色、浓茶色、红葡萄酒色；溶血严重者还可出现少尿、无尿、酸中毒和急性肾衰竭，甚至抽搐、休克、死亡。

轻者溶血过程呈自限性，重者需要及时治疗，以免病情进行性发展导致严重后果。

2.伯氨喹型药物性溶血性贫血

伯氨喹型药物性溶血性贫血是由于服用某些具有氧化特性的药物而引起的急性溶血，常于服药后1~3天出现急性血管内溶血。有头晕、厌食、恶心、呕吐、疲乏等症状，继而出现黄疸、血红蛋白尿，溶血严重者可出现少尿、无尿、酸中毒和急性肾衰竭。溶血过程呈自限性是本病的重要特点，轻症的溶血持续1~2天或1周左右临床症状逐渐改善而自愈。

3.感染诱发的溶血

细菌、病毒感染如急性传染性肝炎、上呼吸道感染、肺炎、腹泻、败血症、伤寒、菌痢、传染性单核细胞增多症、水痘等可诱发G-6-PD缺乏者发生溶血，一般于感染后几天之内突然发生溶血,限度大多较轻,黄疸多不显著。

4.新生儿黄疸

在 G-6-PD 缺乏症高发地区由 G-6-PD 缺乏引起的新生儿黄疸并不少见。感染、病理产、缺氧、给新生儿哺乳的母亲服用氧化剂药物、给新生儿穿戴有樟脑丸气味的衣服等均可诱发溶血,但也有不少病例无明显诱因。黄疸大多于出生 2~4 天、早至生后 24h 内迟至 2 周出现,中-重度黄疸为主,半数患儿可有肝脾大,贫血大多数为轻度或中度,重者可致胆红素脑病。

5.先天性非球形细胞性溶血性贫血(CNSHA)

先天性非球形细胞性溶血性贫血是一种少见类型,预后不良。在无诱因情况下出现慢性自发性血管内、外溶血。常于婴儿期发病,表现为贫血、黄疸、脾大;可因感染或服药而诱发急性溶血,甚而产生溶血危象或再障危象。约有半数病例在新生儿期以高胆红素血症起病。

(三)实验室检查

1.血常规

急性溶血时红细胞数和血红蛋白迅速下降,网织红细胞增加,白细胞数正常或增加,血小板数正常;外周血可见有核红细胞、多染红细胞、红细胞碎片。

2.红细胞 G-6-PD 缺乏的筛选试验

常用 3 种方法。

(1)高铁血红蛋白还原实验:通过 NADpH 还原高铁血红蛋白的能力来间接测定 G-6-PD 活性。正常还原率>0.75;中间型为 0.74~0.31;显著缺乏者<0.30。此试验简易,敏感性高,但特异性稍差,可出现假阳性。

(2)荧光斑点试验:NADpH 在长波紫外线照射下能显示荧光,而 NADP 无此作用。G-6-PD 活性正常者 10min 内出现荧光;中间缺乏者 10~30min 出现荧光;严重缺乏者 30min 仍不出现荧光。本试验敏感性和特异性均较高。

(3)硝基四氮唑蓝(NBT)纸片法:G-6-PD 活性正常者滤纸片呈紫蓝色,中间缺乏者呈淡蓝色,显著缺乏者呈红色。

3.红细胞 G-6-PD 活性测定

红细胞 G-6-PD 活性测定是特异性的直接诊断方法,是确诊的重要依据。主要是采用酶促反应中单位时间生成 NADpH 的量来反映 G-6-PD 活性。正常值随测定方法不同而异。G-6-PD 患者酶活性多在正常 10%以下。

4.基因诊断

采用分子生物学的方法,检测到引起 G-6-PD 缺乏的相应基因可以确诊此病,但是目前临床应用有限。

5.变性珠蛋白小体生成试验

在溶血时阳性细胞>0.05,溶血停止时呈阴性,CNSHA 持续阳性。此试验可以作为溶血的指征,但不是特异性试验,不稳定血红蛋白病患者和其他红细胞酶缺乏者此试验亦可为阳性。

(四)诊断

病史中有急性溶血特征,并有食蚕豆或服用氧化性药物史,或有新生儿黄疸,或自幼即出现原因未明的慢性溶血，都应考虑本病。结合实验室检查即可确诊。阳性家族史或过去病史均有助于临床诊断。

（五）鉴别诊断

1.不稳定血红蛋白病（UHb病）

本病包括HbH病，亦可因服用伯氨喹型药物诱发与G-6-PD缺乏症相似的急性溶血性贫血。但该病UHb筛选试验阳性和Hb电泳可见异常区带（如HbH）等可鉴别。

2.免疫性溶血性贫血

某些药物（如奎宁等）可诱发免疫性溶血性贫血，但药物诱发的往往仅直接Coombs试验，而免疫性者的直接Coombs试验和间接Coombs试验均阳性。

3.新生儿败血症

感染是新生儿G-6-PD缺乏症发生溶血性黄疸的主要诱因之一。因此，应注意鉴别G-6-PD正常的新生儿败血症。

（六）治疗

无特殊治疗，无溶血无须治疗。

发生急性溶血时，应去除诱因，停食蚕豆，停用可疑药物，治疗感染。

轻症者急性溶血期给予一般支持疗法和补液即可，不需要输血，去除诱因后溶血大多于1周内自行停止。溶血和贫血较重时，应供给足够水分，注意纠正电解质失衡，口服或静脉碳酸氢钠，使尿液保持碱性，以防止血红蛋白在肾小管内沉积，保护肾脏功能，如出现肾衰竭，应及时采取有效措施；严重贫血时，可输G-6-PD正常的红细胞1~2次。注意监视血红蛋白尿，直至消失。

新生儿黄疸按照新生儿高胆红素血症治疗。可用蓝光，个别严重者应考虑换血疗法，以防止胆红素脑病的发生。对CNSHA者，需要依赖输红细胞维持生命，脾脏切除可能有一定帮助，有条件可采用造血干细胞移植重建正常造血细胞。

三、地中海贫血

地中海贫血（简称地贫）又称海洋性贫血，据全国医学名词审定委员会规定应称为"珠蛋白生成障碍贫血"。是由于一种或多种珠蛋白肽链合成受阻或完全抑制，导致Hb成分组成异常，引起慢性溶血性贫血。

（一）病因及发病机制

正常人血红蛋白中的珠蛋白含有4种肽链，即α、β、γ和δ。根据珠蛋白肽链组合的不同形成三种血红蛋白，即HbA（$α_2β_2$）、HbA2（$α_2δ_2$）和HbF（$α_2γ_2$）。本病是由于遗传缺陷时，珠蛋白基因的缺失或点突变所致珠蛋白肽链合成障碍。根据肽链合成障碍的不同，分别成为α、β、δβ和δ等地中海贫血，其中以α和β地中海贫血较多见。

1.β地中海贫血

其病因主要为位于人类第11号染色体短臂1区2节（11p1.2）上的β珠蛋白基因簇发生点突变，少数为基因缺失。基因缺失和有些点突变可致β链的生成完全受到抑制；而有些点突变和缺失使β链的生成部分受到抑制。染色体上两个等位基因突变点相同者称为纯合子；同源染色体上只有一个突变点者称为杂合子；等位基因突变点不同者称为双重杂合子。

重型β地中海贫血因β链生成完全或几乎完全受到抑制，以致含有β链的HbA合成减少或消失，而多余的α链则与y链结合而成为 HbF，使 HbF 生成明显增加，由于 HbF 氧亲和力高，故会导致患者组织缺氧；还使得红细胞膜变硬，在骨髓内大多就被破坏，尽管小部分能释放入外周血中，在通过脾脏微循环时，也易被破坏。故临床上患儿常表现为慢性溶血性贫血，贫血和缺氧导致促红细胞生成素分泌增多，骨髓造血增加，常引起骨骼病变。贫血还会导致含铁血黄素沉着症，主要是由于肠道对铁的吸收增多，加之治疗过程中反复输血而造成。轻症β地中海贫血β链的合成仅轻度减少，故其生理病理改变十分轻微。中间型β地中海贫血，其生理病理改变介于重症与轻症之间。

2.α地中海贫血

主要是由于位于人体第 16 号染色体短臂末端（16p13.3）上的α珠蛋白基因簇的缺失所致，少数由基因点突变造成。重型α地中海贫血因α珠蛋白基因均缺失或缺陷，以致完全无α链生成，因而含有α链的 HbA、HbA_2 及 HbF 的合成均减少，患儿在胎儿期即发生大量γ链合成$γ_4$即（Hb Bart's），此物质对氧的亲和力极高，故而造成组织缺氧，引起胎儿水肿综合征。中间型α地中海贫血患者仅能合成少量的α链，其多余的β链即合成 HbH，HbH 对氧具有较高的亲和力，又是一种不稳定的血红蛋白，容易在红细胞内变性、沉淀而形成包涵体，造成红细胞膜僵硬使红细胞寿命缩短。轻型α地中海贫血病理改变轻微。

（二）临床表现和实验室检查

1.β地中海贫血

（1）重型：又称 Cooley 贫血。患儿出生时无症状，至 3~12 个月开始发病，呈慢性进行性贫血，表现为面色苍白，肝脾大，发育不良，常有轻度黄疸，症状随年龄增长而日益明显。常由于骨髓代偿性增生导致骨骼变大，髓腔增宽。患儿 1 岁后颅骨改变明显，形成地中海贫血特殊面容，表现为头颅变大、额部隆起、颧高、鼻梁塌陷，两眼距增宽。患儿常并发气管炎或肺炎。发生含铁血黄素沉着症时，常造成心力衰竭，是导致患儿死亡的重要原因之一。本病如不治疗，多于 5 岁前死亡。

实验室检查：①外周血常规呈小细胞低色素性贫血，红细胞大小不等，中央浅染区扩大，出现异形、靶形、碎片红细胞和有核红细胞、点彩红细胞、嗜多染性红细胞、豪-周小体等；②网织红细胞正常或增高；③骨髓象呈红细胞系统增生明显活跃，以中、晚幼红细胞占多数，成熟红细胞改变与外周血相同；④红细胞渗透脆性明显减低；⑤HbF 含量明显增高，大多>0.40，这是诊断重型β地中海贫血的重要依据；⑥1 岁以后小儿颅骨 X 线片片片可见颅骨内外板变薄，板障增宽，在骨皮质间出现垂直短发样骨刺改变；⑦基因诊断：β地中海贫血迄今已发现 100 多种突变类型，其中 10 多种为缺失型，其余均为点突变，中国人常见的基因突变类型：CD41/42（-TTCT），-28（A-G），ISV-II-654，CD17（A-T），CD71/72（＋A），大多数重型β地中海贫血患者是此类基因突变的纯合子或者双重杂合子。

（2）轻型：本病易被忽略，患者无症状或轻度贫血，脾不大或轻度大。病程经过良好，能存活至老年。

实验室检查：HbA_2 含量增高，HbF 含量正常。

（3）中间型：多于幼童期出现症状，常呈中度贫血，脾脏轻或中度大，部分患儿可有黄疸，骨骼改变较轻。

2.α地中海贫血

（1）重型：常发生胎儿水肿综合征，表现为流产、死胎或胎儿娩出半小时内即死亡，胎儿重度贫血、黄疸、水肿、肝脾大、出现腹腔积液及胸腔积液等。胎盘质脆且巨大。

实验室检查：外周血中成熟红细胞形态改变如重型β地中海贫血，有核红细胞和网织红细胞明显增高。血红蛋白中无 HbA、HbA_2 和 HbF，几乎全是 HbBart's 或同时有少量 HbH。

基因诊断：中国人常见的α基因突变类型包括--SEA，-α3.7，-α4.2，αCS，--THAI，αQS，重型α地中海贫血患者常常是--SEA、--THAI 等同时缺失 2 个α基因的突变类型的纯合子。

（2）轻型：患者无症状。

实验室检查：红细胞形态有轻度改变，如大小不等、中央浅染、异形等；红细胞渗透脆性降低；变性珠蛋白小体阳性；HbA_2 和 HbF 含量正常或稍低。

（3）中间型：又称血红蛋白H病，此型临床表现差异较大，出现贫血的时间和贫血轻重不一。大多在婴儿期以后逐渐出现贫血、疲乏无力、肝脾大、轻度黄疸；年龄较大患者可出现类似重型β地中海贫血的特殊面容。并发呼吸道感染或服用氧化性药物、抗疟药物等可诱发急性溶血而加重贫血，甚至发生溶血危象。

实验室检查：外周血常规和骨髓象的改变类似重型β地中海贫血；红细胞渗透脆性减低；变性珠蛋白小体阳性；HbA_2 及 HbF 含量正常。包涵体生成试验阳性。

基因诊断：中国人常见的α基因突变类型包括-SEA，-α3.7，-α4.2，αCS，-THAI，αQS，中间型α地中海贫血患者可以是同时缺失 1 个α基因的突变类型的纯合子，也可以是两种基因突变类型的杂合子。

（三）诊断及鉴别诊断

根据临床表现、实验室检查，结合阳性家族史，一般不难做出诊断。有条件者还可进行基因诊断以进一步确诊。

应与以下疾病进行鉴别。

1.缺铁性贫血

轻型地中海贫血因其临床表现与血常规检查与缺铁性贫血相似，故易混淆。缺铁性贫血常有缺铁诱因，有关铁代谢的检查及铁剂治疗有效常可鉴别。

2.传染性肝炎或肝硬化

因HbH病贫血常伴肝脾大，黄疸，少数病例还会出现肝功能损害，故易被误诊为传染性肝炎或肝硬化。通过病史询问、特殊家族史、红细胞形态观察、血红蛋白电泳检查、肝功能检查可鉴别。

（四）治疗

1.治疗原则

轻型地中海贫血不需治疗；中间型α地中海贫血应避免感染和用过氧化性药物，中度贫血伴脾大者可做切脾手术。中间型β地中海贫血一般不输血，但遇感染、应激、手术等情况下，可适当予浓缩红细胞输注；重型β地中海贫血，高量输血联合除铁治疗是基本的治疗措施；造血干细胞移植（包括骨髓、外周血、脐血）是根治本病的唯一临床方法，有条件者应争取尽早行根治手术。地中海贫血病人应注意休息和营养，积极预防感染，适当补充叶酸和维生素 E。

2.输浓缩红细胞

（1）低量输血：单纯的输血或输红细胞最终导致血色病。中等量输血疗法，使血红蛋白维持在 60~70g/L。实践证明，这种输血方法虽然使重型患者有望摆脱近期死亡的威胁，但患者的生存质量随年龄增长越来越差。相当一部分患者于第二个十年内因脏器功能衰竭而死亡。

（2）高量输血：高量输浓缩红细胞的优点：①纠正机体缺氧；②减少肠道吸收铁；③抑制脾大；④纠正患儿生长发育缓慢状态。方法是先反复输浓缩红细胞，使患儿血红蛋白含量达 120~140g/L，然后每隔 3~4 周 Hb≤80~90g/L 时输注浓缩红细胞 10~15ml/kg，使 Hb 含量维持在 100g/L 以上。

3.铁螯合剂

除铁治疗是改善重型地中海贫血患者生存质量和延长寿命的主要措施。目前临床上使用的药物有去铁胺、去铁酮和地拉罗司。通常在规则输注红细胞 1 年或 10~20U 后进行铁负荷评估，如有铁过载（SF>1000μg/L），则开始应用铁螯合剂。

去铁胺每日 25~40mg/kg，每晚 1 次连续皮下注射 12h，或加入等渗葡萄糖液中静脉滴注 8~12h；每周 5~7 天，长期应用。去铁胺不良反应不大，偶见过敏反应，长期使用偶可致白内障和长骨发育障碍，剂量过大可引起视力和听觉减退。维生素 C 与去铁胺联合应用可加强其从尿中排铁的作用，剂量为每天 2~3mg/kg，最大量为 200mg/d。

去铁酮是一种二齿状突起的口服铁螯合剂。适用于 6 岁以上的儿童，标准剂量为 75mg/（kg•d），分 3 次口服，每日最大剂量不超过 100mg/kg，有报道去铁酮对心脏铁沉积有较强的治疗作用。口服去铁酮时应注意：①目前维生素 C 在去铁酮治疗中的联合作用尚未明确，不推荐联合应用；②去铁酮常见的不良反应是关节痛（主要是大关节）及一过性的谷丙转氨酶升高，还有胃肠道反应和锌缺乏；③严重的不良反应是粒细胞减少症（<1.5×10^9/L）和粒细胞缺乏症（<0.5×10^9/L），建议定期检测外周血常规。若出现粒细胞减少症应暂停使用，若出现粒细胞缺乏症则应禁用。

地拉罗司为一种新型的三价铁螯合剂。适用于 2 岁以上的儿童，每日 1 次，餐前口服。用药方法：接受 10~20 次输血治疗后，地拉罗司的常用剂量为 20mg/（kg•d）；如患儿铁负荷量高，则其剂量为 30mg/（kg•d）；如患儿铁负荷量低，则其剂量为 10~15mg MkgM）。口服地拉罗司应注意：①该药可引起胃肠道反应及皮疹；还有谷丙转氨酶升高，偶有听觉减退；②该药还可引起血肌酐升高，建议定期检查肾功能，肾功能不全时应慎用。

对于单独应用去铁胺或去铁酮的去铁疗效不佳的患儿，可两种药物联合应用。

4.脾切除

脾切除对血红蛋白 H 病和中间型 β 地中海贫血的疗效较好，对重型β地中海贫血效果差。应严格掌握脾切除的适应证。脾切除指征：①依赖输血量明显增多，如维持 Hb>90~105g/L，每年红细胞输注量>200ml/kg 者；此外还须评估铁负荷，对有效去铁治疗的患儿，尽管输血量增加，脾切除也暂不考虑，而对于经过规则的去铁治疗而铁负荷仍增加的患儿可考虑脾切除；②脾功能亢进者，患儿出现红细胞破坏增加，持续的白细胞减少或血小板减少，临床上出现反复感染或出血；③脾脏增大并有伴随症状者，如患儿出现明显左上腹疼痛或易饱感，巨脾引起压迫及脾破裂等可能；④年龄至少在5岁或5岁以上，5岁以下进行脾切除会增加严重败血症发生的风险。

5.造血干细胞移植

异基因造血干细胞移植（allo-HSCT）是目前能根治重型β地中海贫血的方法。如有HLA相配的造血干细胞供者，应作为治疗重型β地中海贫血的首选方法。

血缘相关供者的HSCT尤其是骨髓移植已经历近30年的考验，其临床疗效肯定；非血缘相关供者的HSCT实际临床应用时间尚短，属探索性的治疗。根据干细胞来源分为骨髓移植（BMT）、外周血干细胞移植（PBSCT）和脐血移植（UCBT）。

移植前应对患儿进行危险因素评分：①肝大：分为肋下小于2cm，"1"分为肝大大于2cm；②肝纤维化："0"分为无纤维化，"1"分为纤维化；③铁螯合剂应用史分为规则使用，"1"分为不规则使用。由此把患儿分为3度：I度者：0分；II度：1~2分；III度：3分。I度者移植治愈率高且并发症少。在我国重型β地中海贫血患者中绝大多数属于II度及II度以上，少有I度。年龄大小与病程长短、铁负荷及器官损伤限度是一致的，故本病年龄越小，移植效果也越好，有条件患儿应尽早（2~6岁）接受HSCT。

6.基因活化治疗

应用化学药物可增加γ基因的表达或减少α基因的表达，以改善β地中海贫血的症状，已用于临床的药物有羟基脲、5-氮杂胞苷（5-AZC）、阿糖胞苷、白消安及异烟肼等，目前正在探索之中。

地中海贫血的预防也十分重要：开展人群普查和遗传咨询、做好生育指导以避免地中海贫血基因携带者之间联姻，或者联婚后的产前诊断工作，对预防本病有非常重要的意义。对"高危生育夫妇"采用基因分析法进行产前诊断，可在妊娠早期对重型β和α地中海贫血胎儿做出诊断并及时终止妊娠，以避免胎儿水肿综合征的发生和重型、β地中海贫血患者的出生，这是目前预防本病行之有效的方法。

（彭程）

第三节 再生障碍性贫血

再生障碍性贫血（AA，简称再障）是化学、物理、生物因素或不明原因引起的以骨髓有核细胞增生减低和外周血全血细胞减少为特征的骨髓衰竭（BMF）性疾病。诊断时须除外骨髓纤维化、肿瘤细胞浸润等其他引起全血细胞减少的疾病。主要症状是贫血、出血和反复感染，全血细胞同时减少，无肝脾或淋巴结肿大，骨髓无异常细胞浸润和网状纤维增多。

一、发病机制

再生障碍性贫血为一组异质性疾病，可能发病机制包括：①造血干/祖细胞内在缺陷，包括量的减少和质的异常。Scopes等发现AA患者CD_{34}^+细胞较正常人减少68%。CD_{33}^+细胞减少47%。再障CD_{34}^+细胞减少的限度与病情严重性呈正相关；②异常免疫反应损伤造血干/祖细胞。大量实验研究结果进一步表明，AA与T淋巴细胞及其分泌的某些造血负调控因子所致的造血干/祖细胞增生及分化损伤有密切关系。多数研究表明，相当比例再障患者骨髓及外周血T淋巴细胞亚群分布及表型表达异常，骨髓造血功能衰竭主要与活化的细胞毒性T淋巴细胞有关；③造血微环境支持功能缺陷。某些再障致病因素（如氯霉素）在损害造血干/祖细胞或诱发异常免疫反应的同时，也累及了造血微环境中的基质细胞。骨髓基质细胞通过直接作用，分泌胞外基质及释放造血生长因子支持和调节造血细胞生长发育，与骨髓造血功能密切相关；④遗传倾向：临床资料显示本病有一定遗传倾向，部分患者存在对某些致病因素诱发的特异性异常免疫反应易感性增强及"脆弱"骨髓造血功能倾向。

二、分类

根据受累造血细胞范围不同分为全血细胞减少性再生障碍性贫血（再障）和病变仅限于红系造血抑制的纯红细胞再生障碍性贫血（纯红再障）。根据发病时间二者又可分为先天遗传性与后天获得性两种类型，后者根据病因是否明确又可分为原发性（病因不明）和继发性（病因明确）再障。

三、临床分型

根据外周血常规三系减少限度，再障可分为重型（SAA）和非重型再障（NSAA）。血常规达到下列3项中的2项时为重型再障：粒细胞<$0.5×10^9$/L；网织红细胞<1%或绝对值<$15×10^9$/L；血小板<$20×10^9$/L。若中性粒细胞<$0.2×10^9$/L则为极重型再障。

再障诊断和分型标准包括急性再障（AAA）、慢性再障（CAA）和慢性重型再障；急性再障为重型再障I型（SAA-I），慢性重型再障为重型再障II型（SAA-II）。

四、临床表现

再障的主要临床表现是贫血、出血、感染等相关的症候，通常没有肝、脾、淋巴结肿大。根据起病急缓及病情轻重，临床表现差异极大且预后迥异。

（一）急性再障或重型再障I型（SAA-I）

起病急，进行性贫血，常伴严重感染、内脏等多部位出血，病情凶险，预后较差，尤其其中的极重型再障预后凶险。骨髓象呈多部位增生减低，三系造血明显减低，非造血细胞明显增多，如骨髓增生活跃有淋巴细胞增多（>70%），骨髓小粒非造血细胞明显增多。

（二）慢性再障（CAA）

起病缓，病程进展慢，通常以贫血起病并作为主要证候，贫血轻中度，感染和出血均较轻。骨髓象显示至少有1个部位骨髓增生不良，2~3系细胞增生减低，若骨髓增生活跃必须有巨核细胞减少，淋巴细胞增多（>30%）。

（三）慢性重型再障（SAA-II）

以慢性再障起病但病情加重，血、骨髓象达到重型再障标准者，通常病程进展相对较SAA-I缓慢，预后也相对较好。

（四）肝炎后再障

是再障的一种特殊类型，在罹患传染性肝炎后发生，又称病毒性肝炎相关性再障（HAAA）。其所患肝炎多为非甲非乙型肝炎，少数为乙型肝炎。临床表现为肝炎后突发贫血、出血、发热等感染症状，起病急、进展快、病情重，多为急性再障，预后差。

五、诊断

（一）诊断标准

1.全血细胞减少，网织红细胞绝对值减少（如二系减少，其中必须有血小板减少）。

2.一般无脾大。

3.骨髓至少1个部位增生减低或重度减低（有条件应做骨髓活检）。

4.排除其他全血细胞减少的病，如阵发性睡眠性血红蛋白尿、骨髓增生异常综合征、急性白血病等。

5.一般抗贫血药物治疗无效。

具有上述第1~5项可诊断再障，应再进一步分型诊断为急性型再障或慢性型再障。

（二）分型诊断标准

1.急性型再障（重型再障Ⅰ型，SAA-Ⅰ型）

（1）临床表现：起病急，贫血呈进行性加剧，常伴严重感染、出血。

（2）血常规检查：除血红蛋白进行性下降外，须具有下列3项中的2项：①网织红细胞<1%，绝对值<15×10^9/L；②白细胞明显减低，中性粒细胞绝对值<0.5×10^9/L；③血小板<20×10^9/L。

（3）骨髓检查：①多部位增生减低，三系造血细胞明显减低，非造血细胞明显增多，淋巴细胞增多（>70%）；②骨髓小粒中非造血细胞明显增加。

2.慢性型再障（CAA）

（1）临床表现：起病慢，病情进展缓慢，贫血轻度或中度，感染和出血均较轻。

（2）血常规检查：网织红细胞、白细胞、血小板3项中至少有2项减低（包括血小板减低）。

（3）骨髓检查：①二至三系细胞减低（巨核细胞系必须减低），淋巴细胞增多（>30%）；②骨髓小粒中非造血细胞增多。

3.重型再障Ⅱ型（SAA-Ⅱ型）

此型为慢性型再障病情加重，网织红细胞、白细胞、血小板减低，如急性型再障者。

六、鉴别诊断

（一）阵发性睡眠性血红蛋白尿（PNH）

为红细胞膜获得性缺陷，在补体介导下引起慢性血管内溶血，但无血红蛋白尿发有学者极易误诊为再障。本病出血和感染较少见，网织红细胞绝对值增高，尿中含铁血黄素细胞、糖水试验及Ham试验呈阳性反应，红细胞补体溶血敏感实验可检出PNH红细胞流式细胞仪检测CD_{55}^-、CD_{59}^-细胞增高。

（二）骨髓增生异常综合征（MDS）

其中难治性贫血（RA）与再障鉴别较困难。RA虽有全血细胞减少，但骨髓病态造血明显，骨髓活检可见不成熟早期造血细胞异位（ALIP）现象，染色体核型异常发生率较高。

（三）低增生性急性白血病（AL）

病程进展缓慢，肝、脾、淋巴结一般不肿大，外周血全血细胞减少，未见或偶见少量原始细胞，骨髓灶性增生减低，但原始细胞百分比达白血病诊断标准。

七、治疗

(一) 治疗原则

早诊断、早治疗，分型治疗，重点防治出血和感染，维持血红蛋白在一定水平。

(二) 治疗方案

1. 急性再障（重型再障-I型）

进展快，病死率高，免疫抑制治疗或同种异体骨髓移植治疗作为首选方案，可以挽救约60%的患儿。

2. 慢性再障

进展较缓，主要治疗方案是积极的支持治疗，雄性激素使用，中医、中药治疗，病情加重时试用免疫抑制治疗。

3. 慢性重型再障（重型再障-II型）

治疗选择参照急性再障。

(三) 免疫抑制治疗

多种免疫抑制剂的联合应用，疗效与造血干细胞移植相当。也是无造血干细胞供者的重型再障、极重型再障以及输血依赖性非重型再障患儿的首选治疗方案。常用免疫制药包括抗淋巴细胞球蛋白（或抗胸腺细胞球蛋白）、环孢霉素A、大剂量丙种球蛋白、大剂量甲泼尼龙、大剂量环磷酰胺等。骨髓造血面积（大于24%）以及Ret（大于17.5×10^9/L）值是治疗有效地独立保护因素。

1. 抗胸腺细胞球蛋白（ATG）/抗淋巴细胞球蛋白（ALG）

ATG作为治疗慢性重型再障的主要药物，通过调节和增强人体细胞免疫的功能，促进外周血中的T淋巴细胞成熟，增加T细胞上淋巴因子受体的水平。国内目前常用的ATG/ALG制剂及应用剂量：①国产猪-ATG（P-ATG）（武汉生物制品研究所），20~25mg/（kg·d）；②兔-ATG（R-ATG）（法国Merieux，德国Fresenius），2.5~5mg/（kg·d）；马-ALG（H-ALG）（法国Merieux），10~20mg/（kg·d）。以上药物均应用生理盐水稀释后缓慢静脉滴注，连用5d为1个疗程。ATG/ALG治疗SAA疗效可达50%~70%。若首次应用ATG/ALG无效，可改用另一剂型再次治疗，但同一患者不能再次接受同一动物来源的ATG/ALG，以免发生极其严重地过敏反应甚至死亡。作为异种蛋白，ATG/ALG的主要不良反应为类过敏反应、血清病、免疫损伤血小板、抑制免疫功能。

2. 环孢菌素A（CSA）

环孢素A属于钙神经蛋白抑制剂，可以选择性抑制免疫应答，防止免疫增强反应的发生，疗效确切而不良反应相对较轻。有研究发现，环孢素A联合雄激素和EPO治疗输血依赖型慢性再障安全有效，尤其对纯红细胞再生障碍性贫血效果更佳。常用制剂为CSA溶液（50mg/ml）或胶囊（25mg、50mg），剂量为5~8mg/（kg·d），分早、晚2次口服。疗程不少于3~6个月。用药过程中需监测血药浓度，使全血谷浓度（服药前）150~200ng/ml、全血峰浓度（服药后4h）300~500ng/ml或血清峰浓度200~400ng/ml。以上检测结果意义基本相同，取其一作为有效与安全的指标。CSA治疗总有效率50%~60%，主要不良反应包括可逆性肝、肾损害，高血压，多毛症，齿龈肿胀，颤抖等。长期应用需要监测本品的血药浓度，调节浓度使其维持在临床能起免疫抑制作用而又不致有严重不良反应内。

3.大剂量甲泼尼龙（HDMP）

因疗效较差而不良反应明显，目前已较少使用。剂量20~30mg/（kg·d），静脉输注，每连用3d减量一半，疗程21~30d。主要不良反应包括，感染倾向加重；水钠潴留和高血压，甚至高血压脑病；心动过缓；胃黏膜损伤；钙磷代谢异常和骨质脱钙；体型改变显著等。

4.大剂量免疫球蛋白（HDIG）

有肯定疗效，剂量1.0g/（kg·d）（首剂可加倍），静脉点滴，每3~4周1次，共6次。与CSA、ATG/ALG等联合使用，除有免疫协同作用外，尚能提供免疫保护，是组成联合免疫抑制治疗的基本药物。HDIG治疗中偶见过敏反应，尚未见治疗再障时出现其他明显不良反应。

5.联合免疫抑制治疗

2种以上药物的联合免疫抑制治疗疗效优于单药治疗，以下治疗组合CSA＋ATG＋HDMP、ATG＋CSA、ATG＋CSA＋HDIG对重症再障的有效率均达到70%以上，显示联合免疫抑制治疗有下列优点：①扩大作用范围；②相互协同作用；③相互保护作用。

6.其他免疫抑制治疗

（1）抗T细胞单克隆抗体（McAb-T）。常用抗-CD_3和抗-CD_8单克隆抗体，用药剂量5mg/（kg·d），静脉点滴连续5d。

（2）大剂量环磷酰胺（HD-CTX）。CTX45mg/（kg·d）＋CSA5mg/（kg·d）或CTX45mg/（kg·d），静脉点滴连续4d；或CTX50mg/（kg·d），静脉点滴连续5d。

（3）他克莫司（Tacrolimus，FK506）。新近资料显示部分不能耐受环孢菌素A或环孢菌素A治疗失败的病例用他克莫司取得良效。

（四）同种异体造血干细胞移植（Allo-SCT）

是治疗重型再障的首选方案之一，理论上是唯一治愈再障的方法，具有克隆性造血进展风险低且不易复发的优点，但目前仍具有较高的移植相关死亡率。而移植后感染及移植物抗宿主病均为影响患者生存的主要危险因素，术后肺部感染、脓毒血症等感染相关并发症是移植后主要死亡原因，也是影响患者术后生存时间及生存质量的重要因素。而造血干细胞移植的的前提是尽可能找到与患儿组织相容性抗原（HLA）相合的供体，所以实施该法，一是有技术的难题，二也有实际操作的困难。Allo-SCT具体实施方案等可查阅相关专著，总体有效率在70%以上。

（五）其他支持或传统治疗方法

1.造血生长因子

可以刺激再障患者体内残存的造血干细胞生长，是可选用的积极治疗药物，如粒系集落刺激因子（G-CSF）、粒单集落刺激因子（GM-CSF）、促红细胞生成素（EPO）、促血小板生成因子（TPO）等，因疗效不能持久且价格昂贵，主要作为上述治疗的辅助和支持治疗，可起到加快患者造血机能的恢复。

2.雄性激素

有刺激造血、提高体内红细胞的生成水平的作用。可选用的药物有安特尔、美雄酮、司坦唑醇、丙酸睾酮等。此类药物起效慢，主要不良反应为肝损害、偶发性胃肠道出血、多毛、声音变粗等男性化表现。主要用于慢性再障，也可作为急性再障联合应用药物之一。临床中注意剂量，如能正确联用中药治疗，可避免女性男性化、男性性早熟、单克隆性病变，至于肝损害、偶发性胃肠道出血也是可逆的。

3.中医中药

中医中药可以很好的用于再障的辅助治疗，慢性再障属于"血劳"、"髓劳"、"血枯"、"髓枯"范畴，以"虚劳血虚型"论治。中医认为，肾生髓藏精，精化血，血为气之母，髓精血气互生，肾精不足，导致生血生气功能下降，从而出现贫血、出血、容易感染等症状，所以补肾是治疗慢性再障的关键点。大致分为三种症候：肾阴虚证，滋阴益肾，凉血止血；肾阳虚证，温补肾阳，益气养血；肾阴阳两虚型，应滋阴壮阳、健脾养血，同时结合调赶养脾、祛瘀化痰。

由于慢性再障是一种治疗难度较大的造血系统疾病，病程长，单一西医治疗，迁延难愈，而运用中西医结合治疗得方法常常可以起到很好的协同作用。临床中，很多医生中西医结合治疗慢性再障，如与雄激素等药物联合进行长期治疗，常取得很好疗效。在治疗再障时，应因人因地治疗，如北方可从肾从瘀论治、岭南从脾从湿着手，不过不能一概而论，辨证施治是根本。有一些经验方在治疗再障中效果不错，如补肾活血化浊汤（熟地、何首乌各30g，菟丝子、补骨脂、山慈菇、大贝各15g，枳实10g，丹参30g，三七5g。14岁以上儿童用量，随体重年龄不同增减）、益肾生血方等。不过作为普通西医生无法组方开药，也可以选用一些中成药辅助治疗，如出血明显加服炒水牛角粉、血余炭、熊胆，月经量多、淋漓不断加服黄柏八味散，心慌、心热加服十五味沉香丸，腹胀加服香砂养胃丸，食欲减退、恶心呕吐加服四君子合剂，腰膝酸软、头晕耳鸣加服六味地黄丸，也能起到提高疗效和减少西药的副作用的效果。

另外慢性再障固然是肾虚为本，但在补肾中要注意阴阳侧重，"阴中求阳，阳中求阴"，以气滞痰凝淤血为标，疏肝理气、活血化瘀、健脾祛痰治兼证。急性再障常以"急劳髓枯温热型"论治，不宜运用补虚来治疗。用传统的补肾方法治疗，易补阳热更炽，滋阴血不生，病人多半在短期内死于大出血或严重感染。急性再障应采取凉血解毒法施治，凉血药宜早不宜迟，采用凉血解毒治疗使湿热致病邪毒得以及时清除，出血、发热症状得以及时控制，使病情得以及时稳定，促进精血化生。急性再障病情改善或趋于慢性化后，也可联用中医中药如上法以争取更满意和更巩固的疗效。

4.控制感染

再障容易并发感染，多以上呼吸道感染为主，一般选用头孢类和大环内酯类。

5.输血疗法

血小板小于10×10^9/L，或小于20×10^9/L伴发热或其他临床表现着，可以输血小板；骨髓穿刺结果提示无造血功能，血红蛋白在60g/L以下者可以输红细胞维持。

6.止血

给予蛇毒凝酶、酚磺乙胺等药物静滴。

7.蒙医治疗

再障相当于蒙医"血衰证"范畴。有毒热型、粘热型、未消型等，可以联合中医中药及西医方法来治疗再障。

(彭程)

第四节 免疫性血小板减少症

免疫性血小板减少症（ITP），过去称为特发性血小板减少性紫癜，是小儿时期最常见的血小板减少症和出血性疾病。发病率较高，占出血性疾病住院患儿的第一位。其特点是皮肤和黏膜自发性出血，血小板减少，束臂实验阳性（毛细血管脆性试验），出血时间延长，血块收缩不良，血液中出现抗血小板的抗体。

一、病因与发病机制

目前人们对儿童 ITP 的认识还未明确，但总的来说可以归纳为感染、免疫紊乱和遗传易感性三方面。

ITP 患儿在发病前 1~4 周常有病毒感染史，多为上呼吸道感染。这些感染的病毒包括麻疹病毒、风疹病毒、水痘病毒、腮腺炎病毒、EB 病毒、肝炎病毒、巨细胞病毒及 HIV；EB 病毒相关的 ITP 常病程短，而 HIV 相关的 ITP 则呈慢性。还有约 1% 的病例是在注射了活疫苗后发病。

研究认为，病毒感染不是导致血小板减少的直接原因，部分儿童在病毒感染后产生抗自身血小板抗体，结合了抗体的血小板被脾脏巨噬细胞的 Fc 受体识别，被吞噬和破坏，使血小板的寿命缩短，导致血小板数量减少。另外，部分患者血清中血小板相关抗体（PAIgG）含量增高，且急性型比慢性型增加更为明显；PAIgG 的含量与血小板数呈负相关关系。进一步的研究显示，血小板和巨核细胞有共同抗原性，抗血小板抗体同样作用于骨髓巨核细胞，导致巨核细胞成熟障碍，巨核细胞生成和释放均受到严重影响，即 ITP 患者骨髓内血小板生成也减少，使血小板进一步减少。因此 ITP 被认为是自身免疫性疾病。

脾脏是破坏血小板的主要器官，其次是肝脏。正常情况下，75% 的血小板是在脾、肝中被破坏和清除。脾脏也是产生抗血小板抗体的主要器官。

二、ITP 的分型

（一）根据发病时间分型

1. 新诊断

血小板减少持续时间小于 3 个月。

2. 持续性

血小板减少持续时间在 3~12 个月。

3. 慢性

血小板减少持续时间大于 12 个月。

4. 严重型 ITP

出血相对较严重，病初时需要给予治疗干预，或治疗期间需要增加新的治疗措施。

5. 难治性 ITP

满足以下所有三个条件的患者：①脾切除后无效或者复发；②需要治疗（包括小剂

量肾上腺皮质激素及其他治疗）以降低出血的危险；③除外其他因子血小板减少的原因，确诊为ITP。

（二）根据出血限度分型

1. 轻度

血小板<100×10^9/L，只在外伤后出血。

2. 中度

血小板<50×10^9/L 而>25×10^9/L，可见自发出血，尚无广泛出血。

3. 重度

血小板<25×10^9/L 而>10×10^9/L，见广泛出现出血，外伤处出血不止。

4. 极重度

血小板<10×10^9/L，自发出血不止，危及生命。

三、临床表现

本病见于小儿各年龄时期，多见于1~4岁小儿，男女发病数无差异，冬春季发病数较高。急性起病患儿于发病前1~4周常有急性病毒感染史，如上呼吸道感染、流行性腮腺炎、水痘、风疹、麻疹、传染性单核细胞增多症等，偶见于接种麻疹减毒活疫苗或接种结核菌素之后发生。大多数患儿出现皮疹前无任何症状，部分可有发热。

患儿以自发性皮肤和黏膜出血为突出表现。多表现为针尖大小的皮内或皮下出血点，或为瘀斑和紫癜，少数有皮肤血肿；皮疹分布不均，常以四肢较多，在易于碰撞的部位更多见。鼻出血或齿龈出血常伴随皮疹出现或是起病时的突出表现；胃肠道出血少见，偶见肉眼血尿。青春期女性患者可有月经过多。少数患者可有结膜下和视网膜出血。颅内出血少见，发生率约0.5%左右，但一旦发生，则预后不良。出血严重者可致贫血。肝、脾、淋巴结一般不肿大。

新诊断ITP后迁延不愈者多见于学龄期及学龄期后的儿童；男女发病数比例为1:3；病症隐匿和缓慢，出血症状较急性期轻，主要为皮肤黏膜出血，可有持续出血或反复发作出血，每次发作可持续数月甚至数年。病程呈发作和间歇缓解交替出现，间歇期长短不一，可数周至数年，间歇期可无出血或仅有轻度鼻出血。约30%的患儿于发病数年后可自然缓解。反复发有学者脾脏可有轻度肿大。

大约70%~80%的患儿于急性发病后1~6个月内缓解或痊愈，20%~30%的患儿呈慢性病程，大龄儿童尤其是青少年转为慢性的可能性较大。ITP病死率约为0.5%~1%，主要致死原因为颅内出血。

四、诊断

目前本病的诊断主要依据临床表现和血常规等检查，尚没有金标准。诊断ITP，必须先排除其他原因导致的继发性血小板减少症。

（一）临床表现

本病见于小儿各年龄时期。主要表现为出血，以皮肤/黏膜出血点、瘀斑或淤点为主，严重者可见内脏出血（消化道及鼻腔等），以颅内出血死亡约0.5%。体格检查一般无肝脾大。

（二）实验室检查

1.外周血涂片检查提示血小板计数<100×10⁹/L（至少2次），血细胞形态无异常，急性出血时期或反复多次出血之后，红细胞及血红蛋白轻度减少，网织红细胞于大出血后可增多。

2.骨髓细胞学检查：主要针对不典型或排除骨髓性疾病的必要检查，提示骨髓增生活跃，巨噬细胞成熟障碍。

3.血小板相关抗体检查，但特异性较差。单克隆抗体特异性俘获血小板抗原试验法（MAIPA），特异性高，可区别免疫性和非免疫性的ITP。部分单位开展。

4.促血小板生成素（TPO）和网织血小板比例测定对区别血小板生成减少或破坏增加有一定意义，但TPO的检查对于ITP的诊断价值则有限。

2013年国内儿科界对儿童ITP提出了4条诊疗建议：至少2次血常规检测仅血小板<100×10⁹/L，血细胞形态无异常；皮肤出血点、瘀斑和（或）黏膜、脏器出血等临床表现；一般无脾脏肿大；须排除其他继发性血小板减少症，如低增生性白血病、以血小板减少为首发血液学异常的再生障碍性贫血、遗传性血小板减少症、继发于其他免疫性疾病，以及感染和药物因素。

五、鉴别诊断

目前尚无可以确诊ITP的"黄金指标"，须先排除其他导致血小板减少的原因。

（一）假性血小板减少症

是指由于试验技术或其他原因造成的血小板减少与实际不相符：即在全自动血细胞计数仪检测时发生错误，导致血小板计数下降；包括EDTA依赖性血小板减少症（由于EDTA盐抗凝血中EDTA诱导血小板中的特殊蛋白使血小板发生聚集）、白细胞周围的血小板聚集卫星现象（血小板黏附于成熟中性粒细胞周围）、血小板凝集块、大血小板、冷凝集性和药物诱发的假性血小板减少或者遗传性巨大血小板病。因此需要进行手工的末梢血涂片，在显微镜下检查排除。

（二）生成不良性血小板减少

某些疾病可造成骨髓内生成血小板的巨核细胞减少从而导致血小板减少，比如急、慢性白血病、骨髓增生异常综合征、其他恶性疾病的骨髓侵犯、再生障碍性贫血等。上述疾病突出表现为骨髓巨核细胞减少，免疫治疗效果不佳，但血小板输注治疗有效。

（三）先天性血小板减少

由于先天血小板异常造成血小板减少，如Wiscott-Aldrich综合征、巨大血小板病等。

（四）继发性免疫性血小板减少

由于其他系统性免疫性疾病导致的免疫性血小板减少，如系统性红斑狼疮、抗磷脂综合征等。在有相应免疫性血小板减少的同时伴有其他系统、器官的免疫损伤，比如肾、脑、皮肤的病变。实验室检查提示在出现特异性血小板抗体的同时，也存在针对其他组织的特异性抗体。

（五）消耗性血小板减少

由于非免疫因素的其他疾病造成血小板消耗性减少，如卡梅综合征：由于患者体内存在血管结构异常的巨大血管瘤而引起了血小板的消耗性减少；感染、创伤、肿瘤性疾病所致的慢性、亚急性、急性弥散性血管内凝血过程，也会引起血小板消耗性减少，常伴原发病表现及D-二聚体上升；血栓性微血管病性溶血性贫血，如溶血尿毒综合征和血栓性血小板减少性紫癜,在血小板减少的同时常有血管内溶血和微血管功能不全的表现,如肾功能不全、抽搐等,乳酸脱氢酶常明显上升。

(六)分布异常性血小板减少

人体内三分之一的血小板分布于脾脏,当各种原因(肝硬化、门静脉血栓等)引起脾脏增大时,会有更多血小板储存于脾脏,造成血小板分布异常性减少,也称为脾功能亢进。在大量液体和血制品输入时也会出现稀释性血小板减少。

六、治疗

(一)一般治疗措施

对于新诊断ITP病例,患儿无出血或轻微出血(皮肤出血点或瘀斑)可不考虑血小板计数,处理措施为严密观察;鼻出血15分钟或以上,应根据出血情况选择方法。对于血小板计数稳定在 $30\times10^9/L$ 以上的持续性和慢性病例,要充分考虑激素和免疫抑制剂给患儿带来的风险。急性出血期间尽量减少活动,避免外伤,以住院为主,明显出血时应卧床休息。对于ITP都应积极预防和控制感染,避免使用阿司匹林和其他影响血小板功能的药物,采取必要措施预防出血(如限制身体接触的活动和使用头盔)。ITP应避免输注血小板,这一点很重要,除非在出现危及生命的出血的情况下,如颅内出血或急性内脏大出血,这时也可考虑紧急行脾切除术。但在国内严峻的医疗形势下,操作起来很有难度,所以尽量争取患儿家长的配合和理解,避免输血小板。在这种情况下,也建议同时给予皮质类固醇和免疫球蛋白。

(二)糖皮质激素

临床表现显著但无危及生命的出血(如鼻出血、血尿、便血)和那些血小板计数小于 $10000/\mu l$ 的患者可能适合给予泼尼松治疗。其主要药理作用是:降低毛细血管通透性;抑制血小板抗体产生;抑制单核-巨噬细胞系统破坏有抗体吸附的血小板。剂量为 $2\sim4mg/(kg\cdot d)$,口服,连用 $3\sim5d$;之后,用量减为 $1\sim2mg/(kg\cdot d)$,总共用14d。出血严重者可用冲击疗法:地塞米松 $0.5\sim2mg/(kg\cdot d)$,或用甲波尼松龙 $20\sim30mg/(kg\cdot d)$ 静脉滴注,连用三天,症状缓解后改口服波尼松。随后用量逐渐减少直至停止,疗程一般不超过4周。不管血小板计数多少都不再进一步给予泼尼松,除非复发明显的出血,此时应给予最小剂量的泼尼松以止血(通常为 $2.5\sim5mg$,每日2次)。后续的治疗继续进行,直到可以再次停止使用类固醇、出现自发性的缓解或采取其他治疗措施时才结束。

(三)静脉注射免疫球蛋白(IVIG)

IVIG是治疗急性严重出血的首选,也可作为一种替代或辅助皮质激素治疗童年时期急性和慢性ITP的方法。即使患者对糖皮质激素耐受,IVIG可能也有效,且反应迅速,疗效可以持续数周。其主要作用是:封闭巨噬细胞受体,抑制巨噬细胞对血小板的结合与吞噬,从而干扰单核-巨噬细胞系统吞噬血小板的作用;在血小板上形成保护膜抑制血浆中的IgG或免疫复合物与血小板结合,从而使血小板免受吞噬细胞破坏;抑制自身免疫反应,使血小板抗体减少。大多数患者给予免疫球蛋白剂量为 $lg/(kg\cdot d)$,必要时次日可再用一次,,每次输注时间通常是 $4\sim6h$;或每天 $0.4\sim0.5g/kg$,连续5天静脉滴注;以后根据具体情况可以每 $3\sim4$ 周一次。在危及生命的出血中可同时给予输注血小板但其会被迅速破坏。免疫球蛋白副作用少,偶有过敏反应,有些患者会出现短暂的神经系统并发症(如头痛、恶心、无菌性脑膜炎),与颅内出血类似,必须行大脑影像学检查鉴别，中性粒细胞计数也可能出现短暂的下降。

（四）抗Rh（D）免疫球蛋白

该多克隆免疫球蛋白可与红细胞上的D抗原相结合。脾对抗D包裹的红细胞的清除会干扰脾对抗体包裹的血小板的移除，从而使血小板减少症得到改善。这种方法只在Rh（＋）且脾功能正常的患者中有效。使用该方法升高血小板计数所需的时间比静脉注射免疫球蛋白所需的时间稍长。然而，大约80%RH（＋）急性或慢性ITP的儿童反应良好。显著溶血可能会出现短暂的平均血红蛋白浓度降低0.8g/dl。然而，严重溶血发生在5%的经过治疗的儿童中，故对所有治疗的患者进行临床和实验室评估是必需的。RH（D）免疫球蛋白比静脉注射免疫球蛋白更便宜且输注更快，但比皮质类固醇昂贵。

（五）脾切除术

许多患有慢性ITP的儿童血小板计数超过30000/μl。70%的此类儿童血小板计数可在1年内自行恢复（至100000/μl以上）。对于血小板计数无法自行恢复的患儿，糖皮质激素、IVIG、抗D免疫球蛋白是急性出血时的有效治疗方法。70%~90%的患者对脾切除术有效，但仅当显著血小板减少持续超过1年时才考虑。10岁以内的患者，其5年自然缓解率较大，尽可能不做脾切除。术前通常予糖皮质激素、IVIG或抗D免疫球蛋白治疗。术前必须做骨髓检查，巨噬细胞减少者不宜作脾切除。术后血小板计数可能上升到每微升100万，但是在儿童中通常不会出现血栓形成的并发症。脾切除后感染的风险（主要是荚膜型微生物）增加，特别是在幼儿期。因此，如果可能，脾切除术应推迟到5岁以后进行。建议脾切除术至少2周之前进行肺炎球菌和Hb型流感疫苗接种。脑膜炎球菌疫苗的接种虽然有争议，但可以考虑。青霉素预防治疗应于术后开始并持续1~3年。

（六）利妥昔单抗（抗CD$_{20}$单克隆抗体）

在一些病例和I/II期试验已经证明了该药物对治疗儿童慢性ITP的疗效，观察到缓解率为40%。由于严重的不良反应，该疗法只用于治疗有显著出血的难治性病例或某些慢性ITP。剂量为375mg/m^2，静脉滴注，每周一次，共4次。一般首次注射4~8周内起效。

（七）新的替代治疗法

促血小板生成素受体激动剂正在小儿ITP的患者中进行临床试验。

（八）中医中药治疗

中医中药辅助治疗ITP也常常有很好的疗效，ITP在中医上以气虚和血热为基本病机，常见症候有脾虚不摄、阴虚内热、瘀血内阻和血热妄行证。早期多以热迫血行为主，后期多有血脉瘀阻、气血不足、阴虚火旺，而热与瘀贯穿始终。故在治疗中应以健脾益气为根本，凉血、止血、化瘀贯穿始终，同时补肾、养血益精髓，祛风、清热防复发。在基本方药生黄芪、当归、仙鹤草、女贞子、生地、炙甘草的基础上，随证加减白术、防风、金银花、茜草、鸡血藤、柴胡等药物，还应重视紫草、卷柏、三七等理气药物，以及党参、大枣、菟丝子、肉桂、鹿角胶、锁阳等温阳药，苍术、鸡内金等健脾助运药，煅龙骨、山茱萸、白芍、当归等养阴补血药，川芎等行气活血药，黄芩、白茅根、防风、荆芥、细辛、桂枝、土茯苓、丹皮等祛风散寒清热解毒化瘀药在不同症候的具体运用。从而止血不留瘀、活血不破血、温阳不燥热、养血不壅滞。

目前许多学者把糖皮质激素和静脉免疫球蛋白作为儿童 ITP 治疗的一线药物，把脾切除、利妥昔单抗、TPO 及其受体激动剂列为二线治疗药物或措施，把部分免疫抑制剂和细胞毒性药物列为三线药物，如环孢素、霉酚酸酯、环磷酰胺、长春新碱、硫唑嘌呤等。由于三线药物的安全性能差，仅当一线或二线治疗无效时才谨慎使用。而采取中西医结合治疗常会收到很好疗效。

（彭程）

第五节　白血病

白血病是造血系统的恶性增生性疾病。其特点为造血组织中某一血细胞系统过度地增生、进入血流并浸润到各组织和器官，从而引起一系列临床表现。在我国，小儿的恶性肿瘤中以白血病的发病率最高。据调查，我国<10 岁小儿的白血病发生率为 3/100000~4/100000，男性发病率高于女性。任何年龄均可发病，新生儿亦不例外，但以学龄前期和学龄期小儿多见。小儿白血病中 90%以上为急性白血病，慢性白血病仅占 3%~5%。

一、急性白血病

急性白血病是小儿造血组织最常见的恶性肿瘤，造血干细胞分化阻滞、克隆恶性增生，浸润各组织器官产生各种症状。主要有急性淋巴细胞白血病（ALL）、急性髓细胞白血病（AML）和急性早幼粒细胞性白血病（APL）。

（一）病因和发病机制

尚未明确，可能与下列因素有关。

1.病毒因素

人类白血病的病毒病因研究已日益受到重视。自 1986 年以来，发现属于 RNA 病毒的逆转录病毒（又称人类 T 细胞白血病病毒，HTLV）可引起人类 T 淋巴细胞白血病。这种白血病曾见于日本南方的岛屿、美国和以色列，在这种白血病高发地区的正常人血清中可测得 HTLV 抗体，证明病毒确可引起人类白血病。

病毒引起白血病的发病机制未明，近年来实验研究提示可能与癌基因有关；人类和许多哺乳动物，以及禽类的染色体基因组中存在着癌基因，在正常情况时，其主要功能为控制细胞的生长和分化，而在某些致癌物质和病毒感染的作用下，癌基因可发生畸变，导致功能异常而引起细胞癌变。逆转录病毒的 RNA 中存在着病毒癌基因，它的结构与人类和许多哺乳动物的癌基因类似，这种病毒感染宿主的细胞后，病毒癌基因通过转导截断突变癌基因或使其畸变，激活了癌基因的癌变潜力，从而导致白血病的发生。癌基因学说为白血病的病因学研究开创了新的途径，但尚存在不少问题有待解决。

2.物理和化学因素

电离辐射能引起白血病。小儿对电离辐射较为敏感，在曾经放射治疗胸腺肥大的小儿中，白血病发生率较正常小儿高 10 倍；妊娠妇女照射腹部后，其新生儿的白血病发病率比未经照射者高 17.4 倍。电离辐射引起白血病的机制未明，可能因放射线激活隐藏体内的白血病病毒使癌基因畸变，或因抑制机体免疫功能而致发病。

苯及其衍生物、氯霉素、保泰松和细胞毒药物均可诱发急性白血病。化学物质与药物诱发白血病的机制未明，有可能是这些物质破坏了机体免疫功能，使免疫监视功能降低，从而导致白细胞发生癌变。

3.体质因素

白血病不属遗传性疾病，但在家族中却可有多发性恶性肿瘤的情况。少数患儿可能患有其他遗传性疾病，如 21-三体综合征、先天性睾丸发育不全症、先天性再生障碍性贫血伴有多发畸形、先天性远端毛细血管扩张性红斑症（Bloom 综合征）以及严重联合免疫缺陷病等，这些疾病患儿的白血病发病率比一般小儿明显增高。此外，同卵孪生儿中一个患急性白血病，另一个患白血病的概率为 20%，比双卵孪生儿的发病数高 12 倍。以上现象均提示白血病的发生与遗传素质有关。

（二）分类和分型

急性白血病的分类或分型对于诊断、治疗和提示预后都有一定意义。根据增生的白细胞种类的不同，可分为急性淋巴细胞白血病（简称急淋）和急性非淋巴细胞白血病（简称急非淋）两大类，前者在小儿中的发病率较高。目前，常采用形态学（M）、免疫学（I）及细胞遗传学（C），即 MIC 综合分型，更有利于指导治疗和提示预后。本节重点对形态学分型（FAB 分型）和急淋的临床分型做以介绍。

1.急性淋巴细胞白血病（ALL）

（1）形态学分型（FAB 分型）：根据原淋巴细胞形态学的不同，分为 3 种类型。①L_1 型：以小细胞为主，其平均直径为 6.6μm，核染色质均匀，核形规则；核仁很小，一个或无；胞浆少，胞浆空泡不明显；②L_2 型：以大细胞为主，大小不一，其平均直径为 8.7pm，核染色质不均匀，核形不规则；核仁一个或数个，较大；胞浆量中等，胞浆空泡不定；③L_3 型：以大细胞为主，细胞大小一致，核染色质细点状，均匀；核形规则，核仁一个或多个；胞浆量中等，胞浆空泡明显。

上述 3 型中以 L_1 型多见，占 80%以上；L_3 型最少，占 4%以下。

（2）免疫学分型：应用单克隆抗体检测淋细胞表面抗原标记，一般可将急性淋巴细胞性白血病分为 T、B 两大系列。①T 系急性淋巴细胞性白血病（T-ALL）：具有阳性的 T 淋巴细胞标志，如 CD_1、CD_2、CyD_3、CD_4、CD_5、CD_7、CD_8 以及 TdT 等；②B 系急性淋巴细胞性白血病（B-ALL）：根据其对 B 系淋巴细胞特异的单克隆抗体标志反应的表现，临床分为 3 个亚型：

1）早期前 B 型急性淋巴细胞性白血病，CD_{79a}，CD_{19}（或）$CyCD_{22}$、CD_{10} 及 HLA-DR 阳性，SmIg、CyIg 阴性。

2）前 B 型急性淋巴细胞性白血病，CyIg 阳性，SmIg 阴性，其他 B 系标志 CD_{79a}、CD_{19}、CD_{20}、CD_{10}、$CyCD_{22}$ 以及 HLA-DR 常为阳性。

3）成熟 B 型急性淋巴细胞性白血病（B-ALL），SmIg 阳性，其他 B 系标志 CD_{79a}、CD_{19}、CD_{22}、CD_{20}、CD_{10}。以及 HLA-DR 常为阳性。

此外，尚可见伴有髓系标志的 ALL：具有淋巴系的形态学特征表现，以淋巴系特异的抗原标志表达为主，但伴有个别、次要的髓系特征的抗原标志（CD_{13}、CD_{33} 或 CD_{14} 等）。

（3）细胞遗传学改变：①染色体数量改变：有≤45 条染色体的低二倍体和≥47 条染

色体的高二倍体；②染色体核型改变：与 ALL 预后有利的核型异常有 t（12；21）/AML1-TEL（ETV6-CBFA2）融合基因；与 ALL 预后不利的核型异常有 t(9;22)/BCR-ABL 融合基因，t（4；1）D/MLL-AF4 融合基因及其他 MLL 基因重排。

（4）临床危险度分型：①与儿童急性淋巴细胞白血病预后确切相关的危险因素：

1）<12 个月的婴儿白血病或≥10 岁的年长儿童。

2）诊断时外周血白细胞计数>$50×10^9$ 个/L。

3）诊断时已发生中枢神经系统白血病（CNSL）和（或）睾丸白血病（TL）者。

4）免疫表型为 T 细胞白血病。

5）不利的细胞遗传学特征：染色体数目为<45 的低二倍体，染色体核型为 t（4；11）/MLL-AF4 融合基因或其他 MLL 基因重排，或 t（9；22）/BCR-ABL 融合基因异常。

6）早期治疗反应不佳者：泼尼松试验 60mg/（$m^2·d$）X7d，第 8 天外周血白血病细胞≥$1×10^9$ 个/L（1000/μL）。

7）初治诱导缓解治疗失败（标准诱导方案联合化疗 6 周不能获完全缓解）者。

②根据上述危险因素，临床危险度分型分为 3 型：低危 ALL（LR-ALL）：不具备上述任何一项危险因素者。

中危 ALL（MR-ALL）：

1）年龄≥10 岁。

2）诊断时外周血白细胞计数>$50×10^9$ 个/L。

3）诊断时已发生中枢神经系统白血病（CNSL）和（或）睾丸白血病（TL）。

4）免疫表型为 T 细胞白血病

5）染色体数目为<45 的低二倍体，t（12；21）、t（9；22）核型以外的其他异常染色体核型，或 t（4；11）以外的其他 MLL 基因重排。

高危 ALL（HR-ALL）：具备以下任何一项或多项者

1）<12 个月的婴儿白血病。

2）诊断时外周血白细胞计数>$100×10^9$ 个/L。

3）染色体核型为 t（9；22），有 BCR-ABL 融合基因，t（4；11），有 MLL-AF4 融合基因。

4）早期治疗反应不佳者；⑤初治诱导缓解治疗失败。

2.急性非淋巴细胞白血病（ANLL）

（1）FAB 分型分类：①原粒细胞白血病未分化型说）：骨髓中原粒细胞>90%，早幼粒细胞很少，中幼粒以下各阶段细胞极少见，可见 Auer 小体；②原粒细胞白血病部分分化型（M_2）：骨髓中原粒和早幼粒细胞共占 50%以上，可见多少不一的中幼粒、晚幼粒和成熟粒细胞，可见 Auer 小体；M_2b 型即以往命名的亚急性粒细胞白血病，骨髓中有较多的核、浆发育不平衡的中幼粒细胞；③颗粒增多的早幼粒细胞白血病（M_3）：骨髓中颗粒增多的异常早幼粒细胞占 30%以上，胞浆多少不一，胞浆中的颗粒形态分为粗大密集和细小密集两类，据此又可分为两型，即粗颗粒型（M_3a）和细颗粒型（M_3b）；④粒一单核细胞白血病（M_4）：骨髓中幼稚的粒细胞和单核细胞同时增生，原始及幼稚粒细胞>20%；原始、幼稚单核和单核细胞多 20%；或原始、幼稚和成熟单核细胞>30%，原粒和早幼粒细胞>10%。除以上特点外，骨髓中异常嗜酸粒细胞增多；⑤单核细胞白血病（M_5）：骨髓中以原始、幼稚单核细胞为主。可分为2型：

1) 未分化型，原始单核细胞为主，>80%；

2) 部分分化型，骨髓中原始及幼稚单核细胞>30%，原始单核细胞<80%。

⑥红白血病（M_6）：骨髓中有核红细胞>50%，以原始及早幼红细胞为主，且常有巨幼样变；原粒及早幼粒细胞>30%。外周血可见幼红及幼粒细胞；粒细胞中可见Auer小体；⑦急性巨核细胞白血病（M_7）：骨髓中原始巨核细胞>30%；外周血有原始巨核细胞。

(2) 免疫表型

髓系免疫标志CD_{13}，CD_{33}，CD_{14}，CD_{15}，CDW_{65}，CD_{45}，MPO等；红系免疫标志：CD_{71}，血型糖蛋白；巨核系免疫标志：CD_{41}，CD_{42}，CD_{62}，CD_{61}。免疫表型常伴有淋系抗原表达，较常见的有CD_7、CD_{19}等，则诊断为伴有淋系标记的AML。

(3) 细胞遗传学改变：①染色体数量改变：高二倍体（≥47），低二倍体（≤45），+21，-7，-8，-11等；②染色体核型改变：t（9；11），MLL-ATO融合基因（儿童急性白血病中该融合基因阳性者86%为AML，其中75%为M5）；t（11；19），ENL-MLL融合基因（该基因阳性者儿童可为AML，也可为ALL，成人则均为AML）；t（8；21），AML1-ET0融合基因（是M_2b的特异标记，预后较好）；t（15；17），PML-RARa融合基因[是急性早幼粒细胞白血病（APL，M_3）的特异标志]；t（11；17），PML-PLZF融合基因（是APL变异型的特异标记）；inv16（多见于M_4E，预后良好）等。

(4) AML的危险因素及临床危险度分型：①与小儿AML预后相关的危险因素：

1) 诊断时年龄≤1岁。

2) 诊断时WBC≥$100×10^9$个/L。

3) 染色体核型-7。

4) MDS-AML。

5) 标准方案一个疗程不缓解。

②临床危险度分型：低危AML（LR-AML）：APL（M_3），M_2b，MAO及其他伴inv16者；中危AMUMR-AML）：非低危型以及不存在上述危险因素者；高危AML（HR-AML）：存在上述危险因素中任何一项。

3.特殊类型白血病

如多毛细胞白血病、浆细胞白血病、嗜酸粒细胞白血病等，在儿科均罕见。

（三）临床表现

各型急性白血病的临床表现基本相同，主要表现如下。

1.起病

大多较急，少数缓慢。早期症状有面色苍白、精神不振、乏力、食欲低下、鼻衄或齿龈出血等；少数患儿以发热和类似风湿热的骨关节痛为首发症状。

2.发热

多数患儿起病时有发热，热型不定，可低热、不规则发热、持续高热或弛张热，一般不伴寒战。发热源因之一是白血病性发热，多为低热且抗生素治疗无效；另一原因是感染，多为高热，常见者为呼吸道炎症、齿龈炎、皮肤疖肿、肾盂肾炎、败血症等。

3.贫血

出现较早，并随病情发展而加重，表现为苍白、虚弱无力、活动后气促等。贫血主要是由于骨髓造血干细胞受到抑制所致。

4.出血

以皮肤和黏膜出血多见，表现为紫癜、瘀斑、鼻衄、齿龈出血，消化道出血和血尿。偶有颅内出血，为引起死亡的重要原因之一。出血的主要原因是由于骨髓被白血病细胞浸润，巨核细胞受抑制使血小板的生成减少。血小板还可有质的改变而致功能不足，从而加剧出血倾向；白血病细胞浸润肝脏，使肝功能受损，纤维蛋白原、凝血酶原和第v因子等生成不足，亦与出血的发生有关；感染和白血病细胞浸润使毛细血管受损，血管通透性增加，也可导致出血倾向；此外，当并发弥散性血管内凝血时，出血症状更加明显。在各类型白血病中，以此型白血病的出血最为显著。

5.白血病细胞浸润引起的症状和体征

（1）肝、脾、淋巴结肿大：肿大的肝、脾质软，表面光滑，可有压痛。全身浅表淋巴结轻度肿大，但多局限于颈部、颌下、腋下和腹股沟等处。有时因纵隔淋巴结肿大引起压迫症状而发生呛咳、呼吸困难和静脉回流受阻。

（2）骨和关节浸润：约25%患儿以四肢长骨、肩、膝、腕、踝等关节疼痛为首发症状，其中部分患儿呈游走性关节痛，局部红肿现象多不明显，并常伴有胸骨压痛。骨骼X线片检查可见骨质疏松、溶解，骨骺端出现密度减低横带和骨膜下新骨形成等征象。

（3）中枢神经系统浸润：白血病细胞侵犯脑实质和（或）脑膜时即引起中枢神经系统白血病（CNSL）。由于近年联合化疗的进展，使患儿的寿命得以延长，但因多数化疗药物不能透过血脑屏障，故中枢神经系统便成为白血病细胞的"庇护所"，造成CNSL的发生率增高，急性淋巴细胞性白血病尤为多见。浸润可发生于病程中任何时候，但多见于化疗后缓解期。它是导致急性白血病复发的主要原因。常见症状为颅内压增高，出现头痛、呕吐、嗜睡、视盘水肿等。浸润脑膜时，可出现脑膜刺激征；浸润脑神经核或神经根时，可引起脑神经麻痹；脊髓浸润可引起横贯性损害而致截瘫。此外，也可有惊厥、昏迷。检查脑脊液可以确诊：脑脊液色清或微混，压力增高；细胞数>10×10^{6}个/L，蛋白>0.45g/L；将脑脊液离心沉淀做涂片检查可发现白血病细胞。

（4）睾丸浸润：白血病细胞侵犯睾丸时即引起睾丸白血病（TL），表现为局部肿大、触痛，质地变硬或缺乏弹性感，透光试验阴性，阴囊皮肤可呈现红黑色。由于化疗药物不易进入睾丸，在病情完全缓解时，该处白血病细胞仍存在，常成为导致白血病复发的另一重要原因。

（5）绿色瘤：是急性粒细胞白血病的一种特殊类型，白血病细胞浸润眶骨、颅骨、胸骨、肋骨或肝、肾、肌肉等，在局部呈块状隆起而形成绿色瘤。此瘤切面呈绿色，暴露于空气中绿色迅速消退，这种绿色素的性质尚未明确，可能是光紫质或胆绿蛋白的衍生物。

（6）其他器官浸润：少数患儿有皮肤浸润，表现为丘疹、斑疹、结节或肿块；心脏浸润可引起心脏扩大、传导阻滞、心包积液和心力衰竭等；消化系统浸润可引起食欲缺乏、腹痛、腹泻、出血等；肾脏浸润可引起肾肿大、蛋白尿、血尿、管型尿等；齿龈和口腔黏膜浸润可引起局部肿胀和口腔溃疡，这在急性单核细胞白血病较为常见。

（四）实验室检查

为确诊白血病和观察疗效的重要方法。

1.血常规

红细胞及血红蛋白均减少，大多为正细胞正血色素性贫血。网织红细胞数大多较低，少数正常，偶在外周血中见到有核红细胞。白细胞数增高者约占50%以上，其余正常或减少，但在整个病程中白细胞数可有增减变化。白细胞分类示原始细胞和幼稚细胞占多数。血小板减少。

2.骨髓象

骨髓检查是确立诊断和评定疗效的重要依据。典型的骨髓象为该类型白血病的原始及幼稚细胞极度增生；幼红细胞和巨核细胞减少。但有少数患儿的骨髓表现为增生低下，其预后和治疗均有特殊之处。

3.组织化学染色常用以协助鉴别细胞类型

（1）过氧化酶：在早幼阶段以后的粒细胞为阳性，幼稚及成熟单核细胞为弱阳性，淋巴细胞和浆细胞均为阴性。各类型分化较低的原始细胞均为阴性。

（2）酸性磷酸酶：原始粒细胞大多为阴性，早幼粒以后各阶段粒细胞为阳性；原始淋巴细胞弱阳性；T细胞强阳性，B细胞阴性；原始和幼稚单核细胞强阳性。

（3）碱性磷酸酶：成熟粒细胞中此酶的活性在急性粒细胞白血病时明显降低，积分极低或为0；在急性淋巴细胞白血病时积分增加；在急性单核细胞白血病时积分大多正常。

（4）苏丹黑：此染色结果与过氧化酶染色的结果相似，原始及早幼粒细胞阳性；原淋巴细胞阴性；原单核细胞弱阳性。

（5）糖原：原始粒细胞为阴性，早幼粒细胞以后各阶段粒细胞为阳性；原始及幼稚淋巴细胞约半数为强阳性，余为阳性；原始及幼稚单核细胞多为阳性。

（6）非特异性酯酶（萘酚酯NASDA）：这是单核细胞的标记酶，幼稚单核细胞强阳性，原始粒细胞和早幼粒细胞以下各阶段细胞均为阳性或弱阳性，原始淋巴细胞为阴性或弱阳性。

4.溶菌酶检查

血清中的溶菌酶主要来源于破碎的单核细胞和中性粒细胞，测定血清与尿液中溶菌酶的含量可以协助鉴别白血病细胞类型。正常人血清含量为4~20mg/L，尿液中不含此酶。在急性单核细胞白血病时，其血清及尿的溶菌酶浓度明显增高；急性粒细胞白血病时中度增高；急性淋巴细胞白血病时则减少或正常。

（五）诊断和鉴别诊断

典型病例根据临床表现、血常规和骨髓象的改变即可做出诊断。发病早期症状不典型，特别是白细胞数正常或减少者，其血涂片不易找到幼稚白细胞时，可使诊断发生困难。须与以下疾病鉴别。

1.再生障碍性贫血

本病血常规呈全血细胞减少；肝、脾、淋巴结不肿大；骨髓有核细胞增生低下，无幼稚白细胞增生。

2.传染性单核细胞增多症

本病肝、脾、淋巴结常肿大；白细胞数增高并出现异型淋巴细胞，易与急性淋巴细胞白血病混淆。但本病病程经过一般良好，血常规多于1个月左右恢复正常；血清嗜异性凝集反应阳性；骨髓无白血病改变。

3.类白血病反应

为造血系统对感染、中毒和溶血等刺激因素的一种异常反应，以下周血出现幼稚白细胞或白细胞数增高为特征。当原发疾病被控制后，血常规即恢复正常。此外，血小板数多正常，白细胞有中毒性改变，如中毒颗粒和空泡形成；中性粒细胞碱性磷酸酶积分显著增高等，可与白血病区别。

4.风湿性关节炎

有发热、关节疼痛症状易混淆，须注意鉴别。

（六）治疗

急性白血病的治疗主要是以化疗为主的综合疗法，其原则是：①要早期诊断，早期治疗；②应严格区分患儿的白血病类型，按照类型选用不同的化疗药物联合治疗；③药物剂量要足，治疗过程要间歇；④要长期治疗，交替使用多种药物。同时要早期防治中枢神经系统白血病和睾丸白血病，注意支持疗法。持续完全缓解2~3年者方可停止治疗。

1.支持疗法

（1）防治感染：在化疗阶段，保护性环境隔离对防止外源性感染具有较好效果。用抗生素预防细菌性感染，可减少感染性并发症。并发细菌性感染时，应根据不同致病菌和药敏试验结果选用有效的抗生素治疗。长期化疗常并发真菌感染，可选用抗真菌药物如制霉菌素、两性霉素B或氟康唑等治疗；并发疱疹病毒感染者可用阿昔洛韦治疗；怀疑并发卡氏囊虫肺炎者，应及早采用复方新诺明治疗；对疑似结核病者须用抗结核等保护性治疗。

（2）输血和成分输血：明显贫血者可输给红细胞；因血小板减少而致出血者，可输浓缩血小板。有条件时可酌情静脉输注丙种球蛋白。

（3）集落刺激因子：化疗期间如骨髓抑制明显者，可给予G-CSF、GM-CSF等集落刺激因子。

（4）高尿酸血症的防治：在化疗早期，由于大量白血病细胞破坏分解而引起高尿酸血症，导致尿酸结石梗阻、少尿或急性肾衰竭，故应注意水化及碱化尿液，当WBC>25×10^9/L时必须要同时口服别嘌呤醇200~300mg/（m²·d），共7d。

（5）其他：在治疗过程中，要增加营养，不能进食或进食极少者可用静脉营养。有发热、出血时应卧床休息。要注意口腔、皮肤和肛周卫生，防止感染和黏膜糜烂。并发弥散性血管内凝血时，可用肝素等措施治疗。

2.化学药物治疗

目的是杀灭白血病细胞，解除白血病细胞浸润引起的症状，使病情缓解以至治愈。急性白血病的化疗通常按下述次序分阶段进行。

（1）诱导治疗：诱导缓解治疗是患儿能否长期无病生存的关键，须联合数种化疗药物，极大限度地杀灭白血病细胞，从而尽快达到完全缓解。柔红霉素（DNR）和门冬酰胺酶（L-ASP）是提高急性淋巴细胞白血病（ALL）完全缓解率和长期生存率的两个重要药物，故大多数ALL诱导缓解方案均为包含这两种药物的联合化疗，如VDLP等。而阿糖胞苷（Ara-C）则对治疗急性非淋巴细胞白血病至关重要。

（2）巩固治疗：强力的巩固治疗是在缓解状态下最大限度地杀灭微小残留白血病细胞（MRLC）的有力措施，可有效地防止早期复发，并使在尽可能少的 MRLC 状况下进行维持治疗。ALL 一般首选环磷酰胺（C）、Ara-C（A）及 6 巯基嘌呤（M），即 CAM 联合治疗方案；ANLL 常选用有效的原诱导方案 1~2 个疗程。

（3）预防髓外白血病：由于大多数药物不能进入中枢神经系统、睾丸等部位，如果不积极预防髓外白血病，则 CNSL 在 3 年化疗期间的发生率可高达 50%左右。TL 的发生率在男孩亦可有 5%~30%。CNSL 和 TL 均会导致骨髓复发、治疗失败，因此有效的髓外白血病的预防是白血病特别是急性淋巴细胞白血病患儿获得长期生存的关键之一。通常首选大剂量氨甲蝶呤+四氢叶酸钙（HDMTX+CF）方案，配合氨甲蝶呤（MTX）、Ara-C 和地塞米松三联药物鞘内注射治疗。ANLL 选用三联药物鞘内注射。

（4）维持治疗和加强治疗：为了巩固疗效、达到长期缓解或治愈的目的，必须在上述疗程后进行维持治疗和加强治疗，对 ALL 一般主张用 6-巯基嘌呤（6-MP）或 6-硫鸟嘌呤（6-TC）+MTX 维持治疗，维持期间必须定期用原诱导缓解方案或其他方案强化，总疗程 2~3 年；ANLL 常选用根治性缓解后治疗或骨髓抑制性维持序贯治疗，总疗程 1~3 年。

3.中枢神经系统白血病（CNSL）的防治

CNSL 是造成白血病复发或死亡的重要原因之一，在治疗过程中一定要重视 CNSL 的防治。

（1）预防性治疗：常用方法有以下三种，根据白血病的类型和病情选择应用。①三联鞘内注射法（IT）：常用 MTX、Ara-C、Dex 三种药物联合鞘内注射，剂量见（表 13-5-1）。不同类型白血病的用法稍有不同，参阅各型的治疗部分。

表 13-5-1　不同年龄三联静脉注射药物剂量（mg/次）

年龄（月）	MTX	Ara-C	Dex
<12	5	12	2
12~23	7.5	15	2
24~25	10	25	5
≥36	12.5	35	5

②大剂量氨甲蝶呤-四氢叶酸钙（HDMTX-CF）疗法：多用于急淋，每 10d 为一个疗程。每疗程 MTX 剂量为 2~5g/m^2，其中 1/6 量（<500mg）作为突击量，在 30min 内快速静脉滴入，余量于 12~24h 内匀速滴入；突击量 MTX 滴入后 0.5~2h 内行三联稍内注射 1 次；开始滴注 MTX36h 后开始 CF 解救，剂量为每次 15mg/m^2，首剂静脉注射，以后每 6h 口服或肌内注射，共 6~8 次。HDMTX 治疗前后 3d 口服碳酸氢钠 1.0g，每日 3 次，并在治疗当天给 5%碳酸氢钠 3~5ml/kg 静脉滴注，使尿 pH>7.0；用 HDMTX 当天及后 3d 需水化治疗，每日液体总量 4000ml/m^2。在用 HDMTX 同时，每天口服 6-MP50mg/m^2，共 7d。

③颅脑放射治疗：原则上适用于 4 岁以上的患儿。凡诊断时 WBC 计数≥100×10^9/L 的 T-ALL，诊断时有 CNSL，在完成 HDMTX-CF 四个疗程后，于完全缓解后 5~6 个月进行；因种种原因不宜做 HDMTX 治疗者也可做颅脑放疗。总剂量 12Gy，分 15 次于 3 周内完成，同时每周鞘内注射 1 次。放疗第 3 周用 Vdex 方案，VCR1.5mg/m^2，静脉注

射1次；Dex8mg/（m²·d），第1~7d口服。

（2）中枢神经系统白血病（CNSL）的治疗：初诊时已发生CNSL者，照常进行诱导治疗，同时给予三联鞘内注射，第1周3次，第2、第3周各2次，第4周1次，共8次。一般在鞘内注射化疗2~3次后脑脊液常转为阴性。在完成诱导缓解、巩固、髓外白血病防治和早期强化后，做颅脑放射治疗，剂量同上。颅脑放疗后不再用HDMTX-CF治疗，但三联鞘内注射必须每8周1次，直至治疗终止。完全缓解后在维持巩固期发生CNSL者，也可按上述方法进行，但在完成第5次三联静脉注射后，必须做全身强化治疗以免骨髓复发，常用早期强化治疗的VDLDex和VP16+Ara-C方案各一疗程，然后继续完成余下的3次鞘内注射。紧接全身强化治疗之后应做颅脑放射治疗。此后每8周三联鞘内注射1次，直到终止治疗。

4.睾丸白血病（TL）治疗

初诊时已发生TL者，先诱导治疗到完全缓解，双侧TL者做双侧放疗，总剂量为24~30Gy；若是单侧TL，也可做双侧睾丸放疗（因为目前尚无做单侧睾丸放疗的方法）或病侧睾丸切除，另一侧做睾丸活检，若阳性则再做放疗。与此同时继续进行巩固、髓外白血病防治和早期强化治疗。在缓解维持治疗期发生TL者，先按上法予以治疗，紧接着用VDLDex和HDMIX-CF方案各1个疗程，做全身治疗，以免引发骨髓复发。

5.造血干细胞移植

这是将正常的造血干细胞移植到患儿骨髓内使其增生和分化，以取代患儿原来的有缺陷的造血细胞，重建其造血和免疫功能，从而达到治疗的目的。造血干细胞取自骨髓者称骨髓移植，取自外周血或脐带血者分别称外周血造血干细胞移植和脐带血造血干细胞移植。造血干细胞移植法不仅可提高患儿的长期生存率，而且还可能根治白血病。随着化疗效果的不断提高，目前造血干细胞移植多用于急性非淋巴细胞白血病和部分高危型急性淋巴细胞白血病患儿，一般在第1次化疗完全缓解后进行，其5年无病生存率为50%~70%；标危型急性淋巴细胞白血病一般不采用此方法。

二、慢性髓细胞性白血病

慢性髓细胞性白血病（CML）是一种起源于多能造血干细胞的恶性克隆增生性疾病，常见的临床症状包括疲劳、体重减轻、多汗和由于脾增大引起的腹部不适等，多因不经意的腹部触摸被发现。患者白细胞计数明显升高，遗传学检查发现存在特异的费城染色体（Ph），后者因9号与22号染色体长臂部分片段发生相互易位所致。

（一）病因与发病机制

病因仍不清楚，放射线损伤是重要的致病因素，某些化疗药物（如烷化剂、蒽环类抗生素、丙卡巴肼、拓扑异构酶II抑制剂等）也可能诱发CML。目前已知CML是起源于多能造血干细胞的恶性克隆增生性疾病，费城染色体（Ph）是其特征性的细胞遗传学改变，该染色体是9号与22号染色体长臂部分片段相互易位所致[t（9；22）（q34；q11）]，造成位于9号染色体上的原癌基因abl迁移至22号染色体断裂点集簇区bcr基因的5'端，产生一个新的异常融合基因bcr/abl，后者高表达具有酪氨酸激酶（PTK）活性的蛋白质（P210、P190、P230），从而介导致癌信号的传递，诱发造血干细胞发生恶性转变。目前研究发现ras和JAK-STAT途径（酪氨酸蛋白激酶-信号传导子和转录活化子）参与了CML的发生、发展过程；而抑癌基因p53、P16、Rb基因等以及促癌基因c-myc、Evi-1

等也参与了 CML 的发生、发展与急性转变过程。

（二）临床分期、分型

1.临床分期

根据临床表现和疾病进程，分为慢性期、进展期、急变期。

2.基因分型

根据染色体与基因检测结果，分为 Ph^+/bcr^+、Ph^-/bcr^+、Ph^-/bcr^- 3 个临床亚型。前两者具有相同的临床和血液学特征，属典型 CML；而 Ph^-/bcr^- CML 与 CMML 相似，可能属于 CMML 的 1 个亚型。

（三）临床表现

粒细胞增多、脾大和贫血是 CML 的主要临床表现，部分病例通过不经意的体查发现脾大并经血液学检查得到确诊。

1.慢性期

最早的自觉症状是乏力、头晕、腹部不适等，可有全身不适、恶心、怕热、多汗、低热、体重减轻、心悸和精神紧张等症状，常有面色苍白。脾大是最常见的体征，可以出现肝大但比脾大，40%~70%的患者初诊时脾在肋下 10cm 左右，质地坚硬，可触及脾切迹，通常无触痛。出现脾栓塞和脾周围炎时可有局部剧烈腹痛和压痛，部分病例因外伤后脾破裂手术后确诊。

胸骨压痛是常见的体征，对病情发展有重要意义。压痛常局限于胸骨体，50%以上的患者胸骨压痛是复发或者病情进展的标志。

2.加速期、急变期

不明原因的低热、乏力、食欲缺乏、盗汗、消瘦及贫血加重为加速期特点，伴有与白细胞不成比例的脾迅速肿大及压痛，淋巴结突然肿大、胸骨压痛明显。进入急变期后除上述症状外还表现出全身骨痛，髓外浸润表现如皮肤结节、睾丸肿胀、阴茎异常勃起、眼眶浸润等，发热持续时间更长，出现皮肤黏膜出血等急性白血病证候。加速期与急变期很难截然分开，部分病例直接从慢性期进入急变期。加速期和急变期常伴有不同限度的骨髓纤维化，发生率可达 80%，典型特征是进行性贫血、脾进行性肿大和骨髓干抽，需要通过骨髓活检确诊。

（四）实验室检查

1.血常规

白细胞数明显增加，诊断时常超过 $50×10^9/L$，约 50%达 $(100~600)×10^9/L$，少数达 $1000×10^9/L$。白细胞增加是 CML 的特征性变化，与脾大呈正相关性。细胞形态学分类见各阶段的中性粒细胞占白细胞总数的 90%以上，以中晚幼粒细胞为主，急变时原始细胞可以超过 10%；嗜酸性和嗜碱性粒细胞也有不同限度的增加。红细胞和血红蛋白早期可正常，随疾病发展而逐渐降低，血片中可见少量有核红细胞，网织红细胞正常或偏高。贫血为正细胞正色素性，急变期迅速加重。血小板计数在早中期可正常或升高，常升高达 $(500~800)×10^9/L$，少数超过 $1000×10^9/L$，增高限度与白细胞数改变无相关性。血小板形态正常但功能多异常，较少形成血栓，急变期血小板常减少。持续血小板增高或减少提示预后不良。

2.骨髓象

增生极度活跃或者明显活跃。粒细胞明显增生，核左移现象比外周血更显著，慢性期多为中幼和晚幼粒细胞，原始粒细胞和早幼粒细胞比例<15%，原始粒细胞（Ⅰ型＋Ⅱ型）≤10%，嗜酸性粒细胞和嗜碱性粒细胞明显增多；红细胞系增生活跃，但因粒细胞系增生极度旺盛，红细胞系相对比例减少，各阶段幼稚红细胞均可见到；巨核细胞数可增高或者正常，骨髓可见 Ferrata 细胞和类 Gaucher 细胞。急变期根据急变类型有相应的骨髓细胞形态学改变。

3.血生化

α球蛋白、维生素 B_{12}、血尿酸、血清乳酸脱氢酶常明显升高，中性粒细胞碱性磷酸酶（NAP）活性常显著减低。

4.遗传学检查

细胞遗传学检出 Ph 染色体[t（9；22）（q34；q11）]，新的核型异常，如双 Ph、+8、i（17q）、+19、+21 等的出现提示疾病进入加速期或急变期。常规染色体制备与显带分析、FISH 等技术用于染色体检测，而分子生物学技术如 RT-PCR、定量 RT-PCR（QPCR）等用于 bcr/abl 基因的检出。

（五）诊断及鉴别诊断

根据临床表现和实验室检查易于做出 CML 的诊断。

1.分期诊断标准

（1）慢性期：①临床表现无症状或有低热、乏力、多汗、体重减轻等症状；②血常规白细胞计数明显增高，以中性中幼、晚幼粒细胞和杆状核粒细胞为主；原始细胞（Ⅰ型＋Ⅱ型）<5%~10%，嗜酸性和嗜碱性粒细胞增多，可见少量有核红细胞；③骨髓象增生明显至极度活跃，以粒系增生为主，中性中幼、晚幼粒细胞和杆状核粒细胞增多明显，原始细胞（Ⅰ型＋Ⅱ型）<10%；④遗传学检查，检出 Ph 染色体与 bcr/abl 基因；⑤粒、单祖细胞培养，集落和簇较正常明显增加。

（2）加速期：根据 NCCN2006 版指南中的定义，有以下不同标准。

Sokal 标准：外周血或骨髓原始细胞≥5%；嗜碱性粒细胞>20%；血小板计数≥1000×10⁹/L；克隆演变；常见 Pelger-Huet 样中性粒细胞、有核红细胞和巨核细胞碎片；骨髓中有明显的胶原纤维增生；非治疗引起的贫血或血小板减少；脾进行性肿大；白细胞倍增时间<5d；不明原因的发热。

国际骨髓移植登记处：经羟脲或者白消安难以控制白细胞计数；快速白细胞倍增时间（<5d）；外周血或骨髓原始细胞≥10%；外周血或骨髓原始细胞和早幼粒细胞≥20%；外周血嗜碱性粒细胞和嗜酸性粒细胞≥20%；对羟基脲或白消安反应无效的贫血或血小板减少；持续性血小板减少；克隆演变；进行性脾增大；进行性骨髓纤维化。

M.D Anderson 癌症治疗中心：外周血原始细胞≥15%；外周血原始细胞和早幼粒细胞≥30%；外周血嗜碱性粒细胞≥20%。

非治疗引起的血小板计数≤100×10⁹/L；克隆演变。

WHO：外周血和（或）骨髓有核细胞中原始细胞占白细胞比例的 10%~19%；外周血嗜碱性粒细胞≥20%；非治疗相关的持续性血小板减少（<100×10⁹/L）或者非治疗相关的血小板增多（>1000×10⁹/L）；非治疗引起的进行性脾大和持续性白细胞计数增加；

有克隆演变的细胞遗传学表现。

（3）急变期：根据NCCN2006版指南中的定义，有以下不同标准。

WHO：外周血白细胞或骨髓有核细胞中原始细胞≥20%；髓外原始细胞浸润；骨髓活检中发现较大簇或者聚集大量原始细胞。

国际骨髓移植登记处：外周血和（或）骨髓中原始细胞≥30%；髓外白血病细胞浸润。

2.染色体分期

Ph染色体是CML的细胞遗传学特征性标志，根据Ph染色体数量和是否伴有额外核型改变可将CML分为5期。

I期：无Ph染色体，全部为正常核型；

II期：Ph染色体占总细胞数的一定比例，部分为正常核型，部分为Ph染色体；

III期：全部为Ph染色体；

IV期：Ph染色体阳性伴有某些中期细胞染色体核型异常；

V期：全部为Ph染色体阳性，同时出现其他异常的染色体，如－Y、+Ph、del（16）、del（13）、t（ll；12）、+8、I（17q）等。

3.NCCN2009版指南中将细胞遗传学检测Ph染色体、定量PCR（QPCR）检测bcr/abl-mRNA作为CML诊断时的必需项目，在骨髓采样困难时建议采用bcr/abl2个探针取外周血做FISH检查，而且上述检查在格列卫治疗期间作为疗效的主要评估方法。

4.鉴别诊断

（1）类白血病反应：多因严重感染、中毒、其他恶性肿瘤、大出血、过敏性休克和服用某些药物等引起，白细胞总数增高、外周血中出现幼稚细胞、脾大等与CML类似，主要鉴别要点为：①原发病治愈后，类白血病反应会消失，白细胞数恢复正常；②无胸骨压痛，脾不大或仅轻度肿大；③通常无贫血和血小板减少；④白细胞数可超过$50×10^9$/L，一般在$100×10^9$/L以内，罕见超过$200×10^9$/L；⑤幼粒细胞百分率不高，原粒少见，嗜酸性粒细胞低于正常；⑥骨髓变化限度一般比CML轻，以成熟粒细胞增生为主；⑦胞质中明显可见中毒颗粒和空泡，缺乏白血病中的细胞异型及核浆发育不平衡；⑧NAP积分增高，而CML此项积分为零；⑨无Ph染色体，也无bcr/abl基因重排。

（2）骨髓纤维化：多见于40岁以上的成人。肝、脾明显肿大，脾大限度与白细胞数不成比例，即脾大显著而白细胞仅轻度增多，脾功能亢进时白细胞数反而减少。白细胞总数增高但很少超过$50×10^9$/L，外周血中可见幼稚粒细胞及有核红细胞，原始细胞及各阶段幼粒细胞甚至比骨髓中的比例还多。成熟红细胞形态显著异常，呈泪滴样、月牙形、盔甲形或者梨形改变。中性粒细胞碱性磷酸酶积分明显升高，Ph染色体阴性，骨髓常有"干抽"现象，骨髓活检可见纤维化病变，X线片检查可见骨髓密度增加。

（3）真性红细胞增多症：起病缓慢，病程长，脾中、重度肿大，血红蛋白和红细胞数明显增加，红细胞容量绝对值增加，血细胞比容增高，血容量和血液黏滞度增加，出现皮肤、黏膜红紫、结膜充血、面色潮红等。白细胞数可达$50×10^9$/L，嗜酸性粒细胞和嗜碱性粒细胞增加，粒细胞80%以上为分叶核细胞，中性粒细胞碱性磷酸酶增高，血小板亦显著增高，Ph染色体阴性。

（4）红白血病：有急性白血病的临床表现，血和骨髓中可见大量类巨幼样变的原红和早幼红细胞，幼红细胞糖原染色（PAS）阳性，粒细胞和血小板均减少。

（5）原发性血小板增多症：与 CML 较难鉴别，但脾大通常较 CML 轻，血小板升高更显著[常>（800~1000）×10^9/L]，常有皮肤栓塞症状，一般 Ph 染色体阴性。

（六）治疗

1.慢性期

目前主要采用酪氨酸激酶抑制剂及造血干细胞移植治疗。

（1）格列卫：特异性酪氨酸激酶抑制剂，通过竞争性结合 bcr/abl 蛋白上的 ATP 位点，阻断 abl 酪氨酸激酶及其下游分子的持续磷酸化，诱导 CML 细胞凋亡。可使 98%新诊断的慢性期患者获得完全血液学缓解（CHR），86%的患者获得完全细胞遗传学反应（CCR），目前是公认的一线治疗药物，成人使用起始剂量 400mg/d，儿童剂量 200~300mg/（m²•d），成人可耐受的最大使用剂量是 800mg/d。

（2）羟基脲：已经替代白消安成为缓解症状的重要药物，作为周期特异性抑制剂能选择性阻止 DNA 合成，杀伤 S 期细胞。服用后起效快但维持时间短，使用剂量 50mg/（kg•d）。

（3）阿糖胞苷（Ara-C）：主要用于急性白血病的治疗，也可用于 CML 慢性期，使用剂量为 20mg/d，连用 14d；同时使用 IFN-a，剂量为 3MIU（m²•d）。

（4）砷剂：包括氧化砷（AS_2O_3）和硫化砷（AS_2S_3 和 AS_4S_4），目前有研究发现 AS_2O_3 与格列卫联用对 CML 细胞株的生长抑制和诱导凋亡有协同作用，因此，AS_2O_3 与格列卫联用的临床研究正在进行中。

（5）干扰素：干扰素α（IFN-α）用于 CML 治疗已有 20 余年历史，曾作为不能进行异基因造血干细胞移植的 Ph+CML 的一线治疗药物。虽然 IFN-α治疗现有被新疗法取代的趋势，但仍是部分 CML 患者的主要治疗手段，使用剂量 5MI IV（m²•d），可同用 Ara-C20mg（m²•d），后者每月使用 10d，与 IFN-α联用 3 个月。

（6）造血干细胞移植：是目前认为根治 CML 的唯一方法，使用的方法主要是异基因造血干细胞移植（allo-HSCT）。

2.加速期和急变期

（1）加速期病情不稳定，常对慢性期有效的药物不再奏效，因此，需更改治疗方案：①在患者能耐受的情况下增加格列卫剂量至 600~800mg，无效时改用新型酪氨酸激酶抑制剂 Dasatinib（BMS-354825）或 Nilotinib（AMN107）；②联用羟基脲和 6-MP；③进入临床试验；④实施 HSCT。

（2）急变期：需要完善骨髓细胞学、组织化学（POX、TdT 染色）、流式细胞术、细胞遗传学等检测以确定急变类型，然后给予相应处理。①CML 急淋变（CML-ALL）。根据急变 ALL 类型选用相应化疗方案 IDasatinib，如可能随后做 HSCT 或进入临床试验；也可先用 Dasatinib，如有机会随后做 HSCT 或进入临床试验；②CML 急粒变（CML-AML）。根据急变 AML 类型选用相应化疗方案+Dasatinib，如可能随后做 HSCT 或进入临床试验；也可先用 Dasat-inib，如有机会随后做 HSCT 或进入临床试验。

（七）疗效标准

1.细胞遗传学缓解标准（FISH 检测）

（1）完全细胞遗传学缓解（CCR）：没有 ph 阳性细胞。

（2）主要细胞遗传学缓解＝完全细胞遗传学缓解＋部分细胞遗传学缓解（存在 0~35%Ph＋细胞）。

（3）部分细胞遗传学缓解（PCR）：存在 1%~34%Ph＋细胞。

（4）微小细胞遗传学缓解（MCR）：存在 35%~90%Ph＋细胞。

2.完全血液学缓解标准

（1）外周血细胞计数完全正常，白细胞<10×10^9/L。

（2）血小板计数<450×10^9/L。

（3）外周血没有幼稚细胞，如中幼粒细胞、早幼粒细胞、原始细胞。

（4）无疾病的症状、体征，可触及的脾大已消失。

3.部分血液学缓解标准

与完全血液学缓解相同但有以下情况。

（1）外周血存在幼稚细胞。

（2）血小板计数<治疗前的 50%但>450×10^9/L。

（3）持续脾大但脾大限度<治疗前的 50%。

4.分子学反应标准

（1）完全分子学反应：RT-PCR 不能检出 bcr-ablmRNA。

（2）部分分子学反应：bcr-ablmRNA 降低 3 个对数级。

5.格列卫耐药指征

（1）使用 3 个月未达到血液学缓解或血液学复发-不推荐增加格列卫剂量，选择新药或移植。

（2）使用 6 个月未达到 CCR-对达到部分或微小细胞遗传学缓解的推荐增加格列卫剂量，对未达到细胞遗传学缓解或细胞遗传学复发的推荐增加格列卫剂量或服用新药或移植。

（3）使用 12 个月达到部分细胞遗传学缓解的-推荐增加格列卫剂量或维持原剂量，仅有微小细胞遗传学缓解或无缓解或细胞遗传学复发的推荐新药或移植。

（4）使用 18 个月未达到 CCR-推荐增加格列卫剂量或服用新药或移植。

（5）任何时间进展到加速期-推荐先采用新药治疗后再移植。

（6）任何时间进展到急变期-推荐先采用新药治疗后再移植或先采用所有形式的化疗后再移植（一旦急变或加速都必须移植，无论药物的初期缓解情况多么好都不持久）。

（彭程）

第六节 传染性单核细胞增多症

传染性单核细胞增多症（IM）是 EB 病毒初次感染后引起免疫系统反应性增生的一种疾病，EB 病毒能且仅能在体内的 B 淋巴细胞中复制，其以环状 DNA 的形式潜伏在被感染的淋巴细胞胞浆或与淋巴细胞染色体整合，转化为被感染的 B 淋巴细胞，使病毒长期传代，主要传播方式为唾液传播，日常接触、饮食等途径也存在传染可能，可以通过输血等途径传染。除 1 岁以内婴儿感染 EB 病毒后不会致病外（临床上没发现，有待进一步研究），各年龄阶段感染者均可致病，主要见于学龄前期和学龄期小儿。临床表现为发热、咽峡炎、淋巴结和肝脾大，外周血中淋巴细胞增多并出现大量异常淋巴细胞。一般归为感染性疾病，在本书中由于某种原因纳入血液系统疾病阐述。IM 为一良性疾病，病程多为 1~2 周，少数可伴免疫性溶血等并发症。除 EB 病毒外，其他病原体如巨细胞病毒（CMV）、弓形虫、腺病毒、肝炎病毒、HIV、风疹病毒、支原体等感染也可引起相似的症状，称类传染性单核细胞增多症。由于其症状、体征的多样化和不典型病例的增多，给诊断和治疗带来一定困难。

一、病理

淋巴网状组织的良性增生是本病的基本病理特征。肝有各种单核细胞浸润，库弗细胞增生及局灶性坏死。脾大，脾窦及脾髓内充满异形淋巴细胞，水肿致脾脏质脆、易出血，甚至破裂。淋巴结大，不形成脓肿，以副皮质区（T 淋巴细胞）增生显著。全身其他脏器如心肌、肾、肾上腺、肺、皮肤及中枢神经系统等均可有充血、水肿和淋巴细胞浸润。

二、临床表现

1.潜伏期

5~15 天，起病可急可缓。前驱期症状隐匿，似上呼吸道感染症状，如畏寒、出汗、厌食、不适、头痛、关节痛、肌肉痛等或无症状。部分患者病初皮肤常有红色斑疹或丘疹、眼睑水肿。

2.发热

热型不规则，一般持续 1~4 周，骤退或渐退。80%的病例有咽痛、扁桃体肿大、充血和厚霜样渗出物，25%~65%有腭部淤点，常易误诊为化脓性扁桃体炎。

3.腺肿期

主要表现为淋巴结大，全身淋巴结均可肿大，但以颈部淋巴结常见，不对称、无黏连、无压痛、大小不等，严重者增大的淋巴结可压迫邻近器官。增大的淋巴结常在热退后数周消退，偶可持续数月甚至数年。肝脾大，发生黄疸甚少，少数可有巨脾。

4.系统损害

肝炎、肺炎、肾炎、心肌炎、神经系统损害、血小板减少、自身免疫性溶血性贫血、再生障碍性贫血、溶血尿毒综合征及免疫紊乱。少数发生脾破裂、噬血细胞综合征、DIC 等。

三、诊断

通常可作下列检查：

1.血常规

（1）典型周围血常规为白细胞总数增加，可作为初步筛查标准之一，少数正常或偏低；淋巴细胞及单核细胞百分率和绝对数明显增加，异形淋巴细胞占 10%以上，可作为临床诊断的指标，有的病例高达 90%以上。

（2）血小板可以增多或减少。

2.骨髓象

缺乏诊断意义，但可除外其他血液病。异形淋巴细胞比率常较外周血低，中性粒细胞核左移，网状细胞可能增生。

3.嗜异性凝集反应

本病阳性，滴度在1：56以上。多数患儿于发病第2周开始出现阳性，3~4周达高峰，3~6个月或以后逐渐消失。在2岁以下患儿阳性率较低。

4.EBV特异性抗体检查

抗病毒壳抗原IgM抗体出现早，阳性率高，持续4~8周消失，是急性期重要的诊断指标。IgG抗体在疾病恢复期继续存在，并持续终身，EBV-CA-IgG为壳抗原引起，EBV-NA-IgG为核抗原引起，均提示曾经感染过。很多成人都曾感染过EBV，但不发病，目前也没发现1岁内的婴儿感染EBV发病，但EA-IgG一过性升高是近期感染或EBV复制活跃的标志。抗EBV-CA-IgG抗体低亲和力阳性是急性原发感染标志。

5.EBV-DNA检测

通过PCR定时定量的方法可以准确检测EBV-DNA的含量，但持续时间较短，病程22天后通常难以测出，对于诊断传染性单核细胞增多症具有重要意义，其含量有可能与病情的严重程度有关。

我国儿童传染性单核细胞增多症的发病高峰为2~6岁，由于年龄小，免疫系统不成熟等原因，通常不适用于国际标准。所以，当患儿出现儿童传染性单核细胞增多症的临床表现，如发热、咽扁桃体炎、淋巴结肿大、肝脾肿大等，淋巴细胞及单核细胞百分率和绝对数明显增加，异形淋巴细胞占10%以上，即可临床诊断，进一步查有抗EBV-CA-IgM和抗EBV-CA-IgG阳性，或者EBV-NA-IgG阴性、EBV-CA-IgM阴性，但抗EBV-CA-IgG抗体低亲和力阳性两项之一即可确诊。

四、鉴别诊断

1.类传染性单核细胞增多症

CMV、弓形虫、腺病毒、肝炎病毒、HIV、风疹病毒、支原体等感染也可引起类似的临床表现，尤其是在婴幼儿及成人，需要与IM鉴别。EB病毒抗体阴性而相应病原体抗体阳性可确立诊断。

2.链球菌咽炎

本病可有明显的咽痛等症状，可引起扁桃体渗出，IM亦可有同样的表现，需与之鉴别。细菌性感染常有外周血常规中性粒细胞比例增加并有核左移等，CRP增高，咽分泌物培养阳性，经初步实验室检查后一般易鉴别。少数（5%）IM患儿咽分泌物可培养出A组β溶血性链球菌，属带菌状态，此时可进行青霉素试验性治疗，如无效则应考虑IM的诊断。

3.急性白血病

IM患儿有发热、肝脾淋巴结肿大，部分患儿当外周血白细胞计数非常高或白细胞计数减少，尤其是少数合并血小板减少或溶血性贫血时，有必要与急性白血病鉴别，需要进行骨髓涂片检查。

五、治疗要点

临床上无特效治疗，以抗病毒治疗和对症治疗为主，具体如下：

1.抗病毒治疗

(1) 更昔洛韦 1 次 3~5mg/kg，每 12 小时 1 次，连用 7~14cL
(2) 阿昔洛韦 20~30mg/（kg·d），分 3~4 次静脉滴注或口服，连用 7~14d。
(3) 干扰素（a-2b）1 次 5 万~10 万 U/kg，皮下注射，对淋巴结大效果较好。
(4) 静脉注射丙种球蛋白 200~400mg/（kg·d），连用 3~5d，可结合潜在的病原。可使临床症状改善，缩短疗程，早期给药效果更好。
(5) 可以合并使用一些中药或中成药辅助抗病毒、调节机体免疫功能，如喜炎平静脉注射，或双黄连口服液、鱼腥草、柴黄颗粒等口服。

2.肾上腺皮质激素

当患儿的身体机能出现明显下降时，糖皮质激素对于患儿机体功能的恢复具有重要意义。肾上腺皮质激素的适应证：①重症病例，可明显减轻症状；②合并咽喉水肿有呼吸道梗阻；③ITP；④自身免疫性溶血性贫血；⑤心肌炎。但激素副作用大，并发症多，应用时要注意。

3.合并细菌感染者给抗生素治疗

但避免使用易产生皮疹的（羟）氨苄西林。

4.并发症的对症治疗

对于引起的肝脾肿大等并发症要积极保肝、保脾治疗。另外，由于轻微的腹部创伤就有可能导致脾破裂，所以脾大的患儿 2~3 周内应避免腹部接触的运动。发生脾破裂患者，应立即输血，并进行手术。

本病大多预后良好，关键在于早发现、早诊断、早治疗，病程约两到三周，少数恢复缓慢，可达数周至数月。病死率约 1%~2%，多死于严重并发症。

5.中医中药治疗

传染性单核细胞增多症在中医属于"温病"范畴，以卫气营血辨证为主线，但小儿"肺脾肾不足"，脏腑娇嫩，形气未充，得本病更易传变且传变较快，常分为初期、极期（变证期）和恢复期。初期肺卫表证、卫气同病证为主要证型，此期主要以"热毒"为主要病变机制，更符合卫气营血辨证体系；极期以风热犯（闭）肺证、热毒炽盛证、痰热郁结证（痰热流注证）、邪伏三焦证、痰凝血瘀兼夹证为主要证型，随病程延长，开始出现温热类证候的变证并渐以其为主，故此期为极复杂的变证期，并且此期病变的重心为"痰瘀"，应卫气营血结合三焦辨证；恢复期以痰凝血瘀兼夹证、体虚邪恋证为主要证型，当以除痰祛瘀补气养阴为主。具体方药，温热初起者（肺卫表证、卫气同病证），以银翘散加减；辨证为邪伏三焦者，以达原饮加减；气分证者，清瘟败毒饮加减；营分证者，清营汤加减；夹痰饮者合二陈汤，夹食滞者合导滞汤。鼻塞流涕加白芷、辛夷、苍耳子以散风宣肺而通鼻窍；咽痛重者，加牛蒡子、山豆根、金果榄、薄荷以清热解毒利咽；热势重者，加赤芍、丹皮、水牛角以清热凉血；大便不通，加大黄通腑泄热；咳嗽重者，加杏仁、前胡、桑皮以宣肺止咳；皮疹者，加白鲜皮、地肤子祛风燥湿止痒；淋巴结肿大者，合消瘰丸；肝脾肿大者，酌加小金瓜散。

（彭程）

第七节 淋巴瘤

恶性淋巴瘤是淋巴结和结外部位淋巴组织的免疫细胞肿瘤，来源于淋巴细胞或网状细胞的恶变，病理学上分成霍奇金病（HD）和非霍奇金淋巴瘤（NHL）两大类，根据瘤细胞大小、形态和分布方式可进一步分成不同类型。

一、霍奇金淋巴瘤

儿童霍奇金淋巴瘤（HL）在临床表现、病理类型、临床分期、疾病的自然进程和治疗疗效等方面与成人 HL 相似，充分发育的青少年 HL 治疗的方法与成人相同。化疗联合放疗是 HL 现代治疗方法，儿童青少年 HL 治愈率为 85%~90%。然而，采用治疗成人 HL 的方法治疗儿童 HL，特别是对未成年的儿童常规剂量放疗导致不可接受的骨骼和肌肉发育不良、第二肿瘤危险、对青春期女孩胸部放疗使乳腺癌发病率增加、烷化剂可使男孩生殖器官受损导致不育和蒽环类药物对儿童患者的心脏毒性等不良反应影响儿童 HL 的治疗结果和生存质量。儿童 HL 治疗目的是获得治愈和降低远期不良反应，因此治疗上需要综合考虑各种危险因素采用合适的治疗策略和方案。

（一）病因

霍奇金淋巴瘤的病因尚未完全阐明，目前认识到以下因素与 HL 发病相关：基因及蛋白质通路转录调控缺陷；EBV 感染以及细胞因子的作用。

1.基因及蛋白质通路

经典型霍奇金淋巴瘤（CHL）的 RS 细胞依靠转录因子如核因子 kappa B（NF-KB）和激活蛋白 I（API）的活化提供生存和增生的路径。NF-KB 在 CHL 中受到刺激后被不断活化。其可激活产生 IAI、C-FLIP、和 Bcl-2 家族蛋白等各种抗凋亡因子，还可抑制促凋亡因子，这些都促进 HRS 细胞的增生。

2.EBV 感染

美国和日本等发达国家近一半 CHL 病例与 EBV 相关，发展中国家 90%以上病例肿瘤细胞中可检出病毒 KB 病毒阳性 HL 和传染性单核细胞增多症（IM），特别是迟发的皆次 F：BV 感染更与 HL 相关。

EB 病毒（EBV）具有转化能力，能够使静止的 B 细胞转化并形成克隆其进入 B 细胞后很快进入潜伏期，并以潜伏Ⅱ型状态存在 EBV 潜伏期基因产物有核抗原 1~6（EBNA1、2、3A、3B、3C 等），潜伏期膜蛋白 1、2A、2B（LMP1、2A、2B），EBV 编码的小 RNA、2（EBER1、2）等十余种。这些基因可以调控细胞的生长和分化，其可以通过与 TRAFs 的相互作用，阻断细胞凋亡。还参与了凋抗凋亡蛋白质，产生细胞因子以及下调 CD99，使 HRS 细胞免于凋亡从而发生 HL。

3.细胞因子

HRS 细胞可产生大量细胞因子。包括 IL-13、IL-4、IL-5、IL-6、IL-9、IL-17 以及胸腺和活化相关趋化因子（TARC）、IL-10、TGF-β 等许多细胞因子，都在机体缺乏有效的抗肿瘤免疫应答的情况下发挥了重要作用。

（二）病理

HL 是一种特殊类型的淋巴瘤，特征是少数肿瘤性诊断性和（或）变异型

ReedSternbergcell 细胞（R-S 或 HRS 细胞）散在分布于异质性的反应性炎细胞背景中。儿童 HL 病理类型与成人 HL 相同，采用 WHO2008 血液淋巴组织肿瘤分类分为两大类：①经典型霍奇金淋巴瘤；②结节性淋巴细胞为主型霍奇金淋巴瘤。

1.经典型霍奇金淋巴瘤（CHL）

经典型霍奇金淋巴瘤是一种淋巴细胞性肿瘤，少数肿瘤性诊断性和（或）变异型 ReedSternbergcell 细胞（R-S 或 HRS 细胞）散在分布于反应性炎细胞背景中。经典型 R-S 细胞是一种双核或多核的巨细胞。常表现为"镜影细胞"特征，单核 R-S 细胞又称霍奇金细胞，是一种变异型 R-S 细胞，经典型 R-S 细胞和霍奇金细胞统称 HRS 细胞。另一具有特征性的特点是大量的反应性细胞浸润，包括淋巴细胞、巨噬细胞、粒细胞和嗜酸细胞。根据瘤细胞的形态和反应性背景细胞的特点，CHL 可进一步分为 4 个亚型：富于淋巴细胞型、结节硬化型、混合细胞型以及淋巴细胞削减型。瘤细胞表达 CD_{30} 和 CD_{15}，不表达 CD_{45} 和 CD_{20}。

（1）经典型富于淋巴细胞型霍奇金淋巴瘤（LRCHL）是 CHL 的一种组织学亚型，少量 HRS 细胞散在分布于丰富的小淋巴细胞背景中。背景呈结节性或少结节的弥散性浸润，缺乏嗜中性与嗜酸性粒细胞。大多数患者为早期病变，预后较好。

（2）经典型结节硬化型霍奇金淋巴瘤（NSCHL）是 CHL 的一种组织学亚型。瘤细胞主要为陷窝细胞，这种变异型 R-S 细胞增生，带状纤维化背景，至少有一个结节被胶原带围绕，直至完全被纤维带分割成瘤结节。主要累及纵隔或颈部淋巴结，预后一般较好。

（3）经典型混合细胞型霍奇金淋巴瘤（MCCHL）为 CHL 的一种组织学亚型。HRS 数量多，诊断性 R-S 细胞易见，其散布于弥散性或模糊结节性混合性炎性背景中。多为 III/IV期病变，常有 B 症状。

（4）淋巴细胞削减型霍奇金淋巴瘤（LDHL）是 CHL 一种很少见的组织学亚型。HRS 细胞丰富，散在或成片分布。背景小淋巴细胞明显减少。多为晚期病变，80%患者有 B 症状。

2.结节性淋巴细胞为主型霍奇金淋巴瘤（NLpHL）

结节性淋巴细胞为主型霍奇金淋巴瘤（NLpHL）是一种具有 HL 和低度恶性 B 细胞淋巴瘤的临床病理学特征的结节性或结节与弥散性淋巴增生性肿瘤。在大量非肿瘤性小淋巴细胞背景中散在分布少数变异型 R-S 细胞即 L&H 细胞或称淋巴细胞优势细胞（LP 细胞）或爆米花细胞。这些细胞表达 B 细胞抗原，不表达 CD30。80%以上为I/II期，局限、无巨块、无症状、病程缓慢，预后好。

（三）临床分期

1971 年制订 AnnArbor 分期是霍奇金淋巴瘤分期的基础，其将淋巴结位置归为不同的淋巴结区，而具体分期则根据受累淋巴结区的数量、位置。1989 年英国 Cotswald 会议再次对其进行了修订，现在仍是当前儿童 HL 应用最广泛分期方法，见（表 11-7-1）。

表 13-7-1　霍奇金淋巴瘤的 AnnArbor 分期，Cotswald 会议修订

分期	受累部位

Ⅰ	侵及单一淋巴结区或淋巴样结构，如脾脏、甲状腺、韦氏环等或其他结外器官/部位（IE）
Ⅱ	在横膈一侧，浸及两个或更多淋巴结区，或外加局限侵犯1个结外器官/部位（ⅡE）
Ⅲ	受侵犯的淋巴结区在横膈的两侧（Ⅲ），或外加局限侵犯1个结外器官/部位（ⅢE）或脾（Ⅲs）或二者均有受累（ⅢSE）
Ⅲ1	有或无脾门、腹腔或门脉区淋巴结受累
Ⅲ2	有主动脉旁、髂部、肠系膜淋巴结受累
Ⅳ	弥散性或弥散性侵犯1个或更多的结外器官，同时伴或不伴有淋巴结受累

（四）临床表现

1.全身症状

与HRS细胞产生的细胞因子和HL-系列临床特征相关。可有低热，表现为间断的、反复的发热，间隔数日或数周不定，夜间尤为显著，而且随时间越来越严重。还常有食欲缺乏、恶心、盗汗和体重减轻。皮肤瘙痒是成人常见的症状，在小儿较少见。B组症状通常与TNF、LT-a、IL-1、IL-6等细胞因子的释放相关。

2.淋巴结受侵犯表现

持续的无痛性颈部或锁骨上淋巴结肿大为儿童HL最常见的临床表现。受累的淋巴结易于触及，典型为橡皮样、质硬而无触痛。随着疾病进展，肿大的淋巴结可以融合成巨大肿块，与周围组织融为一体。儿童HL的B症状常见，易误诊为感染相关的反应性增生，因此可能抗感染多个疗程后才进行淋巴结活检。肿大的淋巴结可以引起局部压迫症状，如纵隔淋巴结肿大压迫气管支气管，引起干咳。无原因的腹痛可由于后腹膜淋巴结肿大所致。

3.结外淋巴组织及脏器侵犯

结外及内脏器官侵犯多发生于疾病晚期，少数患者可以从结外淋巴组织起病。肺原发侵犯表现如间质肺炎，骨骼侵犯表现虫噬样骨破坏或骨缺损，肝脾弥散性侵犯提示为原发侵犯灶，而多发灶性侵犯则提示转移灶可能性大。HL罕见中枢神经系统及睾丸转移。

北京儿童医院总结的病例提示，近79%的病例为颈部浅表淋巴结肿大起病，而超过70%的病例就诊时已达Ⅲ/Ⅳ期晚期。常见的淋巴结内侵犯部位按发生率排序为：颈部淋巴结区、脾脏、锁骨上下淋巴结、腹腔淋巴结、纵隔、腋下淋巴结、骶髂关节区。结外侵犯频率排序：肺脏及肺门区、肝脏、锥体等部位。

（五）辅助检查

1.实验室检查

非特异的血常规异常包括白细胞升高、淋巴细胞减少、嗜酸粒细胞增多以及单核细胞增多。约1%~2%的患儿可以合并副瘤表现，多为自身免疫性疾病。通常活动性HL患者细胞免疫功能缺陷，需测定细胞及体液免疫功能。不能通过单纯骨髓穿刺诊断骨髓受累。所有晚期（临床Ⅲ或Ⅳ期）或症状明显（B症状）以及复发需重新分期的患者都应当进行骨髓活检。

2.影像学检查

B超为最普遍实用的检查手段，可以观察淋巴结构及肿瘤的范围、大小。有条件要应用增强CT扫描颈、胸、腹、盆腔以了解肿瘤浸润范围及计算肿瘤负荷，特别要明确有无巨大瘤块、结外浸润以及弥散转移瘤灶治疗中还要不断复查瘤灶状态以评价治疗反应。

18氟-脱氧葡萄糖正电子发射体层摄影术（PET）结合CT成像可应用于初诊临床分期以及治疗中、后期评价治疗反应，较普通影像检查瘤灶检出率高出15%~20%。

（六）诊断及鉴别诊断

1.诊断

诊断应为临床、影像及病理组织检查综合考虑后做出，其中最重要的是取得肿瘤病理组织的检查结果。应避免应用细针吸淋巴液涂片，最好取较大的整个淋巴结做病理检查。条件不允许手术的，也可以粗针穿刺获取病理组织鉴于HL肿瘤细胞相对较少，异质性强，建议需要有经验的病理专家共同会诊阅片以保证诊断无误部分肿瘤特征与预后相关，治疗前需进行常规检查、详细询问发热，盗汗以及体重减轻等B组症状，

2.鉴别诊断

（1）病理鉴别：间变性大细胞淋巴瘤（ALCL）与CHL二者形态学特征有许多相似。许多ALCL含有HRS样细胞，都有CD_{30}的强烈表达。但也有显著差异：CHL为一种B细胞疾病，而大部分ALCL仍为T细胞来源，儿童基因阳性、T细胞标记或T细胞基因重排是ALCL鉴别CHL的有力依据。

纵隔（胸腺）大B细胞淋巴瘤（MLBCL）临床及病理是与CHL相似。可以偶尔发现HRS样细胞等特点，但肿瘤细胞通常强烈表达CD_{20}等B细胞标记。CD30表达可为阳性，但并不像CHL那样强烈基因重排通常阳性，而在CHL阴性。

（2）临床鉴别：本病浅表淋巴结肿大，临床需与传染性单核细胞增多症、淋巴结炎、淋巴结核以及恶性肿瘤淋巴结转移相鉴别局部慢性炎症造成的淋巴反应性增生，有时很难与此病鉴别。颈部巨大淋巴结还需与其他淋巴结病，如Castleman病等鉴别，需靠淋巴结病理诊断证实。累及纵隔的HL的鉴别诊断包括纵隔T淋巴母细胞淋巴瘤、胸腺癌或转移癌、神经母细胞瘤、胸腺瘤和胚组织瘤（如良性和恶性畸胎瘤、精原细胞瘤和恶性非精原细胞胚组织瘤）。

（七）治疗

目前普遍根据不同分期及危险度应用2~6个疗程化疗伴或不伴受累野的放疗。

1.低危HL的治疗

低危组多为Ⅰ、Ⅱ期，没有B组症状及巨大瘤块，<3个淋巴结区受累的患儿。因为预后非常好，治疗主要关注如何取消放疗或者在最小限度放疗的基础上限制毒性药物的应用或减少毒性药物的累积量多个治疗中心尝试不用烷化剂及蒽环类抗生素化疗，甚至还尝试取消放疗3总体对照研究结果，疗效相当，5年EFS均维持于90%以上由此可见低危HL患儿极适于减少治疗强度，推荐应州2~4个疗程的低剂量化疗加或不加低剂量放疗（10~15Gy）。

2.中危及高危患儿的治疗

高危患儿多为ⅢB、ⅣA或ⅣB期伴或不伴巨大瘤灶等危险因素中危组介于低、高危间，各治疗中心定义差别较大，多为Ⅰ、Ⅱ或ⅢA期伴部分危险因素。虽然烷化剂及蒽环类抗生素等存在近期及远期的毒副反应，但一些治疗中心的中高危HL尝试取消或减少这些药物应用后HL缓解及无事件生存率明显下降，故应用烷化剂、蒽环类抗生素仍然必要原则是在达到疗效的基础上减少不良反应。

同样，放疗对于中高危HL也尤为重要。美国COG及德国研究均提示：存在不良因素的中高危患儿，即便是对化疗早期反应好者，放疗依然重要，甚至在高危HL的治疗中起到了决定治疗成败的作用；因此，目前对于中高危HL的治疗重点为在加强对肿瘤控制的基础上探讨如何细化分层治疗，使之既减少并发症同时又能减少复发。

不良因素对于中高危HL预后非常重要，治疗前需认真进行危险度评估，按照不同病理类型、不同分期、不同危险因素采用不同强度的分层治疗。化疗方案的选择（药物配伍、累积剂量、强度）要综合考量，同时还要重视治疗反应以进一步调整治疗方案：到目前还没有可靠证据表明可以安全的取消中高危患儿的放疗，总之，针对中高危患儿仍需要强化治疗以增加对疾病的控制，而且提倡早期应用大剂量强烈化疗以提高治疗反应，使大部分5年EFS可以达到80%~85%以上，但大于90%仍存在挑战。

3.难治/复发的HL的治疗

总体难治/复发的HL的治疗具有挑战性，预后不佳。二线治疗方案，如ICE方案仍然有88%的反应率，部分患儿达到完全缓解，异环磷酰胺加长春瑞滨组成的Ⅳ方案的反应率达80%，特别有结外侵犯的患者反应率更是达到89%；而造血干细胞移植仍为多数治疗中心的选择，Stanford治疗组对复发患者应用高剂量治疗后进行自体干细胞移植，5年OS为68%。

新的治疗方法：如难治复发性HL应用抗CD_{30}抗体（SGN-35，BV）单药治疗反应率达70%，约1/3的患者（包括造血干细胞移植后复发的患者）达到完全缓解，并且有较少的不良反应。

其他分子靶向治疗临床研究还包括根据HL的发病机制通过NF-KB通路分子水平，即应用酶蛋白体抑制剂硼替佐米抑制NF-KB；免疫靶向治疗即包括EB病毒特异性CTL免疫治疗以及HL中CD_{20}或CD_{30}等单克隆抗体靶向治疗以及放射标记的抗体治疗（RIT）等也在进行中。靶向治疗为未来儿科复发/难治性HL患儿带来希望。

霍奇金淋巴瘤的预后与组织类型及临床分期紧密相关，淋巴细胞为主型预后较好，而淋巴细胞耗竭型很差。在治疗中，早发现、早诊断，合理的治疗方案很重要。同时也要注意日常护理和饮食调理。早期患者可适当活动，有发热、明显浸润症状时应卧床休息以减少消耗。保持皮肤清洁，每日用温水擦浴，避免一切刺激因素如日晒、冷热、各种消毒剂、肥皂、胶布等对皮肤的刺激，内衣选用吸水性强、柔软的棉织品。多吃含有维生素C和多酚类的蔬菜水果，如番茄、苹果、胡萝卜、葡萄等，可增强免疫力，预防感冒，对抗自由基。口干、口腔溃疡或吞咽困难者，餐点宜质软细碎，或以汤汁饮料助吞，进食要细嚼慢咽。有恶心、呕吐现象者，则选择简单、清淡的清汤或清流质配方。食用富含维生素A的食物，如蛋黄、动物肝、胡萝卜等。选择具有抗肿瘤作用的食物，如甲鱼、白萝卜、玉米、猕猴桃等。

二、非霍奇金淋巴瘤

非霍奇金淋巴瘤（NHL）是一组具有不同的组织学变化、起病部位和临床特征的淋巴瘤。此组淋巴瘤在临床症状、病理、扩散方式和对治疗的反应等方面都不同于霍奇金淋巴瘤。儿童期非霍奇金淋巴瘤较霍奇金淋巴瘤多见，约为后者的1.5倍。其发病年龄比急性白血病大，男性多于女性，男女之比约为2:1。经过多年的研究发展，75%儿童NHL可以通过现代治疗手段治愈，疗效的进步主要是基于对其生物学、免疫性及分子生物学更深刻的认识，有了更合理的分类系统和相适应的治疗方案的进步，以及支持治疗的进步。

（一）病理与分型

儿童时期的非霍奇金淋巴瘤起源于早期T细胞或成熟B细胞，其与成人不同之处在于起源于淋巴结外部位的较成人多，且多在起病早期即经血循环或淋巴管扩散。目前主要参照WHO2008分类标准，把儿童NHL主要分为4个重要类型：①成熟B淋巴细胞肿瘤，包括Burkitt淋巴瘤/成熟B细胞性白血病、弥散大B细胞淋巴瘤、纵隔大B细胞淋巴瘤亚型和未能进一步分类的B细胞淋巴瘤；②成熟或外周T细胞及自然杀伤细胞（NK）肿瘤，主要包括间变大细胞型淋巴瘤（ALCL）和NK细胞淋巴瘤；③前B细胞肿瘤，主要为前体B淋巴母细胞型白血病/淋巴瘤；④前体T淋巴母细胞型白血病/淋巴瘤。

1. Burkitt淋巴瘤

在显微镜下肿瘤细胞呈弥散性浸润，细胞小，含圆形或卵圆形细胞核，1~3个强嗜碱性核仁，含有脂泡的嗜碱性胞质，增生抗原Ki-67高表达。零散的残余正常巨噬细胞散布于恶性细胞之间，呈现特征性的"星空"貌。从免疫学上来说，Burkitl淋巴瘤及其变异型是生发中心B细胞肿瘤，细胞膜表达κ或λ轻链或H重链相关的表面免疫球蛋白（常为IgM），并可表达B系相关抗原CD_{19}、CD_{20}、CD_{79a}、CD_{10}，但常不表达末端脱氧核苷酸转移酶（TdT），是否表达TdT有助于鉴别Burkitt淋巴瘤与淋巴细胞白血病。1%~2%成熟B-ALL患者有Burkitt淋巴瘤的形态学及免疫学特征（FAB形态学分类中的L_3型），可以将之视为IV期Burkitt淋巴瘤，这类患儿应采用IV期Burkitt淋巴瘤的治疗方案。绝大多数Burkitt淋巴瘤存在非随机染色体易位，如t（8；14）（q24；q32），结果是8号染色体上的MYC原癌基因与位于14号染色体的免疫球蛋白重链基因融合。另两种变异易位可在15%的Burkitt淋巴瘤病例中观察到，包括t（2；8）（p-11.1；q24.1）及t（8；22）（q24.1；q11.2）。

2. 间变性大细胞淋巴瘤（ALCL）

ALCL是儿童大细胞淋巴瘤中最常见的亚型，绝大多数归于成熟T细胞和自然杀伤细胞肿瘤。ALCL占儿童NHL的8%~12%或儿童大细胞淋巴瘤的30%~40%。组织学常表现为凝聚性的，奇形怪状的，含丰富胞质的多型性大细胞，包含奇形怪状的马蹄形细胞核，有多个或单个明显核仁。免疫学和分子学研究表明，大部分ALCL表达T细胞抗原，该类肿瘤细胞也表达上皮细胞膜抗原（EMA）和CD_{30}（Ki-1）抗原。ALCL常存在特征性非随机染色体平衡易位[t（2；5）（p23；q35）]，染色体5q35位上的核磷蛋白基因NPM与染色体2q23位上的间变性淋巴瘤激酶（ALK，一种酪氨酸激酶）基因融合。

3. 淋巴母细胞白血病/淋巴瘤

WHO将前驱T或B淋巴母细胞型白血病/淋巴瘤归于同一类，前驱T细胞起源者以淋巴瘤为多见，而前驱B细胞起源者以白血病多见。同一系列（T或B）的白血病或淋巴瘤在病理/细胞形态学、免疫学、生物遗传学方面相似，但临床上前者骨髓原发，而后者骨髓外局部原发。T系相关抗原表达通常包括UCHL1（$CD_{45}RO$）、CD_1、CD_2、CD_3、CD_4、CD_5、CD_7、CD_8、CD_{56}；B系表达CD_{19}、CD_{20}、CD_{22}、CD_{79a}及CD_{10}，不表达细胞膜κ或λ轻链或H重链相关的表面免疫球蛋白（常为IgM）。前驱T或B淋巴细胞均表达TdT。

（二）临床表现

1.淋巴母细胞淋巴瘤

淋巴母细胞淋巴瘤占儿童青少年NHL的30%。T-LBL起源于胸腺T细胞。好发于男性青少年，进展快，病死率高。表现为迅速地颈及纵隔淋巴结肿大，75%的病例表现为前纵隔肿块、胸腔渗出、上腔静脉压迫综合征、咳嗽、呼吸困难、头面部肿胀、颈静脉和胸壁静脉怒张。常侵犯骨髓、肝脾及中枢神经系统等。B-LBL好发于儿童，常侵犯淋巴结、皮肤、骨、骨髓和中枢神经系统等。淋巴母细胞淋巴瘤骨髓侵犯在骨髓形态学和免疫表型常与急性淋巴细胞白血病相混淆，一般而言，骨髓幼稚淋巴细胞≥25%诊断为急性淋巴细胞白血病，<25%则诊断为淋巴瘤骨髓侵犯，然而，这仅是人为划分，还不清楚这种划分的生物学和临床意义。

淋巴瘤诊断必须获取肿瘤组织活检，明确病理诊断和分型对治疗方案选择非常重要。但是，如果患者就诊时因前纵隔巨大肿块及上腔静脉压迫不能进行活检手术，则可根据骨髓穿刺和骨髓细胞流式细胞术免疫表型分析，或骨髓活检结果进行诊断。也可以抽取患者胸腔积液进行细胞形态学和流式细胞术免疫分析帮助诊断。

2.伯基特淋巴瘤

伯基特淋巴瘤占儿童NHL的40%，发生在流行区的伯基特淋巴瘤常侵犯下颌骨。散发区则是广泛腹内侵犯和骨髓侵犯。腹部是散发区伯基特淋巴瘤最常见的侵犯部位（占90%）。常表现为右下腹部包块或急性阑尾炎、肠套叠和小肠梗阻。多见于5~10岁的男孩。肿瘤侵犯远端回盲肠、肠系膜、腹膜后、肾脏、卵巢和腹膜表面，常伴恶性腹腔积液，手术难以切除。头颈区是第二常见侵犯部位，表现为扁桃体肿大、牙龈肿块、鼻咽口咽肿块及颈淋巴结肿大，可有与下颌骨或其他面骨相关的面部软组织肿块。常有骨髓和中枢神经系统侵犯。恶性限度高，进展快，病死率高。骨髓侵犯形态学常表现为L_3型骨髓象，免疫表型为成熟B细胞单克隆标记，肿瘤细胞无TdT或CD_{34}等早期标记表达，可与前B急淋白血病相鉴别。肿瘤可自发崩解，常伴有水、电解质等代谢紊乱，严重可导致肾功能不全。

3.弥散大B细胞淋巴瘤

弥散大B细胞淋巴瘤占儿童青少年NHL的10%~20%。更常见于10岁以上儿童。临床表现与伯基特淋巴瘤相似，但较少侵犯骨髓和中枢神经系统。大约20%DLBCL起源于纵隔，原发纵隔DLBL好发大龄儿童和青少年，占儿童大细胞淋巴瘤的10%，表现为前纵隔肿块，侵犯肺及胸膜，可伴上腔静脉压迫综合征，预后较其他部位DLBCL差。

4.间变大细胞淋巴瘤

间变型大细胞淋巴瘤占儿童青少年NHL的10%。易侵犯淋巴结和结外组织包括皮肤、软组织、肺和骨，较少侵犯中枢神经系统和骨髓。间变大细胞淋巴瘤常伴高热和体重下降，常常误诊为感染，部分患者可合并噬血细胞综合征。某种 ALCL 亚型可伴有外周血白血病侵犯，表现为弥散性肺浸润所致严重性呼吸性窘迫或胸腔积液和肝脾大，这些患者大部分有异常 T 细胞表型合并髓系抗原表达，需要高强度积极治疗。

（三）诊断与鉴别诊断

1. 诊断

主要依靠临床表现、X 线片和/CT 检查及病理学检查。确诊有赖于组织学活检，除做病理学检查外，还需要结合免疫组化和分子细胞遗传学检查确诊。

（1）病理活检：以外周浅表淋巴结肿大起病者，可以活检确诊；选择最大和最有诊断价值的淋巴结，完整取出做检查，不要针吸或取部分淋巴结以影响结果结论。有胸腔积液和腹腔积液时，可行胸腹腔穿刺进行细胞学检查和免疫学检查，可以很快得到有价值的诊断结果；骨髓检查发现骨髓有淋巴瘤细胞浸润也可以提供诊断依据。如果骨髓阴性，选择纵隔外淋巴结活检；外周淋巴结活检阴性，可以在影像指导下行纵隔肿块的针刺活检或针刺抽吸。

（2）影像学检查：①X 线片检查：常规进行胸部正侧位片，观察肺门、纵隔、支气管周围有无肿大淋巴结；对可疑受侵犯的骨骼摄片检查；必要时行胃肠道钡餐、下腔静脉造影和静脉肾盂造影等检查；②CT 检查：胸腹部 CT 检查可以比较清楚地显示病变及范围，可以随访对比观察；③B 超检查：可以发现和确定外周腹腔内的肿大的淋巴结或肿块，探察诊断胸腹腔积液情况；④磁共振：可以清楚地显示病变及范围，尤其是有助于发现隐藏病变。

2. 鉴别诊断

需要与淋巴结肿大相关的良恶性疾病进行鉴别，如淋巴结炎、淋巴结核、传染性单核细胞增多症、急性淋巴细胞白血病、霍奇金病、横纹肌肉瘤、尤文骨肉瘤、成神经细胞瘤等。

（四）治疗

采用现代标准治疗，根据不同的病理类型采用不同的治疗策略和方案，儿童年生存率达 80%。准确病理分型、临床分期和采用最佳治疗是最重要的预后因素。成人 NHL 常用的 CHOP 方案不合适用于大部分儿童青少年 NHL 的治疗。

1. 淋巴母细胞淋巴瘤

淋巴母细胞淋巴瘤（LBL）是高度恶性淋巴瘤，生物学行为与急白血病相似。首选治疗手段为全身化疗。治疗上采用类似急淋白血病方案疗效和生存优于采用淋巴瘤方案。采用淋巴瘤 CHOP 方案治疗淋巴母细胞瘤，生存率<20%。标准治疗是采用急淋白血病方案。目前疗效最好的化疗方案是德国 NHL-BFM-90 方案（表 13-7-2），包括诱导缓解、巩固治疗、再诱导缓解、中枢预防和维持治疗，总治疗时间 2 年，NHL-BFM-90 方案 5 年 EFS 达 90%，NHL-BFM-95 方案 5 年 EFS 达 82%。III期和IV期淋巴母细胞瘤患者疗效无差别，纵隔巨大肿块不需要做纵隔放疗。采用相同的化疗方案，B-LBL 和 T-LBL 疗效相似。NHL-BFM-95 方案对无中枢侵犯的II期或IV期 T 淋巴母细胞瘤患者，取消头颅预防照射，单用鞘内注射联合大剂量 MTX（$5g/m^2$）24 小时静脉滴注，中枢神经系统复发未见明显增加，提示III期或IV期 T-淋巴母细胞淋巴瘤患者，不需要行头颅预

防照射，仅对初诊时有中枢侵犯患者采用头颅照射。

表 13-7-2　NHL-BFM-90 方案（淋巴母细胞瘤）

药物和用法	剂量	应用时间（天）
诱导 I		
泼尼松（口服）	60mg/m²	d1~28 天后每 3 天减半 9 天减停
长春新碱（静脉注射）	1.5mg/m² (max 2mg)	d8，15，22，29
柔红霉素（静脉注射）	30mg/m²	d8，15，22，29
门冬酰胺酶（静脉滴注）	10,000IU/m²	d12，15，18，21，24，27，30，33
环磷酰胺（静脉注射）	1000mg/m²	d36，64
阿糖胞苷（静脉滴注）	75mg/m²	d38~41，45~48，52~55，59~62
6-巯基嘌呤（口服）	60mg/m²	d36~63
氨甲蝶呤（静脉滴注）	12mg	d1，15，29，45，59
方案 M		
6-巯基嘌呤（口服）	25mg/m²	d1-56
氨甲蝶呤（静脉滴注）	5g/m²	d8，22，36，50
氨甲蝶呤（静脉滴注）	12mg	d8，22，36，50
再诱导 II		
地塞米松（口服）	10mg/m²	d1~21 天后每 3 天减半 9 天减停
长春新碱（静脉注射）	1.5mg/m² (max 2mg) d	d8，15，22，29
阿霉素（静脉注射）	30mg/m²	d8，15，22，29
门冬酰胺酶（静脉滴注）	10000U/m²	d8，11，15，18
环磷酰胺（静脉注射）	1000mg/m²	d36
阿糖胞苷（静脉滴注）	75mg/m²	d38~41，45~48
6-硫鸟嘌呤（口服）	60mg/m²	d36~49
氨甲蝶呤（静脉滴注）	12mg	d38，45

（1）NHL-BFM-90/95 方案治疗策略：根据临床表现、影像学检查（全身 CT 或 MRI，包括颈、胸、腹部和盆腔等部位）、骨髓和脑脊液检查结果，按照 StJude 分期标准，结合诱导化疗第 33 天疗效，将患者分为低危、中危和高危三组，采用不同强度的化疗。所有患者均需要接受全身化疗联合中枢神经系统预防（鞘内注射＋大剂量氨甲蝶呤）。总治疗时间 2 年。

①危险分组

低危组：临床分期 I 和 II 期。

中危组：临床分期 III 和 IV 期。

高危组：诱导缓解第33天全面评估，存在以下任何一种情况均定为高危：
1）肿瘤缩小<70%。
2）骨髓淋巴瘤细胞大于5%。
3）脑脊液仍找到淋巴瘤细胞。
4）肿瘤进展。
②不同危险分组治疗选择
低危组：诱导-巩固-维持。
VDLP-CAM-HD-MTX×4-维持治疗（6-MP＋MTX）。
中危组：诱导-巩固-再诱导-维持。
高危组：按高危急淋白血病方案治疗，有条件患者需行异基因造血干细胞移植。
（2）B-NHL-BFM-95方案：见（表13-7-3）。

表 13-7-3　B-NHL-BFM-95方案（淋巴母细胞瘤）

	药物和用法	剂量	应用时间（天）
减积期（V）	泼尼松（口服/静脉注射）	30mg/m²	d1~5
	环磷酰胺（静脉滴注1h）	200mg/m²iv	d1~2
	氨甲蝶呤（鞘内注射）	12mg	d1
	阿糖胞苷（鞘内注射）	30mg	d1
	泼尼松龙（鞘内注射）	10mg	d1
疗程A	地塞米松（口服/静脉注射）	10mg/m²	d1~5
	异环磷酰胺（静脉滴注）	800mg/m²	d1~5
	氨甲蝶呤（静脉滴注4h）	1000rag/m²	d1
	长春新碱（静脉注射）	1.5mg/m²（max 2mg）	d1
	阿糖胞苷（静脉滴注 ql2h）	150mg/m²/次	d4~d5
	依托泊苷（静脉滴注）	100mg/m²	d4~d5
	氨甲蝶呤（鞘内注射）	12mg	d1
	阿糖胞苷（鞘内注射）	30mg	d1
	泼尼松龙（鞘内注射）	10mg	d1
疗程B	地塞米松（口服/静脉注射）	10mg/m²	d1~5
	环磷酰胺（静脉滴注1h）	200mg/m²iv	d1~5
	长春新碱（静脉注射）	1.5mg/m²（max 2mg）	d1
	氨甲蝶呤（静脉滴注4h）	1000mg/m²	d1
	阿霉素（静脉注射）	25mg/m²	d4~d5
	氨甲蝶呤（鞘内注射）	12mg	d1
	阿糖胞苷（鞘内注射）	30mg	d1
	泼尼松龙（鞘内注射）	10mg	d1
疗程AA	地塞米松（口服/静脉注射）	10mg/m²	d1~5
	异环磷酰胺（静脉滴注）	800mg/m²	d1~5

	氨甲蝶呤（静脉滴注 4h）	5000mg/m²	d1
	长春新碱（静脉注射）	1.5mg/m²（max 2mg）	d1
	阿糖胞苷（静脉滴注 q12h）	150mg/m²/次	d4~d5
	依托泊苷（静脉滴注）	100mg/m²	d4~d5
	氨甲蝶呤（鞘内注射）	6mg	d1, d5
	阿糖胞苷（鞘内注射）	15mg	d1, d5
	泼尼松龙（鞘内注射）	5mg	d1, d5
疗程BB	地塞米松（口服/静脉注射）	10mg/m²	d1~5
	环磷酰胺（静脉滴注 1h）	200mg/m²iv	d1~5
	长春新碱（静脉注射）	1.5mg/m²（max 2mg）	d1
	氨甲蝶呤（静脉滴注 4h）	1000mg/m²	d1
	阿霉素（静脉注射）	25mg/m²	d4~d5
	氨甲蝶呤（鞘内注射）	6mg	d1, d5
	阿糖胞苷（鞘内注射）	15mg	d1, d5
	泼尼松龙（鞘内注射）	5mg	d1, d5
疗程CC	地塞米松（口服/静脉注射）	20mg/m²	d1~5
	长春酰胺（静脉注射）	3mg/m²（max 5mg）	d1
	阿糖胞苷（静脉滴注 q12h）	2g/m²/次	d1, d2
	依托泊苷（静脉滴注）	150mg/m²	d, 3d4, d5
	氨甲蝶呤（鞘内注射）	12mg	d5
	阿糖胞苷（鞘内注射）	30mg	d5
	泼尼松龙（鞘内注射）	10mg	d5

2.伯基特淋巴瘤和弥散大 B 细胞淋巴瘤

儿童伯基特淋巴瘤（BL）和弥散大 B 细胞淋巴瘤（DLBCL）均是成熟 B 细胞恶性肿瘤，两者表型相似。恶性限度高，首选治疗手段为全身化疗。成人 BL 和 DLBCL 采用不同的治疗策略。但是在儿童伯基特淋巴瘤和弥散大 B 细胞淋巴瘤均采用相同的治疗策略，主要是根据疾病特点结合临床分期进行分层治疗。

局限期手术完整切除的低危患者可采用 CHOP 方案，5 年无事件生存率可达 88%。采用德国 B-NHL-BFM-90/95 方案、法国 LMB-89 方案和美国 NCI 方案，5 年无事件生存率可达 98%~100%。

广泛期患者治疗上则需要采用短疗程、多药联合、高强度化疗和中枢神经系统预防，总治疗时间 3~5 个月。德国 B-NHL-BFM-90/95 方案、法国 LMB-89 方案和美国 NCI 方案均获得很好的疗效，5 年生存率>80%。德国 B-NHL-BFM-90 方案需要根据临床分期、LDH 水平和治疗疗效等因素采用不同强度的治疗。B-NHL-BFM-95 方案对大剂量 MTX 静脉滴注时间进行随机对照研究，广泛期患者 HD-MTX5g/m² 静脉滴注时间从 24 小时缩短为 4 小时，生存率明显低于静脉滴注时间为 24 小时患者。中枢神经系统侵犯患者采用上述方案，含大剂量 MTX5~8g/m² 和鞘内注射，不做头颅放射并不影响生存。

儿童伯基特淋巴瘤和弥散大B细胞淋巴瘤高表达CD_{20}。靶向CD20利妥昔单克隆抗体（美罗华）在成人弥散大B细胞淋巴瘤联合CHOP方案治疗，可改善生存率。儿童伯基特淋巴瘤和弥散大B细胞淋巴瘤采用目前按危险因素分层治疗的方案，生存率大于80%以上。目前化疗联合利妥昔单抗（美罗华）治疗重点在高危伯基特淋巴瘤和弥散大B细胞淋巴瘤患者，在高强度化疗基础上加用利妥昔单抗以进一步改善疗效和生存。我们结果显示中国儿童青少年同样可以耐受国外高强度治疗方案。以下介绍NHL-BFM-90/95方案。

治疗分组：

（1）B-NHL-BFM-90方案：分三组：①R1组（手术完全切除）：A-B；②R2组（手术不能切除，LDH<500U/L，仅腹外病变）：V-AA-BB-AA-BB；③R3组（腹部包块，LDH>500U/L，或BM+或CNS+或多发性骨病灶）：V-AA-BB-AA-BB-AA-BB。

R2组和R3组AA-BB两程如不能获得CR，应增加CC疗程（V-AA-BB-CC-AA-BB-CC）。

（2）改良B-NHL-BFM-90方案分组：①R1组（I/II期）：A-B-A-B；②R2组（III期）：V-AA-BB-AA-BB-AA-BB；③R3组（IV期，或R2组患者两疗程不能CR）：（V-AA-BB-CC-AA-BB-CC）。

（3）B-NHL-BFM-95方案：分四组：①R1组（手术完整切除）：A-B；②R2组（手术不能切除的I期和II期，LDH<500U/L的III期）：V-A-B-A-B；③R3组[III期伴LDH≥500~<1000U/L，IV期+B-ALL和LDH<1000/L和CNS（-）]：V-AA-BB-CC-AA-BB；④R4组[III期和IV期B-ALL伴LDH>1000（U/L）患者；和（或）CNS（+）]：V-AA-BB-CC-AA-BB-CC。

将大剂量Ara-C加入中高危方案，低危组MTX剂量改为$1g/m^2$，滴注时间缩短为4小时。

3.间变大细胞淋巴瘤

儿童间变大细胞淋巴瘤常为全身性系统性疾病，常侵犯淋巴结、肺、皮肤和多发骨侵犯，常伴有高热。根据临床症状体征、影像学和骨扫描等进行临床分期和危险度分组进行治疗。化疗是首选治疗手段。德国BFM协助组对局限期（I/II期）ALCL采用与B-NHL相似化疗方案可获得很好的疗效。

原发皮肤ALCL属于特殊类型，常不表达ALK融合蛋白，诊断上与淋巴样丘疹病较难鉴别。主要治疗手段是单纯手术或放疗。

德国BFM协作组治疗儿童青少年系统性ALCL治疗分组和采用方案：

（1）治疗分组：①K1（手术切除I期，II期）：V-A-B-A；②K2（手术不能切除II期，III期）：V-A-B-A-B；③K3（IV期或多发骨侵犯）：V-AA-BB-CC-AA-BB-CC。

（2）改良BFM-90方案分组（中山大学肿瘤防治中心）：①K1（I期，II期）：A-B-A-B；②K2（III期）：V-AA-BB-AA-BB-AA-BB；③K3（IV期或多发骨侵犯）：V-AA-BB-CC-AA-BB-CC。

（3）具体方案同NHL-BFM-95。

（4）常见肿瘤急症处理

儿童NHL大多数侵袭性强，进展快，在初诊时常伴随有肿瘤急症，如上腔静脉压迫综合征及肿瘤溶解综合征等，需要及时和适当处理，否则危及生命。

上腔静脉压迫综合征：儿童 T-淋巴母细胞淋巴瘤和原发纵隔弥散大 B 细胞淋巴瘤常伴有巨大纵隔肿块，可引起上腔静脉压迫综合征，患者可表现为头面部肿胀、颈静脉和胸壁静脉显露、不能平卧及呼吸困难等。如果为了诊断取活检行全身麻醉或使用深度镇静药物会使患儿有心肺骤停的风险。对这些患者尽可能采用侵袭性最小的操作，避免在全麻和深度镇静下行纵隔肿块活检或穿刺。尽量采用局部麻醉或轻度镇静药物在 B 超或 CT 引导下穿刺活检获取病理诊断。由于 T-淋巴母细胞淋巴瘤常伴有骨髓侵犯，可以先做骨髓细胞学检查联合流式细胞术检测，有助于诊断。如果这些患者有外周淋巴结肿大，也可行采用局部麻醉或轻度镇静药物在 B 超或 CT 引导下淋巴结穿刺活检获取病理诊断。如果患者有胸腔积液，可以抽取胸腔积液行细胞学和流式细胞术免疫分型，以获取诊断。如采用上述方法仍不能获取诊断，也可先用类固醇治疗或局部放疗，由于治疗后会影响诊断的准确性，因此，只要患者症状有所缓解，能够耐受全麻和深度镇静药物，应尽快行纵隔肿块活检明确诊断。

非霍奇金淋巴瘤，弥漫性淋巴细胞分化好者，预后较好，弥漫性淋巴细胞分化差者，预后较差，淋巴细胞型淋巴瘤，预后更差。同时也要注意日常护理和饮食调理，参照前述霍奇金淋巴瘤的方法。

（彭程）

第十四章 神经系统疾病

第一节 小儿癫痫

癫痫是一组反复发作的神经元异常放电所致的暂时性中枢神经系统功能失常的慢性疾病。癫痫的患病率，发达国家为5.0‰（4‰~8‰），发展中国家为7.2‰，不发达国家为11.2‰，估计全球约有5000万癫痫患者，中国在3.6‰~7.0‰。儿童是癫痫的发病高峰年龄，其中男性最为明显，9岁以前发病者接近50%，以后发病率随年龄升高而下降。癫痫的发病率与性别有关，男性的患病率与发病率均明显高于女性。我国6城市调查表明，男女发病率和患病率之比均为1.3：1。

癫痫的死亡率明显高于非癫痫患者，多死于并发症肺炎；由癫痫发作直接导致死亡的约占6%~9%；死于意外事故，特别是溺水占10%~20%；原因不明的突然死亡，约占10%。国内报道癫痫的死亡率为（2.42/10万）~（7.82/10万），真正因癫痫死亡（死于癫痫持续状态）的只占所有死因的20%，40，2%因意外事件死亡，死于自杀者占5.51%，不明原因死亡为4.13%。癫痫的发病率，城市略高于农村。不同的区之间患病率存在明显差异，不同种族之间的患病率也存在差异。

一、癫痫发作与分类

癫痫发作是大脑神经元异常放电引起的发作性脑功能异常。发作大多短暂并有自限性、重复性。由于异常放电所累及的脑功能区不同，临床可有多种发作表现，包括局灶性或全身性的运动、感觉异常，或行为认知、自主神经功能障碍。全身性发作时涉及较大范围皮层功能障碍，往往伴有程度不同的意识障碍。结合发作时的临床表现和相伴随的脑电图特征，国际抗癫痫联盟于1981年提出对发作类型的国际分类，迄今仍是临床工作的重要指南。1983年我国小儿神经学术会议将其简化，如（表14-1-1）所示。

表 12-1-1 痫性发作的国际分类

I.局灶性发作	II.全部性发作	III.不能分类的发作
单纯局灶性（不伴意识障碍）	强直—阵挛发作	
运动性发作	强直性发作	
感觉性发作	阵挛性发作	
自主神经性发作	失神发作	
精神症状发作	典型失神	
复杂局灶性（伴有意识障碍）	不典型失神	
单纯局灶性发作继发意识障碍	肌阵挛发作	
发作起始即有意识障碍的局灶性发作	失张力发作	
局灶性发作继发全身性发作	痉挛发作	

二、分类与病因

（一）分类

根据病因，可粗略地将癫痫分为三大类。

1.特发性癫痫

特发性癫痫又称原发性癫痫。是指由遗传因素决定的长期反复癫痫发作，不存在症状性癫痫可能性者。

2.症状性癫痫

症状性癫痫又称继发性癫痫。痫性发作与脑内器质性病变密切关联。

3.隐源性癫痫

虽未能证实有肯定的脑内病变，但很可能为症状性者。

（二）病因

随着脑的影像学和功能影像学技术发展，近年对癫痫的病因有了重新认识。与遗传因素相关者约占癫痫总病例数的20%~30%，故多数（70%~80%）患儿为症状性或隐源性癫痫，其癫痫发作与脑内存在或可能存在的结构异常有关。国内有报道0~9岁小儿症状性癫痫的病因是：围生期损伤21.0%，脑发育不良18.9%，颅内感染10.5%，脑外伤9.1%，颅内软化灶8.4%，海马病变4.9%，脑肿瘤2.8%，脑血管病2.1%，其他22.4%。

1.脑内结构异常

先天或后天性脑损伤可产生异常放电的致痫灶或降低了痫性发作阈值，如各种脑发育畸形、染色体病和先天性代谢病引起的脑发育障碍、脑变性和脱髓鞘性疾病、宫内感染、肿瘤、颅内感染、产伤或脑外伤后遗症等。

2.遗传因素

包括单基因遗传、多基因遗传、染色体异常伴癫痫发作、线粒体脑病等。过去主要依赖连锁分析和家族史来认定其遗传学病因。近年依靠分子生物学技术，至少有10种特发性癫痫或癫痫综合征的致病基因得到克隆确定，其中大多数为单基因遗传，系病理基因致神经细胞膜的离子通道功能异常，降低了痫性发作阈值而患病。

3.诱发因素

许多体内、外因素可促发癫痫的临床发作，如遗传性癫痫常好发于某一特定年龄阶段，有的癫痫则主要发生在睡眠或初醒时；女性患儿青春期来临时易有癫痫发作或加重等。此外，饥饿、疲劳、睡眠不足、过度换气、预防接种等均可能成为某些癫痫的诱发因素。

三、临床表现

（一）局灶性（部分性、局限性）发作

1.单纯局灶性发作

发作中无意识丧失，也无发作后不适现象。持续时间平均10~20S，其中以局灶性运动性发作最常见，表现为面、颈或四肢某部分的强直或阵挛性抽动，特别易见头、眼持续性同侧偏斜的旋转性发作。年长儿可能会诉说发作初期有头痛、胸部不适等先兆。有的患儿于局限性运动发作后出现抽搐后肢体短暂麻痹，持续数分钟至数小时后消失，称为Todd麻痹。局灶性感觉发作（躯体或特殊感觉异常）、自主神经性发作和局灶性精

神症状发作在小儿时期少见，部分与其年幼无法表达有关。

2.复杂局灶性发作

见于颞叶和部分额叶癫痫发作。可从单纯局灶性发作发展而来，或一开始即有意识部分丧失伴精神行为异常。50%~75%的儿科病例表现为意识浑浊情况下自动症，如吞咽、咀嚼、解衣扣、摸索行为或自言自语等。少数患者表现为发作性视物过大或过小、听觉异常、冲动行为等。

3.局灶性发作演变为全部性发作

由单纯局灶性或复杂局灶性发作扩展为全部性发作。

（二）全部性发作

指发作中两侧半球同步放电，均伴有程度不等的意识丧失。

1.强直-阵挛发作

此为临床常见的发作类型。包括原发性以及从局灶性扩展而来的继发性全面性强直一阵挛发作。发作主要分为两期：①开始为全身骨骼肌伸肌或屈肌强直性收缩伴意识丧失、呼吸暂停与发绀，即强直期；②紧接着全身反复、短促的猛烈屈曲性抽动，即阵挛期。常有头痛、嗜睡、疲乏等发作后现象。发作中 EEG 呈全脑棘波或棘-慢复合波放电，继发性者从局灶放电扩散到全脑。部分年长儿能回忆发作前先有眼前闪光、胸中一股气向上冲等先兆，直接提示继发性全面性癫痫的可能性。

2.失神发作

发作时突然停止正在进行的活动，意识丧失但不摔倒，手中物品不落地，两眼凝视前方，持续数秒钟后意识恢复，对刚才的发作不能回忆，过度换气往往可以诱发其发作。EEG 有典型的全脑同步 3Hz 棘-慢复合波。

3.非典型失神发作

与典型失神发作表现类似，但开始及恢复速度均较典型失神发作慢，EEG 为 1.5~2.5Hz 的全脑慢-棘慢复合波。多见于伴有广泛性脑损害的患儿。

4.肌阵挛发作

此为突发的全身或部分骨骼肌触电样短暂（<0.35S）收缩，常表现为突然点头、前倾或后仰，而两臂快速抬起。重症者致跌倒，轻症者感到患儿"抖"了一下。发作中通常伴有全脑棘-慢或多棘-慢波爆发。大多见于有广泛性脑损伤的患儿。

5.阵挛性发作

仅有肢体、躯干或面部肌肉节律性抽动而无强直发作成分。

6.强直性发作

突发的全身肌肉强直收缩伴意识丧失，使患儿固定于某种姿势，但持续时间较肌阵挛长，约 5~60s。常见到角弓反张、伸颈、头仰起、头躯体旋转或强制性张嘴、睁眼等姿势。通常有跌倒和发作后症状。发作间期 EEG 背景活动异常，伴多灶性棘-慢或多棘-慢波爆发。

7.失张力性发作

全身或躯体某部分的肌肉张力突然短暂性丧失伴意识障碍。全身性失张力发作者表现为患儿突然跌倒、头着地甚至头部碰伤。部分性失张力发作者表现为点头样或肢体突然下垂动作。EEG 见节律性或不规则、多灶性棘慢复合波。

8.痉挛

这种发作最常见于婴儿痉挛，表现为同时出现点头、伸臂（或屈肘）、弯腰、踢腿（或屈腿）或过伸样等动作，其肌肉收缩的整个过程大约1~3s，肌收缩速度比肌阵挛发作慢，持续时间较长，但比强直性发作短。

（三）癫痫（或惊厥）持续状态和癫痫综合征

1.癫痫（或惊厥）持续状态

凡一次性癫痫发作（或惊厥发作）持续30分钟以上，或反复发作而间歇期意识无好转超过30分钟者，均称为癫痫或惊厥持续状态（SE）。各种癫痫发作均可发生持续状态，但临床以强直一阵挛持续状态最常见。

2.小儿时期常见的几种癫痫和癫痫综合征

大多数癫痫患儿均以前述某一种发作类型为其主要临床表现。全身性发作中，以原发性或继发性强直一阵挛发作或阵挛性发作最常见。局灶性发作中以局灶性运动和复杂局灶性发作居多，后者又称颞叶癫痫。部分患儿因具有一组相同发作症状与体征，同属于某种特殊癫痫综合征，在治疗和预后的估计上有其特殊性。为此，国际抗癫痫联盟于1989年进一步提出了癫痫和癫痫综合征的分类。以下介绍儿科常见的几种癫痫综合征。

（1）伴中央颞区棘波的儿童良性癫痫：是儿童最常见的一种癫痫综合征，占小儿时期癫痫的15%~20%。约30%患者有类似家族史。多认为属常染色体显性遗传，但外显率低且有年龄依赖性。通常于2~14岁间发病，9~10岁为发病高峰期，男孩略多于女孩。3/4的发作在入睡后不久即睡醒前。发作大多起始于口面部，呈局灶性发作，如唾液增多、喉头发声、不能主动发声或言语以及面部抽搐等，但很快继发全身性强直一阵挛发作伴意识丧失，此时才被家人发现，因此经常被描述为全身性抽搐。体检无异常。发作间期EEG背景正常，在中央区和颞中区可见棘、尖波或棘一慢复合波，一侧、两侧或交替出现，30%的患儿仅在睡眠记录中出现异常。本病预后良好，药物易于控制，生长发育不受影响，大多在15~19岁前停止发作，但不到2%的病例可能继续癫痫发作。

（2）儿童失神癫痫：大多于3~13岁间发病，6~7岁为高峰，近2/3为女孩，有明显遗传倾向。表现为频繁的失神发作，一日数次甚至上百次。每次发作数秒钟，不超过30秒，因而不跌倒，也无明显体位改变。患儿对发作中情况不能回忆，无头痛、嗜睡等发作后症状，体格检查无异常。EEG为特征性全部性棘-慢复合波爆发，过度换气常可诱发特征EEG爆发图形和临床发作。药物易于控制，预后大多良好。

（3）婴儿痉挛（又称West综合征）：本病以1岁前婴儿期起病（生后4~8月为高峰），频繁的痉挛发作、特异性高幅失律EEG图形以及病后精神运动发育倒退为其基本临床特征。痉挛发作主要表现为屈曲型、伸展型和混合型3种形式，但以混合型和屈曲型居多。屈曲型痉挛发作时，婴儿呈点头哈腰屈（或伸）腿状。伸展型发作时婴儿呈角弓反张样。痉挛多成串地发作，每串连续数次或数十次，动作急速，可伴有婴儿哭叫。常于思睡和睡醒时加重。高幅失律EEG对本病诊断有价值，在不同步、不对称，并有爆发抑制交替倾向的高波幅慢波背景活动中，混有不规则的、多灶性棘、尖与多棘慢波爆发。睡眠记录更易获得典型高幅失律图形。其病因复杂，大致可分为隐源性和症状性两大类。后者是指发病前已有宫内、围生期或生后脑损伤证据，如精神运动发育迟缓、异常神经系统体征或头颅影像学改变等，治疗效果差，80%以上存在遗留智力低下。约20%的婴儿痉挛病例属隐源性，病前无脑损伤证据可寻，若早期治疗40%患儿可望获得基本正常的智能和运动发育。

（4）Lennox-Gastaut综合征（简称LGS）：本综合征以儿童期（1~8岁）起病、频繁而多样的发作形式、EEG呈慢-棘慢（<3Hz）复合波及智力运动发育倒退为基本特征。25%以上有婴儿痉挛病史。一天内可同时有多种形式发作，其中以强直性最多见，次为肌阵挛或失张力发作，还可有强直-阵挛、不典型失神等。非快速眼动（NREM）睡眠期较清醒时有更频繁发作。多数患儿的智力和运动发育倒退。EEG显示在异常慢波背景活动上重叠1.5~2.5Hz慢-棘慢复合波。治疗困难，1/3以上患儿对多种抗癫痫药物无效，是儿童期一种主要的难治性癫痫。

（5）全面性癫痫伴热性惊厥附加征（GEFS＋）：近年，国际多数学者建议不再把热性惊厥（FS）诊断为癫痫，但认定为一种儿童时期常见的癫痫综合征GEFS＋。然而，与一般FS不同，GEFS＋患儿于6岁后继续有频繁的、伴发热或无热的痫性发作，总发作次数超过一般FS，甚至可达数十次（二至百余次）。小于3Hz的慢棘-慢复合波为本病的EEG特征。GEFS＋常有癫痫或FS家族史，一个家族中可有多种发作形式，多数仅表现为一般FS，但部分于6岁后继续频繁的FS（强直-阵挛性发作）发作，称为FS＋。

GEFS＋的发生受遗传因素影响，一些人根据家系分析认定属常染色体显性遗传，由于不完全外显率，导致了临床各种表型。但有学者主张为复杂性多基因遗传，以此解释GEFS＋的表型异质性。近年初步锁定本病的两个基因座分别在19q和2q上。

四、诊断

确立癫痫诊断，应力求弄清以下3个问题：①其发作究竟是否为痫性发作；②若系痫性发作，进一步弄清是什么发作类型，抑或属于某一特殊的癫痫综合征；③尽可能明确或推测癫痫发作的病因。

（一）相关病史

1.发作史

癫痫患儿可无明显异常体征，详细而准确的发作史对诊断特别重要。癫痫发作应具有发作性和重复性这一基本特征。问清楚从先兆、发作起始到发作全过程，有无意识障碍，是局限性还是全身性发作，发作次数及持续时间，有无任何诱因，以及与睡眠的关系等。

2.提示与脑损伤相关的个人与过去史

如围生期异常、运动及智力发育落后、颅脑疾病与外伤史等。

3.家族病史

癫痫、精神病及遗传代谢病家族史。

（二）体格检查

尤其是与脑部疾患相关的阳性体征，如头围、智力低下、瘫痪、锥体束征或各种神经皮肤综合征等。

（三）辅助检查

癫痫定位检查的方法分为3大类，即：①脑电生理检查，如各种EEG；②脑形态学检查，如CT、MRI等；③脑功能显像，如MAR、DSA、脑代谢显像及脑神经受体显像。

1.脑电图（EEG）

EEG是诊断癫痫最重要的实验室检查，不仅对癫痫的确诊，而且对临床发作分型和转归分析均有重要价值。EEG中出现棘波、尖波、棘-慢复合波等痫样放电者，有利癫痫的诊断。多数痫样波的发放是间歇性的，EEG描记时间越长，异常图形发现率越高。若仅做常规清醒描记，EEG阳性率不到40%，加上睡眠等各种诱发试验可增至70%，故一次常规EEG检查正常不能排除癫痫的诊断。必要时可进一步做动态脑电图（AEEG）或录像脑电图（VEEG），连续做24小时或更长时程记录，可使阳性率提高至80%~85%。若在长时程记录中出现"临床发作"，不仅能获得发作期痫性放电图形，还可弄清楚癫痫波发放的皮层起源区，区分原发与继发性癫痫。实时的观察"临床发作"录像，能更好确认发作类型。若"临床发作"中无癫痫发作EEG伴随，癫痫发作的可能性就很小了。

2.影像学检查

当临床表现或脑电图提示为局灶性发作或局灶-继发全身性发作的患儿，应做颅脑影像学包括CT、MRI甚至功能影像学检查。

五、鉴别诊断

（一）婴幼儿擦腿综合征

发作时婴儿双腿用劲内收，或相互摩擦，神情贯注，目不转睛，有时两上肢同时用劲，伴出汗。本病发作中神志始终清楚，面红而无苍白青紫，可随时被人为中断，发作期和发作间期EEG正常，可与癫痫区别。

（二）婴幼儿屏气发作

多发生于6~18个月婴儿。典型表现是当遇到不愉快而引起啼哭时，立即出现呼吸停止，青紫和全身肌张力低下，可有短暂意识障碍，一般不超过1分钟。再现自主呼吸后随即一切恢复正常。与癫痫的区别在于本病明显以啼哭为诱因，意识丧失前先有呼吸暂停及青紫，EEG无异常，随年龄增大发作逐渐减少，5岁以后不再发作。

（三）睡眠障碍

1.夜惊

夜惊常见于4~7岁儿童，属非动眼睡眠期（NREM）的睡眠障碍。深睡中患儿突然坐起哭叫，表情惊恐，伴有瞳孔散大、出汗、呼吸急促等交感神经兴奋表现，不易唤醒。数分钟后即再度安静入睡。次日对发作无记忆。根据其发作的自限性，EEG正常，可与癫痫区别。

2.梦魇

梦魇以学龄前或学龄期儿童居多。常发生在后半夜和动眼睡眠期（REM），患儿因噩梦而引起惊恐状发作。与夜惊不同，梦魇中患儿易被唤醒，醒后对刚才梦境能清楚回忆，并因此心情惶恐无法立即再睡。根据其EEG正常，对发作中梦境的清楚回忆，可与癫痫鉴别。

3.梦游症

梦游症也是 NREM 深睡期障碍。患儿从睡中突然起身，从事一些无目的的活动，如穿衣、搜寻、进食甚至开门窗等。发作中表情呆滞，自言自语地说一些听不懂的言辞。醒后对发作无记忆。与精神运动性癫痫发作的区别在于各次发作中梦游症的异常行为缺少一致性，发作中 EEG 正常，患儿易被劝导回床，也无发作后意识恍惚或乏力等表现。

（四）偏头痛

本病是小儿时期反复头痛发作的主要病因。典型偏头痛主要表现为视觉先兆、偏侧性头痛、呕吐、腹痛和嗜睡等。儿童以普通型偏头痛多见，无先兆，头痛部位也不固定。常有偏头痛家族史，易伴恶心、呕吐等胃肠道症状。实际上临床极少有单纯的头痛性或腹痛性癫痫者，偏头痛决不会合并惊厥性发作或自动症，EEG 中也不会有局灶性痫性波放电。

（五）抽动性疾患

抽动是指突发性不规则肌群重复而间断的异常收缩（即所谓运动性抽动）或发声（即声音性抽动）。大多原因不明，精神因素可致发作加剧。主要表现为以下 3 种形式：①简单性抽动：仅涉及一组肌肉的短暂抽动如眨眼、头部抽动或耸肩等，或突然爆发出含糊不清的单音如吸气、清喉、吸吮、吹气甚至尖叫声；②复杂性抽动：多组肌群的协同动作，如触摸、撞击、踢腿、跳跃等，缺乏目的性，成为不失时机地异常突发动作，或模仿性姿势；③Tourette 综合征：是指多种运动性和语声性抽动症状持续 1 年以上的 21 岁以下儿童及青少年患者。可能与遗传因素有关。发作程度时轻时重，形式常有变化。5~10 岁之间发病，男孩更多见。初期可能仅为简单性抽动，以后发展为复杂性抽动，病情波动，并反复迁延不愈，甚至持续到成年。

（六）晕厥

晕厥是暂时性脑血流灌注不足引起的一过性意识障碍。年长儿多见，尤其青春期。常发生在患儿持久站立，或从蹲位骤然起立以及剧痛、劳累、阵发性心律不齐、家族性 QT 间期延长等情况中。晕厥前，患儿常有眼前发黑、头晕、苍白、出汗、无力等先兆，继而短暂意识丧失，偶有肢体强直或抽动，清醒后对发作情况不能回忆，并有疲乏感。与癫痫不同，晕厥患者意识丧失和倒地均逐渐发生，发作中少有躯体损伤，EEG 正常，头竖直—平卧倾斜试验呈阳性反应。

（七）癔症性发作

可与多种癫痫发作类型混淆。但癔症发作并无真正意识丧失，发作时慢慢倒下不会有躯体受伤，无大小便失禁或舌咬伤。抽搐动作杂乱无规律，瞳孔散大，深、浅反射存在，发作中面色正常，无神经系统阳性体征，无发作后嗜睡，常有夸张色彩。发作期与发作间期 EEG 正常，暗示治疗有效，与癫痫鉴别不难。

六、治疗

早期合理的治疗，能使 90% 以上癫痫患儿的发作得到完全或大部分控制，多数患儿可不再复发。家长、学校及社会应树立信心，批驳"癫痫是不治之症"这一错误观念。在帮助患儿接受正规治疗同时，应安排规律的生活、学习、作息，并注意其安全。

（一）药物治疗

合理使用抗癫痫药物是当前治疗癫痫的主要手段。

1. 早期治疗

反复的癫痫发作将导致新的脑损伤，早期规则治疗者成功率高。但对首次发作轻微，且无其他脑损伤伴随表现者，也可待第二次发作后再用药。抗癫痫药物的使用可参考（表14-1-2）。

表 14-1-2 传统抗癫痫药物与抗癫痫新药

	药物	剂量（mg/kg·d）	有效血度（μg/mL）	消除半衰期(h)	主要不良反应
传统抗癫痫药物	丙戊酸钠（VPA）	15~40	50~100	11~20	食欲和体重增加、肝功能损害等
	卡马西平（CBZ）	15~30	4~12	8~20	头晕、皮疹、白细胞减少、肝功能损害等
	苯妥英钠（PHT）	3~8	10~20	22	齿龈增生、共济失调、皮疹、白细胞减少
	苯巴比妥（PB）	3~5	20~40	48	多动、注意力不集中、皮疹
	乙琥胺（ESX）	20	40~120	55	胃肠道反应、头痛、白细胞减少
	氯硝基安定（CZP）	0.02~0.2	20~80	20~60	嗜睡、共济失调、流涎、全身松软
	硝基安定（NZP）	0.2~1	—	8~36	同CZP
	促肾上腺皮质（ACTH）	25~40 单位	—	—	肾上腺皮质功能亢进
抗癫痫新药	妥泰（托吡酯）（TPM）	3~6	—	15	嗜睡、思维慢、食欲减退、体重减低、少汗
	拉莫三嗪（LTG）	5~15	1.5~3.0	20~30	皮疹、嗜睡头痛、共济失调、胃肠反应
	氨基烯酸（VGB）	40~80	—	5~6	嗜睡、精神压抑、视野缺失
	奥卡西平（OCBZ）	10~30	—	8~15	同CBZ，但较CBZ轻

2. 根据发作类型选药

常用药物中，丙戊酸（VPA）与氯硝基安定（CZP）是对大多数发作类型均有效的广谱抗癫痫药；而抗癫痫新药中，主要是妥泰（托吡酯，TPM）和拉莫三嗪（LTG），这两种药物具有较广谱抗癫痫作用（表14-1-3）。

表 14-1-3 不同癫痫发作类型的药物选择

发作类型	抗癫痫药物	
	常用抗癫痫药物	抗癫痫新药
强直-阵挛性发作（原发和继发）	VAP、CBZ、PB、PHT、CZP	tpm.ltg
肌阵挛、失张力、强直性或不典型失神发作	VPA、CZP、NZP	TPM、LTG

失神发作	ESM、VPA、CZP	LTG
局灶性发作，继发性强直-阵挛发作	CBZ、VPA、PHT、PB、CZP	TPM
婴儿痉挛	ACTH、CZP、VPA、NZP	VGB、TPM、LTG

3.单药或联合用药的选择

近3/4的病例仅用一种抗癫痫药物即能控制其发作。对于应用一种药物不能控制者，应考虑选择2~3种作用机理互补的药物联合治疗。

4.用药剂量个体化

从小剂量开始，依据疗效、患者依从性和药物血浓度逐渐增加并调整剂量，达最大疗效或最大血浓度时为止。一般经5个半衰期服药时间可达该药的稳态血浓度。

5.长期规则服药以保证稳定血药浓度

一般应在服药后完全不发作2~4年，又经3~6月逐渐减量过程才能停药。婴幼儿期发病、不规则服药、EEG持续异常以及同时合并大脑功能障碍者，停药后复发率高。青春期来临易致癫痫复发、加重，故要避免在这个年龄期减量与停药。

6.定期复查

密切观察疗效与药物不良反应。除争取持续无临床发作外，至少每年应复查一次常规EEG检查。针对所用药物主要不良反应，定期监测血常规、血小板计数或肝肾功能。在用药初期，联合用药、病情反复或更换新药时，均应监测药物血浓度。

（二）手术治疗

约有20%~30%的患儿对各种抗癫痫药物（AEDS）治疗无效而被称为难治性癫痫，对其中有明确局灶性癫痫发作起源的难治性癫痫，可考虑手术治疗。手术适应证：①难治性癫痫，有缓慢发展的认知障碍及神经功能受损表现；②病灶切除后不致引起难于接受的新病灶；③证实无代谢性疾病；④体检发现有定位及定侧的皮质功能障碍；⑤MRI定位在一个半球的局部病变；⑥三大常规检查（MRI、PET、V-EEG）有一致性定侧及定位表现。

近年对儿童难治性癫痫的手术治疗有增多趋势，其中2/3因颞叶病灶致癫痫难治而行病灶切除，术后约60%发作缓解，36%有不同程度改善。其他手术方式包括非颞叶皮层区病灶切除术、病变半球切除术以及不切除癫痫灶的替代手术（如胼胝体切断术、软脑膜下皮层横切术）。

手术禁忌证包括：伴有进行性大脑疾病、严重精神智能障碍（IQ<70），或活动性精神病，或术后会导致更严重脑功能障碍的难治性癫痫患者。

（三）癫痫持续状态（ES）的急救处理

1.尽快控制ES发作

立即静脉注射有效而足量的抗癫痫药物，通常首选地西泮，大多在1~2分钟内止惊，每次剂量0.3~0.5mg/kg，一次总量不超过10mg。原液可不稀释直接静脉推注，速度不超过1~2mg/min（新生儿0.2mg/min）。必要时0.5~1小时后可重复一次，24小时内可用2~4次。静脉注射困难时同样剂量经直肠注入比肌内注射见效快，5~10分钟可望止惊。静脉推注中要密切观察有无呼吸抑制。与地西泮同类的有效药物还有劳拉西泮或氯硝西泮。此外，苯妥英钠、苯巴比妥都属于抢救ES的第一线药物，其作用各有特色，可单独或联合应用。

2.支持治疗

主要包括：①生命体征监测，重点注意呼吸循环衰竭或脑疝体征；②保持呼吸道通畅，吸氧，必要时人工机械通气；③监测与矫治血气、血糖、血渗透压及血电解质异常；④防治颅压增高。

（四）其他

1.干细胞移植

人类颞叶癫痫的主要病理改变是海马硬化，即选择性神经细胞丢失和胶质细胞增生。用移植细胞替代丢失的神经元，可修复损伤的神经系统，阻断颞部癫痫的发生与发展，并克服药物治疗和手术治疗的缺点，从根本上治愈癫痫。供体细胞主要是胚胎细胞，如将绿色荧光蛋白（GFP）转基因骨髓基质干细胞（BMSCS）移植至致痫鼠后能够存活、迁移，并能够改善癫痫鼠的脑细胞功能。这可成为一种有效的癫痫治疗手段。

2.神经肽Y（NPY）

在中枢神经系统中，有相当数量的不同类型的中间神经元以它们各自所表达的一系列神经肽的不同而被区分，而中间神经元在调节中枢神经兴奋性的过程中，神经肽起着非常关键的作用。神经肽Y（NPY）能够强有力地抑制人类齿状回的兴奋性突触传递，在动物模型中具有强大的抗痫作用。

（杨光路）

第二节 惊厥

惊厥是儿科最常见的紧急症状之一，是由于随意肌的剧烈、不自主的痉挛性收缩（强直）或者收缩、松弛交替出现（强直阵挛）导致的发作，可以是部分身体，也可以是全身性的，常伴有意识丧失。惊厥既可以是癫痫性发作，也就是大脑神经元一过性大量同步化放电所导致的发作，脑电图上发作同期有相应的发作性痫样放电；也可以是非癫痫性的，如破伤风等。癫痫性发作（癫痫性惊厥）不能等同于癫痫，前者是一种症状，可见于癫痫患者，也可以见于非癫痫的急性脑功能障碍，如病毒性脑炎、各种脑病的急性期等；而后者是一种慢性脑功能障碍性疾病。

一、病因

（一）感染因素

由感染性疾病引起的惊厥多伴有发热，又称有热惊厥，起病较急，伴有原发病症状。根据发病部位的不同又可分为颅内感染和颅外感染。

1.颅内感染

如流行性脑脊髓膜炎、化脓性脑膜炎、乙型脑炎以及病毒性脑膜炎、结核性脑膜炎、脑囊肿、脑型疟疾等。

2.颅外感染

热性惊又称"高热惊厥"，是小儿时期最为常见的一种惊厥类型。严重感染如败血症、重症肺炎、外毒性痢疾等产生毒血症可导致脑部微循环障碍，使脑细胞缺氧、脑组织水肿。引发惊厥。破伤风虽是由感染引发的惊厥性疾病，但因破伤风梭菌不产生内毒素、外毒素等致热源，故在惊厥发作时不伴发热，是感染性惊厥中的一个特殊类型。

（二）非感染性因素

因在惊厥发作前多不伴发热，又称无热惊厥。也可分为颅内和颅外疾病两类。

1.颅内疾病

（1）颅脑损伤如脑外伤、产伤、新生儿重度窒息、颅内出血等。

（2）脑发育异常如先天性脑积水、脑血管畸形、脑发育不全、神经皮肤综合征等。

（3）颅内占位性疾病如脑肿瘤、脑囊肿等。

（4）各种类型的癫痫如癫痫大发作、婴儿痉挛症等。

（5）脑退行性病变如脱髓鞘性脑病、脑黄斑变性等。

2.颅外疾病

（1）各种代谢性及营养障碍性疾病如低钙血症、低镁血症、高钠或低钠血症、低血糖、维生素B及维生素残缺乏症、苯丙酮尿症等

（2）各种原因的中毒：中枢神经兴奋性药物如氨茶碱、呼吸兴奋剂、抗组胺药物等使用过；接触或误服各种化学制剂如有机磷农药、灭鼠药、氯气等；有毒动物及植物中毒，如被毒蛇、蜈蚣等咬伤，误食有毒蘑菇、变质食物等。

（3）重要器官如心、肝、肾等功能严重障碍引起惊厥。

二、发病机制

由于解剖生理等特点，婴幼儿易发生惊厥：

（一）发育期脑的特性

大脑皮质功能发育未完全，较弱刺激也能在大脑引起强烈兴奋与扩散，导致神经细胞突然大量异常放电。神经髓鞘未完全形成，神经传导不完善，冲动易泛化。癫痫性惊厥的生化基础是缺少对神经兴奋递质起抑制作用的物质，主要是γ氨酪酸及其代谢产物。β-羟化γ氨酿酸缺乏可致细胞膜电位改变和神经元兴奋阈值降低，引起惊厥发生。

（二）发育期组织器官功能特点

血-脑屏障功能较差，多种毒性物质包括药物易透入脑组织。水电解质代谢不稳定，可因多种原因造成失衡。

（三）末梢神经肌肉的刺激阈值较低

如血中游离钙降低时，一般冲动也可引起惊厥。

三、临床表现

（一）惊厥发作

对于任何突然发生的发作，形式刻板，伴有意识障碍，都应想到惊厥发作的可能。发作前可有先兆，但多数患儿突然发生全身性或局部肌群的强直性或阵挛性抽动，双眼凝视、斜视或上翻，常伴有不同限度改变。发作大多在数秒钟或几分钟内自行停止，严重者可持续数十分钟或反复发作，抽搐停止后多入睡。根据抽搐发作持续时间、间隙时间、部位不同可分为全身性抽搐和局限性抽搐。

1.全身性抽搐

（1）强直阵挛性抽搐：躯干及四肢对称性抽动，眼球上斜固定，呼吸暂停，面色苍

白或发绀，意识丧失。

（2）强直性抽搐：表现为全身及四肢张力增高，上下肢伸直，前臂旋前，足跖屈，有时呈角弓反张状。多见于破伤风、脑炎或脑病后遗症。

2.局限性抽搐

表现为一侧眼轮匝肌面肌或口轮匝肌抽动，或一侧肢体，或趾、指抽动，局部以面部（特别是眼睑、口唇）和拇指抽搐为突出，双眼球常有凝视、发直或上翻，瞳孔扩大，同时有不同限度的意识障碍。以上抽搐多见于新生儿或幼小婴儿。

（二）热性惊厥

小儿时期特殊类型的癫痫，是婴幼儿最常见的惊厥，多为急性病毒性上呼吸道感染引起。其特点如下：

1.典型病例最常见于 4 个月至 3 岁的小儿，5 岁以后较少见。

2.先发热后惊厥，急骤高热（39~40℃），惊厥发作多在初热体温骤升期的 24 小时内。

3.惊厥发作时间短暂，惊厥持续 10 分钟内，不超过 15 分钟，在一次发热性疾病中，很少连续发作多次，发作后清醒如常，没有神经系统异常体征。

4.多伴有呼吸道、消化道感染，而无中枢神经系统感染及其他脑损伤。

5.惊厥发作后 2 周脑电图正常。

6.如果一次发热过程中惊厥发作频繁，发作后昏睡、有锥体束征，38℃以下即可引起惊厥，脑电图持续异常，有癫痫家族史者，多数可转变为癫痫。

（三）惊厥持续状态

当惊厥发作持续 30 分钟以上，或 2 次发作间隙期意识不能恢复者称惊厥持续状态。此时可引起机体氧消耗增多，脑组织缺氧可导致脑水肿及脑损伤，出现颅内压增高及脑损伤的表现。

四、诊断

小儿惊厥的诊断应着重寻找病因。在进行紧急止惊处理后，必须详细地搜集病史、仔细检查（包括神经系统检查、实验室检查、特殊检查），综合分析，尽早明确病因，以便针对病因行特殊治疗和判断预后。

（一）病史

1.惊厥发作史

惊厥发生全过程包括发作类型、频度、持续时间、是否伴有意识障碍、有无先兆及诱因如发热、脑疾患、外伤及用药等；惊厥的伴随症状如是否伴有发热、咳嗽、腹泻、呕吐、头痛、尖叫及精神行为与意识改变等；惊厥后有无嗜睡、偏瘫、失语等。伴有发热者首先应排除颅内或全身感染，不伴发热者以代谢、中毒、癫痫、外伤多见。严重且顽固的惊厥发作常提示患儿存在颅内病变。

2.既往史及个人史

了解既往病史如心脏疾病、高血压、肾脏疾病等及近期头颅外伤史、预防接种史、传染病接触史、毒物及药物接触史及服药史以及生长发育史。婴幼儿特别是新生儿惊厥应着重于围生期健康状况、出生史、开奶时间等。反复发作的惊厥是癫痫的特点。

3.家族史

对疑及先天性、遗传性疾病者应详问父母是否近亲结婚及其职业、母妊娠期健康状况及用药史等。

(二) 年龄

惊厥病因与年龄关系密切。如新生儿惊厥以产伤、窒息、颅内出血、败血症、脑膜炎、破伤风和胆红素脑病多见；有时也应考虑到脑发育缺陷、代谢异常、巨细胞病毒病及弓形虫病、维生素 B_6 缺乏或依赖症等；婴儿以低钙血症、热性惊厥及颅内感染多见。幼儿以热性惊厥、中毒性脑病、颅内感染、低血糖和癫痫多见，有时也应注意到脑发育缺陷、脑损伤后遗症、药物中毒等。学龄前及学龄期以中毒性脑病、癫痫、颅内肿瘤、中毒、脑寄生虫和高血压脑病多见。

(三) 季节

传染病有明显流行季节性。夏、秋季应注意细菌性痢疾、乙型脑炎及其他肠道传染病；冬春季应注意流脑及其他呼吸道传染病；低钙血症及一氧化碳中毒亦多见于冬末春初。植物及某些食物中毒常与植物花果成熟季节有关。

(四) 体格检查

全面而详细的体格检查对惊厥发作患儿具有重要意义，应在惊厥控制后进行全面体格检查。某些特征性的表现可提示惊厥发作的病因，如遗传代谢性疾病患儿常有发育落后、特殊面容及智力低下；流行性脑脊髓膜炎患儿的皮肤可见淤点、瘀斑；应注意检查神经系统、眼底、皮肤的改变，如皮疹、淤点、毛细血管扩张、咖啡牛奶斑、皮肤色素脱失斑、毛发色泽等。

重点检查神经系统，如头颅的形态与大小、前囟大小及张力、四肢肌张力及肌力、意识状态和有无颅高压表现、脑膜刺激征和病理反射，对判断惊厥的性质有帮助；偏瘫与定位征对脑血管疾病、颅内占位性病变有意义；头颅透光检查对脑积水、硬膜下血肿或积液有诊断价值；症状与体征不符常见于癫痫；惊厥伴有智力减退多见于脑发育不全、苯丙酮尿症等遗传代谢性疾病。伴面部皮脂腺瘤多见于结节性硬化，伴面部毛细血管瘤多见于脑-面血管瘤病。

眼底检查也不能遗漏，观察视盘及眼底血管的异常，有助于诊断颅内出血、脑水肿、脑囊虫病、先天性感染及某些遗传病。血压的监测有助于不漏诊高血压脑病。此外，应注重其他如心、肺、肝、脾等的常规检查，方不致误诊。

(五) 辅助检查

根据病史、体检及病情需要选择性地进行实验室及其他辅助检查。

1.血、尿、粪常规检查

周围血常规中白细胞显著增多，中性粒细胞百分数增高常提示细菌性感染。

2.血液生化检查

血糖、血钙、血镁、血钠、尿素氮及肌酐等测定，有助于寻找惊厥的原因。

3.脑脊液检查

主要鉴别有无颅内感染。可做脑脊液常规、生化检查，必要时做涂片染色和培养。

4.心电图与脑电图检查

有助于诊断。脑电图检查有利于预后推测(主要用于癫痫)。

5.眼底检查

有视网膜下出血提示颅内出血；视盘水肿提示颅内高压。

6.其他检查

脑血管造型、头颅 CT 等检查，有助于鉴别诊断。

五、鉴别诊断

典型的惊厥容易判断，对于不典型者，需注意与下列情况鉴别：

（一）惊跳或抖动

常见于新生儿或小婴儿，因外界刺激可出现惊跳或抖动，是一种大幅度、高频率及有节奏的运动，不伴有异常的眼或口颊运动，易于安抚。惊厥常伴有异常的眼或口颊运动。

（二）屏气发作

常因情绪反应引起，多在 6~12 个月龄起病，大多在 3 岁后消失。发作前先有哭闹，哭十几秒左右即在呼气时屏气，后出现青紫、全身强直、角弓反张及尿失禁，偶见短暂的全身抽搐，发作多于 1 分钟左右自然终止，呼吸恢复后意识即恢复，并再啼哭，脑电图无异常。

（三）抽动障碍

是一种以肌肉抽动为主要特点的行为障碍，抽动表现为不自主的、突然发生的、迅速而过重复刻板的无规律、无目的的动作或发声，有时可用意志克制一段时间，在无聊时明显，而在专注学习时减少，在睡眠中减少或消失。脑电图正常，氟哌啶醇治疗有效。

（四）习惯性阴部摩擦

指发作性两腿交叉摩擦，同时面颊潮红、出汗、双眼凝视、会阴部有分泌物。一般多发生在睡前或刚醒后，也可白天发生，发作时转移小儿注意力常能够中止或减少发作，年长后大多停止发作，个别可出现行为问题，脑电图无特异性异常。

（五）昏厥

在疲倦、精神紧张、惊恐、突然起立等情况下脑血流量短暂减少，出现面色苍白、出汗、手脚发凉、心跳缓慢、血压下降、意识短暂丧失，甚至短暂肢体僵硬、痉挛，平卧后常可迅速好转。

（六）癔症

发作前多有精神因素诱发，常有胸闷、心悸等各种不适，"惊厥"表现无规律，发作时有短暂的意识障碍，瞳孔无变化，对光反射存在，无大小便失禁，脑电图正常。暗示疗法有效。

六、治疗

惊厥急症处理的目的是防止惊厥性脑损伤，减少后遗症，解除长时间惊厥引起的颅内高压、代谢性和生理性紊乱。治疗原则是：①维持生命功能；②药物控制惊厥发作；③寻找并治疗引起惊厥的病因；④预防惊厥发作。

（一）一般处理

1.保持环境安静，将患儿平放在床上，头侧向一边，减少刺激。

2.保持呼吸道通畅，有发绀者给予氧气吸入，窒息时进行人工呼吸。

3.使用药物或物理降温方法控制高热。

4.注意心、肺功能。

5.维持营养和体液平衡：新生儿和婴幼儿，以及低血糖和低血钙是无热惊厥的常见原因，可先用适量25%葡萄糖溶液与10%葡萄糖酸钙5~10ml，缓慢静脉注射。如有可能，应在注射前先检查血钙和血糖。

6.持续惊厥者，为避免发生脑水肿，输入液量及钠量不可过多，一般总液量控制在60~80ml/（kg•d）、纳2mmol/d、钟1.5mmol/d。

7.密切观察病情变化，特别是颅内压增高等神经系统体征。

（二）抗惊厥药物的应用

1.止惊剂

（1）地西泮（安定）：为首选药物，静脉注射后数秒钟进入脑组织，数分钟内于血和脑组织达到峰值，但作用短暂，其剂量为0.25~0.5mg/kg（最大剂量10mg，每分钟1~2mg），必要时15分钟后重复。也可以通过直肠和口服给药，肌内注射吸收不佳。芬拉西泮的效果也较好，为惊厥持续状态首选药。

（2）苯巴比妥：苯巴比妥的止惊效果好，维持时间长，不良反应少，是新生儿惊厥的首选药。首次静脉注射负荷剂量15~20mg/kg，一般负荷剂量不超过250~300mg。给予负荷剂量后12小时可给维持剂量每天4~5mg/kg。新生儿破伤风仍应首选地西泮。

（3）10%水合氯醛：每次0.5ml/kg，1次最大剂量不超过10ml，加等量生理盐水保留灌肠。以上措施无效时，可选用苯妥英钠或硫喷妥钠。

2.针刺法

针刺人中、百会、涌泉、十宣、合谷、内关等，在2~3分钟内不能止惊时，应迅速选用止惊药物。

（三）对症治疗

1.降温

高热者应用物理方法及药物等降温处理。

2.治疗脑水肿

对于严重而反复惊厥者常有脑水肿，可静脉注射20%甘露醇、地塞米松和50%葡萄糖溶液。必要时可同时选用，增强脱水效果。

（四）病因治疗

在应用抗惊厥药物积极控制惊厥发作的同时，必须及时查明引起惊厥的原因，以进行去因治疗。如有其他危重症状，也应及时对症处理。

（杨光路）

第三节 吉兰-巴雷综合征

吉兰-巴雷综合征（GBS）又称急性感染性多发性神经根神经炎，国内也有译音为格林-巴利综合征者。其年发病率在大多数国家于0.6/10万~4/10万间，我国年发病率可能更高，有报告达12/10万，是当前我国和多数国家小儿最常见的急性周围神经病。虽然存在不同病理类型，但临床表现相对一致，均以肢体对称性弛缓性瘫痪为上要特征。病程自限，瘫痪进展不超过 4 周，多数在数周或数月内完全恢复，但有 1.7%~5%患者死于急性期呼吸肌麻痹。起病后一年，仍有 10%~15%患者残留不同限度的肌无力。

一、病因及发病机制

近年有关 GBS 的病因和发病机制研究取得很大进展，多数学者强调本病是一种急性免疫性周围神经病。多种因素皆能诱发本病，但 2/3 的患者在病前 1~3 周有前驱感染性疾病史。

（一）主要诱因

1.感染因素

致前驱感染的主要病原体包括：

（1）空肠弯曲菌：在我国和日本，42%~76%的 GBS 患者血清中有该菌特异性抗体滴度增高，或从患者大便分离得该菌。其中以 Permer 血清型 0：19 和 0：41 与本病发病关系最密切，然而，与该菌其他血清型相反，它们却不是致腹泻的主要菌株。

（2）巨细胞病毒：是欧洲和北美地区的主要前驱感染病原。患者同时有抗该病毒特异性抗体和抗神经节苷脂 GM_2 抗体增高。

（3）其他病原：主要包括 EB 病毒、带状疱疹病毒、AIDS 和其他病毒，以及肺炎支原体感染等。新近屡有流感杆菌、西尼罗河病毒和幽门螺杆菌诱发 GBS 的报道。

2.疫苗接种

仅少数 GBS 的发病与某种疫苗注射有关，主要是狂犬病毒疫苗（发生率 1/1000），其他可能有麻疹疫苗、破伤风类毒素和脊髓灰质炎口服疫苗（发生率 1/100 万）。

3.其他

包括一些更少见病因如手术、外伤、淋巴瘤，甚至免疫抑制剂使用。

4.遗传学因素

人群中虽经历相同病原体前驱感染，但仅有少数人发生 GBS，从而推测存在个体易感性差异，即遗传因素影响，如特异的 HLA 表型携带者，受到外来刺激（如感染）后更易产生异常免疫反应，可能导致本病发生。

（二）发病机制

1.AIDP

已研究多年的自身免疫性实验性神经炎（EAN）是此型的动物模型。发病以细胞免疫为主异，当巨噬细胞将前驱感染病原的某种抗原表位呈递给 T 细胞并激活该细胞后，穿过血-神经屏障，识别与病原抗原有交叉免疫反应的髓鞘表位抗原，释放 TNF-a、7-lFN 等细胞因子，一方面激活神经束内巨噬细胞，从而释放多种酶和 NO 等毒性分子直接损伤髓鞘；另一方面促使 B 细胞分泌抗体，激活补体，损伤神经膜细胞，导致髓鞘空泡变性与剥离。然而，迄今仍未能确认参与交叉免疫的髓鞘表位抗原。

2.AMAN 与 AMSAN

其发病以体液免疫为主导，空肠弯曲菌（CJ）是其最主要下前驱感染原。Yuki 提出的分子模拟学说得到日益广泛支持，CJ 的菌体脂寡糖唾液酸糖基，与轴膜表位的胃神经节苷脂如 GM1、GD1a 等存在相似的分子结构。该菌感染后，血清中同时被激发抗 GM1

和抗 GD1a 等抗神经节苷脂自身抗体，同时激活补体，吸引巨噬细胞经 Ranvier 结进入原纤维髓鞘与轴索间隙，导致轴索损伤变性，或仅因免疫复合物沉积而致轴索传导阻滞。据认为，流感杆菌、西尼罗河病毒和幽门螺杆菌等也有相似致病机制。

3.MFS

已证实支配眼肌的运动神经末梢、本体感觉通路和小脑神经元均富含神经节苷脂 GQ1b。患者血清增高的杭 GQ1b 抗体与 CQ1b 发生交叉性免疫损伤。

二、病理

典型病理改变是神经根、周围神经干的急性、多灶性、节段性髓鞘脱失，崩解的髓鞘被巨噬细胞吞噬；神经节和神经内膜水肿及多灶性炎细胞浸润。这种典型的病理改变称为 AIDP。由于前驱感染病原体的不同以及患儿免疫状态的差异，导致了不同的病理类型及临床表现，目前主要分为以下 4 种。

（一）急性炎症性脱髓鞘性多神经根神经病（AIDP）

免疫损伤的主要部位是周围神经原纤维的髓鞘，轴索相对完整，运动和感觉纤维都受累。

（二）急性运动轴索神经病（AMAN）

其主要病理特征是轴突的瓦勒样变性，仅有轻微的髓鞘脱失和炎症反应，此型与空肠弯曲菌感染的关系更为密切。

（三）急性运动感觉轴索性神经病（AMSAN）

轴突 Wallerian 明显变性，同时波及运动和感觉神经纤维。此型少见，病情多较重，恢复缓慢。

（四）Miller-Fisher 综合征（MFS）

为一特殊类型，主要表现为眼肌麻痹、共济失调和腱反射消失三联征，无肢体瘫痪。尚缺乏足够的病理资料。

三、分型

通过近些年的流行病学、临床、电生理、病理等多方面的研究，吉兰-巴雷综合征不再被认为是一种单一的疾病。它包括许多不同的类型，如：①急性炎性脱髓鞘性多发性神经根神经病（AIDP），本型又被称为吉兰-巴雷综合征的经典型；②吉兰-巴雷综合征的复发型；③急性运动轴索性神经病（AMAN）；④Miller-Fisher 综合征；⑤亚急性炎性脱髓鞘性多发性神经根神经病（SIDP）；⑥急性感觉性多发性神经炎。还有一些吉兰-巴雷综合征少见的变异型，如急性全自主神经病；吉兰-巴雷综合征的脑神经型；肌纤维颤动型。下面介绍儿科比较常见的变异型。

（一）急性运动轴索性神经病

急性起病，不伴发热，多见于儿童与青少年。有明显季节性（6~10 月多发生在我国北方农村。本病除无客观感觉障碍外，其他临床特征与吉兰-巴雷综合征相似。肌电图示复合肌肉动作电位波幅降低，F 波潜伏期正常或轻度延长，感觉神经传导速度及感觉神经电位波幅均正常，提示本病主要病变为运动神经轴索受累。国内外学者认为，中国北方夏季青少年常见此亚型。

（二）Miller-Fisher 综合征

目前绝大多数学者认为 Miller-Fisher 综合征为急性炎性脱髓鞘性多发性神经根神经炎的变异型。它主要表现为急性或亚急性起病，以眼肌麻痹、共济失调、腱反射消失为三联征脑脊液中蛋白增高，病程数周后可恢复，Miller-Fishn 综合征患者的别神经的电生理检查异常，传导速度的延迟，髓鞘和轴索同时受损的表现。四肢周围神经损害以感觉神经受累为主，甚至不能引出感觉电位，导致患儿出现明显的感觉性共济失调，而脑神经以运动受累为主。

（三）复发性吉兰-巴雷综合征

据统计有 3%~5% 的患者出现一次以上的复发，其中 50% 复发 2 次以上。复发周期为数周到数年，极少数可于数十年后复发。复发性吉兰-巴雷综合征的第一次发作的临床症状与单时相型吉兰-巴雷综合征的临床表现本质上相同。一般来说复发后的恢复常不如第一次那么完全，而且在复发时的发展速度也常较第一次缓慢。

（四）急性感觉性多发性神经炎

仅表现为四肢的感觉损害。其为急性发生的深感觉障碍（关节位置觉、振动觉）和感觉性共济失调表现，没有四肢的运动障碍或有十分轻微的无力。本病十分罕见；病理中主要为后根和感觉神经的脱髓鞘和淋巴细胞浸润。

四、临床表现

据国内统计，55% 患儿于神经系统症状出现前 1~2 周有前驱感染史如上呼吸道感染。风疹、腮腺炎或腹泻等，前驱病恢复后，患儿无自觉症状，或仅感疲倦。常见发病诱因为淋雨、涉水、外伤等。

绝大多数病例急性起病，体温正常，1~2 周神经系统病情发展至高峰，持续数日，多在病程 2~4 周开始恢复；个别患儿起病缓慢。经 3~4 周病情发展高峰。

（一）运动障碍

进行性肌肉无力是突出症状。多数患儿首发症状是双下肢无力，然后呈上行性麻痹进展。少数患儿呈下行性麻痹。可以由脑神经麻痹开始，然后波及上肢及下肢。患儿肢体可以从不完全麻痹逐渐发展为完全性麻痹，表现不能坐、翻身，颈部无力，手足下垂。麻痹呈对称性（双侧肌力差异不超过一级），肢体麻痹一般远端重于近端。少数病例可表现近端重于远端。受累部位可见肌萎缩，手足肌肉尤其明显。腱反射减弱或消失。

（二）脑神经麻痹

病情严重者常有脑神经麻痹，常为几对脑神经同时受累，也可见单一脑神经麻痹，如常有Ⅸ、Ⅹ、Ⅺ、Ⅻ等脑神经受累；患儿表现语音小，吞咽困难或进食时呛咳，颜面无表情。少数重症患儿，全部运动脑神经均可受累。偶见视盘水肿，其发生机制尚不清楚。

（三）呼吸肌麻痹

病情严重者常有呼吸肌麻痹。为了有助临床判断呼吸肌受累限度，根据临床症状及体征，参考胸部 X 线片片透视结果综合判断，拟订呼吸肌麻痹分度标准：Ⅰ度呼吸肌麻痹：语音较小，咳嗽力较弱，无呼吸困难，下部肋间肌或（和）膈肌运动减弱，未见矛盾呼吸。X 线片片透视肋间肌或（和）膈肌运动减弱。Ⅱ度呼吸肌麻痹：语音小，咳嗽力弱，有呼吸困难，除膈肌或肋间肌运动减弱外，稍深吸气时上腹部不鼓起而反见下陷，出现腹膈矛盾呼吸。X线片片透视下膈肌或（和）肋间肌运动明显减弱。Ⅲ度呼吸肌麻痹：语音小，咳嗽力明显减弱或消失，有重度呼吸困难，除有膈肌或（和）肋间肌运动减弱外，平静呼吸时呈腹隔矛盾呼吸或胸式矛盾呼吸。X线片片透视膈肌或（和）肋间肌运动明显减弱，深吸气时膈肌下降小于一个肋间，平静呼吸时膈肌下降小于1/3肋间，甚至不动。

（四）自主神经障碍

患者常有出汗过多或过少，肢体发凉，阵发性脸红，心率增快。严重病例可有心律不齐，过期前收缩动，血压升高及不稳，可突然降低或上升，有时上升与下降交替出现，病情好转时，心血管障碍亦减轻患者还可出现膀胱和肠道功能障碍，表现为一过性尿潴留或失禁，常有便秘或腹泻。

（五）感觉障碍

不如运动障碍明显。而且一般只在发病初期出现主要为主观感觉障碍，如痛、麻、痒及其他感觉异常等。这些感觉障碍维持时间比较短，常为一过性＝对年长儿进行感觉神经检查，可能有手套、袜套式或根性感觉障碍。不少患者在神经干的部位有明显压痛。多数患者于抬腿时疼痛。

五、诊断

典型病例不难做出诊断。由于本病无特异性诊断方法，对于临床表现不典型病例，诊断比较困难，通常是依靠临床症状及实验室检查，排除其他冲经系统疾病的可能性后才能确定诊断。以下几点可作为诊断的参考：①急性发病，不伴发热，可见上行性、对称性、弛缓性四肢麻痹。少数为下行性麻痹。腱反射减低或消失；②四肢有麻木或酸痛等异常感觉或呈手套样、袜套样感觉障碍，但一般远较运动障碍为轻；③可伴有运动性脑神经障碍，常见面神经、舌咽神经、迷走神经受累。病情严重者常有呼吸肌麻痹；④脑脊液可有蛋白、细胞分离现象。肌电图的检查可显示神经元受损和（或）神经传导速度减慢，复合肌肉动作电位的波幅降低。

六、鉴别诊断

（一）急性脊髓灰质炎或急性脊髓灰质炎样综合征

脊髓灰质炎系脊髓灰质炎病毒所致脊髓前角细胞病变，以非对称性肢体弛缓性瘫痪（常为下肢单瘫）为特点，无感觉障碍，脑脊液在早期白细胞增多，运动神经传导功能见H反射异常，而无传导速度及波幅的改变，大便病毒分离可证实，目前我国已经宣布消灭脊髓灰质炎。而临床上存在与脊髓灰质炎表现类似的疾病，称为脊髓灰质炎样综合征，系由柯萨奇病毒、埃可病毒等肠道病毒感染引起，但瘫痪限度较轻，恢复较快，预后相对较好。

（二）急性横贯性脊髓炎

本病在脊髓休克期表现为急性弛缓性瘫痪，需与GBS鉴别，但脊髓休克期后出现上运动神经元瘫痪，同时伴有受损平面以下完全性感觉障碍及持续性括约肌功能障碍，脑脊液蛋白与白细胞均增高，而周围神经传导功能正常，脊髓MRI检查可见脊髓肿胀。

七、治疗

对吉兰-巴雷综合征患者实施监护、精心护理和预防合并症的出现是治疗的重点。由于本病的临床和病理过程多属可逆性及自限性，所以在急性期，特别是在呼吸肌麻痹时，应积极进行抢救，采用综合的治疗措施，使患者度过危险期。

（一）一般性治疗

由于患者瘫痪很长时间，容易产生并发症，如坠积性肺炎、脓毒血症、压疮和血栓性静脉炎等。这时耐心细致的护理工作是降低病死率、减少并发症的关键。特别要保持呼吸道通畅，防止发生窒息。注意室内温度、湿度，可采用雾化气体吸入、拍击患者的背部、体位引流等；勤翻身，防止压疮；注意保持瘫痪肢体的功能位置，防止足下垂等变形；严格执行消毒隔离制度，尤其在气管切开术后要做好无菌操作的处理，防止交叉感染。由于吉兰-巴雷综合征患者发生自主神经系统并发症比较多，可引起心律失常，应给予持续心电监护。发现异常予以纠正，但窦性心动过速很常见，通常不需要治疗

（二）静脉大剂量丙种球蛋白的治疗

1985年Vermeulen等首先采用静脉大剂量注射丙种球蛋白治疗本病，目前已被临床广泛使用，已证明其可缩短病程，并可抑制急性期患者病情进展。其作用机制可能是使抑制性T细胞的免疫调节功能增强，使Th_1和Th_2的比例趋于平衡。其用法为400mg/kg，连续使用5天。一般自慢速开始每小时40ml，后可增加到每小时100ml。

（三）血浆置换

1978年开始用于临床，目前也被广泛采用。1993年欧洲吉兰-巴雷综合征协作组对383例吉兰-巴雷综合征患者进行随机分组，分别接受血浆置换或静脉大剂量丙种球蛋白，结果两者疗效相似。血浆置换越早进行越好，可缩短病程，但并不能降低病死率。治疗的机制可能是清除患者血浆中的髓鞘毒性抗体、致病的炎性因子、抗原抗体免疫复合物等，减轻神经髓鞘的中毒作用，促进髓鞘的修复和再生。血浆置换的位置一般在肘前静脉或股静脉。采用的是细胞分流器做连续的血流离心，术中必须加用肝素等抗凝剂。在清除患者的血浆后，还要将已分流的血细胞加血浆或其代用品回输给患者。每次更换的血浆的量是40~55ml/kg。置换的次数依照病情而定，5~8次不等。因为这种治疗方法要求的条件较高，难度较大，有创伤，所以在我国没有被广泛地采用。

（四）糖皮质激素治疗

糖皮质激素治疗吉兰-巴雷综合征患者始于1951年。近40年的临床应用，国内外学者对它是否用于吉兰-巴雷综合征患者仍存在两种不同的观点从理论上讲应用糖皮质激素是合理的但因为吉兰-巴雷综合征是一个自限性疾病，常难肯定其确切疗效。北京儿童医院近20年来不使用糖皮质激素治疗吉兰-巴雷综合征并未降低患者的疗效：治疗剂量是氢化可的松每日5~10mg/kg，或地塞米松0.2~0.4mg/kg，连续使用1~2周，后可改用口服泼尼松2~3周内逐步减停；也可采用大剂量甲泼尼龙20mg/kg，连续使用3天，后可改用泼尼松口服。

（五）呼吸肌麻痹治疗

对有明显呼吸肌麻痹的患者，保持呼吸道通畅，正确掌握气管切开的适应证，及时使用人工呼吸器，是降低病死率的重要措施与关键首先判断有无呼吸肌麻痹及麻痹的严

重限度尤为重要，因呼吸肌麻痹最终可导致呼吸衰竭，易合并肺内感染、肺不张、痰堵窒息而影响预后。对呼吸肌轻度麻痹、尚能满足生理通气量的患者，在吸气末用双手紧压胸部，刺激患儿咳嗽，促进痰液排出。应注意保持病室空气湿润，对于稠痰不易咳出者可给予雾化吸入及体位引流。呼吸肌麻痹的急救措施如下：①气管切开；②用呼吸机辅助呼吸。指征如下：①Ⅲ度呼吸肌麻痹；②呼吸肌麻痹Ⅱ度伴舌咽、迷走神经麻痹者；③Ⅱ度呼吸肌麻痹以上伴有肺炎、肺不张者；④暴发型者（是指发病在24~48h内，呼吸肌麻痹进入Ⅱ度者）都应及时做经鼻气管插管或气管切开术。

（六）其他治疗

重症患者常并发呼吸道感染，包括各种细菌感染，更多见于皮质激素使用过程中，应给予抗生素积极控制细菌感染。维生素 B_1、B_6、B_{12} 及 ATP 等药物可促进神经系统的代谢。恢复期常采用针灸、按摩、体疗以促进神经功能恢复，防止肌肉萎缩。

八、预后

既往病死率高达 30%，近年来由于正确掌握气管切开术的适应证和人工呼吸器的合理使用以及大剂量丙种球蛋白的应用，加强了护理工作，病死率下降到5%以下。约8%患者有复发，约65%患者最终达到完全恢复。只有少数患者有足下垂后遗症。

常见死亡原因大致如下：①肺部严重感染；②呼吸器故障未及时发现与处理；③对呼吸衰竭未及时做气管切开和使用人工呼吸器引起呼吸道痰液梗阻导致窒息；④血压不稳，突然下降，或因高血压发生蛛网膜下隙出血。

（杨光路）

第四节　脑性瘫痪

脑性瘫痪是指出生前到出生后一个月内各种原因所致的非进行性脑损伤。症状在婴儿期内出现，一般可由产前、产时和生后病因引起，而其中以窒息、胆红素脑病及低出生体重为3大高危因素。本病主要表现为中枢运动障碍及姿势异常，并伴智力低下、癫痫、行为异常或感知觉障碍。

一、病因

引起脑性瘫痪的原因很多，可发生在出生前、出生时及生后，但存在这些病因的患儿并非全部发生脑性瘫痪，只能将这些因素视为可能发生脑性瘫痪的危险因素。

出生前因素：母亲妊娠期各种异常情况均可视为脑性瘫痪的危险因素。多胎妊娠、胎儿脑发育畸形是引起脑性瘫痪的重要原因。

出生时的危险因素：主要包括缺氧窒息及机械损伤。凡是使血氧浓度降低的任何因素都可引起窒息，各种影响母体与胎儿间血液循环气体交换的原因，都会造成胎儿窘迫。机械损伤由于头盆不称、急产、不恰当的助产所引起。这些机械损伤包括软组织损伤、出血、神经损伤、脊髓损伤、骨折及内脏损伤等。产伤除了可能直接引起颅内出血和脑组织挫伤外，还可能由于损伤引起出血、休克、呼吸衰竭、心力衰竭等进而导致脑组织缺氧缺血性脑损伤。新生儿颅内出血是造成脑性瘫痪重要的原因之一。

新生儿期：新生儿期的各种因素中，早产和低出生体重是引起脑性瘫痪的重要原因。体重越小，发生脑性瘫痪的概率越高。当胎儿在宫内发育受到损害时，既可造成脑损伤也可致成早产，这时早产并非脑性瘫痪的直接原因。早产儿与足月儿不仅脑性瘫痪的患病率差异甚大，而且病变的类型也不尽相同这与胎儿不同时期的脑组织对缺氧的敏感度不同有关。对于早产儿，胎儿26~36周时脑深部组织特别是脑室周围组织对缺氧缺血敏感，脑实质出血多发生在室管膜下部位，破裂到脑室内又可引起脑室内出血，而足月儿出血部位往往在白质区或皮质区。

胆红素脑病又称核黄疸，也是造成脑性瘫痪重要原因之一。各种原因（血型不合、溶血、感染）所致的高胆红素血症都有可能形成胆红素脑病，未结合胆红素可通过血脑屏障，使中枢神经系统被胆红素浸润，尤其是脑基底核，呈鲜亮黄色或深黄色，其他部位神经核也是黄色。由于胆红素沉着于细胞膜和线粒体的生物膜上，阻碍细胞的氧化磷酸化，导致细胞变性坏死低体重儿或呼吸窘迫综合征、缺氧、酸中毒及感染时，血管和内皮细胞受损，破坏血脑屏障，以致与蛋白结合的胆红素也可进入脑组织引起核黄疸。

各种中枢神经系统感染也是引起脑性瘫痪的重要原因，包括宫内感染及新生儿期神经系统病毒性或细菌性感染。

虽然引起脑性瘫痪的病因很多，但并非每个患儿都能找到病因，大约有四分之一的脑性瘫痪患儿目前还不能找到病因。

二、病理

其病理变化与病因有关，可见各种畸形与发育不良。但最常见的还是不同限度的大脑皮质萎缩和脑室扩大，可有神经细胞减少及胶质细胞增生。脑室周围白质软化变性，可有多个坏死或变性区及囊腔形成。胆红素脑病可引起基底节对称性的异常髓鞘形成过多，称为大理石状态。出生时或出生后的损伤以萎缩、软化或脑实质缺损为主。

三、临床类型

（一）痉挛型

占全部脑性瘫痪患儿的60%~70%。病变波及锥体束系统，肌张力增高，肢体活动受限。上肢常表现为屈肌张力增高，肩关节内收，肘关节、腕关节屈曲，手指屈曲呈紧握拳状，拇指内收，紧握于掌心中下肢大腿内收肌张力增高，大腿外展困难，踝关节跖屈。坐位时两下肢向前伸直困难。站立位时足尖着地，行走时呈蹬足、剪刀样步态。腱反射亢进或活跃，踝阵挛常呈阳性，2岁以后巴氏征仍阳性。

（二）不随意运动型

约占脑性瘫痪20%，主要病变在体外系统。表现为不随意运动增多在进行有意识运动时，不自主、不协调及无效的运动增多，紧张时不自主运动增多，安静时减少，入睡后消失。由于颜面肌肉、舌肌及发音器官肌肉运动受累，说话时口齿不清，速度、节律不协调，说长句时不恰当的停顿。以往称此型为"手足徐动型"，但不少患儿表现不是手足徐动，也可表现为舞蹈样动作、肌张力不全或震颤等。本型有时智力障碍不严重。腱反射不亢进，不表现巴氏征阳性，在1岁内往往表现为肌张力低下、活动减少。目前一些英汉医学词典将"dyskinetic"译为"运动障碍"，但其英文含义为：随意运动受损，控制调节运动的功能障碍所导致的不随意运动增多。此处若直译为"运动障碍型"，可能引起误解，因为脑性瘫痪的各种类型在运动方面都有"障碍"。

（三）共济失调型

表现为小脑症状，步态不稳、摇晃，走路时两足间距加宽，四肢动作不协调，上肢有意向性震颤，肌张力低下，腱反射不亢进。

（四）肌张力低下型

表现为肌张力低下，自主运动很少，关节活动范围增大，很像肌肉病所致的肌弛缓，但可引出腱反射。本型常为婴幼儿脑性瘫痪地过度形式，以后大多转变为痉挛型或不随意运动型。

（五）混合型

以上某几种类型同时存在一个患儿身上，你为混合型。痉挛型与不随意运动型常同时存在。

按受累的部位又可分为以下 7 种情况，多应用于痉挛型。

1.四肢瘫

四肢及躯干均受累，上下肢严重限度类似。

2.截瘫

双下肢受累明显，躯干及上肢正常。

3.偏瘫

一侧肢体及躯干受累。

4.三肢瘫

三个肢体受累，此型很少见。

5.单瘫

单个肢体受累，此型很少见。

6.双瘫

也是四肢受累，但两下受累较重，上肢及躯干比较轻。

7.双重性偏瘫

四肢均受累，但双上肢重、下肢轻，或左右两侧严重限度不一致。

四、临床表现

脑性瘫痪临床表现多种多样，由于类型、受损部位不同而表现各异，即使同一患儿，在不同年龄阶段表现也不尽相同。虽然临床表现比较复杂，但脑性瘫痪小儿一般都有以下 4 种表现。

（一）运动发育落后、主动运动减少

运动发育落后表现在粗大运动及精细运动两个方面。脑性瘫痪小儿在新生儿时期常表现为动作减少，吸吮能力及觅食反应均差。正常小儿 3 个月时俯卧位能抬头、仰卧位时常有踢腿或交替的蹬蹬动作，脑性瘫痪患儿很少有这些动作。正常小儿 4~5 个月时双手能主动伸手触物，脑性瘫痪小儿上肢活动很少。正常小儿在 1 岁以内尚未形成左利或右利，而痉挛型偏瘫则表现为经常只用一侧手持物，另一侧活动少，且常是握拳状。

（二）肌张力异常

痉挛型脑性瘫痪在新生儿时期除个别严重的可表现为肌张力增高外，大多数表现为

肌张力低下。随月龄增长而肌张力逐渐增高，关节活动范围减少。不随意运动型患儿在1岁以内往往无肌张力增高，随年龄增长而表现出齿轮状或铅管状肌张力增高。

（三）姿势异常

脑性瘫痪患儿异常姿势多种多样，与肌张力异常及原始反射延缓消失有关。

（四）反射异常

痉挛型脑性瘫痪小儿腱反射活跃或亢进，有时可引出踝阵挛及巴氏征阳性。脑性瘫痪患儿还常表现为原始反射延缓消失、保护性反射减弱或延缓出现。

1.拥抱反射

正常小儿生后即出现，6个月时消失，痉挛型脑性瘫痪小儿此反射活跃。若肌张力极度增高时，此反射也可能引不出。

2.颈强直性反射

正常小儿生后1个月以内明显，4~5个月时消失，脑性瘫痪小儿此反射持续时间明显延长，此反射的存在阻碍了患儿翻身动作的发育。

3.握持反射

正常小儿2~3个月以后逐渐消失，脑性瘫痪时持续时间延长，手经常呈握拳状。

脑性瘫痪小儿各种保护性反射延缓出现或不出现。正常小儿4个月直立位时，将小儿躯干向左右倾斜时头能保持正中位；4~5个月小儿扶成坐位时，突然向一侧倾斜其躯干时，能伸出上肢做支持状，脑性瘫痪小儿不出现此动作。正常小儿8~9个月时能引出"降落伞反射"，脑性瘫痪小儿不能引出。

五、诊断

脑性瘫痪的诊断需要多个专业学科的共同联合方能做出全面的诊断，包括神经科医师、儿童神经发育康复医师、遗传学医师、心理科医师等。诊断的基本点在于病史和神经系统的检查。

（一）病史

详细的病史询问包括产前、产时和出生后的整个过程。孕期胎动减少是产前一个重要的因素。如果没有新生儿脑病的存在，则应慎重考虑围生期因素。同时需询问视觉、听力、喂养、大小便功能等情况以及心肺方面的问题。婴儿早期运动发育落后，痉挛和姿势异常是重要的诊断线索，早期包括原始反射、上运动神经元体征持续存在、运动姿势异常，粗大运动与精细运动发育延迟等，如不能抬头、躯干控制不佳、持续或不对称性握拳、过度伸展姿势、伸舌障碍、不自主动作多等。

（二）体格检查

详细的神经系统体格检查对脑性瘫痪的诊断十分重要，首先应明确肌张力情况，正常、张力增高或张力减低；中枢性张力减低与周围神经肌肉病变所致的张力减低不同，前者肌力、反射存在，而后者肌力及反射均受抑制。除此之外，还需检查患儿前倾或仰卧位姿势、头部及躯干支撑、手部灵活度等有助于诊断。另外还可伴随着其他神经精神症状如智力障碍、认知障碍和心理行为问题。

（三）运动及姿势异常的评估

大规模临床研究显示，脑瘫患儿仅50%在1岁时得到诊断，早期详细全面体格检查及采用合适的运动和姿势评估量表、辅助性评估器具的使用,都有助于早期及时诊断和治疗。如粗大运动功能测试量表(GMFM)与 Peabody 粗大运动发育量表(PDMS2GM)等对于脑性瘫痪的早期发现、疗效评估随访都具有重要价值。需要强调的是脑瘫的运动功能评估需和康复医师共同完成。

(四)辅助检查

影像学技术包括头颅超声、头颅 CT 和 MRI 等,MRI 在诊断脑瘫的病因方面有较高的敏感度和特异度,同时排除其他可能的引起运动障碍的疾病(如血管畸形、灰质异位等)。通过 MRI 技术可以发现 70%~90% 的病因,弥散加权成像、弥散张量成像和磁共振波谱分析等新技术的应用对病因学的诊断更有帮助。

总之,脑瘫的诊断关键点包括:①引起脑瘫的脑损伤为非进行性;②引起运动障碍的病变在脑部(包括大脑、小脑及脑干),不包括脊髓、外周神经和肌肉等;③症状在运动发育期期出现;④可合并智力障碍、癫痫、感知觉障碍、交流障碍、行为异常及其他异常,但是单纯的智力障碍不能诊断脑瘫;⑤除外进行性疾病所致的中枢性运动障碍及正常小儿暂时性运动发育迟缓。

六、鉴别诊断

(一)进行性脊髓肌萎缩症

本病于婴儿期起病,多于 3~6 个月后出现症状,少数患者生后即有异常,表现为上下肢呈对称性无力,肌无力呈进行性加重,肌萎缩明显,腱反射减退或消失,常因呼吸肌功能不全而反复患呼吸道感染,患儿哭声低微,咳嗽无力,肌肉活组织检查可助确诊,本病不合并智力低下,面部表情机敏,眼球运动灵活。

(二)运动发育迟缓

有些小儿的运动发育稍比正常同龄儿落后,特别是早产儿。但其不伴异常的肌张力和姿势反射,无异常的运动模式,无其他神经系统异常反射。运动发育落后的症状随小儿年龄增长和着重运动训练后,症状可在短期内消失。

(三)先天性肌弛缓

患儿生后即有明显的肌张力低下,肌无力,深腱反射低下或消失。平时常易并发呼吸道感染。本病有时被误诊为张力低下型脑瘫,但后者腱反射一般能引出。

(四)智力低下

本病常有运动发育落后,动作不协调,原始反射、vojta 姿势反射、调正反应和平衡反应异常,在婴儿早期易被误诊为脑瘫,但其智力落后的症状较为突出,肌张力基本正常,无姿势异常。

七、治疗

(一)治疗原则

1. 早期发现和早期治疗

婴儿运动系统正处发育阶段,早期治疗容易取得较好疗效。

2. 促进正常运动发育,抑制异常运动和姿势。

3. 采取综合治疗手段

除针对运动障碍外,应同时控制其癫痫发作,以阻止脑损伤的加重。对同时存在的语言障碍、关节脱位、听力障碍等也需同时治疗。

4.医师指导和家庭训练相结合，以保证患儿得到持之以恒的正确治疗。

（二）药物疗法

口服或注射有关药物：脑神经营养药、肌肉松弛药、活血药等。包括构筑和修复脑组织（细胞）的药物，如卵磷脂（包含磷脂酰胆碱、脑磷脂、鞘磷脂等），能修复因外伤、出血、缺氧造成的脑细胞膜损害，保护神经细胞，加快神经兴奋传导，改善学习与记忆功能。还可以选择能促进脑细胞 DNA 合成，促进脑细胞对氧的利用率，改善脑细胞能量代谢，增强脑功能，供给脑组织修复再生所需的各种氨基酸，调节脑神经活动的药物，如古立西（脑酶水解片）、螺旋藻片（胶囊）。再就是积极补充多种维生素，如21-金维他。有条件的医院的可交替选择如下注射针剂（作用与片剂一样）：脑活素，脑多肽，醋谷胺，胞磷胆碱等。

（三）中医疗法

包括针刺疗法（肌张力高的脑瘫慎用）、按摩疗法、中药疗法。

（四）小儿脑瘫运动疗法

儿童脑瘫运动疗法：运动疗法是以运动学和神经生理学为基础，使用器具或者治疗者徒手手技或利用儿童自身的力量，通过主动和被动运动，使全身和局部功能达到恢复和治疗的方法。

1.儿童脑瘫运动疗法的共同目标

（1）尽量使用正常方式运动。

（2）使用双侧身体。

（3）在卧、坐、跪和站时保持伸直位。

（4）日常生活相关的动作和活动。

（5）预防畸形。

2.各型儿童脑瘫的训练目标

（1）痉挛型：放松僵硬的肌肉，避免痉挛体位的运动，预防畸形。

（2）手足徐动型：用手抓握动作训练以稳定不自主的动作，如果异常体位变化不定，按痉挛型的目标做。

（3）共济失调型：改善跪位、站立位和行走时的平衡能力，稳定地站立和行走，控制不稳定的抖动，尤其是双手。

（五）矫形器的应用

在功能训练中，常常需用一些辅助器和工具，矫正小儿异常姿势，如行步矫形器可促进踝骨铬的生理排列，并可降低关节周围肌肉的紧张度。合适的矫形器还有抵制异常反射的作用。

（六）手术治疗

1.主要适用于痉挛型脑性瘫痪患儿。目的在于：①矫正畸形；②改善肌张力；③恢复或改善肌力平衡。

2.手术包括：肌腱手术、神经手术、骨关节手术。

（七）物理疗法

包括水针及各种电疗、针灸及按摩疗法。患儿在水中能产生更多的自主运动，肌张力得到改善。对呼吸有调整作用，有利于改善语言障碍儿的语言的能力。

（杨光路）

第五节 重症肌无力

重症肌无力是累及神经肌肉接头处突触后膜上乙酰胆碱受体的自身免疫性疾病，临床表现为肌无力，且活动后加重，休息后或给予胆碱酯酶抑制剂后症状减轻或消失。

一、病因及发病机制

重症肌无力发病的基本环节是机体产生对自身乙酰胆碱受体的抗体，使神经肌肉接头处突触后膜上的乙酰胆碱受体破坏，造成神经指令信号不能传给肌肉，使肌肉的随意运转发生障碍，但机体为何产生自身抗体，原因不清楚。临床观察到不少患者胸腺肥大，认为可能与胸腺的慢性病毒感染有关，本病也具有某些遗传学特征，研究发现不同的人群发病率不同，一些人类白细胞抗原（HLA）型别的人群发病率高，女性 HLA-A1B8 及 DW3，男性 HLA-A2B3 人群发病率明显高于其他人群。

二、临床表现

根据发病年龄和临床特征，本病可分为以下三种常见类型。

（一）新生儿一过性重症肌无力

如果母亲患重症肌无力，其所生新生儿中有 1/7 的概率患本症。原因是抗乙酰胆碱受体抗体通过胎盘，攻击新生儿乙酰胆碱受体。患儿出生后数小时或数天出现症状，表现为哭声细弱、吸吮吞咽无力，重者出现呼吸肌无力而呈现缺氧症状。体征有肌肉松弛、腱反射减弱或消失。很少有眼外肌麻痹眼睑下垂症状。有家族史者易于识别。肌注新斯的明或依酚氯铵症状立即减轻有特异性识别价值。本病为一过性，多数于 5 周内恢复。轻症不需治疗，重症则应给予抗胆碱酶药物。血浆交换治疗是近年来出现的治疗办法，疗效较好，至于为何重症肌无力母亲所生的新生儿多数无症状，原因可能是新生儿乙酰肌碱受体与母亲的乙酰胆碱受体抗原性不一样，不能被抗体识别而免受攻击。

（二）新生儿先天性重症肌无力

新生儿先天性重症肌无力又名新生儿持续性肌无力，患儿母亲无重症肌无力，本病多有家族史，为常染色体隐性遗传。患儿出生后主要表现为上睑下垂，眼外肌麻痹。全身性肌无力、哭声低弱及呼吸困难较少见。肌无力症状较轻，但持续存在，血中抗乙酰胆碱受体抗体滴度不高，抗胆碱酶药物治疗无效。

（三）儿童型重症肌无力

儿童型重症肌无力是最多见的类型。2~3 岁为发病高峰，女性多于男性，根据临床特征分为眼肌型，全身型及脑干型：①眼肌型：最多见，单纯眼外肌受累，表现为一侧或双侧眼睑下垂，晨轻暮重，也可表现为眼球活动障碍、复视、斜视等，重者眼球固定；②全身型：有一组以上肌群受累，主要累及四肢，轻者一般活动不受严重影响，仅表现为走路及走动作不能持久，上楼梯易疲劳。常伴眼外肌受累，一般无咀嚼、吞咽、构音困难。重者常需卧床、伴有咀嚼、吞咽、构音困难，并可有呼吸肌无力。腱反射多数减弱或消失，少数可正常。无肌萎缩及感觉异常；③脑干型：主要表现为吞咽困难及声音嘶哑，可伴有眼睑下垂及肢体无力。

三、预后

儿童型重症肌无力可自行缓解或缓解与急性发作交替，或缓慢进展。呼吸道感染可诱发本病或使症状加重。据报道眼肌型第 1 次起病后，约 1 年患儿自行缓解。以眼肌症状起病者，若 2 年后不出现其他肌群症状，则一般不再出现全身型症状，预后好。脑干型可致营养不良或误吸，预后较差。呼吸肌严重受累者可至呼吸衰竭而死亡。

四、诊断及鉴别诊断

根据病变主在要侵犯骨骼肌及一天内症状的波动性，上午轻、下午重的特点对病的诊断当无困难。同时对用下列检查进一步确诊。

（一）疲劳试验（Jolly 试验）

使受累肌肉重复活动后症状明显加重。如嚼肌力弱者可使其重复咀嚼动作 30 次以上则加重以至不能咀嚼，此为疲劳试验阳性，可帮助诊断。

（二）抗胆碱酯酶药物试验

1.依酚氯铵试验

依酚氯铵 0.2mg/kg 或 0.5mg/kg，1min 后再给，以注射用水稀释 1mL，静脉注射，症状迅速缓缓解则为阳性。持续 10min 左右又恢复原状。

2.新斯的明试验

甲基硫酸新斯的明 0.04mg/kg（新生儿每次 0.1~1.15mg）肌注，20min 后症状明显减轻则为阳性，可持续 2h 左右。为对抗新斯的明的毒蕈碱样反应（瞳孔缩小、心动过缓、流涎、多汗、腹痛、腹泻、呕吐等）应准备好肌肉注射阿托品。

（三）神经重复频率刺激检查

必须在停用新斯的明 17h 后进行，否则可出现假阴性。典型改变为低频（2~3Hz）和高频（10Hz 以上）重复刺激均能使肌动作电位波幅递减，递减幅度 10%以上为阳性。80%的病例低频刺激时呈现阳性反应，用单纤维肌电图测量同一神经支配的肌纤维电位间的间隔时间延长。神经传导速度正常。

（四）AChR 抗体滴度测定

对 MG 的诊断具有特征性意义。90%以上全身型 MG 病例的血清中 AChR 抗体滴度明显增高（高于是 10nmol/L），但眼肌型的病例多正常或仅 AChR 抗体滴度轻度增高。

五、治疗

（一）药物治疗

1.抗胆碱酯酶药物

常用者有下列数种：

溴化新斯的明：口服剂量每日 0.5mg/kg（即溴吡斯的明 2mg/kg），分为每 4h 1 次（5 岁内）；每日 0.25mg/kg（即溴吡斯的明 1mg/kg），分为每 4h 1 次（5 岁以上）。逐渐加量，一旦出现毒性反应则停止加量。

溴吡斯的明：口服剂量每日 2mg/kg，分为每 4h1 次（5 岁内）；每日 1mg/kg，分为每 4h1 次（5 岁以上）。逐渐加量，一旦出现毒性反应则停止加量。

安贝氯铵：口服剂量（成人）为每次 5~10mg，每日 3~4 次。
辅助药物如氯化钾、麻黄素等可加强新斯的明药物的作用。

2.皮质类固醇

可选用泼尼松每日 1.5mg/kg 口服；也有人主张用大剂量冲击疗法，但在大剂量冲击期间有可能出现呼吸肌瘫痪。因此，应做好气管切开、人工呼吸的准备。如症状缓解则可逐渐减量至最小的有效剂量维持治疗，同时应补充钾盐。长期应用者应注意骨质疏松、股骨头坏死等并发症。无论全身型或眼肌型病儿均可一开始即用皮质类固醇治疗治疗后期可加用抗胆碱酯酶药。

3.免疫抑制剂

可选用硫唑嘌呤或环磷酰胺，应随时检查血象，一旦发现白细胞下降低于 3×10^9/L 时应停用上述药物，同时注意肝肾功能的变比。

忌用对神经-肌肉传递阻滞的药物，如各种氨基糖甙类抗生素、奎宁、奎尼丁、普鲁卡因胺、普萘洛尔、氯丙嗪以及各种肌肉松弛剂等。

（二）胸腺组织摘除术

对胸腺增长者效果好。适应证为年轻女性患者，病程短、进展快的病例。对合并胸腺瘤者也有一定疗效。对全身型重症肌无力患儿，目前主张使用。手术后继用泼尼松 1 年。

（三）放射治疗

如因年龄较大或其他原因不适于做胸腺摘除者可行深部 8°C。放射治疗。

（四）血浆置换法

如上述治疗均无效者可选用血浆置换疗法，可使症状迅速缓解，但需连续数周，且价格昂贵，目前尚未推广应用。

（五）危象的处理

一旦发生呼吸肌瘫痪，应立即进行气管切开，应用人工呼吸器辅助呼吸。但应首先确定为何种类型的危象，进而对症治疗。

1.肌无力危象

为最常见的危象，往往由于抗胆碱酯酶药量不足引起。可用依酚氯铵试验证实，如注射后症状明显减轻则应加大抗胆碱酯酶药物的剂量。

2.胆碱能危象

由于抗胆碱酯酶药物过量引起。患者肌无力加重，并出现肌束颤动及毒蕈碱样反应。可静脉注入依酚氯铵 2mg，如症状如重则立即停用抗胆碱酯酶药物，待药物排出后可重新调整剂量，或改用皮质类固醇类药物等其他疗法。

3.反跳危象

出于对抗胆碱酯酶药物不敏感，依酚氯铵试验无反应。此时应停止应用抗胆碱酯酶药物而用输液维持。过一段时间后如对抗胆碱酯酶药物有效时可再重新调整用量，或改用其他疗法。

在危象的处理过程中，保证气管切开护理的无菌操作，雾化吸入，勤吸痰，保持呼吸道通畅，防止肺不张、肺部感染等并发症是抢救成活的关键。

（杨光路）

第六节 急性横贯性脊髓炎

急性横贯性脊髓炎（ATM）又称急性横贯性非特异性脊髓炎，是一原因尚不明确、急性或亚急性起病、进展迅速地横贯性炎性脊髓损害。目前多认为本病可能为各种感染或预防接种所诱发的免疫介导性疾病。病变可累及脊髓的任何节段，以胸髓最常受累。临床上以双下肢截瘫最为多见，伴受损平面以下完全性感觉障碍以及持续性的括约肌功能障碍为特点。肢体瘫痪限度因病变限度而不同，主要为上运动神经元瘫痪，疾病早期可出现脊髓休克，脊髓休克期持续数天~数周不等。高位颈髓病变者呈现四肢瘫痪，并可出现呼吸功能障碍而需要人工辅助呼吸。本病预后差异大，约44%预后良好，约33%可独立行走但存在痉挛性步态、感觉障碍或括约肌功能障碍，23%患儿遗留严重后遗症不能独立行走。早期使用甲泼尼龙冲击治疗对改善预后有重要作用。

一、病因

本病常有病毒感染作为前驱症状，如麻疹、水痘、疱疹、风疹、腮腺炎、EB病毒感染、流感病毒、埃可病毒及其他累及呼吸道或消化道的病毒感染。人类免疫缺陷病毒（HIV）也可伴脊髓炎。

二、病理

脊髓的灰质和白质有坏死性病变，充血、水肿、细胞浸润。神经细胞、轴突、髓鞘均有破坏。受累部位多见于脊髓的胸腰段，也可发生于颈髓。受累范围可限于一个节段或数个节段。发病机制不完全清楚，由于本病有季节性（冬季）、聚集性，可有前驱感染史，脑脊液可有白细胞增多，其病理变化是以炎症脱髓鞘为主，多认为本病是一种感染后自身免疫性疾病。

三、临床表现

各年龄均可发病，多见青年人，儿童较少见。病前4周可有发热，上呼吸道感染，腹泻或发疹疾病。本病突然起病，初起常有背痛、腹痛、肢痛及无力，约1/2患者有发热，约1/3患者有颈抵抗。运动及感觉障碍多在3天内达高峰，迅速发生进行性截瘫，也可同时累及或呈上升性四肢瘫痪，早期可呈弛缓性麻痹，表现肌张力低，腱反射消失，病理反射阴性，病变以下各种感觉丧失，尿潴留，称为脊髓休克现象。1~2周后，多见休克期解除，逐渐出现上运动神经元受累的痉挛性瘫痪，肌张力增高，腱反射亢进，病理反射阳性，排尿功能障碍逐渐恢复正常。有些病例肢体长期处于弛缓状态，提示预后不良。本病临床症状取决于受累脊髓的节段和病变范围。多数患者脊髓胸段受累，可查出病变以下痛温觉障碍，多在胸5~胸10节段，约20%发生在颈段，出现四肢瘫痪。颈4以下节段受累，出现呼吸肌麻痹，必要时用人工呼吸机，颈膨大节段受累，出现双上肢弛缓麻痹，双下肢痉挛性麻痹，约5%~10%发生在腰段，仅出现双下肢瘫痪及感觉缺失。偶见骶段脊髓炎，可出现马鞍会阴区感觉缺失，肛门反射和提睾反射消失，无明显肢体运动障碍及锥体束征。

四、辅助检查

1.脑脊液

半数以上患儿脑脊液可有轻度白细胞数增多和蛋白升高，糖及氯化物正常，病原学检查阴性。感染诱发者可有脑脊液 IgG 合成率升高。

2.神经电生理检查

体感诱发电位（SEP）常有异常，运动神经传导速度（NCV）正常，可与周围神经疾病相鉴别；视觉诱发电位（VEP）正常，可与视神经脊髓炎、多发性硬化相鉴别。

3.脊髓 MRI。

五、诊断

对于以双侧肢体无力，伴受损平面以下完全性感觉障碍以及持续性括约肌功能障碍的患儿，应考虑急性横贯性脊髓炎的诊断。同时应注意除外由于放射性脊髓损伤、脊髓血管病变、脊髓肿瘤、结缔组织病、中枢神经系统感染以及多发性硬化。

六、鉴别诊断

1.吉兰-巴雷综合征

临床以急性对称性弛缓性瘫痪、非传导束性感觉障碍（主观感觉异常）、一过性括约肌功能障碍、运动神经传导功能异常、脑脊液呈"蛋白-细胞分离"为特点。

2.急性脊髓灰质炎

脊髓灰质炎系脊髓灰质炎病毒所致脊髓前角细胞病变，以非对称性肢体弛缓性瘫痪（常为下肢单瘫）为特点，无感觉障碍，脑脊液在早期白细胞增多，运动神经传导功能检测可见 H 反射异常，大便病毒分离可证实。

3.视神经脊髓炎

除脊髓病变外，伴有视力下降或视觉诱发电位异常，视神经病变可出现在脊髓病变前、同时或之后。

4.脊髓血管病

起病急骤，脊髓缺血常表现为脊前动脉综合征，除截瘫、持续性括约肌功能障碍外，伴有分离性感觉障碍（痛温觉丧失而深感觉存在）；脊髓出血则常由外伤或血管畸形引起，脊髓 MRI 及脊髓血管造影助诊。

5.椎管内肿瘤

起病缓慢，常以根痛或运动障碍为首发症状，其后逐渐出现脊髓压迫症状，脊髓 MRI 示椎管内占位。

七、治疗

1.药物治疗

（1）自 1990 年以来，国外已开始应用甲泼尼龙（MPIV）静脉注射治疗 ATM。取得良好效果，作用机制不明。剂量按 20mg/（kg·d），连续 3 天或 5 天后，改为口服泼尼松，按 1~1.5mg/（kg·d），用药 2 周后每周减量 1 次，每次减 0.25mg/kg，依次减完后停用，总疗程 1~2 月。MPIV 治疗效果是缩短疗程，改善预后。用药安全且方法简便。

（2）维生素：盐酸硫胺（维生素 B_1）、盐酸吡多辛（维生素 B_6）共同应用可能有助神经功能恢复。

2.护理患者

由于肢体瘫痪、感觉丧失、大小便不能控制、长期卧床等因素影响，患者极易发生各种并发症，因此精心细致护理，恰当的治疗与充足的营养，对减少并发症，提闻治愈率起着重要作用。

3.康复治疗

瘫痪肢体早期应做被动活动，进行按摩，以改善机体血液循环，促使瘫痪肢体恢复。

（杨光路）

第十五章 影响生长发育的相关疾病

第一节 性早熟

一、概述

性早熟是儿科内分泌系统的常见发育异常，是指女童在 8 岁前，男童在 9 岁前呈现第二性征发育的异常性疾病。中枢性性早熟（CPP）是缘于下丘脑提前增加了促性腺激素释放激素（GnRH）的分泌和释放量，提前激活性腺轴功能，导致性腺提前发育和分泌性激素，使内、外生殖器发育和第二性征呈现。CPP 又称为 GnRH 依赖性性早熟，其过程呈进行性发展，直至生殖系统发育成熟。

二、病因

（一）颅内来源的性早熟（10%）

颅内来源的性早熟（sexual precocity of intracranial origin） 下丘脑或垂体病变导致的生殖道发育或功能的过早出现，除了卵巢卵泡成熟与排卵发生过早外，其余与正常儿童的发育相同，大多数颅内来源的性早熟为第三脑室（third ventricle）底部的病变或肿瘤，这些病变常累及下丘脑后部，尤其是灰质结节（tuber cinereum）：乳头体（mammillary bodies）及视交叉（optic chiasm）部，先天性脑缺损或脑炎可伴发性发育成熟过早的征象，神经学检查常可确诊，Mc Cune-Albright 综合征的性发育过早，伴有多骨性纤维性发育不良（polyostotic fibrous dysplasia），皮肤色素沉着及其他内分泌失调，为下丘脑的先天性缺陷。有些患儿与颅内疾病有关的性活动，最初可无神经系统症状，从许多颅内病变起始的性早熟类型看，发现障碍的部位与特征非常重要。由于颅内疾病引起的性早熟可解释为下丘脑后部具有抑制由垂体前叶产生促性腺激素及其释放的能力，因此，下丘脑后部的病变可破坏或抑制某些通常调节通向垂体后叶腺体刺激强度的机制，使下丘脑对垂体的控制作用被解除，从而增加促性腺物质的产生，导致性腺的活动和性的成熟发育，在其他的病例，则可因垂体的直接刺激而致。

（二）原因不明的性早熟（40%）

原因不明的性早熟（cryptogenic sexual precocity） 约 80%~90%体质性性早熟（constitutional sexual precocity）无明显原因，按病因分类常被归于中枢神经来源的性早熟，因病人可能有小而未经证实的下丘脑病变，有些患者有性早熟的家庭史，称此种情况为原因不明是恰当的，因关于此型性早熟的来源的确知之甚少。

（三）卵巢肿瘤所致性早熟（25%）

卵巢肿瘤所致性早熟（ovarian tumors causing sexual precocity）卵巢瘤作为性早熟的原因值得强调，但在儿童期实际上以女性化肿瘤为常见。在儿童期多数女性化间叶瘤，在身体发育与骨龄中的快速增长随同青春期女性化体型，生殖器的成熟及乳房的增大而发展，阴毛出现，但不如真同性性发育过早为多，盆腔肿瘤常不能触及，阴道分泌物增加，阴道涂片显示雌激素效应增强，有不规则阴道流血，产生雌激素肿瘤所致性早熟之发生率，较原因不明者为高，尿雌激素及 17 酮类固醇水平可高于同龄正常儿，但此类病例一般无排卵，偶有卵泡性非肿瘤性卵巢囊肿可导致性早熟，剜除囊肿（内含大量雌激素）可缓解性早熟的发展，但如有性腺残留，则小囊肿仍能增大，性早熟现象又可继续。

（1）其他原因性早熟产生激素的肾上腺肿瘤，可引起异性或混合型性早熟（heterosexual precocity or a mixed type of sexual maturation），外源性雌激素多由于用药不当或其他来源，幼女误服其母的避孕药丸偶可致性早熟；甲状腺功能低下的患儿偶亦可发生性早熟，后者由于甲状腺激素与促性腺激素之间存在着交叉性反馈作用，而垂体分泌促性腺激素过多所致。

（2）暂时性性早熟（transitory sexual precocity）少，但不罕见，患儿常有一种或多种第二性征加速发育，此类儿童多数出现身体发育及乳房发育（约 50%），有阴道流血者达 45%，阴道穹窿部涂片，上皮细胞呈明显的雌激素效应，此种性发育过早现象持续数月可恢复正常发育，以后于正常年龄进入正常青春期。偶有子宫内膜对雌激素特别敏感者，可致子宫出血而无其他性早熟现象，妇科检查不能明确子宫出血的真正原因，激素测定亦正常，子宫出血于恢复周期性数月后，自然停止。对暂时性性早熟或过早子宫内膜效应（premature endometrial response）的患儿，应密切随诊数年，直至排除其他（包括子宫出血）特殊原因。

三、发病机制

（一）遗传性疾病

1.先天性肾上腺皮质增生症（CAH）

可引起假性性早熟的 CAH 见于 21-羟化酶和 11-羟化酶缺陷。未经合理的肾上腺皮质激素抑制性替代治疗者，以上过程呈进行性。当 BA 进展至 8 至 10 岁左右时可继发 CPP。CAH 的女孩则发生异性性早熟（矛盾性性早熟），呈现雄激素过多的男性化性征。

2.MuCune-Albright 综合征（MAS）

本征的患者主要是女孩，可伴有多种内分泌异常，包括外周性性早熟、甲亢、甲状旁腺功能亢进、甲状旁腺瘤、皮质醇增多症等。多发性皮肤咖啡斑和囊性纤维性骨发育不良是本征的二个非内分泌重要特征。

3.家族性高睾酮血症

家族性高睾酮血症（睾酮毒血症）（familial testotoxicosis），又称为家族性非 GnRH 依赖性发育。呈常染色体显性遗传，但呈男性-限性，一家中可以数代连续发病。睾丸过早地合成可致性征发育乃至生精的性类固醇。其分子遗传学基础是 LH 受体跨膜区变异而使 LH 受体自律性激活，睾丸间质细胞自律性（无须促性腺激素的作用）分泌性类固醇以及能在无 FSH 刺激下生精（小管自律性发育和增殖以致生精）；因此，睾丸也会增大而使临床酷似 CPP，但 GnRH 兴奋试验呈青春前期反应。此征和 CAH 等外周性性早熟一样也会以同样机制继发为 CPP。

（二）肿瘤

1.肾上腺皮质肿瘤

分泌雄激素为主的肾上腺皮质肿瘤（腺瘤、癌）以及包括肾上腺皮质增生引起男孩的同性、外周性性早熟及女孩的异性性早熟。

2.性腺肿瘤

睾丸的 Leyding 细胞瘤往往表现为单侧性睾丸增大。卵巢的实体肿瘤（如颗粒细胞瘤）分泌雌激素，如甚高时乳晕及阴唇着色可为临床特征，此瘤也会分泌雄性激素而呈异性早熟。环状小管性索瘤有时在 B 超上呈多囊状改变而需与卵巢囊肿鉴别，但盆腔 B 超仍是卵巢肿瘤诊断的重要手段。卵巢的 Leyding 细胞瘤可引起女孩异性外周性性早熟。

3.分泌绒毛膜促性腺激素（HCG）的肿瘤

常见的有畸胎瘤、胚胎瘤、肝母细胞瘤和中枢神经系统的原胚瘤（genninomas）。瘤体分泌 HCG 致异位 HCG 分泌综合征，在男孩可引起外周性性早熟，如分泌 HCG 的肝母细胞瘤可发生异性性早熟，引起男性乳房发育或其他女性化表现。对于女性，尚不明确单独的 HCG 分泌增多是否会引起外周性性早熟。

4.卵巢囊肿

超声可分辨的卵巢内囊性结构图像可见于 CPP、正常发育中卵巢和 MuCune-Albright 综合征，但为多个的囊性结构。孤立性卵巢囊肿可具明显的自律性产生雌激素能力而发生外周性早熟，但大多数在 1~4 个月可自然退缩，使 E_2 血浓度下降而发生撤退性出血。

四、临床表现

1.性早熟以女孩多见。女孩发生特发性性早熟约为男孩的 9 倍，而男孩性早熟以中枢神经系统异常（如肿瘤）的发育率较高，中枢性早熟的临床特征是提前出现的性征发育，与正常青春期发育程序相似，但临床表现差异较大，在青春期前的各个年龄组都可以发病，症状发展快慢不一，有些可在性发育一定程度后停顿一时期再发育，亦有的症状消退后再发育。

2.在性发育的过程中，男孩和女孩皆是有关身高和体重过快的增长和骨骼成熟加速，由于骨骼地过快增长可使骨骺融合较早，早期身高虽较同龄儿童高，但成年后身高反而较矮小。在青春期成熟后患儿除身高矮于一般群体外，其余均正常。

3.外周性性早熟的性发育过程与上述规律迥异。男孩性早熟应注意睾丸容积的大小，若睾丸容积>3ml，提示中枢性性早熟，如睾丸容积未增大，但男性化进行性发展，则提示外周性性早熟，其雄性激素可能来自肾上腺。

颅内肿瘤所致者在病程中仅有性早熟表现，后期始见于颅压增高、视野缺损等定位征象，需加以警惕。

五、检查

（一）影像学检查

1.X 线检查拍腕骨片查阅骨龄，骨龄较年龄有超速现象。

2.B 超女童在 B 超下见卵巢容积>1ml，并可见多个直径>4mm 的卵泡；男童睾丸容积≥4ml，并随病程延长呈进行性增大。

（二）实验室检查

取血测血中 FSH、LH、E_2 和睾酮。早期 LH/FSH 比值较小，中期增大，LH 分泌增多，LH/FSH 增大，E_2 增高大于 10pg/ml，女性亦可测出血中睾酮增加。男性血中睾酮可达 50~100pg/ml。

（三）GnRH 激发试验

必要时可进行 GnRH 或类似物的兴奋试验。

六、诊断

应首先确定是否为 GnRH 依赖性性早熟。

1.第二性征提前出现

女童 8 岁前，男童 9 岁前。

2.血清促性腺激素水平升高达青春期水平

（1）促性腺激素基础值：如果第二性征已达青春中期程度时，血清促黄体生成素（LH）基础值可作为初筛，如>5.0IU/L，即可确定其性腺轴已发动，不必再进行促性腺激素释放激素（GnRH）激发试验。

（2）GnRH 激发试验：本试验对性腺轴功能已启动而促性腺激素基础值不升高者是重要的诊断手段，GnRH 可使促性腺激素分泌释放增加，其激发峰值即可作为诊断依据。

诊断 CPP 的 LH 激发峰值的切割（cut-poit）值：LH 峰值>5.0IU/L、LH 峰／FSH 峰>0.6 可诊断 CPP；如 LH 蜂/FSH 峰>0.3，但<0.6 时，应结合临床密切随访，必要时重复试验，以免漏诊。

3.性腺增大

女童在 B 超下见卵巢容积>1ml，并可见多个直径>4mm 的卵泡；男童睾丸容积≥4ml，并随病程延长呈进行性增大。

4.身高线性生长加速。

5.骨龄超越年龄 1 年或 1 年以上。

6.血清性激素水平升高至青春期水平。

以上诊断依据中，1、2、3 条是最重要而且是必具的。但是如就诊时的病程很短，则 GnRH 激发值可能与青春前期值相重叠，达不到以上的诊断切割值；卵巢大小亦然。对此类患儿应随访其副性征进展和线性生长加速情况，必要时应复查以上检测。女性患儿的青春期线性生长加速一般在乳房发育开始后 6~12 个月出现，持续 1~2 年；但也有较迟者，甚至有 5%左右患儿在初潮前 1 年或初潮当年始呈现。男童生长加速发生在睾丸容积 8~10ml 时或变声前一年，持续时间比女童长。骨龄提前只说明性激素水平增高已有一段时间，并非是诊断 CPP 的特异性指标，病程短和发育进程慢的患儿可能骨龄超前不明显，而外周性性早熟亦可能有骨龄提前；性激素水平升高不能分辨中枢和外周性性早熟。综上，CPP 的诊断是综合的，核心问题是必须符合为 GnRH 依赖性，临床随访性征发育呈进行性有重要意义。

须注意收集与 CPP 病因有关的病史，如感染、中枢神经系统病变等相关症状；对所有确诊为 CPP 的患儿应排除肿瘤，需作头颅鞍区的 MRI 检查。MRI 对下丘脑和垂体器质病变的分辨度优于 CT。

七、鉴别诊断

虽然 GnRH 激发试验能大体上鉴别中枢性性早熟和外周性性早熟，但应鉴别以下情况：

1. 单纯性乳房早发育

即部分中枢性性早熟（PICPP），GnRH 激发后 FSH 明显升高（正常青春前期女童激发后也会升高），但 LH 升高不明显（多数<5IU/L），且 FSH/LH>1。但值得注意的是，在无任何临床先兆表现的情况下，PICPP 会转化为 CPP。因此，诊断 PICPP 后需定期随访，尤其是对乳房反复增大或持续不退者，必要时重复激发试验。

2. 由非中枢性性早熟转化而来的 CPP

如先天性肾上腺皮质增生症、McCune-Albright 综合征等，必须在治疗原发疾病过程中注意监测 CPP 的发生。

3. 先天性甲状腺功能减低症伴发的性早熟

是性早熟的特殊类型，早期患儿的血 LH 基础值升高，但在 GnRH 激发后不升高，病程较长后才转化为真正的 CPP。身材矮小是其重要特征。

八、治疗

（一）药物治疗

CPP 的治疗目的是以改善患儿的成年期身高为核心，还应注意防止早熟和早初潮带来的心理问题。一般应用 GnRH 类似物（GnRHa）治疗 CPP。国内目前可供儿童使用的缓释型 GnRHa 制剂有曲普瑞林和醋酸亮丙瑞林。

GnRHa 能有效抑制 LH 分泌，使性腺暂停发育、性激素分泌回至青春前期状态，从而延缓骨骺的增长和融合，尽可能达到延长生长年限、改善最终成年期身高的目的。

1. GnRHa 的应用指征

（1）为达改善成年期终身高目的：适用指征为生长潜能明显受损和同时还有剩余生长潜能的患儿，即骨龄明显超前而骺端尚未开始融合者，具体建议如下：①骨龄≥年龄2岁；女童≤11.5岁，男童≤12.5岁；②预测成年期身高女童<150cm，男童<160cm，或低于其遗传靶身高减2个SD者；③骨龄/年龄>1，骨龄/身高年龄>1，或以骨龄判断的身高 SDS<-2SDS；④性发育进程迅速，骨龄增长/年龄增长>1。

（2）慎用的指征：改善成年身高的疗效差，有以下情况时应酌情慎用：①开始治疗时骨龄女童>11.5岁，男童>12.5岁；②遗传靶身高低于正常参考值2个标准差者，应考虑其他导致矮身材原因。

（3）不宜应用的指征：有以下情况者单独应用 GnRHa 治疗对改善成年期身高效果不显著：①骨龄女童≥12.5岁，男童≥13.5岁；②女童初潮后或男童遗精后1年。

（4）不需应用的指征：①性成熟进程缓慢（骨龄进展不超越年龄进展）者对成年期身高影响不大时，不需要治疗；②骨龄虽提前，但身高生长速度快，使身高年龄大于骨龄，预测成年期身高不受损。然而，由于青春成熟进程是动态的，对每个个体的判断也应是动态的，一旦 CPP 诊断确立，对初评认为暂时不需治疗者均需定期复查其身高和骨龄变化，定期再评估治疗的必要性，按需制定治疗方案。

2. GnRHa 应用方法

（1）剂量：首剂 80~150μg/kg，以后每4周1次（不超过5周），剂量需个体化，根据性腺轴功能抑制情况（包括性征、性激素水平和骨龄进展）。为确切了解骨龄进展的情况，临床医师应亲自对治疗前后的骨龄进行评定和对比，不宜仅凭放射科的报告作出判断。

（2）治疗中的监测：治疗过程中每 3 个月检查第二性征以及测量身高；首剂 3 个月末复查 GnRH 激发试验，如 LH 激发值在青春前期值则表示剂量合适；此后，对女童定期复查基础 LH 及血清雌二醇（E_2）浓度，男童则复查血清睾酮及基础 LH 水平以判断性腺轴功能的抑制状况。每 6 个月复查骨龄，女童同时复查子宫、卵巢 B 超。

（3）疗程：为改善成年期身高，GnRHa 的疗程一般至少需要 2 年，女童在骨龄 12.5 岁、男童骨龄 13.5 岁时可以考虑停止治疗，但骨龄不是唯一停药指征，应综合评估患儿情况决定是否停药。对年龄较小即开始治疗者，如其年龄已追赶上骨龄，且骨龄已达正常青春期启动年龄（≥8 岁），预测身高可达到遗传靶身高时可以停药，使其性腺轴功能重新启动，应定期追踪。

3.停药后的监测

治疗结束后应每半年复查身高、体重和副性征恢复以及性腺轴功能恢复状况。女童一般在停止治疗后半年至 2 年内呈现初潮。

4.GnRHa 治疗中生长减速的处理

GnRHa 治疗头半年的生长速度与治疗前对比改变不明显，半年后一般回落至青春前期的生长速率（5cm/年左右），部分患儿在治疗 1~2 年后生长速度<4cm/年，此时 GnRHa 继续治疗将难以改善其成年期身高，尤其是骨龄已≥12.0 岁（女）或 13.5 岁（男）时。减少 GnRHa 治疗剂量并不能使生长改善，反会有加速骨龄增长的风险。近年国际上多采用 GnRHa 和基因重组人生长激素（rhGH）联用以克服生长减速，但应注意的是，对骨龄≥13.5 岁（女）或 15 岁（男）的患儿，因骨生长板的生长潜能已耗竭，即使加用 rhGH，生长改善亦常不显著。使用 rhGH 应严格遵循应用指征，一般仅在患儿的预测成年期身高不能达到其靶身高时使用；GH 宜采用药理治疗量[0.15~0.20U/（kg·d）]，应用过程中需密切监测副作用(rhGH 应用的禁忌证以及治疗中的副作用监测同其他生长迟缓疾病)。

（二）病因治疗

对于非特发性 CPP，应强调同时进行病因治疗（如鞍区肿瘤的手术治疗，对先天性肾上腺皮质增生症合并 CPP 者应同时给予皮质醇等）。但是，下丘脑错构瘤和蛛网膜囊肿患儿，如无颅压升高表现则暂缓手术，仅按 ICPP 处理。

综上所述，性早熟是多病因的性发育异常，病因的鉴别至关重要。确定 GnRH 依赖性性早熟后应排除中枢器质病变，尤其是对男童和 6 岁以下发病者（两性）。特发性 CPP 可考虑首选 GnRHa 治疗，但需合理掌握应用指征，治疗中监测、判断、掌握生长/成熟的平衡，才能达到改善成年身高的目的。治疗过程中还应该注意尽量避免有雌激素作用的物质的接触，清淡饮食，多运动，避免肥胖等。

九、预防

1.普及科学育儿知识

性早熟与盲目进补。有些家长盲目买增高、增智保健品，或不分析儿童厌食的真正原因，盲目地给不爱吃饭的孩子服用可以增强食欲的保健品。长期服用，可引起儿童血液中激素水平上升，进而导致性早熟。有些家长太讲究进补，如在煲汤时将动物内脏一起煲，其中动物的甲状腺、性腺等内分泌腺体含有激素物质，通过进餐可进入人体，导致性发育提前及性早熟者增多。

2.治理环境污染

避免环境类激素危害患儿。洗涤剂、农药及塑料工业向环境排放的物质及其分解产物，可在自然界产生一系列类激素污染物。如洗涤剂中的烷基化苯酚类、制造塑料制品过程中使用的添加剂、增塑剂邻苯二甲酸酯类及双酚A等，多达70余种，这些物质每天都被大量排放到环境中。如果污染水源、食物或经皮肤吸收，被儿童摄入，即可引起生殖器官及骨骼的发育异常。因此，环境类激素污染物可作为假性性早熟的直接病因。如果在胚胎早期受到此类物质的作用还可导致性别分化障碍。

3.避免误服避孕药

一位5岁的小女孩，误服妈妈的避孕药，导致雌激素增高至性早熟。这种现象已屡见不鲜，尤其在农村发生较多。

4.受某些疾病（如颅内肿瘤、遗传等因素）的影响

提醒家长要注意观察儿童的发育情况，特别是毛发、生殖器、胡须、喉结等是否过早发育。一旦发现孩子过早出现第二性征，应该及时到内分泌科检查诊治，以免病情发展。

（程昕然）

第二节 维生素D缺乏性佝偻病

一、概述

维生素D（VitD）是一组脂溶性类固醇衍生物，主要为VitD3（胆固化醇）和VitD2（麦角骨化醇），皮肤中的7-脱氢胆固醇经紫外线照射激发后可转变成VitD3，阳光照射产生的VitD与来自食物的维生素D均与血液中的VitD结合蛋白结合而转运到肝脏，并羟化成25-（OH）D，25-（OH）D是VitD在血液循环中的主要形式，可在肾脏以及其他组织中，再次羟化为1，25-（OH）$_2$D。1，25-（OH）$_2$D是VitD的活性形式。

VitD的主要功能是维持人体内钙的代谢平衡以及骨骼形成。此外，由于VitD受体广泛分布于人体各组织系统，VitD活性形式1，25-（OH）$_2$D具有激素样作用VitD具有广泛的生理作用，是维持人体健康、细胞生民和发育必不可少的物质，如影响免疫、神经、生殖、内分泌、上皮及毛发生长等。

维生素缺乏性佝偻病（简称佝偻病）为缺乏VitD引起体内钙磷代谢异常，导致生长期的骨组织矿化不全，产生以骨骼病变为特征的与生活方式密切相关的全身性慢性营养性疾病，是VitD缺乏发展最为严重的阶段。

据估计，全世界大约30%~50%的儿童血清25-（OH）D<50nmol/L（20ng/ml）我国目前尚缺少较大样本的人群血清25-（OH）D水平的调查资料。

二、诊断

VitD缺乏及佝偻病根据病因（危险因素）、临床表现、实验室检查和影像学检查明确诊断。

三、病因

缺乏阳光照射是造成儿童VitD缺乏的最主要高危因素。日光紫外线不能通过普通玻

璃，婴幼儿室外活动少，VitD 生成不足；高大建筑物阻挡日光照射，大气污染（如烟雾、尘埃）可吸收部分紫外线；冬季日光照射减少，影响皮肤合成 VitD。其他如皮肤颜色深、衣物遮盖等，都限制了由阳光照射产生足量 VitD。

VitD 缺乏与饮食也有重要关系。乳类（包括人乳、牛乳、羊乳等）、禽蛋黄、肉类等含量较少；鱼类仅有部分海鱼（如鲨鱼）的肝脏 VitD 含量较丰富；谷类、蔬菜、水果中几乎不含。强调单纯母乳喂养儿，由于母乳 VitD 含量低，纯母乳喂养较强化 VitD 配方奶喂养婴儿更容易出现 VitD 缺乏。

胎儿期贮存不足：胎儿通过胎盘从母体获得 VitD 贮存于体内，满足生后一段时间需要，母孕期 VitD 缺乏的婴儿、早产/低出生体重、双胎/多胎是造成胎儿 VitD 储存不足，致使婴儿出生早期 VitD 缺乏或不足的重要因素。

此外，胃肠功能异常或吸收不良，如乳糜泻、囊性纤维化、胆道阻塞等使 VitD 吸收不良，而慢性肝脏疾病以及利福平、异烟肼、抗癫痫等药物，则使 25-（OH）D 合成减少而降解增加，也是造成血清 25-（OH）D 水平下降的重要因素。

四、临床表现

VitD 不足、轻度 VitD 缺乏以及佝偻病早期，可无特异性临床表现，但也可出现低钙抽搐、生长迟缓、昏睡、易激惹，少数患儿可能表现为骨折风险增加、肌肉疼痛等。

VitD 缺乏导致免疫功能异常，急性感染易感性增加，VitD 缺乏降低长期潜伏疾病阈值，导致糖尿病、自身免疫性疾病（多发性硬化、类风湿关节炎、系统性红斑狼疮）、神经肌肉疾病、肾脏疾病、皮肤疾病（牛皮癣）、肿瘤（白血病等）、心血管疾病（等）等易感性增加。

佝偻病是 VitD 缺乏极端范例，佝偻病发病高峰在 3~18 个月龄，佝偻病临床表现包括一般非特异性症状、骨骼特征性改变和其他系统改变。依病变程度分为早期、活动期、恢复期和后遗症期。

（一）早期

多为 2~3 月龄婴儿。可有多汗、易激惹、睡眠不安等非特异性神经精神症状。此期常无骨骼病变。血钙、血磷正常或稍低，碱性磷酸酶（AKP）正常或稍高，血 25-（OH）D 降低，1，25-（OH)$_2$D 正常或稍高。骨 X 线片长骨干骺端无异常或见临时钙化带模糊变薄、干骺端稍增宽。

（二）活动期

骨骼体征：<6 个月龄婴儿，可见颅骨软化体征（乒乓感）；>6 个月龄婴儿，可见方颅、手（足）镯、肋串珠、肋软骨沟、鸡胸、O 型腿、X 形腿等体征血钙正常低值或降低，血磷明显下降，血 AKP 增高。血 25-（OH）D、1，25-（OH)$_2$D 显著降低，骨 X 线片长骨干骺端临时钙化带消失，干骺端增宽，呈毛刷状或杯口状，骨骺软骨盘加宽>2mm。

（三）恢复期

早期或活动期患儿经日光照射或治疗后症状消失，体征逐渐减轻或恢复。血钙、血磷、AKP、25-（OH）D、1，25-（OH)$_2$D 逐渐恢复正常，碱性磷酸酶约需 1~2 个月降至正常水平。治疗 2~3 周后骨骼 X 线改变有所改善，出现不规则的钙化线，以后钙化带致密增厚，骨骺软骨盘<2mm，逐渐恢复正常。

(四)后遗症期

多见于 3 岁以后的儿童,因婴幼儿期严重佝偻病,残留不同程度的骨骼畸形。无任何临床症状,骨 X 线及血生化检查正常。

必须注意的是佝偻病的非特异性症状如多汗、易激惹、睡眠不安、枕秃等,很难同生理现象区别,仅作为早期诊断的参考依据,不能作为诊断的主要依据乳牙萌出延迟(12~13 个月龄后)、前囟闭合延迟(24 个月龄后)不是佝偻病的特异体征,部分体征如方颅、鸡胸存一定主观性;下肢弯曲应与生理性弯曲相鉴别(依据病史、骨 X 线片与血生化等资料)。

五、检查

1.实验室检查

(1)血钙测定:血钙浓度分析为确定诊断的可靠依据。血清钙浓度低于 1.75~1.88mmol/L 或离子钙浓度低于 1.0mmol/L 者即可诊断为低钙血症。

血钙浓度,特别是离子钙浓度,受多种因素影响因此分析评价检验结果时,应根据临床情况考虑到以下几点:

对于营养不良,低蛋白血症的患儿,要注意血浆蛋白浓度对离子钙浓度的影响血浆蛋白减少,与蛋白结合的钙亦减少,因此,即使血钙浓度已经降低,离子钙浓度仍可维持正常,临床上无低钙抽搐发生。可是当补充蛋白质或输入血浆时,血清蛋白浓度增高,与蛋白结合的钙增多,离子钙减少,可诱发抽搐。

中至重度脱水患儿,因血液浓缩,血钙浓度下降,可发生抽搐。因此,对于腹泻伴脱水的患儿,在治疗过程中必须注意监测血电解质水平,以免在纠正脱水或酸中毒后出现低钙血症,导致发生抽搐。

血液 pH 值对钙浓度的影响:呼吸性或代谢性碱中毒患儿,血 pH 值升高,结合钙增多,离子钙减少,即使血清钙浓度不低,临床上也可出现抽搐;反之,酸中毒时,离子钙浓度增高,即使血清钙浓度降低,临床上也不发生抽搐。一旦酸中毒纠正,则可出现抽搐。

大量输血或输入枸橼酸盐抗凝血的患儿,体内枸橼酸盐增多,导致血清中枸橼酸钙浓度增高,而离子钙浓度降低,可诱发抽搐。

(2)血磷测定:佝偻病初期血磷正常或稍低,后期明显减低;血磷减低还可见于肾性佝偻病,低血磷性抗维生素 D 佝偻病及远端肾小管酸中毒等;血磷的含量受紫外线的影响很大,夏季含量比冬季含量高;应空腹取血,因进食可以使血磷下降;标本溶血可使血磷升高

(3)血碱性磷酸酶活性测定(ALP):佝偻病初期血碱性磷酸酶升高,激期及病变严重时.上升明显,可超过正常值 2~4 倍。经维生素 D 治疗后,ALP 水平逐渐下降;如患儿蛋白质或锌严重缺乏,ALP 可不升高;维生素 D 缺乏性手足搐搦症在血钙降低的同时,ALP 升高。

肝脏疾病,其他骨骼疾病时 ALP 均可增高。此外运动和高脂、高糖饮食等因素均可使 ALP 升高。

(4)尿钙测定:尿钙与血钙浓度相平行,维生素 D 缺乏性佝偻病及维生素 D 缺乏

性手足搐搦症时可见尿钙减低；尿钙减低还可见于甲状腺功能减退、慢性腹泻、慢性肾衰、尿毒症；使用大剂量维生素D治疗时监测尿钙以防维生素D中毒。

（5）尿磷测定：佝偻病时尿磷减低，激期减低更明显。

2.特殊检查

长骨骨骺端佝偻病的X线改变对于佝偻病的诊断始终具有决定意义，但是骨骼钙丢失30%以上才能在X线片有所表现。目前小儿佝偻病多处于早期，症状体征并不十分典型，其病理变化主要在软骨基质钙化不足和骨样组织不能钙化，X线多不能反映佝偻病的早期状态。

六、鉴别诊断

1.低血磷抗维生素D佝偻病

本病多为性连锁遗传，亦可为常染色体显性或隐性遗传，也有散发病例为肾小管再吸收及肠道吸收磷的原发性缺陷所致，佝偻病症状多发生于1岁之后，2~3岁后仍有活动性佝偻病表现，血钙多正常，血磷低，尿磷增加，对一般治疗量的维生素D无效，常需终生应用大剂量维生素D或1,25-(OH)$_2$D$_3$，并需同时补充磷酸盐合剂。

2.远端肾小管性酸中毒

为先天性远曲小管泌氢不足，从尿中丢失大量的钠、钾、钙，继发性甲状旁腺功能亢进，骨质脱钙，可出现佝偻病症状。如婴儿期出现严重佝偻病活动症状，维生素D疗效不显著，应注意本病。患儿身材矮小，有代谢性酸中毒、多尿、碱性尿（尿pH值不低于6），除低血钙、低血磷外，血钾也低，血氯增高。

3.维生素D依赖性佝偻病

为常染色体隐性遗传，可分两型：Ⅰ型为肾脏Iα-羟化酶缺陷，使25-(OH)D$_3$转化为1,25-(OH)$_2$D$_3$发生障碍，血中25-(OH)D$_3$浓度正常；Ⅱ型为靶器官1,25-(OH)$_2$D$_3$受体缺陷，血中1,25-(OH)$_2$D$_3$浓度增高。两型临床均有严重的佝偻病症状，低钙、低磷血症，碱性磷酸酶明显升高及继发性甲状旁腺功能亢进。Ⅱ型患儿可有高氨基酸尿症，Ⅱ型患儿的一个重要特征为脱发，在治疗上Ⅰ患儿用1,25-(OH)$_2$D$_3$治疗可望获得痊愈。近年有报道，用大剂量Iα-(OH)D$_3$加钙剂口服治疗使部分Ⅱ型患者佝偻病表现缓解。

4.肾性佝偻病

由先天性或后天性原因所致的慢性肾功能障碍，导致钙磷代谢紊乱，血钙低，血磷高，继发性甲状旁腺功能亢进，骨质普遍脱钙，骨骼呈佝偻病改变。多于幼儿后期症状逐渐明显，形成侏儒状态；治疗在于改善肾功能障碍及用大剂量维生素D，或1,25-(OH)$_2$D$_3$。

5.其他

运动功能发育迟缓应与脑发育不全及脑性瘫痪鉴别，后两者均有不同程度的智能障碍及肌肉瘫痪。骨骼系统改变如头大、前囟大、出牙迟、生长发育缓慢应与先天性甲状腺功能减低症、软骨营养不良及脑积水鉴别。甲减有特殊痴呆面容、智力低下、短肢型矮小；软骨营养不良有长骨短，呈短肢型矮小，X线显示长骨短粗、弯曲，干骺端变宽呈喇叭口，但轮廓仍光整；脑积水除头大及前囟大外常有颅内压增高的表现。

七、治疗

附：婴幼儿维生素 D 缺乏性手足搐搦症的诊治流程图（图 15-2-1）

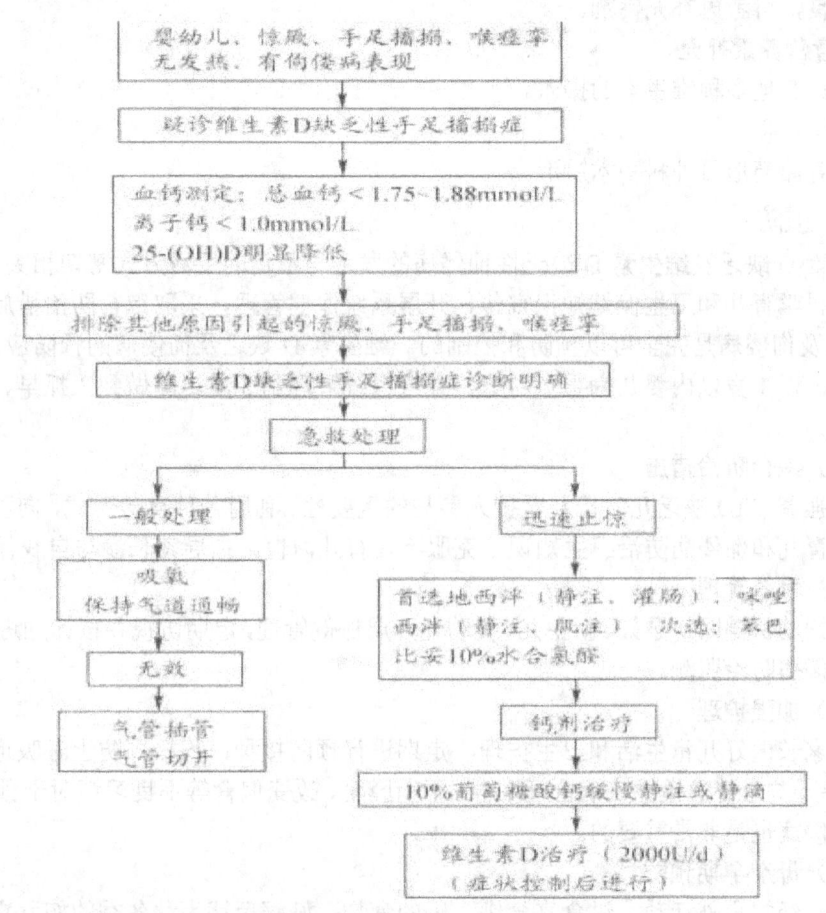

图 15-2-1 婴幼儿维生素 D 缺乏性手足搐搦症的诊治流程图

（一）维生素 D 缺乏的治疗

儿童轻度 VitD 缺乏及不足时，可给予双倍剂量的 VitD 补充剂，即 800IU/d，持续治疗 3~4 个月，然后恢复 400IU/d 的常规补充剂量。

（二）维生素 D 缺乏性佝偻病的治疗

治疗目的为防止骨骼畸形，治疗原则以口服为主。VitD 制剂选择，剂量大小、疗程长短、单次或多次、途径（口服或肌注）应根据患儿具体情况而定，强调个体化。

剂量为 2000~4000IU/d（50~100μg/d），1 个月后改 400IU/d（10（μg/d）。

口服困难或腹泻等影响吸收时，可采用大剂量突击疗法，VitD15 万~30 万 IU 或者每次 3.75~7.5mg，肌注，3 个月后 VitD400IU/d（10μg/d）。1 个月后随访，如症状、体征、实验室检查均无改善时应考虑其他疾病，同时也应避免高钙血症、高钙尿症及 VitD 过量，肌注给药方法不宜应用于新生儿和小婴儿，因其没有足够的脂肪储存 VitD，而且肌层薄、血管多，VitD 油剂注射于局部后，由于吸收差，可导致局部肌纤维损伤出血。

（三）其他治疗

1.钙剂补充

乳类是婴儿钙营养的优质来源，一般佝偻病治疗可不补钙如有钙缺乏高危因素，骨量发育不良，可考虑补充钙剂。

2.微量营养素补充

应注意其他多种维生素的摄入。

3.外科手术

严重骨骼畸形可外科手术矫形。

八、预防

维生素 D 缺乏及维生素 D 缺乏性佝偻病的发生与不良的生活方式密切相关。因此，只要做好科学育儿和卫生保健知识宣传，开展系统保健管理，采取综合防治措施，维生素 D 缺乏及佝偻病是完全可以预防和控制的。维生素 D 缺乏及佝偻病的预防应从孕前、孕期开始，以 1 岁以内婴儿为重点对象，并应系统管理到 3 岁。即做到"抓早、抓小、抓彻底"。

（一）综合防治措施

特别强调 VitD 缺乏儿父母及看护人参与的重要性。利用各种宣传形式，向群众广泛宣传科学育儿和佝偻病防治卫生知识，克服不良育儿习惯，指导家长参与自我保健。

（二）系统管理

通过妇幼保健网对孕妇、新生儿、婴幼儿开展保健管理，定期访视并按计划进行 VitD 缺乏及佝偻病防治监测。

（三）加强护理

指导家长做好儿童生活和卫生护理，定期进行预防接种，积极预防上呼吸道感染、肺炎、腹泻、贫血等急慢性疾病合理喂养、平衡膳食、改变偏食等不良习惯对于预防 VitD 缺乏及佝偻病也是非常重要的。

（四）母亲孕期预防

孕妇应经常户外活动，进食富含钙、磷的食物；妊娠后期为秋冬季的妇女宜适当补充 VitD400~1000IU/d（10-25μg/d）。如有条件，孕妇在妊娠后 3 个月应监测血 25-（OH）D 浓度，存在明显 VitD 缺乏，应补充 VitD 3000~5000IU/d（75~125μg/d），维持 25-（OH）D 水平达正常范围。如用 VitAD 制剂应避免 VitA 中毒，VitA 摄入<1 万 IU/d。

（五）婴幼儿预防

1.户外活动

指导家长带婴儿尽早户外活动，逐渐达 1~2h/d，尽量暴露婴儿身体部位如头面部、手足等。不主张日光浴及人工紫外线疗法，以防皮肤损伤，特别是 6 个月以下婴儿。

2.VitD 补充

婴儿（包括纯母乳喂养儿）出生数天后即可给予 400IU/d（10μg/d）的 VitD 补充剂，并推荐长期补充，直至儿童和青少年期。

VitD 补充量应包括食物、日光照射、VitD 制剂、VitD 强化食品中的 VitD 含量，如婴儿每天摄入 500ml 配方奶，可摄取 VitD 约 200IU（5μg），加之适当的户外活动，可不必另外补充 VitD 制剂。

3.高危人群补充

早产儿、低出生体重儿、双胎儿生后即应补充 VitD800~1000IU/d（20~25μg/d），3 个月后改 400IU/d（10μg/d）。

美国医学会建议婴儿 VitD 的可耐受最大摄入量（UL）为 1000IU/d，而 1 岁以上儿童及成人为 2000IU/d。

附：钙缺乏

一、概述

钙是人体内含量最丰富的矿物元素，足量钙摄入对维持儿童、青少年正常的骨矿物含量、骨密度，达到高骨量峰值，减少骨折和老年期骨质疏松风险至关重要，此外，钙离子还参与人体内多种生理功能，如血液凝固，维持心脏、肌肉、神经正常兴奋性，信号传导以及膜的通透性等，研究表明，人体钙缺乏增加各种慢性代谢性疾病的风险，如骨质疏松症、高血压、肿瘤、糖尿病等。

我国居民膳食钙摄入普遍偏低，其中 11~13 岁青少年膳食钙摄入达到中国居民膳食营养素参考摄入量中钙适宜摄入量（AI）的比例最低，而美国的调查数据也显示，人群膳食钙摄入达到 AI 的比例也以 8~19 岁儿童青少年最低。

二、诊断

钙缺乏诊断可依据高危因素、临床表现、实验室检查以及骨矿物质检测结果等综合判断。其中，骨矿物质检测是比较客观准确的指标，但在儿童中实施困难。

（一）高危因素

长期膳食钙摄入不足以及 VitD 不足或缺乏致使肠道钙吸收不良，是导致钙缺乏的主要原因。

2 岁以下婴幼儿、青春期少年，因生长快速，骨量迅速增加，对钙的需要量相对较高，是钙缺乏的高危人群。其中，婴儿期是一生中骨钙沉积比例相对最高的时期；而在 3~4 年的青春快速生长期间，青春期少年共获得约 40%的其成人期的骨量。女孩在 12.5 岁、男孩在 14.0 岁时，骨骼钙的沉积速率达到峰值。

母乳钙磷比例合适，吸收率高，但母乳中 VitD 含量低。母乳喂养而未足量补充 VitD，则因 VitD 缺乏而间接造成婴儿钙缺乏。

母亲妊娠期钙和（或）VitD 摄入不足、早产/低出生体重、双胎/多胎等，致使胎儿期钙储存不足，造成婴儿出生早期钙缺乏。

母乳不足及离断母乳后未用配方奶或其他奶制品替代，儿童、青少年膳食中缺乏奶类等高钙食物，则是导致儿童钙缺乏的重要因素。大量果汁及碳酸饮料因挤占奶类摄入而影响钙摄入。

患腹泻、胃肠道疾病时，肠道钙吸收利用不良，亦易引起钙缺乏。

VitD 不足或缺乏，以及患肝脏、肾脏疾病而影响 VitD 活性，也是造成钙缺乏的重要因素。

（二）临床表现

儿童钙缺乏常无明显的临床症状与体征。少数患儿可出现生长痛、关节痛、心悸、失眠等非特异症状。严重钙缺乏导致骨矿化障碍,出现佝偻病临床表现。

新生儿期可因暂时性甲状旁腺功能不足和钙缺乏而导致低钙血症,致使神经肌肉兴奋性增高,出现手足搐搦、喉痉挛,甚至全身性惊厥。

(三)实验室检查

血钙水平不能用于判断人体钙营养状况正常情况下,人体血钙水平受到严格调控,只有在极度钙缺乏或短期大量摄入钙时,血钙水平才略有下降或上升。

低钙血症是由甲状旁腺功能减退或异常,VitD严重缺乏等引起的钙代谢异常,而非人体内钙的缺乏。

尿钙在健康成人中与钙摄入量相关,但在处于快速生长期的儿童中两者并不相关,其临床应用价值有待证实发钙的临床应用价值也有待证实。

其他骨代谢生化标志,如骨碱性磷酸酶、交联 N-端肽I型胶原(MTX)、骨钙素等,目前只用于研究目的,其临床应用价值有待证实。

(四)骨矿物质检测

双能 X 线吸收法(DXA)测定骨矿物质含量(BMC)和骨密度(BMD),具有快速、准确、放射性低以及高度可重复等优点,被认为是评估人体骨矿物质含量而间接反映人体钙营养状况的最理想指标,但该检测尚缺少年儿童的正常参考数据。

定量超声骨强度检测具有价廉、便携、无放射性等优点,在临床应用逐渐增加,但其结果同时也受骨骼弹性、结构等影响,其临床价值有待证实。

三、预防

鼓励母乳喂养,并强调预防性补充 VitD400IU/d(10μg/d)。

母乳是婴儿钙的优质来源。当 VitD 水平适宜时,母乳及配方奶中的钙足以满足正常足月婴儿的需要,不必额外补充。

早产/低出生体重、双胎/多胎婴儿需额外补充钙,可采用母乳强化剂、特殊早产儿配方奶,或额外增加 VitD 与钙补充剂。

当 VitD 水平保持适宜时,青春期前儿童每天摄入 500ml 牛奶或相当量的奶制品大致可满足其钙的需要,而青春期少年则需要每天摄入 750ml 牛奶,才能满足其快速生长对钙的需要。大豆及制品、绿色蔬菜以及钙强化的食品可作为钙的补充来源。

当存在 VitD 缺乏高危因素时,强调预防性补充 VitD 以预防钙缺乏。

四、治疗

调整膳食,增加膳食钙的摄入。积极查找导致钙缺乏的高危因素及基础疾病,并采取有效干预措施。

钙补充剂量以补足食物摄入不足部分为宜。只有在无法从食物中摄入足量钙时,才适量使用钙补充剂。

儿童钙缺乏并伴有 VitD 缺乏高危因素时,应同时补充 VitD,此外,儿童钙缺乏还常与其他微量营养素,如镁、磷以及维生素 A、C、K 缺乏等并存,在补充钙的同时应注意补充其他相关微量营养素。

(程昕然)

第三节 营养性缺铁性贫血

一、概述

营养性缺铁性贫血（NIDA）是由于体内铁缺乏致使血红蛋白合成减少，临床上以小细胞低色素性贫血、血清铁蛋白减少及铁剂治疗有效为特点的贫血。缺铁性贫血是全球性的营养问题，且以婴幼儿发病率为高，据 WHO 资料，发展中国家 5 岁以下和 5~14 岁儿童贫血患病率分别为 39%和 48%，其中半数以上为 IDA。在我国 2 岁以下儿童贫血问题突出，2010 年，6~12 月龄农村儿童贫血患病率高达 28.2%，13~24 月龄儿童贫血患病率为 20.5%，其中缺铁性贫血占大多数。

二、病因

（一）先天储铁不足

胎儿时期铁来自母体，尤以妊娠最后 3 个月最多，因此早产、双胎或多胎、胎儿失血和孕母严重缺铁均可导致胎儿储铁减少新生儿娩出后如稍延迟结扎脐带，可使其多获得脐血（75ml 含铁 40mg），增加体内铁量。

（二）铁摄入量不足

这是儿童发生缺铁性贫血的最主要原因婴幼儿以乳类食品为主，母乳尽管铁吸收率高，但含铁量低；长期单纯母乳喂养而未及时添加富含铁的食物或未使用铁强化配方乳，年长儿偏食、不良进食习惯均可导致贫血发生。

（三）铁需要量增加

婴儿和青春期儿童生长发育快，对铁的需求量大，如未及时添加富铁食物，易于发生缺铁，早产、双胎、低出生体重儿生后追赶生长，各营养素需要量增加，更是铁缺乏的高危人群。

（四）铁吸收减少或消耗增加

不合理的饮食搭配可影响铁的吸收，消化道疾病（如慢性腹泻）或反复感染不仅减少铁的吸收，而且可致铁消耗量增加。

（五）铁丢失过多

正常婴儿每天排泄铁量相对较成人多。肠道寄生虫病、肠息肉、梅克尔憩室等可致长期慢性失血，导致铁丢失更多。

三、发病机制

（一）缺铁对血液系统的影响

铁是合成血红蛋白的原料，缺铁时血红蛋白合成减少，导致新生的红细胞内血红蛋白含量不足，胞质减少，细胞变小，而缺铁对细胞分裂、增殖的影响较小，故红细胞数量减少程度不如血红蛋白减少明显，从而形成小细胞低色素性贫血。缺铁通常经过三个阶段才发生贫血：①铁减少期（ID）：仅机体储存铁水平降低，但红细胞造血并不受到影响，临床上无贫血；②红细胞生成缺铁期（IDE）：由于储存铁进一步耗竭，红细胞生成所需的铁不足，但循环中血红蛋白的量尚正常，此期血清转铁蛋白饱和度降低，血清铁转运至骨髓幼红细胞参与血红蛋白合成减少，红细胞游离原卟啉（FEP）水平增高；

③缺铁性贫血期：此期出现小细胞低色素性贫血。

（二）缺铁对其他系统的影响

缺铁可影响肌红蛋白合成，并影响众多含铁酶（如细胞色素 C、单胺氧化酶、核糖核苷酸还原酶、琥珀酸脱氢酶等）的活性。由于这些酶类与生物氧化、组织呼吸、神经递质合成与分解有关，因此铁缺乏时可造成细胞功能紊乱，导致体力下降、易疲劳、表情淡漠、注意力减退、智能减低等。目前已有大量研究证据表明，缺铁可影响儿童生长发育、运动和免疫等各种功能，婴幼儿严重缺铁可影响认知、学习能力和行为发育，这种影响甚至在补铁后仍不可逆。

四、临床表现

（一）一般表现

皮肤、黏膜苍白，以唇、口腔黏膜及甲床较明显。易疲劳，不爱活动。

（二）髓外造血表现

病情重、病程长的儿童可有肝、脾和淋巴结的肿大。

（三）其他

食欲减退，异食癖，呕吐，腹泻；可出现口腔炎、舌炎、舌乳头萎缩；烦躁不安或萎靡不振，注意力不集中，记忆力减退；反复感染；明显贫血时可有心率增快、心脏扩大。

五、实验室检查

（一）血常规

红细胞计数和血红蛋白降低，尤以后者为显著，呈小细胞低色素性贫血。外周血涂片可见红细胞大小不等，以小细胞为多，中央淡染区扩大。平均血细胞比容（MCV）<80fl，平均红细胞血红蛋白含量（MCH）<27pg，平均红细胞血红蛋白浓度（MCHC）<310g/L。网织红细胞计数正常或轻度减少。白细胞、血小板一般无改变。

（二）有关铁代谢的检查

1. 血清铁蛋白（SF）

可较敏感地反映体内储存铁的情况，是诊断缺铁 ID 期的敏感指标。低于 15μg/L 提示缺铁，由于感染、肿瘤、肝脏和心脏疾病时 SF 明显升高，故当缺铁合并这些疾病时其 SF 值可不降低，此时测定红细胞内碱性铁蛋白有助于诊断。

2. 红细胞游离原卟啉（FEP）

红细胞内缺铁时 FEP 不能完全和铁结合成血红素，血红素减少又反馈性地使 FEP 合成增多，导致 FEP 水平增高，当 FEP>0.9μmoL/L（500μg/dl）即提示细胞内缺铁。SF 值降低、FEP 值升高而未出现贫血，为 IDE 期的典型表现。

3. 血清铁（SI）、总铁结合力（TIBC）和转铁蛋白饱和度（TS）

这三项检查反映血浆中铁含量，通常在 IDA 期才出现异常：即 SI 和 TS 降低，TIBC 升高。SI 正常值为 12.8~31.3μmol/L（75~175μg/dl），<10.7μmol/L（60μg/dl）有意义，但其生理变异大，且在感染、恶性肿瘤、类风湿性关节炎等疾病时也可降低。TIBC>62.7μmol/L（350μg/dl）有意义，其生理变异较小，TS<15%有诊断意义。

4.骨髓检查

骨髓可染色铁显著减少甚至消失、骨髓细胞外铁明显减少（0~±）（正常值：+~+++）、铁粒幼细胞比例<15%仍被认为是诊断 IDA 的"金标准"；但由于为侵入性检查，一般情况下不需要进行该项检查。

六、诊断

根据病史特别是喂养史、临床表现和血常规检查结果，一般可作出初步诊断，进一步进行有关铁代谢的生化检查有确诊意义，用铁剂治疗有效可证实诊断，对诊断困难或诊断后经铁剂治疗效果不理想者可作骨髓检查。

（一）缺铁诊断标准

1.具有导致缺铁的危险因素，如喂养不当、生长发育过快、胃肠疾病和慢性失血等。
2.血清铁蛋白<15μg/L，伴或不伴血清转铁蛋白饱和度降低（<15%）。
3.血红蛋白（Hb）正常，且外周血成熟红细胞形态正常。

（二）缺铁性贫血诊断标准

1.血红蛋白（Hb）降低，符合 WHO 儿童贫血诊断标准，BP6 个月~6 岁<110g/L；6~14 岁<120g/L。由于海拔高度对 Hb 值的影响，海拔每升高 1000m，Hb 上升约 4%。

2.外周血红细胞呈小细胞低色素性改变，平均血细胞比容（MCV）<80fl，平均红细胞血红蛋白含量（MCH）<27pg，平均红细胞血红蛋白浓度（MCHC）<310g/L。

3.具有明确的缺铁原因

如铁供给不足、吸收障碍、需求增多或慢性失血等。

4.铁剂治疗有效

铁剂治疗 4 周后 Hb 应上升 20g/L，以上

5.铁代谢检查指标符合 IDA 诊断标准，下述 4 项中至少满足两项：①SF<15μg/L，建议最好同时检测血清 CRP，尽可能排除感染和炎症对血清铁蛋白水平的影响；②SI<10.7μmol/L（60μg/dl）；③TIBC>62.7μmol/L（350μg/dl）；④TS<15%。

6.骨髓检查

骨髓可染色铁显著减少甚至消失、骨髓细胞外铁明显减少、铁粒幼细胞比例<15%。

7.排除其他小细胞低色素性贫血

尤其应与轻型地中海贫血鉴别，注意鉴别慢性病贫血、肺含铁血黄素沉着症等，凡符合上述诊断标准中的第 1 和第 2 项，即存在小细胞低色素性贫血者.结合病史和相关检查排除其他小细胞低色素性贫血，可拟诊为 IDA，如铁代谢检查指标同时符合 IDA 诊断标准，则可确诊为 IDA 骨髓穿刺涂片和铁染色为侵入性检查，不作为 IDA 常规诊断手段，在诊断困难和治疗无效情况时可考虑进行。

七、鉴别诊断

（一）地中海贫血

一种遗传性溶血性贫血，有家族史，地区性比较明显。患儿特殊面容，肝脾明显肿大血红蛋白电泳 HbA2 及 HbF 增高，或出现血红蛋白 H 或血红蛋白 Bart 等。血清铁增高，骨髓中铁幼粒细胞增高。

（二）铁粒幼细胞性贫血

铁利用障碍疾病，以小细胞低色素性贫血、骨髓中大量环状铁粒幼红细胞、组织铁储量过多为特征血清铁、转铁蛋白饱和度、血浆铁转换率及红细胞游离原卟啉增高，多有脾大。

（三）慢性感染性贫血

多为小细胞正色素性贫血，也可呈低色素性，血清铁和总铁结合力下降，血清铁蛋白增高，骨髓中铁幼粒细胞增多。

（四）特发性肺含铁血黄素沉着症

铁代谢检查同缺铁性贫血，但可有咳痰、咯血等呼吸系统症状，X线胸片可见肺部斑点状、粟粒状或网状阴影，痰或胃液中可见含铁血黄素细胞。

八、治疗

附：营养性缺铁性贫血的诊治流程图（图15-3-1）

（一）一般治疗

加强护理，避免感染，合理喂养，给予富含铁和维生素C的食物，注意休息。对重症患儿应注意保护心脏功能。

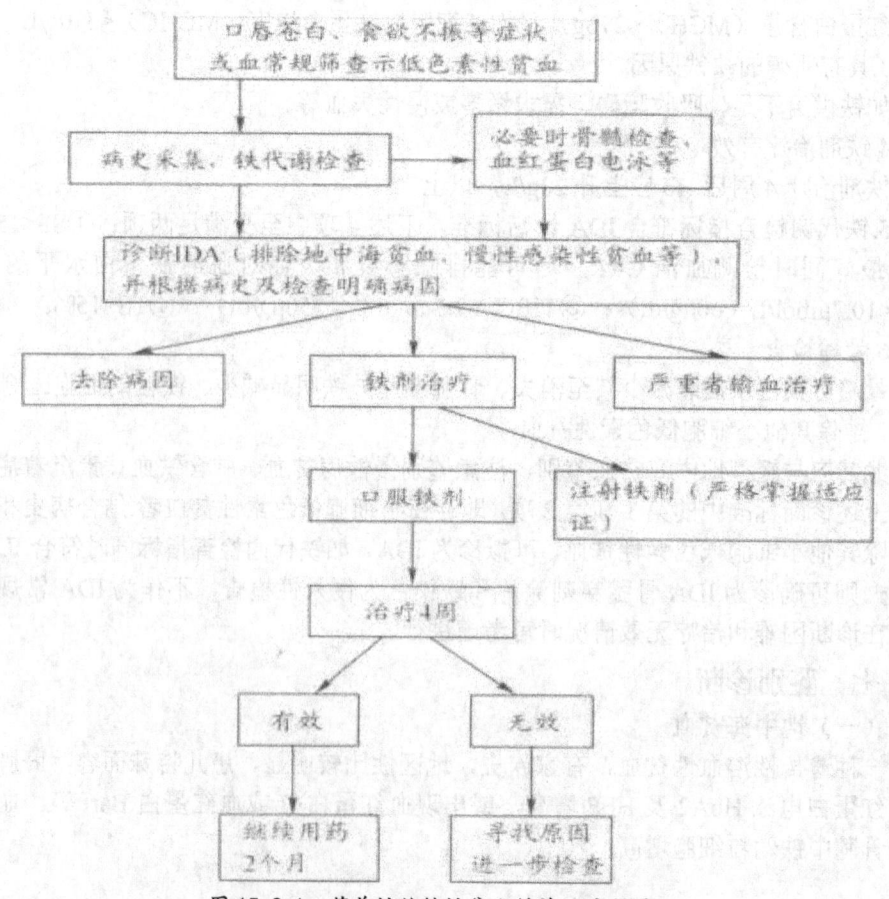

图15-3-1 营养性缺铁性贫血的诊治流程图

(二) 病因治疗

尽可能查找导致缺铁的原因和基础疾病，并采取相应措施去除病因。如纠正偏食等不良进食习惯、及时添加富含铁的食物、治疗慢性失血性疾病等。

(三) 铁剂治疗

对于缺铁而尚未发生缺铁性贫血者一般饮食治疗和病因治疗是主要治疗手段，对于缺铁性贫血应予以铁剂治疗因缺铁性贫血是婴幼儿小细胞低色素性贫血的最常见原因，在目前铁代谢指标尚不完备的情况下，拟诊 IDA 后即可采用口服铁剂进行诊断性治疗。

1. 口服铁剂

采用亚铁制剂以利于铁的吸收，按元素铁计算补铁剂量，每天补充元素铁 2~6mg/kg，餐间服用，每天 2~3 次；同时口服维生素 C 促进铁吸收。在血红蛋白恢复正常后继续补铁 2 个月，恢复机体储存铁水平；必要时可同时补充其他维生素和微量元素，如叶酸和 VitB12。对于单纯缺铁而无贫血者可予小剂量补铁，元素铁 1mg/kg，每天 1 次循证医学资料表明，间断补充元素铁每次 1~2mg/kg，每周 1~2 次或每天 1 次亦可达到补铁的效果，疗程 2~3 个月，因此可在口服较困难的儿童采用间断补铁的方式口服补铁。

2. 注射铁剂

注射铁剂较容易发生不良反应，应慎用，其适应证包括：①诊断肯定但口服铁剂后无治疗反应者；②口服铁剂后胃肠反应严重，虽改变制剂种类、剂量、给药方法仍无改善者；③由于胃肠疾病胃肠手术后不能应用口服铁剂或口服铁剂吸收不良者。常用注射铁剂有山梨醇枸橼酸铁复合物、右旋糖酐铁复合物。

铁剂治疗 12~24 小时后细胞内含铁酶开始恢复，烦躁等症状减轻，食欲增加，网织红细胞于用药 2~3 天后开始上升，5~7 天达高峰，2~3 周后下降至正常。治疗 1~2 周后血红蛋白逐渐上升，4 周后应上升 20g/L 以上。补铁后如未出现预期的治疗效果，应考虑诊断是否正确，患儿是否按医嘱服药，是否存在影响铁吸收或导致铁继续丢失的原因，进行进一步检查。

(四) 其他

治疗严重贫血并发心功能不全或明显感染者可输注浓缩红细胞或输血。贫血越严重，每次输注量应越少、血红蛋白在 30g/L 以下者，应采用等量换血方法；血红蛋白在 30~60g/L 者，每次可输注浓缩红细胞 4~6ml/kg。

九、预防

(一) 孕期预防

加强营养，摄入富铁食物。从妊娠第 3 个月开始，按元素铁 60mg/d 口服补铁，必要时可延续至产后；同时补充小剂量叶酸（400μg/d）及其他维生素和矿物质。

(二) 产时延迟结扎脐带

新生儿由此所得的血液相当于 50~60mg 元素铁。

(三) 早产儿和低出生体重儿

提倡母乳喂养，从 2 周龄开始补铁，剂量 2~4mg/（kg·d）元素铁，直至纠正年龄 1 周岁，补充量包括强化铁配方奶、母乳强化剂、食物和铁制剂中的铁元素含量。

（四）足月儿

由于母乳铁生物利用度高，应尽量母乳喂养6个月；此后如继续纯母乳喂养，应及时添加富含铁的食物或按每天剂量1mg/kg元素铁补充铁剂。混合喂养、人工喂养婴儿，应采用铁强化配方乳，并及时添加富含铁的食物；1岁以内应尽量避免单纯牛乳喂养。

（五）幼儿

注意食物的均衡和营养，纠正厌食和偏食等不良习惯；鼓励进食蔬菜和水果，促进肠道铁吸收；尽量采用铁强化配方乳，不建议单纯牛乳喂养。

（六）青春期儿童

青春期儿童，尤其是女孩往往由于偏食厌食和月经增多等原因易于发生缺铁甚至IDA；应注重青春期心理健康和咨询，加强营养，合理搭配饮食；鼓励进食蔬菜水果等，促进铁的吸收一般无须额外补充铁剂，对拟诊为缺铁或IDA的青春期女孩，可口服补充铁剂，剂量30~60mg/d元素铁。

（程昕然）

第四节 蛋白质-能量营养不良

营养不良是一种慢性营养缺乏病，是由于蛋白质和热能的摄入不足或消化吸收不良而引起的。主要表现为体重明显减轻、皮下脂肪减少和皮下水肿，严重者可使儿童生长停滞，各组织器官功能紊乱，易合并感染等疾病。

一、诊断

（一）病史

1.喂养不当史

如母乳不足而未添加其他食物、人工喂养奶液配置过稀、未及时添加过渡期食物、停奶时对替代食物不适应或长期以淀粉类食品喂养。

2.疾病史

如迁延性腹泻，慢性传染性疾病，肠寄生虫病直接影响各种营养素的消化吸收；先天性畸形，如唇裂、腭裂、先天幽门狭窄、贲门松弛可造成喂养困难和反复呕吐；脑瘫、智力低下伴严重口运动障碍和进食困难。

3.不良饮食习惯

如饮食时间不规律，过多吃零食、偏食、挑食、不吃早餐等。

（二）体格检查

最早出现体重不增，随后体重开始下降。患儿主要表现为消瘦，皮下脂肪消耗的顺序依次为腹部、躯干、臀区、四肢，最后为面颊。当皮下脂肪逐渐减少以至消失后，皮肤松弛、干燥、失去弹性，毛发干枯、肌肉松弛、萎缩。轻度营养不良不影响身高，也没有精神状态及各器官的影响，严重营养不良患儿可出现身高增长迟缓，精神萎靡、反应迟钝，智力发育落后，甚至出现重要器官的损伤，如心功能下降等。

（三）辅助检查

人血白蛋白浓度降低，血清淀粉酶、脂肪酶、胆碱酯酶、转氨酶、碱性磷酸酶、胰酶等活力下降，胆固醇、各种电解质及微量元素可下降。

（四）诊断要点

根据小儿营养缺乏的病史及体重减轻、皮下脂肪减少、全身各系统功能紊乱及其他营养素缺乏等临床表现，诊断多不困难。早期营养不良需通过生长发育监测、随访才能发现。还需详细了解病因，以综合分析判断。5岁以下营养不良的体格测量指标和分型分度如下所述。

1. 体重低下

儿童的年龄别体重低于同年龄、同性别参照人群值的正常变异范围，为体重低下。低于正常值的均数减2个标准差，但高于或等于均数减3个标准差为中度；低于均数3个标准差为重度。此指标反映儿童是否有营养不良，但不能区分急、慢性。

2. 生长迟缓

儿童的年龄和身高低于同年龄、同性别参照人群值的正常变异范围，为生长迟缓。低于正常值的均数减2个标准差，但高于或等于均数减3个标准差为中度；低于均数3个标准差为重度。此指标反映儿童长期或慢性营养不良。

3. 消瘦

儿童的身高和体重低于同年龄、同性别参照人群值的正常变异范围，为消瘦。低于正常值的均数减2个标准差，但高于或等于均数减3个标准差为中度；低于均数3个标准差为重度。此指标反映儿童近期或急性营养不良。

二、治疗

（一）调整饮食，补充营养物质

根据儿童的年龄和饮食特点进行有针对性的调整饮食，营养素的供给与增加，应切忌贪多求快。轻度营养不良可从250~330kJ/（kg·d）[60~80kcal/（kg·d）]开始，中、重度可参照原来的饮食情况，从165~230kJ/（kg·d）[40~55kcal/（kg·d）]开始，逐步少量增加致500~727kJ/（kg·d）[120~170kcal/（kg·d）]，并按实际体重计算热能需要。母乳喂养儿可根据患儿的食欲哺乳，人工喂养儿从给予稀释奶开始，逐渐增加奶量和浓度，除乳制品外可给予蛋类、肝泥、肉末等，在患儿排便正常，对食物耐受良好，无不良反应的前提下，由少到多，由简到繁，逐渐增加糖类、蛋白质、脂肪和绿叶蔬菜等，以满足儿童生长发育所需。伴有其他营养素缺乏时应适当补充。经数周治疗后，多数患儿恢复正常。

（二）积极治疗原发疾病

及时治疗消化道疾病和各种慢性疾病，矫治先天性畸形。

（三）中医中药治疗

如捏脊疗法或服用开胃健脾、补气、利水的中药。

需根据患儿的实际年龄和具体情况酌情添加食物、循序渐进、切勿操之过急。

三、预防

大力推广科学育儿法，宣传正确的喂养知识，进行营养指导和积极防治疾病。培养良好的生活习惯。加强户外活动，以增加食欲。按时定量进餐，并注意纠正偏食、挑食的不良饮食习惯。进行定期的体格检查，以便早期发现体重不增等产生营养不良的潜在危险因素。

（程昕然）

第五节 营养性维生素 D 缺乏性抽搐症

营养性维生素 D 缺乏性手足搐搦症又称为佝偻病性低钙惊厥，是由于维生素 D 缺乏使得甲状旁腺功能反应过度而疲劳，代偿分泌不足引发血中钙离子浓度过低而导致惊厥出现的疾病，本病多见于 6 个月以内的小婴儿。目前因预防维生素 D 缺乏工作的普遍开展，维生素 D 缺乏性手足搐搦症已较少发生。

一、诊断

（一）临床表现

主要为惊厥、喉痉挛和手足搐搦，并有程度不等的活动期佝偻病的表现

1.隐匿型

血清钙多在 1.75~1.88mmol/L，没有典型发作的症状，但可通过刺激神经肌肉而引出体征。

（1）面神经征：以手指尖或叩诊锤骤击患儿颧弓与口角间的面颊部（第 7 颅神经孔处），引起眼睑和口角抽动为面神经征阳性，新生儿期可呈假阳性。

（2）腓反射：以叩诊锤骤击膝下外侧腓骨小头上腓神经处，引起足向外侧收缩者即为腓反射阳性。

（3）陶瑟征：以血压计袖带包裹上臂，使血压维持在收缩压与舒张压之间，5 分钟之内该手出现痉挛症状属阳性。

2.典型发作

血清钙低于 1.75mmol/L 时可出现惊厥、喉痉挛和手足搐搦。

（1）惊厥：突然发生四肢抽动，两眼上窜，面肌颤动，神志不清，发作时间可短至数秒钟，或长达数分钟以上，发作时间长者可伴口周发绀。发作停止后，意识恢复，精神萎靡而入睡，醒后活泼如常，发作次数可数日 1 次或 1 日数次，甚至多至 1 日数十次一般不发热，发作轻时仅有短暂的眼球上窜和面肌抽动，神志清楚。

（2）喉痉挛：婴儿多见.喉部肌肉及声门突发痉挛，呼吸困难，有时可突然发生窒息、严重缺氧甚至死亡。

（3）手足搐搦：可见于较大婴儿、幼儿，突发手足痉挛呈弓状，双手呈腕部屈曲状，手指伸直，拇指内收掌心，强直痉挛；足部踝关节伸直，足趾同时向下弯曲。

三种症状以无热惊厥为最常见。

（二）检查

1.实验室检查

总血钙和（或）离子钙降低，血清碱性磷酸酶升高。血磷正常或降低，早产儿可升高，血清甲状旁腺素（PTH）正常。尿钙定性试验阴性。

2.特殊检查

长骨 X 线检查可见临时钙化带模糊。

（三）诊断要点

1.主要见于 1 岁以内尤其是<6 个月的早产儿、人工喂养儿，其母孕期多有下肢痉挛史，患儿未补充维生素 D 或有佝偻病体征者，在冬春季发病率更高。

2.反复出现无热的惊厥、喉痉挛或手足搐搦，发作间歇时意识清醒，轻者可仅为面部的抽动，重者可为全身的抽搐。

3.体格检查神经肌肉兴奋性增高，腓反射征、陶瑟征征等可为阳性。

4.实验室检查血总钙<1.88mmol/L 或离子钙 1.0mmol/L。

（四）鉴别诊断

1.低血糖症

常发生于清晨空腹时，有进食不足或腹泻史，血糖<2.2mmol/L，血钙正常。

2.低镁血症

有触觉过敏、肌肉颤动、惊厥，血镁<0.58mmol/L，常并发低钙血症，但补钙无效。

3.甲状旁腺功能减退

表现为间歇性惊厥，血钙 1.75mmol/L，血磷>3.23mmol/L，碱性磷酸酶正常或稍低，血 PTH 低于正常值（0.4~2.0ng/L，2.5~4.6mU/ml）。

4.中枢神经系统感染

脑膜炎，脑炎等常有发热和感染中毒症状，脑脊液检查可以鉴别。

5.急性喉炎

有声音嘶哑、犬吠样咳嗽及吸气困难，钙剂治疗无效。

6.婴儿痉挛症

发作时点头，躯干与上肢屈曲，手握拳，下肢弯曲至腹部，伴智力异常，脑电图有高幅异常节律。

7.碱中毒

有长期呕吐或反复洗胃史，或有静脉应用大剂量碳酸氢钠等病史，离子钙降低。

二、治疗

尽快控制惊厥、喉痉挛等危及生命的危重症状，积极补充钙剂。促进血钙的提高，给予维生素 D 进行根治性治疗。

（一）急救处理

1.止痉

患儿出现惊厥后应迅速控制抽搐症状，可给予地西泮 0.3~0.5mg/kg 缓慢静推，或苯巴比妥 10mg/kg 静脉注射，或水合氯醛，每次 40~60mg/kg，保留灌肠。

2.吸氧

惊厥发生后应立即吸氧，保持呼吸道的通畅，喉痉挛者需立即将舌拉出口外，并进行口对口呼吸或加压给氧，必要时做气管插管。

（二）钙剂治疗

轻者可口服加有 10%氯化钙的糖水，每次每日 3 次，连服 1~2 周。重者应迅速补充钙剂，提高血钙浓度，可给予 10%葡萄糖酸钙 5~10ml 加入 10%葡萄糖液 10~20ml 中缓慢静脉注射（10 分钟以上），反复惊厥者还可每日静脉滴注 1~3 次.直至惊厥停止后改为口服钙剂，每日元素钙 200~500mg/kg。

（三）维生素 D 治疗

应用钙剂的同时应补充维生素 D。

（四）其他治疗

提倡母乳喂养，及时添加蛋黄、肝泥等辅食，多晒太阳。产儿、人工喂养儿或冬天出生无法晒太阳的婴儿可补充维生素 D 丸每日 400~800U。在大剂量维生素 D 治疗前，应事先补充钙剂 3 天。惊厥急救处理后对有诱发疾病者，应积极治疗诱发疾病，如感染、长期腹泻等

三、病情观察

应用镇静剂观察抽搐有无停止、呼吸困难与发绀有无消失，抢救结束后继续观察呼吸、肌张力、面神经征、腓反射、血钙，以防止再次抽搐。

四、病历记录

对突然发生惊厥者，在迅速抢救的同时，应注意及时补记抢救记录，注意记录抢救起止时间、疗效；在出院小结中记录治疗内容与疗效观察，记录出院后继续服维生素 D、钙剂的剂量与实践，记录门诊随访的时间与复查内容。

五、注意事项

（一）医患沟通

患儿突然发生惊厥时，医生不能离开现场去叫护士或取药；如必须进行气管插管或环甲膜穿刺，应告知家长其必要性，让家长在病历上签字以示同意。

（二）经验指导

1.补钙为紧急处理惊厥的重要措施，千万不可因为等待血钙的测定而耽误抢救时间.

2.钙剂静脉注射必须缓慢，如注射过快会导致血钙骤升，发生呕吐甚至心搏骤停。

3.婴幼儿突发无热惊厥，且反复发作，发作后神志不清，无神经系统体征，应首先考虑本病。注意与急性喉炎、低血糖、婴儿痉挛症等鉴别。

4.应用维生素 D 治疗佝偻病时易使钙沉积于骨髓，但肠道吸收相对不足造成低钙血症而引起本病，故在此之前应适量给予钙剂。

5.人工喂养儿避免食用含磷过高的食品，因其会导致高磷血症、低钙血症。

（程昕然）

第六节　儿童矮身材

一、概述

儿童矮身材是指在相似生活环境下，同种族、同性别和年龄的个体身高低于正常人群平均身高 2 个标准差者（−2SDS），或低于第 3 百分位数（−1.88SDS）者，其中部

分属正常生理变异。为正确诊断，对生长滞后的小儿必须进行相应的临床观察和实验室检查。

二、病因

导致矮身材的因素甚多，其中不乏交互作用者，亦有不少疾病导致矮身材的机理还未阐明，（表 15-6-1）。

表 15-6-1　儿童矮身材的常见病因

非病理性矮身材	特发性矮身材、体质性青春发育期延迟
生长激素缺陷	如：前脑无裂畸形、视—中隔发育不良、腭裂、下丘脑错构瘤等
	生长激素、生长激素释放激素缺陷
	机理不明，部分病儿可见垂体发育不良
	GH1 基因缺失
	GH1 及其他基因突变
生长激素释放激素受体基因变异	Ⅱ型 GH1 及其他基因变异
	Ⅲ 型
	Pit1、Prop1、HESX-1、LHX3 等基因突变
	Laron 综合征
颅脑损伤	围生期损伤（臀位产、缺血缺氧、颅内出血……）；颅底骨折、放射线 损伤、炎症后遗症等
脑浸润病变	如：肿瘤、朗格汉组织细胞增生症……
其他	小于胎龄儿、生长激素神经分泌功能障碍、精神心理性矮身材、染色体畸变……

三、临床表现

1.体型不匀称性矮小

患儿外观不匀称性，即躯干与四肢长短不成比例，常见于软骨发育不良、成骨不全和甲状腺功能减低症。

2.软骨发育不全

是最常见的一种先天性侏儒，属于软骨化骨缺陷而膜性化骨正常的一种发育异常；为常染色显性遗传性疾病，约 80%以上病例为散发性；出生时体征已很明显，以侏儒最显著，典型病例为体态不匀称，主要是四肢短，尤为上臂和股部最明显，而躯干尚属正常；头大，面部宽，额部和双侧顶部宽，中指与第四指分开，呈"V"型，称"三叉手"；下肢弯曲，智力正常；成人最终身高，据统计男性 112~136cm，女子 112~136cm。

3.体型正常、生长速度正常的矮小

患儿外观为匀称性矮小，且每年的生长速度正常，常见于家族性矮小症。

4.生长速率

孩子的身高增长速度可以作为一个评判标准，3 岁以下婴幼儿增长速度小于 7 厘米/

年；3岁至青春期前，增长速度小于3~5厘米/年；青春期增长速度小于5~6厘米/年，都属于生长迟缓。

四、检查

1.病史应仔细询问

患儿母亲的妊娠情况；患儿出生史；出生身长和体重；生长发育史；父母亲的青春发育和家族中矮身材情况等。

2.体格检查

除常规体格检查外，应正确测量和记录以下各项：

(1) 当前身高和体重的测定值和百分位数。

(2) 身高年增长速率（至少观察3个月以上）。

(3) 根据其父母身高测算的靶身高。

(4) BMI值。

(5) 性发育分期。

(6) 当前骨龄。

3.实验室检查

(1) 常规检查：应进行血、尿常规检查和肝、肾功能检测；疑诊肾小管酸中毒者宜作血气及电解质分析；女孩应常规进行核型分析；为排除亚临床甲状腺功能低下，需常规检测甲状腺激素。

(2) 特殊检查：①进行特殊检查的指征：

1) 身高低于正常参比值减2SDS（或低于第3百分位数）者。

2) 骨龄低于实际年龄2岁以上者。

3) 身高增长率在第25百分位数（按骨龄计）以下者，即<2岁儿童为<7cm/年，41/2岁至青春期儿童<5cm/年，青春期儿童<6cm/年。

4) 临床有内分泌紊乱症状或畸形综合征表现者。

5) 其他原因需进行垂体功能检查者。

②骨龄（BA）：判定骨骼的发育贯穿于整个生长发育过程，是评估生物体格发育情况的良好指标。骨龄即是各年龄时的骨成熟度，是对左手腕、掌、指骨正位X线片观察，按其各个骨化中心的生长发育情况进行测定的。目前国内外使用最多的方法是G-P法（Gruelich Pyle）和TW3法（Tanner-Whitehonse），我国临床上多数采用G-P法。正常情况下，骨龄与实际年龄的差别应在±1岁之间，落后或超前过多即为异常。

③生长激素-胰岛素样生长因子-I轴（GH-IGF-I）：功能测定以往应用的运动、睡眠等生理性筛查试验目前已很少应用，现多数都直接采用药物刺激试验。

GH峰值在药物刺激试验过程中<5ug/L即为生长激素完全性缺乏；介于5~10μg/L之间为部分缺乏；>10μg/L则属正常。由于任何一种刺激试验都有15%的假阳性率（指GH分泌低下），因此，必须在两项刺激试验结果都不正常时，方能确诊GHD。目前大都选择作用方式不同的两种试验（促进生长激素释放激素分泌和抑制生长抑素的分泌），如胰岛素和可乐定或左旋多巴等。胰岛素试验不仅可靠，而且可以同时测定下丘脑-垂体-肾上腺轴功能。由于下丘脑病变所致的GHD患儿的垂体功能是正常的，GHRH可以促使垂体正常分泌 GH，因此，GHRH 试验一般不用于诊断，而常用于区别病变部位是在下丘脑抑或垂体。可乐定试验中可能出现疲乏、嗜睡等症状，少数有恶心、呕吐；按 0.075U/kg 剂量进行胰岛素试验时甚少发生有症状的低血糖，但仍需密切观察，对少数出现低血糖症状者可即刻静注 25%~50%葡萄糖，可继续按时取血样检测 GH。

胰岛素样生长因子-I（IGF-I）和胰岛素样生长因子结合蛋白-3（IGFBP-3）：测定两者血清浓度随年龄增长和发育进程而增高，且与营养、疾病等因素相关，各实验室应建立自己的参比数据。

⑤胰岛素样生长因子-I生成试验：对疑为 GH 抵抗（Laron 综合征）的患儿，可用本试验检测 GH 受体功能。

方法一，按 0.075~0.15U/（kg•d）每晚皮下注射 rhGH1 周，于注射前、注射后第 5 和 8 天各采血样 1 次，测定 IGF-I；

方法二，按 0.3U/（kg•d）每晚皮下注射 rhGH 4 天，于注射前和末次注射后各采血样 1 次，测定 IGF-I。正常者的血清 IGF-I在注射后就较其基值增高 3 倍以上，或达到与年龄相当的正常值。

⑥其他内分泌激素的检测：依据患儿的临床表现，视需要，可对其甲状腺、性腺轴和其他激素进行选择检测。

⑦下丘脑、垂体的影像学检查：矮身材儿童均应进行颅部的 MRI 检查，以查明先天发育异常或肿瘤的可能性。

⑧核型分析：对矮身材女孩和疑有染色体畸变的患儿都应进行核型分析。

进行上述检查后部分患者可以明确原因。根据病史、体检等资料分析，对营养不良、精神心理性、家族性特发性矮身材、小于胎龄儿、慢性系统性疾病等因素造成的非生长激素缺乏的矮身材比较容易识别。

五、鉴别诊断

对常见的导致矮身材的病因应予以鉴别，如：软骨发育不良、甲状腺功能低下症、体质性青春发育延迟；临床还需注意某些综合征的可能，如：Prader-Willi 综合征、Silver-Russell 综合征、Noonan 综合征等。

六、治疗

（一）矮身材儿童的治疗措施取决于其病因

精神心理性、肾小管酸中毒等患儿在相关因素被消除后，其生长速率即见增高，日常营养和睡眠的保障与正常的生长发育关系密切。

（二）生长激素

随着基因重组人生长激素（rhGH）临床应用经验的大量累积，目前可采用 rhGH 治疗的病种逐渐增多，自 1985 年美国 FDA 批准 rhGH 治疗生长激素缺乏症以后，陆续核准了用于慢性肾功能衰竭（1993）、先天性卵巢发育不全（1996~1997）、Prader-Willi 综合征（2000）、小于胎龄儿（2001）和特发性矮身材（2003）。

由于大部分小于胎龄儿在生后 2~3 年内都会呈现追赶生长，其身高可以达到与其靶身高相称的生长曲线范畴，故对小于胎龄儿均应定期随访观察，一般在 3 周岁时，如其生长仍然滞后，应考虑 GH 治疗。2003 年 FDA 核准 GH 用于特发性矮身材，即：非 GH

缺乏的原因不明者；身高低于同性别、同年龄儿正常参比值 2.25SD 以上；预计其成人期终身高在－2SDS 以下。

1. 剂型

国内可供选择的有 rhGH 粉剂和水剂两种，后者使用中产生抗体的可能性较前者为小。

2. 剂量

生长激素的剂量范围较大，应根据需要和观察到的疗效进行个体化调整。目前国内常用剂量是 0.1~0.15U/（kg•d）（每周 0.23~0.35mg/kg）；对青春发育期患儿、Turner 征患儿、小于胎龄儿、特发性矮身材和某些部分性生长激素缺乏症患儿的应用剂量为 0.15~0.20U/（kg•d）（每周 0.35~0.46mg/kg）。

3. 用法

每晚睡前皮下注射 1 次，常用注射部位为大腿中 1/2 的外、上侧面，每次注射应更换注射点，避免短期内重复而引致皮下组织变性。

4. 疗程

生长激素治疗矮身材的疗程视需要而定，通常不宜短于 1~2 年，过短时，患儿的获益对其终身高的作用不大。

5. 效果

对于生长激素缺乏症儿童，长期治疗可使身高达到完全正常。对非生长激素缺乏者，经 2~4 年治疗多可使身高增加 5~7 厘米。

6. 副作用

常见的副作用为①注射：局部红、肿或皮疹，通常在数日内消失，可继续使用，目前已甚少见；②抗体产生：由于制剂纯度的不断提高，抗体产生率已减少，水溶液制剂更少；③甲状腺功能减低：每在开始注射 2~3 月后发生，可按需给予 L-甲状腺素片纠正；④糖代谢改变：长期、较大量使用生长激素可能使患儿发生胰岛素抵抗，空腹血糖和胰岛素水平上升，但很少超过正常高限，停用生长激素数月后即可恢复。在疗程中应注意监测，对有糖尿病家族史者和肥胖患儿尤须注意；⑤股骨头坏死、滑脱（少见）：由于在治疗后骨骺生长加速、肌力增强，运动增多时易引起股骨头滑脱、无菌性坏死，致跛行，亦可出现膝关节、髋关节疼痛，呈外旋性病理状态。可暂时停用 GH 并补充维生素 D 和钙片治疗；⑥特发性良性颅内压升高：生长激素可引起钠、水潴留，个别患者会出现特发性颅内压升高、外周水肿和血压升高，多发生于慢性肾功能衰竭、Turner 综合征和 GH 缺乏症所致生长障碍。建议暂停 GH 治疗，并可用小剂量脱水剂（如：氢氯噻嗪）降低颅内压；⑦关于诱发肿瘤的可能性：国际上有关组织曾进行过相关调查研究，根据多个国家生长协作组和药物治疗研究中心等学术机构的大量流行病学资料，包括对肿瘤患者年龄、性别和种族等人群信息进行综合分析，结果显示：对无潜在肿瘤危险因素存在的儿童，GH 治疗不增加白血病发生和肿瘤复发的危险，但对曾有肿瘤、有家族肿瘤发生遗传倾向、畸形综合征，长期超生理剂量 GH 应用时需谨慎，治疗过程中应密切监测随访。

(三) 其他药物

1.疗程中应注意钙、微量元素等的补充，以供骨生长所需。

2.蛋白同化激素，常与生长激素并用治疗 Turner 征,国内大多用司坦唑醇（stanozolol,康力龙），常用剂量为 0.025~0.05mg/（kg·d），需注意骨龄增长情况。

3.胰岛素样生长因子-I（IGF-I）、性腺轴抑制剂（GnRHa）、芳香酶抑制剂（letrozole,来曲唑）等亦曾被用于治疗矮身材，国内目前尚无足够资料分析，故不建议常规应用。

所有确诊矮身材的患儿都应进行长期随访。使用生长激素治疗者每 3 个月应随访 1 次：测量身高（最好测算ΔSDS），评估生长速率，与治疗前比较。若治疗有效，第一年身高至少增加 0.25SDS。此外，还要进行 IGF-I、IGFBP-3、T$_4$、TSH、血糖和胰岛素等检测，以便及时调整 GH 剂量和补充甲状腺素。每年检查骨龄 1 次。疗程中应观察性发育情况，以按需处理。疑有颅内病变者应注意复查颅部 MRI 扫描。

七、预后

随着现代医学的迅速发展，儿童矮身材不再是无药可治的疾病。关键是选择合适的治疗时机和采取科学的治疗措施。因此，家长如果发现自己孩子的身高特别矮，一不要盲目相信广告宣传随便给孩子服用增高药物，二不要盲目地认为孩子只是晚长，贻误治疗时机。正确的方法是到大医院儿科内分泌门诊就诊，在专家指导下采取合理诊疗措施。

（程昕然）

第七节　儿童肥胖症

一、概述

肥胖症是由于体内脂肪过度积聚、体重超过正常范围的一种营养障碍性疾病。体重超过同性别、同身高参照人群均值的 20% 即可称为肥胖。肥胖症分为单纯性和病理性两种。儿童肥胖绝大多数为单纯性肥胖，约占肥胖的 95%~97%，是由于长期能量摄入超过机体代谢需要，使体内脂肪过度积聚而造成的。儿童单纯性肥胖在我国呈逐步上升的趋势，目前约占儿童人群的 5%~8%。肥胖不仅影响儿童的健康，且儿童期肥胖可延续至成人，容易引起高血压、糖尿病、冠心病等疾病，故应引起足够的重视，以及早防治。

二、病因

单纯性肥胖多与遗传、生活方式等因素有关；病理性肥胖与多种内分泌代谢性疾病有关，对肥胖有影响的内分泌素有肾上腺糖皮质激素、甲状腺素、性激素、胰岛素等。

1.遗传因素

遗传因素对肥胖的影响主要通过增加机体对肥胖的易感性起作用，肥胖者往往有较明确的家族史。

2.内分泌因素

包括下丘脑、垂体疾病、库欣综合征、甲状腺功能减退症、性腺功能减退症及多囊卵巢综合征等。

3.生活方式

不良生活方式可引起肥胖，包括：①饮食过量；②进食行为（食物种类、进食次数、时间等）异常；③运动过少。

4.药物因素

长期使用糖皮质激素、氯丙嗪、胰岛素等可引起肥胖，为医源性肥胖。

5.脂肪细胞因子

脂肪细胞内分泌功能的发现是近年来内分泌学领域的重大进展之一。目前研究较多的脂肪细胞因子有脂联素、抵抗素、瘦素及肿瘤坏死因子α等，它们均参与胰岛素抵抗、脂代谢紊乱、糖代谢异常的发生机制，同样也是肥胖的发病机制。

三、临床表现

肥胖症可见于任何年龄小儿，以1岁以内、5~6岁或青少年为发病高峰。患儿往往食欲极好，喜食油腻、甜食，懒于活动，皮下脂肪丰厚，分布均匀是与病理性肥胖的不同点，面颊、肩部、乳房、腹壁脂肪积聚明显。血总脂、胆固醇、甘油三酯及游离脂肪酸均增高。超声检查可见不同程度的脂肪肝。

严重肥胖者可因腹壁肥厚、横膈太高、换气困难、缺氧，导致气促、发绀、继发性红细胞减少、心脏扩大及充血性心力衰竭，称为肥胖性肺心综合征。

四、诊断

对肥胖症的诊断，首先应判断是否肥胖，通过间接体脂测定法和直接体脂测定法可以对体内脂肪量进行评估，同时了解肥胖的程度；其次，应分析肥胖症的病因，排除由内分泌疾病等引起的继发性肥胖；最后，评估因肥胖而带来的健康危险因素（如糖尿病、高血压、脂质代谢紊乱等）。

1.皮质醇增多症

皮质醇增多症：即库欣综合征，是由于各种原因导致体内皮质醇过多所致。临床表现为向心性肥胖、满月脸、水牛背、皮肤紫纹、痤疮、高血压、代谢异常、四肢肌肉萎缩等。实验室检查发现血尿皮质醇、ACTH、尿17-羟，17-酮异常、结合肾上腺B超、头部CT、MRI检查有助于定位诊断。

2.胰岛素瘤

胰岛素瘤是胰岛的细胞组织的肿瘤，能自主分泌胰岛素，导致反复发作的低血糖，迫使病人增强饮食来缓解症状。多食、加之高胰岛血症将导致患者肥胖。Whipples三联征对诊断颇有意义：①空腹时低血糖症状发作；②发作时血糖低于2.8mmol/L；③进食或静脉用葡萄糖后症状缓解。血中胰岛素水平测定、胰腺CT，选择性血管造影有助于诊断。

3.甲状腺功能低下

甲状腺功能低下症是体内甲状腺激素分泌不足，导致细胞内液增多，微血管漏出的蛋白质增加，体液大量潴留在机体内，导致黏液性水肿、体重增加类似肥胖，但并非脂肪组织增加。典型患者常有怕冷、皮肤干燥、表情淡漠等，查甲功。

4.垂体瘤

垂体ACTH瘤、PRL瘤和GH瘤与肥胖相关。ACTH瘤为皮质醇增多症的一个常见类型。GH瘤分泌大量生长激素，导致软组织、内脏及骨骼过度增生肥大，使体重明显增加，但脂肪组织实际并不增生。PRL瘤分泌过多的泌乳素，有部分GH作用导致体重增加。对上述肿瘤的诊断有赖于激素测定，动态功能检查以及影像学检查。

5.下丘脑综合征

多种疾病累及下丘脑可致下丘脑综合征，病变损害下丘脑前部及腹内侧核导致饱食中枢受损，病人多食肥胖。此病患者常有神经系统异常表现并伴有内分泌功能异常，下丘脑、垂体激素水平检测及影像学检查可鉴别。

6.多囊卵巢综合征（POCS）

多囊卵巢综合征可能是女孩青春期最常见的内分泌疾病之一，多数PCOS病人呈中等肥胖，比理想体重高出5%左右，PCOS的特征性病理生理变化是高雄激素性无排卵。由于胰岛素抵抗导致高胰岛素血症，是PCOS的一个共同特征。PCOS常有肥胖、多毛、月经异常；B超示卵巢肿大，可资鉴别。

五、检查

最简单又实用的方法是体重测量，肥胖小儿体重达到或超过按身长计算的平均标准体重的20%，有营养过度、少动和肥胖史，呈均匀肥胖而无其他异常临床表现者，可诊断为单纯性肥胖症。超过其同龄体重的10%为超重，20%为轻度肥胖，超过30%为中度，超过50%为重度肥胖。由于同年龄小儿身高不同，对体重的影响很大，因此应采用体重指数（BMI），即kg/m^2（kg为体重，m为身高）作为标准。2005年年中国儿童肥胖症工作组标准：BMI值≥85%为超重，≥95%诊断为肥胖。

六、治疗

肥胖是慢性疾病，治疗上强调以行为、饮食治疗为主的综合治疗，使患者自觉地长期坚持，且不应依赖药物，以避免发生副作用。肥胖治疗是一个长期过程，治疗方案要个体化。

（一）制定合理的减肥目标

控制体重快速增长，保证儿童正常生长发育。

（二）治疗原则

肥胖症的治疗既要针对肥胖本身包括减低体重，防止体重再度增加，又要治疗和预防肥胖的合并症，改善肥胖者的心理状态，提高生活质量。

（三）治疗方法

1.行为矫正

矫正患者不良的生活和饮食习惯。肥胖者多伴有不健康饮食和生活行为，行为矫正是所有治疗的基础和获得长期效果的关键。包括调查肥胖症者每日进食的种类、数量，进食的时间、速度，进食后的活动情况，是否经常吃零食，吃各种零食及进食时的心理状态等，由此分析出饮食和生活行为中促进肥胖发生的因素，进行相应的矫正。

2.增加体力活动

适当的运动能促使脂肪分解，减少胰岛素分泌，使脂肪合成减少，蛋白质合成增加，促进肌肉发育。肥胖小儿常因动作笨拙和活动后易累而不愿锻炼，可鼓励和患儿选择喜欢、有效、易于坚持的运动，每天坚持至少运动1小时，以长跑为主，配合跳绳、球类、游泳等。要循序渐进，不要操之过急。如果运动后疲惫不堪，心慌气促以及食欲大增均提示活动过度。

3.饮食疗法

在保证小儿基本热量与营养素需要、保持正常生长发育的原则下，减少热量摄入。6个月内的婴儿，热能摄入量每日不超过460.2kJ/kg（110kcal/kg），6~12个月每日不超过376.6kJ/kg（90kcal/kg），5岁以下小儿每日限制在600~900kcal，5岁以上小儿每日限制在5021~6276kJ/kg（l200~1500kcal）。推荐低脂肪、低糖类和高蛋白食谱。低脂饮食可迫使机体消耗自身的脂肪储备，但也会使蛋白质分解，故需同时供应优质蛋白质。糖类分解成葡萄糖后会强烈刺激胰岛素分泌，从而促进脂肪合成，故必须适量限制。食物的体积在一定程度上会使患儿产生饱腹感，故应鼓励其多吃体积大而热能低的蔬菜类食品，其纤维还可减少糖类的吸收和胰岛素的分泌，并能阻止胆盐的肠肝循环，促进胆固醇排泄，且有一定的通便作用。萝卜、胡萝卜、青菜、黄瓜、番茄、莴苣、苹果、柑橘、竹笋等均可选择。

改变不良饮食习惯，合理分配摄入热量。全部食物分为3餐及2~3次点心，早餐占总量的1/3，晚餐不宜过量。不吃夜宵，不吃零食，尤其应禁食巧克力糖、奶油制品、油甜点心，进食时应细嚼慢咽。

根据病史及临床表现诊断并不困难，但要注意除外伴有肥胖的遗传性疾病、内分泌性疾病及颅内肿瘤。治疗成功与否与患儿及家长的信心及是否能长期坚持运动、控制饮食有关。

4.药物治疗

肥胖症的药物治疗应在行为矫正，增加体力活动和饮食治疗的基础上进行。一般不主张药物减肥。

七、护理

（一）饮食控制

1.计算每日总热量。

2.营养素分配。

3.每日以三餐为主，且热量平均分配于三餐，并戒掉吃零食的习惯。

（二）心理护理

鼓励患者说出其心中的感受，护士应给予患者心理支持，倾听患者的诉说，并进行恰当的分析和解释，消除其自卑感和紧张心理，从而正确对待目前存在的问题，积极配合治疗。鼓励患者家长参与护理，使患者获得更多关心和支持，坚定患者治疗的信心。

（三）运动疗法

运动在肥胖治疗中起着非常重要的作用。根据患者的健康状况选择适合的运动项目，逐渐增加运动量，以消耗多余能量而减肥。运动应持之以恒，每周至少3次以上，才能有显著的减肥效果。

（四）皮肤护理

肥胖患者应每日洗澡并更换内衣，皮肤皱褶处应涂以爽身粉以保持皮肤干燥，并注意有无皮炎、因摩擦导致的溃烂、化脓性感染或真菌感染等皮肤问题，并给予相应处理。

(五)健康教育

1.指导肥胖患者建立减肥的信心,并提醒患者减肥需要长期坚持的重要性,减肥效果不依靠一时的减重成功,而以长期维持标准体重为标准。若一经放松饮食控制,恢复旧饮食习惯,体重会很快增加、而为再次减重增加困难。若要减肥取得效果,持之以恒很重要。

2.提高患者对肥胖危害的认识,从而使患者能够自觉遵守执行减肥计划,以达到减轻体重的目标。

3.若患者饮食控制后出现极度乏力,甚至有虚脱的表现,则应立即查明原因。检查食谱中是否有足够的蛋白质,特别是动物蛋白质,如食物中蛋白质含量不足应及时补充。完全素食的减重方法不可取。

4.重度肥胖患者若欲采用饥饿疗法或非平衡的低热能的饮食疗法时,需在医生的指导和监督下进行,防止合并症的发生。

(程昕然)

第八节 牙齿发育异常

牙齿发育异常是指牙齿在生长发育过程中受到某些全身性或局部因素刺激导致牙齿在萌出、数目、结构等方面出现显著差异。牙齿发育异常的病因目前还不十分明确,有的来自遗传或家族性的,有的来自环境和局部。

一、牙齿萌出异常

牙齿萌出异常一般多见于恒牙,因为恒牙受乳牙疾病的影响较多,大多由于乳牙滞留、乳牙过早脱落或过早拔除等原因。临床上常见的萌出异常包括牙齿萌出过早、牙齿萌出过迟、牙齿异位萌出、牙齿固连和乳牙滞留等。

(一)牙齿早萌

是指牙齿萌出的时间超前于正常萌出的时间,而且萌出牙齿的牙根发育尚不足根长的1/3。

1.乳牙早萌,见图15-8-1。

诞生牙:为新生儿出生时已萌出的牙齿。

新生期牙:较少见,是指生后30天内萌出的牙齿。

(1)病因:原因不明可能由于牙胚距口腔黏膜较近所以先萌出。也可能和种族有关。

(2)诊断:①婴儿初每时或生后不久,在下中切牙部位,即有牙萌出。这些牙多数是正常牙,也存的是额外牙;②早萌的乳牙多数没有牙根,或牙根发育很少,且只与黏膜连接而无牙槽骨支持,极度松动、牙釉质、牙本质菲薄,并矿化不良。

(3)鉴别诊断:与上皮珠鉴别。上皮珠是新生儿牙槽黏膜上出现的角质珠,类似牙齿的白色角化物,米粒大小。上皮珠是牙板上皮剩余所形成的角化物,并非早萌牙齿,可自行脱落。

(4)治疗:①拔除极度松动的早萌牙;②如果松动不明显,可保留观察,如早萌下颌切牙锋利，造成舌系带溃疡，可以暂停哺乳，改为汤匙喂乳，必要时也可棱出。

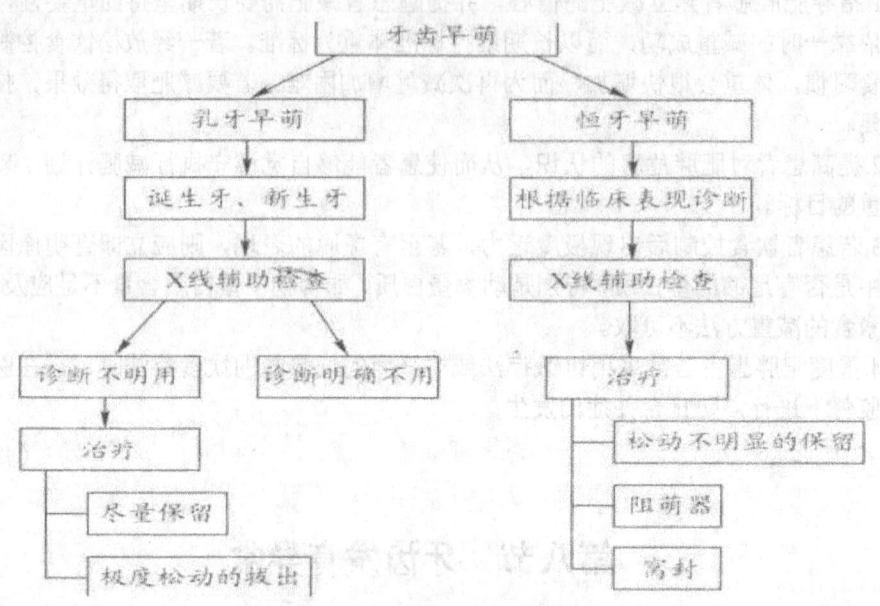

图 15-8-1 牙齿早萌的诊治流程图

2.恒牙早萌

（1）病因：①与乳牙过早脱落有关；②相应的乳磨牙根尖周病变将继承恒牙胚周围的牙槽骨破坏，使恒牙过早萌出。

（2）诊断：①多见于前磨牙（双尖牙），下颌多见于上颌，偶见于恒磨牙；②早萌恒牙松动多伴有釉质发育不全。牙根形成不足 1/3，根呈开阔状。

（3）治疗：①控制乳牙残根、残冠，乳磨牙根尖周炎症促使早萌牙继续发育；②对早萌牙进行局部涂氟，预防龋病的发生；③必要时可做阻萌器。

（二）牙齿迟萌

牙齿迟萌：是指牙齿萌出时间显著晚于正常萌出时间（图 15-8-2）。全部乳牙、恒牙或其中个别牙均可发生。

1.乳牙迟萌

超过一岁以上尚未萌出第一个乳牙，超过 3 岁乳牙尚未全部萌出，则需查找原因，排除是否有"无牙畸形"。

（1）病因：①全口牙迟萌与全身性疾病，如佝偻病、呆小病、极度营养缺乏或先天梅毒及遗传因素有关；②个别乳牙迟萌与局部环境因素，例如外伤、感染或牙龈纤维瘤等有关。

（2）治疗

查明原因，针对全身性疾病进行治疗，以促进乳牙萌出。

2.恒牙迟萌

（1）病因：①乳牙病变滞留；②与乳牙过早脱落有关。最常见的是上颌乳切牙过早脱落，小儿因用牙龈咀嚼使局部牙龈增厚、变韧，使恒牙萌出困难，造成迟萌或异位萌出；③额外牙、牙瘤或囊肿的阻碍，也可造成恒牙萌出困难。

（2）治疗：①根据 X 线片明确恒牙胚的发育情况，适时拔除滞留乳牙；②如因切牙过早脱落，坚韧的龈组织阻碍恒切牙萌出过迟者，可切开增厚的牙龈组织，助恒牙萌出；③乳牙过早脱落后及时作间隙维持器，以利于恒牙正常萌出；④恒牙发生异位萌出，可做正畸治疗；⑤若恒牙先天缺失，滞留乳牙又不松动，亦无病损者，可暂保留；⑥由于牙瘤、额外牙或囊肿等阻碍牙齿萌出者，须手术摘除牙瘤等。

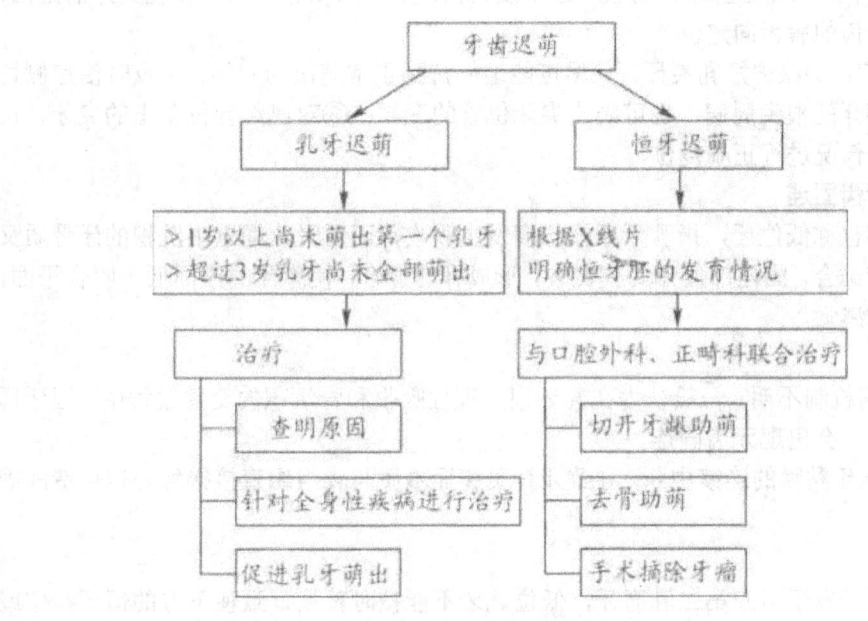

图 15-8-2 牙齿迟萌的诊治流程图

（三）牙齿异位萌出

牙齿异位萌出是指恒牙在萌出过程中未在牙列的正常位置上，多发于上颌第一磨牙、第三恒磨牙和上颌尖牙。其次是下颌侧切牙和第一磨。

1.第一磨牙异位萌出

（1）病因：与第二乳磨牙和第一磨牙的牙体较大有关，如果儿童颌骨较小，特别是上颌节结发育不足，或横牙萌出角度异常，可造成第一磨牙萌出异常。

（2）诊断：①第一磨牙异位萌出 2/3 发生在上颌，可发生在单侧或双侧唇、腭裂患儿中，发生率高达 25%；②第一磨牙未萌出时早期诊断的主要特征：X 线片显示第二乳磨牙远中根近牙颌部位的根面有弧形的非典型性的根吸收区；③在 8 岁以后，第一磨牙仍未脱出受阻部位，即可判断为不可逆性异位萌出。

（3）治疗：①早期可以不处理，如果 8 岁以后仍不能自行调整萌出到正常位置，应采用治疗措施，用铜丝分离法进行结扎分离；②当下颌第二乳磨牙的远中根被完全吸收，而近中根完好时，可采用截冠修复法诱导第一磨牙萌出；③当第二乳磨牙牙根吸收严重时，则可拔除第二乳磨牙，并做导萌器，引导恒牙萌出到正常位置。

2.尖牙异位萌出

尖牙异位萌出最常见的是上颌尖牙的唇侧异位萌出。有时尖牙可以和第一前磨牙或侧切牙异位。当中切牙早失或牙根弯曲时，尖牙又可越过侧切牙，向前移位到中切牙的位置萌出，或横位、斜位埋藏于颌骨内。

（1）病因：尖牙位置多变，是由于尖牙萌出时间迟于侧切牙和第一前磨牙，先萌出的恒牙占据了尖牙的间隙，使尖牙萌出时，间隙不足而错位。另外，尖牙处在牙弓弯转处的解剖位置，易受邻牙变化的影响，也是易造成尖牙异位萌出的因素。

（2）诊断：①临床检查有尖牙异位或阻生的指征时，应进行 X 线片检查；②评估尖牙的萌出途径，双侧位置地对称性、牙根发育情况、朝向相邻侧切牙和乳尖牙的方向，必要时进行牙齿的唇舌向定位。

（3）治疗：①保护好乳尖牙，并尽可能地保持到正常萌出的向导；②及时治疗侧切牙和第一乳磨牙的根尖周病，也可防止尖牙位置的变异；③对已经异位萌出的尖牙，可结合整个牙列情况进行正畸复位。

（四）牙齿固连

牙齿固连也称低位牙，指乳牙牙根一度发生吸收，而后吸收间歇中沉积的牙骨质又和牙槽骨直接结合，固连部位牙周膜丧失，形成骨性愈合，使患牙的颌面低于咬合平面，给人以下沉的感觉。

1.病因

（1）发病机制不明。一般认为在乳牙根生理性吸收和骨沉积的交替过程中，因牙周组织发育障碍，会出现牙齿固连。

（2）如果牙黏膜的连续中断，导致牙骨质和牙本质与骨组织直接接触等也可造成固连。

2.诊断

低位乳牙好发于下颌第二乳磨牙，低位乳牙不能按时替换，致使下方的恒牙错位或阻生，而导致继承恒牙萌出受阻或异位萌出。

3.治疗

（1）定期观察。

（2）修复维持颌间高度。

（3）及时拔除低位乳牙，保持间隙。

（五）乳牙滞留

乳牙滞留是指继承恒牙已萌出，未能按时脱落的乳牙，或恒牙未萌出，保留在恒牙列中的乳牙。

1.病因

（1）继承恒牙萌出方向异常，使乳牙牙根未吸收或吸收不完全。

（2）继承恒牙先天缺失、埋伏阻生、异位萌出，不能促使乳牙脱落。

（3）乳牙根不被吸收。

（4）乳牙根尖周病变破坏牙槽骨使恒牙早萌，而乳牙也可滞留不脱落。

（5）全身因素，如佝偻病、侏儒症、外胚叶发育异常，以及某些遗传因素导致多数乳牙滞留。

（6）个别乳牙滞留与相应的继承恒牙缺失或阻生有关，部分或全部乳牙滞留的原因目前尚不清楚。

2.诊断

(1) 已达到替换时期尚未替换的乳牙,而且该乳牙根部或唇、颊、舌侧又有继承恒牙萌出。

(2) 有因无后继恒牙而致先行乳牙根滞留于牙列中,乃至呈现在恒牙列中。

3.治疗

(1) 当恒牙异位萌出,应及时拔除滞留的未脱落乳牙。

(2) 因先天缺失继承恒牙导致的滞留乳牙有咀嚼功能,可不予处理。

(3) 由于乳牙的衰老、磨耗,最终因负担不了成人的颌力,而逐渐松动脱落。应积极预防龋齿的发生,尽量延后牙齿脱落时间。

二、牙齿数目异常

牙齿数目异常是指牙齿数目地过多或不足,见(图15-8-3)。

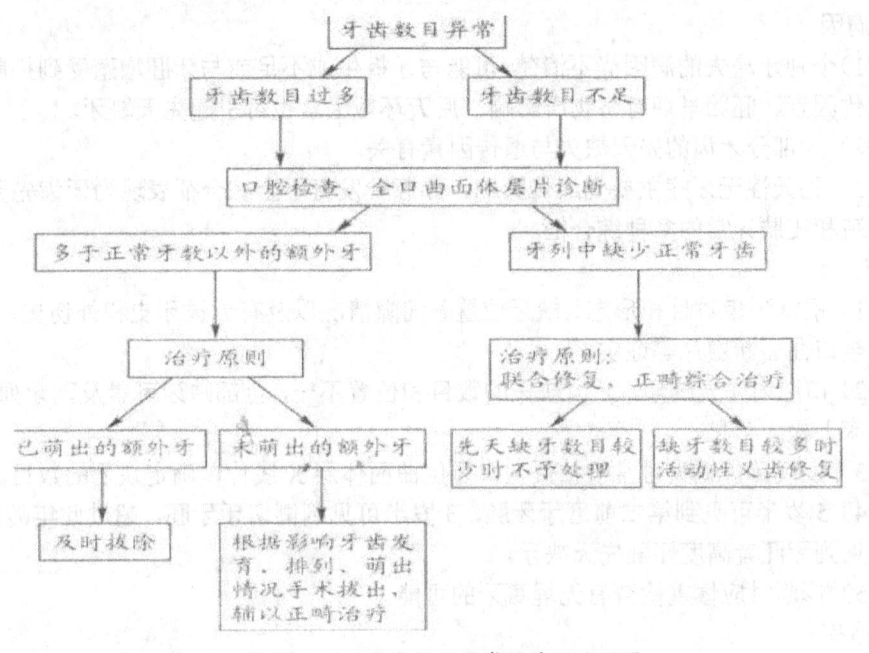

图15-8-3 牙齿数目异常的诊治流程图

(一) 牙齿数目过多

1.概述

多于正常牙数以外的额外牙称多生牙,额外牙可分为单个额外牙、多个额外牙、埋藏额外牙等。口腔中牙齿的数目比正常多1个至数个不等,较少见乳牙,多见于恒牙。

2.病因

多生牙的病因至今未定,推测可能是进化过程中的返祖现象;牙胚的分裂是致病因素;牙板局部的活动过强;有家族遗传因素,如正中多生牙为常染色体显性遗传综合性疾病、唇腭裂和颅骨锁骨发育不全常见。

3.诊断

(1) 发生于牙列的任何部位,可以在口腔中,也可以阻埋于颌骨内。

（2）最常见于中切牙之间，即"正中牙"，牙冠体积小，呈锥形，牙根短。

（3）上颌第四磨牙常出现于第三磨牙的远中。

4.治疗

（1）多生牙应拔出。

（2）必要时行矫正器辅助矫治。

（二）牙齿数目不足

1.概述

牙齿数目不足又称先天缺牙，是在牙胚形成过程中未能形成发育和形成牙齿的，或发生在牙齿发育早期，即牙蕾形成期的先天性异常。牙列中缺少正常牙齿，在乳牙列很少发生，恒牙列则较多见。

先天缺牙分为个别牙缺失、多个牙缺失，先天性无牙症。先天性无牙症或大部分牙齿先天缺失，常是外胚叶发育不全综合征的一种表现。

2.病因

（1）个别牙缺失的病因尚不清楚，可能与牙板生成不足或与牙胚增殖受到抑制有关。先天遗传因素、胚胎早期有害物质影响，后天环境因素也可引起先天缺牙。

（2）大部分牙齿的先天缺失与遗传因素有关。

（3）先天性无牙症主要受遗传影响。如胚叶发育不全综合征表现为牙齿先天缺失、毛发稀疏和皮肤异常的多种综合征。

3.诊断

（1）根据牙齿数目和形态、缺牙位置、间隙情况以及有无拔牙史和外伤史，并经X线片或全口曲面断层片等证实。

（2）口腔内先天缺牙，牙齿缺失的数目和位置不一，全部缺牙可累及乳牙列和恒牙列，临床上极为罕见。

（3）发现牙齿缺失时常规拍摄全口牙位曲面体层X线片以确定缺牙的数目。

（4）5岁半可见到第二前磨牙牙胚，3岁半可见到侧切牙牙胚。超过此年龄段X线检查未见到牙胚者高度怀疑先天缺牙。

（5）诊断时应慎重检查有无埋藏牙的可能。

4.治疗

（1）先天缺牙数目较少时，对咀嚼功能和美观的影响不大，可以不处理。

（2）缺牙数目较多时，可做活动性义齿修复，恢复咀嚼功能，促进颜面骨骼和肌肉的发育。

（3）恒牙先天缺失时，当恒牙列较拥挤时，缺继承恒牙的乳牙可以拔除，为拥挤的恒牙提供间隙。在恒牙较稀疏有间隙时，则应保留乳牙，以维持完整的牙列和咀嚼功能。

三、牙齿结构异常

概述：牙齿结构异常通常是指牙齿发育期间，在牙基质形成或钙化时，受到机体的营养、代谢、全身性疾患等影响造成牙齿发育不正常，并在牙体硬组织留下永久性的缺陷或痕迹见（图15-8-4）。

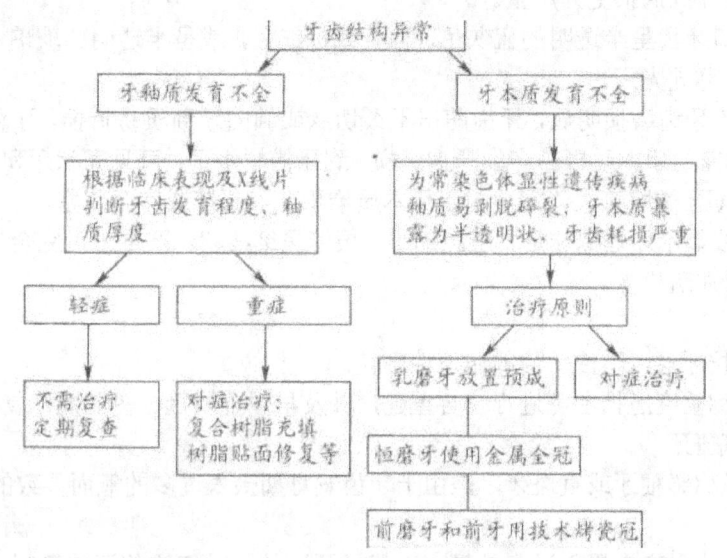

图 15-8-4　牙齿结构异常的诊治流程图

临床常见的牙齿结构异常有牙釉质育不全、牙本质发育不全、氟牙症和先天性梅毒牙等。

（一）牙釉质发育不全

1.病因

牙釉质发育不全是牙釉质结构异常。与下列因素有关：全身营养失调，全身或局部感染，先天性代谢障碍、肠道疾病等。个别牙齿的牙釉质发育不全，常见于乳牙根尖周的炎症感染和创伤，多见于前磨牙。遗传因素，遗传性牙釉质发育不全可累及乳牙列和恒牙列，可以单独出现，也可作为综合征的一个表征出现。

2.诊断

（1）患者在婴幼儿牙齿发育时期，多有较严重的全身疾病或营养障碍等病史，患病时期与釉质发育不全的部位相关。

（2）同时期发育的牙齿釉面均有颜色或结构上的改变，轻者釉质出现白垩状或黄褐色横条状，重者釉质表面出现着色深浅不一的窝或沟状缺损。缺损部位光滑，质地坚硬，严重者釉质呈蜂窝状缺损或完全无釉质。牙冠失去正常形态。

（3）一般无自觉症状，如并发龋病或牙折，可出现相应症状。

3.治疗

（1）预防为主，加强母婴保健。注意口腔卫生，减少全身性感染。

（2）有缺损而牙冠外形无明显改变者，可用复合树脂修复其缺损。

（3）牙冠外形明显异常，应用贴面或冠修复。

（二）牙本质发育不全

牙本质发育不全是一种牙本质发育异常的常染色体显性遗传疾病，可在一家族中连续几代出现，男女都可以罹患。

1.诊断

（1）牙本质发育不全的牙齿变化主要表现在牙本质，牙釉质基本正常。乳、恒牙皆

475

可受累，但乳牙列病损更为严重。

（2）全口牙齿呈半透明的蓝灰色、棕黄或棕红色，或呈半透明的琥珀色，牙冠多呈钝圆形，故又称乳光牙。

（3）全口牙齿磨损明显，牙齿萌出不久切缘或颌面牙釉质易折损，牙釉质剥脱后牙本质外露，暴露的牙本质极易产生严重磨损，到牙槽嵴水平。可见壳状牙和多发性露髓。

（4）早期牙髓腔宽大，此后由于牙本质堆积使其狭窄或完全闭塞。

（5）X线显示牙冠似球形，髓腔缩小，根管呈细线状，严重时可完全消失。有时根尖部可见有骨质疏松区。

2.治疗

（1）保护牙冠，防治牙齿的病理性磨耗。

（2）牙列重度磨损者可进行咬合重建，并及早做金属冠、树脂冠修复。

（三）氟斑牙

氟牙症又称斑釉牙或氟斑牙，是由于牙齿发育期摄入过多的氟而导致的疾病。

1.病因

儿童在牙齿发育期摄入过多的氟，干扰了牙胚的成釉细胞的调节机制，减少釉质蛋白的分泌，使牙釉质的形成和矿化发生障碍，导致牙发育不全。氟牙症的形成，有环境因素，在我国有一定地域性。

2.诊断

（1）病史具有7岁前在高氟地区的生活史或有其他摄入过量氟化物的病史。

（2）患牙具有发育对称性，多见于恒牙。

（3）萌出时即可见到损害，轻者为白垩色斑块，严重时为横线、黄褐或棕色的斑块，同时有点状、线状或窝状凹陷缺损，牙面失去光泽，凹陷内均有较深的染色。以上颌前牙最为明显。

（4）萌出后逐渐变为黄褐色，变色的程度与患者的饮食习惯、牙面受损程度有关，釉质空隙越多染色越重。

（5）可伴有全身慢性氟中毒症状。

3.鉴别诊断

主要与釉质发育不全相区别：釉质发育不全的釉质损害一般周界清楚；氟牙症的釉质缺损与正常釉质之间界限不清，呈现云雾状的移行区域；釉质发育不全是龋病易感因素之一，氟牙症则很少发生龋病；氟牙症患者具有特殊病史。

4.治疗

（1）根本的治疗和预防是改善饮水条件，提高饮水质量和治理环境。

（2）牙面光滑、仅有色泽改变而无牙体组织缺损的患牙可漂白治疗。

（3）有牙体组织缺损的患牙，可进行脱色漂白，或应用贴面，光固化树脂覆盖以及全冠修复等。

（四）先天性梅毒牙

先天性梅毒牙是在胚胎发育后期和生后第一年内，由于梅毒螺旋体侵害了牙胚，引起牙釉质和牙本质发育不全。

1.病因

在牙胚形态分化期,母体的梅毒螺旋体致胎儿发生梅毒性炎症,由于炎症细胞浸润,导致成釉细胞受害,部分釉质的沉积停止,牙本质矿化障碍,造成牙齿形态损害。

2.诊断

(1)上中切牙、第一恒磨牙形态结构异常半月形牙、蕾状牙、桑葚状磨牙,下切牙也可受累。

(2)双亲有梅毒史,患者本入血清康-瓦反应阳性。

(3)牙齿可有数目异常或萌出异常。

(4)有的患者有听力和视力障碍,口周可有放射性深色条纹。

3.治疗

(1)康-瓦市反应阳性的患者,在妊娠4个月内用抗生素进行抗梅毒治疗。

(2)对已出现形态异常的切牙可用复合树脂修复或甲冠、全冠修复,第一磨牙可用金属高嵌体或冠修复。

四、唇、腭及颌骨发育异常

(一)唇裂与腭裂

1.概述

唇裂及腭裂为胚胎第4~10周期间,由于某些致病因素导致胎儿面部发育障碍所致,见(图15-8-5)。

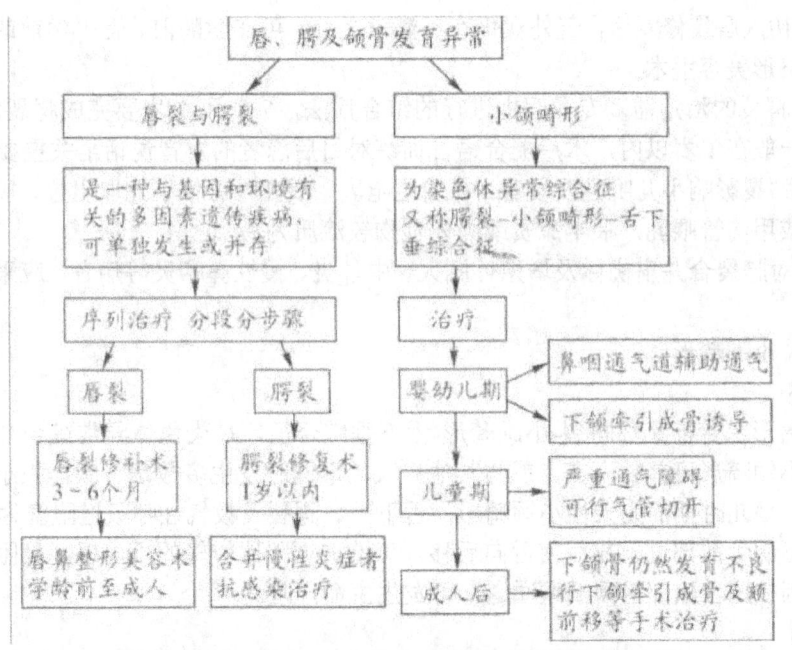

图15-8-5 唇、腭及颌骨发育异常的诊治流程图

唇裂为常见的先天畸形,因为胚胎时期上唇的发育受到阻碍,导致上唇形成单侧、双侧或正中的裂隙。可单独发生或与腭裂并存。重者鼻中隔部分或全部缺失如不合并腭裂。

先天性腭裂是因为胚胎时期向腭部融合的突起发育受到阻碍，造成口腔与鼻腔的相通，导致腭部中央形成裂隙。腭裂可只在悬雍垂及软腭，或贯通软腭、硬腭及齿槽缘至鼻孔，可一侧或双侧，与唇裂相连或单纯腭裂。由于这两种畸形常常合并存在，可统称为唇腭裂畸形。

2.病因

唇、腭裂是一种与基因和环境有关的多因素遗传疾病，大部分发病原因尚不明确。大多数都是由于遗传和环境两种原因的共同作用造成。

（1）少数患儿有遗传因素，唇裂及腭裂皆有家族倾向，动物实验药物可致类似的先天畸形。

（2）环境因素包括母体环境、感染、药物、不良生活习惯以及营养因素等。特别是在怀孕前三个月或妊娠期的头三个月，母亲有病毒感染、药物、缺氧、营养缺乏或营养不平衡、接触有害化学物品、中毒、放射线辐射、精神情绪过于紧张等有可能对胎儿的发育造成不良影响，导致唇腭裂的发生。

3.治疗

唇、腭裂的治疗是一个系统的工程，称为序列治疗，需要分阶段分步骤进行全面治疗。

（1）唇裂的修补手术一般多在生后2~3个月，营养状态稳定时，体重和各项检查符合标准并且没有其他异常的情况下进行。如果是双侧唇裂的患儿，手术时间应推迟至出生后6个月。

（2）初次唇裂修复后，若外观仍有不满意之处，可在学龄前、上中学前或在成年后接受唇鼻整形美容手术。

（3）腭裂的治疗需多专业医生进行的综合疗法，6个月~2岁要完成腭裂修复手术，手术时间一般在1岁以内，术后配合语言训练对日后患者的发音说话至关重要。

（4）腭裂影响小儿吮乳及发音，易发生呛乳，喂乳时可使小儿取坐位，以免乳液流入鼻内，或用滴管喂乳，喂半流质或固体食物较流质为易。

（5）对腭裂合并扁桃体及增殖体肥大、中耳炎、慢性鼻咽炎等病者，应采取抗感染治疗。

（二）小颌畸形

1.概述

小颌畸形综合征又称腭裂-小颌畸形-舌下垂综合征，是染色体异常综合征的多发异常之一。小颌畸形可单独存在，或与其他先天畸形同时发生多数是下颌体积小。本病症以新生儿、婴儿时期的先天性小颌畸形；舌下垂、腭裂及吸气性呼吸道阻塞为特征。

由于下颌骨前部过于靠后使舌向后移，可造成梗阻比较轻的不出现呼吸困难，严重病例则常因挤压舌根部阻碍咽喉通道，可发生生命危险。

2.诊断

（1）主要以典型体征和临床表现进行诊断。

（2）胎儿发育后期也可以通过B超测量下颌骨的大小进行产前筛查。

3.鉴别诊断

（1）唐氏综合征：有染色体畸形，通过染色体的检查可以进行鉴别。

（2）酒精婴儿与小下颌畸形综合征的鉴别主要根据孕期病史，仔细分析孕妇在怀孕期间的饮食情况，多可作出判断。

（3）单纯唇腭裂畸形者多没有小下颌的表现，可能有呼吸障碍和进食困难，但多不会出现舌后坠及舌下垂。

（4）Sticklersyndrome：是遗传性结缔组织合成障碍性疾病，主要表现是面部扁平缺乏立体感，同时全身关节多有进行性的软骨破坏性病变。

（5）TreacherCollinsSyndrome：典型的表现是外侧眼角下垂，并有外眼角处的骨骼缺损。多有颧骨颧弓发育不良和下垂，从而出现典型的下垂面容。

4.治疗

（1）在婴幼儿期可以采用鼻咽通气道辅助通气，胃管喂食，下颌牵引成骨诱导下颌发育减轻呼吸道梗阻症状。

（2）有严重通气障碍的儿童，必要时可以进行气管切开。

（3）如果成年后下颌骨仍然发育不良则可进行下颌牵引成骨及颏前移等手术以治疗睡眠呼吸障碍及改善容貌。

（李杨方）

第三篇　儿童保健及护理

第十六章　护理技术

第一节　护理程序与评判性思维

一、评估
（一）收集资料

收集资料是对病人各方面情况进行系统了解的过程，是护理的起点，以判断病人存在的健康问题，提出正确的护理诊断。

1.资料的种类

（1）资料的主要类型包括主观资料和客观资料。

主观资料是指病人对其健康状况的主观感觉，只能通过病人或家属地感受到并描述出来。

客观资料是护理人员通过观察（视、听、触、嗅）或借助医疗仪器及实验室检查所得的资料，如生命体征：体温、脉搏、呼吸、血压的变化；临床实验室检查：红细胞、白细胞、血红蛋白的值；病人表现：面色苍白、四肢厥冷；病人行为或现象："哭泣""伤口流出暗红色脓血状液体"等，都属于客观资料。

（2）资料依时间顺序又可分为既往资料和现实资料。

既往资料指在病史发生之前的有关疾病的状况，包括既往病史、治疗史、既往生活习惯、过敏史等。如"3个月前曾发生右肩部疼痛，劳作后加重，伴大汗，经服用潘生丁药物缓解。"

现实资料指现在发生的有关疾病的状况。如现在的感受、自觉症状、生命体征值、实验室结果等。

资料在记录时，应注意维持其原始意义。护士通过收集资料，可不断地对病人进行护理评估。同时，查阅文献可提供专业理论知识及实验数据，并作为判断病人情况、提供护理措施的依据。

2.资料的内容

（1）一般资料。包括姓名、性别、出生日期、民族、信仰、婚姻状况、职业等。

（2）现在身体健康状况。收集此次发病原因、表现，目前主要健康问题，检查结果，治疗情况等。

（3）既往史，过去患病史，手术外伤史等。

（4）家族史。

（5）过敏史。

（6）护理体检结果。

3.收集资料的方法

护士在评估阶段收集资料的方法有三种：交谈、观察与护理体检。

（1）交谈：护士与家属的交谈是有计划、有特定目的的谈话，通过交谈，明确双方关心的问题，同时也为家属提供相关的信息。交谈还可促进护患关系的发展，创造有利于病人康复的治疗环境。在评估阶段，交谈的主要目的是收集资料。

（2）观察：观察是一种技巧，是通过视、听、嗅、触这四种感觉来获取病人有关的信息。

（3）护理体检：护士运用观察的技能，视诊、听诊、触诊、叩诊的方法，系统收集资料的过程，以评估病人的健康状况。

（二）组织资料

资料收集后，护士可使用某一理论或模式设置的评估表格将资料进行整理，也可依所在医院使用的评估表格记录资料。护士经常使用的评估表格包括：

1.病人入院护理评估单。

2.住院患者自理能力评估表。

3.入院护理评估单。

4.跌倒/坠床评估表。

5.压疮评估表。

6.疼痛评估及护理记录单。

7.静脉血栓评估表。

8.导管脱落风险评估表。

（三）核实、记录资料

护士需将已收集的资料进行核实，以保证资料的真实性和准确性。核实资料主要包括确保所需资料全部收集；确保主客观资料相符；得到遗漏的信息；资料是病人的症状和体征而非护士的推断；避免错误地判断病人的问题。并非所有的资料都要核实，如身高、体重、用精密仪器测量出来的实验室结果被认为是真实的。护士记录所收集到的资料，是完成护理评估的最后阶段。护士应准确地记录有关病人健康问题的全部资料。

二、护理诊断

（一）护理诊断的定义

北美护理诊断协会（NANDA）于1990年通过了护理诊断的操作性定义：护理诊断是关于个人、家庭或社区对现存和潜在健康问题及生命过程的反应的临床判断；护理诊断为护士提供了在其职责范围内选择护理措施，以达到预期目标的依据。

（二）护理诊断的组成部分

NANDA的护理诊断由名称、定义、诊断依据、相关因素四部分组成。

1.名称

名称是对护理对象的健康问题或疾病反应的概括性描述。名称即问题陈述，是描述病人健康问题或病人对所给予的护理干预的一种反应，可用简单、准确的文字清楚地描述病人的健康状态。提出诊断有助于制定病人的目标及预期达到的结果，为实施护理措施提供帮助。

为临床使用方便，有些护理诊断名称后面加了修饰词，如改变（发生变化）、受损（虚弱、破损、恶化）、减少（量、程度）、无效（未产生期望的效果）、急性（严重或短期）、慢性（持续较长时间、复发）。

按护理诊断的名称将护理诊断分为：①现存的；②有……的危险；③健康的；⑥综合征。

2.定义

定义是对护理诊断的一种清晰、精确的描述，并以此与其他护理诊断相区别。

3.诊断依据

诊断依据是作出该诊断的临床判断标准，是一组症状、体征或有关病史，也可是高危因素。依据诊断依据又称为限定因素，是用以支持所提出的护理诊断。现存的护理诊断其诊断依据即病人的症状和体征，高危护理诊断的依据与原因相同，即危险因素。

诊断依据根据其作用程度分为主要依据和次要依据。主要依据是在提出护理诊断时必须出现的症状和体征，次要因素是指在提出护理诊断时，可能会出现的症状、体征，或病人的其他行为表现在确定此诊断时所具备的依据。

（1）主要依据：作出某一诊断时通常需要存在的症状或体征，诊断时必须具备其中一项以上的症状和体征。

（2）次要依据：指作诊断时可能出现的症状或体征，不是每个人都会出现，但对作出诊断起支持辅助作用。

4.相关因素

相关因素是指促成护理诊断形成和成立的原因或情景。现存或健康的护理诊断有相关因素，而有危险的护理诊断其相关因素常与危险因素相同。指一种或多种引起健康问题的相关因素及危险因素，可以指病人的行为，也可以是环境因素。危险因素是指高危（潜在的）因素，因当时尚无主观资料和客观征象显示发生了健康问题。相关因素即影响个体健康的直接因素或促发因素，包括病理生理、治疗、情境、年龄方面的因素。

相关因素的陈述应使用"与……有关"的方式。知识缺乏较特殊，其陈述方式应是"知识缺乏：缺乏……方面的知识"。

5.理诊断的陈述与书写

护理诊断的陈述包括三个结构要素：健康问题即护理诊断地名称，指明了护理对象现存的或潜在的健康问题；症状或体征即与健康问题有关的症状与体征；原因指导致健康问题的直接因素。简称 PES 公式，临床也常用 PE、PS 或 SE 公式。

三部分陈述：即 PES 公式，具有 P、E、S 三个部分，多用于现存的护理诊断。例如：营养失调：高于机体需要量（P）肥胖（S）与摄入过多有关（E）。

二部分陈述：即 PE 公式，只有护理诊断名称与相关因素，而没有临床表现。例如有废用综合征的危险（P）与长期卧床有关（E）。

一部分陈述：只有 P 多用于健康促进性护理诊断。例如：母乳喂养有效。

（三）合作性问题和潜在并发症

在临床工作中，常常遇到病人的一些问题是护理诊断尚未涵盖的，而这些问题确实需要护理干预。为了解决这一问题，Lynda Juall Carpenito 于 1983 年提出了合作性问题的概念。她认为需要护理提供服务的问题有两类：一类是通过护嘱可以解决的，属于护理诊断；另一类是要与其他医务工作人员特别是医生共同合作解决的，护士主要提供监测护理，属于合作性问题。

合作性问题是需要护士进行监测以及时发现其发生和发展的一些生理并发症，是需要护士通过医嘱和护理措施共同处理以减少其发生的问题。一旦诊断为"PC：XXX"，就提醒护士要注意病情监测，以及时与医生配合处理。

对于护理诊断，护士可以独立制定和执行一定措施以达预期目标。而对合作性问题，需要护士和医生相互配合才可能解决。护理诊断描述的是病人对疾病或潜在健康问题生理、心理、社会文化和精神方面的反应，是护士在职权范围内能解决的问题。医护合作处理的问题是指病人可能发生的问题（潜在性的）。由于某一疾病的潜在并发症是有限的，所以，医护合作处理的问题会在疾病发生发展或治疗过程中的任何阶段出现。在疾病的整个过程中，医疗诊断不会改变，而护理诊断则随着病人反应的变化而改变。

三、实施

实施是将护理计划付诸行动、实施护理目标的过程。实施护理计划是执行护理程序的第四个步骤，是依据制定的计划为病人执行护理工作。措施的实施是一个附有智慧性及技术性的过程，是具体的护理行动，以帮助病人解决其健康问题，达到护理目标。

（一）实施的目的

1.根据病人的需要执行护理活动。
2.提供病人及家属护理指导与咨询。
3.鼓励病人自理。
4.激励病人维护其最佳健康程度。
5.执行医嘱为病人进行治疗。
6.与其他医务人员合作服务于病人。

（二）实施的步骤

实施护理计划的过程可分为三个步骤：

1.准备

（1）再评估护理对象，由于病人病情不断变化，因此收集病人最新资料，确认是否有新的健康问题出现。

（2）审阅修改护理计划，在将护理计划付诸实践之前，须再次审视计划，以判定病人健康问题是否真实存在，护理目标是否具体，护理活动是否合适。

（3）分析实施计划所需要的护理知识与技术，准备执行实施活动前，护士应进行充分准备，包括自身（知识及技术操作）和用物准备，使自己和病人承受的危险和意外降至最低。

（4）预测可能发生的并发症及如何预防。

（5）组织实施计划的资源。

2.实施

（1）运用观察能力、沟通技巧、合作能力和应变能力，娴熟的应用各项护理操作技术实施护理计划。

（2）要与其他医护人员相互协调配合，还要充分发挥护理对象及家属的积极性，鼓励他们积极参与护理活动。

(3) 密切观察执行计划后患者的反应,有无新的问题发生,及时收集资料,迅速、准确处理一些新的健康问题与病情变化。密切观察病人的反应及效果。

3.记录

亦称护理病程记录或护理记录。将提供的护理措施、病人的反应及护理效果记录下来,有助于护士交流护理活动,了解病人病情变化。对记录进行定期检查,是评价服务质量的依据。记录也是进行临床教学、科学研究的良好素材。

记录格式:护理记录的方式有多种,比较常用的是 PIO 格式和 SOAPE 格式。

PIO 格式:P(problem)代表护理问题,I(intervention)代表护理措施,O(outcome)代表护理。

SOAPE 格式:S(subjective data)代表主观资料,即患者的感觉、主诉如头痛、乏力等;(objective data)代表客观资料,即护士观察、检查的结果,如生命体征、化验报告等;A(assessment)代表估计,指护士对上述资料的分析、解释及对问题的判断;P(plan)代表计划,指护士为解决患者的问题所采取的措施;E(evaluation)代表评价,即采取护理措施后的效果。

四、护理评价

评价是将实施护理计划后所得到的护理对象健康状况的信息与预定的护理目标逐一对照,按评价标准对护士执行护理程序的效果、质量作出评定的过程。评价过程也是护理人员运用评判性思维对护理活动的过程和结构进行评判的过程,评价贯穿于护理全过程。护理评价评价是护理程序的最后一个步骤,是一系统的分析过程,经过输入、转化、输出与反馈而不停地进行,因此,又是一个动态的过程。评价的形式有过程评价和结果评价,前者着重评价护士是否依循护理目标执行护理活动;后者则侧重于病人的健康状况和效果是否与护理目标一致。

(一)评价的方式、形式和种类

1.评价方式

(1)医院质量控制委员会检查;(2)护理查房;(3)护士长与护理教师的检查评定;(4)护士自我评价。

2.评价的形式

(1)过程评价护士每天依照护理计划为病人护理的同时,须评估病人每日健康状态的变化及对护理措施的反应,随时修订计划,并将提供的护理措施和观察到的结果记录下来。当护士与病人接触时,护士可随时评价病人的进展。

(2)结果评价在制定护理目标时,已设定好评价的日期。评价时,护士可将病人当时的健康状况与设定的预期目标进行比较、判断。若病人的行为反应达到预期目标,计划即可终止;若目标没有达到,或继续执行计划,或找出病人无法获得计划中预期结果的原因,将计划修改,择期再评。

3.评价的种类

(1)连续评价:是指在实施护理措施后立即进行评价。

(2)定期评价:指按一定的时间间隔评价预定目标的实现情况。

(3)终末评价:对病人出院时的健康状况,预期目标的实现情况的评价。

（二）评价的内容和步骤

1.评价内容

（1）组织管理的评价：包括各种护理文件的规范性、护士分工的组织形式、各类护理人员履行职责情况、病区的环境调节等是否有利于护理程序的实现。

（2）护理过程评价：包括护理病历质量、护理实施情况、护理程序工作方法的理解与运用等是否符合要求。

（3）护理效果的评价：核心内容包括评价护理对象的行为和身心健康的改善情况是否达到了预期目标。

2.评价步骤

建立评价标准评价时应有护理标准作为评价的依据，护士按一致的要求或指标，客观地对病人的健康状况及护理效果进行评价。所制定的标准应是可以达到的、详细的、特定的且有临床实用性的。评价的标准就是行动的准则。收集评价资料通过护理过程的记录，

与病人接触、交流，检查评估，查阅病历等方法，收集病人各方面资料。护士分析资料的准确性，审查提供的护理活动，将所有资料与原定的目标进行对比，了解符合的程度及存在的差距。

（1）收集资料：通过护士直接观察、与病人交谈、体格检查和查看记录等手段，收集病人实施护理措施后的反应，即病人目前的健康状况。

（2）评价预期目标实现情况：将病人目前的健康状况与预期目标比较，判断目标是否实现和实现程度。有三种情况目标完全实现；目标部分实现；目标未实现。在与预期目标比较后，把结论和评价时间记录下来。

（3）对整个护理程序进行重审：目标完全实现的护理诊断可停止，护理措施也同时停止。但对于目标部分实现和未实现的需寻找原因

（4）修改护理诊断和护理计划：通过（1）（2）（3）步之后，修订护理计划。

五、评判性思维与护理临床决策

评判性思维即不轻信、不盲从、不屈服、不武断、不虚骄、不固执、不保守不僵化，通过质疑问题，寻根究底，以找到或接近真理性认识的创造性思维。

（一）评判性思维

1.评判性思维的本质

评判性思维作为一种教育思维方式和教育价值观，其本质是提倡对教育中司空见惯的现象及整个社会的文化系统应具有反思能力和建设性评判精神，同时注重学生评判性思维能力培养，鼓励学生参与批判性的讨论，并对教材和教师的权威提出质疑。

2.评判性思维的类型

（1）一般评判性思维包括运用科学的方法（探究问题、计划解决方案、验证方案和得出结论）、解决问题和决策。

（2）临床评判性思维主要包括诊断推理和推论以及临床决策。

（3）护理评判性思维即护理程序的思维过程。

3.评判性思维在护理学的运用

（1）运用评判性思维的情境常见的情况有：运用其他学科领域的知识、在应激的情

境下正确处理各种变化和做出重要决策三种。

（2）发展评判性思维的步骤：明确思维的目的、拥有适当的知识、鉴别潜在的问题、运用有用的资源、使用判断或决策的标准。①明确思维的目的：根据时间限制的标准，评判性思维的目的有两类，即短期目的和长期目的；②拥有适当的知识：为确保有适当的知识，应思考相关环境、必备知识、错误允许空间和时间限制四个方面；③鉴别潜在的问题：随着对批判性思维运用的日渐成熟，护士将学会避免发生一些导致不合理决策的潜在问题；④运用有用的资源：主要的有用资源包括有经验的同事、护理教育者、护理领导、教科书和杂志上的专业文献资料、学术机构的或医院的政策和程序规范、专业团体和著作，以及患者权利法案；⑤使用判断或决策的标准：将评判性思维用于临床实践的最后思考步骤是判断或决策的标准。在最后做出判断或决策时，护士必须要用一定的标准来确定备择行为方案，衡量它们各自的优点，然后做出结论。

（二）护理临床决策

1. 护理决策的定义

护理决策是一个由护士结合理论知识和实践经验对患者的护理做出判断的复杂过程。这些判断是指通过护士和患者的互动而做出的，是关于患者病情的观察、对所观察到的资料及意义来源的评估，以及应采取什么护理行为的判断。

2. 护理决策的分类

护理决策通常划分为护理伦理决策、护理临床决策和护理管理决策。对护理决策的分类并不是绝对的，护士在临床上面临的各种各样的决策之间可以是互相交叉的，可能在做出临床决策的同时还要做出相应的伦理决策。

3. 护理临床决策程序的步骤

（1）确定问题　问题是指事物实际现象和应有现象之间的差距，确定问题是进行合理决策的前提。

（2）陈述目标　确定目标是科学决策的重要环节之一，没有目标的决策是盲目的决策。决策目标既体现决策行动的预期结果，又是选择行动方案的依据。

（3）寻求备择方案并做出决断　这是决策的核心环节，包括寻求备择方案、评估备择方案、做出选择。

（4）实施方案　决策活动的最终目的是要付诸实施，而所作决策是否科学，也有待在实施过程中检验。

（5）评价和反馈　在做出决策的过程中，尤其是实施决策后，决策者要有意识地对决策效果进行适时的评估，反思、总结决策中的得失和经验教训，评价决策的效果，及时地反思、评价、总结和反馈有利于护理临床决策能力的提高。

（6）护士不但要根据上述程序对个体患者做出决策，而且也要对群体患者做出决策。群体患者的决策程序包括：①确定每个患者的问题；②比较患者，根据基本需要、患者病情变化和稳定的程度以及问题的复杂性，确定哪个问题是最紧急的；③预测解决首优问题所需要的时间；④确定怎样联合行动，在同一时间解决一个以上的问题；⑤考虑怎样使患者成为决策者并参与护理。

（庄艳云）

第二节　给药

药物在预防、诊断和治疗疾病中起着重要作用，而护士是给药的直接执行者，为了合理、安全、有效地给药，护士必须了解常用药物的药理学知识，掌握正确的给药技术，准确评估患者用药后的疗效和反应等，指导患者安全正确的接受药物治疗。给药即药物治疗，是最常用的一种治疗手段，其目的包括治疗疾病、减轻症状、预防疾病、协助诊断以及维持正常的生理功能。

一、口服给药法

口服给药是最常用、最方便、又比较安全的给药方法，药物经口服后被胃肠道吸收入血液循环，从而达到局部治疗和全身治疗的目的。

（一）操作要点

1.严格执行三查七对制度。

2.取固体药时，一手取药瓶，瓶签朝向自己，另一手用药匙取出所要药量，放入药杯。

3.取液体药时，摇匀药液，一手持量杯，拇指置于所需刻度，并使其刻度与视线平；另一手将药瓶有瓶签的一面朝上，倒药液至所需刻度处；油剂、按滴数计算的药液或药量不足 1ml 时，在药杯内倒入少许温开水，用滴管吸取药液（1ml 以 15 滴计算）。

4.取药时，先配固体药，然后配水剂，同时用几种药液，应分别放置。药物配完后，应根据服药本重新查对 1 次，再请别人查对 1 次方可发药。

5.发药时再次核对，得到准确应答后才发药。如患者提出疑问，应重新核对后再发药。如患者不在或因故暂不能服药，将药物带回保管，做好交班。每一患者的所有药物应一次取离药盘，不同患者的药物不可同时取出，以免发生差错。

6.协助患者服药，确认服下后方可离开。对危重患者及不能自行服药患者应喂药；鼻饲患者须将药物碾碎，用水溶解后，从胃管注入，再用少量温开水冲净胃管。

7.清洁发药盘，随时观察患者服药后的反应。若有异常，及时与医生联系，酌情处理。

（二）给药程序

口服给药要按评估、准备、实施三个步骤进行。为了提高疗效，减少不良反应，应注意：

1.对胃肠黏膜有刺激的药物，应在饭后服用。

2.对呼吸道黏膜起安抚作用的药物，服后不宜立即饮水，一般应在 15 分钟后才可饮水。

3.对牙齿有腐蚀作用或使牙齿染色的药物，可用饮水管吸服，以免药液与牙齿接触。另外，服药后及时漱口。

4.横胺类药物，服后应嘱咐病人多饮水。

5.服用强心苷类药物前，应先测脉率。

6.有相互作用的药物不宜同时或在短时间内服用。

7.合理安排服药时间，以便药物充分发挥疗效。

二、注射给药法

（一）基本原则

1.注射原则是施行一切注射术必须遵循的原则：

（1）严格执行查对制度。

（2）严格遵守无菌操作原则。

注射前必须洗手、戴口罩，衣帽整洁；注射器的活塞及针头应保持无菌；注射部位按要求进行消毒。

常规消毒用棉签蘸2%碘酊，以注射点作为中心，由内向外螺旋式旋转涂擦，直径应在5cm以上，待干后，用70%乙醇棉签以同样方式脱碘，待干后，方可注射。

碘伏消毒取无菌棉签蘸碘伏原液，以注射点为中心，由内向外螺旋式均匀涂擦一遍，稍干即可注射。

注射的药液应按规定时间临时抽取，随即注射，以抽取药液的注射器针梗，应用无菌物品覆盖，不可暴露在空气中。

（3）选择合适的注射器及针头：根据药液量、黏稠度和刺激性的强弱选择合适的注射器和针头；注射器和针头的衔接必须紧密；一次性注射器的包装应密封在有限期内。

（4）选择合适的注射部位：注意：①避开神经血管处、炎症、硬结、疤痕及患皮肤病处进针；②需要长期注射的患者，应经常更换注射部位；③静脉注射时选择血管应从远心端到近心端。

（5）排尽空气：①注射前应排尽注射器内空气，以防空气进入血管形成空气栓子；②排气时防止浪费药液。

（6）检查回血：①进针后，注射药液前，应抽动活塞，检查有无回血；②动、静脉注射必须见有回血后方可注入药液；③皮下、皮内注射，如发现有回血，应拔出针头重新进针，不可将药液注入血管内。

（7）掌握无痛技术：①取舒适卧位，使肌肉松弛，易于进针；②解除患者思想顾虑，分散注意力；③注射时做到二快一慢，推药速度要均匀；④对刺激性较强的药物，针头宜粗长，且进针要深，以免引起疼痛和硬结。如需注射数种药物，要注意配伍禁忌，一般应先注射无刺激性或刺激性弱的药物，再注射刺激性强的药物，以减轻疼痛。

（8）严格执行消毒隔离制度，预防交叉感染：①做到一人一消毒，一人一垫枕，一人一止血带；②使用后的注射器和针头要先浸泡消毒后，再处理。

（二）皮内注射法

1.皮内注射法是将少量药液或生物制品注射于表皮与真皮之间的方法。

（1）目的：进行过敏试验，以观察有无变态反应、预防接种、局部麻醉的起始步骤。

（2）注射部位：药物过敏试验在前臂掌侧下1/3处、预防接种常选择在三角肌下缘、局部麻醉在实施局部麻醉处。

（3）实施：①洗手、戴口罩、在治疗室按医嘱备好药液、物品；②携用物至病人床前，核对床号、姓名、药物；③解释操作目的及方法，询问有无过敏史；④指导病人取舒适、正确体位，选择注射部位；⑤70%乙醇消毒皮肤；⑥左手绷紧前臂掌侧皮肤，右手以平执式持注射器，使针尖斜面向上与皮肤几乎平行地刺入皮内后，放平注射器，用左手拇指固定针栓，右手轻轻推注药液，注入0.1ml，使局部隆起呈半球状皮丘，隆起的皮肤变白并显露毛孔，随即拔出针头；⑦指导病人不要按揉针孔。

（4）注意事项：①严格执行查对制度和无菌操作制度；②若做药物过敏试验，应确定无过敏史后再注射，并携带备用的肾上腺素及注射器；③选择无色、刺激性小的消毒液，忌用碘酊、碘伏，以免影响对局部反应的观察；④进针角度以针尖斜面能全部进入皮内为宜，不可过深；⑤药物过敏试验结果阳性反应，应告知患者或家属，不能再使用该种药，并记录在病历上。

（三）皮下注射法

1.皮下注射法是将少量药液或生物制剂注入皮下组织的方法。

（1）目的：注入小剂量药物、预防接种、局部麻醉用药。

（2）部位：常选用组织疏松、血管和神经分布较少、无骨突的部位，如上臂三角肌下缘、大腿的外侧和前侧、腹部、腰部、背部。

（3）实施：①洗手、戴口罩、在治疗室按医嘱备好药液、物品；②携用物至病人床前，核对床号、姓名、药物；③解释操作目的及方法，询问有无过敏史；④指导病人取舒适、正确体位，选择注射部位；⑤70%乙醇消毒皮肤；⑥左手绷紧前臂掌侧皮肤，右手以平执式持注射器，使针尖斜面向上与皮肤几乎平行地刺入皮内后，放平注射器，用左手拇指固定针栓，右手轻轻推注药液，注入0.1ml，使局部隆起呈半球状皮丘，隆起的皮肤变白并显露毛孔，随即拔出针头；⑦指导病人不要按揉针孔。

（4）注意事项：①严格执行查对制度和无菌操作原则；②对皮肤有刺激的药物一般不做皮下注射；③护士在注射前详细询问患者的用药史；④对过于消瘦者，护士可捏起局部组织，适当减小穿刺角度，进针角度不宜超过45°，以免刺入肌层。

（四）肌内注射法

1.肌内注射法是将一定量药液注入肌肉组织的方法。

（1）目的：注入药物，用于不宜或不能口服或静脉注射，且要求比皮下注射更快发生疗效时。

（2）部位：常选择肌肉组织丰厚且距大血管及神经较远处。常用的部位有臀大肌、臀中肌、臀小肌、股外侧肌和上臂三角肌等。

2.定位方法

（1）臀大肌注射定位法：①十字法，从臀裂顶点向左或向右划一水平线，以髂嵴最高点向水平线做一垂线；②连线法，取髂前上棘与尾骨连线的外上1/3处为注射区。

（2）臀中肌、臀小肌注射定位法：以食指和中指指尖分别置于髂前上棘和髂嵴下缘，在髂嵴、食指和中指之间所形成的三角区即为注射部位，护士的左手测定患者的右侧，右手测定患者的左侧；以髂前上棘外三横指处为注射剂部位，以患者的手指宽度为标准。

（3）上臂三角肌注射部位定位法：上臂的外侧，肩峰下2~3横指处，一般只适于小剂量的药物注射。

（4）股外侧肌注射定位法：为大腿外侧的中段，位于髋关节下10cm，膝关节上10cm，宽度大约7.5cm的部位。

（5）体位：①侧卧位：上腿伸直，下腿稍弯曲；②俯卧位：足尖相对，足跟分开；③仰卧位：用于危重者。适用于臀中肌和臀小肌注射；④坐位：适用于臀部肌内和三角肌注射。

(6)实施：①携用物至病人床前，查对床号，姓名，药物；②协助病人取合适体位，暴露注射部位，常规消毒；③排出注射器内空气；④以左手拇指和食指绷紧局部皮肤，右手以执笔式持注射器，用手臂带动腕部力量，将针头迅速刺入约 2.5cm，消瘦者和小儿应略浅；⑤右手不动，固定针头，左手抽动活塞，见无回血后以匀速推注药液；⑥注射毕，用无菌干棉签按于针眼处，迅速拔针并按压片刻以止血；⑦帮助病人整好衣被，取舒适卧位；⑧整理用物，洗手。

(7)注意事项：①严格执行查对制度和无菌操作原则；②两种药物同时注射时，注意配伍禁忌；③对2岁以下婴幼儿不宜选用臀大肌注射，因其臀大肌尚未发育好，注射时有损伤坐骨神经的危险，最好选择臀中肌和臀小肌注射；④若针头折断，稳定患者情绪，保持原位不动，固定局部组织，同时尽快用止血钳夹住断端取出；如断端全部埋入肌肉，应速请外科医生处理；⑤需长期注射者，应交替更换注射部位，并选用细长针头，以避免或减少硬结的发生。

(五)静脉注射与静脉血标本采集法

1.目的

(1)静脉注射：注入药物，用于药物不宜口服、皮下、肌内注射，或需迅速发挥药效时；注入药物做某些诊断性检查。静脉营养治疗。

(2)静脉血标本的采集：全血标本：测定血沉及血液中某些物质如血糖、尿素氮、肌酐、尿酸、肌酸、血氟的含量；血清标本：测定肝功、血清酶、脂类、电解质等；血培养标本：培养检测血液中的病原菌。

2.部位

(1)四肢静脉：常用肘部正中静脉、贵要静脉和头静脉，手部、腕部、足部和踝部的浅静脉。

(2)小儿多用头皮静脉。

3.静脉注射失败的常见原因

(1)针头刺入静脉过少，抽吸虽有回血，但松解止血带时静脉回缩，针头滑出血管，药液注入皮下。

(2)针头斜面未完全刺入静脉，部分在血管外，抽吸虽有回血，但推药时药液溢至皮下，局部隆起并有痛感。

(3)针头刺入较深，斜面一半穿破对侧血管壁，抽吸有回血，推注少量药液，局部可无隆起，但因部分药液溢出至深层组织，患者有痛感。

(4)针头刺入过深，穿破对侧血管壁，抽吸无回血。

4.特殊患者的静脉穿刺要点

(1)肥胖患者：摸清血管走向后由静脉上方进针，进针角度稍加大（30°~40°角）。

(2)水肿患者：用手按揉局部，以暂时驱散皮下水分，使静脉充分显露后再行穿刺。

(3)脱水患者：作局部热敷、按摩，待血管充盈后再穿刺。

(4)老年患者：用手指分别固定穿刺段静脉上下两端，再沿静脉走向穿刺。

(六)动脉注射与动脉血标本采集

动脉注射与动脉血标本采集是指自动脉注入药液或抽取动脉血标本的方法。常用动脉有股动脉、桡动脉。

1.目的
（1）加压输入血液，以迅速增加有效血容量，用于抢救重度休克患者。
（2）注入造影剂，用于施行某些特殊检查，如脑血管造影。
（3）注射抗癌药物作区域性化疗。
（4）采集动脉血标本，作血液气体分析。

2.穿刺部位
（1）桡动脉穿刺点为前臂掌侧腕关节上2cm、动脉搏动明显处。
（2）股动脉穿刺点在腹股沟股动脉搏动明显处。穿刺时，患者取仰卧位，下肢伸直髂外展外旋，以充分暴露穿刺部位。

3.注意事项
（1）严格执行查对制度和无菌操作原则。
（2）新生儿宜选择桡动脉穿刺，因股动脉穿刺垂直进针时易伤及髋关节。
（3）推注药液过程中应注意观察患者局部情况与病情变化。
（4）拔针后局部用无菌纱布或沙袋加压止血，以免出血或形成血肿。

（七）雾化吸入法

雾化吸入法是应用雾化将药液分散成细小的雾滴以气雾状喷出，使其悬浮在气体中经鼻或口由呼吸道吸入的方法。常用于预防和治疗呼吸道疾病，药物吸入后，除了对呼吸道局部产生疗效外，还可通过肺的吸收，达到全身疗效。

1.超声波雾化吸入法

超声波雾化吸入法是应用超声波声能将药液变成细微的气雾，再由呼吸道吸入的方法。

（1）目的：①湿化气道：常用于呼吸道湿化不足，痰液黏稠、气道不畅者，也作为气管切开术后常规治疗手段；②控制呼吸道感染：消除炎症，减轻呼吸道黏膜水肿，稀释痰液，帮助祛痰。常用于咽喉炎、支气管扩张、肺炎、肺脓肿、肺结核等患者；③改善通气功能：解除支气管痉挛，保持呼吸道通畅。常用于支气管哮喘等患者；④预防呼吸道感染：常用于胸部手术前后的患者。

（2）构造：由超声波发生器、水槽、雾化罐（杯）和螺纹管及口含嘴或面罩构成。

（3）常用药物及作用：①控制呼吸道感染，消除炎症：常用抗生素，如庆大霉素、卡那霉素等；②解除支气管痉挛：常用氨茶碱、沙丁胺醇等；③稀释痰液，帮助祛痰：常用a-糜蛋白酶、易咳净（乙酰半胱氨酸）等；④减轻呼吸道黏膜水肿：常用地塞米松等。

（4）注意事项：①护士熟悉雾化器性能，水槽内应保持足够的水量，水温不宜超过60℃；②因透声膜及晶体换能器质脆易破碎，在操作及清洗过程中，动作要轻，防止损坏；③观察患者痰液排出是否困难，若因黏稠的分泌物经湿化后膨胀致痰液不易咳出时，应予以拍背以协助痰排出，必要时吸痰。

2.氧气雾化吸入法

氧气雾化吸入法是借助高速氧气气流，使药液形成雾状，随吸气进入呼吸道的方法。

（1）目的：①湿化气道；②控制呼吸道感染：消除炎症，减轻呼吸道黏膜水肿，稀释痰液，帮助祛痰；③改善通气功能：解除支气管痉挛，保持呼吸道通常；④预防呼吸道感染。

（2）注意事项：①严格执行消毒、查对制度，以防交叉感染；②氧气的湿化瓶内勿放水，防止水进入雾化器内而使药液被稀释；③氧流量不可过大，以免损坏雾化器颈部；④药液喷完，一般需 10~15 分钟。治疗时嘱病人深吸气，使药液充分达到支气管和肺内，呼气时松开手指，以防药液丢失；⑤如患者感到疲劳，可关闭氧气，休息片刻，再行吸入；⑥操作时要注意用氧安全，远离明火。

（八）局部给药法

1.滴药法

滴药法是将药液滴入眼、耳、鼻等处，以达到局部或全身治疗作用或做某些诊断、检查等的方法。

临床常用的方法有：

（1）滴眼药法：目的用滴管或眼药滴瓶将药液滴入结膜囊，以达到杀菌、消炎、收敛、麻醉、散瞳、缩瞳等治疗或诊断作用。

注意事项：①动作要轻柔、准确，泪囊部压迫要得当，勿使药液流入鼻腔引起不良反应，若有溃疡、外伤、眼球术后等则不宜压迫及拉高上眼睑；②一般先滴右眼后滴左眼，以免滴错，但如果左眼病轻，则应先滴左眼，以免交叉感染；③若眼药水与眼药膏同用时，应先滴药水后涂药膏，若数种药物同用时，之间须间隔 2~3 分钟，并先滴刺激性弱的药，后滴刺激性强的药。

（2）滴耳药法：目的将滴耳剂滴入耳道，以达到清洁、消炎、止痛的目的。

注意事项：①动作要轻柔、准确；②观察用药后患者的情况，有无迷路反应，如眩晕、眼球震颤等。并观察药后效果，分泌物是否减少，炎症是否减轻等等；③软化耵聍者，滴入前可不必清洁外耳道，滴入药量以不溢出耳道为度。滴药后耳部发胀不适，应向病人作好解释，两侧均有耵聍者，不宜同时进行；④若系昆虫类异物进入耳道，可选用油类药物，滴入 2~3 分钟便可取出。

（3）滴鼻药法：目的通过鼻腔滴入药物，治疗上颌窦、颌窦炎，或滴入血管收缩剂，减少分泌，减轻鼻塞症状。

注意事项：①动作轻柔、准确；②侧头位适用于单侧鼻窦炎或伴有高血压患者。侧卧位时应将药液滴入下方鼻孔。

（4）皮肤用药：将药物直接涂于皮肤，以起到局部治疗的作用。皮肤用药的剂型有多种，如溶液、油膏、糊剂、粉剂等，作为护理人员要正确使用，以取得最佳效果。

（5）舌下给药：舌下给药时，药物通过舌下口腔黏膜丰富的毛细血管吸收，可避免胃肠刺激、吸收不全和首过消除等作用，并且生效快。

方法多用于心脏病病人心绞痛发作时，病情较急，因此，应教会病人自行用药，告其将药片放入舌下，使药片自然溶解。并让病人懂得此类药物不可嚼碎吞下，而需其自然溶解，否则会降低药效。

注意事项：①教会病人如何评价药效，如不见效，需加量并及时去医院治疗；②目前最常用的硝酸甘油片剂，舌下含服一般 2~3 分钟即可见效，病人心前区压迫感或疼痛感可减轻或消除。应告知病人，服药同时及时就医。

（九）药物过敏试验法

临床上使用某些药物时，常可引起不同程度地过敏反应，有的甚至发生过敏性休克。为了合理使用药物，充分发挥药效，阻止过敏反应的发生，在使用某些药物前，除须详细询问用药史、过敏史、家族史外，还须做药物过敏试验。在做过敏试验的过程中，要准确配制药液，严格掌握操作方法，认真观察反应，正确判断结果，并做好急救准备。

变态反应是指由药物引起的变态反应，称为药物过敏反应：①变态反应：是一种病理性、特异性的免疫反应；②免疫反应：包括非特异性、特异性两种；③特异性免疫反应。

1.青霉素过敏试验及变态反应的处理

（1）青霉素过敏反应的机理

临床使用的青霉素可分为两大类：一类是从青霉菌培养液中提取的天然青霉素G（钾盐和钠盐）；一类是半合成青霉素。其抗菌作用强、毒性低，但对少数过敏体质的人能引起各类型的变态反应，可达3%~6%。青霉素为半抗原，进入机体后与组织蛋白或多肽分子结合成全抗原，刺激机体产生IgE，黏附于皮肤、支气管黏膜等处微血管壁周围的肥大细胞上或血液中的嗜碱性粒细胞表面，使机体对抗原处于致敏状态，当机体再次接触同一抗原时，IgE与之结合，导致这些细胞破裂，释放组胺等作用于效应器官，使平滑肌收缩、毛细血管扩张，通透性增强，产生过敏反应的临床表现。以Ⅰ型为主，任何剂量、任何剂型、任何途径均可发生，亦有初次用药者发生过敏反应的报道（因其接触过空气中的青霉菌）。

（2）青霉素过敏试验法

每毫升含200~500U青霉素G生理盐水溶液为标准。

皮试液的配制：

用物准备：注射盘内、1ml、5ml注射器各1支、生理盐水5ml、青霉素80万U1支、抢救用品（0.1%盐酸肾上腺素1支）。

配制步骤：

80万单位青霉素1支＋4ml生理盐水—20万单位/ml

取0.1ml＋0.9ml生理盐水—2万单位/ml

取0.1ml＋0.9ml生理盐水—2000单位/ml

取0.1ml＋0.9ml生理盐水—200单位/ml 即为皮试溶液

按皮内注射法在病人前臂掌侧下1/3处注入青霉素皮试液0.1ml（含青霉素20~50U）。注射后20min观察结果。

阴性：皮丘大小无改变，周围无红肿，无自觉症状。

阳性：皮丘隆起增大，出现红晕，直径大于1cm，周围有伪足伴局部痒感，患者可有头晕、心悸、恶心，甚至发生过敏性休克。

（3）青霉素变态反应：①过敏性休克：属Ⅰ型变态反应，特点是反应迅速、强烈、消退亦快。可发生在用药后数秒钟或数分钟内，有的在30min后发生；②血清病型反应：一般在用药后7~12天内发生，临床表现与血清病相似，属Ⅲ型变态反应，可见发热、荨麻疹、关节肿痛、淋巴结肿大、腹痛、皮肤发痒等；③各器官或组织地过敏反应：

1）呼吸道过敏反应：引起哮喘或促发原有的哮喘发作。

2）消化道过敏反应：腹痛、腹泻、便血等，可引起过敏性紫癜。

3）皮肤过敏反应：瘙痒，荨麻疹，血管神经性水肿，严重者可引起剥脱性皮炎。

④临床表现：

1）呼吸道阻塞症状，由于喉头水肿、支气管痉挛、肺水肿引起胸闷、气促、哮喘与呼吸困难，伴濒死感。

2）循环衰竭症状，表现为面色苍白，出冷汗、发绀，脉搏细弱，血压下降。

3）中枢神经系统症状，表现为面部及四肢麻木，意识丧失，抽搐或大小便失禁等。

4）其他变态反应表现，可有荨麻疹、恶心、呕吐、腹痛与腹泻等。

上述症状常以呼吸道症状或皮肤瘙痒最早出现。

⑤护理：

1）立即停药，协助患者平卧，报告医生，就地抢救。

2）立即皮下注射 0.1%盐酸肾上腺素 1ml，小儿酌减。症状如不缓解，可每隔半小时皮下或静脉注射该药 0.5ml，直至脱离危险期。

3）改善缺氧，给予氧气吸入、口对口人工呼吸、气管切开、注射呼吸兴奋剂，喉头水肿导致窒息时，应尽快施行气管切开、气管插管。

4）根据医嘱使用抗过敏药物，静脉注射地塞米松 5~10mg，或肌内注射盐酸异丙嗪 25~50mg。

5）静脉滴注 10%葡萄糖溶液或平衡溶液扩充血容量，如血压仍不回升，可遵医嘱加入升压药，如盐酸多巴胺、间羟胺。

6）若发生呼吸心搏骤停，立即进行心肺复苏抢救。

7）密切观察病情，记录患者生命体征、神志和尿量等病情变化，注意保暖，详细记录护理记录单，患者未脱离危险时，不宜搬动患者。

⑥预防：

1）用药前详细询问用药史、过敏史和家族史，对有青霉素过敏史者禁止做过敏试验。对已接受青霉素治疗的患者，停药 3 天后再用此药时，或使用中更换药物批号时，须重新做过敏试验。

2）正确实施过敏试验，准确判断试验结果。

3）做过敏试验和用药过程中，严密观察患者反应，并备好急救药品，如盐酸肾上腺素等。首次注射青霉素者需观察 30min。

4）青霉素应现用现配。

5）配置试验液或稀释青霉素的生理盐水应专用。

2.链霉素过敏试验法

皮试液以每毫升含 2500u 的链霉素生理盐水溶液为标准，皮内注射 0.1ml，含链霉素 250u。链霉素变态反应的处理，除与青霉素变态反应相同外，还应遵照医嘱注射葡萄糖酸钙，因钙离子与链霉素络合，可降低或解除链霉素的毒性症状。若病人有抽搐，可用 10%葡萄糖酸钙 10ml，静脉推注，小儿酌减。如肌肉无力，呼吸困难，则用新斯的明 0.5~1mg，皮下注射，必要时 25mg，静脉推注。

3.破伤风抗毒素过敏试验及脱敏注射法

（1）皮内注射法.

150u/ml 的 TAT 生理盐水皮试液。皮内注射 0.1ml，含破伤风抗毒素 15U。20min 后判断皮试结果。

阴性：局部无红肿，全身无异常反应。

阳性：皮丘红肿，硬结直径大于 1.5cm，红晕范围直径超过 4cm，有时出现伪足或有痒感，全身过敏性反应表现与青霉素变态反应相类似，以血清病型反应多见。

（2）阳性脱敏注射法

当患者的破伤风抗毒素过敏试验阳性时可用脱敏注射，即多次小剂量注射药液，每隔 20min 注射 1 次，每次注射后注意观察患者反应，如出现发绀、荨麻疹及过敏性休克时，需及时采取抢救措施。

（3）普鲁卡因过敏试验法

使用普鲁卡因前应做过敏试验。取 0.25%普鲁卡因溶液 0.1ml 做皮内试验，20min 后观察结果，反应的观察和处理同青霉素过敏试验法。

（4）碘过敏试验法

临床上常用碘化物做造影剂进行心血管、脑血管、肾脏、胆囊、支气管及 X 线摄片检查，因碘可引起过敏反应，故用药前 1~2 日须做过敏试验。

（庄艳云）

第三节　静脉注射

静脉输液和输血是临床上重要治疗措施之一。可迅速、有效地补充机体丧失的体液、电解质，增加血容量，改善微循环，维持血压。通过静脉给药，可达到治疗疾病的目的。

一、静脉输液法

（一）概述

静脉输液是利用大气压和液体静压形成的输液系统内压高于人体静脉压的原理，将药液直接滴入静脉内。临床上常采用静脉输液以纠正水、电解质及酸碱平衡失调，恢复内环境稳态；并通过静脉通道输注药液，作为抢救和治疗病人的重要方法之一。

1.静脉输液的原理

利用大气压和液体静压原理将大量无菌液体、电解质、药物由静脉输入体内的方法。

2.静脉输液的目的及适应证

（1）补充血容量，改善微循环和维持血压：用于救治某些急重症，如大出血、大面积烧伤和休克等。

（2）补充水和电解质以调节水、电解质和酸碱平衡：常用于各种原因引起的体液紊乱，如剧烈的呕吐、腹泻，以及大手术后。

（3）输入药物以治疗疾病：如输入抗生素以控制某些严重的感染；输入解毒药抢救某些急性中毒或输入利尿剂以消除或减轻水肿等。

（4）补充营养，供给热能，促进组织修复用于无法进食者、慢性消耗性疾病及大手术后需禁食等病人。

3.常用溶液及作用

（1）晶体溶液主要作用是纠正体液及电解质平衡失调。常用的晶体溶液：葡萄糖溶液、等参电解质溶液、碱性溶液、高渗溶液。

（2）胶体溶液主要作用是维持血浆胶体渗透压，增加血容量，改善微循环，提高血压。常用的胶体溶液：右旋糖酐溶液、羧甲淀粉、血液制品。

（3）静脉高营养液能提供热量、补充蛋白质、维持正氮平衡，并补充各种维生素和矿物质。主要成分包括氨基酸、脂肪酸、维生素、矿物质、高浓度葡萄糖或右旋糖酐以及水分。

（4）静脉输液的原则：①输液的量根据病因、病情的不同而定；②输入液体的种类同样应视病因、病情而定。

4.临床常用的输液制剂

分两大类：

（1）晶体液：一般分为维持性、补充性和治疗性三类。维持性液体主要供应机体不显性水分蒸发，如呼吸、出汗以及排尿与排便所失水分。补充性液体，如乳酸林格液与碳酸氢钠氯化钠溶液（平衡溶液），多用于补充机体丢失的细胞外液（ECF）或转移到第三间隙成为非功能性细胞外液。治疗性液体如碱性溶液与高渗溶液，主要用于治疗。

（2）胶体液：临床上常用的有右旋糖酐和羟乙基淀粉。中分子右旋糖酐平均分子量为694401，胶体渗透压甚高，能自组织间液中吸收水分，并较稳定地保持在细胞内约6~9小时。低分子右旋糖酐平均分子量为39680，可降低血液黏滞性，改善微循环。

5.输液的速度

应综合三方面的因素而定：

（1）病情：对中、重度脱水，为及时初步纠正体液失衡，早期输液速度宜快，一般在开始4~8小时内输入总入量1/2~1/3，余量在24~48小时内补足。而对心、肺功能不足的病人则要严格控制输入速度。

（2）年龄：一般成人输液每分钟40~60滴（按1ml含15滴计算）；老年人每分钟20~40滴；新生儿每分钟10滴。

（3）药物的作用：如输注20%甘露醇，为起渗透性利尿作用，通常以每分钟150滴的速度输入；氯化钾输入速度宜慢，成人每分钟30~40滴（小儿酌减），而且浓度不应超过0.3%。

（4）输液的途径通常选择周围静脉，小儿可选用头皮静脉。危重症病人可经颈外静脉或锁骨下静脉穿刺输液，同时置管测量中心静脉压，为调整输液的速度和量提供重要依据。

6.护理评估

（1）身体状况：全面收集病人的病史、症状、体征及实验室检查结果等资料，综合分析、评估病人的脱水类型、心肺功能与有关需要，以作为合理输液的依据。

（2）心理、社会方面：了解病人的心理状态及对输液的有关知识的知晓程度，有的放矢地做好心理护理和宣教工作，以使病人减轻顾虑与负担，主动配合输液的进行。

（3）对穿刺静脉的评估：根据病情、输液量、病人年龄选用静脉。一般采用四肢浅静脉；急需输液时多采用肘静脉；周围循环衰竭时，可采用颈外静脉、锁骨下静脉。对于长期需要输液的病人,应从四肢远心端,逐渐向近心端有计划地使用静脉。

(4)对所输注药液的评估:包括评估药物的作用、副作用,药物的质量、有效期以及有无药物配伍禁忌。

(5)常用输液部位:输液时应根据患者的年龄、意识、体位、病情状况、病程长短、溶液种类、输液时间、静脉情况或即将进行的手术部位等情况来选择穿刺的部位。常用的输液部位包括:周围浅静脉、头皮静脉和锁骨下静脉和颈外静脉。

(6)护理评价:护理评价应是动态的,贯穿于输液的全过程。除了对给药的一般性评价之外,主要包括以下三个方面:①观察病人的全身反应,评价输液的疗效及有无出现不良反应如对脱水病人的皮肤黏膜、脉搏、血压、尿量和比重以及病人的主观感觉如口渴、疲乏、头晕等情况观察和了解;严格记录出入水量;结合有关的实验室检查如血$K\backslash Na^+$、Cl^-浓度、血pH、HCO_3^-、PCO_2等结果进行综合分析,作出评价,为下一步的治疗和护理提供依据;②观察注射部位有无出现皮下肿胀,并询问病人是否感到疼痛。尤其对小儿、老年人、昏迷及不合作者更要多加巡视;③观察输液是否通畅,有无漏水、不滴、滴空、滴管液面过高或过低等情况,如是应针对原因及时作出相应的处理。

(二)常用静脉输液法

常用静脉输液法有:周围静脉输液法,颈外静脉穿刺置管输液法,锁骨下静脉穿刺置管输液法,外周静脉置入中心静脉导管(PICC)。

1.静脉输液的注意事项

(1)严格执行无菌操作和查对制度。

(2)根据病情需要,有计划地安排输液顺序,如需加入药物注意配伍禁忌。

(3)对长期输液的病人,应注意保护和合理使用血管。一般从远端开始选用。选择粗、直、弹性好、易固定、不影响病人活动的部位。

(4)小儿一般选择头皮静脉输液法-因为头皮静脉丰富、浅表易见,不易滑动,便于固定。此方法既不影响病人保暖,又不影响其肢体活动。

(5)输液前排净空气,药液滴尽前及时更换液体或拔针,严防空气栓塞。

(6)不可自输液的肢体抽取血液化验或测量血压。

(7)在输液过程中加强巡视。

2.静脉输液操作要点

周围静脉输液:常用四肢浅静脉,如手、足背浅静脉、腕部、前臂、肘部及踝部浅静脉。

操作要点:按常规消毒、上止血带后,以左手绷紧病人皮肤,右手持针柄呈25°~45°角刺入;当针尖刺入静脉,见回血时,将针头与皮肤的角度减小至10°~20°,再向前推进少许。固定稳妥后,按需要调节滴速,输液开始。

注意事项:严格执行无菌技术操作与查对制度;排尽输液管道内空气,严防空气栓塞;对躁动、不合作或昏迷病人,局部肢体需用甲板固定。

3.静脉留置针

静脉留置针由外套管(即静脉留置导管)、延长管、连接口、针芯和针翼构成。按静脉留置针内径由大到小,依次分为16、18、20、22、24五个型号。16、18号可供成人大量快速输液、输血;20、22号适用于成人常规输液;24号则适用于新生儿、小儿或成人的微小血管穿刺输液。外套管材料与血管的相容性较好,且柔软、无刺激性,可在血管内保留72小时,尤其适用于需要长期输液的病人。使用静脉留置针的优点明显:可减少穿刺的次数,有利于保护血管和减轻病人的痛苦;便于给药和抢救以及提高护理工作效率,故临床应用日渐广泛。

(1) 操作要点:①按静脉输液常规做好准备,上止血带及消毒皮肤;②穿刺前必须将输液管内空气排尽,严防空气进入血管内;③术者手持静脉留置针回血腔两侧,与皮肤成15°~30°角进针;④见回血后,减少穿刺角度,将穿刺针推进约0.5cm,以确保外套管已进入静脉内。以一手固定针芯,在针芯的支承下,另一手将外套管送入静脉内,然后退出针芯;⑤静脉帽旋紧于针座上,用胶布或无菌薄膜敷贴将套管固定于皮肤上;⑥连接输液器,消毒静脉帽,将已准备好的连接输液器的头皮针插入静脉帽内,调节输液速度,开始输液;⑦输液完毕拔出头皮针,进行封管,封管方法如下:

1) 消毒静脉帽的胶塞。

2) 将含有封闭液的注射器的针头刺入静脉帽内。

3) 边推注边退针,直至推注药液完毕同时退出针头,完成封管。

⑧再次输液时,常规消毒静脉帽,接着以注射器推注5~10ml生理盐水冲管,然后将输液器头皮针插入静脉帽内,继而调节滴速,再度开始输液。封管液的种类与用量:

1) 无菌生理盐水每次用量5~10ml,暂停输液期间每隔6~8小时冲管一次。

2) 肝素溶液,每毫升生理盐水含肝素10~100u,每次用量为2~5ml,抗凝作用至少可维持12小时。

(2) 小儿头皮静脉输液法:小儿头皮静脉非常丰富,分支甚多,互相沟通、交错成网。而且静脉表浅易见,不易滑动,易于固定,方便患儿肢体活动和护理。常用的头皮静脉有:额上静脉、颞浅静脉、眶上静脉、耳后静脉和枕后静脉等。①操作要点:

1) 由一助手固定小儿头部。

2) 手持头皮针沿静脉向心方向与皮肤几乎成平行刺入,见回血后滴注药液少许,如无异常,即可用胶布固定针头,调整滴速继续输液。

②注意事项:

1) 输液过程要适当约束病人,防止其抓拽注射部位。

2) 注射强刺激性药物时,先推注少量生理盐水,无异常后再换上药液注射。

3) 去甲肾上腺素、尿素、钙剂等不宜采用头皮静脉注射。

4) 注意与头皮动脉相鉴别如误入头皮动脉,应立即拔出针头,局部按压数分钟止血,然后另选静脉穿刺。

(3) 外静脉插管输液法:颈外静脉是颈部最大的浅静脉,由耳后静脉和面后静脉后支汇合而成。起自下颌骨后方,越胸锁乳突肌的表面垂直下降,于锁骨中点外穿过颈部深筋膜,于锁骨下静脉与颈内静脉结合处的静脉角外侧注入锁骨下静脉。因其行径表浅,位置较恒定而较易于穿刺。①适应范围:

1) 长期输液,周围静脉不易穿刺者。

2) 周围循环衰竭,需要测量中心静脉压的危重病人。

3) 输入大量高浓度溶液或刺撤性较强的药物时,如消化道大手术后病人、危重病人需要补充大量高能营养液,或癌症病人需要输注刺激性较强的抗癌药物时。

4)对急重症,如各种原因所致的大出血,需迅速输入大量液体,以补充血容量不足时。

②操作要点:

1)体位应采取去枕平卧,头部移向床沿,肩下垫一小枕以显露颈部。

2)定位穿刺点在下颌角与锁骨中点上缘连线的上1/3处,颈外静脉的外侧沿。不可过低或过高,过低易损伤锁骨下胸膜及肺尖,过高则因近下颌角以致妨碍操作。

3)穿刺与置管。用1%普鲁卡因在穿刺点作浸润麻醉,助手用手指按压颈静脉三角处,以阻断血流使颈外静脉充盈。术者手持穿刺针与皮肤呈45°角进针,入皮内后改为25~角,沿颈外静脉向心方向刺入。见回血即将硅胶管(后端连接着注射器)快速自针管孔插入,插管时由助手徐徐注入生理盐水。管插入约15cm,随后将针头退出。硅胶管末端接连输液装置,调节滴速后进行输液。

4)固定硅胶管。将宽胶布烘烤后(或以无菌粘贴敷料)在距离穿刺点0.5cm处固定桂胶管,外覆盖以纱布并固定。

③注意事项:

1)严格无菌操作,敷料保持清洁干燥,隔日用酒精消毒穿刺部位皮肤,更换敷料。并用0.5%过氧乙酸溶液擦拭硅胶管。

2)严防空气吸入。由于硅胶管置入上腔静脉,吸气时常为负压,故输液时应使一段输液导管低于病人心脏水平;更换接头或导管时应先弯折桂胶管;输液瓶内液体绝不能流空,以防空气输入,发生空气栓塞。

3)保持输液通畅。为防止硅胶管内血液凝固,在输注高渗溶液后,宜用等渗溶液、肝素溶液或0.4%枸橼酸钠溶液冲注硅胶管。每日输液完毕,也需用枸橼酸钠溶液冲注。

4)拔管。用一内含生理盐水的注射器连接桂胶管外端,边回抽边拔管,以防管内口黏附的血凝块脱落到血管内。拔管动作须轻柔,避免折断桂胶管。拔管后应在穿刺点加压数分钟,以防空气进入静脉或出血。

(4)锁骨下静脉插管输液法:锁骨下静脉位于锁骨后下方,其后上方有锁骨下动脉伴行。锁骨下静脉是胺静脉的延续,由第一肋骨外缘向内经过前斜角肌的前方,至胸骨关节的后方,与颈内静脉汇合成无名静脉,左右无名静脉汇合成上腔静脉入右心房。此静脉较浅表而粗大,成人的锁骨下静脉直径可达1~2cm,全长约3~4cm,常处于充盈状态。其临床应用的指征与颈外静脉输液相同,还可用于紧急放置心内起搏导管。

操作要点:①体位取去枕头低位仰卧,肩部垫一小枕。肩稍外展,头转向穿刺对侧以显露胸锁乳突肌外形;②定位穿刺点在胸锁乳突肌外侧缘与锁骨上缘所形成的夹角的平分线上,距顶端0.5~1cm处。用1%龙胆紫标出该穿刺点,以做定位;③进行试穿刺。用1%普鲁卡因在穿刺点作局部浸润麻醉,持针指向胸锁关节,与皮肤成30°~40°角进针,边进针边试抽回血,一般成人进针2.5cm左右即可到达锁骨下静脉。见回血后立即拔针,按压片刻;④穿刺并插管。手持射管水枪按试穿方向进针,见回血证实已进入锁骨下静脉后,迅速推动水枪将硅胶管射入血管内,一般右侧射入12~15cm,左侧射入16~19cm。随后将针头退出,固定硅胶管,其末端接连输液装置、调节滴速后进行输液。

注意事项:同颈外静脉穿刺输液,并注意:①如操作不当可发生气胸、血胸、血肿、空气栓塞等并发症,故需密切观察病人有无出现有关的症状和体征;②对因呼吸困难不能平卧、不能采取肩高头低位的病人，以及胸膜顶上升的肺气肿病人，均不宜采用此输液法。

4.输液泵的应用

输液泵常用于需要严格控制输入液量和药量的情况，如在应用升压药物、抗心律失常药物、婴幼儿静脉输液和静脉麻醉时。

输液泵的种类很多，其S要组成与功能大体相同，有的必需使用与输液泵配套的输液管道，报瞥项目多而比较完善如Maid96O型；有的可使用普通的输液管道，操作简单，但报警项目较少，如百特6200型。现以后者为例，对输液泵的使用作简单的介绍。

（1）装置：①报警显示屏；②输入速度和预定液量显示屏；③输液速度设定键；④输液量设定键；⑤存储键；⑥数字键；⑦微量功能键；⑧停止键；⑨启动键；⑩开关。其后板上有固定泵体的悬杆、报警容量调节钮、报警指示灯和扬声器。

（2）操作要点将输液管道放置在泵管柜的管道槽中。打开开关键。设定输液速度和输液量。连接输液管道和输液器针头，接口处用纱布包裹好并固定稳妥。保持泵体清洁，每次用完后要以75%酒精擦拭。

（三）输液速度及时间的计算

1.已知每分钟滴数与输液总量，计算输液所需用的时间。

输液时间（h）=液体总量（ml）×滴系数（滴/毫升）/每分钟滴数×60（min）

2.已知输入液体总量与计划所用的输液时间，计算每分钟滴数。

每分钟滴数=液体总量（ml）×滴系数（滴/毫升）/输液时间（min）

（四）常见输液故障

1.常见的输液故障有溶液不滴；茂菲滴管液面过高；茂菲滴管内液面过低；输液过程中，茂菲滴管内液面自行下降。

2.溶液不滴有下列五种情况

针头滑出血管外、针头斜面紧贴血管壁、针头阻塞、压力过低和静脉痉挛。

（五）输液反应及护理

1.局部并发症

发生在静脉穿刺部位及其周围的并发症，主要有液体外渗、静脉炎和血栓性静脉炎。

（1）药液外渗：局部表现为肿胀、皮肤发白、发凉，疼痛或起水泡。

药液外渗一旦发生，应立即更换注射部位，并采取积极措施消除水肿和药物对细胞的毒性作用。治疗措施主要有：①50%硫酸镁湿敷：主要用于因刺激性药物外渗引起的局部红肿、起水泡，而皮肤尚未破溃的情况，效果较好；②热敷：主要用于血管收缩剂如：去甲肾上腺素、肾上腺素、间羟胺等药物外渗；③冷敷：主要用于抗肿瘤药物如阿霉素、丝裂霉素、长春新碱及对组织有强烈刺激作用的药物如地西泮、红霉素、甘露醇等。此外，还可以考虑加药冷湿敷，如用氢化可的松冷湿敷；④中药湿敷：如用如意金黄散湿敷。

预防措施主要为：①刺激性药物在适当稀释后使用；②尽可能选用较粗的静脉；③避免在同一部位反复或长时间输液；④熟练掌握穿刺技术与严格的无菌操作技术。

（2）静脉炎或血栓性静脉炎：静脉炎多由于输入刺激性溶液，溶液浓度较高或静脉内放置塑料导管时间过长引起局部静脉壁化学性或机械性伤害性反应。

主要表现为局部组织发红、肿胀、灼热、疼痛，沿静脉走向出现条索状红线，有明显的触痛。或伴有发热等全身症状。

防治的原则是避免感染，在输液过程中严格执行无菌技术操作。减少对血管壁的刺激，对刺激性药物要先作适当的稀释，并防止药液溢出血管外。同时注意保护静脉。

2.全身性并发症

与静脉输液有关的并发症主要有发热反应、急性肺水肿、气体栓塞、肺栓塞、气胸、血胸等。

（1）发热反应：常因输液器具消毒灭菌不完善或在操作中被污染；或输入的药液不纯，消毒、保存不当所致。

临床表现以寒战、高热为特征。症状较轻者发热常在38℃左右。严重者初起寒战，继而高热达40~42℃左右，并伴有恶心、呕吐、头痛、全身不适，甚至有神经、精神症状。通对于反应轻者可减慢输液速度或停止输液，注意保暖，一般可自行恢复。严重者需立即停止输液，更换输入溶液及器具，并将原液送检，做细菌培养或有关检验；同时给以物理降温，遵医嘱给予抗过敏药物、激素、或解热剂。

预防发热反应的发生，主要是严格去除输液器具的致热原；严格监管药物生产、保存过程，保证药品质量；以及输液时严格执行无菌操作规程。

（2）急性肺水肿：临床表现为胸闷、呼吸急促、咳嗽、咯粉红色泡沫痰；病人面色苍白、出冷汗、严重者可见自口鼻涌出大量泡沫样血性液体。肺部听诊可闻大量湿性啰音，脉搏快而弱，血压下降。

处理措施为：①立即停止输液，但需保留输液通道以便随时静脉给药；②给氧给予高流量吸氧。间歇或面罩加压给氧较鼻导管给氧效果好，泡沫痰多时，可在湿化瓶内加入50%的酒精或1%二甲硅油，以降低支气管肺泡内泡沫表面张力，纠正缺氧状态；③给患者以高斜坡卧位，在病情允许的情况下使病人端坐，双下肢下垂，以减少下肢静脉回流，减轻心脏负担；④按医嘱给药：

1）镇静剂。

2）血管扩张剂。

3）强心、利尿剂。

4）支气管解痉剂。

5）其他：按需要使用激素、抗生素等。

预防的关键在于掌握合适的输液速度和量。尤其对心脏病病人、老年和小儿，要特别注意输液速度不宜过快、输入液量不可过多。

（3）空气栓塞：严重者主要表现有：突发性胸闷或胸骨后疼痛、眩晕、呼吸困难、濒死感；低血压、发绀、心搏过速、心前区听诊可闻持续的"7JC泡声"杂音；心电图表现为心肌缺血和急性肺源性心脏病的改变，可短时间内死亡。

处理措施为：①立即将病人置于左侧头低脚高卧位；②给病人高流量纯氧吸入；③通过中心静脉导管抽出空气；④胸外心脏按压，使气泡变小，驱使其进入并通过肺动脉系统，从而减轻损。由于空气栓塞可造成严重后果，故采取预防措施显得尤其重要。

预防措施包括：①静脉输液前要排尽输液管内的空气，并检查输液器各连接部是否衔接紧密，不易滑脱；②中心静脉插管时，务必谨慎操作，防止因胸腔负压吸入空气；

③输液过程中加强巡视，及时发现输液导管连接不紧、漏气等问题及时处理；④加压输液时派专人看守，以便及时处理，防止输液滴空。

(4) 肺栓塞：主要表现为呼吸困难、发绀、胸痛、咯铁锈色痰，可引起猝死。预防的关键在于：避免为解决输液不畅而挤压或冲洗血管系统中的血块；对静脉回流差的病人避免采用下肢静脉输液。

二、静脉输血

输血是将全血或某些血液成分直接输注入血循环系统中，从而达到治疗的目的。输血可通过两种途径：静脉或动脉输入，其中最常用的为静脉输血。动脉输血可迅速增加心排血量，特别有利于冠状动脉和脑动脉的灌注，升压效果明显。

(一) 血液概述

静脉输血是将全血或成分血如血浆、红细胞、白细胞或血小板等通过静脉输入体内的方法。是临床急救和治疗疾病的重要措施之一。

1.血型

(1) ABO 血型系统：根据凝集原和凝集素将人类血型分为 A、B、AB、O 四种。

(2) Rh 血型系统：以 D 抗原存在与否将血型分类。血液中存在 D 抗原为 Rh 阳性。血液中无 D 抗原为 Rh 阴性。

当 A 型红细胞与 B 型血清或 B 型红细胞与 A 型血清相混时，都会由于抗原与抗体相遇而发生一系列反应，使红细胞凝集成团，这种现象叫红细胞凝集。只与标准血清 A 产生凝集者为 B 型，只与标准血清 B 产生凝集者为 A 型，与标准血清 A、B 均产生凝集者为 AB 型，与标准血清 A、B 均不产生凝集者为 O 型。

2.交叉相容配血试验

(1) 交叉配血：把给血者的红细胞与受血者的血清相混合称主侧。把受血者的红细胞与给血者的血清相混称次侧。

主次两侧均无凝集，为配血相合，可输血；主侧凝集，次侧不凝集，为配血不合，不能输血；主侧不凝集，次侧凝集，则配血基本相合，必要时可输血，但需谨慎。

交叉相新生儿重症常有喘憋，中毒症状中，体温不稳，常合并多脏器功能衰竭，病死率高。病理特征为小支气管、毛细支气管及肺泡内见严重的坏死性炎症，在坏死病灶内可找到大量核内包涵体为特征。鼻咽部洗液及气管分泌物可分离到腺病毒，酶联免疫吸附试验和血试验：用受血者血清和供血者红细胞交叉配合，检查受血者血清中有无破坏供血者红细胞的抗体。其结果绝对不可有凝集或溶血现象。

(2) 间接交叉相容配血试验：用供血者血清和受血者红细胞交叉配合，检查输入血 ABO 血型系统中，同型血的人之间可以互相输血。理论上来说，O 型血液的血浆中有无能破坏受血者红细胞的抗体。

人的血可以输给其他血型的人。AB 型血的人可以接受其他各型的血。

3.全血

(1) 新鲜血：保存 7 天以内的全血，红细胞存活率在 70% 以上，凝血物质尚存 50%。

(2) 库存血：血液在 4℃冰箱内冷藏，可保存 2~3 周。

(3) 自体血。

4.成分血

把血液中各种成分分离出来，精制成纯度或浓度较高的制品。成分血的优点是纯度高、疗效好且副作用少。成分血比全血含钾、氨和枸橼酸钾低，更适合肝、肾、心功能不全的病人。成分血分为有形成分和血浆成分两大类。

（1）有形成分主要有三种有形成分：①红细胞制品；②白细胞浓缩液；③血小板制品。

（2）血浆是全血经分离血细胞后所得的液体部分，主要成分为血浆蛋白。常用的血液制品有以下几种：①新鲜血浆：含各种凝血因子、白蛋白和球蛋白特别适用于缺乏凝血因子而出血的病人；②冰冻血浆：主要是适用于维持血容量和补充血浆蛋白。如烧伤、休克和大手术等病人；③干燥血浆：是冰冻血浆放在真空装置下加以干燥而成。保存时间为5年，应用时加适量生理盐水溶解即可；④血浆蛋白成分：是以血浆蛋白为原料，应用理化方法加工而成的制品。

（二）输血前准备

1.静脉输血的目的及原则

（1）输血的目的：补充血容量，增加有效循环血量，防治休克；充血红蛋白，纠正贫血，改善血液携氧能力；输入各种凝血因子，改善凝血功能，预防和控制出血；补充血浆蛋白，以改善营养；维持胶体渗透压，减少组织渗出和水肿；保持有效循环血量；补充抗体，增强机体抵抗力。

（2）静脉输血的原则：输血前必须做血型鉴定及交叉配血试验；无论是输全血还是输成分血，均应选用同型血液输注；患者如果需要再次输血，则必须重新做交叉配血试验，以排除机体已产生机体的情况。

2.静脉输血的适应证与禁忌证

（1）适应证各种原因引起的大出血、贫血或低蛋白血症、严重感染及凝血功能障碍。

（2）禁忌证急性肺水肿、充血性心力衰竭、肺栓塞、恶性高血压、真性红细胞增多症、肾功能极度衰竭及对输血有变态反应者。

3.输血前准备

（1）备血输血前根据医嘱备血，抽取血标本送血库做血型鉴定和交叉配血试验。

（2）取血取血须严格做好查对。

（3）避免溶血。

（4）输血器的选择宜选用双针头Y型带滤网的输血器，一头接生理盐水，另一头接C血袋，以便于输血前后用生理盐水冲洗输血器管道和针腔。

（三）静脉输血法

1.操作要点

（1）直接输血法：将供血者的血液抽出后，立即输给病人的方法。适用于无血库而病人急需输血时，也适用于婴幼儿少量输血。①先准备好内加入一定量抗凝剂的注射器，一般每50ml血中加入3.8%枸橼酸钠溶液5ml；②将血压计袖带缠在供血者的上臂，充气，使压力维持在100mmHg左右；③按常规皮肤消毒，无菌操作下进行采血、输血。操作时需三人配合，一人抽血；一人做传递和辅助工作；另一人将抽出的血液输注给受血者；④输血过程中更换注射器时，操作者要用手指压住静脉近心端针头斜面部位，以阻止出血。

(2) 间接输血法：是将血液按静脉输液法输给病人的方法。

(3) 自体输血法：自体输血法是指采集病人体内血液或于手术中收集自体失血，再回输给同一病人的方法。为了减少或避免同种大量输血可能引起的输血反应和并发症，并有利于开拓血源。

2.静脉输血法注意事项

(1) 取血输血过程中，严格执行查对制度，确保安全输血。

(2) 输血开始时速度宜慢，观察15分钟后如无异常，可根据需要调节滴速。一般成人40~60滴/分钟，老人、儿童酌减，婴幼儿10~20滴/分钟。大出血休克时需尽快补充血容量，可加压快速输血。

(3) 输血过程中应经常巡视，密切观察病人有无不良反应，以便及时发现问题及时处理。一旦出现严重反应，应立即停止输血，并保留余血以备送检，查找原因。

(4) 输入多量血时，应于每两瓶血之间滴注生理盐水，以避免两个供血员的血液相混而可能引发的溶血反应。

(5) 加压输血时须有护士在旁监测，以免血液滴空，致使空气进入体内发生空气栓塞。

(四) 常见输血反应及护理

1.与血液质量有关的反应

(1) 发热反应最为常见，主要因血液、贮血器或输血器被致热源污染引起。发热反应多发生在输血后1~2小时后，也有出现在输血过程中。表现为畏寒、寒战、发热，体温可突然升高至38~41℃，并伴有头痛、恶心、呕吐，持续1~2小时后缓解。个别严重者可出现精神、神经症状和体征。

反应轻者经减慢输血速度，症状可自行缓解。严重者应立即停止输血，同时作对症处理，必要时给予肌注氯丙嗪或静脉滴注地塞米松等以缓解症状。

预防发热反应的主要措施为对输血器具作严格的除致热源处理，按无热源技术配制保存液以及严格按照无菌操作规程进行输血，减少污染机会等。

(2) 过敏反应是输血中较常见的一种反应。由于输入了对病人致敏的物质，或供血者的变态反应抗体与相应的抗原接触引起。过敏反应多发生在输血后期或即将结束时，一般表现为局限性或全身性的皮肤瘙痒或荨麻疹；重者可出现血管神经性水肿、喉头水肿、支气管痉挛；严重者可发生过敏性休克。按过敏反应的程度给予对症处理，轻者给予抗过敏药物如苯海拉明、异丙嗪、氢化可的松或地塞米松缓解症状；严重喉头水肿者行气管切开；循环衰竭者予以抗休克治疗。

预防措施主要有：不选用有过敏史的供血员；供血员在采血前4小时禁食；以及当多次输血时或有输血过敏史者，于输血前注射抗过敏药物。

(3) 溶血反应：分为血管内溶血和血管外溶血反应。①血管内溶血反应：是最严重的输血反应。典型的症状在输血10~20ml时即出现，由于红细胞凝集成团，阻塞部分小血管，引起头部胀痛、面部潮红、恶心、呕吐、心前区压迫感、四肢麻木、腰背剧痛。继而出现黄疸和血红蛋白尿。同时伴以寒战、高热、呼吸困难、血压下降。严重者因急性肾功能衰竭而死亡。一旦发生溶血反应须及时组织抢救：

1）立即停止输血。
2）给病人吸氧，按医嘱给 0.1%肾上腺素 0.5~1ml 肌肉注射。
3）维持静脉通道，行抗休克治疗。
4）保护肾功能。
5）对尿少、尿闭者，按急性肾功能衰竭处理，必要时行透析疗法。
6）密切观察病人生命体征的变化。为防止溶血反应的发生，关键在于严格执行查对制度。

②血管外溶血反应：血管外溶血反应一般在输血后一周或更长时间出现。表现为轻度发热伴以乏力、血胆红素升高。对确诊为此类反应的病人应尽量避免再次输血。

（4）细菌污染反应：此类反应较少见，但后果较严重，应加以重视。

2.与大量快速输血有关的反应

（1）心脏负荷过重反应表现为胸前区压迫感、呼吸急促、颈静脉怒张、肺部满布湿性啰音，脉搏增速、血压下降，发绀、咳泡沫样痰等。一旦发生上述急性肺水肿的表现，应立即停止或延缓输血，高浓度氧气加压吸入，以改善缺氧和肺毛细血管通透性。并用速效洋地黄制剂如西地兰和利尿药如呋塞米静脉注射，以助利尿和肺水肿消散。必要时使用升压药和血管扩张药。

（2）出血倾向临床上可见手术野、术后伤口渗血，皮肤、牙龈出血和血尿等。预防和治疗的措施主要是：在大量输血时及时补充钙剂，可按每输血 1000ml 补钙 1g 计算，注意须从另一静脉注射。此外，尽可能采用新鲜血，或有计划地穿插输入新鲜血，亦有助于预防出血倾向。

（3）枸橼酸中毒临床表现为血耗下降、手足抽搐、血压下降，心电图出现 QT 间期延长。防治的措施关键为对大量快速输血的病人及时补充钙剂，或输入新鲜血。

（4）酸碱平衡失调通常因休克而伴有酸中毒，而大量输入库存血可加重酸血症。因此，每输血 500ml 需给予 5%碳酸氢钠 30~70ml，从另一静脉注入。

（5）体温过低快速输入大量库存冷血，可使体温下降。故快速大量输血时，输入前应予加温至 200°C 左右。

（6）氨中毒。

3.与操作不当有关的反应

（1）空气栓塞。

（2）微血管栓塞。

4.输血传播疾病

供血者的某些疾病可通过输血传播给受血者。主要是病毒性肝炎、疟疾、艾滋病和梅毒等。因此，供血员需经严格的体检，合格者才可选用。

（庄艳云）

第四节 病情观察

病情观察是指对患者的病史和现状进行全面系统评估，对病情做出综合判断的过程，是医务人员临床工作的重要内容。

一、病情观察

（一）病情观察的概念及意义

1.病情观察即医务人员在诊疗和护理工作中运用视觉、听觉、嗅觉、触觉等感觉器官及辅助工具来获得患者信息的过程。

2.临床工作中对患者病情观察的主要意义

（1）可以为疾病的诊断、治疗和护理提供科学依据。

（2）可以有助于判断疾病的发展趋向和转归，在患者的诊疗和护理过程中做到心中有数。

（3）可以及时了解治疗效果和用药反应。

（4）可以有助于及时发现危重症患者病情变化的征象等，以便采取有效措施及时处理，防止病情恶化，挽救患者生命。

（二）护理人员应具备的条件

在病情观察中要求护理人员必须具备一定的医学知识，严谨的工作作风，一丝不苟、高度负责的责任心及敏锐的观察力，要做到"五勤"即勤巡视、勤观察、勤询问、勤思考、勤记录。

（三）病情观察的方法

1.视诊是最基本的检查方法之一，即用视觉来观察患者全身和局部状态的检查方法。

2.听诊是利用耳直接或借助听诊器或其他仪器听取患者身体各个部分发出的声音，分析判断声音所代表的不同含义。

3.触诊是通过手的感觉来感知患者身体某部位有无异常的检查方法。

4.叩诊是指通过手指叩击或手掌拍击被检查部位体表，使之震动而产生音响，根据所感到的震动和听到的音响特点来了解被检查部位脏器的大小、形状、位置及牵度。

5.嗅诊是指利用嗅觉来辨别患者的各种气味，判断与其健康状况关系的一种检查方法。除以上常用的5种方法外，护理人员还可通过与医生、家属、亲友的交流、交接班、阅读相关的资料获取有关病情的信息，达到对患者疾病全面、细致观察的目的。

（四）病情观察的内容

1.一般情况的观察

（1）成人发育正常状态的判断指标常包括：①头部的长度为身高的1/7~1/8；②胸围约为身高的1/2；③双上肢展开的长度约等于身高；④坐高约等于下肢的长度。

（2）体型是指身体各部发育的外观表现，包括骨骼、肌肉的成长与脂肪分布的状态等。临床上把成人体型分为三种：①匀称型（正力型）即身体各部分匀称适中；②瘦长型（无力型）身体瘦长，颈长肩窄，胸廓扁平，腹上角<90度；③矮胖型（超力型）身短粗壮，颈粗肩宽，胸廓宽厚，腹上角>90度。

（3）饮食与营养状态：应注意观察患者的食欲、食量、进食后反应、饮食习惯，有无特殊嗜好或偏食等情况，营养状态临床上一般分为三个等级，即良好、中等和不良。通常可以通过皮肤的光泽度、弹性，毛发指甲的润泽程度，皮下脂肪的丰满程度，肌肉的发育状况等综合判断。

（4）临床上常见的典型面容有：①急性病容；②慢性病容；③二尖瓣面容；④贫血面容。除以上四种典型面容外，还有甲状腺功能亢进面容、满月面容、脱水面容以及面具面容等。

（5）体位：指身体在休息时所处的状态。临床常见体位有自主体位、被动体位、强迫体位等。

（6）姿势与步态：常见的异常步态有：蹒跚步态、醉酒步态、共济失调步态、慌张步态、剪刀步态、间歇性跛行、保护性跛行等。

（7）皮肤与黏膜：主要应观察其颜色、温度、湿度、弹性及有无出血、水肿、皮疹、皮下结节、囊肿等情况。

2.生命体征的观察

当机体患病时，生命体征变化最为敏感。

3.意识状态的观察

意识状态是大脑功能活动的综合表现，是对环境的知觉状态。意识障碍一般可分为：

（1）嗜睡：是最轻度的意识障碍。患者处于持续睡眠状态，但能被言语或轻度刺激唤醒，醒后能正确、简单而缓慢地回答问题，但反应迟钝，刺激去除后又很快入睡。

（2）意识模糊：其程度较嗜睡深，表现为思维和语言不连贯，对时间、地点、人物的定向力完全或部分发生障碍，可有错觉、幻觉、躁动不安、谵语或精神错乱。

（3）昏睡：患者处于熟睡状态，不易唤醒。压迫眶上神经、摇动身体等强刺激可被唤醒，醒后答话含糊或答非所问，停止刺激后即又进入熟睡状态。

（4）昏迷：最严重的意识障碍，按其程度可分为：①浅昏迷②深昏迷。

此外，谵妄是一种以兴奋性增高为主的高级神经中枢急性活动失调状态，主要表现为意识模糊、定向力丧失、感觉错乱（幻觉、错觉）、躁动不安、言语杂乱，谵妄可发生于急性感染的发热期，也可见于某些药物中毒、代谢障碍、循环障碍或中枢神经系统疾患等。

4.瞳孔的观察

（1）瞳孔的形状、大小和对称性：正常情况下，瞳孔呈圆形，位置居中，边缘整齐，两侧等大等圆。在自然光线下，瞳孔的直径一般为2~5mm，调节反射两侧相等。瞳孔缩小指的是瞳孔直径小于2mm，如果瞳孔直径小于1mm称为针尖样瞳孔。单侧瞳孔缩小常可提示同侧小脑幕裂孔疝早期。双侧瞳孔缩小见于有机磷农药、氯丙嗪、吗啡等中毒。瞳孔直径大于5mm称为瞳孔散大。一侧瞳孔扩大、固定，常提示同侧颅内血肿或脑肿瘤等颅内病变所致的小脑幕裂孔疝的发生。双侧瞳孔散大，常见于颅内压增高、烦脑损伤、颠茄类药物中毒及濒死状态。

（2）对光反射：瞳孔大小不随光线刺激的变化而变化时，称瞳孔对光反应消失，一般见于危重或深昏迷患者。

5.心理状态的观察。

6.特殊检查或药物治疗的观察。

7.其他方面的观察包括睡眠情况和自理能力等方面。

二、危重症患者的护理

危重患者护理的目的是满足患者的基本生理功能、基本生活需要、舒适安全的需求，预防压疮、积坠性肺炎、废用性萎缩、退化及静脉血栓形成等并发症的发生。

1.危重患者的病情监测最基本的是中枢神经系统、循环系统、呼吸系统和肾功能的监测等。

2.保持呼吸道通畅清醒患者应鼓励其定时做深呼吸或轻拍背部，以助分泌物咳出；昏迷患者，要采取各种措施清除呼吸道分泌物保持呼吸道通畅。

3.加强临床基础护理

（1）保持患者良好的个人卫生。

（2）皮肤护理做到"六勤一注意"，即勤观察、勤翻身、勤擦洗、勤按摩、勤更换、勤整理，注意交接班。

（3）维持排泄功能。

（4）保持肢体功能：经常为病人翻身，做四肢的主动或被动运动。病情平稳时，应尽早协助患者进行被动肢体运动，每天 2~3 次。

（5）做好呼吸咳嗽训练，防止积坠性肺炎。

（6）注意患者安全。

（7）保持导管通畅引流管应妥善固定、安全放置，防止扭曲、受压、堵塞、脱落，保持其通畅。同时应严格执行无菌操作技术，防止逆行感染。

三、常用急救技术

急救医学的任务及工作重点在于现场抢救、运送患者及医院内急诊三部分。急救的最基本目的就是挽救生命。最常见的急救技术包括心肺复苏、氧气吸入法、吸痰法、洗胃法及人工呼吸器。

（一）心肺复苏

心肺复苏是由于外伤、疾病、中毒、意外低温、淹溺和电击等各种原因，导致呼吸、心脏停搏，必须紧急采取重建和促进心脏、呼吸有效功能恢复的一系列措施。

基础生命支持技术又称为现场急救，是心肺复苏中的初始急救技术，是指专业或非专业人员进行徒手抢救，分为判断技能和支持（干预）技术两个方面，在开始 CPR 的 A、B、C 三个步骤，即开放气道（airway，A）、人工呼吸（breathing，B）和胸外心脏按压（circulation，C）前，基础生命支持技术的判断阶段是极其关键的。

1.呼吸、心脏骤停的原因及临床表现

（1）原因：意外事件、器质性心脏病、神经系统病变、手术和麻醉意外、水电解质及酸碱平衡紊乱、药物中毒或过敏等。

（2）临床表现：①突然面色死灰、意识丧失；②大动脉搏动消失；③呼吸停止；④瞳孔散大；⑤皮肤苍白或发绀；⑥心尖冲动及心音消失；⑦伤口不出血。

2.CPR 的目的

通过实施 CPR，促进建立患者的循环、呼吸功能；保证重要脏器的血液供应。

3.CPR 注意事项

（1）人工呼吸时送气量不宜过大，以免引起患者胃部胀气。

（2）胸外按压时要确保足够的频率及深度，尽可能不中断胸外按压，每次胸外按压后要让胸廓充分地回弹，以保证心脏得到充分的血液回流。

(3）胸外按压时肩、肘、腕在一条直线上，并与患者身体长轴垂直。
(4）按压时，手掌掌根不能离开胸壁。
(5）对于婴幼儿应酌情施压，一岁以下患者，可改用两指施压，使用中指及无名指，按压位置为乳头连线中点下一指幅，人工呼吸改用口对口鼻。

4.胸外按压有效的判断指标
(1）能扪及大动脉（股、颈动脉）搏动，血压维持在 8kPa（60mmHg）以上。
(2）口唇、面色、甲床等颜色由发绀转为红润。
(3）室颤波由细小变为粗大，甚至恢复窦性心律。
(4）瞳孔随之缩小，有时可有对光反应。
(5）呼吸逐渐恢复。
(6）昏迷变浅，出现反射或挣扎。

（二）洗胃法

洗胃是将胃管插入患者胃内，反复注入和吸出一定量的溶液，以冲洗并排除胃内容物，减轻或避免吸收中毒的胃灌洗方法。

1.目的
解毒，减轻胃黏膜水肿，手术或某些检查前的准备。

2.洗胃的注意事项
(1）首先注意了解患者中毒情况，如患者中毒的时间、途径、毒物种类、性质、量等，来院以前是否已有呕吐。
(2）准确掌握洗胃禁忌证和适应证：①适应证：非腐蚀性毒物中毒，如有机磷、安眠药、重金属类、生物碱及食物中毒等；②禁忌证：强腐蚀性毒物（如强酸、强碱）中毒，肝硬化伴食管胃底静脉曲张，胸主动脉瘤，近期有上消化道出血及胃穿孔，胃癌等。患者吞服强酸、强碱等腐蚀性药物，禁忌洗胃，以免造成穿孔。上消化道溃疡、食道静脉曲张、胃癌等患者一般不洗胃，昏迷患者洗胃应谨慎。
(3）急性中毒病例，应紧急采用"口服催吐法"，必要时进行洗胃，以减少中毒物的吸收。插管时，动作要轻、快，切勿损伤食管胃黏膜或勿入气管。
(4）选择洗胃液时应考虑：当中毒物不明时，洗胃溶液可选用温开水或生理盐水。待毒物性质明确后，再采用对抗剂洗胃。
(5）洗胃过程中应随时观察患者的面色、生命体征、意识、瞳孔变化、口、鼻腔黏膜情况及口中气味等。及时观察并做好相应的急救措施，并做好记录。
(6）注意患者的心理状态、合作程度及对康复的信心。向患者及家属讲述操作过程中可能会出现不适及注意事项，得到患者和家属的合作。
(7）洗胃后注意患者胃内毒物清除状况，中毒症状有无得到缓解或控制。

（庄艳云）

第十七章 儿童保健与发育行为临床基本技术规范

第一节 儿童体格发育监测技术规范

儿童体格生长指标和测量方法根据儿童生长的解剖学特点,采用一定的测量方法,评估重量、长度、围度的生物学指标,以了解儿童个体生长的量的变化。

一、体重

身体各部分重量的总和,包括骨骼、肌肉、内脏、体脂、体液等。因体液和体脂变化较大,在体格生长指标中最易波动,但易于测量,是衡量儿童体格生长和近期营养状况最重要,最灵敏的指标,在临床上做中常用体重来计算药量以及静脉输液量与速率。

(一) 新生儿期

出生体量与胎次、胎龄、性别及宫内营养状况有关,足月男婴的出生体重为3.33kg±0.39kg,女婴为3.241kg±0.391kg(2005,中国九市城区调查结果),与世界卫生组织(WHO)的参考值相近(男3.3kg,女3.2kg)。正常足月产儿出生后第一个月体重增加可达1~1.7kg,可伴有有中理性体重下降,是由于最初2~3天由于摄入少、水分丧失和胎粪及小便排出,体重可减轻3%~9%,至7~10天可恢复到出生时体重若下降的幅度超过10%或至出生后第10天仍未恢复,则为病理状态,应及时分析其原因。

(二) 婴儿期

出生后立即呈现生长的第一个高峰,此是胎儿宫内生长的延续正常情况下,婴儿期前3个月增长速度最快,以后随月龄增长而逐渐减慢:3个月龄时可达出生时体重的2倍(约6kg),与此后的9个月的生长增加值几乎相等1周岁时,约为出也体重的3倍(约9kg)其估算公式为:1~6个月体重(kg)=出生体重(kg)+月龄×0.7(kg);7~12个月体重(kg)=出生体重(kg)+6×0.7(kg)+(月龄-6)×0.3(kg),或者为:3~12个月婴儿体重(kg)=[年龄(月)+9]/2。

(三) 儿童期

1~2岁内,体重可增长约2.0~2.5kg;2~10岁间,每年增长约2kg。其估算公式为:2岁~青春期前体重(kg)=年龄(岁)×2(kg)+8(kg),或者为:1~6岁儿童体重(kg)=年龄(岁)×2+8kg;7~12岁儿童体重(kg)=[年龄(岁)×7-5kg]/2,或=年龄(岁)+2kg。体重增长的规律可用曲线表示,同龄儿童体重的个体差异较大,波动范围可在±10%。

(四) 青春期

此时体重增加明显加快,男孩每年增重约5kg,女孩约4kg进入青春期后,体重的增长呈第二高峰,每年可增达4~5kg由于体重的增加并非等速增加,临床应用时应以测量自身体重的增长变化为依据。

(五) 测量方法

测量体重应选用杠杆秤(由砝码、游锤、杠杆构成)或电子秤。婴儿体重测量采用盘式杠杆秤，最大载重为 10~15kg，应精确至 0.01kg；幼儿采用坐式杠杆秤，最大称重范围为 20~30kg，应精确至 0.05kg；学龄前儿童（3~7 岁）采用立式杠杆秤，最大称重范围为 50kg，应精确至 0.1kg；学龄儿童（7 岁以上）可用立式的杠杆秤，最大称重范围为 100kg。应精确至 0.1kg 使用电子秤时一定要有相同载重量和精确度测量前要检查秤的"零点"，放置砝码的数量使之接近小儿年龄的相当的体重，并迅速调整游锤至杠杆正中水平，将砝码所示读数相加，以千克为单位进行记录，精确记录至小数点后两位，测量时应尽可能地脱去衣服，鞋和帽子等，尽量排空小便，最好在裸体或仅着内衣的情况下进行，避免摇动或接触其他物体，以保证准确性。记录时测量者应同时记录儿童测量时的表现，以供参考。

二、身长（高）

代表头部、脊柱和下肢长度的总和，是反映长期营养状况和骨骼发育的指标，但受种族、遗传、环境、营养、内分泌和运动等多种因素的影响，个体差异性较大。

（一）身高（长）的增长

其增长规律与体重的增长相似，亦表现为婴儿期和青春期两个生长高峰，年龄越小身高增长越快。出生时，男、女婴儿平均为 46~53cm，生后第一年身长增长最快，约为 25cm；前 3 个月身长增长 11~13cm，约等于后 9 个月的增长值，1 岁儿童的身长约 75cm。1~2 岁时身长增长速度减慢，为 12cm，即 2 岁时身长约 87cm。2 岁以后，身高每年平均增长 6~7cm，在青春期时，生长突然加快，其估算公式为：2~12 岁的身高（cm）= 年龄（岁）×7+77（cm）。由于儿童身高的增加并非呈等速，同龄的身高波动范围可在 30% 以内，临床应用时应以测量实际身高的增长变化为依据。2 岁以后每年身高增长若低于 5cm，可视为儿童生长速度下降。身高的增长主要受遗传、内分泌、母体营养与健康状况的影响，尤其是宫内生长水平的影响，而短期患病。营养波动一般不会影响身高的增长。

（二）身长（高）测量

测量时应脱去帽、鞋、袜。3 岁以内的婴幼儿用标准的量床（由头板、底板、足板、两侧标有刻度的量床构成），被测对象仰卧于量床底板中线，助手将头扶正，使目光向上，头顶接触头板。主测者位于量床右侧，左手固定婴儿双膝使下肢保持伸直位，右手移动足板使其紧贴两足跟部，观察量床的一致刻度，精确至 0.1cm。若测量对象的双下肢不等长时，则分别测量。3 岁以上儿童采用坐高计（由坐板、测量板、刻度零点与坐板在同一平面的立柱构成）测量。被测儿童坐于坐高计的坐板上，骶部紧靠立端坐挺身，使躯干与大腿、大腿与小腿分别成直角，两脚向前自然平放在地面，下移测量板接触头部顶点，测量者读取测量板与立柱刻度交叉数值，精确至 0.1cm。或采用身高计（由测量板、平台、标有刻度的立柱构成）测量。测量时，被测对象应以立正姿势站于平台，足跟并拢，脚尖稍分开约 60°，头、脚跟、臀部和两肩胛间同时接触立柱，头部保持正中位置，平视前方，收腹挺胸，两臂自然下垂，测量者移动测量板使之接触头部顶点，测量者目光与立柱刻度读数保持同一水平面时读取测量板与立柱刻度交叉数值，精确至 0.1cm。同一幼儿的立位身高可略比仰卧身长短，可忽略不计。

三、头围

头围代表脑与颅骨的发育，自眉弓上缘经枕骨粗隆凸最高点绕头一周的围度。

（一）头围增长

胎儿期脑的生长居全身各系统之首，出生时头围相对较大，平均可达33~34cm。

1.头围

第一年前3个月头围的增长可达6cm，约等于后9个月增长值之和（亦为6cm），1岁时头围约46cm。生后第2年头围增长速度减慢，全年约为2cm，2岁时头围约48cm；2~15岁头围仅增加6~7cm，5岁时可达50cm，15岁时可基本接近成人水平，平均54~58cm。头围的增长是脑发育的重要指标之一，临床中测量2岁以内头围最具诊断价值。连续追踪测量头围比一次测量更为重要，若头围测量值小于均值减2个标准差（-2SD），常提示有脑发育不良，若头围增长过快常提示脑积水。

2.囟门

包括前囟门与后囟门，出生时前囟大小约为1.5~2.5cm（对边中点连线的距离）。在生后数月随着头围的增大而稍变大，6个月以后逐渐骨化而变小，正常健康儿童前囟约在生后12~18个月闭合。后囟门是由顶骨和枕骨形成的三角形间隙，出生时已闭合或很小，一般在生后6~8周闭合。

（二）头围测量

采用无伸缩性的软尺测量，并与钢皮尺校正，被测对象取坐位、立位或仰卧位，测量者位于小儿右侧或前方，用左手拇指固定软尺零点于儿童头部右侧眉弓上缘处，另一手轻持软尺沿右侧耳上、枕骨粗隆及左侧眉弓上缘，紧贴头部（女童应在皮尺处分开上下头发），回至左手拇指零点，读取与零点交叉的刻度，获得最大的周径，精确至0.1cm。

四、胸围

胸围代表胸廓与肺的发育，表示胸廓的容积以及胸部骨骼、胸肌、背肌和脂肪层的发育情况，并且在一定程度上表明身体形态和呼吸器官的发育状况，胸围的大小与肺、胸廓的发育密切相关，是衡量胸廓、胸背肌肉、皮下脂肪、肺的发育程度的重要指标。

（一）胸围增长

胸廓在婴儿期呈圆筒形，前后左右径相等；出生时胸围比头围小1~2cm，平均32cm。1周岁时，胸围与头围相等，大约为46cm，形成了所谓的头胸围交叉。1~2岁时增加3cm，大约为49cm；3~12岁胸围平均每年增加1cm。2岁后胸围超过头围的厘米数约等于其周岁数减1，到青春期增长又加速头胸围交叉出现的时间常认为营养状况的优劣指标，一般营养状况好的小儿头胸围交叉出现早，反之则推迟。儿童胸廓生长除营养因素外，与各种体格锻炼的活动质量有关。

（二）胸围测量

3岁以下小儿取卧位或立位，3岁以上取立位，被测者双手自然下垂，双眼平视，采用无伸缩性的软尺测量（使用前应校正）。测量者左手拇指固定软尺零点于被测对象一侧乳头下缘（乳房已发育女童固定于右锁骨中线与第四肋交叉处），右手持软尺贴胸壁，经同侧腋下、肩胛下角下缘、对侧腋下、对侧乳头回至零点，读取与零点交叉的刻度，取平静呼气末、吸气末的平均值，精确至0.1cm。

五、腹围

腹围代表腹部发育情况，新生儿期由于肠管相对较长，且腹壁肌肉薄弱，腹部常较饱满，以后逐渐变平但腹围测量数值易受各种因素的影响，正常范围伸缩性很大，因此一般不测量腹围。

（一）腹围的增长

代表腹部发育情况，2岁前腹围与胸围相等，2岁后则腹围小于胸围新生儿期由于肠管相对较长，且腹壁肌肉薄弱，腹部常较饱满，以后逐渐变平，但此测量值易受各种因素的影响，正常范围伸缩性很大，因此般不测量。若患有腹部疾病，如腹水、巨结肠时，应及时测量，若腹围过小则不利于肝脏发育。

（二）腰围测量

采用无伸缩性的软尺测量（使用前应校正）。被测对象取立位，双足自然分开，双臂环抱于胸前，以腋中线肋骨下缘和髂嵴连线中点的水平位置为测定点，标记双侧测定点，软尺自然贴紧皮肤，测量通过两个测定点的周径，于平静呼气末读数，精确至0.1cm。

六、指距

指距反映上肢长骨的增长，双上肢水平伸展时左右手中指尖之间的距离，正常儿童指距略小于身长（高）。

（一）指距的增长

正常情况下指距略小于身高（或身长），在不同年龄时期，头、脊柱、上肢和下肢的增长速度及所占身高的比例也不同，婴儿期头部生长最快，脊柱次之，到青春期时下肢生长最快。2个月的胎儿头长为身长的1/2，此后随胎龄增长，头长占身长的比例逐渐缩小，出生时为1/4，6岁时为1/6，成人仅为1/8。新生儿的上部量占60%，下部量占40%，身高的中点在脐上，1岁时中点在脐下，6岁时中点则下移至脐与耻骨联合间，12岁左右上下部量相等，中点恰在耻骨联合上缘。在生长成熟时，头、脊柱、上肢和下肢的增长分别是出生时的2、3、4、5倍。若指距大于身高1~2cm，对诊断长骨的异常生长有一定的参考价值。

（二）指距测量

采用直脚规或无伸缩性的软尺测量。被测对象立位，两手平伸，手掌向前，分别向两侧自然伸平直，双上臂长轴与地面平行，与身体中线垂直。使被测对象一手中指指尖顶住直脚规的固定脚后，调节活动脚内侧紧靠另一手的中指指尖，读取活动脚所指刻度，精确至0.1cm。软尺测量时，姿势相同，测量两中指指尖距离，读取其数值即可。

七、上臂围

上臂围代表上臂肌肉、骨骼、皮下脂肪和皮肤的发育，可反映儿童的营养状况。

（一）上臂围的增长

上臂围的增长代表上臂肌肉、骨骼、皮下脂肪和皮肤的发育，可反映儿童的营养状况，特别适合于5岁以下儿童中筛查营养状况。婴儿出生后上臂围增长较快，第一年可从11cm增长至16cm，共增长约5cm。1~5岁间增加1~2cm。1~5岁小儿臂围若>13.5cm则营养良好，若在12.5~13.5cm之间则为营养中等，若<2.5cm则是营养不良。

（二）上臂围测量

采用无伸缩性的软尺测量（使用前应校正）。被测对象立位，两手自然平放或下垂，测量者位于被测对象左侧，固定软尺零点于左侧肩峰至骨鹰嘴连线的中点，贴皮肤绕臂一周，读取与零点交叉的刻度，精确至0.1cm。

八、皮脂（褶）厚度

皮脂（褶）厚度：是衡量个体营养状况和肥胖程度较好的指标不仅可以判断人的胖瘦情况，而且还可以反映人体皮下脂肪的分布情况。

皮下脂肪测量：采用皮褶卡钳（钳头面积6mm×15mm，压强约$15g/m^2$）测量，皮脂测量可选取上臂中部、肩胛下角、腋中线、髂上、小腿中部和腹壁等处。测量者右手握钳，左手用拇、食指捏起测量部位的皮肤和皮下脂肪，两指距3cm，注意勿捏起脂肪下面的肌肉层，然后用皮褶卡钳测量皮褶厚度，读取读数，精确至0.5cm，测量上臂中部（肱三头肌部）时，左上肢自然放松下垂，肩峰与鹰嘴连线的中点，平行于上臂长轴方向捏测皮褶测量肩胛下角时，取左肩胛骨角下稍偏外侧处，从下向上与脊柱成45度角捏测皮褶测量腹壁部时，取锁骨中线上平脐处，皮褶方向与躯体长轴平，行。

九、骨骼发育与牙齿发育

（一）骨骼发育

包括骨骼的骨化与生长两个过程，其与生长激素、甲状腺素、性激素等密切相关。出生时，婴儿骨骼较为柔韧，大部分由软骨构成在发育过程中，矿物质逐渐沉积于骨骼，使之骨化变硬骨化开始于出生前，一直持续到青少年时期骨化有两种形式，一种为膜化骨，包括颅盖诸骨和面骨，由间充质细胞演变为成纤维细胞，形成结缔组织膜，在膜的一定部位开始骨化，形成骨化中心并逐渐扩大，直至发育完全。另一种为软骨内化骨，包括躯干及四肢骨和颅底骨等，是由间充质细胞演变为软骨原基，由成骨细胞的骨化活动形成原始骨化中心，进一步出现继发骨化中心，骨化中心不断扩大，最终原始和继发骨化中心愈合，导致躯干和四肢骨的增长，完成骨骼发育。

1.颅骨

儿童的颅骨随脑发育而增长，临床主要通过头围、骨缝闭合及前、后囟闭合时间来衡量颅骨的发预状况婴儿娩出时，经过产道后，偶见颅骨稍有重叠，不久可消失。新生儿出生时，颅骨缝略微分开，约至3~4个月龄时骨缝闭合前囟为额骨和顶骨形成的菱形间隙，出生时，其对边间隙约为0.6~3.6cm，生后前6个月，随头围的增长而增大，在6个月龄后，逐渐骨化而变小，一般在1~1.5岁闭合，个别可延至2岁左右闭合、前囟大小、闭合时间有很大的个体差异，判断异常与否应结合临床全面分析。前囟的检查在儿科临床中具有非常重要的意义，可通过前囟大小和张力的变化来提示病情，如脑发育不良、颅骨畸形时，前囟过小或早闭，若患佝偻病、甲状腺功能减退或脑积水时，前囟则闭合延迟。颅内压增高时，前囟饱满；而严重脱水或营养不良时，则会出现前囟凹陷；后囟为顶骨与枕骨的骨缝构成的三角形，出生时后囟很小或已闭合，一般在生后6~8周即闭合。

2.面骨、鼻骨及下颌骨

在婴儿期，较颅骨发育迟，呈现面部较小、颅骨较大的外貌。随着牙齿萌出，面骨及鼻骨变长，下颌骨向前突出，面骨、鼻骨及下颌骨继颅骨闭合后开始加速生长，下颌骨倾斜度逐渐减小，垂直直径增加，使小儿额、面比例的形状逐渐向成人的脸型发展。

3.脊柱

脊柱的增长反映脊椎骨的生长，生后第一年脊柱生长快于四肢，之后脊柱生长落后于四肢新生儿的脊柱是直的，尤弯曲，随着动作发育而呈现弯曲生后2~3个月，小儿抬头、翻身动作使脊柱形成颈部脊柱前弯，即颈曲；6个月时，会坐后出现胸部脊柱后弯，即胸曲；到1岁左右，随着小儿地站立和行走，出现第三个弯曲，腰部脊柱前弯，即腰曲。在6~7岁左右时，儿童的韧带发育完全后被固定，若坐立或行走姿势异常、骨质病变及骨骼发育不良均可导致脊柱的发育异常。脊柱的生理弯曲能加强脊柱弹性，保持身体平衡，利于直立行走，也能减少在活动时对腕部的震动。

4.长骨

长骨发育主要通过长骨干骺端的软骨骨化。骨膜下成骨，使长骨增长、增粗、当骨骺与骨干融合时，标志着长骨发育成熟，通过骨化中心出现的数目可反映长骨的成熟程度女孩的骨化速度快于男孩，黑人快于白人。出生时，女孩骨骼发育程度约领先于男孩4周，随着年龄的增加，不同部位的长骨干骺端的软骨次级骨化中心和数目，按特有的规律出现，新生儿出生时，股骨远端及胫骨近端已出现骨化中心，此是判断婴儿早期骨骼发育是否延迟的重要部位。

5.腕骨

是骨龄检查常选的部位通过观察骨化中心出现的时间、数目及干骺端融合的状况，可判断骨骺发育年龄，即骨龄。骨龄是一个独立的生长指标，可反映儿童的生理成熟度，不依赖年龄和生长速度，较实足年龄更为准确：动态观察骨龄变化，方便易测定、无创伤，在评价个体的生长态势以及评估小儿内分泌疾病的诊治方面，更具有临床价值出生时无骨化中心，出生后6个月左右出现头状骨、钩骨；2~3岁时出现三角骨；3~5岁出现月骨及大小多角骨；5~6岁出现舟骨；6~7岁出现下尺骨骺；9~10岁出现豆状骨，腕骨骨化中心共10个，9岁前腕部的骨化中心数目约为其年龄加1。上肢桡骨远端骨化中心于7个月后出现，尺骨远端到7~8岁时才萌出。年长儿则可摄左侧腕部骨片，以了解其腕骨、掌骨、指骨的发育，骨化中心的出现和融合，其年龄差异较大，在诊断骨龄延迟时一定要慎重。

（二）牙齿发育

儿童牙发育是牙齿萌出与更换的生物学过程，与骨骼生长有一定关系，但由于胚胎来源不完全相同，两者的生长并不完全平行牙是由外胚层和外胚间叶发育而来的，从胚胎第6周开始，一直持续到25岁左右。人的一生中共有两套牙齿，即乳牙和恒牙，因此，牙的发育是一个长期而又复杂的过程。

1.乳牙

新生儿出生时，牙齿尚未萌出，但乳牙已骨化完全，乳牙芽孢隐藏在下颌骨中，被牙龈覆盖，乳牙萌出时间个体差异性很大见（图17-1-1），第一颗乳牙在6~7个月龄左右萌出，可在生后4~10月龄萌出。乳牙的萌出下颌先于上颌，自前向后生长首先萌出下颌2个中切牙，而后萌出上颌2个中切牙及侧切牙，继而萌出第一乳磨牙、尖牙和第二乳磨牙，乳牙共计20个，2.5~3岁左右出齐。一般来说，2岁内乳牙数目约等于月龄

-4或6，但乳牙萌出的个体差异性与遗传、内分泌、食物性状等有关，临床上通常将12个月龄仍未萌出乳牙者定义为出牙延迟。

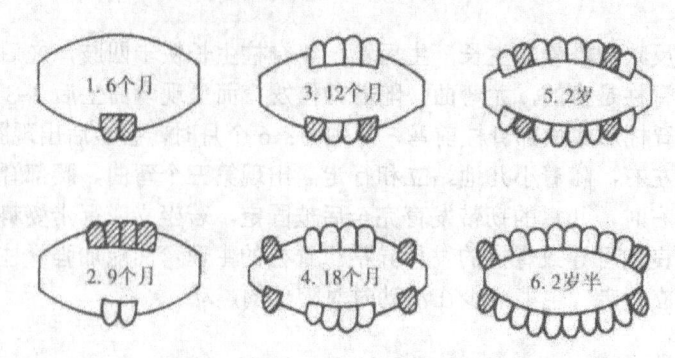

图17-1-1 乳牙萌出的时间和顺序

2.恒牙

在乳牙胚继续发育的同时，下颌骨内乳牙胚的舌侧开始构筑恒牙胚，将来发育成为恒牙，并与乳牙替换。乳牙的脱落顺序基本与其萌出顺序一致。在胚胎10个月、出生后2岁和5岁时，恒牙胚的两端分别长出第1、2、3恒磨牙胚6岁时开始萌出第一颗恒牙，即第一磨牙，位于第二乳磨牙之后；6~12岁时，乳牙逐个被同位恒牙替换，其中第1、2双尖牙代替第1、2乳磨牙，此期为混合牙列期；12岁后萌出第二恒磨牙，17~18岁后萌出第三恒磨牙，即智齿，也有终生第三恒磨牙不萌出者、恒牙一般20~30岁出齐，共计32个。

出牙为正常的生理现象，与蛋白质、钙、磷、氟、维生素C和D等营养素及甲状腺激素密切相关。在萌牙时，可伴有低热、唾液增多、流涎、食欲缺乏、牙龈疼痛、睡眠不安、烦躁等症状。牙齿生长异常可见于外胚层生长不良的疾病，如甲状腺功能减退、严重营养不良、佝偻病等。

十、青春期体格生长特征

青春期的儿童受性激素的影响，其体格生长增长迅速，呈现生长的第二个高峰（PHV），身高增加值约占最终身高的15%，且有明显的性别差异。男孩的身高增长高峰约晚于女孩2年，且每年身高的增长值大于女孩，因此男孩比女孩高。女童以乳房发育（约9~11岁）、男童以睾丸增大为标志（约11~13岁），青春期身高突增的时间一般持续3年左右。男孩每年可增长7~12cm，平均10cm，整个突增期平均长高28cm；女孩每年可增长6~11cm，平均9cm，整个突增期平均长高25cm。因此，儿童生长的年龄相同，若PHV提前，则停止生长时间亦较早；若儿童期生长时间延长，即使PHV发动延缓，其最终身高生长的潜力能得到较好的增长，仍可达到正常人群的良好范围。男童骨龄为15岁，女童骨龄为13岁时，已达最终身高的95%。直到女童17岁、男童20岁身高基本停止增长。此期儿童的体重增加与身高平行，同时内脏器官亦生长，体型发生了显著改变，女童耻骨与髂骨下部的生长与脂肪堆积，使臀围加大，而男童则肩部增宽，下肢较长，肌肉增强，呈现男女童具有不同的体形特点。

（程昕然）

第二节 儿童体格发育的评价

体格生长评价是一种以生长标准为依据,判断个体儿童或群体儿童生长状况的过程。儿童体格生长评价是儿童保健和临床工作的一项重要内容,因为处于快速生长发育中的儿童身体形态变化较大,临床医师可通过定期对儿童进行体格测量,如体重、身高、头围、胸围及上臂围等,并对测量结果作出正确合理的评价,以及时发现问题,采取有效措施,保证儿童健康成长。

一、生长监测的主要指标

临床上常用反映体格生长的指标主要包括体重、身高(长)和头围;特殊情况下可测量皮褶厚度、上臂围、腰围。

体重指人体的总质量,包括儿童的骨骼、肌、皮下脂肪、内脏及体液的综合重量,是衡量营养状况最重要的指标。

身高(长)指头顶到足底的垂直距离,是人体线性生长的重要指标,与长期营养或遗传关系密切,头围表示头颅的大小和脑的发育程度,是筛查婴幼儿潜在脑发育或神经功能异常的常用指标。

上臂围是在身高、体重获取困难的情况下一种替代指标。用以评价营养状况。

皮褶厚度是测定身体皮下脂肪的指标,可用于衡量儿童营养状况及肥胖程度。

二、体格评价的基本要求

1.可靠的测量数据

测量体格生长指标,必须采用规范的、准确的、恒定的工具及正确的测量方法;测量需由受过训练的专业人员进行。如采用杠杆秤(砝码、游锤、杠杆)测量儿童体重;3岁内儿童仰卧位测量身长,3岁后立位测量身高;3岁内采用软尺测量头围等临床上当无条件测量儿童体重、身长时,可按公式进行粗略估算(表17-2-1)。此方法主要用于计算药量及静脉输液量,不能以此个体体格评价资料。

表17-2-1 儿童体重、身材计算公式

体重	kg 身长(高) cm
出生	3.25 出生 50
3~12个月	[年龄(月)+9]/21 年 75
1~6年	年龄(岁)×2+82~12年年龄(岁)×6+77
7~12年	[年龄(岁)×7−5]/2

2.横向比较并定期纵向观察

横向比较即应用儿童体格测量资料与可供参考的数据相比较,以了解个体在同龄人群中所处位置,全面评价儿童生长状况,以利于尽早发现并纠正问题。通常年龄越小,生长速度较快,纠正后恢复快。而定期纵向观察更易发现个体生长轨道,了解儿童生长趋势。通常建议<6月龄儿童每月、6~12月龄每2个月、1~3岁每3个月、3~6岁每6个月、≥6岁每年进行体格测量;高危儿童宜适当增加观察次数。

3.选择合适的参照人群值

目前 WHO2006 年已发布世界儿童体格生长参数表及曲线图;我国国家卫生与计划

生育委员会也已确定将 2005 年调查的中国九大城市儿童体格生长数据作为中国儿童的体格生长参照值，用于比较儿童生长及营养状态。

三、参照值常用的统计学表示方法

1.离差法（标准差法）

是用标准差（SD）与平均值（X）距离的远近来划分评价等级的方法。适用于正态分布状况，一般以 X±2SD 为正常范围，也可分为三或五个等级。离差法的优点是列表简单，计算方便，但对非正态分布的数据易出现小的偏差（尤其在±2SD 以上时）。

2.百分位数法

是以中位数为基准值，以其余各百分位数为离散距的等分评价方法。当变量值呈现非正态分布时，百分位数能更准确地反映出所测数值的分布情况。一般以第 3~97 百分位数为正常范围，并制成表格或曲线图供临床使用，百分位数法可用于正态分布数据，但缺点是计算复杂，所需表格远远大于离差法。

3.标准差记分法（Z-score）

采用 X 和 SD 的数学模型【$Z=(X-\overline{X})/SD$】计算各种变量的标准差记分值 Z，其中 X 代表个体儿童的实际测量值，$\overline{X}$ 和 SD 分别代表参照人群相应指标的平均值和标准差。Z 值的结果有三种，即 0、正数或负数。一般 Z 值在±2 以内为正常范围。Z 值可用于不同质人群间比较，用偏离该年龄组标准差的程度来反映生长情况。结果表示较精确；但 Z 值为一相对值，且需计算获得，故多用于科研工作。

四、体格生长评价的内容

儿童体格生长评价必须包括生长水平、生长速度和匀称度三方面内容（图 17-2-1 所示）。

体格指标测量 → 体格生长评价 →
- 生长水平：将某一年龄时点所获得的某单项体格生长测量值（如体重）与参照人群值比较，获得该儿童在同年龄、同性别人群中所处的位置。
- 生长速度：对某单项体格生长指标进行定期连续测量，获得该项指标在某一年龄阶段的增长趋势。
- 匀称度：对各体格生长指标进行的综合评价，包括体型匀称度和身材匀称度。

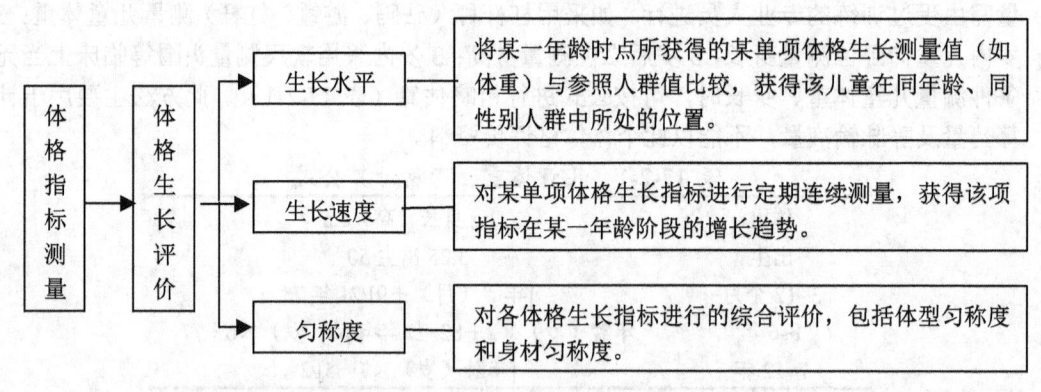

图 17-2-1 儿童体格生长评价内容

1.生长水平

将某一年龄时点所获得的某单项体格生长测量值（如体重）与参照人群值比较，得到该儿童在同年龄、同性别人群中所处的位置，即为此儿童该项体格生长指标在此年龄的生长水平。通常将 X±2SD 或第 3~97 百分位之间视为正常范围；对生长水平明偏离正常范围的儿童应及时进行全面检查和分析，以便发现或排除病理性因素。生长水平评价简单易行、直观形象，能较准确地反映个体或群体儿童目前的体格生长状况，但不能反映儿童的生长变化过程早产儿体格生长有一允许的"落后"年龄范围，进行生长水平评价时应矫正胎龄至40周（足月）后再评价。一般身长40月龄、头围至18月龄、体重24月龄后不再矫正。

2.生长速度

生长水平不能充分反映生长中的个体差异，因而临床上常同时应用生长速度以反映生长的获得过程。生长速度是对某单项体格生长指标进行定期连续测量，以获得该项指标在某一年龄阶段的增长趋势，即计算两次连续测量值的差，再与参数中相同年龄的数值差进行比较其结果以正常、加速、增长不足、不增或下降表示。生长速度能反映个体差异，也即反映了遗传、环境的影响。定期体格测量是生长速度评价的关键，生长速度正常的儿童生长基本正常。

3.匀称度

是对各体格生长指标进行的综合评价，包括体型匀称度和身材匀称度。体型匀称度反映体型发育的比例关系，临床上可通过身长（高）的体重反映一定身高的相应体重值范围；亦可计算体质指数（BMI），即[体重（kg）/身高（m）^{2}]，反映单位面积中所含的体重数。身材匀通常以计算坐高/身高的比值获得，反映下肢发育情况，按实际测量值计算，结果与参照人群值计算结果比较，小于或等于参照值即为匀称，否则为不匀称。身材匀称度对于协助诊断内分泌及骨骼发育异常疾病有帮助，此时坐高/身高比值常大于参数。儿童期坐高/身高比例参照值见（表17-2-2）。

表17-2-2　2005年9市城区男女儿童坐高与身高比例

	出生3个月		6个月		12个月			
	男	女	男	女	男	女	男	女
坐高（cm）	33.5	33.2	41.7	40.7	44.8	43.9	48.8	47.8
身高（cm）	50.4	49.7	63.3	62.0	69.8	68.1	78.3	76.8
坐高/身高（%）	66.5	66.8	65.9	65.6	64.2	64.5	62.3	62.2
	2岁		4岁		6岁	
	男	女	男	女	男	女
坐高（cm）	54.7	54.0	60.7	59.9	66.6	65.8
身高（cm）	91.2	88.9	106.0	104.9	120.0	118.9
坐高/身高（%）	60.0	60.7	57.3	57.1	55.5	55.3

五、生长曲线的应用

生长曲线是将不同年龄的体格生长参照值按百分位数法或Z值绘成曲线图，其优点是简便、直观，不仅能准确、快速地了解儿童的生长水平，还能通过连续追踪获得儿童的生长"轨道"，以及时发现生长偏离现象，分析原因并采取措施。生长曲线图特别适用于临床医师及儿童保健医师，有助于直观、快速地评价儿童的体格生长状况，是生长监测的重要工具之一。临床常用5种不同性别的生长曲线：年龄的体重、年龄的身长（高）、年龄的头围、身长（高）的体重和年龄的体质指数，每一生长曲线图上有5~7条百分位数曲线，表明不同年龄儿童体格生长指标的分布。百分位数曲线表明X轴上一定年龄儿童的体格测量值低于该曲线对应的Y轴参照值的百分比。以男童年龄的体重曲线为例，X轴上9月龄垂直线与第25百分位数线相交于8.6kg，提示25%的9月龄男童体重小于8.6kg。通常以第3、第97百分位作为异常界值点，其对应的等级划分见（表17-2-3）。

表 17-2-3　生长水平评价的等级划分标准

	下	中下	中	中上	上
均值离差法	X−2SD	X−(1~2)SD	X±1SD	X+(1~2)SD	X+2SD
百分位数法	<P3	P3~P25	P25~P75	P75~P97	>P97

需注意的是，生长为动态过程，儿童年龄的体重低于第3百分位可能是正常生长、疾病所致生长下降或是疾病后的加速生长，这取决于其生长趋势临床上常常将每次测量值描记在相应的生长曲线图上，不仅可以判断该儿童在同质人群中的生长水平，同时也可通过连续的数据标记，观察生长速度和生长轨道，从而作出正确全面的评价。此外，体格评价只能作为疾病诊断的线索和依据之一，必须结合病史、体检和实验室检查等才能作出诊断。

六、简化的评价方法

由于体格生长在儿童中的个体差异非常显著，故结合生长曲线对生长水平、生长速度及匀称度进行综合评价非常重要。但当无法获得参数表或生长曲线进行评价时，可根据儿童体格生长的一般规律进行初步评价。

（一）健康足月婴儿，体重增加应达到以下指标

1.生后头3个月内，每周增加200g。

2.第2个3个月内，每周增加130g。

3.第3个3个月内，每周增加85g。

4.第4个3个月内，每周增加75g。

生后3~4个月的体重是出生体重的2倍，12个月时是出生体重的3倍，24个月时是出生体重的4倍。

（二）健康儿童，身高应达到以下指标

1.生后第1年增加25cm。

2.生后第2年增加12cm。

3.2岁~学龄前期每年增加6~7cm。

4.学龄期~青春期前每年增加。

（三）健康儿童，头围应该达到以下指标

1.生后第1年，每月增加1cm。

2.生后第2年，总共增加2cm。

3.2岁时达到成人时头围的80%。

七、评价结果的合理解释

对体格生长评价结果的解释应考虑遗传及环境的影响，同时还应区别个体儿童与群体儿童评价方法。因人体测量仅为粗略的评价方法，不能代表机体功能，故做出结论时应谨慎；需避免过度解释测量资料或将评价结果等同于临床诊断。儿童体格评价结果应结合其他临床表现、体格检查、实验室检测综合判断。定期、连续测量比一次数据更重要，当儿童稳定地沿着自己的"轨道"生长，即使是低于参照人群的生长水平，亦无须太过担心；只有当儿童的生长曲线从原稳定的生长轨道偏离2条主百分数线，提示生长问题。

（程昕然）

第三节 新生儿听力筛查

听力障碍是常见的出生缺陷。国外研究表明,正常新生儿中双侧听力障碍的发生率在0.1%~0.3%,其中重度至极重度听力障碍的发生率约为0.1%。我国2012年一项对近10年国内新生儿听力筛查研究报告的系统评价中得出,我国普通病房新生儿的耳聋并发率为0.2%,新生儿重症监护病房的为2.29%,男女无差异。

新生儿听力筛查是早期发现和诊断听力障碍的重要策略,是减少听力障碍对语言发育和其他神经精神发育的影响,促进儿童健康发展的有力保障。20世纪90年代,美国率先立法并在全国范围内推广新生儿听力筛查,欧盟在1998年认可并在欧洲启动。我国政府于2000年在母婴保健法中肯定了新生儿听力筛查的意义和必要性,并开始在全国范围内广泛开展这项工作。

一、新生儿听力筛查理论基础及有效性

正常的听力是儿童语言学习的前提。一般情况下,听力正常的婴儿在4~9个月期间开始咿呀学语,最晚不超过11个月,这是语言发育的重要阶段。但是重度听力障碍的儿童因为早期缺乏语言刺激,不能在这一关键阶段开始启动语言学习,甚至在2~3岁时仍然无法建立正常的语言学习,最终重者导致聋哑,轻者导致语言或言语障碍,社会适应能力低下、学习困难以及就业困难等。如果在胎儿期或者婴儿早期能够及时发现听力障碍,并通过声放大技术等方法重建其语言刺激环境,这样可以大大减弱语言损害导致的严重后果。

研究证实,传统的高危家庭登记管理的办法只能发现约50%左右的先天性听力障碍儿童,通过常规体检或者父母识别的方法几乎不能在1岁以内发现听力障碍患儿。因此,唯有新生儿听力筛查才是早期发现听力障碍的有效方法,最终实现先天性听力障碍儿童聋而不哑。

已有的研究表明新生儿听力筛查对早期发现和干预听力障碍,促进听力障碍患儿的语言等神经心理发育是非常有效的。来自美国的一项前瞻性研究,随访了150例不同程度、不同年龄被发现的听力障碍儿童,结果发现听力障碍在6个月前被发现的患儿语言理解智商和语言表达智商均明显高于6个月以后被发现听障的儿童,得分差值达20分。同时,一项来自英国的研究也证明了6个月前发现听力障碍是预防听力损害儿童语言发育障碍的唯一重要因素。

二、新生儿听力筛查的目标及类型

新生儿听力筛查的总目标是,早期发现有听力障碍的儿童,并给予及时的干预,使其语言发育和其他神经心理发育水平不受或者少受影响。与其他筛查一样,新生儿听力筛查也有全人群筛查和目标人群筛查两种。

全人群新生儿听力筛查也称为普遍筛查,即每一出生的新生儿都要进行筛查。而目标人群的新生儿听力筛查仅对有高危因素的新生儿进行筛查。但是,由于并不是所有的先天性听力障碍的患儿都有高危因素,因此仅仅对目标人群进行筛查势必会漏诊一些患儿,所以目前全球范围内都是以全人群筛查作为努力目标。但是,由于全人群筛查的成

本比较高，对组织工作的要求也比较高，所以在一些发展中国家，可以先从目标人群筛查开始启动，随着方法学的逐步完善以及社会资源的日益丰富，再过渡到全人群筛查。

我国目前总体上要求开展全体新生儿听力筛查，同时通过十余年的努力，在新生儿听力筛查工作上取得了重要的成绩。但是，我国由于幅员辽阔，各地区差异较大，仍有一些地区根据现实状况采用目标人群筛查。2009 年，原卫生部出台的《全国新生儿疾病筛查工作规划》中提出现阶段目标为：到 2015 年，完善以省为单位的新生儿疾病筛查服务网络；东部地区、中部地区和西部地区新生儿听力筛查率分别达到 90%、60%和 50%。

三、新生儿听力筛查技术

新生儿听力筛查的技术主要有两大类，一类是耳声发射技术（OAE），另一类是听性脑干诱发电位技术（ABR）。以下分别介绍其中一种较为常见的耳声发射测试方法，即瞬态诱发耳声发射测试技术，以及一种听性脑干诱发电位技术，即自动听性脑干诱发电位技术。

（一）瞬态诱发耳声发射（TEOAE）

使用的是瞬态刺激声，通常是短声或短音。耳蜗接收到刺激声，在 15 毫秒内，从外耳道可以记录到散频声反应。这项技术具有客观性、敏感性和快速无创伤等特点。因此，这一技术对新生儿听功能检测具有特殊的应用价值。

在实际筛查过程中，需要认识到，这一技术只能作为筛查方法，并非是听力学诊断手段，因此不能作为诊断听力障碍的标准。没有通过 TEOAE 的新生儿需要接受听力学诊断性检查，因为这些筛查阳性的新生儿是听力损伤的高危人群，需要进一步明确诊断。但是，需要引起重视的是，实际筛查工作中也存在，新生儿虽然有听力问题，但是也能顺利通过新生儿期的 TEOAD 的筛查，即假阴性。出现这一情况的主要原因是，某些新生儿的听力障碍属于特殊听力学构型，即在测试频率范围内，存在一种或多种频率的正常听力。当然还有其他一些可变因素以及不可测的因素，也会导致假阴性；这些新生儿早发现、早诊断的难度较大，有时需要联合其他听力筛查技术，或在日常的儿童定期生长发育保健检查中完善各阶段的听力筛查评估检测。

（二）自动性听性脑干诱发反应技术（AABR）

是在听性脑干诱发电位的基础上，通过新的算法以及专用的测试探头，发展了自动听性脑干诱发电位技术，是一种快速、可靠、无创的筛查方法。它通过听性诱发电位技术测试听功能，通过放置于颅骨特定位置上的耳机收集可重复的、稳定的神经电反应信号，并且利用伪迹剔除系统开窗的大小控制干扰信号，使其不被耳机收集而对最终结果产生。对于收集到的有用信号，AABR 系统利用其自身的特有的算法软件进行判断，自动给出筛查结果。AABR 的出现和使用，目的在于与 OAE 技术联合应用于筛查工作，全面检查新生儿耳蜗、听神经传导通路、脑干的功能状态，尽早发现由于新生儿某些病理状态所导致的蜗后病变，降低听力筛查的假阴性率。一项系统分析研究表明，OAE 和 AABR 的联合应用于新生儿听力筛查，是目前最佳的筛查发生和手段，尤其对于新生儿重症监护病房的新生儿进行联合筛查更为必要。

四、新生儿听力筛查的流程

新生儿听力筛查的流程近年来得到不断地完善，2010 年原卫生部出台的《新生儿疾病筛查技术规范》中提及的新生儿听力筛查的技术规范，进一步明确了我国新生儿听力筛查的流程与规范，尤其对筛查、诊断、干预、随访、康复等环节进行了重点描述（图17-3-1）。

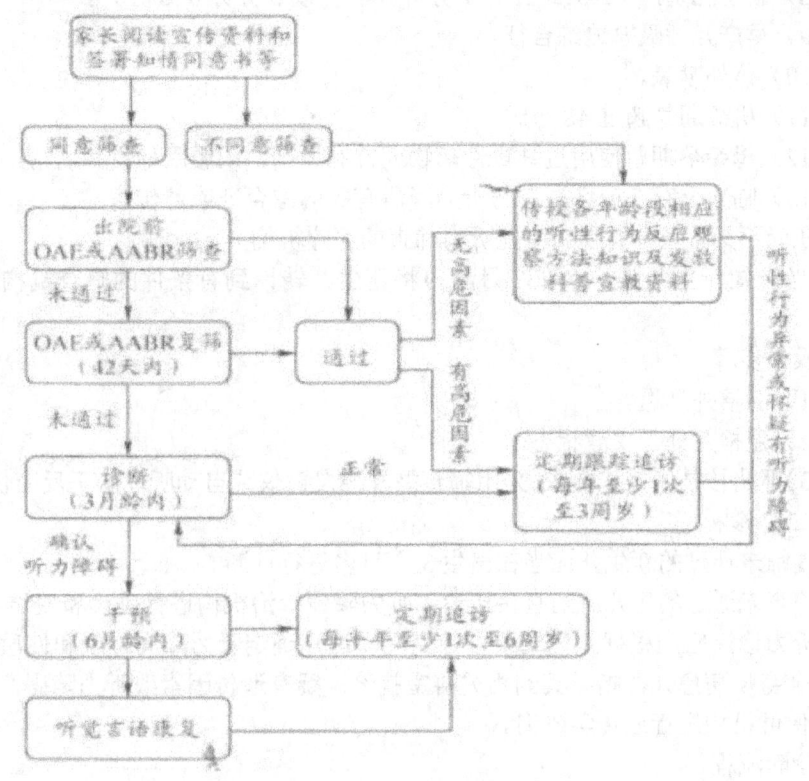

图 17-3-1　新生儿听力筛查流程图

（一）筛查

1.正常出生新生儿实行两阶段筛查

出生后 48 小时至出院前完成初筛，未通过者及漏筛者于 42 天内均应当进行双耳复筛。复筛仍未通过者应当在出生后 3 个月内转诊至省级卫生行政部门指定的听力障碍诊治机构接受进一步诊断。

2.新生儿重症监护病房（NICU）婴儿出院前进行自动听性脑干反应（AABR）筛查未通过者直接转诊至听力障碍诊治机构。

3.具有听力损失高危因素的新生儿，即使通过听力筛查

仍应当在 3 年内每年至少随访 1 次，在随访过程中怀疑有听力损失时，应当及时到听力障碍诊治机构就诊。

（1）新生儿重症监护病房（NICU）住院超过 5 天。

（2）儿童期永久性听力障碍家族史。

（3）巨细胞病毒、风疹病毒、疱疹病毒、梅毒或毒浆体原虫（弓形体）病等引起的宫内感染。

（4）颅面形态畸形，包括耳郭和耳道畸形等。

（5）出生体重低于 1500g。
（6）高胆红素血症达到换血要求。
（7）病毒性或细菌性脑膜炎。
（8）新生儿窒息（Apgar 评分 1 分钟 0~4 分或 5 分钟 0~6 分）。
（9）早产儿呼吸窘迫综合征。
（10）体外膜氧。
（11）机械通气超过 48 小时。
（12）母亲孕期曾使用过耳毒性药物或袢利尿剂，或滥用药物和酒精。
（13）临床上存在或怀疑有与听力障碍有关的综合征或遗传病。

4.在尚不具备条件开展新生儿听力筛查的医疗机构

应当告知新生儿监护人在 3 月龄内将新生儿转诊到有条件的筛查机构完成听力筛查。

5.操作步骤
（1）清洁外耳道。
（2）受检儿处于安静状态。
（3）严格按技术操作要求，采用筛查型耳声发射仪或自动听性脑干反应仪进行测试。

（二）诊断

1.复筛未通过的新生儿应当在出生 3 个月内进行诊断。
2.筛查未通过的患儿应当直接转诊到听力障碍诊治机构进行确诊和随访。
3.听力诊断应当根据测试结果进行交叉印证，确定听力障碍程度和性质。疑有其他缺陷或全身疾病患儿，指导其到相关科室就诊；疑有遗传因素致听力障碍，到具备条件的医疗保健机构进行遗传学咨询。
4.诊断流程
（1）病史采集。
（2）耳鼻咽喉科检查。
（3）听力测试，应当包括电生理和行为听力测试内容，主要有：声导抗（含 1000Hz 探测音）、耳声发射（OAE）、听性脑干反应（ABR）和行为测听等基本测试。
（4）辅助检查，必要时进行相关影像学和实验室辅助检查。

（三）干预

对确诊为永久性听力障碍的患儿应当在出生后 6 个月内进行相应的临床医学和听力学干预。

（四）随访

1.筛查机构负责初筛未通过者的随访和复筛。复筛仍未通过者要及时转诊至诊治机构。
2.诊治机构应当负责可疑患儿的随访，对确诊为听力障碍的患儿每 6 个月至少复诊 1 次。
3.各地应当制定追踪随访工作要求和流程，并纳入妇幼保健工作常规。妇幼保健机构应当协助诊治机构共同完成对确诊患儿的随访，并做好各项资料登记保存，指导社区卫生服务中心做好辖区内儿童的听力监测及保健。

(五)康复

1.对使用人工听觉装置的儿童,应当进行专业的听觉及言语康复训练。定期复查并调试。

2.指导听力障碍儿童的家长或监护人,到居民所在地有关部门和残联备案,以接受家庭康复指导服务。

五、迟发性或进行性听力问题

新生儿听力筛查的推广确实能够推动我国先天性听力障碍儿童进行早发现、早治疗。但是确实还有一部分迟发性或进行性听力问题存在,临床上多见于以下几种情况,需要引起重视:

1.听力筛查通过,到了开口说话阶段,被家长和老师发现听力损失。

2.听力筛查未通过,首次听力诊断时双侧听力损失很轻,医师没有提醒家长复查,或者家长没有遵医嘱进行定期复查,听力损失加重后才发现。

3.单侧听力损失发展为双侧听力损失,由于说话不清才被发现。

上述情况出现,最常见的是曾经入住新生儿重症监护病房的患儿。因此,对于这些患儿,3岁以前每6个月~1年,至少需要检查一次听力,以便及早发现迟发型听力问题。

(贾丽芳)

第四节 儿童视力筛查

一、概述

儿童早期是视力发育的关键期和敏感期,只有在良好的视觉环境下视力才有可能发育正常。而发生在儿童早期的一些先天性眼病、屈光不正、弱视和斜视等如不早期被发现,往往会影响到儿童视力的发育,表现出视力异常。因此,儿童视力筛查可作为早期发现儿童眼病和视力问题的一种重要手段,使儿童的一些常见眼病有机会得到早期发现、早期治疗,从而降低弱视发病率,促进儿童视力和视觉功能的良好发育。

儿童视力筛查是依据儿童视觉发育特点和规律,运用相应的检测手段和技术,针对不同年龄阶段儿童进行相应的视力筛查和评估,对存在潜在视力问题的儿童做进一步的眼科检查、诊断和治疗。

(一)正常儿童视觉发育里程碑

见(表17-4-1)。

表17-4-1 不同年龄段儿童对光的反应

年龄	反应
新生儿	对光已有反应,在强光刺激下会闭上眼睛
2~3个月	孩子有了固视物体的能力,目光能随物体的移动而移动
4~6个月	孩子出现手-眼协调运动
7~9个月	孩子会察言观色,会模仿大人的动作,能同时玩两个以上物体
1岁左右	孩子能用手指端准确取起细小的物体,如黄豆、花生米

1.5 岁	孩子会翻、看图书，会搭积木，会识别简单的形状
2 岁前后	能模仿画线条
3 岁左右	孩子能认识更复杂的形状，如菱形、椭圆形等，能识别颜色，能区分色彩的不同饱和度等

根据儿童视觉发育过程中具有年龄特征的行为表现可以评估儿童的视力状况，筛查者应关注落后于视觉发育里程碑的表现。

（二）正常儿童各年龄段视力发育水平

见（表 17-4-2）。

表 17-4-2 正常儿童各年龄段视力发育水平

年龄	发育水平
5 个月	4.0
6 个月	4.3
1 岁	4.5
2 岁	4.6~4.7
3 岁	4.7~4.8
4~5 岁	4.8~5.0
6 岁	5.0

考虑到儿童年龄和发育的特点，根据中华医学会眼科学分会斜视与小儿眼科学组弱视诊断专家共识（2011 年）认为，年龄在 3~5 岁儿童视力的正常值下限为 0.5，6 岁及以上儿童视力的正常值下限为 0.7。7 岁以下儿童的视力正处于发育阶段，筛查者要用动态的理念去观察儿童视力发育的进程。

二、筛查目的

1.早期发现弱视和其他一些常见眼病，及时转诊至专科进一步检查。

2.早期诊断和治疗，最大限度地减少由视觉问题带来的后果。

3.早期预防，为儿童视觉发育创造良好的发育环境。

三、筛查对象

7 岁以下儿童。

四、筛查时间

根据我国儿童保健工作的实际情况，建议儿童视力筛查的时间和定期的体格检查时间结合在一起。新生儿应在生后 28~30 天进行初筛，婴儿期 6~12 个月龄 1 次，1 岁以后每年 1 次进行阶段性检查。如果发现存在影响视力发育的一些高危因素如早产或低出生体重儿、患遗传代谢综合征、父母或家族有屈光不正、斜视、弱视等视力异常者需增加监测次数。

五、筛查方法与转诊指示

（一）观察和询问

视觉异常表现：有潜在视力问题的儿童在外观上会表现出一些症状和特征，如出现眼位不正（斜视）；有时或疲劳时出现眼球震颤；眼睑下垂；频繁眨眼；过度揉眼；视物时喜欢皱眉、眯眼，头歪向一边；阅读或书写时头靠近书本或桌子；看电视总是往前凑；强光时闭上一只眼；容易跌跤、摔倒等。需要筛查者细心观察与询问。

转诊指标：有上述异常表现的需转诊至医疗保健机构的儿童眼保健科或临床眼科进一步检查。

（二）视觉行为筛查

1.新生儿检查条件及设备

室内自然光线，电源能量充足的聚光手电灯光源。内容包括：

（1）光照反应

操作：室内自然光线下用手电灯快速移至受检者眼前照亮瞳孔区，重复多次，两眼分别进行。

正常：受检者出现反射性闭目动作。

（2）瞳孔对光反射

操作：室内自然光线下，自眼前正前方用手电灯照亮受检者瞳孔区，重复多次，注意两眼别同时进行，不要同时照射两眼。

正常：被照射眼瞳孔缩小为直接对光反射存在，非照射眼同时出现瞳孔缩小为间接对光反射存在。

（3）追光反应或红球反应

操作：室内自然光线下，用手电灯或直径5cm左右色彩鲜艳的红球在眼前33cm距离缓慢移动。

正常：对光源或红球有短暂寻找、追随注视。

2.6个月龄儿童

（1）防御性瞬目反射

操作：室内自然光线下，受检者取顺光方向，检查者以手或大物体在受检者眼前快速移动，不接触到受检者。

正常：受检者出现反射性瞬目动作。

（2）注视或追视

操作：用色彩鲜艳的玩具置于受检者眼前33cm~1m范围内，缓慢移动；分别遮盖左、右眼，观察遮盖后反应。

正常：能固定注视物体，并能追随注视180度角范围，两眼运动协调，开始抓握玩具。两眼对遮盖反应一致，无明显拒绝遮挡的表现。

3.1岁儿童

操作：在33cm左右距离用有复杂图形、色彩鲜艳的画片或微型物品吸引其注意力。分别遮盖左、右眼，并分别自上下左右各方向90度角以外将测试物慢慢移至眼前。

正常：能看到1cm以下的小物体，并能用手准确抓取。双眼测试时可以发现侧方60度角的测试物能看清较远处物体。两眼对遮盖反应一致。

4.1岁以上能行走儿童

观察：正常行走时能主动避让障碍物，看复杂图片时没有特别明显的歪头、眯眼、距离过近等不良姿势。

转诊指标：以上检查如不能引出正常反应或正常视觉行为表现，应予转诊至医疗保健机构的儿童眼保健科或临床眼科进一步检查。

（三）眼位及眼球运动检查

适用于6月龄以上的儿童。检查条件及设备：室内自然光线，电源能量充足的聚光手电灯光源，遮眼板。

1.角膜映光法＋遮盖法检查眼位

操作：手电灯放至受检者眼前33cm照亮瞳孔区，嘱受检者分别注视光源及正前方6m的固定目标；再分别遮盖左、右眼，观察有无眼球摆动。

正常：两眼能固定注视光源，瞳孔中心各有一反光点，分别遮盖时没有幅度明显的眼球摆动。

转诊指标：出现角膜映光点偏离瞳孔中心，分别遮盖时出现眼球明显的摆动，应予转诊至医疗保健机构的儿童眼保健科或临床眼科进一步检查。

2.检查眼球运动

操作：分别自正前方向上、下、左、右、右上、右下、左上、左下慢速移动光源。

正常：两眼能够同时、同方向做平稳、等量移动，反光点保持在两眼瞳孔。

转诊指标：能达到上述正常标准时，应予转诊至医疗保健机构的儿童眼保健科或眼科进一步检查。

（四）视力筛查或检查

根据儿童年龄选择检查方法，不能合作检查的儿童适当降低一级检查方法。3岁以下及不会说话的儿童主要通过看能否固视和跟随物体来进行视力评估。如果3月龄以后固视或者跟随困难的孩子高度怀疑有双眼或脑的异常，应进一步检查。视力检查方法及标准见（表17-4-3）。

表17-4-3 视力检查方法及标准

受检年龄	检查方法	正常标准	干预或转诊标准
0~1岁	视动性眼震	被检眼出现冲动性水平摆动（眼球震颤）	不出现眼球震颤
0~2岁	选择性注视法条栅视力卡	两眼视力相当	辨认结果相差2级以上
2~3岁	点状视力检测仪		
3~4岁	图形视力表	两眼视力相当	单眼视力3~4岁
4~6岁	国际标准视力表或对数视力表	辨色正常	<0.5，4~5岁<0.6，5岁以上<0.7 或两眼差别2行以上

根据中华人民共和国卫生行业标准《儿童少年弱视的诊断及疗效评价》（WS/T201-2001），视力检测基本条件为：检测距离5m，视力表照度为500Lux，视力表1.0行高度为受检者眼睛高度。

（五）屈光筛查

用于儿童屈光筛查主要有两类仪器设备筛查。一类是以屈光状态筛查为主的各种类型的自动验光仪，通过测定儿童屈光度来间接判断视力发育状况；另一类是摄影筛查技术，利用角膜上出现的视网膜反光在照片上产生的新月影和测得的屈光度，对斜视、屈光参差、屈光介质混浊、远视、近视和散光作出判断。

转诊指标：对远视度>3.00D、近视度>1.00D、散光度>1.50D的儿童应予转诊至医疗保健机构的儿童眼保健科或临床眼科进一步检查。对明确诊断屈光不正的儿童，应每6个月按照中华人民共和国卫生行业标准《儿童少年屈光检测要求》（WS/T202-2001）进行正规医学验光，戴镜矫正屈光不正。

（六）红光反射检查操作

在暗室进行，检查者用直接检眼镜，屈光度调至"0"D，距离儿童一臂外（30~45cm），分别观察两眼瞳孔中反射的红光亮度、颜色、均匀度、有无暗点等。

正常：单、双眼红光反射阴性或正常，双眼反射颜色、强度、清晰度都均匀，没有浑浊或没有红色反光中出现白斑。

转诊指标：双眼反射颜色、强度、清晰度不均匀，或者红色反光中出现浑浊白斑（白瞳征）或暗点。应予转诊至医疗保健机构的儿童眼保健科或临床眼科进一步检查。

六、建议各年龄段视力筛查项目

由于儿童年龄的特点和存在众多影响视觉发育的因素，目前还不能完全依赖于医疗设备或单一的检查方法去完成视力筛查，更多地依赖于检查者的技术和经验，需要根据不同年龄段采取不同的筛查方法作出视力的评估（图17-4-1）。为此，在儿童视力筛查时，每个年龄段除了都需要了解高危因素和观察询问视觉异常表现外，建议各年龄段筛查项目如下：

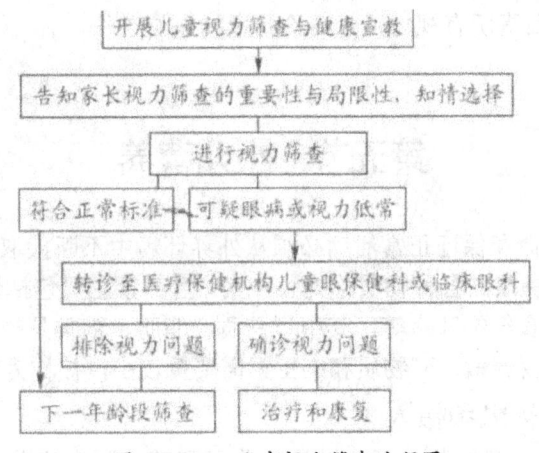

图17-4-1 儿童视力筛查流程图

（一）新生儿

1.视觉行为筛查。
2.视动性眼震。
3.红光反射。

（二）6月龄

1.视觉行为筛查。
2.红光反射。
3.眼位及眼球运动检查。
4.选择性注视法。

（三）1~3岁
1. 视觉行为筛查。
2. 红光反射。
3. 眼位及眼球运动检查。
4. 点状视力检测或图形视力表。
5. 屈光筛查。

（四）≥3岁儿童
1. 视觉行为筛查。
2. 红光反射。
3. 眼位及眼球运动检查。
4. 图形视力表或国际标准视力表、对数视力表。
5. 屈光筛查。

七、筛查结果登记、转诊与追访

1. 筛查结果登记：检查结果记录在儿童保健手册上，对筛查未通过或怀疑有其他眼科疾患的儿童还需登记在异常登记本上。
2. 转诊对筛查未通过或怀疑有其他眼科疾患的儿童，开具转诊单及时转诊至医疗保健机构的儿童眼保健科或临床眼科进一步检查、确诊和治疗。由确诊单位填写回执单，及时将儿童确诊与治疗情况反馈给基层筛查机构。
3. 追访筛查机构负责所有视力筛查转诊儿童的追访工作。

（贾丽芳）

第五节 小儿营养

人类为了维持生命和保证正常活动必须从外界环境中不断摄取各种物质的过程称为营养，在这个过程中摄取的各种物质称为营养素。营养素主要包括蛋白质、脂肪、糖类、矿物质、维生素、膳食纤维和水等，其中蛋白质、脂肪、糖类是产能的营养素，且需要量较大，被称为宏量营养素，矿物质和维生素需要量较小，被称为微量营养素。

一、营养素的需求和摄入

营养素分为能量、宏量营养素、微量营养素和其他膳食成分。营养素参考摄入量（DRIs）包括平均需要量（EAR）、推荐摄入量（RNI）、适宜摄入量（AI）和可耐受最高摄入量（UL）。

（一）能量
1. 基础代谢所需

儿童基础代谢的能量需要量相对较高，所需能量占总能量的50%~60%。

2. 生长发育所需

此为小儿所特有。

3. 食物的热力作用（TEF）

指摄入和吸收利用食物时，能量消耗额外增加的现象。婴儿所需占总能量7%~8%，而食混合膳食的年长儿则仅需5%。

4.活动所需

所需能量波动较大，与儿童身体大小、活动强度、持续时间和活动类型有关。

5.排泄损失能量

食物不能被完全消化吸收，残留部分排出体外，代谢产物也须从体内排出。通常摄食混合餐的婴幼儿这部分损失约占进食食物量的10%，当有腹泻或胃肠道功能紊乱时可成倍增加。

以上五方面的综合为机体所需的总能量。1岁以内婴儿每日每公斤体重约需460kJ（110kcal），以后可按每3岁减去42kJ（10kcal），约到15岁时达成人需要量209~251kJ（50~60kcal）。在安排小儿饮食时还应考虑主要供能营养素蛋白质、脂肪和糖类之间的比例必须合适。一般以总能量的12%~15%来自蛋白质，30%~35%来自脂肪，50%~60%来自糖类最为合适。年龄越小蛋白质供给量相对越多。

（二）宏量营养素

1.糖类

为供能的主要来源。糖类所产的能量应占总能量的50%~60%，糖类产能<40%或>80%都不利于健康。

2.脂类

为脂肪、胆固醇和磷脂的总称。某些脂肪酸人体不能合成，需依赖食物供应，称必需脂肪酸，如亚油酸、亚麻酸等，必需脂肪酸对婴幼儿生长发育十分重要。婴幼儿每日总能量应有30%~35%来自脂肪，而必需脂肪酸供能占总能量的1%~3%。

3.蛋白质

由20种基本氨基酸组成，其中8种在体内不能合成的氨基酸为必需氨基酸（亮氨酸、异亮氨酸、赖氨酸、蛋氨酸、苯丙氨酸、苏氨酸、色氨酸、缬氨酸），在婴儿组氨酸也是必需氨基酸。乳类和蛋类蛋白质具有最适合构成人体的蛋白质的必需氨基酸配比，故其生理价值最高。动物蛋白质优于植物蛋白质，谷类蛋白质由于赖氨酸含量较少，大豆蛋白质却富含赖氨酸，故如豆米或豆面同食可互补有无，提高膳食的蛋白质利用率（蛋白质互补作用）。

（三）微量营养素

包括维生素与矿物质，这两类营养素虽不能供给能量，但参与酶系统活动或作为其辅酶，对调节体内各种代谢过程和生理活动、维持正常生长发育极其重要。维生素可分为脂溶性（维生素A、维生素D、维生素E、维生素K）及水溶性（B族和C族）两大类，前者可储存于体内.不需每日供给，过量可引起中毒；后者不能储于体内，每日供给，不足则迅速发生缺乏症。

（四）其他膳食成分

1.水

婴儿体内水分占体重的70%~75%，较成人（60%~65%）为高，因其生长发育旺盛，故需水量也多。年龄越小相对需水量越大，婴儿150mL/（kg·d），以后每3岁减约25mL（kg·d）。

2.食物纤维

为来自植物细胞壁的糖类,不为肠道消化酶所水解,而部分为肠道细菌所水解,虽无营养功能,但食物纤维增加粪便体积,可促进排便。

二、消化系统功能发育与营养关系

(一)消化酶的成熟与宏量营养素的吸收

1.蛋白质

儿童出生时消化蛋白质的能力就较好,但对婴儿食物中的蛋白质应有限制.以免增加过敏机会。

2.脂肪

婴儿吸收脂肪的能力随年龄增加而提高。

3.糖类

肠双糖酶的出现是肠功能发育的标志,其发育与胎龄有关。

(二)与进食技能有关的消化道发育

涉及觅食反射、挤压反射、吸吮发育、吞咽发育和咀嚼等。

(三)胃排空

胃的排空与食糜的成分有关,脂肪和蛋白质可延长排空时间,温度、年龄、全身状况和运动也影响排空时间。水在胃的排空时间 0.5~1 小时,母乳 2~3 小时,牛乳 3~4 小时,混合食物 4~5 小时。

(贾丽芳)

第六节 婴儿喂养

一、母乳喂养

(一)母乳喂养的优点

1.营养丰富,适合儿童生长需要

(1)母乳含各种营养素较多且成分优质,比例适宜,如蛋白质、糖、脂肪比例合适,蛋白质以乳清蛋白为主,在胃内形成凝块小,易被消化吸收;

(2)脂肪以不饱和脂肪酸较多,乳糖含量高;

(3)各种维生素、矿物质含量较多;

(4)钙磷比例适宜;

(5)淀粉酶较多,有利于婴儿消化吸收,从而保证了婴儿的生长,降低了发病率和病死率。

2.增强婴儿免疫力

母乳中含有大量的抵抗微生物成分,具有增强婴儿免疫力的作用,①母乳中含有分泌型的 IgA,在胃肠道内不受酸碱的影响,不被消化,可结合肠道内病原体(细菌、病毒等)和过敏原,阻止其侵入肠黏膜;②母乳中含有较多的乳铁蛋白,可抑制大肠埃希菌和白色念珠菌生长;③母乳中有巨噬细胞、淋巴细胞和中性粒细胞等免疫活性物质;④母乳喂养避免了用奶瓶带来的感染。

3.促进母子情感交流

母乳喂哺时,婴儿与母亲直接接触,通过逗引、拥抱、照顾、对视,达到对婴儿的熟悉,增进母婴感情,并使婴儿获得安全、舒适及愉快感,有利于婴儿心理和智能的发育。

4.利于母体恢复

(1)母乳几乎无菌,温度适宜,可直接哺乳,经济方便;

(2)对母亲也有利,哺乳可刺激子宫收缩,使其早恢复;③哺乳可推迟月经来潮,也能减少乳腺癌的发生。

美国儿科学会在 2005 年发布母乳喂养指南中,把母乳喂养的好处概括为健康、营养、免疫、发育、心理、社会、经济和环境八个方面。1 岁内婴儿母乳喂养者婴儿猝死综合征的发生率降低。较大儿童和成人母乳喂养者胰岛素依赖型和非胰岛素依赖型糖尿病、淋巴瘤、白血病、霍奇金病、超重和肥胖、高胆固醇血症、哮喘病发生率降低。另外母乳喂养还会促进认知和行为发育。

(二)母乳喂养的禁忌证和非禁忌证

1.母乳喂养的禁忌证

(1)半乳糖血症的婴儿。

(2)患活动性结核病或人类 T-细胞淋巴病毒I型或II型阳性的母亲。

(3)接受放射性同位素诊断检查或治疗的母亲、工作环境中存在有放射性物质。

(4)接受抗代谢药物、化疗药物或一些特别的药物治疗期间。

(5)吸毒或滥用药物的母亲。

(6)乳房患有单纯疱疹病毒感染的母亲。

(7)患有 HIV 感染的母亲。

2.母乳喂养的非禁忌证

(1)母亲乙肝表面抗原阳性。

(2)母亲患有丙型肝炎(血液丙型肝炎病毒抗体或病 DNA 阳性)。

(3)母亲存在发热。

(4)母亲工作环境含少量化学物质。

(5)母亲为 CMV 血清阳性携带者,喂养前母乳需冷冻或加热消毒,以降低母乳中 CMV 病毒载量。

(6)抽烟的母亲可以进行母乳喂养,但不能在婴儿房间内吸烟,还应尽快戒烟。

(7)母乳喂养的母亲避免饮用含酒精饮料,若偶尔饮用少量酒精饮料,必须 2 小时后才能给予母乳喂养。

(8)绝大多数患黄疸和高胆红素血症的新生儿不应中断母乳喂养。极少数严重高胆红素血症的婴儿,可短期终止母乳喂养。

(三)哺乳的方法

生后 4 个月的婴儿,应坚持母乳喂养。婴儿出生后第 1~2 个月喂的次数可根据婴儿饥饿啼哭和母亲乳房饱胀感来决定,可促使乳汁分泌增加,有利于哺乳成功,婴儿渐长,日夜规律建立,夜间哺喂次数自然减少,日间哺乳间隔达 3 小时以上,此时喂哺规律。一般婴儿满月后一昼夜哺乳 6~7 次,4~5 个月时 5~6 次。每次哺乳时间 15~20 分钟,根据吸吮能力及生活能力的不同，适当延长或缩短每次哺乳时间，以吃足为原则。喂乳量的判定：观察婴儿哺乳时的行为反应来了解乳量是否充足。哺乳时能听到咽乳的声音，哺乳后安静入睡，每日体重增长 25~30g，可以认为乳量充足。如哺乳时婴儿频频挣扎和啼哭，哺乳后不易入睡或睡不宁，体重增长慢，则乳量不足。

（四）断乳

断乳要逐渐进行，最好在春秋季节，开始断乳时，每日减少哺乳 1 次，并以辅食代替，以后逐渐减少哺乳次数，增加辅食次数，一般小儿可在 10~12 个月逐步完全断奶。若遇炎热夏季、婴儿体弱多病可延迟断奶至一岁半。

二、部分母乳喂养

同时采用母乳与配方奶或兽乳喂养婴儿为部分母乳喂养。

（一）补授法

母乳不足时，每次喂养都用配方奶或兽乳补充母乳喂养为补授法，适宜 4 个月内的婴儿。补授时每次先哺母乳，将两侧乳房吸空后再以配方奶或兽乳补足。这样有利于刺激母乳分泌。补授的乳量由小儿食欲及母乳量多少而定，即"缺多少补多少"。

（二）代授法

用配方奶或兽乳完全替代一次或几次母乳喂养为代授法。适宜 4~6 个月或以后的婴儿。4 个月内的婴儿母乳量不足时，如用代授法，减少了母乳哺乳次数，乳头得到的刺激减少，乳汁分泌降低。4~6 个月婴儿如用补授法，婴儿易眷恋母乳，难以断离。

三、人工喂养

4 个月以内的婴儿由于各种原因不能进行母乳喂养时，完全采用配方奶或其他兽乳等喂哺婴儿，称为人工喂养。

（一）兽乳的特点（以牛乳为例）

1. 乳糖含量低

牛乳的乳糖含量低于人乳，且主要为甲型乳糖，有利于大肠杆菌的生长。

2. 宏量营养素比例不当

牛乳蛋白质含量较人乳为高，且以酪蛋白为主，酪蛋白易在胃中形成较大的凝块；牛乳的氨基酸比例不当；牛乳脂肪颗粒大，而且缺乏脂肪酶，较难消化；牛乳不饱和脂肪酸（亚麻酸）（2%）低于人乳（8%）。牛乳含磷高，磷易与酪蛋白结合，影响钙的吸收。

3. 肾负荷重

牛乳含矿物质比人乳多 3~3.5 倍，增加婴儿肾脏的溶质负荷，对婴儿肾脏有潜在的损害。

4. 缺乏免疫因子

牛乳缺乏各种免疫因子是与人乳的最大区别，故牛乳喂养的婴儿患感染性疾病的机会较多。

羊乳的营养价值与牛乳大致相同，蛋白质凝块较牛奶细而软，脂肪颗粒大小与人乳相仿。但羊乳中叶酸含量很少，长期哺给羊乳易致巨幼红细胞性贫血。马乳的蛋白质和脂肪含量少，能量亦低，故不宜长期哺用。

（二）牛乳的改造

由于种类的差异，兽乳所含的营养素不适合人类的婴儿。故一般人工喂养和婴儿断离母乳时应首选配方奶。

1.配方奶粉

配方奶粉是以牛乳为基础改造的奶制品，使宏量营养素成分尽量"接近"于人乳，适合婴儿的消化能力和肾功能，如降低其酪蛋白、无机盐的含量等；添加一些重要的维生素k、d和微量元素铁、锌等。使用时按年龄组选用。

2.全牛乳的家庭改造

如无条件选用配方奶而采用兽乳喂养婴儿时，必须改造，不宜直接采用兽乳喂养婴儿。①加热：煮沸可达到灭菌的要求，且能使奶中的蛋白质变性，使之在胃中不易凝成大块；②加糖：婴儿食用全牛乳应加糖。这不是为增加牛乳甜味，或增加能量（因牛乳与母乳能量相近），而是改变牛乳中宏量营养素的比例，利于吸收，软化大便。一般100mL牛奶中可加蔗糖5~8g。加糖过多或过少均不利于婴儿营养；③加水：降低牛奶矿物质、蛋白质浓度，减轻婴儿消化道、肾负荷。稀释奶仅用于新生儿，生后不满2周者可采用2份牛奶加1份水；以后逐渐过渡到3∶1或4∶1奶；满月后即可用全奶。

（三）奶量摄入的估计（6个月以内）

100mL全牛奶供能280.33kJ（67kcal），8%糖牛乳100mL供能约418.4kJ（100kcal），婴儿的能量需要量为460kJ/（kg·d）[110kcal/（kg·d）]，婴儿需8%糖牛乳110mL/（kg·d）。全牛奶喂养时，因蛋白质与矿物质浓度较高，应两次喂哺之间加水，使奶与水量（总液量）达150mL/（kg·d）。

（四）正确的喂哺技巧

同母乳喂养一样，人工喂养喂哺婴儿亦需要有正确的喂哺技巧，包括正确的喂哺姿势，唤起婴儿的最佳进奶状态。人工喂养喂哺婴儿应特别注意选用适宜的奶嘴和奶瓶、奶液的温度、喂哺时奶瓶的位置。

四、婴儿食物转换

食物转换是指从纯乳类向固体食物转换的过程，以往称辅食添加。食物转换时期添加的食物被称为过渡期食物、换乳食物、断乳食物或辅食。食物转换的目的是补充营养素，培养进食能力和对各类食物的喜爱。

（一）不同喂养方式婴儿的食物转换

生后不同的喂养方式在食物转换地过渡时期婴儿喂养的模式略有不同。母乳喂养婴儿的食物转换问题是帮助婴儿逐渐用配方奶或兽乳完全替代母乳，同时引入其他食物；部分母乳喂养和人工喂养婴儿的食物转换是逐渐引入其他食物。

（二）过渡期食物的引入

过渡期食物要易于消化吸收、满足生长发育需要，不易过敏。应根据婴儿发育状况决定引入食物。一般应在婴儿体重达6.5~7kg，年龄为4~8个月龄时引入。见（表17-6-1）。添加的原则是从一种到多种，从稀到稠，从少到多，从细到粗，根据婴儿适应情况逐渐添加。添加过早可引起过敏性疾病；消化道功能紊乱；导致肥胖或消瘦等。添加过晚会影响咀嚼功能和面肌的发育；引起营养缺乏；影响睡眠质量；造成进食行为异常等。

表 17-6-1 过渡期食物的引入

月龄	食物性状	种类	餐数 主餐	餐数 辅餐	进食技能
4~6个月	泥状食物	菜泥、水果泥、含铁配方米粉、配方奶	6次奶	逐渐加至1~2次	用勺喂
7~9个月	末状食物	软饭（面）、肉末、菜末、蛋、鱼泥、豆腐、配方米粉、水果	4次奶	1餐饭、一次水果	学用杯
10~12个月	碎食物	软饭（面）、碎肉、碎菜、蛋、鱼肉、豆制品、水果	2餐奶	2~3次奶、一次水果	抓食、断奶瓶、自用勺

（贾丽芳）

第七节 幼儿营养与膳食安排

一、幼儿营养需要与进食特点

幼儿对热能、蛋白质、脂肪和糖的需要量分别为每日每千克体重 376.56~418.4kJ、2~3g、3~3.5g 和 12g。

（一）食欲相对下降

1岁后儿童生长逐渐平稳，因此幼儿进食相对稳定，较婴儿期旺盛的食欲相对略有下降。

（二）心理行为发育特点对进食的影响

幼儿神经心理发育迅速，对周围世界充满好奇心，表现出探索性行为，进食时也表现出强烈的自我进食欲望。成人如忽略儿童的要求，仍按小婴儿的方法抚养，儿童可表示不合作与违拗心理；而且儿童注意力易被分散，儿童进食时玩玩具、看电视等做法都会降低对食物的注意力，进食下降。应允许儿童主动参与进食，满足其自我进食欲望，从而培养其独立进食能力。

（三）家庭成员的影响

家庭成员进食的行为和对食物的反应可作为小儿的榜样。

（四）进食技能发育情况

幼儿的进食技能发育状况与婴儿期的训练有关，错过训练吞咽、咀嚼的关键期，长期食物过细，幼儿期会表现出不愿吃固体食物，或"包在嘴中不吞"。

（五）食欲波动

幼儿有准确的判断能量摄入的能力。这种能力不但是一餐中表现出来，连续几餐都可被证实。幼儿可能一日早餐吃很多，次日早餐什么也不吃；一天中早餐吃得少可能会中餐吃较多和较少的晚餐。变化的进食行为提示幼儿有调节进食的能力。研究显示幼儿餐间摄入的差别可达40%，但一日的能量摄入比较一致，只有10%的变化。

二、幼儿膳食要求和膳食安排

（一）幼儿膳食要求

1.膳食形态

由半流质向固体食物过渡。

2.喂养方式

由依靠成人喂食过渡到自行进食。

（二）幼儿膳食安排

幼儿膳食中各种营养素和能量的摄入需满足该年龄阶段儿童的生理需要，蛋白质每日40g左右，其中优质蛋白（动物性蛋白质和豆类蛋白质）应占总蛋白的1/3~1/2。蛋白质、脂肪和糖类产能之比为10%~15%：25%~30%：50%~60%。膳食安排需合理，4餐（奶类2，主食2）、2点为宜。频繁进食、夜间进食、过多饮水均会影响小儿的食欲。

（贾丽芳）

参考文献

[1]李占忠总主编.临床儿科多发病诊断与治疗.西安：西安交通大学出版社，2014.

[2]江忠，宫琦主编.简明儿科常见疾病诊疗及护理.上海：同济大学出版社，2014.

[3]董兆华总主编.现代临床儿科诊疗新进展.西安：西安交通大学出版社，2014.

[4]蔡维艳.儿科疾病临床诊疗学.北京：世界图书出版公司，2013.

[5]赵春，孙正芸主编.临床儿科重症疾病诊断与治疗.北京：北京大学医学出版社，2015.

[6]徐丽瑾，赵文颖，陈欣主编.儿科诊疗常规.北京：科学技术文献出版社，2015.

[7]中医儿科诊疗及护理.北京：原子能出版社，2016.

[8]廖清奎主编.儿科症状鉴别诊断学 第3版.北京：人民卫生出版社，2016.

[9]中华医学会儿科学分会.儿科急诊与危重症诊疗规范.北京：人民卫生出版社，2016.

[10]中华医学会儿科学分会编著.儿科肾脏系统疾病诊疗规范.北京：人民卫生出版社，2016.

[11]封志纯，钟梅.实用早产与早产儿学.北京：军事医学科学出版社，2010：395-398.

[12]兰继毓.儿科学与儿科保健.北京：北京科学技术出版社，2010.

[13]金玉莲.儿科疑难病例精选.合肥：安徽科学技术出版社，2010.

[14]姜红.儿科程序诊疗手册.北京：人民卫生出版社，2010.

[15]何清湖，周慎.中西医临床用药手册.儿科分册.长沙：湖南科学技术出版社，2010.

[16]王改等主编.儿科疾病诊疗学.北京：科学技术文献出版社，2015.

[17]王晓昆，蔡晶娟，侯国华编著.儿科疾病的诊断与治疗.北京：华龄出版社，2015.

[18]王少玲编著.现代儿科疾病的诊断与治疗.北京：科学技术文献出版社，2015.

[19]倪鑫，沈颖主编.儿科.北京：中国医药科技出版社，2014.

[20]廖清奎主编. 儿科症状鉴别诊断学 第3版.北京：人民卫生出版社，2016.

[21]黄柏枝，王秀俊，王丽丽，图雅.儿科疾病诊疗技能与处理要点.科学技术文献出版社，北京，2017.

[22]郑盛，胡立明等主编.新编实用消化内科疾病诊疗.吉林：吉林科学技术出版社，2019.5

[23]姜燕，刘颖，王萍，刘金香.儿童常见病的诊疗与保健.科学技术文献出版社，北京，2017.

[24]谢晓平，蔡晓唐等主编.实用儿科疾病诊治方法及要点.天津：天津科学技术出版社，2019.4

[25]Gomella TL.Cunningham MD.Eyal FG.et al. Neonatology: Management. Procedures, On-Call Problems, Diseases, and Drugs. 5th ed. New York: McGraw-Hill Companies, 2014: 1-7.

[26]Carey WB. Understanding your child's temperament. New York: Macmillan, Inc, 2010: 119-137.

[27]Levine MD, Carey WB, Crocker AC, et al. Developmental behavioral pediatrics. Philadelphia: WB Saunders Co, 2011.

[28]Robson WLM, Leung AKC. Secondary nocturnal enuresis. Philadelphia: Clin Pediatr, 2010: 379-85.